# 实用口腔护理技术

第2版

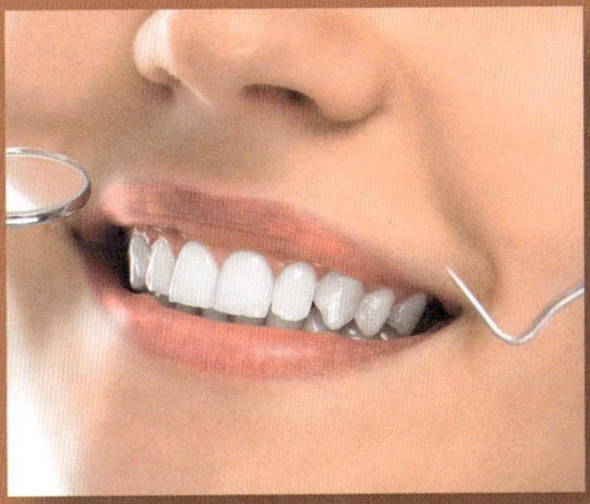

主　审　岳　林　王新知
主　编　李秀娥　王春丽
副主编　胡菁颖　崔　静　刘　建　黄慧萍

人民卫生出版社
·北　京·

**图书在版编目（CIP）数据**

实用口腔护理技术 / 李秀娥，王春丽主编. -- 2 版.
北京：人民卫生出版社，2024. 11（2026. 2 重印）. -- ISBN 978-7-117-37222-0

Ⅰ. R473.78

中国国家版本馆 CIP 数据核字第 2024NK9463 号



实用口腔护理技术
Shiyong Kouqiang Huli Jishu
第 2 版

主　　编：李秀娥　王春丽
出版发行：人民卫生出版社（中继线 010-59780011）
地　　址：北京市朝阳区潘家园南里 19 号
邮　　编：100021
E - mail：pmph @ pmph.com
购书热线：010-59787592　010-59787584　010-65264830
印　　刷：北京顶佳世纪印刷有限公司
经　　销：新华书店
开　　本：889 × 1194　1/16　　印张：26
字　　数：769 千字
版　　次：2015 年 12 月第 1 版　2024 年 11 月第 2 版
印　　次：2026 年 2 月第 2 次印刷
标准书号：ISBN 978-7-117-37222-0
定　　价：129.00 元
打击盗版举报电话：010-59787491　E-mail：WQ @ pmph.com
质量问题联系电话：010-59787234　E-mail：zhiliang @ pmph.com
数字融合服务电话：4001118166　E-mail：zengzhi @ pmph.com

## 编委会


主　　审　岳　林　王新知

主　　编　李秀娥　王春丽

副主编　胡菁颖　崔　静　刘　建　黄慧萍

编　　者（以姓氏笔画为序）

马　涛（北京大学口腔医院）
马桂娟（北京大学口腔医院）
马晓雯（北京大学口腔医院）
王　洪（北京大学口腔医院）
王　莉（武汉大学口腔医院）
王　倩（无锡口腔医院）
王　静（北京大学口腔医院）
王会涛（北京大学口腔医院）
王建红（北京大学口腔医院）
王春丽（北京大学口腔医院）
王健民（北京大学口腔医院）
车建焕（吉林大学口腔医院）
尹　凤（北京大学口腔医院）
尹丽娜（北京大学口腔医院）
甘　露（北京大学口腔医院）
古文珍（中山大学光华口腔医学院）
代　丽（北京大学口腔医院）
冯　娜（北京大学口腔医院）
冯金金（北京大学口腔医院）
刘　帆（四川大学华西口腔医院）
刘　建（北京大学口腔医院）
刘　蕊（空军军医大学口腔医学院）
刘东玲（吉林大学口腔医院）
刘莉莉（北京大学口腔医院）
刘海凤（北京大学口腔医院）
孙　伟（北京大学口腔医院）
苏　静（北京大学口腔医院）
杜士嘉（北京大学口腔医院）
李　华（北京大学口腔医院）
李　琼（北京大学口腔医院）
李　楠（北京大学口腔医院）
李凤丽（北京大学口腔医院）
李秀娥（北京大学口腔医院）
李晓光（北京大学口腔医院）
李雅瑾（北京大学口腔医院）
杨　悦（北京大学口腔医院）
杨晓亮（北京大学口腔医院）
吴　迪（北京大学口腔医院）
吴　宣（中国医学科学院北京协和医院）
吴桂林（北京大学口腔医院）
何敬华（北京大学口腔医院）
谷铮铮（北京大学口腔医院）
张　洁（北京大学口腔医院）
张　雪（北京大学口腔医院）
张亚池（北京大学口腔医院）
陈云涛（北京大学口腔医院）
陈会燕（北京大学口腔医院）
林　静（北京大学口腔医院）
周丽娜（北京大学口腔医院）
周倩妹（北京大学口腔医院）
赵小妹（上海交通大学医学院附属第九人民医院）
胡菁颖（北京大学口腔医院）
侯晓娟（北京大学口腔医院）
侯黎莉（上海交通大学医学院附属第九人民医院）
俞雪芬（浙江大学医学院附属口腔医院）
姜慧娟（空军军医大学口腔医学院）

宣　岩（北京大学口腔医院）
姚鸿远（北京大学口腔医院）
袁　超（北京大学口腔医院）
党　芸（北京大学口腔医院）
息思扬（北京大学口腔医院）
徐　迪（北京大学口腔医院）
奚　擎（北京大学口腔医院）
郭佩华（北京大学口腔医院）
黄慧萍（北京大学口腔医院）
黄燃丽（北京大学口腔医院）
常　婧（北京大学口腔医院）
崔　静（北京大学口腔医院）
韩　梦（北京大学口腔医院）
韩欣欣（北京大学口腔医院）
鲁　喆（四川大学华西口腔医院）
曾惠文（北京大学口腔医院）

编写秘书　甘　露　曾惠文

# 序　一

欣闻中华口腔医学会口腔护理专业委员会主任委员、中华护理学会口腔颌面外科护理专业委员会主任委员李秀娥和北京大学口腔医院护理部副主任王春丽作为主编的《实用口腔护理技术（第 2 版）》即将出版发行。这是一部在第 1 版的基础上，进一步整理完善并增加了一系列口腔医学护理技术新进展的著作，对推动我国口腔护理技术的进步与发展意义重大，谨表示衷心祝贺！

10 年前，在这本专著第 1 版出版发行的时候，主编曾邀请我为之作序。针对当时一些口腔医疗机构和口腔医生对口腔护理工作不够重视的情况，我曾强调过口腔护理工作的重要性。涵盖口腔基础护理和不同口腔专科的口腔护理技术的口腔护理学是口腔医疗服务环节中不可缺少的重要组成部分。口腔护理队伍是我国口腔医学人才结构中重要的组成部分，不可或缺，也无法替代。目前，我国的医学院校中护理学专业较少有设置口腔护理方向，工作在口腔护理岗位的护理人员多是护理院校通科培养毕业后，经过口腔护理再培训而从事口腔护理工作的。这就需要我国口腔护理领域的专家们承担起培养适合我国口腔医学快速发展需要的口腔护理专业人才的责任。事实上，口腔护理水平的高低，与口腔临床医疗质量、效率及患者的满意度有着十分重要的关系。口腔护理的服务水平及重要护理技术的应用水平直接影响口腔医疗质量。同时，口腔护理工作者对患者的精心接待、贴心服务也是口腔医疗服务环节中的一道亮丽的风景线，会为口腔医护人员赢得患者的信任与赞誉。因此，应重视口腔护理，重视口腔护理人才的培养与使用。

近年来，我欣喜地看到，过去对口腔护理重视不够的情况已有极大的改变。医护密切配合的“四手操作”，已普遍开展，极大地提高了口腔医疗质量和效率。中华口腔医学会口腔护理专业委员会的学术交流也在深入开展，极大地推动了我国口腔护理队伍整体素质的提高，为一系列新知识、新技术的推广与普及作出了积极贡献。

本书同时是一本非常实用的口腔护理培训教材。它包括了口腔基础护理技术和一系列口腔临床专科护理技术，且在第 2 版中增加了口腔医学的最新进展及对口腔护理工作提出的新要求，例如“舒适化治疗”“数字口腔医学技术”等。我相信本书第 2 版的出版发行，一定会对我国口腔护理人才的培养、口腔护理水平的提高作出贡献！感谢《实用口腔护理技术（第 2 版）》的主编、副主编和所有编委的辛勤付出和奉献！

中华口腔医学会名誉会长　王　兴

2024 年 5 月

# 序 二

口腔疾病的诊断与治疗大多需要进行各种临床操作，这些诊疗操作步骤复杂，需要在医护密切配合下才能达到更好的治疗效果，因此规范、高效的护理配合对医生的治疗操作尤为重要。

目前，我国的护理学历教育涉及口腔护理专业方向的院校较少，规范化的口腔护理专业培训教材更是少见。在广泛征求意见的基础上，中华口腔医学会口腔护理专业委员会主任委员李秀娥组织全国10余家口腔医学院校的护理专家们精心修订了《实用口腔护理技术》一书。该书凝结了专家们长期的临床工作经验，全面介绍了口腔门诊常见的护理配合技术，内容丰富、图文并茂、系统全面、实用性强，是口腔医学护理领域的一本好书。这本书既可以作为口腔专科护理人员的临床工作指导用书，也可以作为各级口腔医疗机构、院校的口腔护理方向专业培训教材，有助于规范口腔护理的操作内容和流程，提高口腔临床护理水平。

这本书的主编、副主编和所有编委长期活跃在临床一线，有深厚的理论知识和临床经验，在口腔医学护理领域颇有建树。感谢他们的辛勤奉献，同时也希望他们不断总结经验，结合临床和院校需求，出版更多更好的口腔护理相关书籍，为推动口腔护理事业的发展作出更大的贡献！

中华口腔医学会会长　郭传瑸

2024 年 6 月

# 序 三

口腔护理技术是口腔医学技术中不可或缺的组成部分。随着我国口腔医学的高质量发展,高超、精湛的口腔诊疗技术为患者提供了优质的诊疗服务,极大地缓解或消除了患者的痛苦,而在这个过程中,我们欣喜地看到口腔护理技术也在蓬勃发展,同样在维护患者口腔健康的各个环节中发挥重要作用。

10 年前,我院李秀娥主任和王春丽副主任根据国内口腔护理专业领域技术发展的实际需求,组织多位口腔护理专家撰写了这本《实用口腔护理技术》,将体系化的口腔护理理论知识和实践操作技术经验推广到全国。本书系统讲解了口腔护理实践操作技术,是广大口腔护理从业者的重要临床工作指南和一本不可多得的工具书。本书也是一本很好的培训教材,有助于口腔护理人员提升专业技能,规范护理操作,掌握口腔诊疗前沿知识和护理配合技能,从而为患者提供更加优质的口腔护理服务。

该书第 1 版发行后,经过 10 年的实践考验,因其实用性成为了口腔护理专业领域的重要参考书之一。近年,随着数字化口腔医疗、3D 打印技术、口腔种植技术等广泛应用于临床,为了更好地与医生密切配合,高效、精准地完成口腔诊疗服务工作,口腔护理人员也在不断地学习掌握与这些新技术相匹配的护理技术。为进一步满足口腔护理人员的临床实际工作需要,《实用口腔护理技术(第 2 版)》即将修订出版,相信本书将为我国口腔护理技术的发展再添助力。

口腔护理人才的持续成长对口腔医学发展和医疗进步具有深远意义,口腔护理技术更是高质量口腔诊疗的重要组成部分。衷心希望本书能够为培养优秀口腔护理人才提供有力支撑,使护理人员更系统、更深入地学习和掌握口腔护理实践技能,为广大民众提供更专业、更优质的口腔护理服务,为推动全民口腔健康水平的提升发挥作用!

北京大学口腔医院院长　邓旭亮

2024 年 6 月

# 前 言

口腔健康不仅关系到个人的生活品质，还与全身健康息息相关。随着社会的发展和人们生活水平的提高，公众对口腔健康的需求日益增长，对口腔护理技术的要求也越来越高。口腔护理学作为口腔医学与护理学的交叉融合领域，不仅吸纳了护理学的基础知识与实践技能，而且融入了口腔医学的专业特色和精细技术，其发展和创新对提升口腔医疗服务质量具有重要意义。

本书参考了国内外相关文献的最新研究成果，汇集了口腔门诊的基础技术与常见疾病的护理配合技术。全书以四手操作理念为指导，采用图文并茂、简明的流程表方式，根据医生操作步骤，系统地展示了护理配合的流程和关键点。本书具有较强的实用性和可操作性，包含临床成熟的护理新技术和新理念，适合作为口腔护理专业学生的教材，也适用于在职口腔护士的继续教育，对规范口腔临床护理配合、指导口腔专科护理人员的临床操作具有重要意义。

本书的编写得到了来自北京大学口腔医院、四川大学华西口腔医院、上海交通大学医学院附属第九人民医院、武汉大学口腔医院、吉林大学口腔医院、空军军医大学口腔医学院、中山大学光华口腔医学院、浙江大学医学院附属口腔医院、中国医学科学院北京协和医院等多家知名医疗机构护理同仁的鼎力支持。

感谢中华口腔医学会名誉会长王兴教授、中华口腔医学会会长郭传瑸教授、北京大学口腔医院院长邓旭亮教授在百忙之中为本书作序；感谢北京大学口腔医院各级领导的大力协助；感谢本书编写过程中口腔医学界多位专家的指导和帮助，他们的宝贵经验和建议为本书的完成提供了重要支持。

鉴于口腔护理的发展日趋迅速，而编者能力和知识有限，本书可能存在不足之处。我们诚挚地欢迎广大读者提出宝贵意见和建议，以期不断改进和完善。

李秀娥　王春丽

2024 年 8 月

# 目 录

# 第一章　口腔基础护理技术

## 第一节　口腔门诊患者接诊及随访流程

口腔门诊患者接诊流程是指从患者预约挂号到接受治疗完毕的整个过程。科学、合理的接诊流程对提高门诊整体服务水平，提升患者的就医感受具有非常重要的作用。医疗机构要结合实际，通过优化预约挂号方式及流程，设置自助挂 / 取号、缴费一体机，使用就诊一卡通，建立门诊医务人员电子工作站，引入志愿者等措施，优化患者就诊流程，减少患者来院次数，缩短候诊时间，使患者就诊更加方便、快捷。

### 一、门诊患者接诊流程

患者→导诊（咨询、预约挂号、取号、送诊）→科室分诊、接诊→就诊→辅助检查→转诊

↓

按需预约复诊时间←治疗完毕←门诊治疗←诊断→住院治疗

#### （一）导诊

目前多数医院已在门诊大厅和各层候诊厅开设导医咨询中心（咨询台），或设有电话预约、咨询室等。导医咨询中心、电话预约、咨询室均配有经过专业培训的护士，为患者提供咨询、预约、导诊、送诊等服务。导医咨询中心护士应熟练掌握口腔各科的诊疗范围和各种常见病的治疗程序，为患者进行诊疗前咨询和预约挂号指导工作；熟知医院的相关规定及办事流程，为患者提供咨询服务；具备良好的语言沟通和表达能力，能运用普通话及简单的英语与患者进行交流；具备良好的分析判断、预见能力，在工作中能根据患者的病情合理灵活地安排患者就诊。

**1. 咨询**　常见患者咨询分为现场咨询和电话咨询两种。导医咨询中心护士在接到患者咨询后，首先，应礼貌问候，如“您好，请问有什么可以帮您?”然后，认真听取患者问题及诉求，回答问题尽量详尽、准确，防止表达不清，对患者造成误导。如患者咨询就诊科室，导医咨询中心护士应运用自己的专业知识，根据患者主诉初步判断患者病情，建议就诊科室，并告知挂号方式等。如患者咨询预约挂号问题，应热情向患者介绍所有预约挂号方式及流程，必要时协助患者预约挂号。总之，导医咨询中心护士应根据患者咨询的具体问题具体分析，尽最大努力帮助患者解决问题，满足患者需求，安抚患者情绪。回答问题应态度温和，切忌语气强硬，语速不宜过快。咨询结束后礼貌道别，如为电话咨询，应由患者结束通话。

**2. 预约挂号、取号、送诊**　目前多数医院已取消现场挂号，实行预约挂号。预约挂号可分为现场预约、电话预约和网络预约三种形式。患者可通过各预约挂号平台进行挂号，不确定就诊专业的患者可以电话咨询导医咨询中心护士，在引导下完成预约挂号。对于使用电子设备存在困难的老年患者或其他特

殊人群，可现场协助其使用手机等电子设备或通过电话等方式预约挂号。导医咨询中心护士引导患者到相应窗口或自助机取号，并简单告知就诊流程，指引其到相应科室就诊，也可根据患者的实际情况酌情送诊，有条件的医院可以由导医咨询中心护士、护工或志愿者陪同患者到就诊科室就诊。对于年老体弱、行动不便的患者，可提供轮椅等辅助工具，方便患者就诊。

### （二）科室分诊、接诊

分诊台护士应衣帽整洁、仪表端庄；患者到各科室分诊台后，分诊台护士应主动起身迎接患者，进行初步问诊咨询。咨询过程中应态度和蔼，耐心解释，吐词清晰，语速不宜过快。如遇听力下降的老年患者，可适当提高音调或重复解释，也可借助图片等为患者讲解相关口腔疾病的治疗及预防知识。根据患者的病情灵活合理地安排患者候诊、就诊，并告知其前面还有几位患者在等候、候诊大致时间。对于初步咨询后发现不属于本科室诊疗业务范围的患者，应尽快告知并协助转科治疗，以避免不必要的时间浪费。

### （三）诊室接诊

**1. 接诊步骤**

（1）核对患者就诊信息无误后，护士指引患者就座于消毒完毕的口腔综合治疗椅上，当面拆开治疗盘，为患者围好胸巾，佩戴护目镜，准备漱口杯，调节好椅位和灯光。

（2）查阅患者病历，初步了解患者资料和既往就诊情况，提前准备检查所需物品。

（3）协助医生进行常规检查和辅助检查。

（4）根据医生诊断，备齐治疗用物，配合完成专科治疗。

**2. 接诊注意事项**

（1）医护人员衣帽整洁，使用礼貌用语，如“您好”“请您坐在椅位上”“请问您哪里不舒服?”等。

（2）根据患者病情及医生操作特点做好诊疗前准备工作。

（3）治疗过程中，医护人员做好标准防护。

（4）接诊过程中，医护人员将手机设为静音或关机状态，抑或按照医院、科室规定，工作时不将手机带在身上。

（5）医护人员上班期间禁止大声喧哗，治疗过程中不讲与工作无关的事情。

（6）医生在治疗前应告知患者病情、治疗过程、可能出现的并发症，以及相关费用，经患者同意后方可开始治疗。

（7）医护人员在操作中严格按照临床操作技术规范进行治疗。

（8）操作中执行“无痛治疗”原则，在治疗过程中若出现疼痛，应采取措施帮助患者减轻疼痛。

（9）特殊患者的接诊要点

1）针对儿童患者，护士应主动指导儿童阅读一些口腔保健的图片或宣传画，或观看相关视频，可带患儿及家长一起先进入诊室熟悉环境，也可安排初诊儿童与复诊儿童玩耍，提供沟通渠道，消除患儿及家长的恐惧心理。对于不合作的患儿，应在争取家长的支持和理解的前提下适当使用约束带等方法，或在全身麻醉下完成治疗。

2）对于老年患者，应优先安排就诊。在就诊过程中，应耐心解答他们提出的每一个问题。对于听力下降的老年患者，应放慢语速，适当提高音量。在患者上、下口腔综合治疗椅的过程中，注意移开管线；当患者躺下或起身时，给予搀扶，防止跌倒；为行走不便的患者提供轮椅或拐杖。如有特殊病例也可与医院有关部门联系，在条件允许的情况下，医务人员可上门服务。

3）对于急性牙髓炎剧烈疼痛、颞下颌关节脱位、外伤后颌骨骨折等急症患者，可在导医咨询中心指引下直接到急诊科就诊。有明显手术指征的患者应直接送入手术室。注意做好患者及家属的安抚工作。

### （四）转诊治疗

对于不属于本科室诊疗业务范围的患者，可通过电话转诊、转诊单或病历书写、转诊介绍信等形式尽快协助转诊治疗。

**1. 电话转诊**　指通过电话向接诊科室或医生介绍患者病情。虽有方便、快捷的优点，但同时也存在信息交流不完整等缺点。

**2. 转诊单或病历转诊**　转诊单或病历上需要详细记录患者姓名、性别、年龄、主诉、初步诊断、病史、初诊医生姓名、初诊科室及建议转诊科室等资料。这种方式要求医生填写详细全面的资料。

**3. 转诊介绍信转诊**　由转诊医生通过书面方式将患者情况客观地向接诊医生进行介绍，信中可说明自己的想法，与接诊医生进行讨论，是最好的一种转诊方式，适用于复杂病例。

（五）预约复诊

由于口腔疾病的诊疗特点，多数患者需要复诊。复诊时间根据患者治疗的需要及各科室的疾病诊疗特点而定，如治疗耗时较长的患者，最好安排在患者流量小的时段，减少其他患者候诊时间。复诊患者凭复诊预约凭证，如预约卡、预约条或病历，到挂号窗口或自助挂 / 取号机挂号。各科室接诊台护士查看病历，核对预约时间正确后，引导患者候诊。

（六）患者资料的管理

口腔诊疗具有复诊次数多、患者诊疗资料多、不易保存等特点，患者资料管理成为门诊管理的难点和重点。患者资料主要包括病历、模型、影像资料、各种检查结果报告单等。所有资料应定期检查登记，凡借出的资料应记录，限期归还。

**1. 病历**　病历资料属于法律文件，主要包括治疗和随访记录、治疗同意书、转诊记录，多采用病案室集中管理或科室自行管理的方式。纸版病历设专柜专人专管，注意严格保密，不得泄露患者病历资料信息。电子版病历存入计算机并留副本。患者复诊时提前备好。

**2. 模型**　多采用科室自行设立专柜专人管理的方式，有三维扫描设备的可将扫描后的模型数据存入计算机。

**3. 影像资料**　电子版 X 线片、核磁检查片保存于医院电子病历系统中便于查询，打印版胶片由患者自行保管。

## 二、门诊患者随访流程

随着护理模式的转变，随访逐渐成为护理工作的重要内容。随访是护理服务的延续，拓展了整体护理的内涵，使护理服务从医院内延伸到医院外。医疗机构可根据医院特点，建立患者随访制度、随访记录本或电子信息记录系统。

由于口腔诊疗的特点，对口腔门诊患者进行随访，为患者提供连续性医疗服务，改善患者就医体验，指导患者进行口腔自我保健及对口腔医疗知识的普及具有重要意义。随访方式有电话随访、网络随访、信函随访等，其中最常用的是电话随访，因其比较方便、快捷、高效。下面以电话随访为例，介绍口腔门诊患者随访流程。

（一）随访时间

治疗结束后，护士应根据疾病及治疗特点、患者具体情况确定随访需求和随访时间。如常规的口腔正畸治疗后 3 ～ 5 天对患者进行电话随访，阻生牙拔除等应 1 ～ 2 天内进行电话随访。拨打随访电话以不引起患者反感为前提，避开患者及家属休息、假期等时间，通常以上午 9 点或下午 3 点为宜，也可在就诊时询问患者方便接听电话的时间。

（二）随访前准备

随访前，首先，准备随访资料，如患者一般情况、治疗情况、费用情况及患者在就诊时对随访的态度要求等，尤其是在首诊治疗过程中有无特别情况发生，做到心中有数。其次，列举随访内容提纲，如治疗后术区反应、患者感受、用药情况、对医院工作的意见建议、针对患者的主诉给予个性化的指导或合理化建议等，以便有效引导患者表述并适时调整随访节奏和思路，确保获取有效的随访信息。

### （三）随访内容举例

随访内容举例见表 1-1、表 1-2。

表 1-1　局部义齿修复后随访

| 治疗情况 | 局部义齿修复后 |
|---|---|
| 建议随访时间 | 义齿佩戴后 2～3 天 |
| 随访问题 | 疼痛；固位不良；恶心；咬唇颊、咬舌；咀嚼功能差；发音问题；心理因素的影响 |
| 健康指导 | 1. 疼痛　初戴义齿后，可能有黏膜压痛。压痛严重者，常有黏膜溃疡，可暂时取下义齿浸泡于冷水中，复诊前几小时戴上义齿，以便医生复诊检查时能准确地找到压痛点，有利于义齿的修改<br>2. 固位不良　初戴义齿时，明显的异物感使唾液分泌增多，功能运动时神经肌肉协调性改变导致全口义齿的固位性和稳定性较差。此外，在打喷嚏、打哈欠、漱口、咳嗽、低头等动作时，义齿容易松动，如果义齿基托边缘长度合适，可通过患者坚持戴用，适应义齿的存在，以加强义齿的固位。如情况长时间不见好转，应及时到医院复查<br>3. 恶心　患者初戴义齿不适应，且异物感明显，常有恶心和唾液分泌增多的现象，坚持戴用数天后可逐渐缓解<br>4. 咬唇颊、咬舌　初戴义齿者由于义齿使用不熟练，肌肉协调性差，会出现咬唇颊、咬舌现象，戴用数天后即可适应，严重者应及时到医院复诊<br>5. 咀嚼功能差　初戴义齿时由于咀嚼功能差，一般不宜吃硬食，也不宜前牙咬切食物。最好先吃软的小块食物，暂用后牙咀嚼食物，咀嚼运动要慢。经过一段时间训练后逐渐适应<br>6. 发音问题　初戴义齿后因口腔空间缩小，舌活动受限，患者有暂时性的不适应，常造成发音障碍。经过一段时间练习，如多读书、读报，多数患者可逐渐习惯，不会影响发音<br>7. 心理因素的影响　初戴全口义齿者由于各种原因，可能出现不同问题或症状，医护人员应提前告知患者正确使用义齿的方法和注意事项，以便更好地保护口腔组织的健康和促进功能的恢复。全口义齿修复是需要患者参与配合的一种治疗方法，患者的积极使用、主动练习、耐心适应等都是非常重要的 |

表 1-2　复杂牙拔除术后随访

| 治疗情况 | 复杂牙拔除术后 |
|---|---|
| 建议随访时间 | 术后 1～2 天 |
| 随访问题 | 术后是否出血、疼痛、发热、肿胀等 |
| 健康指导 | 根据患者描述的情况给予解答指导<br>1. 出血　正常情况下（1～2 天）口内或唾液中混有淡红色血丝为复杂牙拔除术后常见现象。通常 24 小时内刷牙漱口会导致出血，如有大块血块或伤口处可见活动性出血，应及时到医院就诊<br>2. 疼痛　术后 1～3 天疼痛逐渐加剧，以第 3 天疼痛最为剧烈，然后逐渐减轻，如第 3 天后疼痛加剧并常向耳颞部放射，应怀疑干槽症，建议患者即刻到医院就诊<br>3. 发热　术后一般不会引起发热，如出现发热建议到综合医院发热门诊检查<br>4. 肿胀　建议术后 24 小时内冰敷使肿胀局限，24 小时后热敷以促进肿胀尽快吸收，肿胀在第 3 天最为明显，然后逐渐消退，在 7～14 天后完全恢复<br>5. 其他　如有缝线，术后 1 周复诊拆线；一般拔牙术后 3 个月可进行修复或种植。发现其他异常情况，如吞咽困难、开口受限、下唇麻木等，嘱患者不要紧张，可告知其联系方式，及时与医院联系 |

### （四）随访注意事项

1. 随访的过程中应使用恰当的称呼，用语简单、语气平和，关注患者心理状态、情绪变化及性格特征。

2. 不谈与患者病情无关的事情，不随便承诺，与随访无关的内容应巧妙回避。

3. 随访内容尽量简短，语言简洁凝练，不占用患者过多时间。

4. 患者或家属对医院表现出不友好的态度和情绪时，要予以充分重视，极力缩短与患者或家属的心理距离，使受访者作出公正的评价。

5. 随访后的信息应及时整理记录。

6. 共性的问题或意见，尤其涉及有不满情绪的患者和有安全隐患者，要予以特别重视，集中反馈给相关部门进一步处理。

（李秀娥　刘海凤）

## 第二节　口腔诊疗术前准备

诊治前，口腔护理人员应初步了解患者的病情，在诊室环境准备、用物准备、医护人员防护、患者准备和护理评估等方面做好充分准备，保证口腔检查和诊疗的顺利进行。

### 一、环境准备

#### （一）诊室环境要求

口腔诊室应宽敞、整洁，光线明亮，物品摆放有序。每台口腔综合治疗台净使用面积不少于 $6m^2$，2 台口腔综合治疗台间设置的物理隔断距离不低于 1.5m。诊室温湿度应适宜，夏季和冬季温度分别控制在 23 ～ 27℃和 17 ～ 22℃，湿度应控制在 40% ～ 70% 之间。定期采用自然通风、集中空调通风系统、空气消毒器等方式对诊室进行通风换气，减少交叉感染。

#### （二）临床接触表面的防护

口腔诊室环境表面分为临床接触表面和卫生表面（如地板、墙壁和水池）。临床接触表面（clinic contact surface）是指在治疗过程中可能被飞沫或戴手套的手直接污染的表面，如治疗灯把手、口腔综合治疗台控制按键、座椅扶手、器械盘、吸唾管握持部位等。根据各类人员手的接触频率，临床接触表面分为低频接触表面和高频接触表面。诊疗前，临床接触表面应清洁，无污染。对高频接触、易污染、结构复杂、难清洁或消毒的接触表面建议选择塑料薄膜、铝箔等表面屏障进行保护性隔离防护（图 1-1）。表面屏障应为防水材质，避免唾液、血液或其他液体中的微生物浸润而接触到物体表面，并在每位患者使用后进行更换。

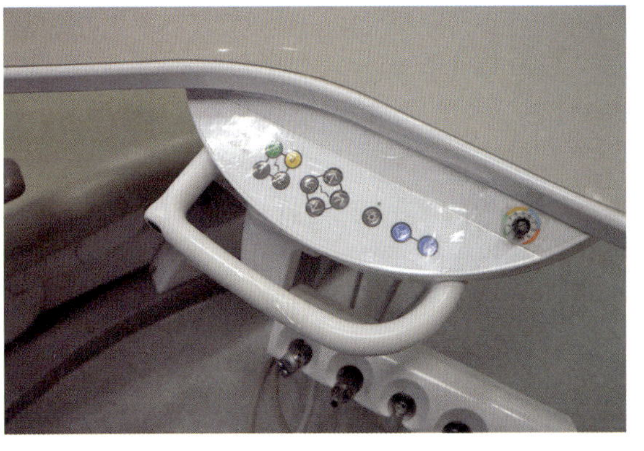

图 1-1　使用表面屏障防护口腔综合治疗台控制按键

### 二、用物准备

**1. 口腔综合治疗台**　接诊前，应接通电源，打开气泵，确保口腔综合治疗台的椅位、照明、水路、气路、痰盂、负压吸引系统等各组成部件的功能处于正常备用状态。头托处套一次性头套。

**2. 口腔检查盘**　指口腔治疗时用于盛放口腔治疗器械、药品和材料的容器，临床多使用一次性口腔检查盘。

**3. 常规用物**　包括口镜、镊子、探针、吸引器管（强力吸引器管或吸唾管）、棉球、胸巾、口杯（图 1-2）。

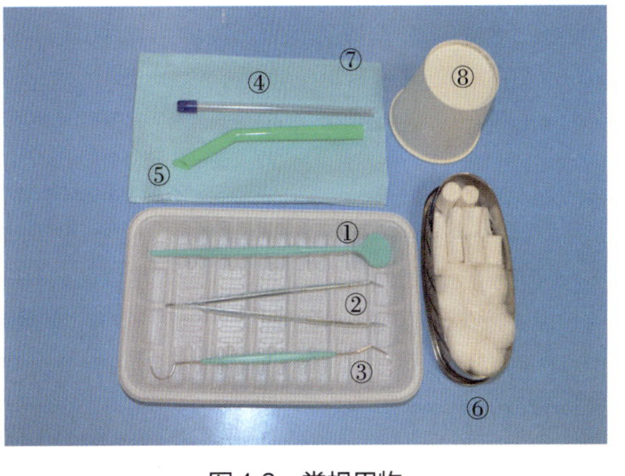


图 1-2　常规用物

①口镜；②镊子；③探针；④吸唾管；⑤强力吸引器管；⑥棉球、棉卷；⑦胸巾；⑧口杯。

(1)口镜:由口镜头和柄组成,通过螺母相连。口镜分为普通口镜和面反射口镜,普通口镜的镀银面位于玻璃镜的背面;面反射口镜的镀银面位于玻璃镜的前面,适合于显微镜下使用。口镜主要用于反射并聚光于被检查部位,显示被检查部位的影像;牵拉或拨压唇、颊、舌等软组织,扩大视野,保护软组织;叩诊检查。

(2)镊子:由柄和两个工作端组成,工作端呈反角形,尖端可密合。分为普通镊子和锁镊。用于夹持各种物品、检查牙松动度等。

(3)探针:由手柄与两个尖锐的工作端组成,一端为大弯(镰形),另一端为双弯,分为普通探针和牙周探针。用于探查牙体缺损的范围、深度及硬度,检查龋洞、牙齿敏感点及穿髓点,探测牙周盲袋和窦道等。

(4)吸引器管:包括强力吸引器管和吸唾管两种,使用时与口腔综合治疗台的吸引系统相连接,用于吸除操作过程中产生的冷却水、血液、唾液、碎屑等,保持操作视野清晰。

(5)棉球:用于隔湿、擦拭牙齿表面软垢、蘸取溶液等。

(6)胸巾:治疗前系于患者脖颈处,防止治疗过程中液体喷溅到患者身上。

**4. 其他用物** 不同口腔治疗使用的器械和材料不同。护士应根据治疗内容提前准备相应的器械、药品、材料和设备,按使用顺序摆放于护士工作台、口腔综合治疗台的托盘或其他便于拿取的位置。此外,还要根据需要备好影像资料、模型资料和修复体等。

## 三、医护人员防护

口腔护士在操作过程中可能接触血液、唾液和气溶胶,操作时须佩戴个人防护用品。常用的防护用品有防护服、口罩、护目镜和面罩(或面屏)、手套。

**1. 防护服** 将皮肤、个人衣物与唾液、血液、气溶胶和其他污染物质隔离。防护服包括工作服、手术衣、隔离衣等,多由防水材料制成。诊疗前,护士应根据预期感染性物质的暴露程度和传染性选择合适的防护服。棉、棉/聚酯的工作服或一次性隔离衣均可满足一般口腔操作的要求。

**2. 口罩** 口罩对直径 3～5μm 的颗粒具有 95% 以上过滤效率,可以有效降低感染性微生物的传播风险。佩戴时应尽量选择贴合脸型的医用口罩,口罩完全盖住口鼻并捏紧鼻部塑形条。口罩防护级别的选择同防护服。

**3. 护目镜和面罩** 保护眼睛免受气溶胶病原体、喷溅碎屑和液体的暴露。建议选择具有前部和侧面保护的护目镜。如配戴普通眼镜,必须添加保护侧面和底部的遮挡或佩戴长度至下颌的塑料面罩作为护目镜的替代品。进行光固化操作时,还需要准备护目镜,避免设备光线对眼睛造成损伤。

**4. 手套** 根据操作需要,选择一次性医用普通手套或外科手套。

## 四、患者准备

**1. 引导患者就座** 患者进入诊室后,护士应移开妨碍患者就位的治疗台、管线等,引导患者平稳坐于口腔综合治疗椅上,系好胸巾,并协助其将随身物品放在相应位置。

**2. 操作前宣教** 操作前,提前告知患者即将进行的治疗、操作过程、检查及治疗过程中可能出现的反应,指导其完成操作前的各项准备工作,减轻紧张情绪,取得配合。

**3. 口腔准备** 为了减少口腔诊疗中气溶胶的微生物水平,治疗前通常会让患者使用抑菌漱口液含漱,但目前该做法尚无明确的科学证据。此外,对于戴用保持器和活动义齿的患者,根据治疗需要,指导患者提前取下并妥善保管。

**4. 体位调节和头托调整** 患者常用的体位有仰卧位和垂直坐位。仰卧位是口腔治疗中最常用的体位。调节时，一种调节方法可先将椅背调至垂直于地面，患者腰部紧贴椅背就座，将椅背放平至需要的位置，并根据头部位置调整头托位置（坐位时头托与地面成45°，仰卧位时头托与地面平行）（图1-3、图1-4），使头部舒适置于头托上，与身体保持平直或稍仰的位置；另一种调节方法是先将椅背调至需要的位置后，协助患者将腰背和头部就位。必要时可给患者使用辅助坐垫或腰垫，增加舒适度。垂直坐位通常适用于接诊患者、制取印模、健康宣教等。

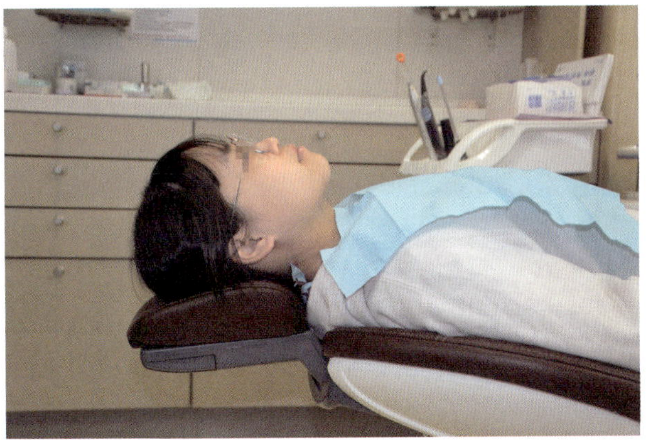

图1-3　仰卧位的头托位置

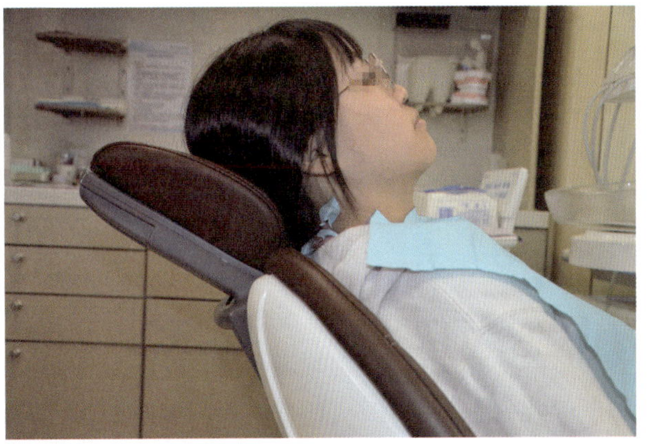

图1-4　垂直坐位的头托位置

**5. 口腔治疗区的灯光调节**　患者就位后，护士打开治疗灯开关，将治疗灯从患者胸前向上移动至口腔，灯与下颌的距离宜为60～80cm，灯光可直接投照到操作牙位或口镜镜面上。上下颌根据操作区的不同投照角度也有所不同（图1-5、图1-6）。移动过程中应避免灯光照射患者的眼部。

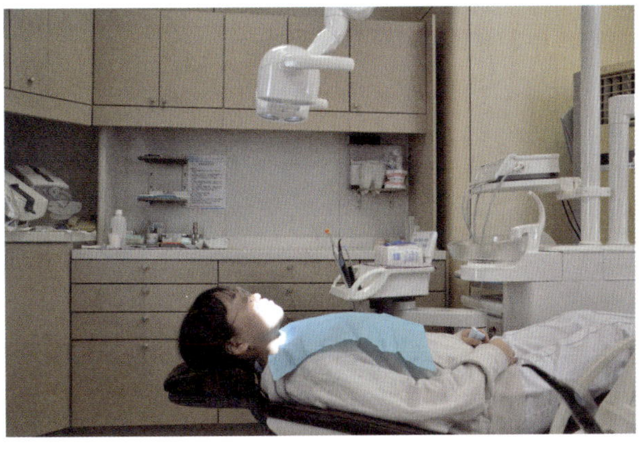

图1-5　治疗上颌时的灯光调节

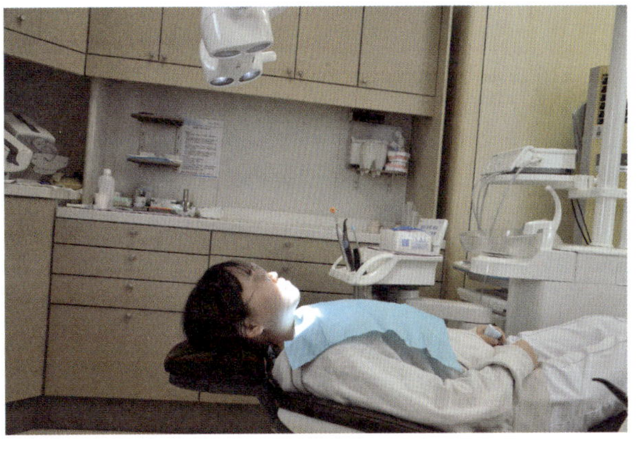

图1-6　治疗下颌时的灯光调节

**6. 其他准备**　遵医嘱给予生命体征监测、术前用药和相关术前检查等。

## 五、护理评估

治疗前，口腔护士应全面评估患者的健康史、口腔健康状况和心理-社会状况等。

### （一）健康史

评估患者有无全身系统疾病，有无过敏史、家族史、既往病史、目前用药情况，对于可能影响口腔治疗的健康状况、复杂疾病、药物和潜在健康风险等，要提醒医生予以关注。评估口腔诊疗经历、口腔卫生习惯和饮食习惯等，了解患者的口腔健康状况和自我口腔保健能力。

（二）口腔健康状况

根据患者主诉，评估当前的口腔卫生状况，是否有牙痛、龋病、牙松动、牙着色等，牙龈是否红肿、出血，口腔是否有异味，黏膜是否完整，是否有溃疡或感染等。

（三）心理 - 社会状况

多数口腔疾病可对患者的饮食、容貌和休息产生影响，使其出现焦虑不安。既往不愉快的口腔就诊经历也可让患者表现为牙科畏惧心理，出现延迟就诊、不愿就诊或就诊时紧张的情况，护士应予以关注，并在治疗过程中给予疏导和安慰。此外，护士还应了解其家庭关系和经济状况。

（甘　露　李秀娥）

## 第三节　口腔诊疗术后处理

口腔诊疗结束后，诊疗设备表面、操作台面、器械等都有可能被诊疗过程中的血液、唾液、气溶胶和医务人员的手等所污染，尤其是邻近诊疗区域的高频接触表面，极易成为病原体的储存库，通过医护人员的手造成院内感染。此外，患者的血液、唾液可通过负压回吸至口腔综合治疗台的水路系统，进一步增加院内感染风险。因此，为了保障诊疗安全，口腔护士应在诊疗结束后对物体表面、医疗垃圾、复用器械、口腔综合治疗台水路、负压吸引系统和痰盂等进行正确规范的处理。

### 一、临床接触面的清洁与消毒

诊疗结束后，护士应立即对以口腔综合治疗台为中心的临床接触面，尤其是高频接触表面进行清洁与消毒，为下一位患者的就诊做好准备。常见的临床接触面见本章第二节。

（一）处理原则

1. 采用先清洁后消毒的湿式卫生清洁的方式。
2. 按照由上至下、由里及外、由洁至污的顺序进行清洁与消毒。
3. 根据物体表面特点和污染程度，选择合适的清洁剂和消毒剂。显微镜等精密仪器设备参照产品说明书的建议进行选择。
4. 覆盖表面屏障的高频临床接触表面，应先去除表面屏障，再对表面进行清洁和消毒。
5. 实施清洁与消毒处理时应做好个人防护，处理结束后进行手卫生。

（二）常用的表面消毒剂

口腔门诊常选择复合季铵盐类、含氯、醇类、含过氧化氢等成分的消毒剂进行表面消毒，常用浓度、作用时间、适用范围及注意事项见表 1-3。

表 1-3　口腔门诊常用的表面消毒剂

| 消毒剂 | 常用浓度 | 作用时间 /min | 适用范围 | 注意事项 |
|---|---|---|---|---|
| 季铵盐类 | 1000 ～ 2000mg/L | 15 ～ 30 | 可杀灭细菌繁殖体、真菌、亲脂病毒类 | 不宜与肥皂、洗衣粉等清洁剂合用 |
| 含氯消毒剂 | 400 ～ 700mg/L（特殊情况下参照产品说明书） | ≥10 | 可杀灭细菌繁殖体、结核分枝杆菌、真菌、亲脂病毒类 | 即配即用，最长不应超过 24 小时。使用过程中做好消毒液的浓度监测 |
| 醇类消毒剂 | 70% ～ 80% | 3 | 可杀灭细菌繁殖体、结核分枝杆菌、真菌、亲脂病毒类 | 易挥发，易燃，不宜大面积使用 |

### (三)清洁消毒方法

**1. 消毒湿巾擦拭** 是临床常用的方法,清洁与消毒可一步完成。该方法适用于无明显污染时物体表面的清洁与消毒。根据病原微生物的特点选择一次性消毒湿巾,以患者使用过的口腔综合治疗台和护士工作台或边台为清洁单元,由上至下、由里及外、由洁至污,有序进行清洁与消毒。如有明显的体液、血液等污染时,可先采用可吸附的材料擦除或吸除污物后再消毒。

**2. 布巾擦拭** 选择微细纤维材料制成的布巾,消毒剂浸泡后,对物体表面进行擦拭,擦拭顺序同消毒湿巾。为了避免交叉感染,每个口腔诊疗单元应使用一套布巾,并用不同颜色的布巾分别擦拭口腔诊疗单元的边台、口腔综合治疗台和其他物体表面等。如果条件允许,可选择一次性擦拭布巾。

## 二、诊疗后用物的分拣与处理

### (一)口腔医疗废弃物的分类与收集

诊疗结束后,口腔护士应在分拣处理区对诊疗过程中产生的废弃物进行分类处置,其中调拌纸、外包装袋等未接触患者的一般性废弃物直接弃至生活垃圾桶,口腔医疗废弃物根据所属类别进行分类与收集,方法见表 1-4。处理过程中,应注意避免锐器伤的发生。

**表 1-4 口腔医疗废弃物的分类与收集**

| 类型 | 特征 | 常见口腔医疗废弃物 | 收集方法 |
|---|---|---|---|
| 感染性废物 | 携带病原微生物,具有引发感染性疾病传播风险的医疗废物 | 1. 被患者血液、唾液等体液污染的除锐器以外的废物<br>2. 隔离传染病患者或疑似传染病患者产生的废物 | 收集至单层黄色医疗垃圾袋,如为传染病患者产生的废物,应放于双层黄色垃圾袋 |
| 损伤性废物 | 能刺伤或割伤人体的废弃医用锐器 | 污染的注射针头、一次性探针、手术刀片、缝针、玻璃安瓿、淘汰的锉针等 | 收集至锐器盒内。收集损伤性废物时可借助剪刀、持针器等辅助用具,避免发生锐器伤 |
| 病理性废物 | 诊疗过程中产生的人体废弃物和医学实验动物尸体 | 切除的口腔软组织、离体牙 | 收集于单层或双层黄色医疗垃圾袋 |
| 药物性废物 | 过期、淘汰、变质或被污染的废弃药物 | 废弃的一般性药物、细胞毒性药物、血制品 | 少量的药物性废物可并入感染性废物进行收集,但须标注;批量的可交由专业机构收集并处置 |
| 化学性废物 | 具有毒性、腐蚀性、易燃、反应性的废弃化学物品 | 1. 废弃的含汞血压计、体温计、口腔银汞合金材料<br>2. 甲醛、戊二醛等危险化学品 | 收集于指定容器,粘贴标签,交由专业机构处置 |

### (二)复用口腔诊疗器械的处理

为了及时去除器械表面残留的血液(或血渍)、组织或肉眼可见的污染物,防止污物干涸,便于清洗,护士通常在口腔诊疗结束后,对复用器械进行初步分拣、清点,核查无误后,根据材质、功能、结构特点等分类进行预清洁和保湿等处理措施。

**1. 预清洁** 仅对器械进行初步清洁,不能替代清洗过程。临床常用的预清洁方法有冲洗和擦拭。为了避免职业暴露伤的发生,进行预清洁时,护士应穿戴好个人防护用品。

(1)冲洗:使用流动水或三用枪去除器械表面的污物,如流动水冲洗口腔摄影拉钩、用三用枪冲洗器械表面的碎屑等。冲洗时,应注意避免液体飞溅。不能选择生理盐水冲洗器械,以免造成器械腐蚀(图 1-7)。

(2)擦拭:使用棉球、纱布等敷料擦除器械表面的污渍和材料,必要时选用含 75% 乙醇或酶清洁剂的敷料和清洁用具，如使用清洁台去除锉针上的组织碎屑；使用75%乙醇纱布擦除调拌刀上的材料（图1-8）。擦拭镍钛锉、钻针等锐利器械时，应注意保护好器械工作端，避免尖端弯折或损坏，同时做好防护，防止锐器伤的发生。管腔或盛装类容器，清洁前应先排空盛装的液体。

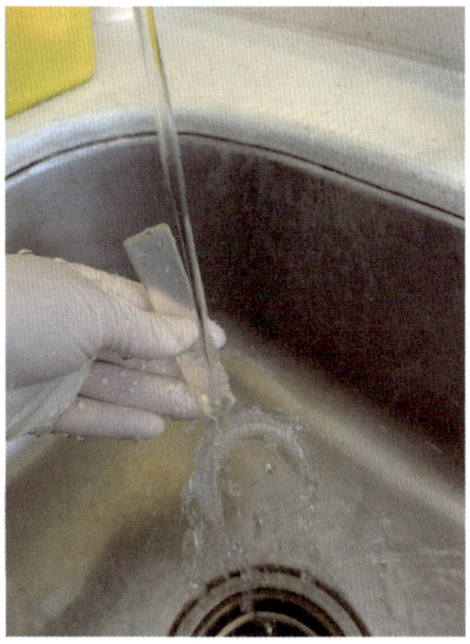

图1-7　流动水冲洗器械

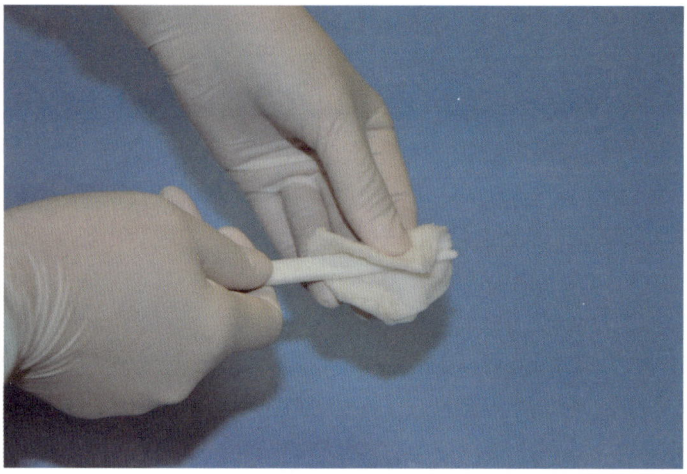

图1-8　酒精纱布擦拭调拌刀

**2. 保湿**　是保持器械表面有机污物不干涸的预处理措施。在临床工作中，护士很难立即对使用后的器械进行清洗处理，为避免污渍干涸在器械表面或管腔内，增加清洗难度和器械腐蚀的风险，临床通常对无法立即清洗的器械进行分类保湿处理。保湿应在器械污渍干涸前进行，且不能取代清洗。

（1）保湿剂：临床常用的保湿剂有保湿溶液、保湿喷雾和保湿凝胶等。保湿剂能防止蛋白质凝固，分解部分有机物，且对器械无腐蚀性，但成本较高。除保湿剂外，临床通常还会选择生活饮用水、酶清洗剂、碱性清洗剂等作为保湿剂的替代品，按照说明书要求正确配比后使用。生理盐水可对器械表面造成腐蚀，不宜用作保湿剂。

（2）保湿方法：常见的方法有浸泡法、喷涂法和湿巾覆盖法等。

1）浸泡法：将器械浸泡在盛有保湿液的容器中进行保湿。该方法保湿剂用量大，保湿效果好，临床应用广泛，但使用时需配备保湿容器。浸泡保湿时，保湿液的浓度易受使用频次、时间和器械污染程度的影响，应每天至少更换一次，污染较重时及时更换。保湿容器每天诊疗结束后清洁干燥备用，以免造成交叉感染。浸泡时应控制浸泡时间，以避免长时间浸泡对器械造成锈蚀、损坏等。

2）喷涂法：将保湿剂喷洒在器械表面或管腔内进行保湿的方法。该方法保湿剂用量少，运送器械时不会出现保湿剂遗洒而造成环境污染。由于口腔器械多带有关节、细小管腔和螺纹等特殊结构，喷涂法难以喷涂均匀或完全覆盖器械各个表面，临床应用受到一定限制。

3）湿巾覆盖法：将浸有保湿液的敷料覆盖在器械上进行保湿的方法。由于敷料上的水分易蒸发且无法覆盖所有器械表面，该方法临床应用较少，仅用于短时间保湿。

（3）保湿容器：保湿过程中使用的容器。临床应根据器械的规格和数量配备合适尺寸和数量的保湿容器，容器应密闭、有盖、防渗漏、耐穿刺。浸泡保湿时最好配置专用篮筐或过滤网，便于从保湿液中沥干取出器械，避免锐器伤（图1-9）。

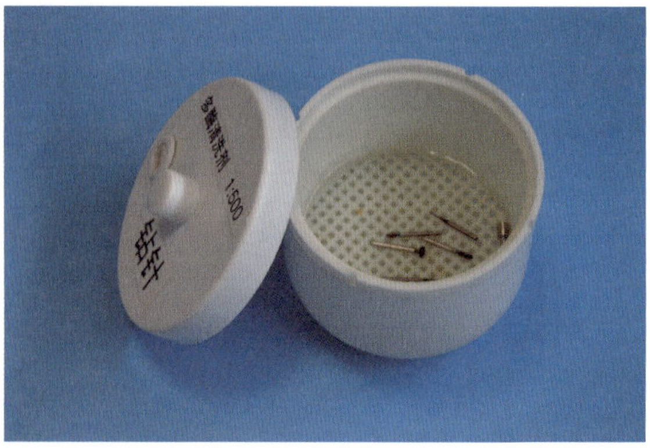

图1-9　保湿容器

## 三、口腔综合治疗台水路处理

口腔综合治疗台水路(dental unit waterlines,DUWLs)主要由长3～4m的软管构成,能够为高速手机、三用枪、患者漱口等提供诊疗用水。由于水路管径小、水流速度慢及夜间水流停滞等原因,供水源自身存在的浮游微生物和高速手机停转时通过负压回吸到水路系统中的微生物,会吸附于管壁,进而繁殖形成生物膜。成熟的生物膜脱落,释放大量微生物进入水路,加剧水路污染。这些微生物可随水流进入患者口内,或者随气溶胶扩散至空气中,增加免疫力低下患者与口腔医务人员的感染风险。因此,医护人员需要对口腔综合治疗台水路进行处理,减少或避免由水路污染导致的交叉感染风险。

口腔综合治疗台水路主要通过物理措施、化学消毒措施两种方式进行处理。物理措施主要包括供水方式及水源处理、使用防回吸牙科手机、口腔综合治疗台配备防回吸装置、冲洗水路、独立储水罐排空与消毒等,其中,冲洗水路在每天开诊前与每次诊疗结束后进行,独立储水罐排空与消毒在全天诊疗结束后进行。物理措施可以在一定程度上降低口腔诊疗用水菌落总数,但不能去除生物膜,需要结合化学消毒措施,才能使口腔诊疗用水水质符合标准。化学消毒措施主要有定期消毒、持续消毒、定期消毒与持续消毒相结合三种方式。其中定期消毒多在全天诊疗结束后进行。

### (一)物理措施

**1. 冲洗水路**　每位患者诊疗结束后,冲洗水路20～30秒,以去除诊疗期间可能回吸入水路的组织碎屑。冲洗水路时,护理人员应佩戴口罩与护目镜,防止水流飞溅及气溶胶污染。

**2. 独立储水罐排空与消毒**　采用独立储水罐供水的口腔综合治疗台,应在每天诊疗结束后或不使用口腔综合治疗台期间,将储水罐中水排空。储水罐消毒后备用。消毒方法可参照产品说明书进行。

### (二)化学消毒措施

**1. 消毒剂的选择原则**　消毒剂应对人体安全,且与口腔综合治疗台水路材质、部件、诊疗器械兼容,同时还应遵循低毒性、无异味、易降解,对水体感官性状无明显影响等原则。可选择次氯酸、二氧化氯、过氧化氢、含碘类等单一成分的消毒剂,也可选择复合成分的成品消毒剂。

**2. 定期消毒**　定期消毒方式为间隔固定的时间(如每天1次、每周1次等)进行水路消毒处理。根据消毒产品的类型,采用不同的消毒频率,通过冲洗或静置等方法进行消毒处理。定期消毒时使用的消毒产品浓度,通常都较持续消毒时高,因此,消毒处理后,需要用诊疗用水彻底冲洗管路,防止残留消毒剂对管路及患者造成不良影响。

## 四、口腔综合治疗台负压吸唾管路和痰盂的处理

口腔综合治疗台的负压吸唾管路主要吸除治疗过程中患者口内的血液、唾液、冷却水和碎屑等。每次诊疗结束后,护士应冲洗负压吸唾管路,去除滞留在管壁的污物。每天诊疗结束后,应冲洗消毒负压吸唾管路,冲洗管路的固体过滤网。

痰盂是患者诊疗过程中漱口或吐出口内液体时使用的集污装置。为避免交叉感染的发生,每次诊疗结束后,护士应使用含氯消毒剂等冲洗消毒痰盂。遇到明显污染时,立即进行冲洗消毒。每天诊疗结束后,冲洗痰盂下水管道的污物收集器。

(甘　露　党　芸)

## 第四节　口腔诊疗器械的消毒及灭菌

口腔诊疗器械是在诊断和治疗口腔疾病中使用的器械。对污染的可复用的口腔诊疗器械进行正确处理，是保证患者就诊安全的重要步骤。口腔诊疗器械的处理主要流程包括：预处理及保湿、回收、清洗、消毒、干燥、检查与保养、包装、灭菌、储存和发放。

### 一、口腔诊疗器械的危险性分类

根据口腔诊疗器械污染后可能引发感染风险的程度，将其分为高度危险口腔器械、中度危险口腔器械和低度危险口腔器械。器械的危险程度决定了器械使用后应采取的处理方式。

#### （一）高度危险口腔器械

高度危险口腔器械是穿透软组织、接触骨、进入或接触血液或其他无菌组织的口腔器械。如手术器械、拔牙钳、牙龈分离器、牙周洁治器、超声工作尖和根管治疗器械等。这类器械一旦被微生物污染，就具有极高的传播疾病和导致感染的风险，应灭菌处理，无菌保存。

#### （二）中度危险口腔器械

中度危险口腔器械是与完整黏膜相接触，但不进入人体无菌组织、器官和血流，也不接触破损皮肤和黏膜的口腔器械。如口镜、镊子、正畸托槽、印模托盘、去冠器、各类充填器等。这类器械应灭菌或高水平消毒后使用。

#### （三）低度危险口腔器械

低度危险口腔器械是不接触患者口腔或间接接触患者口腔，参与口腔诊疗服务，虽有微生物污染，但在一般情况下无害，只有受到一定量的病原微生物污染时才会造成危害的口腔器械。如各类调拌刀、橡胶调拌碗、牙锤、技工钳等。这类器械应达到中等或低水平消毒，消毒后放于清洁干燥的容器保存。

工作中常有各类器械被血液污染的情况，但不是被血液污染的器械就属于高度危险口腔器械，可根据器械上一次是如何使用的、下一次将如何使用来确认器械的危险程度和处理类型。如橡皮障支架在治疗结束后发现被血液污染，但在本次使用过程中不接触患者口腔，下次也不接触患者口腔。因此，即使被血液污染的橡皮障支架也属于低度危险口腔器械，中等或低水平消毒即可。

### 二、口腔诊疗器械的处理

在医院条件允许的情况下，口腔诊疗器械应集中到消毒供应中心进行统一处理；暂时无法实现集中处理的医疗机构，可在科室内设立器械处理区。器械处理区是对复用医疗器械进行回收、清洗、消毒、检查包装、灭菌及储存的区域。器械处理区应相对独立，方便通向所有诊室，且与手术室和口腔实验室分开。不应将器械处理区设置在公共通道处，以最大程度减少污染器械通过清洁区域的机会，降低交叉感染的风险。

器械处理区内器械物品的流向应遵循“污染—清洁—灭菌—储存”的循环规律，不交叉，不逆流，避免污染器械与已灭菌器械混合。

#### （一）预处理及保湿

详见本章第三节口腔诊疗术后处理相关内容。

#### （二）回收

回收指将污染的器械置于密闭容器中，集中安全转运至器械处理区的过程。可采用回收车、回收箱或其他密闭容器等工具进行器械物品的回收（图1-10）。回收时工作人员要做好个人防护，减少交叉感染的风险。精密器械、锐利器械应做好保护措施，轻拿轻放，避免损坏或发生锐器伤。回收容器每次使用后，应及时清洗、消毒、干燥备用。

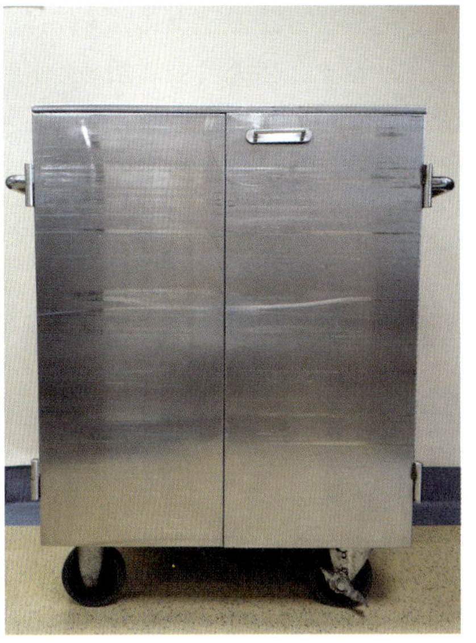

图1-10　器械回收车

### （三）清洗

清洗是去除医疗器械、器具和物品上污物的过程，是灭菌的前提和基础。《医疗机构消毒技术规范》（WS/T 367—2012）中规定，重复使用的诊疗器械、器具和物品，使用后应先清洁，再进行消毒或灭菌。

为了保证清洗效果，使用后的器械应尽快清洗，防止血迹或污渍干燥后黏附在器械表面，不易去除。被血液、分泌物、排泄物等有机污物污染严重的器械，可先使用酶清洗剂浸泡，以便有效分解和去除有机污物；可拆卸或打开的器械，必须拆开或打开后再彻底清洗。牙科手机的清洗见本节后续内容。

**1. 清洗剂**　目前常用的医用清洗剂有碱性清洗剂、中性清洗剂、酸性清洗剂和酶清洗剂。清洗时应根据器械的材质、污染物种类选择适宜的清洗剂。

（1）碱性清洗剂：pH>7.5，对各种有机物有较好的去除作用，对金属腐蚀性小，不会加快返锈现象。常用于不锈钢器械、玻璃器皿的清洗，可与酶清洗剂或中性清洗剂配合使用。碱性清洗剂常用于手工清洗或超声波清洗。

（2）中性清洗剂：pH 6.5 ～ 7.5，可用于清洗各类污染物，无金属腐蚀性。

（3）酸性清洗剂：pH<6.5，用于去除无机固体粒子为主的污染，对金属腐蚀性小，但若用量不当，会造成器械损坏。常用于各种器械、设备表面锈渍与水垢的清洗。

（4）酶清洗剂：含酶的清洗剂，有较强的去污能力，能快速分解并去除以蛋白质为主的有机污染物。酶清洗剂可清洗常规器械与内镜等。

**2. 清洗方法**　有两种：手工清洗和机械清洗。

手工清洗是借助工作人员手工刷洗时的摩擦力去除器械上的污渍，达到清洗效果。常用于无机械清洗设备时；精密器械、复杂器械、管腔类器械和带电源器械的清洗；污染较重器械的初步处理时。

机械清洗适用于大多数常规器械的清洗。采用自动化清洗设备清洗，一方面可以提高清洗效率、确保清洗质量，另一方面可以降低工作人员发生职业暴露伤的风险。机械清洗设备常见的有超声清洗机、清洗消毒器、负压清洗器、软式内镜清洗消毒机等。

（1）手工清洗：手工清洗时，可根据器械结构或污染情况进行针对性的、个性化的处理，达到清洁的目的。清洗时，工作人员直接与污染器械接触，容易发生职业暴露伤和交叉感染，因此工作人员需要佩戴防护面罩和耐穿刺手套，穿防水防护服等个人防护装备（图1-11）。应备有不同规格的清洗刷、管腔清洗刷、清洁布、清洁海绵、压力水枪、压力气枪，以及现用现配的清洗溶液等物品。手工清洗的步骤分为冲洗、洗涤、漂洗和终末漂洗。

1）冲洗：使用流动水或压力水枪去除器械表面或管腔内的污染物，以更好地提高清洗效果。

2）洗涤：选择适宜的医用清洗剂，用浸泡、擦洗、擦拭或刷洗的方法进行清洗。如管腔类器械及有纹理、沟槽的器械采用刷洗的方

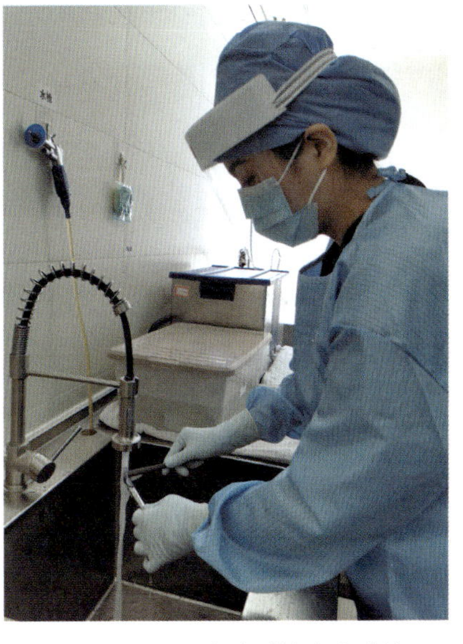

图1-11　手工清洗时的个人防护

法;带电源的器械避开电源端对其他部位进行擦洗;带光纤的牙科手机对光纤部位进行擦拭。刷洗时在液面下进行,避免产生气溶胶。应选用长柄刷及适宜的管道刷,使工作人员的手远离锐利器械,以减少职业暴露的发生。不应使用研磨型清洗材料和清洗工具(如五洁粉、钢丝球等)进行器械处理。以免刮伤器械表面,引起或加速腐蚀。

3)漂洗:用流动水冲洗洗涤后的器械、器具和物品上的污染物,以及清洗剂。

4)终末漂洗:对漂洗后的器械、器具和物品进行最终处理,有条件的口腔医疗机构可选择经纯化的水。

(2)机械清洗:口腔诊疗机构常用的机械清洗设备为超声清洗机和清洗消毒器。

1)超声清洗机:带有深孔、盲端、凹凸槽及其他结构复杂的器械宜首选超声清洗机。如钻针、根管锉、吸引器管、三用枪头等。超声清洗是利用超声波的"空化"作用,使物体表面的污垢分解、破裂及剥落,从而达到清洗效果。超声清洗可作为手工清洗或机械清洗前的预处理手段,超声清洗不适用于橡胶、软塑料材质,以及镀铬器械、眼科精密器械、玻璃制品、木制品等物品的清洗。超声清洗的流程见表 1-5。

表 1-5　超声清洗流程

| 操作流程 | 注意事项 |
|---|---|
| 1. 操作前准备<br>(1)人员:穿着防水防护服,佩戴口罩、防护面罩、手套等<br>(2)设备:连接超声清洗机的水路、电源,配制合适比例的清洗液<br>(3)器械:流动水下冲洗器械,初步去除污染物 | 能拆卸的器械拆分到最小单元进行清洗<br>清洗槽内的清洗液每 4 小时更换一次,遇有严重污染时随时更换 |
| 2. 放入器械　根据器械的特点选择适宜的清洗篮筐盛放,置于清洗槽内的超声清洗架上 | 篮筐浸没于液面下<br>管腔类器械应倾斜放入,使管腔内注满水(图 1-12) |
| 3. 选择程序　盖好机盖,根据器械特点及说明书的指导,选择相匹配的超声频率和时间 | 普通器械选用低频率超声清洗,精密、轻巧且容易损坏的器械一般选用高频率超声清洗<br>超声清洗时间 3～5 分钟,一般不超过 10 分钟 |
| 4. 漂洗　超声清洗结束后,将器械从清洗槽内取出,用流动水漂洗器械、器具和物品上的污染物、清洗剂以及残留物 | 冲洗时,篮筐应倾斜一定角度,减少喷溅 |
| 5. 终末漂洗　遵循规范对漂洗后的器械、器具和物品进行最终处理 | 有条件的医疗机构可使用经纯化的水,以提高器械清洗质量 |

2)清洗消毒器:即全自动清洗消毒机,是用于复用医疗器械、器具及物品清洗和消毒的设备。清洗消毒器是利用喷淋冲洗的机械力、清洗剂的化学作用,辅以90℃的水达到器械物品清洗和消毒的效果,然后用热空气对器械物品进行干燥。清洗消毒器适用于大部分口腔器械的清洗,如耐湿、耐热的各类门诊器械和手术器械,以及盆、盘、碗等。清洗消毒器具有自动化、程序化控制的特点,清洗质量标准一致,且清洗效果易监测;单位时间内处理器械量大;在一个清洗周期中能顺序完成器械的清洗、消毒和干燥,工作效率高;降低了工作人员接触器械的频率,减少了职业暴露的发生。清洗流程见表 1-6。

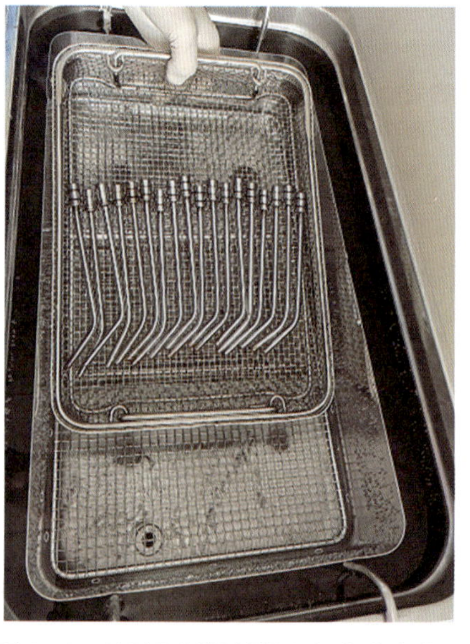

图 1-12　管腔器械倾斜放入超声清洗槽内

表 1-6　机械清洗流程

| 操作流程 | 注意事项 |
|---|---|
| 1. 操作前准备<br>(1)人员:穿防水防护服,佩戴口罩、防护面罩、手套等<br>(2)设备:确认水、电、蒸汽达到设备工作条件;医用清洗剂充足<br>(3)器械:能拆卸的器械拆分到最小单元 | 检查设备的清洗悬臂是否转动灵活(图 1-13)<br>轴节器械应充分打开,避免器械摞放<br>妥善固定精密器械(图 1-14) |
| 2. 器械装载　根据器械类型选择专用清洗架和配件,将清洗架推入清洗舱 | 器械物品在清洗架上的装载高度应使清洗旋臂的转动不受阻碍 |
| 3. 选择程序　根据器械物品的类型选择清洗程序 | "器械程序"适用于普通器械,含润滑步骤<br>"器皿程序"适用于无须润滑的盆、盘、碗等物品 |
| 4. 卸载　清洗结束后,将器械物品从清洗舱内取出 | 卸载前对设备运行的物理参数进行确认并记录<br>卸载前应洗手或进行快速手消毒 |

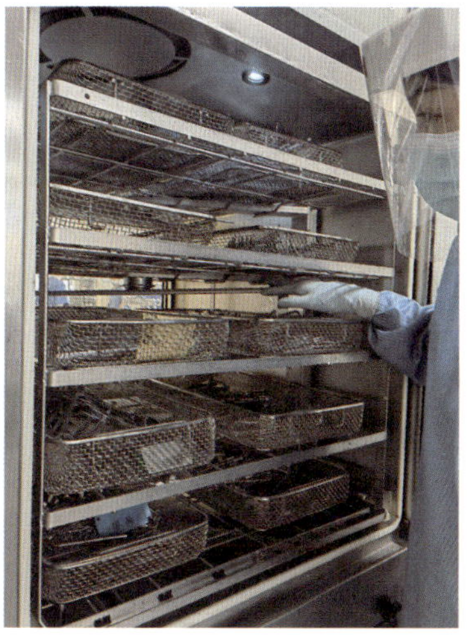

图 1-13　检查清洗悬臂是否转动灵活

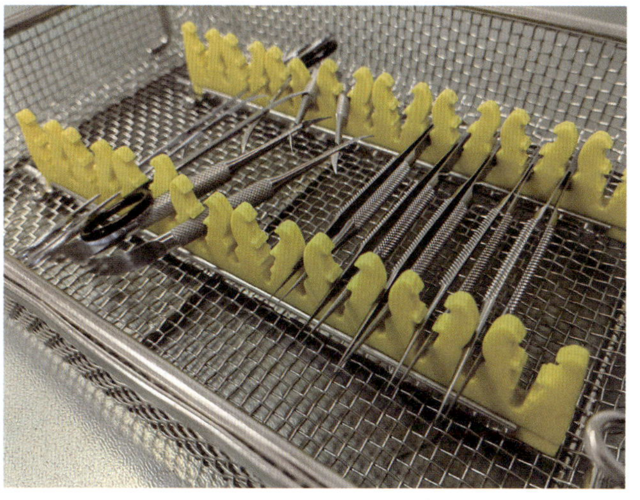

图 1-14　精密器械妥善固定

### (四)消毒

消毒指清除或杀灭传播媒介上的病原微生物,使其达到无害化处理的过程。消毒可以进一步降低清洗后器械、器具和物品上的生物负载,消除和杀灭致病菌,保护下一环节工作人员的安全。消毒的方法有物理消毒和化学消毒。

**1. 物理消毒**　是利用物理因素消除病原微生物的方法。主要包括自然净化、过滤除菌、机械热力消毒、煮沸消毒等。

机械热力消毒适用于耐湿、耐热的器械和物品。消毒过程中能杀灭抵抗力较低的亲脂病毒,也能杀灭绝大多数抵抗力高的细菌芽孢,可根据设定参数完成低水平消毒、中水平消毒和高水平消毒(图 1-15)。

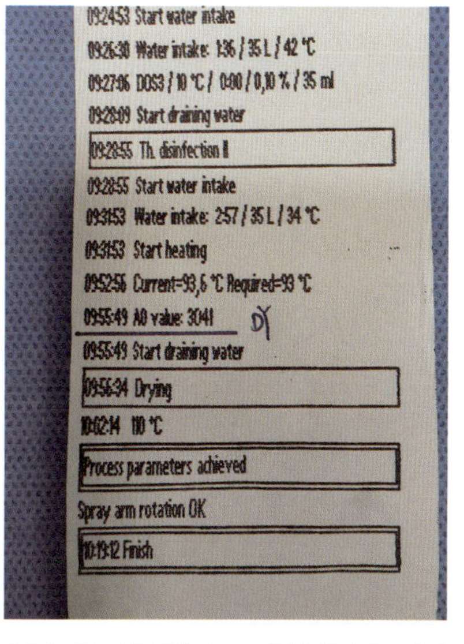


图 1-15　机械热力方式达到的高水平消毒(A0 值≥3 000)

煮沸消毒适用于金属、玻璃制品或其他耐热、耐湿物品的消毒。在程序中设定消毒时的温度和持续时间,可达到低水平消毒、中水平消毒和高水平消毒。

**2. 化学消毒**　是指利用化学消毒剂杀灭或抑制微生物生长繁殖的方法。化学消毒不需要复杂的设备,适用于不耐热的器械物品的消毒。

(1)消毒剂:根据消毒剂的消毒能力可分为高效消毒剂、中效消毒剂和低效消毒剂。

1）高效消毒剂：指杀灭一切细菌繁殖体、分枝杆菌、病毒、真菌及孢子、大多数细菌芽孢的消毒剂。临床常用的高效消毒剂有含氯制剂、二氧化氯、邻苯二甲醛、过氧乙酸、过氧化氢、臭氧、碘酊等。

2）中效消毒剂：指杀灭除细菌芽孢以外的各种病原微生物（包括分枝杆菌）的消毒剂。临床常用的中效消毒剂有碘类消毒剂、醇类和氯己定的复方、醇类和季铵盐类化合物的复方、酚类等。如次氯酸钠、聚维酮碘、复合碘、75% 乙醇等。

3）低效消毒剂：指能杀灭细菌繁殖体（分枝杆菌除外）和亲脂病毒的化学消毒剂。临床常用的低效消毒剂有季铵盐类消毒剂（苯扎溴铵）、双胍类消毒剂（氯己定）等。

（2）消毒方法和浓度监测：根据化学消毒剂产品说明书，正确配制合适浓度的消毒液，采用浸泡或擦拭的方法对器械物品进行消毒，操作时应保证足够的浸泡时间或擦拭次数。

化学消毒的有效性受到微生物种类与数量、消毒剂浓度与作用时间、待消毒物品表面有机物或其他污物的量等多种因素影响。使用过程中应根据消毒剂的种类和特点，定期检测消毒剂的浓度，记录消毒时间和消毒时的温度，结果应符合该消毒剂的规定。

### （五）干燥

干燥是去除清洗消毒后器械上残留水分的过程。及时干燥可避免器械重新滋生细菌，或被环境污染、发生器械锈蚀等。干燥时宜首选干燥设备（如干燥柜）进行处理。无干燥设备及不耐热的器械、器具、物品，可使用消毒的低纤维絮擦布进行干燥处理，不宜自然晾干，有关节的器械应注意打开关节后再进行干燥。穿刺针、手术吸引器头、牙科手机内腔等带管腔的器械，宜使用压力气枪吹干（图 1-16），气枪的气源压力应符合待干燥器械使用说明书标注的要求。无干燥设备和压力气枪时，管腔类器械可先浸泡于 95% 乙醇中，取出后借助乙醇的高挥发性和潮解性进行干燥。

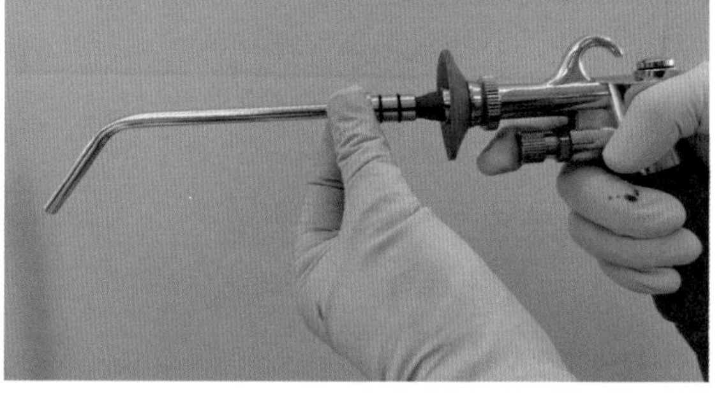

图 1-16　用压力气枪吹干器械

### （六）检查与保养

器械在包装前，要仔细检查清洁度、功能状况等，同时对器械的轴节、棘齿、工作刃等进行润滑保养或必要的磨锐。良好的器械保养可以保障安全使用，也可延长器械使用寿命，减少成本支出和消耗。

器械检查通常采用目测法或使用带光源的放大镜（图 1-17）对干燥后的每件器械进行全面检查。检查内容包括：清洁度、磨耗情况、功能的完好性等方面，清洗质量不合格的器械应重新处理，功能损毁或磨耗严重的器械应及时维修或报废，带电源的器械应进行绝缘性能检查。

器械干燥后应及时使用润滑剂进行保养，以保证器械功能完好。器械润滑保养的方法有机械润滑和手工润滑。机械润滑是指清洗消毒器在运行过程中设定相应程序，自动泵入润滑剂对器械进行润滑。手工润滑是使用压力罐装润滑油对器械需要润滑的轴节等部位进行点对点喷洒（图 1-18）。不建议对器械进行浸泡润滑，一是避免造成器械二次污染；二是避免从润滑剂中取出锐利器械时发生职业暴露。润滑保养时应使用水溶性润滑剂，不应选用液状石蜡等非水溶性产品作为润滑剂。

### （七）包装

包装是指采用包装材料将装配好的物品密封或闭合，形成无菌屏障系统的过程。有效的包装能为灭菌物品提供微生物屏障，维持包装内部的无菌环境。临床常用的包装材料有硬质容器、普通棉布、一次性医用皱纹纸、纸塑包装袋、纸袋、特卫强袋、医用无纺布等。包装材料须符合《最终灭菌医疗器械包装　第 1 部分：材料、无菌屏障系统和包装系统的要求》（GB/T 19633.1—2015）、《最终灭菌医疗器械包装　第 2 部分：成形、密封和装配过程的确认的要求》（GB/T 19633.2—2015）的要求。口腔诊疗机构应根据器械的特性、灭菌方式、风险程度、保存时限和运输储存方式等选择合适的包装材料。开放式储槽不能用于灭菌物品的包装。

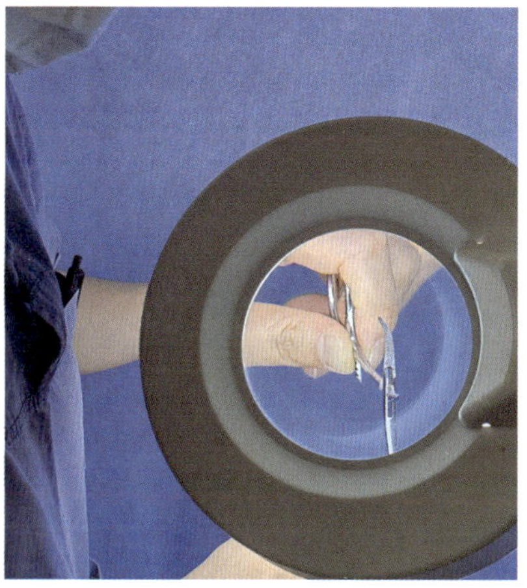

图 1-17　使用带光源的放大镜检查器械

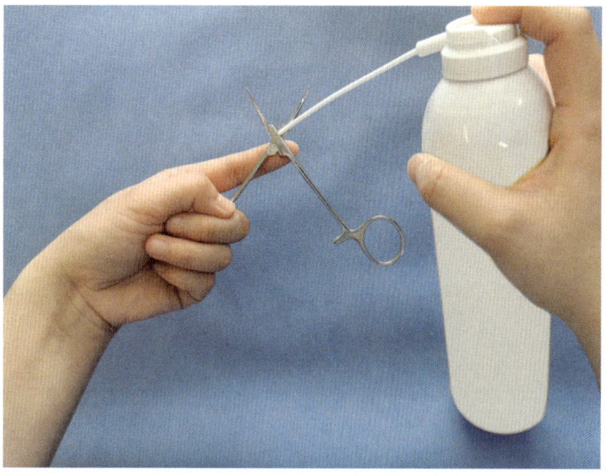

图 1-18　使用压力罐装润滑油对器械进行手工润滑

灭菌物品的包装分为闭合式包装和密封式包装两种。普通棉布、医用无纺布、皱纹纸等包装材料可采用闭合式的方式进行包装；纸袋、纸塑包装袋、特卫强包装袋等应采用密封式包装。采用闭合式包装时，将器械摆放在篮筐、托盘或器械盒中，采用正确的操作方法，使用两层包装材料分 2 次完成包装。封包时使用专用胶带，胶带长度应与灭菌包体积、重量相适宜，封包应严密，包外注明六项标识。采用密封式包装时，根据器械的规格和灭菌方式选择合适的纸塑包装袋或特卫强袋，使用医用塑封机进行密封包装。其密封宽度≥6mm，包内器械距包装袋封口处≥2.5cm。医用塑封机每天使用前进行封口性能测试（图 1-19），监测塑封温度、压力、封口速度等参数，确认封口性能良好。

剪刀和止血钳等轴节类器械在包装时不应完全锁扣；有盖的器皿应开盖，摞放的器皿间应用吸湿布、纱布或医用吸水纸隔开；软管类器械应盘绕放置，避免出现直角或锐角，保持管腔通畅（图 1-20）；精密器械、锐利器械等应采取保护措施（图 1-21）。包装好的器械需要注明物品名称、包装者、灭菌器编号、灭菌批次、灭菌日期及失效日期六项标识，方便追溯。

不同类型的灭菌器对灭菌包的要求不同，其中下排气式压力蒸汽灭菌器的灭菌包体积不宜超过 30cm × 30cm × 25cm；脉动真空压力蒸汽灭菌器的灭菌包体积不宜超过 30cm × 30cm × 50cm。器械包重量不宜超过 7kg，敷料包重量不宜超过 5kg。

### （八）灭菌

**1. 灭菌方法**　灭菌是杀灭或清除医疗器械、器具和物品上一切微生物的处理过程，是器械处理过程中的重要步骤。正确选择和使用灭菌方法，确保灭菌的有效性，是防止交叉感染的重要措施。常用的灭菌方法有压力蒸汽灭菌、低温灭菌（低温过氧化氢等离子体灭菌、环氧乙烷灭菌、低温甲醛蒸汽灭菌）和干热灭菌等。

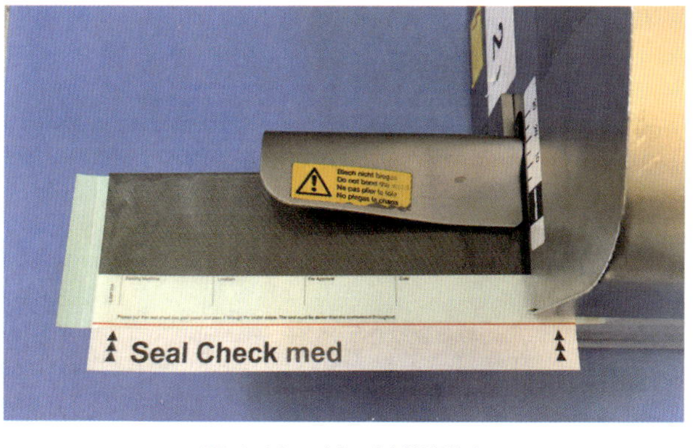


图 1-19　封口性能测试

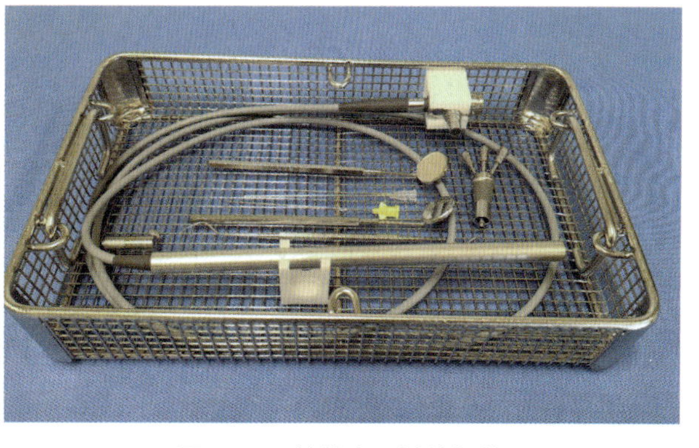

图 1-20　软管类器械的摆放

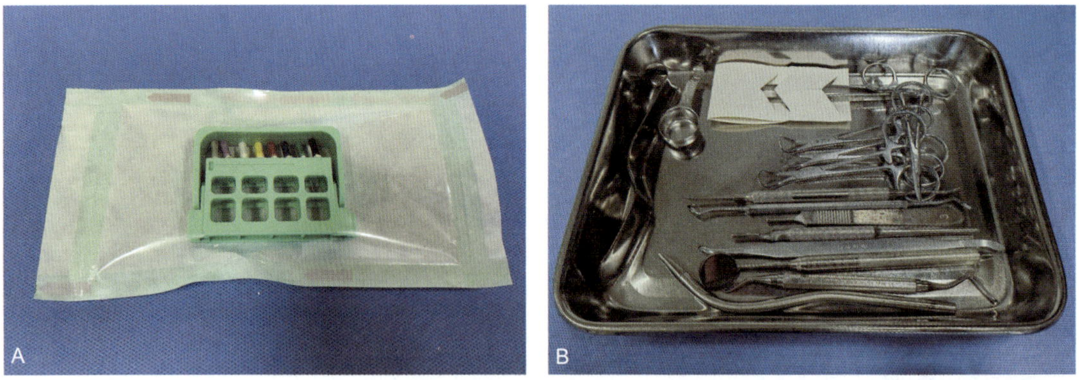

图 1-21 锐利器械包装时的保护

A. 锉架保护；B. 纸卡保护。

（1）压力蒸汽灭菌：最常用的灭菌方法。该方法利用高温高压状态下，饱和蒸汽与灭菌物品充分接触后凝结成水并释放出大量的潜热，使器械物品的温度迅速升高、杀灭微生物，最终达到灭菌的目的，适用于耐湿且耐热的器械、器具和物品的灭菌。根据压力蒸汽灭菌器灭菌室容积的不同，可分为小型压力蒸汽灭菌器（灭菌室容积不超过 60L）和大型压力蒸汽灭菌器。口腔医疗机构主要使用小型压力蒸汽灭菌器。小型压力蒸汽灭菌器分为下排气式压力蒸汽灭菌器、预排气式压力蒸汽灭菌器和正压脉动排气式压力蒸汽灭菌器三类，应用范围最广的是预排气式压力蒸汽灭菌器。

小型压力蒸汽灭菌器的灭菌周期是指灭菌器在灭菌过程中完成的控制周期。灭菌负载是在灭菌室内接受灭菌处理的物品。灭菌操作流程见表 1-7，灭菌周期及负载范围见表 1-8。

表 1-7 小型压力蒸汽灭菌器的灭菌操作流程

| 操作流程 | 注意事项 |
|---|---|
| 1. 灭菌前准备　每天设备运行前进行安全检查<br>（1）确认水、电达到设备工作条件<br>（2）记录打印装置处于备用状态，柜门安全锁能灵活开关<br>（3）遵循产品说明书对灭菌器预热 | 柜门密封圈应平整无损坏<br>冷凝水排出口无堵塞 |
| 2. 灭菌装载　使用灭菌托盘或灭菌架装载物品 | 待灭菌物品应干燥无潮湿<br>待灭菌物品应单层摆放、不可重叠，物品间应留有一定空隙，以利于蒸汽透过<br>摆放纸塑袋包装的器械时，参考小型灭菌器的说明书确定纸面或塑面的朝向，以利于蒸汽的穿透和排出<br>装载量不超过灭菌器最大装载量 |
| 3. 程序选择　根据待灭菌负载的类型（实心器械、管腔器械、织物类）和包装情况选择正确的灭菌程序 | 灭菌参数符合规范要求 |
| 4. 物品卸载　灭菌程序结束后，操作人员洗手或快速手消毒后，将灭菌包从灭菌舱内取出<br>（1）程序结束，灭菌器发出提示音，检查物理打印记录，确认合格（图 1-22）<br>（2）打开灭菌器舱门，将托盘从灭菌舱中取出，观察该灭菌批次的化学指示物，确认合格<br>（3）将取出的灭菌物品放置于远离空调通风口的位置，冷却 30 分钟<br>（4）逐一检查该批次灭菌物品的包装是否完好，有无湿包<br>（5）将物理监测及化学监测结果粘贴在小型灭菌器灭菌运行记录本上并签字（图 1-23） | 物理参数的打印记录应符合规范要求<br>化学指示物的变化达到制造商标定的要求<br>当包装破损、冷却后包外仍潮湿或有水珠、灭菌包掉落地面或误放到不洁处时，灭菌包均应重新灭菌 |

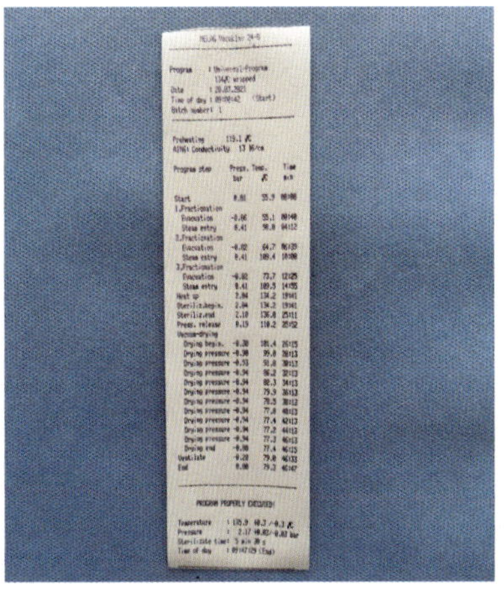

图 1-22　确认物理监测合格

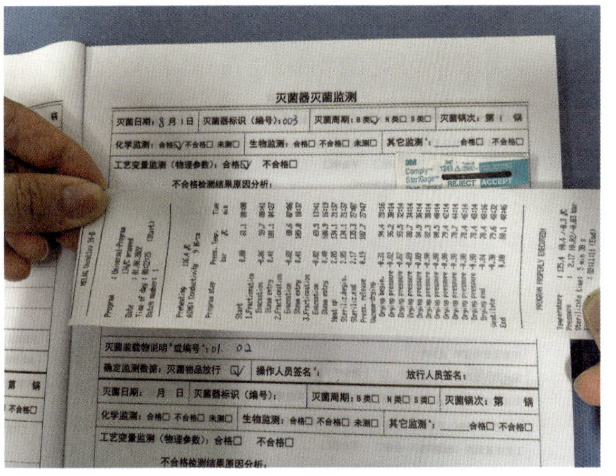

图 1-23　粘贴物理监测运行记录

表 1-8　小型压力蒸汽灭菌器的灭菌周期及负载范围

| 灭菌周期 | 负载范围 |
|---|---|
| B 类 | 用于有包装(单层和多层)或无包装的实心物品、多孔渗透性物品和空腔器械的灭菌 |
| N 类 | 只用于无包装的实心物品的灭菌 |
| S 类 | 用于灭菌器制造商规定物品的灭菌,包括无包装的实心物品和至少以下一种:多孔渗透性物品、小量多孔渗透性混合物、空腔器械、碗盘、单层包装物品和多层包装物品 |

小型灭菌器使用满 12 个月或出现故障时应由专业人员进行全面维护。若发生灭菌物理参数及化学监测不合格情况,灭菌器应暂停使用,由专业工程师查找灭菌失败原因并维修,重新调整、监测合格后,灭菌器方可再次使用。

(2)低温过氧化氢等离子体灭菌:在相对低的温度(<60℃)和真空条件下,通过等离子发生器使灭菌舱内气化的过氧化氢形成过氧化氢等离子体,利用过氧化氢的强氧化能力对舱内器械、物品进行灭菌,并利用等离子技术分解残留的过氧化氢。该灭菌方式适用于不耐湿、不耐高温的医疗器械,如电子仪器、光学仪器等。不适用于如下器械和物品的灭菌:不完全干燥的物品、吸收性材料、含纤维素或其他木制纸浆制成的物品、一端闭塞的内腔、液体或粉末、不能承受真空的器械、标识为仅使用压力蒸汽灭菌的器械。

(3)干热灭菌:原理是通过热传导使细胞中的蛋白质凝结而杀灭微生物,从而达到灭菌效果。适用于耐热、不耐湿、蒸汽或气体不能穿透的物品的灭菌,如易被潮湿腐蚀的碳钢钻针等金属器械、玻璃器皿、油脂、粉剂等物品,禁用于牙科手机、机用洁治器及塑料类物品的灭菌。该方法的灭菌效果较为可靠但穿透力差,灭菌时间长。灭菌参数一般为灭菌温度 160℃,灭菌时间 120 分钟;灭菌温度 170℃,灭菌时间 60 分钟;灭菌温度 180℃,灭菌时间 30 分钟。

**2. 特殊器械、材料的处理**　部分口腔器械或物品的材质比较特殊,无法适用于常规的消毒灭菌方法,需要根据风险程度采取正确的处理,确保诊疗安全。

(1)印模:口腔印模直接接触患者的唾液甚至血液,如不进行正确处理,容易引发交叉感染。印模的消毒方法有多种,如喷雾及短时间浸泡、紫外线照射和气体熏蒸消毒。消毒印模时,应首先用流动水冲洗印模 10 秒,去除印模上的血液、唾液或食物残渣等污渍,然后依据说明书选择合适的消毒液浓度和时间进行消毒,再次用流动水冲洗,最后用湿纱布覆盖印模尽快送技工室。

(2)其他器械的处理:耐湿耐热的器械,如金属印模托盘,口腔摄影拉钩,持片夹,修复磨光用的轮、杯、刷等,根据风险程度分类、参考物品材质,选择压力蒸汽灭菌或高水平消毒。不耐热的如光固化灯等,可在使用前覆盖保护薄膜,使用后擦拭消毒处理。

### （九）灭菌监测

灭菌过程是肉眼不可见的特殊过程，其有效性需要使用灭菌监测技术和灭菌监测材料等方式来完成。灭菌监测通常联合使用物理监测、化学监测及生物监测三种方法进行。下述为常用的小型压力蒸汽灭菌器的灭菌监测方法。

**1. 物理监测** 是最基本的灭菌质量监控。它通过连续记录每个灭菌周期的温度、时间、压力等机械性能参数，反映灭菌器的状态，属于灭菌过程监测，但不能代表灭菌效果。小型压力蒸汽灭菌器的灭菌参数要求见表1-9。物理监测分为日常监测和定期监测。

表1-9 小型压力蒸汽灭菌器的灭菌参数

| 灭菌器类型 | 物品类别 | 温度/℃ | 最短灭菌时间/min | 压力/kPa |
|---|---|---|---|---|
| 下排气式压力蒸汽灭菌器 | 器械 | 121 | 30 | 102.9 |
| 预真空压力蒸汽灭菌器 | 器械、敷料 | 134 | 4 | 201.7～229.3 |

（1）日常监测：每一个灭菌周期应连续监测并记录灭菌温度、压力、时间等物理参数，由灭菌器自动监控并打印（图1-22）。

物理监测不合格的灭菌物品不得发放。

（2）定期监测：每年由专业人员用温度压力检测仪（图1-24）监测多个点位的温度、压力和时间等灭菌参数，检测仪探头放置于最难灭菌部位。物理监测显示的灭菌温度波动范围应与灭菌器说明书标定的范围一致（一般为+3℃内），时间应满足最短灭菌时间的要求。

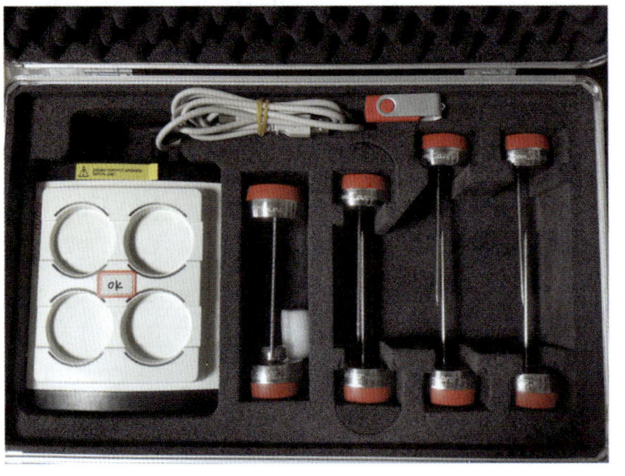

图1-24 温度压力检测仪

**2. 化学监测** 是使用化学指示物对灭菌过程中的关键参数进行监测的方法。包括对每个灭菌包的监测（包外化学指示物、包内化学指示物）、对灭菌周期的监测，以及B-D试验。化学监测是灭菌质量监控重要的手段，适用于日常监测，无定期监测的要求。

（1）对每个灭菌包的监测：每个待灭菌包的包外应有包外化学指示物，用于判断该物品是否完成灭菌。在高度危险性物品包内放置包内化学指示物进行监测，用于判断灭菌包是否灭菌合格。包内化学指示物应整条放置，不应分割使用。如果透过包装材料可直接观察包内灭菌化学指示物的颜色变化，则不必放置包外化学指示物。

包外化学监测不合格的灭菌物品不得发放，包内化学监测不合格的灭菌物品不得使用。

（2）对灭菌周期的监测：每个灭菌周期应进行化学监测，并记录监测结果。化学监测应将包内化学指示物放置在常用的、有代表性的灭菌包或灭菌盒内，置于灭菌器最难灭菌的部位。裸露灭菌的实心器械可将包内化学指示物放于器械旁边进行监测，空腔器械可选择化学灭菌过程验证装置（process challenge device，PCD）进行监测。

灭菌周期监测不合格的本批次所有灭菌物品不得发放。

（3）B-D试验：对预真空压力蒸汽灭菌器进行真空系统性能测试，以判断灭菌器是否达到充分排气和蒸汽的有效穿透。B-D测试纸变色均匀说明冷空气排除达标、蒸汽穿透效果良好，灭菌器可以使用。《小型压力蒸汽灭菌器灭菌效果监测方法和评价要求》（GB/T 30690—2014）规定小型压力蒸汽灭菌器一般不必进行B-D试验。

**3. 生物监测** 是使用对灭菌过程具有特定抗力的生物指示物进行监测的方法。生物指示物中含有高抗力的微生物，可以直接反映灭菌过程对微生物的杀灭能力，是判断是否达到灭菌效果的可靠方法。生物指示物由生物芽孢（嗜热脂肪杆菌芽孢）及培养介质组成，使用时将生物指示物置于灭菌器最难灭菌部位。生物监测分为日常监测和定期监测。

（1）日常监测：日常工作中灭菌植入物时，应每批次进行生物监测。小型压力蒸汽灭菌器一般无标准生物测试包，应选择灭菌器常用的、有代表性的灭菌物品制作生物测试包，置于灭菌器最难灭菌部位，且灭菌器应处于满载状态（图1-25）。经过一个灭菌周期后，取出生物指示物，使用专门的生物培养阅读器对生物指示物进行培养（图1-26），培养时间参考不同产品的说明书。根据培养结果判断灭菌是否合格。

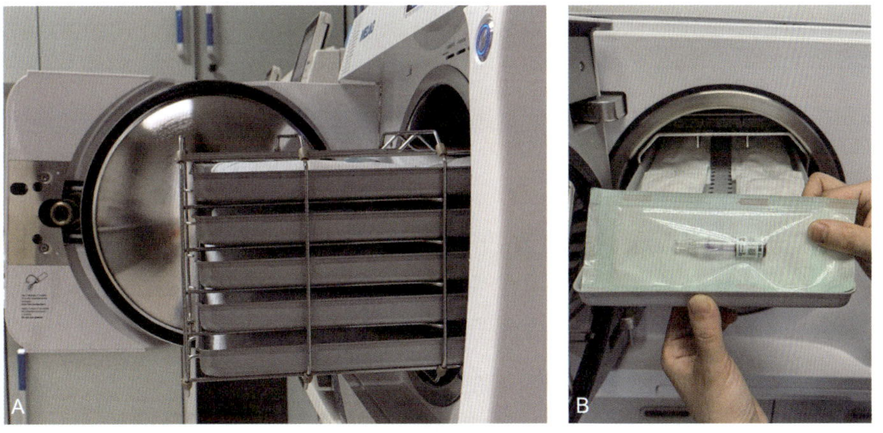


图1-25　小型压力蒸汽灭菌器满载状态下进行生物监测

A. 满载；B. 放入生物指示物。

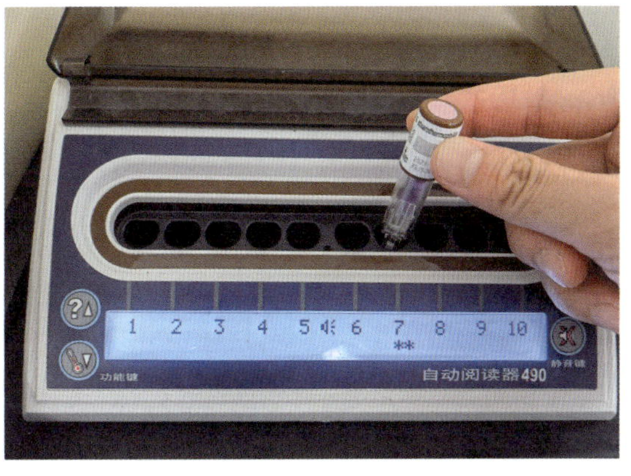


图1-26　生物培养阅读器对灭菌后的生物指示物进行培养

生物监测不合格时，应尽快召回上次生物监测合格以来所有尚未使用的灭菌物品，重新处理，并分析不合格原因；改进且生物监测连续三次合格后，灭菌器方可使用。

灭菌器新安装、移位和大修后，应进行物理监测、化学监测和生物监测，连续监测三次合格后，灭菌器方可使用。

（2）定期监测：使用中的小型灭菌器应至少每个月进行一次生物监测。

### （十）储存

储存是为了确保无菌物品在使用前保持无菌状态。无菌的有效性不仅与有效期的“时间”相关，也与储存环境条件、搬动或运输过程中发生的微生物污染“事件”相关，因此无菌物品应储存在符合条件的无菌物品存放区，拿取过程要避免拖、拽等破坏包装完整性的操作。灭菌后的物品应分类、分架存放在储存区。储存区应避免阳光照射，环境温度<24℃、湿度<70%。储存区需要配备物品存放柜（架）或存放车，且每周进行清洁消毒。储存柜（架）应距地面高度≥20cm，距离墙≥5cm，距天花板≥50cm。无包装的高度危险口腔器械灭菌后应立即使用，不能储存。有包装的无菌物品储存有效期见表1-10。过期的器械物品应重新处理。高水平消毒物品和灭菌物品应分开放置并有明显标识。

表 1-10　不同包装材料灭菌后的有效期

| 包装材料 | | 有效期 /d |
| --- | --- | --- |
| 普通棉布 | 环境达标 | 14 |
| | 环境未达标 | 7 |
| 一次性纸袋 | | 30 |
| 一次性皱纹纸 | | 180 |
| 医用无纺布 | | 180 |
| 纸塑包装袋 | | 180 |
| 硬质容器 | | 180 |

### （十一）牙科手机的清洗、保养

牙科手机应根据内部结构或功能选择适宜的清洗保养方法。特殊用途的牙科手机应遵循生产厂家或供应商提供的使用说明进行清洗与保养。牙科手机清洗、保养方法包括手工方式和机械方式。

**1. 手工方式**　牙科手机的手工清洗、保养流程见表 1-11。

表 1-11　牙科手机的手工清洗、保养流程

| 操作流程 | 注意事项 |
| --- | --- |
| 1. 诊疗结束，使用口腔综合治疗台水气系统冲洗内部水路、气路 30 秒 | 冲洗时应保留钻针 |
| 2. 从快接口或连线上卸下牙科手机，取下钻针，用湿纱布或湿巾擦除牙科手机表面污染物 | 避免发生针刺伤<br>避免使用含氯、丙酮及漂白剂的物品擦拭牙科手机外表面 |
| 3. 清洗消毒牙科手机外表面　带光纤的牙科手机先用气枪吹净光纤表面；带螺纹的牙科手机表面先用软毛刷在流动水下刷洗去除残留的污渍，再用消毒湿巾擦拭进行表面消毒 | 刷洗时应佩戴防护装置，防止出现针刺伤或液体喷溅<br>牙科手机不应浸泡在消毒液内，也不宜选用超声波清洗 |
| 4. 清洗牙科手机内部管路　可拆的口腔种植专用手机应拆开后手工刷洗；不可拆卸的牙科手机使用水或油作为介质进行内部清洗<br>（1）用牙科手机专用的压力罐装清洁剂作为介质进行内部管路的清洗（图 1-27）<br>（2）或使用压力水枪对牙科手机内部管路进行水清洗（图 1-28） | 使用压力罐装清洁剂清洗时应用透明塑料袋或纸巾包住机头部，避免油雾播散。如有污物从机头流出，应重复操作，直至无污油流出<br>用水枪冲洗牙科手机内部管路后，应尽快用压力气枪进行干燥<br>使用压力水枪或压力气枪时，水压或气压不宜超过牙科手机使用说明书标注的压力 |
| 5. 注油保养　将压力罐装润滑油与相匹配的注油适配器连接，从牙科手机后部注入润滑油；内油路式牙科手机宜采用油脂笔从牙科手机前部对卡盘或三瓣簧和轴承进行润滑 | 各类牙科手机注入润滑油的部位应参照使用说明书<br>手工注油保养时，注油时间应参照说明书的指导，避免油量过多或不足 |

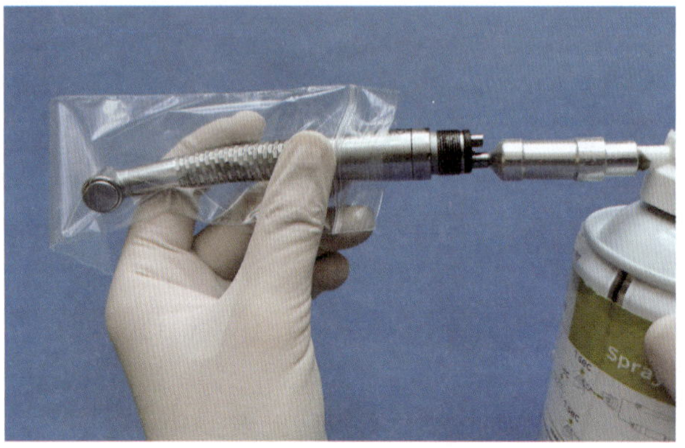

图 1-27　手工（油）清洗内部管路

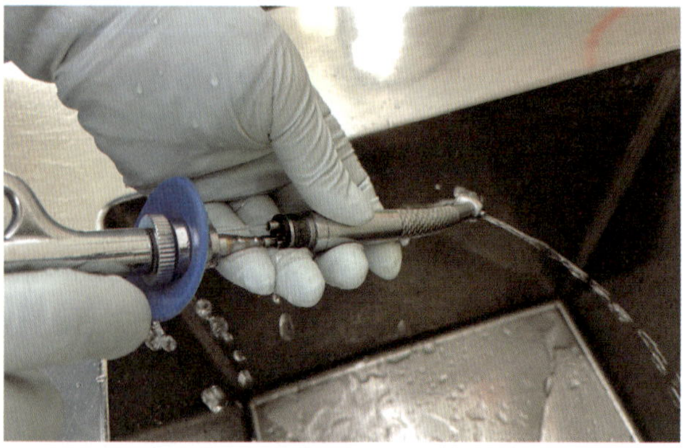
图 1-28　手工（水）清洗内部管路

**2. 机械方式**　牙科手机的机械清洗、保养流程见表 1-12。

表 1-12　牙科手机的机械清洗、保养流程

| 操作流程 | 注意事项 |
|---|---|
| 1. 诊疗结束，使用口腔综合治疗台水气系统冲洗内部水路、气路 30 秒 | 冲洗时应保留钻针 |
| 2. 从快接口或连线上卸下牙科手机，取下钻针，用湿纱布或湿巾擦拭去除牙科手机表面污染物 | 避免发生针刺伤<br>避免使用含氯、丙酮及漂白剂的物品擦拭牙科手机外表面 |
| 3. 清洗　用于牙科手机机械清洗的设备有两种，用水做介质的清洗消毒器和用油做介质的全自动牙科手机养护机<br>(1) 机械(水)清洗：遵循产品说明书将牙科手机固定在清洗消毒器内的专用接口，选择正确的程序进行牙科手机内部管路和外表面的清洗(图 1-29)<br>(2) 机械(油)清洗：选择合适的全自动牙科手机养护机，将牙科手机与连接口正确安装，选择清洁程序进行牙科手机内部管路的清洗(图 1-30) | 能拆卸的种植手机应拆开后放入清洗消毒器内进行机械清洗<br>牙科手机不宜与其他口腔器械同时清洗<br>使用清洗消毒器进行机械(水)清洗时，设定消毒温度和时间，可同时完成对牙科手机的管路内部及外表面的消毒<br>使用全自动牙科手机养护机时，根据不同的牙科手机型号选择长、中或短程序进行清洗 |
| 4. 保养　使用全自动牙科手机养护机，将牙科手机与连接口正确安装，根据牙科手机型号选择长、中或短程序进行牙科手机的注油保养 | 各类牙科手机与养护机连接时选择匹配的注油适配器 |

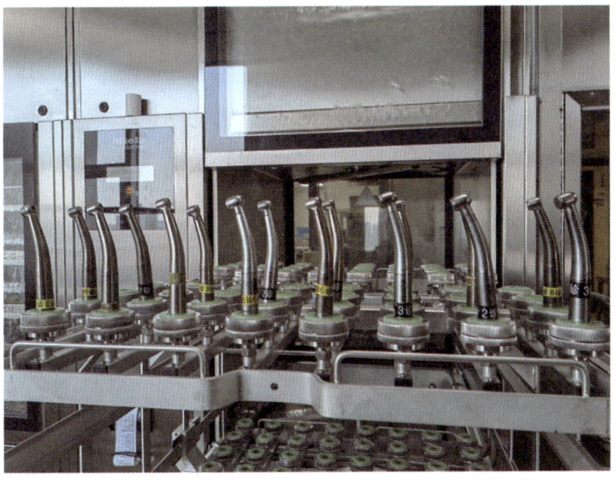

图 1-29　牙科手机的机械(水)清洗

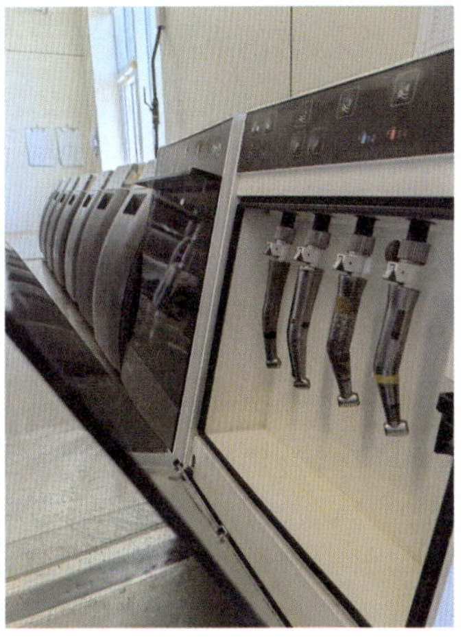

图 1-30　全自动牙科手机养护机

**3. 牙科手机的灭菌和保存**　牙科手机根据使用情况分为不同的风险等级，拔牙用手机和种植手机属于高度危险口腔器械；用于牙齿或修复体预备的牙科手机等属于中度危险器械。但是所有牙科手机均须一人一用一灭菌。参考标准中的处理原则，高度危险的牙科手机应灭菌处理，无菌保存；中度危险的牙科手机，灭菌后可清洁保存。

牙科手机应根据产品说明书的要求，使用预真空压力蒸汽灭菌器灭菌。

（李秀娥　李晓光）

## 第五节　口腔基本检查

口腔基本检查是发现患者颌面部及口内异常情况的重要手段，对口腔疾病的早期发现及治疗具有重要意义，本节对口腔检查全过程进行详细阐述。

## 一、口腔检查

口腔检查包括问诊、视诊、触诊、听诊、探诊、叩诊、扪诊、咬诊和牙松动度检查等。检查时应首先观察患者的精神、意识及营养、发育状况，然后配合医生做其他检查。

### （一）问诊

问诊主要收集患者病史资料。

**1. 现病史** 初步了解患者本次就诊的症状、目的和要求，以便医生掌握患者的主诉要求，也便于护理人员准备好诊治所需的器材和药品。

**2. 既往史** 了解患者以前是否进行过治疗及其效果，是否有心脏病、高血压、血液病、糖尿病、肝脏和肾脏疾病等，是否患有传染病，以便将异常情况提前告知医生，引起注意。

**3. 过敏史** 了解患者有无对某种物质过敏的特异性体质等，以便及时提醒医生，避免出现差错、事故。

### （二）一般检查

口腔一般检查通常应按先口外、后口内的顺序进行，以免遗漏。护理人员应该协助医生做好记录，以备书写病历时参考。

**1. 口外检查**

（1）颌面部外形：检查颌面部上下左右的比例与对称性，有无肿物、肿胀。如有，则应注意肿物、肿胀的准确部位、周围解剖界限、直径大小、色泽、性质等，必要时可画图表示。对于两侧不对称者，应注意区别是一侧肿大、膨隆，还是另一侧萎缩、缺损。

（2）颌面部皮肤：有无瘢痕、窦道，皮肤颜色、质地、弹性及光滑度。

（3）颌面部运动：观察头颈部运动，特别要注意下颌运动的检查，如前伸、侧方运动状况。对于疑为面神经损伤者，应观察双眼是否能闭合及吹口哨时双侧唇部运动状况。

（4）淋巴结：检查有无肿大，检查时应按一定顺序，由浅入深，滑动触诊。一般的顺序为枕部、耳后、耳前、腮腺、颊部、下颌下、颏下；顺胸锁乳突肌前后缘、颈前后三角直至锁骨上凹。仔细检查颈深、浅淋巴结，颈部淋巴结的所在部位和引流方向。淋巴结如有肿大，应注明部位、大小、数目、硬度、活动度、有无压痛或波动感、与皮肤或基底部有无粘连等。

（5）颞下颌关节：检查运动有无异常，如开口度和开口型，双侧运动是否协调，有无疼痛、杂音，以及杂音性质、与开口运动的关系，最后检查髁突附近组织情况，如髁突前后方、下颌乙状切迹及各组肌群的肌肉等部位。

临床上检查开口度通常以示指、中指和环指末端合拢后的宽度为标准来测量最大张口时切牙切端之间的距离。

1）轻度开口受限：可容纳两横指，为 2.0 ～ 2.5cm。

2）中度开口受限：可容纳一横指，为 1 ～ 2cm。

3）重度开口受限：不到一横指，小于 1cm。

4）完全开口受限：完全不能张口，也称牙关紧闭。

**2. 口内检查**

（1）口腔黏膜：检查口腔黏膜的颜色、性质是否有改变，是否有色素沉着、溃疡、瘘管，是否有牙龈增生、退缩、坏死。要注意唇舌的情况，唇系带、舌部的运动等。

（2）牙齿：牙体龋坏、疼痛、松动度等情况。

1）视诊：使用口镜直接或间接观察牙体的数目、颜色、缺损、缺失情况。口腔卫生状况主要检查牙面菌斑、软垢、牙石等沉积情况。

A. 记录菌斑指数（plaque index，PLI）。

0= 龈缘区无菌斑。

1= 龈缘区的牙面有薄的菌斑，但视诊不易见到，用探诊尖的侧面可刮出菌斑。

2= 在龈缘或邻面可见中等量菌斑。

3= 龈沟内或龈缘区及邻面有大量菌斑。

B. 记录软垢指数（debris index，DI）。

0= 无软垢或着色。

1= 软垢覆盖牙面不超过牙面颈 1/3，或牙面上存在外源性着色。

2= 软垢覆盖牙面 1/3 以上，但不超过牙面 2/3。

3= 软垢覆盖牙面 2/3 以上。

C. 记录牙石指数（calculus index，CI）。

0= 无牙石。

1= 龈上牙石覆盖面不超过 1/3。

2= 龈上牙石覆盖牙面介于 1/3 与 2/3 之间，或在牙颈部有斑点状龈下牙石，或二者兼而有之。

3= 龈上牙石超过牙面 2/3，或在牙颈部有片状、连续龈下牙石，或两者兼备。

D. 口内已有修复体或充填物的情况。

2）探诊：使用探针检查牙体的窝、沟、点、隙及肉眼无法观察的邻面。检查这些部位是否对机械刺激敏感，是否有龋坏，龋坏的范围和深度；充填物及固定修复体的密合度；牙颈部牙石情况。在牙龈等部位出现瘘管时，也可用探针检查瘘管方向，但是注意动作要轻柔，不要误刺入正常组织。使用牙周探针检查牙龈或牙周袋深度、牙龈出血情况、龈下牙石的量及分布、根分叉是否受累，同时应检查龈缘有无退缩或增生、肿胀等。

A. 记录牙周袋探诊深度（probing depth，PD）。

牙周探诊应对每颗牙记录 6 个部位：颊侧近中、中央、远中及舌侧近中、中央、远中部位，记录牙龈出血指数（bleeding index，BI）。

0= 牙龈健康，无炎症和出血。

1= 牙龈颜色有炎症改变，探诊后不出血。

2= 探诊后有点状出血。

3= 探诊后出血沿龈缘呈线状。

4= 出血溢满并溢出龈沟。

5= 自动出血。

B. 记录根分叉病变（furcation involvement，FI）。

Ⅰ度 = 牙周探针可水平方向探入根分叉区，探入深度未超过牙齿宽度的 1/3。

Ⅱ度 = 根分叉区骨质的水平性破坏已超过牙齿宽度 1/3，但尚未与对侧贯通。

Ⅲ度 = 根分叉区骨质已有贯通性破坏，牙周探针可畅通。

探诊时，支点要放稳，用力不可过大，做到既探测实际深度，又不使患者感到疼痛和受到损伤。全口检查时，应按一定顺序进行。一般从右侧上颌后牙开始，按象限顺序完成。

3）叩诊：通常使用金属手持器械的平端垂直或水平叩击牙冠部，检查根尖和牙周膜的炎症情况。检查时应先叩击正常牙，再叩击患牙作对比。依据患牙对叩诊的反应是否疼痛及疼痛的程度，判定根尖和牙周膜的健康状况和炎症程度。

4）扪诊：可用手指轻压被检部位，检查压痛、波动感、分泌物的溢出情况。通常扪诊可以发现淋巴结的大小、数量；可扪及唾液腺的炎症、肿瘤，如扪及疼痛、肿胀、结节等。在唾液腺扪诊时，要注意唾液腺开口有无分泌物溢出。

5）牙松动度：通常使用镊子夹持前牙轻轻摇晃，观察牙齿的松动情况。后牙可用镊子的闭合尖端放于𬌗面窝沟进行检查。

Ⅰ度松动：唇（颊）舌向松动；或松动幅度小于1mm。

Ⅱ度松动：除唇（颊）舌向松动外，近远中向也松动；或松动幅度为1～2mm。

Ⅲ度松动：唇（颊）舌向、近远中向和垂直方向均出现松动；或松动幅度大于2mm。

（3）牙列：包括现存牙、缺失牙、额外牙、阻生牙及咬合关系等检查。

1）牙列是否有排列不齐、拥挤等情况。

2）咬合关系是否异常，是否有咬合错位、咬合干扰。

3）缺失牙的部位，牙槽嵴丰满度，邻牙龋坏、松动及倾斜情况，对颌牙龋坏、松动及伸长状况。

4）余留牙的部位、健康状况。

5）额外牙、阻生牙情况。

以上检查因为部位、项目较多，医生很难全部记住，护理人员必须全力配合，随时做好详细准确的记录。

### （三）特殊检查

**1. 牙髓活力测验** 因温度变化或微电流刺激可诱发牙髓一定程度的反应或疼痛，故可根据牙髓对温度或电流的不同反应来协助诊断牙髓是否有病变、发展阶段，或牙髓是否存在活力。临床上通常采用牙髓温度测验和牙髓电活力测验来判断牙髓的活力。在进行牙髓温度或电活力测验前，应向患者说明测验的目的、方法及会出现的反应，以取得患者的配合。先测正常牙（对侧同名牙或邻牙），再测可疑牙，以便排除个体差异。牙髓对外界刺激的反应可随年龄的增长而逐渐降低；月经期、妊娠期、精神紧张等又可使其反应增强。因此，在做牙髓活力测验时应考虑到这些情况。

**2. X线检查** 通过口腔软硬组织对X线阻射程度的不同，检查各组织的密度变化。口腔常用的X线检查有根尖片、𬌗翼片、X线头影测量正侧位片、曲面体层片、唾液腺造影、CBCT等。可根据不同的需要，选择不同的X线检查。

**3. 菌斑检查** 通过品红等染色法，对牙体上菌斑的部位、量的多少进行检查，以指导龋病、牙周病的预防和治疗。

**4. 咬合状况检查** 通过蜡片或咬合纸等对咬合接触状况进行检查，以便进行咬合状况调整。

**5. 模型检查** 通过口腔模型对部分症状进行检查，这种口腔模型又称为研究模型，模型检查是一种立体的检查记录，可以对治疗前后效果进行比较，通常可以记录以下情况。

（1）咬合状况。

（2）咬合面形状（窝沟点隙）。

（3）牙体磨耗及缺损（龋洞、颈部缺损）、牙体缺失。

（4）窝洞、基牙的形状。

（5）牙体形态（外形、大小）。

（6）牙齿位置状态（牙体长轴、扭转、异位）。

（7）牙列状态（牙弓的形状、大小，覆𬌗、覆盖）。

（8）软组织状态（牙龈高度、边缘，各系带附着）。

（9）腭部的宽度和高度。

**6. 其他检查** 另外，还有根管内容物和各种分泌物的检查，咬合功能、咀嚼效率、咬合肌电、唾液腺分泌功能等各项检查。

## 二、检查过程中护理人员的注意事项

1. 除了解现病史、既往史和过敏史，还要了解患者的一般情况、近期饮食情况、口腔卫生状况。

2. 检查过程中做好个人防护及患者的标准预防。

3. 详细说明检查目的、可能出现的症状、问题或不良反应，让患者在知情同意的情况下接受检查。

4. 引导患者到相应科室接受检查。

5. 指导患者保持舒适体位，告知患者在检查中的配合要点，如有不适，举手示意，以免划伤头面部。

6. 在检查中要密切观察患者的病情变化，发现异常情况及时提醒医生并协助处理。

7. 特殊检查做好宣教。

（王　莉）

## 第六节　舒适化口腔治疗护理技术

舒适化口腔治疗是在患者完全无痛的情况下，完成口腔疾病的治疗。实现完全无痛可通过局部麻醉，也可通过不同程度的镇静技术，如笑气（即氧化亚氮）- 氧气吸入镇静技术、口服药物镇静技术、静脉深镇静技术或全身麻醉（简称“全麻”）技术，使患者在失去部分或全部意识的情况下完成治疗。舒适化治疗不仅在患有牙科恐惧症的成人中应用广泛，对儿童更是适宜的治疗方法。儿童在口腔治疗过程中产生焦虑、恐惧而无法配合是较常见的问题，尤其是近年来，随着低龄儿童的就诊率增高，不合作患儿的数量也越来越多。临床根据患儿不合作的程度，采取不同的舒适化治疗技术，使患儿在无痛、安全的情况下顺利完成治疗。本节就临床常用的舒适化治疗技术的护理进行介绍。

### 一、口腔局部麻醉护理技术

局部麻醉（简称“局麻”）是指用局部麻醉药暂时阻滞某一部位的感觉神经传导功能使该部位失去痛觉，运动神经保持完好或同时也被阻滞，而患者仍保持神志清醒状态的方法。局部麻醉包括浸润麻醉、神经阻滞麻醉、表面麻醉和冷冻麻醉。口腔诊疗临床过程中浸润麻醉、神经阻滞麻醉使用较多，注射方式分为计算机控制无痛局麻注射法、卡局式注射器推注法，本节通过不同注射方式介绍局部麻醉技术的护理配合。

#### （一）计算机控制无痛局麻注射法

以计算机控制单颗牙齿麻醉系统（single tooth anesthesia，STA）为例。

**【适应证】**

1. 适用于口腔颌面外科和口腔种植等门诊手术。
2. 牙体牙髓病的治疗。
3. 牙周病的治疗。
4. 义齿修复中的牙体预备。

**【用物准备】**

**1. 常规用物**　检查器械（口镜、镊子、探针）、吸唾管、防护膜、口杯、敷料、凡士林棉签。

**2. 注射用物**　表面麻醉剂、无菌棉签、0.5% 碘伏棉签、卡局芯式麻醉剂、驱动装置、一次性带柄注射器针头（27G 11/4″ 针头，用于下颌传导阻滞麻醉；30G 1″ 针头，用于上颌颊侧浸润麻醉；30G 1/2″ 针头，用于腭部注射和牙周韧带注射）、脚踏（图 1-31、图 1-32）。

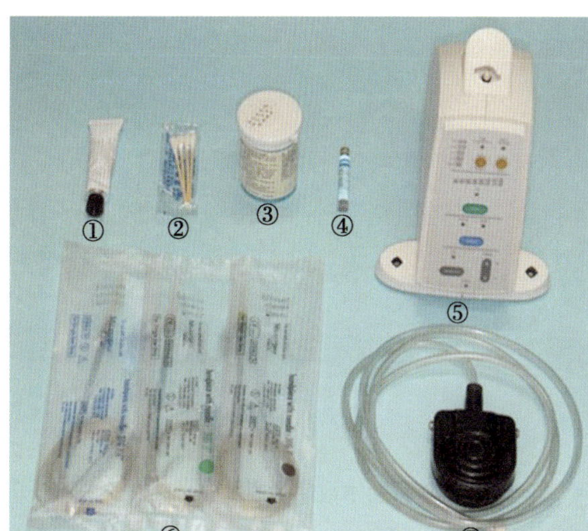


图 1-31　STA 驱动系统及用物

①表面麻醉剂；②无菌棉签；③碘伏棉签；④卡局芯式麻醉剂；⑤驱动装置；⑥一次性带柄注射器针头；⑦脚踏。

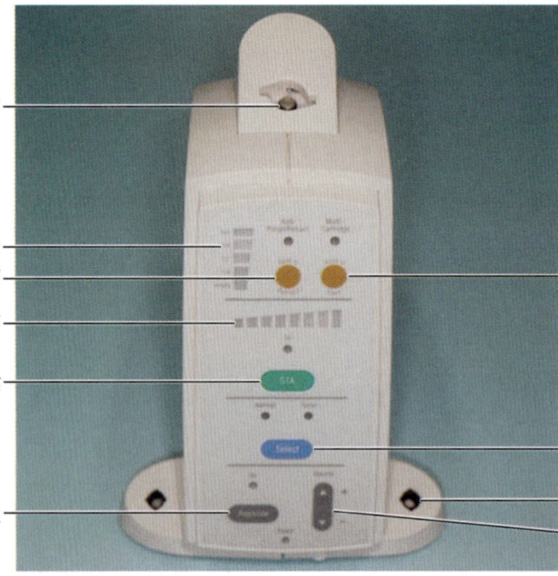


图 1-32　STA 仪器结构

## 【计算机控制无痛局麻注射法护理配合流程】

计算机控制无痛局麻注射法护理配合流程见表 1-13。

表 1-13　计算机控制无痛局麻注射法护理配合流程

| 医生操作流程 | 护士配合流程 |
|---|---|
| 1. 麻醉前准备 | 根据注射部位调节患者椅位 |
| 2. 麻醉设备准备　根据注射方法选择合适规格的一次性带柄注射器针头 | 遵医嘱核对局麻药的名称、浓度、剂量、有效期及患者姓名<br>打开开关，评估仪器状态，消毒卡局芯式麻醉剂两端待用（图 1-33），取出一次性带柄注射器针头，将卡局芯式麻醉剂插入一次性带柄注射器针头的药筒盒内就位（图 1-34），将注射手柄插入驱动装置的针头帽插屉内备用（图 1-35），再将药筒盒的开口端插入装置顶部的插槽内（图 1-36），并逆时针旋转 1/4 转固定，驱动装置识别药筒盒后，装置将自动排出系统内的空气。药筒容量显示窗变亮，显示仪器准备就绪（图 1-37）。将脚踏控制器移至医生脚边，方便操作 |
| 3. 消毒　清洁注射部位，局部消毒 | 依次递予医生干棉球、表面麻醉剂、0.5% 碘伏棉签 |
| 4. 麻醉　根据装置语音提示将药物按需要推注<br>（1）单支麻药注射<br>（2）一支以上麻药注射 | 将注射器手柄递予医生（图 1-38），同时协助医生取下注射针帽并放回针头帽插屉内。注射过程中根据诊室环境，调节仪器合适提示音量，并随时观察仪器的工作状态<br>一支麻药用完后，活塞自动回缩至底部，消毒另一支卡局芯式麻醉剂两端备用（如需），将空药筒顺时针旋转 1/4 转拔出，再按下控制面板多药筒按键，将消毒完毕的卡局芯式麻醉剂推入药筒盒内就位，待排气后继续传递 |
| 5. 麻醉后　将注射器手柄插入插屉内的针帽中 | 协助患者漱口<br>按住自动排气 / 回缩按键 4 秒（图 1-39），活塞会回缩至底部，顺时针旋转 1/4 周，取出卡局芯式麻醉剂，手柄与卡式安瓿放入锐器盒内 |

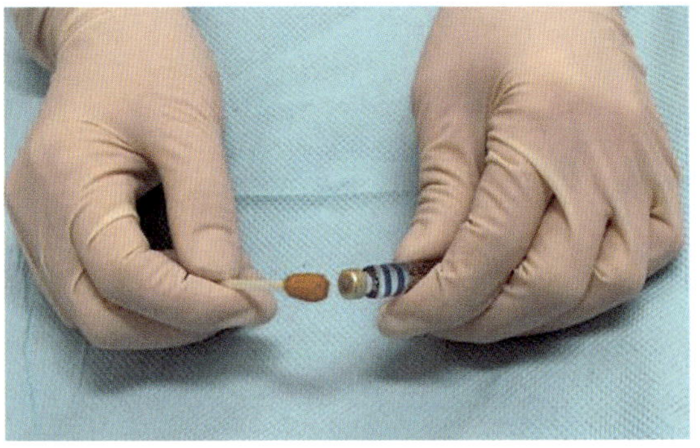

图 1-33　消毒卡局芯式麻醉剂

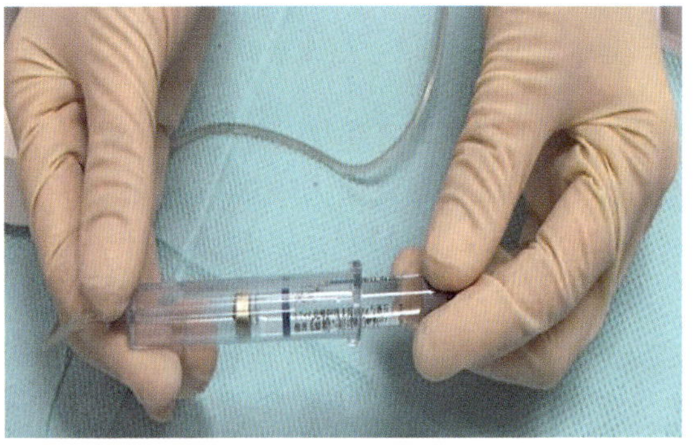

图 1-34　卡局芯式麻醉剂就位

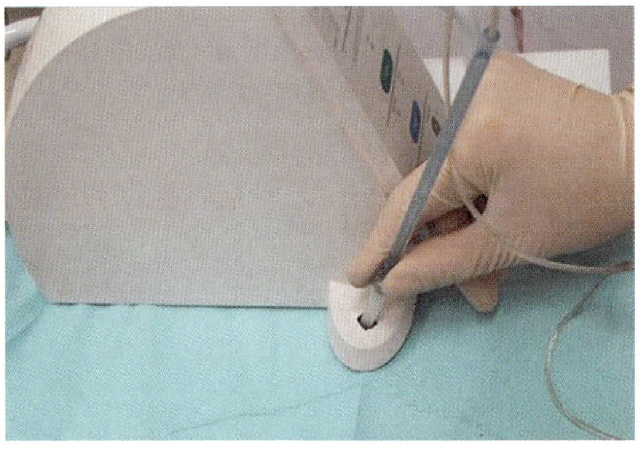

图 1-35　注射手柄插入针头帽插座内

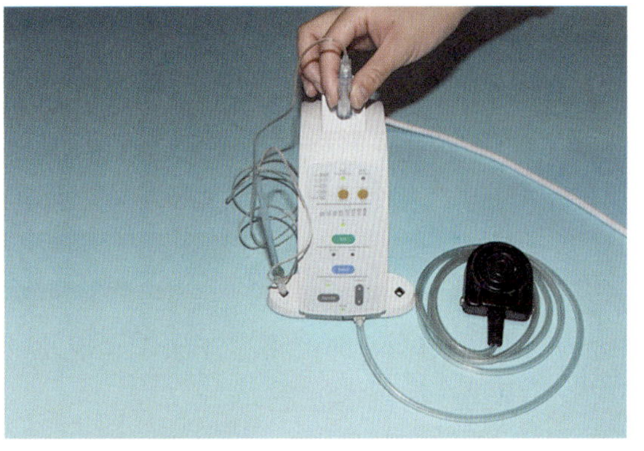

图 1-36　药筒盒插入插槽内

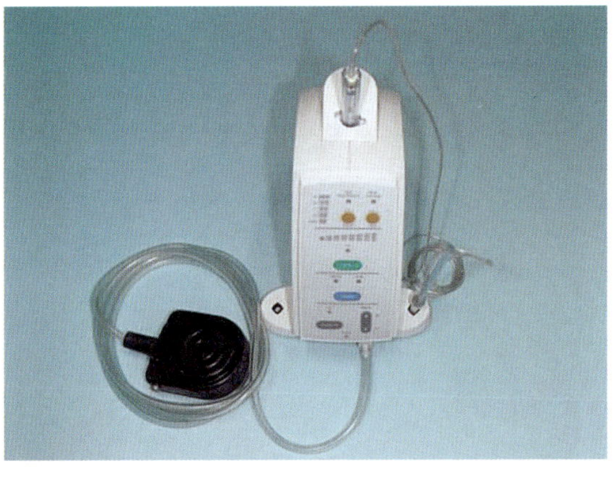

图 1-37　麻醉系统准备完毕

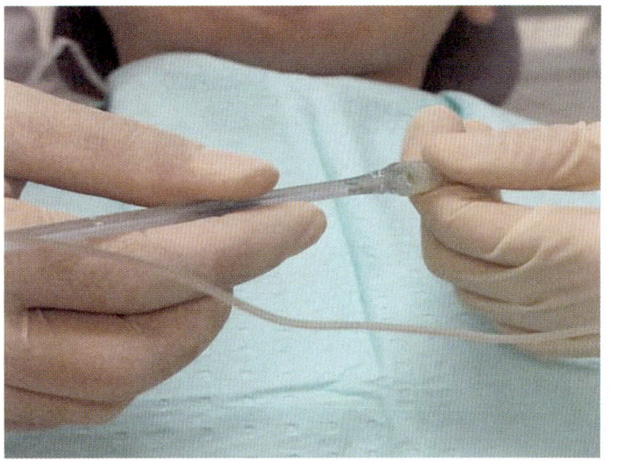

图 1-38　传递注射器手柄

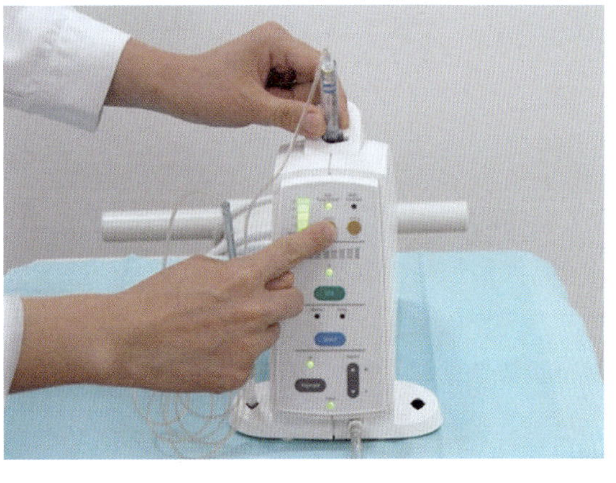

图 1-39　撤除麻醉系统

【护理要点】

1. 操作前询问患者既往史，如有以下情况应禁止注射：①血压过高的患者：收缩压超过 200mmHg（1mmHg=0.133kPa）或舒张压大于 115mmHg；②有未被控制的甲状腺功能亢进的患者；③心肌梗死后、脑血管意外、冠状动脉搭桥术后 6 个月以内的患者；④心绞痛每天发作或不稳定型心绞痛尽管给予治疗仍存在心律失常的患者。

2. 麻醉过程中密切观察患者全身情况，如有不适应立即停药；必要时进行生命体征监测。

3. 整个操作过程中，嘱患者不要挪动头部或突然举起手臂，以防针刺伤。

4. 传递注射器手柄时，针头斜面方向应与所注射部位的牙周膜方向一致。

5. 嘱患者麻醉术后 2 ～ 3 小时内勿咬嘴唇，慎用患侧咀嚼，勿食过烫食物，以免咬伤、烫伤。

6. 当注射需要一支以上麻醉剂时，保证药筒盒为空，活塞收缩到原位置状态时，按住“多药筒”功能键，直到看到位于“multi-cartridge”标签下的 LED 绿灯变亮时，再次安装麻药。仪器对第一支麻醉剂进行排气，且对接下来安装的麻醉剂不用再进行自动排气，以避免多次排气造成药液浪费。

7. 在使用过程中，严格遵守产品说明书要求进行定期保养。先将仪器关闭，然后按住位于控制面板上方的“自动排气 / 回缩”键，同时打开设备电源开关。此时活塞将完全伸出，用硅胶润滑油擦拭金属杆及“O”形圈。保养结束后，再次按“自动排气 / 回缩”键，活塞可自动回缩至原始位置。

8. 传递和拆除麻醉剂时严格遵守操作原则，避免针刺伤。

### （二）卡局式注射器推注法

以阿替卡因肾上腺素局芯针剂为例。

【用物准备】

**1. 常规用物** 检查器械（口镜、镊子、探针）、吸唾管、防护膜、口杯、敷料、凡士林棉签。

**2. 卡局式注射器推注用物** 棉签、表面麻醉剂、卡局式注射器、专用注射针头、卡局芯式麻醉剂、0.5% 碘伏棉签、持针器（图 1-40）。

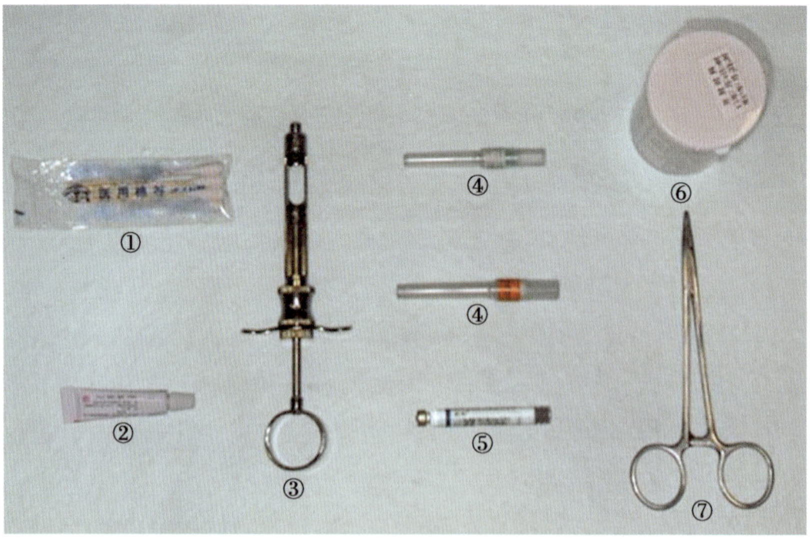


**图 1-40 卡局式推注法用物**

①棉签；②表面麻醉剂；③卡局式注射器；④专用注射针头；⑤卡局芯式麻醉剂；⑥碘伏棉签；⑦持针器。

【卡局式注射器推注法护理配合流程】

卡局式注射器推注法护理配合流程见表1-14。

表1-14 卡局式注射器推注法护理配合流程

| 医生操作流程 | 护士配合流程 |
|---|---|
| 1. 麻醉前准备 | 根据注射部位调节患者椅位 |
| 2. 操作前准备 确定麻醉方式 | 核对麻醉剂的名称、浓度、剂量、有效期及患者姓名。检查注射器各关节是否连接紧密。消毒卡局芯式麻醉剂两端，装入注射器（图1-41）并加压，使卡局芯式麻醉剂插入活塞，安装一次性专用注射针头后递予医生 |
| 3. 消毒 清洁注射部位，局部消毒 | 依次递予医生干棉球、表面麻醉剂、0.5%碘伏棉签 |
| 4. 麻醉 注射麻醉剂，观察患者生命体征 | 将注射器手柄指环套入医生拇指，并协助医生用中指和示指夹住注射器握持部位（图1-42），可视窗朝上，协助取下注射针头帽，放入治疗盘内。注射完毕后，利用持针器将注射帽套回或医生单手回帽 |
| 5. 麻醉后 | 持针器夹住一次性注射帽，逆时针旋转取下针头（图1-43），回抽注射器手柄的握持部分，取出药筒，将针头与药筒放入锐器盒内 |

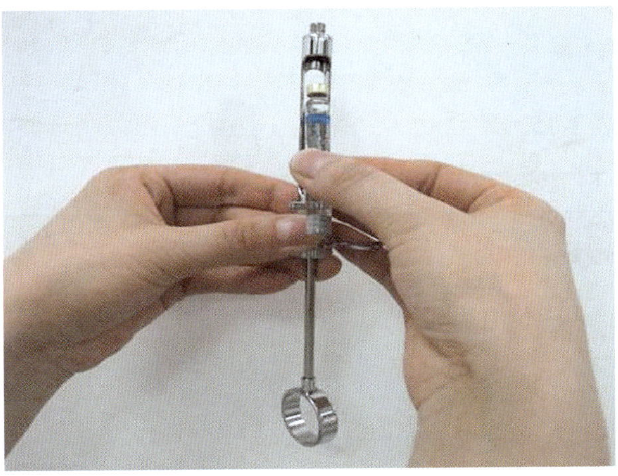

图1-41 装入卡局芯式麻醉剂

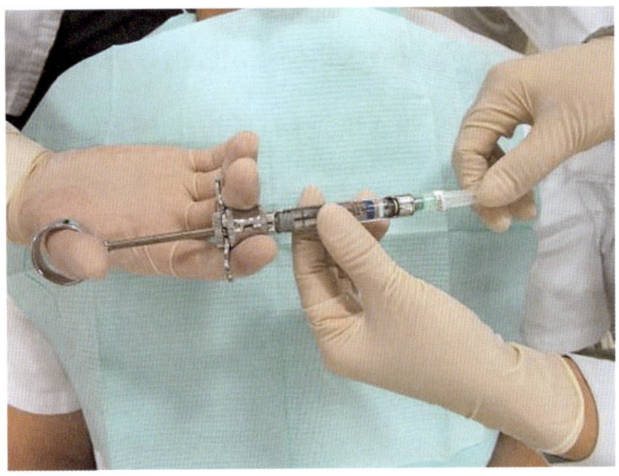

图1-42 将注射器递给医生

【护理要点】

1～8同计算机控制无痛局麻注射法护理要点1～8。

9. 传递注射器时，可视窗应朝向医生，便于医生在注射过程中观察麻醉剂推注的剂量。

10. 当需要注射一支以上麻醉剂时，应更换注射器针头。

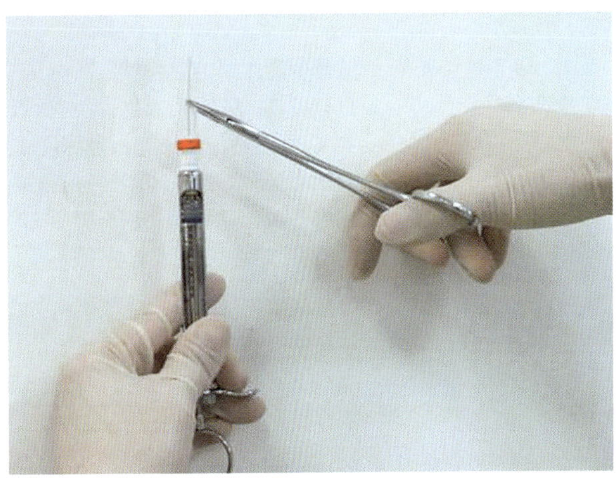

图1-43 持针器取下注射针头

## 二、笑气-氧气吸入镇静下口腔治疗护理技术

笑气具有镇静、镇痛、提高痛阈值，以及抑制咽反射、遗忘的作用，可以降低或消除患者的焦虑。口腔治疗过程中，患者在清醒状态下吸入笑气-氧气的混合气体是目前公认的最安全、最有效的方式，在全球

范围内得到了广泛的应用。笑气 - 氧气吸入镇静下口腔治疗过程中患者保持意识清醒，无须插管，避免全麻手术的风险及术后并发症，术后恢复较快；同时，不需要静脉穿刺，患者接受程度比较高。笑气 - 氧气吸入镇静技术可以使患者处于轻度或中度镇静状态，起效快，代谢快，复苏也快。一般应用后 30 秒可产生效果，5 分钟达到理想效果，停止后吸入 3 ～ 5 分钟纯氧即可达到完全复苏。镇静深度可通过滴定方式控制，有效作用时间可以调整，操作简便，安全性高，副作用较小，一般笑气浓度在 50% 以下是安全的，对呼吸道无刺激，在体内不经过任何生物转化或降解，绝大部分仍以原药形式随呼气排出体外，无蓄积作用。

【适应证】

1. 对口腔治疗存在轻微焦虑、恐惧的患者。
2. 无法接受束缚下治疗的非合作患儿。
3. 咽反射严重的患者。

【用物准备】

1. 笑气 - 氧气吸入装置、吸入鼻罩。
2. **生命体征监测设备** 心电监护仪、电极片、血氧指套。
3. 根据患者治疗内容准备相应的材料、物品及设备。

【笑气 - 氧气吸入镇静下口腔治疗护理配合流程】

笑气 - 氧气吸入镇静下口腔治疗护理配合流程见表 1-15。

表 1-15 笑气 - 氧气吸入镇静下口腔治疗护理配合流程

| 医生操作流程 | 护士配合流程 |
|---|---|
| 1. 治疗前准备<br>（1）健康评估<br>（2）口腔检查<br>（3）签署知情同意书 | 对患者实施健康评估，急性上呼吸道感染或其他原因导致呼吸不畅的患者禁止使用<br>确认患者信息，详细掌握患者口内情况，了解治疗计划<br>向患者讲解实施笑气 - 氧气吸入镇静下口腔治疗的大致过程、安抚患者，协助签署知情同意书<br>嘱患者术前禁食 4 小时、禁水 2 小时，以免治疗中发生呛咳、呕吐误吸等意外<br>测量患者体重、身高、量体温，治疗前排尿，减少术中如厕造成反复镇静的可能<br>连接笑气 - 氧气吸入装置备用<br>检查核对术中所需物品，保证治疗顺利进行，准备与患者鼻子型号适合的鼻罩并连接（图 1-44、图 1-45） |
| 2. 吸入笑气 - 氧气混合气体 | 监测生命体征，连接电极片、血氧监护指套，安装血压袖带<br>打开笑气 - 氧气吸入装置，先吸入纯氧 3 ～ 5 分钟，遵医嘱调节流量，通常从 5% 浓度开始给予笑气，逐渐增加到患者镇静深度适宜为止<br>确认无误后，为患者佩戴吸入鼻罩，用手指轻压使鼻罩与上唇紧贴，以便使用鼻呼吸<br>嘱患者治疗过程中使用鼻呼吸，并减少说话和口呼吸，提前和患者约定沟通方式，如通过手势表达“感觉良好”“需要停止”等 |
| 3. 牙体治疗 | 安装低速手机和两个高速手机，可提高效率，安装钻针<br>按照使用顺序准备治疗所需要的材料<br>隔湿及时到位，牵拉口角动作轻柔，保持视野清晰<br>治疗操作时注意勿挤压、挪动吸入鼻罩 |
| 4. 停止笑气 - 氧气吸入 | 治疗结束后，停止笑气吸入，继续吸入 3 ～ 5 分钟纯氧<br>遵医嘱去除电极片、血氧监护指套、血压袖带<br>协助患者离开口腔综合治疗椅，安置在安全、安静的环境中，防止跌倒<br>患者留院观察 1 小时，测量心率、血氧达到离院标准后方可离院 |

【术后宣教】

1. 治疗结束后患者可能有短暂不适，如全身无力、反应迟钝等。应有专人看护 60 分钟，以免摔倒。

2. 治疗结束后不要立即进食，避免呛咳。待情况平稳，无恶心、呕吐，可先喝温热的清水，无呛咳后再进流食。

3. 治疗中如有加注局麻药的患儿，术后嘱家长看护患儿，避免咬伤唇颊。

4. 治疗后，交代并给予书面注意事项，嘱患者认真阅读，保持良好的口腔卫生习惯，定期复查。

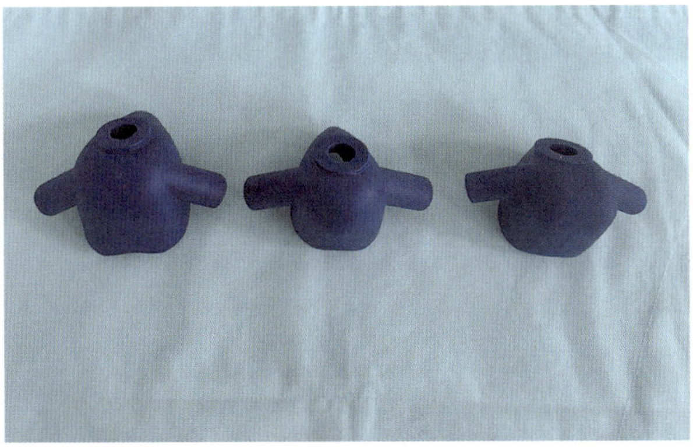

图 1-44　准备型号适合的吸入鼻罩

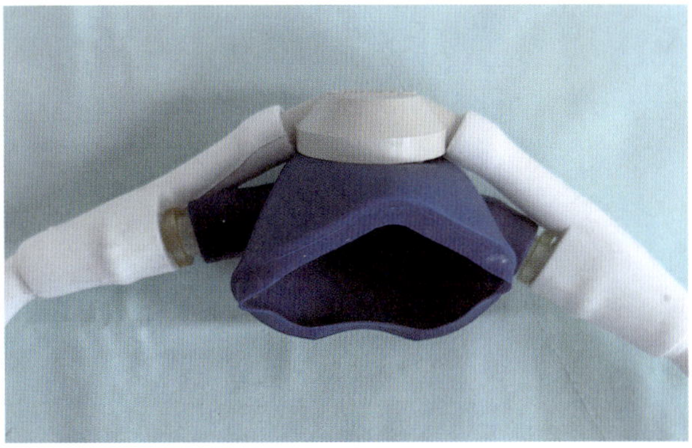

图 1-45　连接吸入鼻罩

## 三、口服药物镇静下口腔治疗护理技术

口服药物镇静技术是通过药物作用轻微抑制患者意识，减少和消除其恐惧感而达到治疗目的的一种方法。优点是起效快，药物相关的副作用小，不会引起患者的恐惧，容易操作，无须购买或使用特殊设备。但口服药物镇静的深度很难做到精准调控，患者个体差异大，因此治疗过程中需要由有经验的专业麻醉医生监测患者的生命体征和镇静水平。目前应用最广泛的药物是一种短效的苯二氮䓬类药物——咪达唑仑，具有抗焦虑、镇静、催眠和肌松的作用。

【适应证】

1. 对口腔治疗存在焦虑、恐惧的患者。
2. 咽反射严重的患者。
3. 一般身体状况良好的患者。

【用物准备】

1. **药物准备**　咪达唑仑。
2. 体重秤、口杯、温水、体温计。
3. **生命体征监测设备**　心电监护仪、电极片、血氧指套。
4. 根据患者治疗内容准备相应的材料、物品及设备，必要时准备局部麻醉用物。

【口服药物镇静下口腔治疗护理配合流程】

口服药物镇静下口腔治疗护理配合流程见表 1-16。

表 1-16 口服药物镇静下口腔治疗护理配合流程

| 医生操作流程 | 护士配合流程 |
| --- | --- |
| 1. 治疗前准备<br>（1）术前评估：健康评估、口腔检查<br>（2）术前准备，签署知情同意书 | 对患儿实施健康评估，有严重全身疾病、急性上呼吸道感染或其他原因导致呼吸不畅的患者不采取这种治疗方法<br>详细掌握患者口内情况，了解治疗计划<br>确认患者信息，向患者讲解实施口服药物镇静下口腔治疗的大致过程、安抚患者。协助签署知情同意书<br>嘱患者术前禁食 4 小时、禁水 2 小时<br>测量患者体重、身高；测量体温<br>根据患者身高、体重，遵医嘱准备口服镇静药物 |
| 2. 口服镇静药物 | 准备温开水，协助患者服药，服药成功后引导患者到安静的环境中，避免噪声激惹待 20 ～ 30 分钟后，患者出现镇静表现后引导到口腔综合治疗椅上<br>监测生命体征，连接电极片、血氧监护指套，安装血压袖带 |
| 3. 牙体治疗 | 同笑气 - 氧气吸入镇静下口腔治疗护理配合 |
| 4. 治疗后 | 遵医嘱去除电极片、血氧监护指套、血压袖带<br>协助患者离开口腔综合治疗椅，安置在安全、安静的环境中，由专人陪护，防止跌倒<br>留院观察 1 小时，测量心率、血氧，达到离院评分标准方可离院 |

【术后宣教】

1. 告知患者服药后 4 小时可饮少量清水，观察 15 分钟，若无恶心、呕吐情况方可进流食。
2. 嘱治疗后当天患者应有家属陪护，避免到室外活动，以免摔倒。
3. 治疗后，交代并给予书面注意事项，嘱患者认真阅读，保持良好的口腔卫生习惯，定期复查。

## 四、静脉注射镇静下口腔治疗护理配合技术

静脉注射镇静技术是指将镇静药物通过静脉靶控输注的方式注入血管系统，在药物作用下患者意识受到抑制，不能被轻易唤醒，但是对重复呼唤和疼痛刺激有反应。患者伴有部分保护性反射的减弱或消失，包括独立保持气道通畅的能力。静脉注射镇静较其他镇静技术而言具有相对较大的风险，如过敏反应发生更快、引起血栓性静脉炎等。在临床中，治疗内容较为简单的患儿，可以采取此方法。

【适应证】

1. 无法接受束缚下治疗的患儿。
2. 口服药物镇静或笑气 - 氧气吸入镇静等轻中度镇静方式失败的患者。
3. 治疗量较少，治疗内容相对简单的不合作患儿。

【用物准备】

**1. 资料准备** 口腔 X 线片、胸片、血常规、尿常规、生化检查结果。
2. 检查器械（口镜、镊子、探针）、口腔治疗用材料和设备。
**3. 药物准备** 局麻药、全身麻醉剂、表面麻醉剂。
4. 局部麻醉用物（详见口腔局部麻醉护理技术）。
**5. 静脉滴注用物** 输液器、套管针、输液贴、止血带、消毒棉签、1% 碘酊和 75% 乙醇。

**6. 监护及急救装备**　吸氧装置、简易呼吸器、心电监护仪、输液泵、电极片、二氧化碳检测仪、脑电双频指数（electroencephalogram bispectral index，BIS）监测用物。

**7. 其他用物**　眼膜、束缚带。

## 【静脉注射镇静下口腔治疗护理配合流程】

静脉注射镇静下口腔治疗护理配合流程见表 1-17。

**表 1-17　静脉注射镇静下口腔治疗护理配合流程**

| 医生操作流程 | 护士配合流程 |
|---|---|
| 1. 术前评估、筛查 | 评估患者是否有上呼吸道感染、狭窄，腺样体肥大或扁桃体肥大，以及睡眠呼吸暂停情况<br>评估患者基牙缺损情况，治疗量大小、难度大小 |
| 2. 术前检查 | 生化检查，血常规，胸片，口腔 X 线片<br>详细掌握患者口内情况，了解治疗计划<br>向患者讲解治疗大致过程，增强患者对治疗的信心，取得信任和配合<br>嘱患者术前 8 小时禁食、禁水 |
| 3. 手术日患者准备 | 确认患者信息，确认是否禁食、禁水<br>准备静脉注射镇静治疗的同意书，协助签署<br>测量患者体重、身高，测量体温，治疗前排尿 |
| 4. 静脉注射镇静剂，监测镇静深度 | 在患者静脉穿刺部位涂抹表面麻醉剂，减少静脉穿刺的疼痛刺激<br>如患儿年龄小，不能配合静脉穿刺，可首先采取经鼻给药基础镇静，然后将患儿安置在安静、安全的环境中，家长陪护。待患儿进入轻中度镇静状态后，再进行静脉穿刺<br>监测生命体征，连接电极片、血氧监护指套，安装血压袖带，监测呼气末二氧化碳<br>遵医嘱静脉给予镇静药物，对患者进行保护性约束、制动<br>贴眼膜，防止碎屑进入眼内；佩戴吸氧装置，术中持续给氧；粘贴传感器并连接 BIS，监测镇静深度（图 1-46）<br>应注意保暖，给患者盖上薄被 |
| 5. 治疗配合 | 凡士林涂布患者口唇<br>术中严密观察患者镇静深度及呼气末二氧化碳<br>协助保持患者气道通畅，正确托举下颌（图 1-47）<br>其他同笑气 - 氧气吸入镇静下口腔治疗护理配合 |
| 6. 治疗后护理 | 检查口腔，包括舌下、上腭、颊舌侧黏膜，避免磨牙碎屑、腐质和小敷料遗留在口中，造成危险<br>患者生命体征平稳，遵医嘱去除监测设备，去除静脉穿刺针<br>患者留院观察 2 小时，达到离院评分标准后方可离院<br>如患儿年龄小，需要解开束缚，使患儿平躺，头偏向一侧，防止躁动，发生坠床 |

## 【术后宣教】

1. 如患儿年龄小，离院回家途中应尽量保持仰卧位。到家后情况平稳，无恶心、呕吐，可先喝温热的清水，无呛咳再进流食。患儿应有专人看护至次日晨，其间尽量不要下床活动，以免摔倒。

2. 一次性治疗多颗患牙，咬合关系会发生变化，患者需要逐渐适应，在治疗后的 3 ～ 5 天，不宜吃过硬的食物。

3. 牙齿治疗后，应定期复查，并培养孩子良好的口腔卫生习惯，做到预防为主。

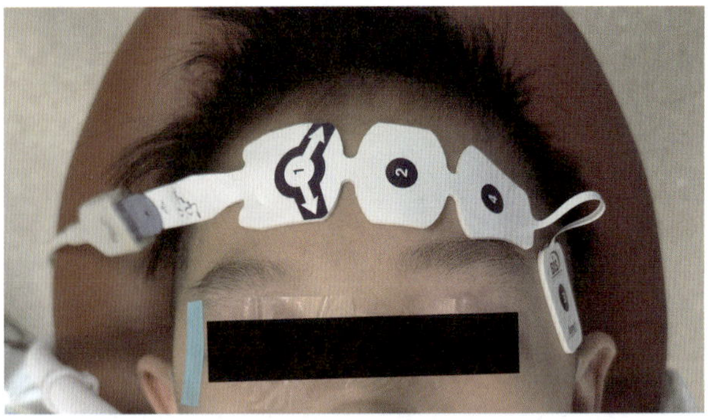

图 1-46　通过 BIS 监测镇静深度

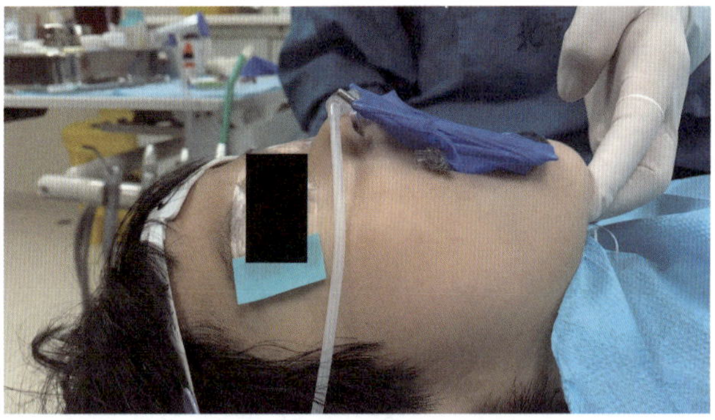

图 1-47　正确托举下颌

## 五、全身麻醉下口腔治疗护理配合技术

全身麻醉下口腔治疗技术是利用药物诱导意识丧失，语言和疼痛刺激都不能使患儿清醒；自主通气功能受损，保护性反射部分或全部消失，必须依赖气道管理保证患者安全的方法。与外科全麻相比，该技术不需要过高的麻醉深度，一般也不需要肌肉松弛。临床中全麻下口腔治疗多用于儿童口腔科的治疗，尤其是儿童口腔科部分低龄儿童或有智力方面问题的儿童，在实施口腔治疗时具有特殊性，无法与医务人员进行正常的交流沟通，患儿极度不合作，给医生操作带来很大的困难。全身麻醉下口腔治疗可以一次性治疗全口多颗患牙，减少就诊次数，可避免身心损伤和误吸、误吞等危险。

【适应证】

1. 患儿有智力或全身疾病等方面的问题，无法配合常规治疗。
2. 迫切需要治疗的低龄儿童，龋坏牙齿数量较多。
3. 非常不合作、恐惧、焦虑的患儿，且多颗牙齿需要治疗。
4. 患儿有多颗牙齿需要治疗，但不能多次就诊或无法接受束缚下治疗，担心给患儿心理造成伤害的情况下。

【用物准备】

1. **资料准备**　口腔 X 线片、胸片、血常规、尿常规、生化检查结果。
2. 检查器械（口镜、镊子、探针）、口腔治疗用材料和设备。
3. **静脉滴注用物**　输液器、套管针、输液贴、止血带、消毒棉签、1% 碘酊和 75% 乙醇。
4. **麻醉药物准备**　盐酸丁卡因、丙泊酚、2% 利多卡因凝胶、灭菌注射用水、吸入用七氟烷。
5. **麻醉器械物品准备**　吸引器、吸痰管、电极片、眼膜、一次性呼吸机连接管、面罩、鼻插管、听诊器、喉镜、气管钳。
6. **其他用物**　抢救用物、保暖用物。

【全麻下口腔治疗护理配合流程】

全麻下口腔治疗护理配合流程见表 1-18。

【术后宣教】

1. 告知家长在复苏过程中患儿可能会有哭闹、躁动等表现，一段时间后可缓解。

表 1-18　全麻下口腔治疗护理配合流程

| 医生操作流程 | 护士配合流程 |
|---|---|
| 1. 术前检查 | 生化检查、血常规、胸片、口腔 X 线片<br>详细掌握患儿口内情况，了解治疗计划，向患儿家长讲解实施全麻手术治疗的必要性、安全性，增强家长对治疗的信心，安抚患儿，取得信任和配合<br>嘱患儿禁食 6 ～ 8 小时，禁水 4 小时 |
| 2. 手术日患儿准备 | 确认患儿信息，确认患儿是否禁食、禁水<br>准备治疗同意书和麻醉同意书，协助指导签署<br>测量患儿身高、体重，量体温，治疗前让患儿排尿 |
| 3. 麻醉准备 | 遵医嘱准备麻醉药，准备开放静脉物品<br>准备麻醉面罩连接麻醉回路<br>束缚患儿四肢，协助医生诱导麻醉<br>监测生命体征，连接电极片、血氧监护指套，安装血压袖带<br>遵医嘱开放静脉，调节滴速，小儿 20 ～ 40 滴 /min，遵医嘱静脉给药<br>协助医生鼻插管，撤管芯，必要时传递喉镜和管钳，用胶布固定鼻插管在鼻翼两侧，防止插管意外脱出<br>贴眼膜，防止磨牙碎屑进入眼内<br>全麻治疗时间长，反复牵拉口角，治疗前凡士林涂布口唇<br>患儿麻醉状态体温较低，应注意保暖，给患儿盖上薄被 |
| 4. 治疗配合 | 传递治疗器械，操作时注意勿挤压、挪动麻醉插管，以免插管脱出<br>其他同笑气 - 氧气吸入镇静下口腔治疗护理配合 |
| 5. 治疗后护理 | 清洁口腔，反复冲洗口腔包括舌下、上腭、颊舌侧黏膜，避免磨牙碎屑、腐质遗留在口中，以免拔管后呛入气管<br>连接吸痰管，准备清水，湿润吸痰管，防止吸痰管堵塞<br>协助拔管，密切观察患儿的体征。患儿生命体征平稳，遵医嘱去除电极片、血氧监护指套、血压袖带，去除静脉滴注，按压出血<br>解开束缚，患儿平躺，头偏向一侧，看护患儿，防止躁动发生坠床<br>患儿在院观察 2 小时，需要达到离院评分标准方可离院 |

2. 离院回家途中患儿应尽量保持仰卧位。到家后情况平稳，无恶心、呕吐，可先喝温热的清水，无呛咳再进流食。患儿应有专人看护至次日晨，其间尽量不要下床活动以免摔倒。

3. 全身麻醉需要进行气管插管，某些患儿在插管后可能出现鼻腔不适、声音嘶哑、咽喉部不适等表现，多数患儿在 1 天内可自行缓解。

4. 全麻下一次治疗多颗患牙，咬合关系会发生变化，患儿需要逐渐适应，在治疗后的 3 ～ 5 天不宜咬过硬的食物。

5. 全麻术中有时需要加注局麻药，术后嘱家长看护患儿，避免咬伤唇颊。

6. 拔牙的患儿不要反复漱口，避免破坏拔牙窝血凝块，引发拔牙后出血，术后 24 小时再刷牙。

7. 牙齿治疗后，应定期复查，并培养孩子良好的口腔卫生习惯，做到预防为主。

（王建红　孙　伟）

## 第七节　术野隔离技术

术野隔离技术是在口腔诊疗中，防止牙齿被血液、唾液、水、碎屑污染影响治疗效果而采取的隔离术野的技术，主要目的是保持手术视野清晰。术野隔离技术在临床中主要有三种方法：橡皮障隔离技术、棉卷隔离技术和吸唾器隔离技术。本节只介绍前两种,吸唾器隔离技术在本章第八节中详细阐述。

## 一、橡皮障隔离技术

橡皮障隔离技术是应用橡皮障系统提供干燥、清洁术野的技术。它可以有效保护患者,避免器械和污染物的误吞及术中器械的误伤。橡皮障隔离系统由橡皮布、打孔器、橡皮障夹钳、橡皮障夹、橡皮障支架、橡皮障定位打孔模板等组成。

**【橡皮障隔离的优点】**

**1. 隔离术野,控制感染** 根管治疗中应用橡皮障可以防止唾液、血液和其他组织液污染根管,有效地避免根管系统再污染。粘接修复中应用橡皮障可以避免粘接、充填材料受到唾液或血液的污染而治疗失败。

**2. 为医生提供更好的视野,方便操作,节省治疗时间** 通过挡住唇、舌、牙龈,改善治疗通路,简化进入口腔的流程;减少患者频繁漱口,节省治疗时间,提高工作效率;无须频繁更换棉卷和进行口腔吸唾,提高了治疗的效率;在进行显微镜和精细根管治疗时,防止口镜表面形成气雾,影响视野。

**3. 保护患者的口腔安全** 避免患者口腔接触到酸蚀剂、冲洗液等刺激性、腐蚀性的药液,保护软组织;防止治疗中的碎屑、脱落的充填物、器械等的误吞误吸。

**【橡皮障隔离系统的组成】**

**1. 橡皮布** 是一个薄的乳胶片,形状多为裁制好的一定大小的方形,用于隔离一颗或几颗牙齿(图1-48)。橡皮布应保存于阴凉、干燥处。

颜色可根据需要选择,深色橡皮布可增加对比度,提供更好的视野。厚度一般有5个规格,薄(0.15mm);中(0.20mm);厚(0.25mm);加厚(0.30mm)和超厚(0.35mm)。橡皮布越厚,弹力越大,在牙颈部的封闭性就越好,但如果遇到牙颈部膨大的情况则不容易就位。厚度的选择主要依据治疗类型、隔离牙数及邻接状况等。

此外,3D橡皮布以自带的3D解剖形态预设牙位,使橡皮布的张力更小,操作空间更大,操作也更便利,目前在临床广泛使用。

**2. 打孔器** 为头部有特殊圆盘的手持钳子,用于橡皮布打孔(图1-49)。

图1-48 橡皮布

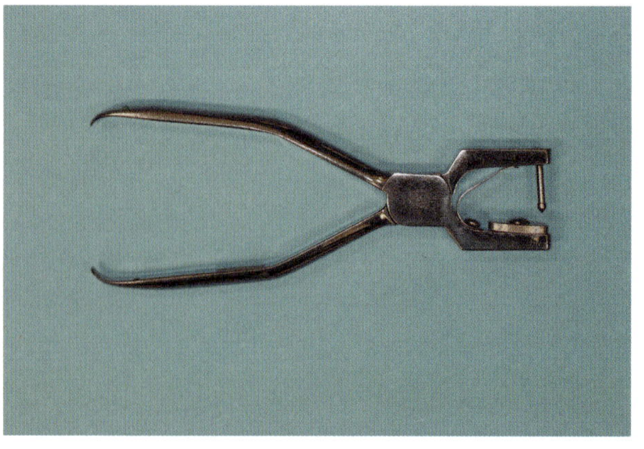

图1-49 打孔器

打孔器圆盘上有不同尺寸的小圆孔,能冲压直径为0.5～2.5mm的小圆孔,供打孔时选择。孔的尺寸必须保证操作方便并且封闭颈缘。孔径选择不当,上橡皮障时用力过大后可能会造成橡皮布撕裂,所以需要根据具体治疗的牙齿形态及大小对孔径进行选择(图 1-50)。

**3. 橡皮障夹钳**　为手持钳,用于安放、调整和卸除橡皮障夹(图 1-51)。

橡皮障夹钳由柄部、喙和中央定位装置组成,喙部可以放入橡皮障夹翼部的孔中用于撑开夹子,中部有定位装置,撑开的橡皮障通过中部的定位装置加以固定,以方便医生和护士之间的传递(图 1-52)。

**4. 橡皮障夹**　夹持在牙颈部的倒凹部位,用以固定橡皮布。

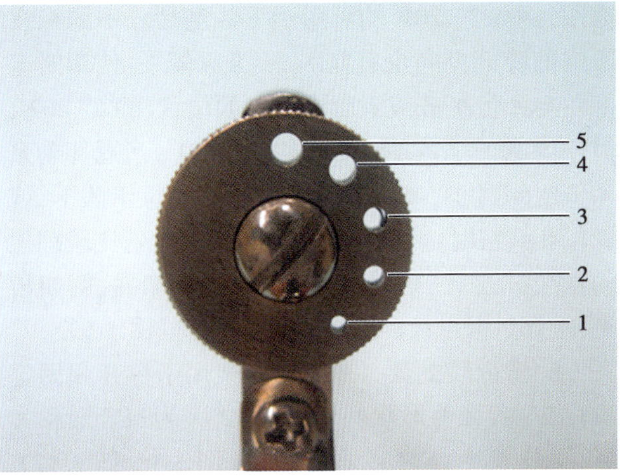


图 1-50　打孔器圆盘

常规孔径选择:1. 下颌切牙;2. 上颌切牙;3. 前磨牙和尖牙;4. 磨牙;5. 固定无翼橡皮障夹的牙齿。

橡皮障夹由弓部、喙部和翼部组成,弓部是保持固定夹弹性的部分,不宜过分撑开。翼部可以用来预放橡皮布,喙部是主要的固位部分,使用时环抱牙颈部。橡皮障夹一般为金属制品,按照有无翼结构分为无翼夹和有翼夹。临床上应用时,主要参照牙颈部直径和形态进行选择(图 1-53、图 1-54)。

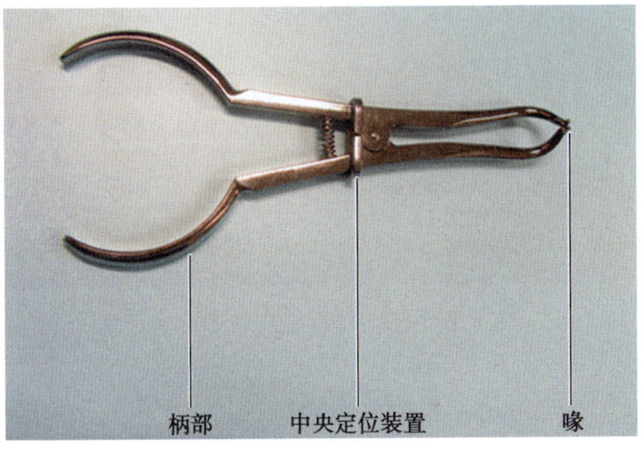


图 1-51　橡皮障夹钳

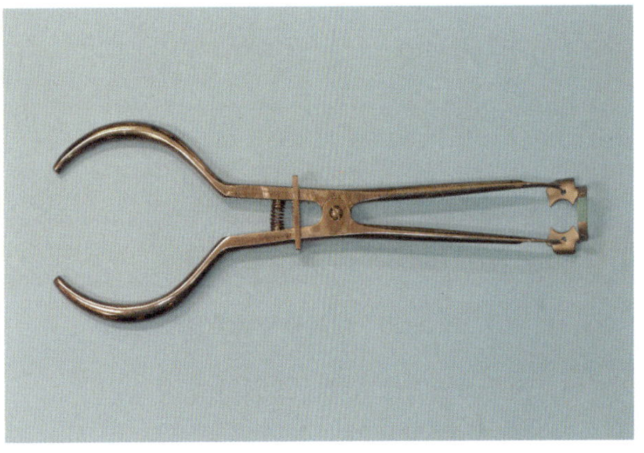

图 1-52　固定好的橡皮障夹钳

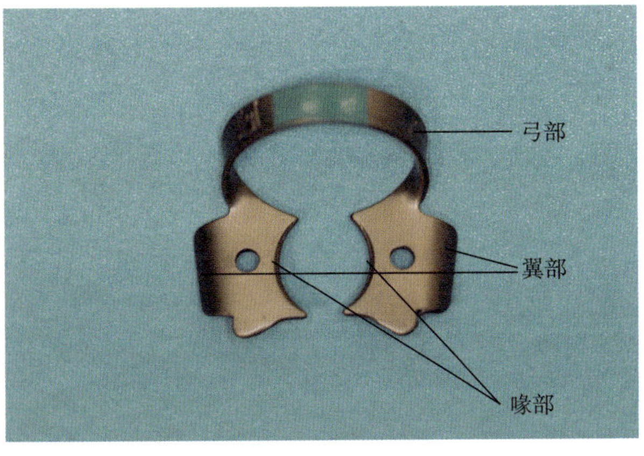


图 1-53　有翼夹

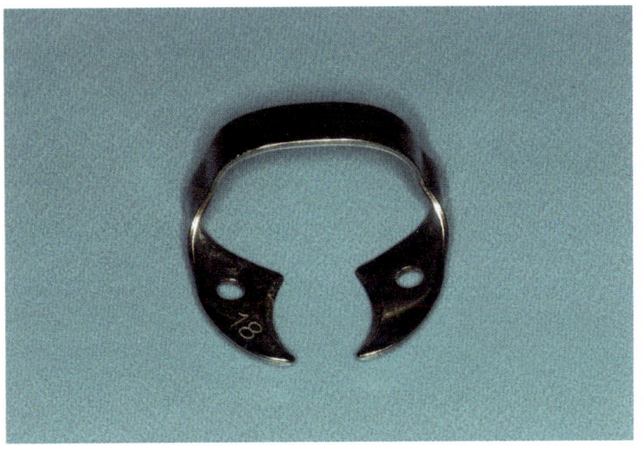

图 1-54　无翼夹

橡皮障夹按照适用的部位分为前牙夹、前磨牙夹和磨牙夹三类。以某常用品牌为例,它包含 12 枚橡皮障夹,其中前牙夹 2 枚,前磨牙夹 5 枚,磨牙夹 5 枚。按照说明,一般适用于相同牙位的橡皮障夹可以通用，例如 $7^{\#}$、$201^{\#}$ 均可用于下颌磨牙。不同橡皮障夹的喙部方向也有差别，一类喙较平，使用时卡抱在与牙齿平齐或者龈缘以上的位置，如 $2^{\#}$、$207^{\#}$；另一类喙下垂，弯向根方，如 $56^{\#}$、$201^{\#}$，当冠部剩余牙体组织过少，或者牙冠的外形高点位于龈下，或者仅剩残根时，使用这种橡皮障夹能达到比较理想的固位。还有一些特殊类型的橡皮障夹，例如齿夹，喙部呈锯齿状，可提供更好的固位（图 1-55）。

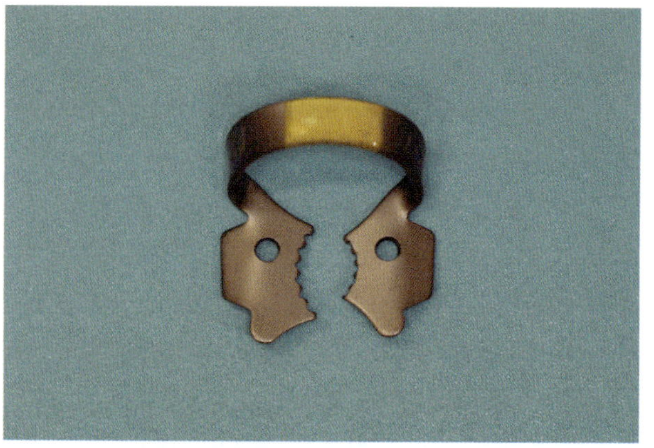

图 1-55　齿夹

**5. 橡皮障支架**　橡皮障支架用于撑开和固定橡皮布，有多种形状和规格，样式多为“U”形和方形，材料可由金属或塑料制成（图 1-56、图 1-57）。此外，临床上还有配合 3D 橡皮布使用的 3D 支架，以及一种可折叠的特殊塑料支架，后者的优势是在治疗中需要拍摄 X 线片时，无须拆除橡皮障，仅将支架折叠翻转后即可暴露半侧口腔。

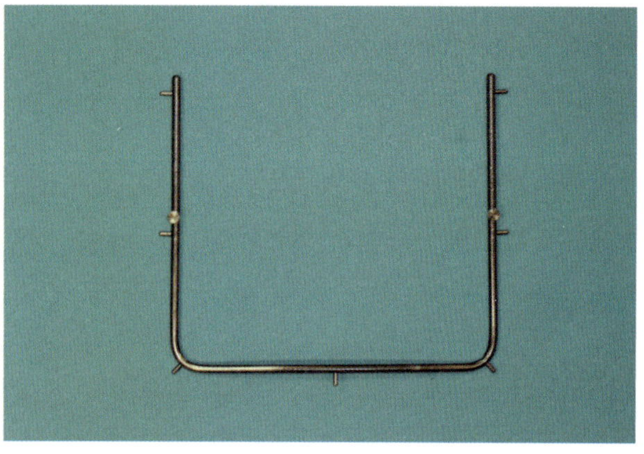

图 1-56　金属橡皮障支架

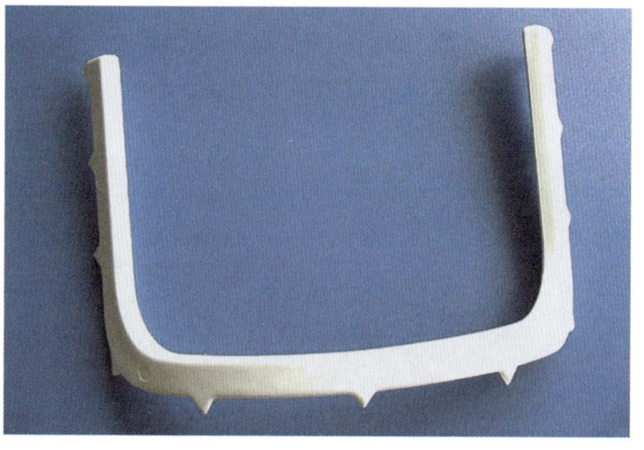

图 1-57　塑料橡皮障支架

**6. 牙线**　检查邻接触、邻面的光滑情况。

**7. 橡皮障固定楔线**　分开多颗隔离牙，固定橡皮布（图 1-58）。

**8. 橡皮障定位打孔模板**　标明打孔位置（图 1-59）。

**9. 辅助工具**

（1）开口器：有助于患者保持长时间开口状态，减少疲劳。

（2）成品吸水纸垫或纱布：吸水并防过敏，增加患者舒适度。

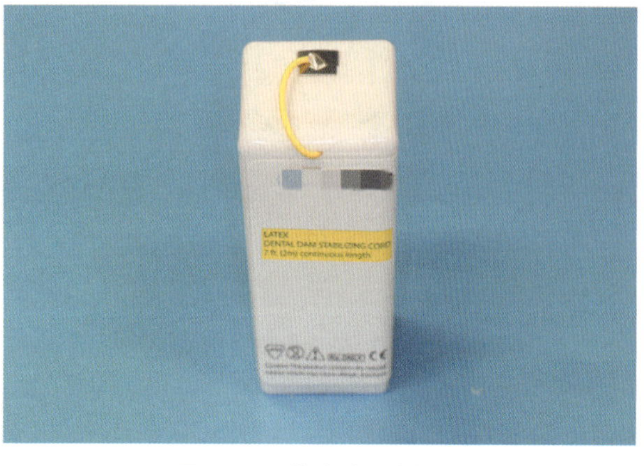

图 1-58　橡皮障固定楔线

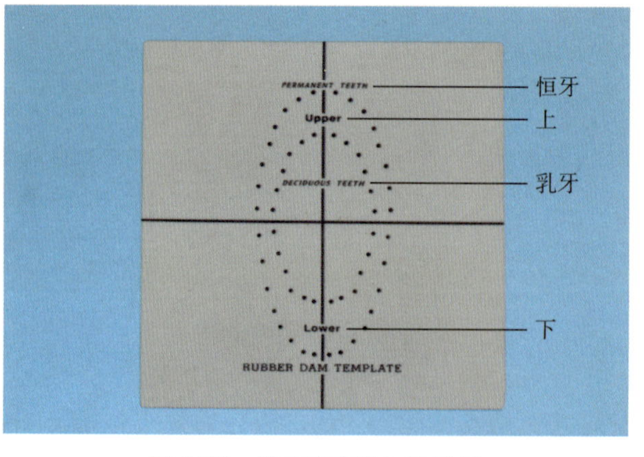


图 1-59　橡皮障定位打孔模板

（3）封闭剂：封闭橡皮障夹周围间隙。

【橡皮障的使用方法】

**1. 橡皮障隔离用物**　橡皮布、橡皮障夹、打孔器、橡皮障夹钳、橡皮障支架、橡皮障定位打孔模板、牙线、橡皮障固定楔线、水门汀充填器、剪刀、开口器（图 1-60）。

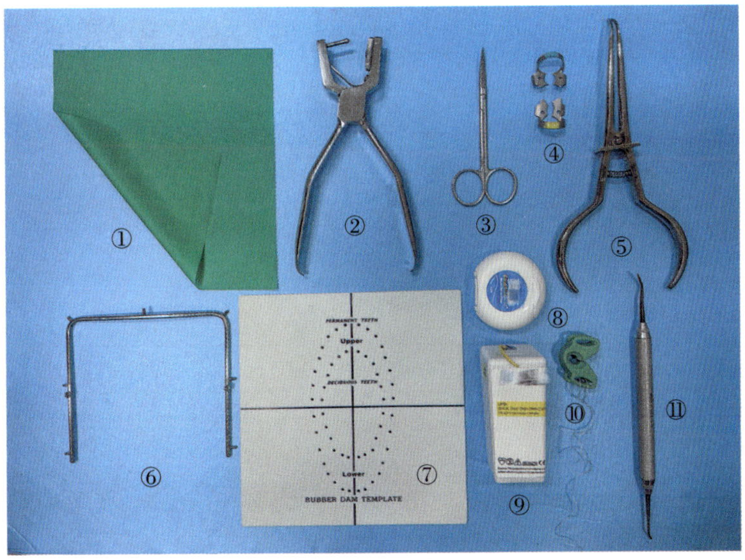


图 1-60　橡皮障用物

①橡皮布；②打孔器；③剪刀；④橡皮障夹；⑤橡皮障夹钳；⑥橡皮障支架；⑦橡皮障定位打孔模板；⑧牙线；⑨橡皮障固定楔线；⑩开口器；⑪水门汀充填器。

**2. 橡皮障隔离护理配合流程**　见表 1-19。

表 1-19　橡皮障隔离护理配合流程

| 医生操作流程 | 护士配合流程 |
|---|---|
| 1. 治疗前准备 | |
| （1）询问患者的全身情况，注意有无橡胶过敏史 | 准备病历资料和橡皮障用物，向患者解释操作中的注意事项<br>用凡士林棉签润滑口角，防止口镜牵拉造成患者疼痛 |
| （2）根据病情决定是否需要局部麻醉 | 遵医嘱准备局麻药及注射器（卡局芯式注射器或计算机控制麻醉系统）。检查注射器各关节是否连接紧密，核对局麻药的名称、浓度、剂量、有效期及患者姓名等，无误后抽吸或安装递予医生，递 0.5% 碘伏棉签消毒麻醉部位 |
| （3）患牙准备：确认治疗牙、隔离牙，用牙线清洁牙齿邻接面 | 递长度为 20 ～ 30cm 的牙线 |
| 2. 橡皮障准备 | |
| （1）明确隔离牙 | 选择合适的橡皮布，确保橡皮布在有效期内，避免老化变脆，造成撕裂<br>确定定位孔：首先在橡皮布的右上角（即患者左侧上颌）打孔定位，方便医生放置橡皮布时确定方向（图 1-61）<br>确定隔离牙的位置：将橡皮布覆盖于橡皮障定位打孔模版上，根据隔离牙数目、牙弓的宽窄和其他情况进行调整，在隔离牙位处做好标记（图 1-62）。错位牙、固定修复体等需要调整打孔牙的大小和相邻孔距。如下颌前牙比较小，孔洞之间的距离要小于后牙<br>选择孔洞型号：孔洞应与隔离牙相适应，两个孔洞之间的距离要使打好的两个孔之间的橡皮布滑到牙齿之间而不撕扯、损伤牙龈 |

续表

| 医生操作流程 | 护士配合流程 |
| --- | --- |
| (1)明确隔离牙 | 打孔:转动打孔器圆盘,注意打孔针与圆盘上所选择的孔匹配,左手牵拉橡皮布,右手握持打孔器,将所选打孔器圆盘上的小圆孔对准橡皮布已做好的标记点,逐个压下,均匀切割(图1-63)。打好的孔应当边缘圆滑,无撕裂(图1-64、图1-65)<br>使用钝头器械及时清理打孔器圆孔中的橡皮布碎屑,避免使用锐利器械清理,以防打孔器圆孔边缘划伤(图1-66) |
| (2)试橡皮障夹 | 根据隔离牙选择橡皮障夹,安放在橡皮障夹钳上,用中央定位装置固定,递予医生试戴(图1-67)<br>为防止橡皮障夹滑脱或误吞,可在橡皮障夹弓部系上牙线(即安全线),安全线的尾部通常放在患者口外、橡皮布外面,治疗时可系在橡皮障支架上,以免妨碍医生操作(图1-68) |
| 3. 安放橡皮障<br>(1)根据口腔情况,选择合适的安放方法 | |
| 1)翼法 | |
| 用手指或口镜牵拉患者唇颊侧,嘱唇部、舌头放松 | 递口镜予医生 |
| 将橡皮障夹以四点接触的方式卡抱牙颈部的倒凹处 | 先将橡皮障夹两侧的夹翼部分穿过小圆孔置于橡皮布的下方(图1-69、图1-70),安放在橡皮障夹钳上,用中央定位装置固定<br>递予医生,牵拉橡皮布,使橡皮障夹顺利就位(图1-71)<br>橡皮障夹放置方法不当有可能夹伤牙龈,放置过程中应随时观察患者的反应 |
| 将橡皮障夹夹翼部分的橡皮布拨至夹翼下方,使橡皮障夹全部暴露于口内,如有必要,使用牙线(图1-72、图1-73) | 协助医生展开橡皮布,依次递水门汀充填器、牙线予医生 |
| 检查牙颈部边缘密合情况,如橡皮布封闭不严,使用封闭剂进行边缘封闭 | 传递封闭剂予医生<br>传递光固化灯予医生,固化封闭剂 |
| 2)橡皮布优先法 | |
| 将橡皮布打好的圆孔穿过隔离牙(图1-74) | 协助医生双手撑开橡皮布,将打好的圆孔对准隔离牙,逐个穿过 |
| 用牙线、橡皮障固定楔线逐个固定隔离牙或选用橡皮障夹固定 | 根据隔离牙数目准备适量牙线和数条橡皮障固定楔线,固定橡皮布(图1-75、图1-76),或选择合适的橡皮障夹,安放在橡皮障夹钳上,用中央定位装置固定,传递给医生 |
| 3)弓法 | |
| 用口镜牵拉患者唇颊侧,嘱放松唇舌 | 递口镜予医生 |
| 将橡皮障夹以四点接触的方式卡抱住牙颈部的倒凹处 | 将橡皮障夹弓部穿过小圆孔,使弓部朝向远中(图1-77)<br>橡皮障夹钳撑开橡皮障夹,用中央定位装置定位<br>递予医生,牵拉橡皮布,使橡皮障夹顺利就位(图1-78、图1-79) |
| 用水门汀充填器或其他器械将橡皮布的边缘压至橡皮障夹夹翼下,将全部橡皮障夹暴露于口内(图1-80、图1-81) | 协助医生展开橡皮布,递水门汀充填器予医生 |

续表

| 医生操作流程 | 护士配合流程 |
|---|---|
| 4）橡皮障夹优先法 | |
| 用口镜牵拉患者唇颊侧，嘱放松唇舌 | 递口镜予医生 |
| 将橡皮障夹直接夹在隔离牙上，以四点接触的方式卡抱牙颈部的倒凹处（图 1-82） | 选择合适的橡皮障夹（一般选取无翼夹），安放在橡皮障夹钳上，用中央定位装置定位，递予医生 |
| 暴露橡皮障夹的弓部、夹翼及固位牙，并将橡皮布上的孔依次套过隔离牙 | 传递打好孔的橡皮布，并协助牵拉橡皮布，充分暴露所有隔离牙、橡皮障夹并辅助固位（图 1-83、图 1-84） |
| （2）如患者不能长时间保持张口状态，可在患牙对侧放置开口器 | 递开口器予医生，向患者解释开口器的作用，减轻患者的紧张情绪。注意在开口器孔洞上系安全线，避免开口器掉落口内，导致误吞（图 1-85） |
| （3）橡胶过敏患者可协助放置成品吸水纸垫或纱布 | 将纱布中央剪一个横形切口，放置于面部与橡皮布之间（图 1-86、图 1-87） |
| （4）用橡皮障支架撑开橡皮布，固定完成 | 递橡皮障支架，并协助撑开橡皮布，固定在橡皮障支架边缘（图 1-88）<br>检查橡皮障放置情况，如遮住患者鼻孔妨碍呼吸，应及时调整（图 1-89） |
| 4. 卸除橡皮障　卸下橡皮障固定楔线、橡皮障夹、橡皮障支架、橡皮布 | 传递镊子予医生，取下橡皮障固定楔线，或传递橡皮障夹钳将橡皮障支架、橡皮障夹、橡皮布一并取下<br>检查橡皮布的完整性，确保牙间隙内无橡皮布碎屑遗留 |

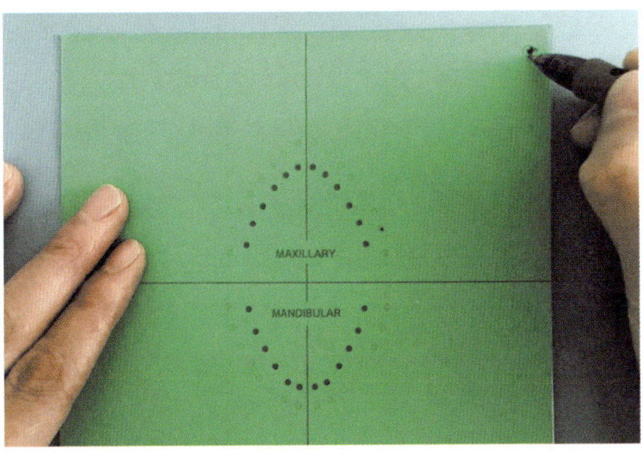

图 1-61　标记定位孔

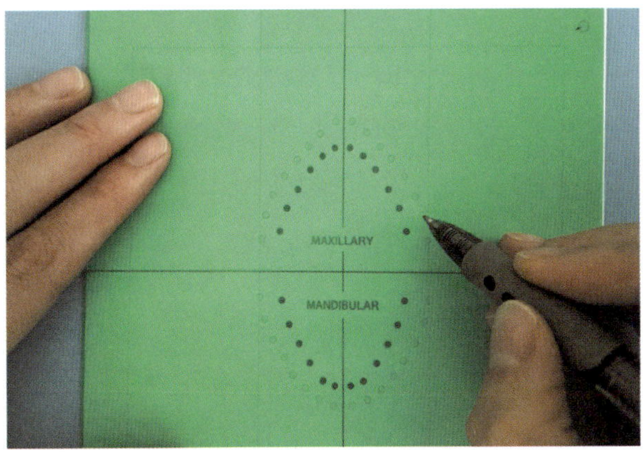

图 1-62　标记隔离牙

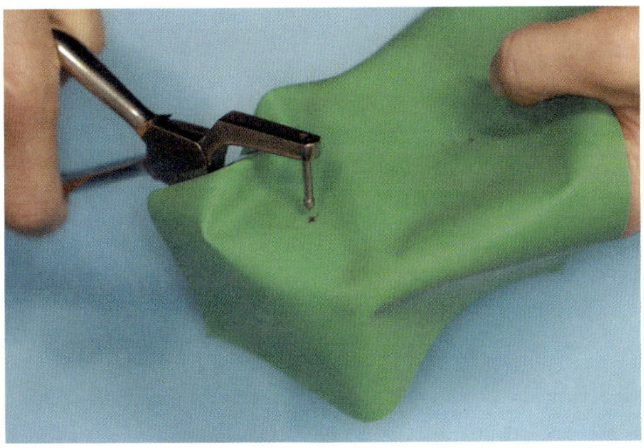
图 1-63　打孔

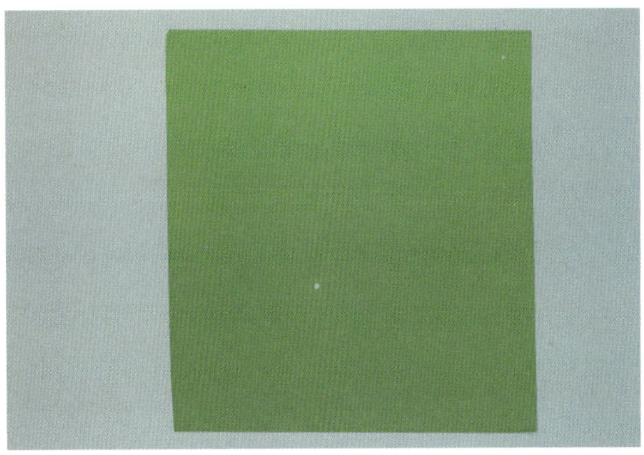
图 1-64　隔离单颗牙

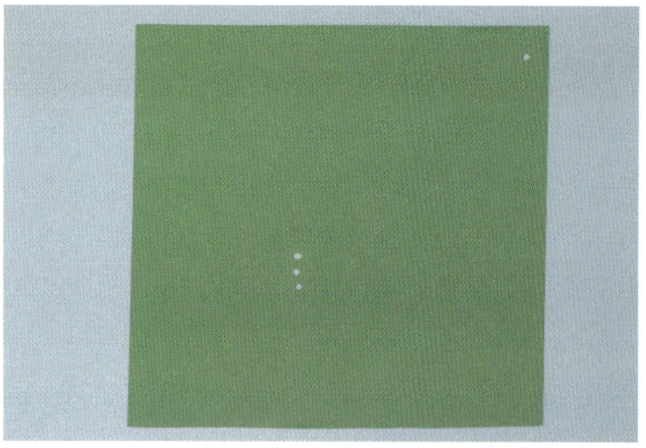
图 1-65　隔离多颗牙

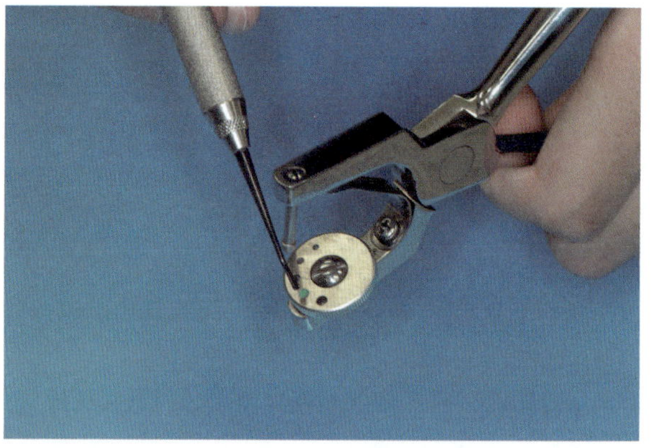
图 1-66　清理打孔器

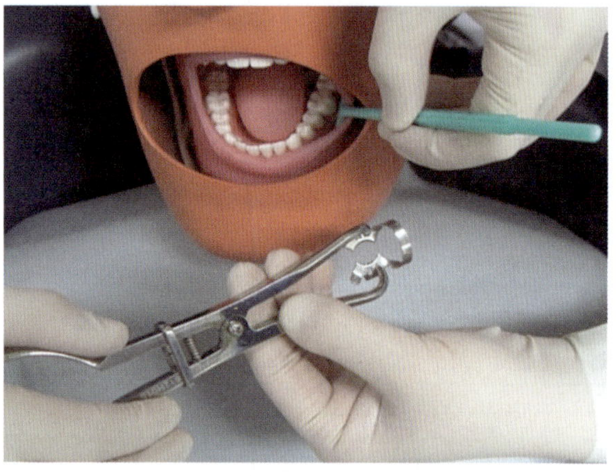
图 1-67　传递、试戴橡皮障夹

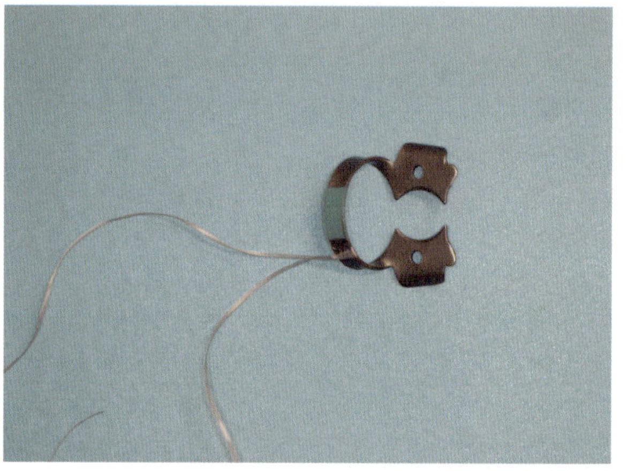
图 1-68　橡皮障夹上系安全线

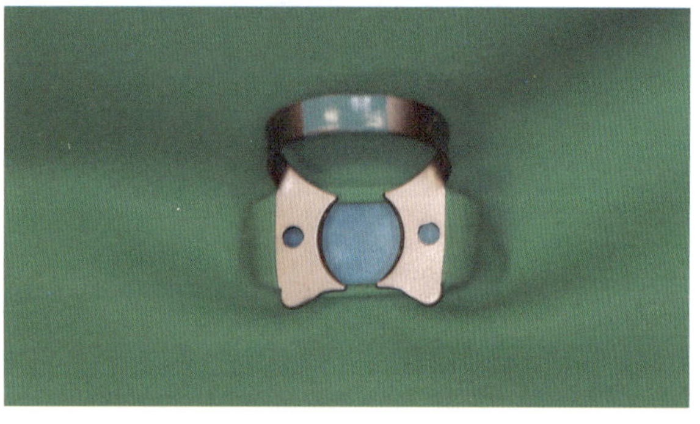
图 1-69　翼法：夹翼部分穿过小圆孔（正面观）

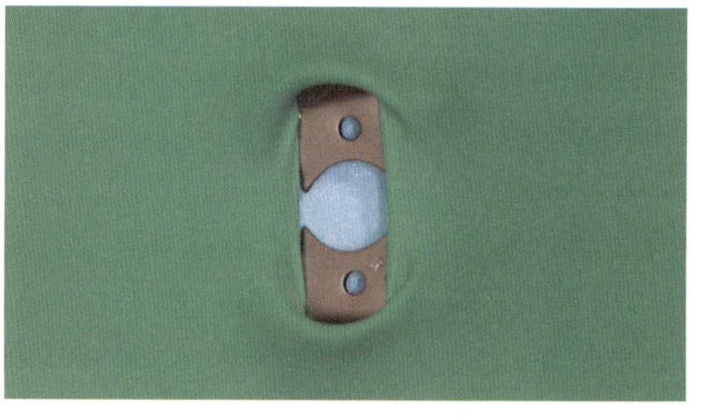
图 1-70　翼法：夹翼部分穿过小圆孔（背面观）

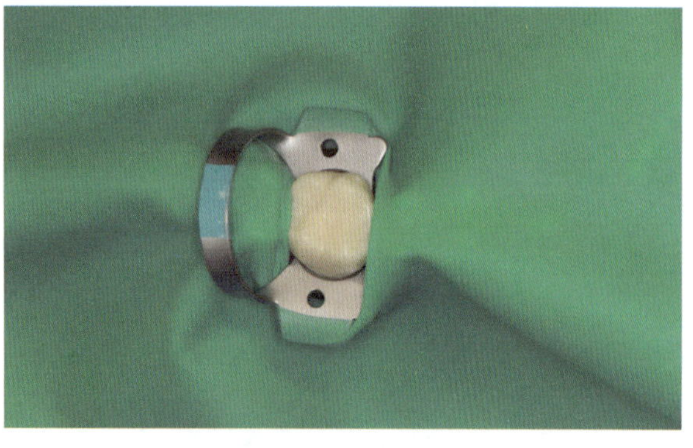
图 1-71　翼法：将橡皮障夹卡抱牙颈部

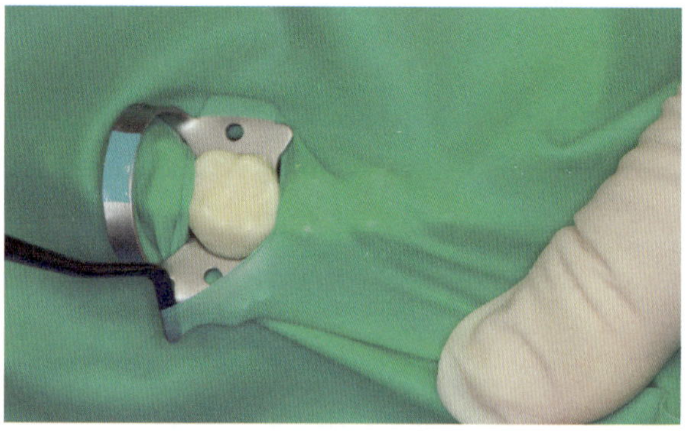
图 1-72　翼法：使用水门汀充填器将橡皮障夹完整暴露于口内

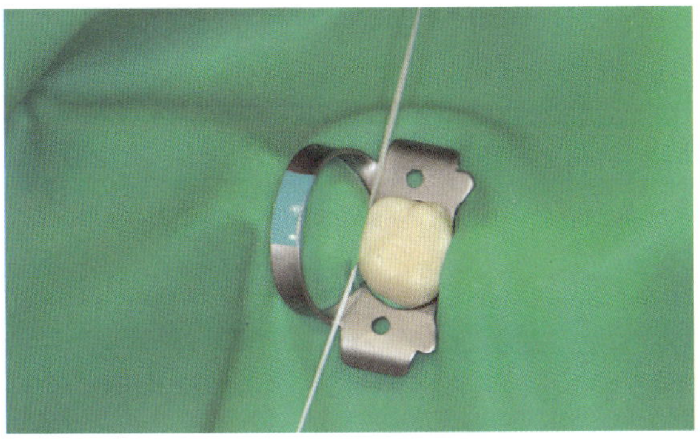

图 1-73　翼法：在邻间隙处使用牙线

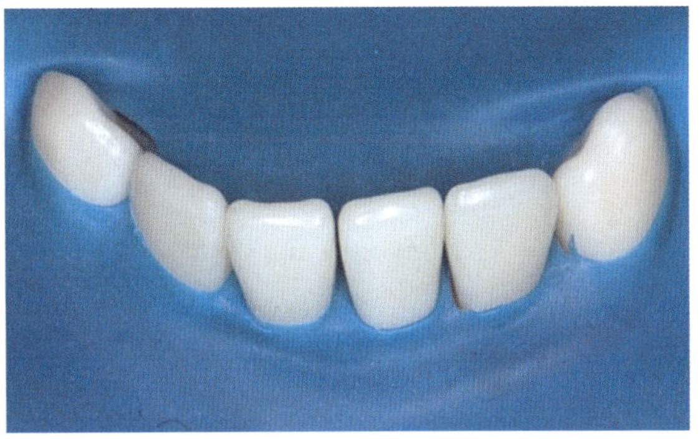

图 1-74　橡皮布优先法：暴露前牙区

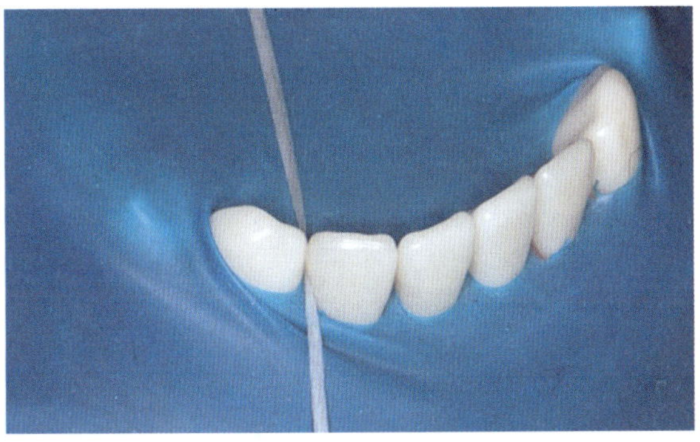

图 1-75　橡皮布优先法：使用牙线

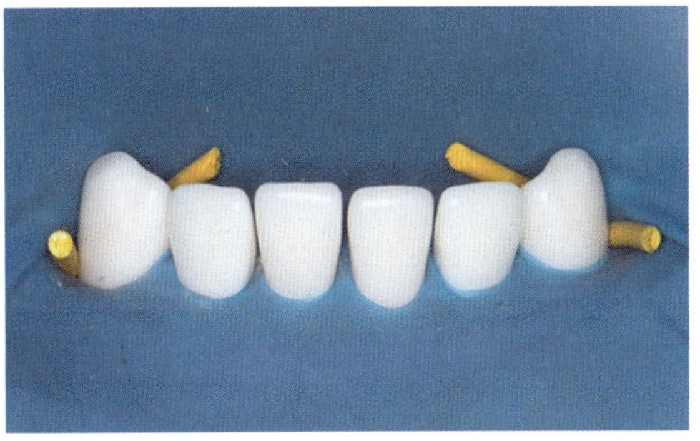

图 1-76　橡皮布优先法：橡皮障固定楔线固定完成

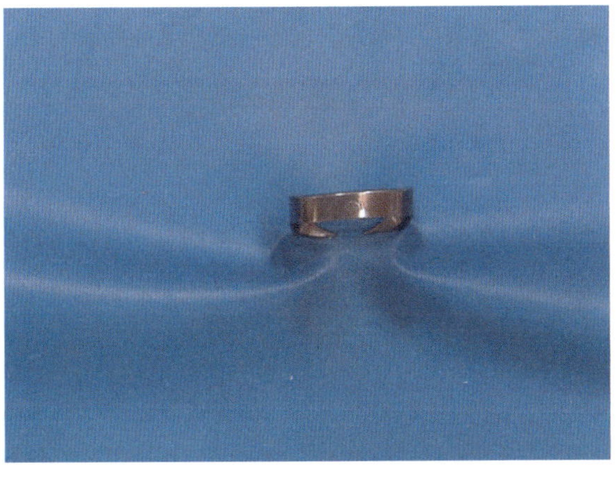

图 1-77　弓法：弓部穿过小圆孔

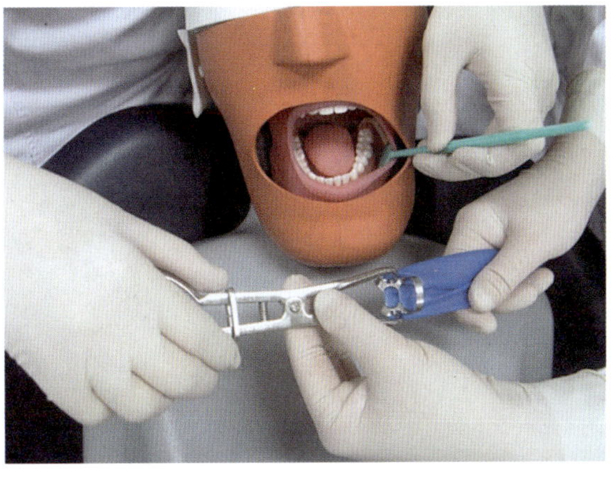

图 1-78　弓法：传递橡皮障夹钳

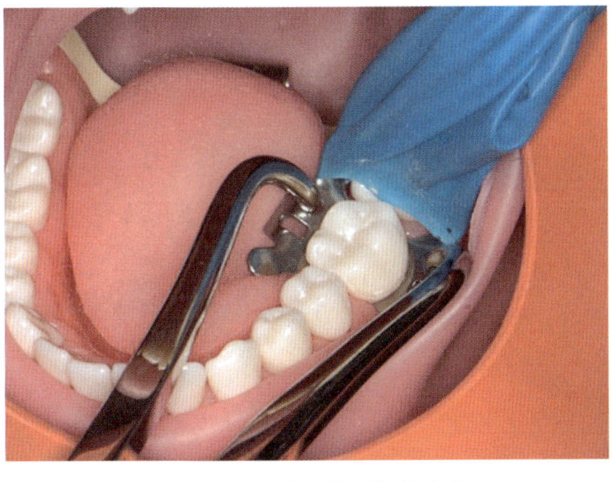

图 1-79　弓法：放置橡皮障夹

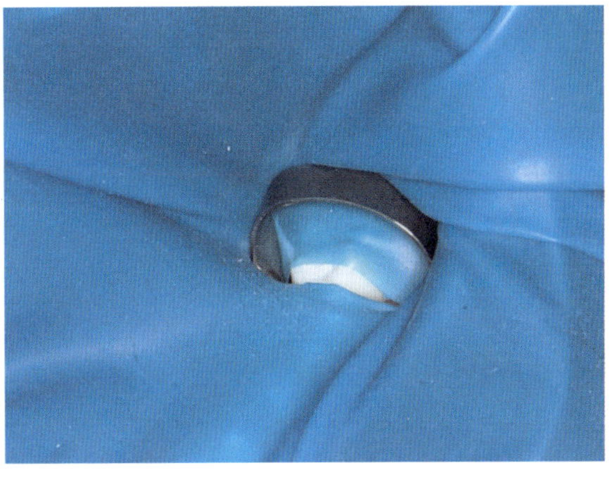

图 1-80　弓法：橡皮障夹初步就位

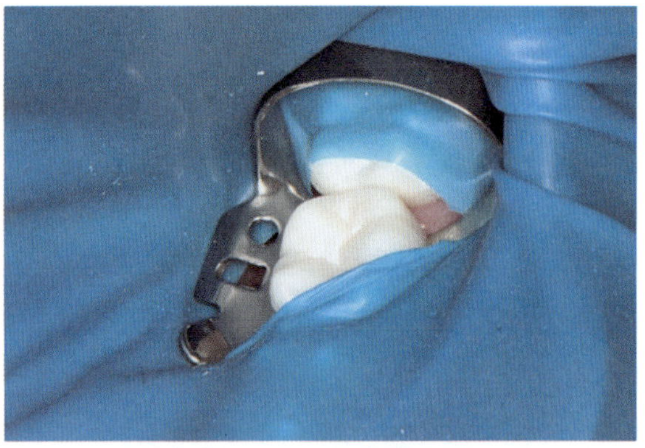

图 1-81 弓法：暴露橡皮障夹翼部

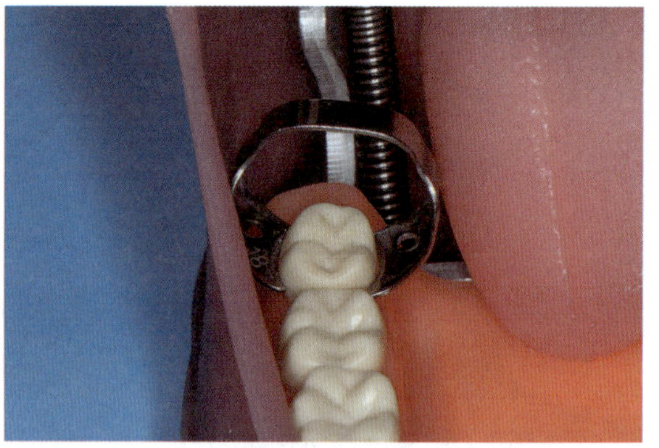

图 1-82 橡皮障夹优先法：直接安放橡皮障夹

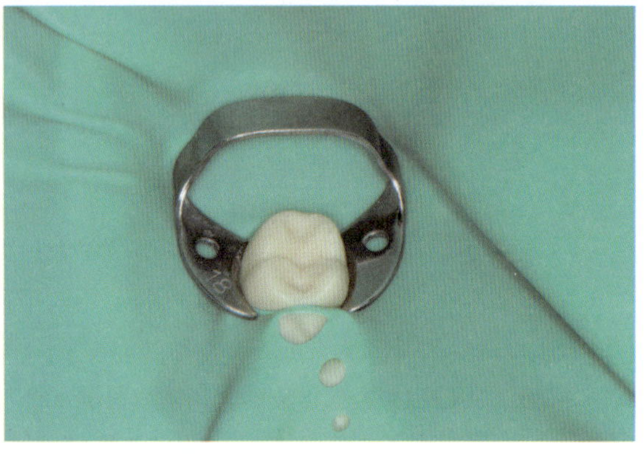

图 1-83 橡皮障夹优先法：牵拉橡皮布，暴露橡皮障夹

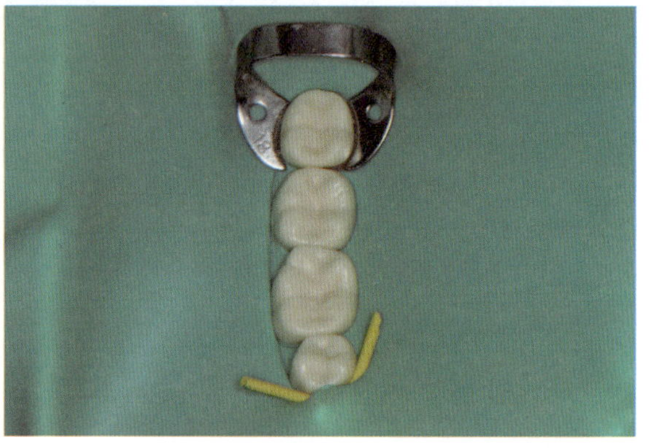

图 1-84 橡皮障夹优先法：暴露所有隔离牙并辅助固位

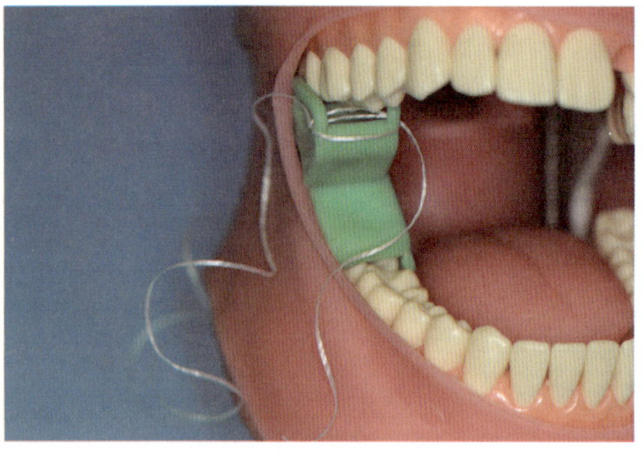

图 1-85 放置开口器

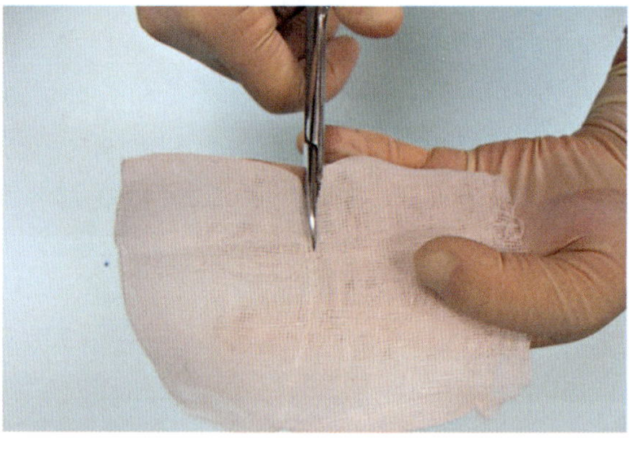

图 1-86 裁剪纱布

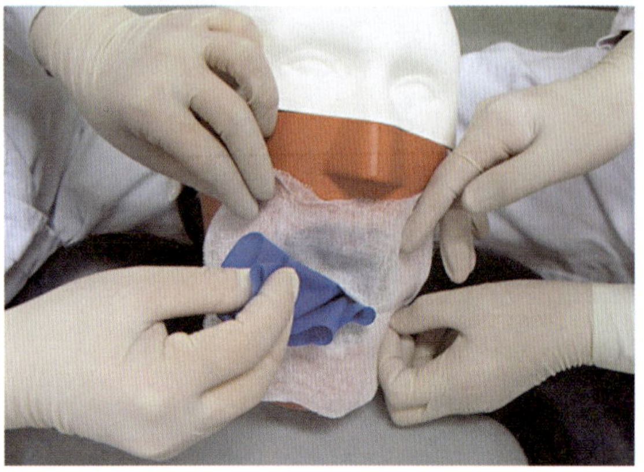

图 1-87 将纱布置于橡皮布下方

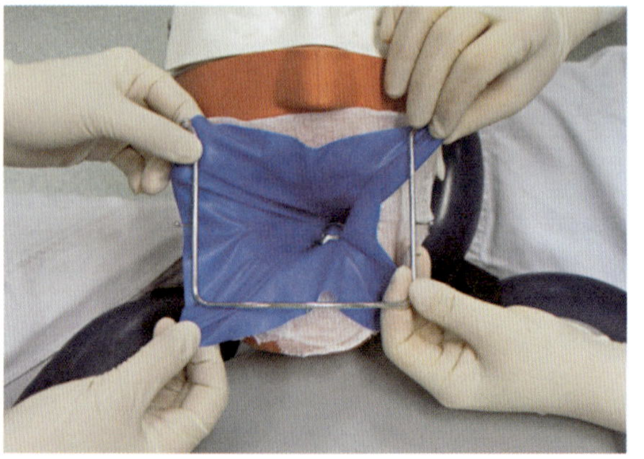

图 1-88 传递橡皮障支架

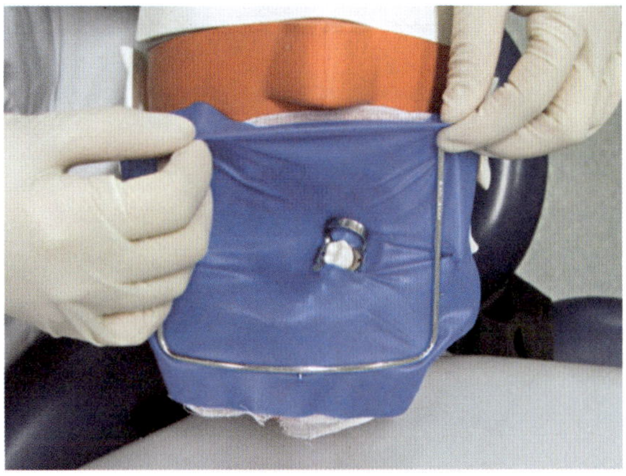

图 1-89　调整患者鼻部的橡皮布

## 二、棉卷隔离技术

在无法应用有效的橡皮障隔离技术时，可采用较为简便的棉卷隔离和吸唾器隔离技术。

棉卷隔离法由于操作简便、快速安全且不需要额外的器械而被临床广泛采用。棉卷一般比较柔软，被棉线包绕，方便塑形。但棉卷不能阻挡患者舌部；不能防止碎片掉入口腔或咽喉部；干棉卷放置一段时间后可能粘在口腔黏膜上，移动容易造成损伤；棉卷吸水有限，易饱和，需要经常更换。所以该方法仅适用于短时间的治疗操作，如一般检查、简单充填、冠粘接等。

**【棉卷的放置】**

消毒棉卷放在治疗牙的颊舌侧和唾液腺导管开口处，护士准备 1 ～ 2 个消毒棉卷递予医生，医生将棉卷放在适当的位置，可以用口镜压住舌侧的棉卷，另一只手在拉开口角的同时压住颊侧的棉卷，或者护士可以用吸唾器协助压住舌侧的棉卷。注意操作时动作轻柔，以防引起患者恶心、疼痛。儿童口底浅，护士可以协助医生用清洁的手指轻压棉卷，防止误吞。放置好的棉卷应既能有效隔湿，又不会轻易移动而影响治疗。在棉卷隔湿的过程中，护士应注意观察患者口内情况，有的患者唾液较多，护士一方面应及时吸唾，另一方面，如果发现棉卷浸湿应及时提醒医生更换，以免影响治疗效果。

**1. 上颌牙**　棉卷放在上颌前牙的唇侧（图 1-90）、上颌后牙颊侧的黏膜皱襞上（图 1-91）。

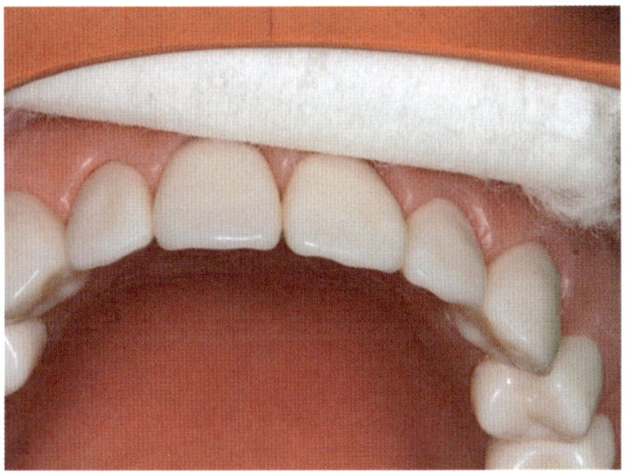

图 1-90　上颌前牙

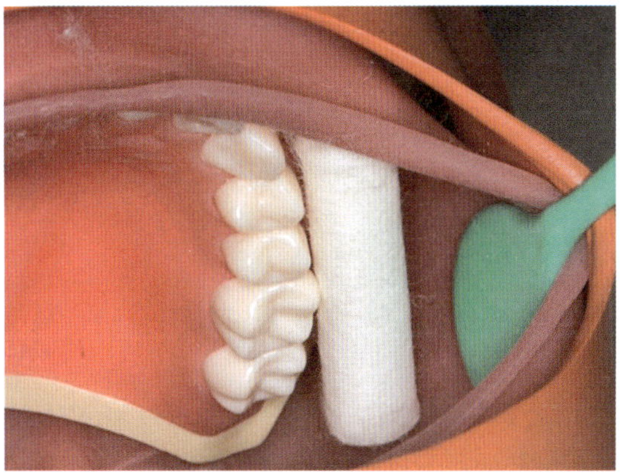

图 1-91　上颌后牙

**2. 下颌牙**　下颌由于舌的移动和唾液向下流动的趋势，棉卷隔湿比较困难。治疗下颌后牙时，棉卷既要放在颊黏膜皱襞上，也要放在舌侧口底（图 1-92）。治疗下颌前牙时，可在患牙唇舌侧各放一个棉卷，

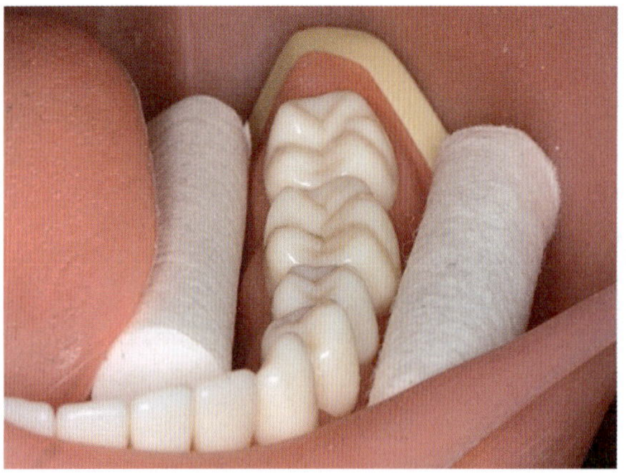

图 1-92　下颌后牙

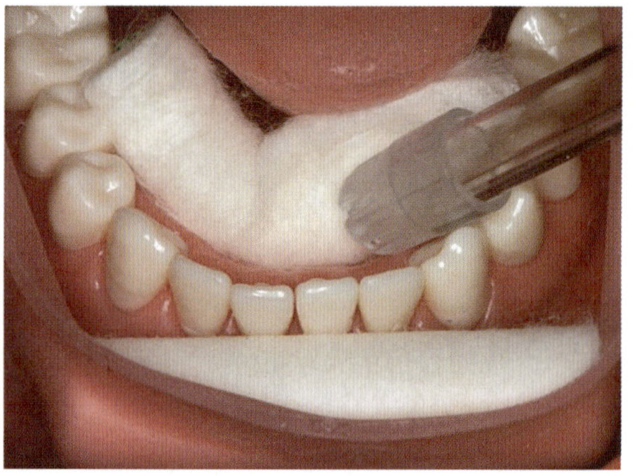

图 1-93　下颌前牙

同时使用吸唾器辅助隔湿（图 1-93）。

【棉卷的取出】

使用镊子夹出棉卷，或直接用手取出。如果患者唾液分泌相对较少，棉卷较干，可用三用枪在棉卷上喷水将其浸湿后取出，以防损伤黏膜。

（胡菁颖　马桂娟　黄燃丽）

## 第八节　口腔四手操作技术

在口腔治疗的全过程中，医生、护士采取舒适的坐位，患者采取放松的仰卧位，医护双人四手同时在口腔治疗中完成各种操作，平稳而迅速地传递所用器械及材料，即四手操作技术。

口腔四手操作技术的目的是通过医生和护士之间的流畅、高效率的配合，增加患者的舒适度，提供高质量的护理，减少诊疗所需的时间，最大限度地降低医护的压力和疲劳。

规范的四手操作使医护双方在轻松、舒适的状态下，高效、迅速、准确地完成治疗，大大提高了工作效率。

### 一、四手操作技术对基本设施的要求

#### （一）诊疗区域设计合理

诊疗区域应设计合理，有足够的空间容纳诊疗设备，为诊疗活动提供最大的便利（图 1-94）。

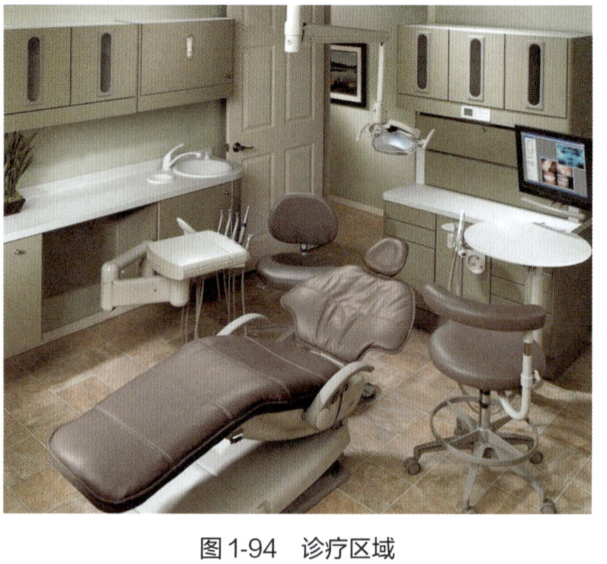

图 1-94　诊疗区域

#### （二）诊疗设备配备合理

合理配备诊疗设备，尤其是口腔综合治疗椅和医护座椅。

**1. 口腔综合治疗椅**　是口腔诊疗工作的基本设备，适合医护双方四手操作的口腔综合治疗椅在设计上有更高的要求（图 1-95）。

平卧位是人体最稳定和自然的体位，口腔综合治疗椅的长与宽应由人体自然解剖决定，因为涉及

人体体重的支点部位，所以要加一定厚度的软垫。椅座面、靠背面的机械曲度与人体生理性弯曲应尽可能一致，使患者背部、坐骨及四肢都有比较安全的支托，身体各部分的肌肉和关节均处于自然松弛状态。口腔综合治疗椅上的头托可向上、下、前、后方向移动，椅面硬软度应适宜，可以灵活调节头托、靠背和椅面。

**2. 医护座椅**　应能灵活地上下调节，软硬度适当，可使操作者臀部完全得到支持，小腿和足有一定安放空间，有利于操作者更换体位。医生座椅的高度以使医生大腿与地面平行、下肢自然下垂为宜，有大的椅座及靠背支撑腰椎（图 1-96）。护士座椅较医生座椅稍高，带有可放脚的底盘，椅背有一可旋转的扶手，护士可利用护士椅的弯形扶手承托上躯达到平衡（图 1-97）。

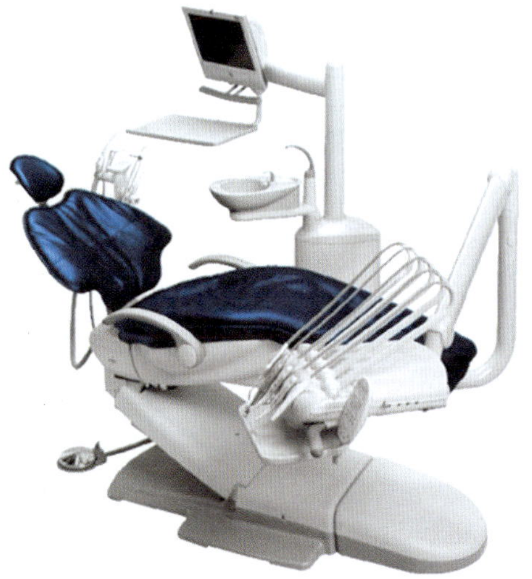

图 1-95　口腔综合治疗椅

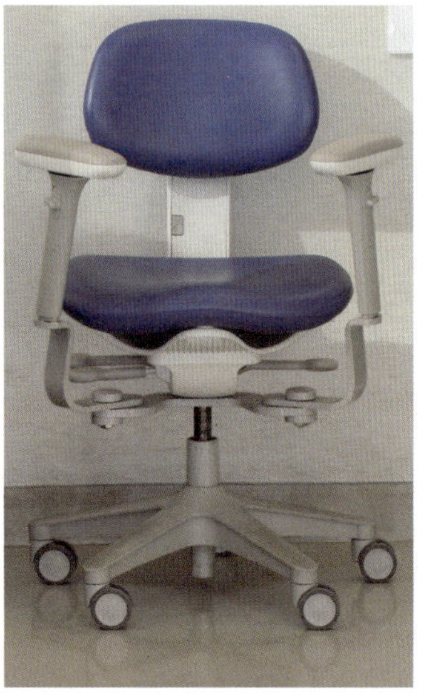

图 1-96　医生座椅

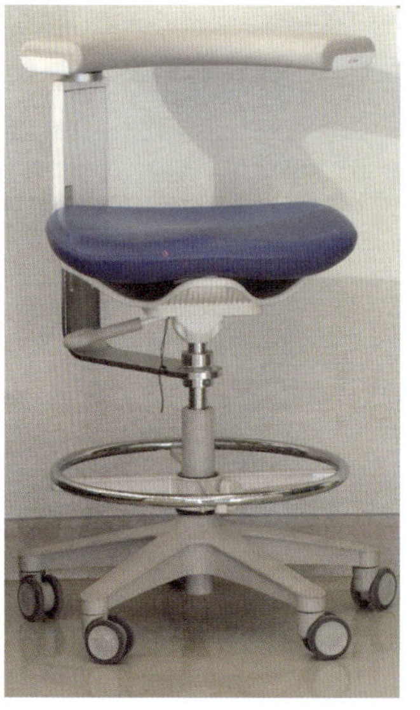

图 1-97　护士座椅

**3. 护士侧治疗台**　应可灵活移动，台面及各层抽屉都可放置口腔治疗所需物品。诊疗过程中，护士根据不同的治疗操作备齐所有用物，并且按照使用的先后顺序依次摆放在护士侧治疗台台面上，以便顺利地取放（图 1-98）。

**4. 治疗灯**　通过照明观察口内情况（图 1-99）。护士移动治疗灯的手柄调节治疗灯的位置，一般对准患者下颌，距离为 64 ～ 76cm，大约一臂之隔。移动时应由患者腹部逐渐上移至口腔，避免开灯时光线照射患者眼睛。

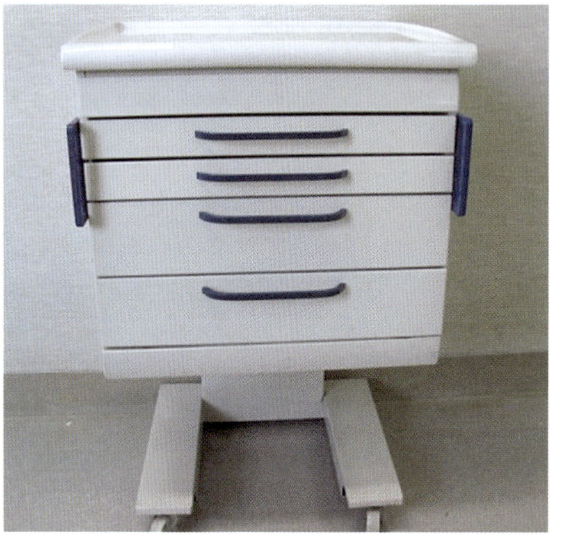

图 1-98　护士侧治疗台

**5. 三用枪**　是口腔诊疗设备的重要组成部分，在口腔治疗的整个过程中，三用枪可以洗净、干燥、冷却牙体组织，牵拉口角及推压口腔内软组织。临床中使用有三种方法：水、气、水气混合（图 1-100）。治疗上颌牙时，水气混合使用可以洗净牙体组织及口镜上的碎屑、血液等，并进行干燥，以保持视野清晰。

**6. 口镜**　医生左手的拇指、中指、示指握笔式握持口镜（图 1-101）。在治疗操作中无法直视的情况下将灯光直接打在口镜上，注意口镜的平面与患牙的工作面保持平行（图 1-102）。医生通过观察口镜中反射的患牙影像，进行治疗（图 1-103）。口镜还可以牵拉口腔软组织，以获得更好的视野（图 1-104）。

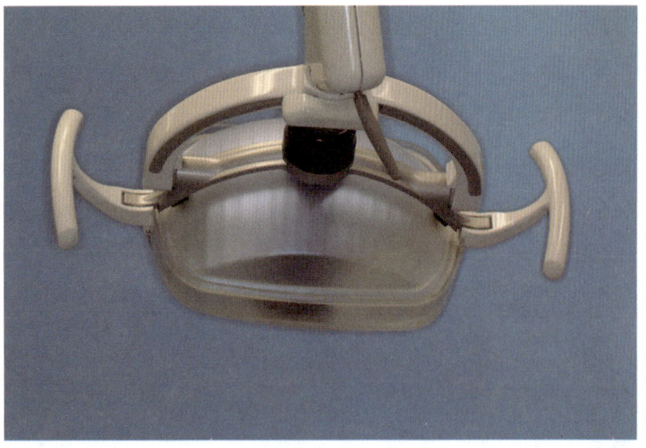

图 1-99 治疗灯

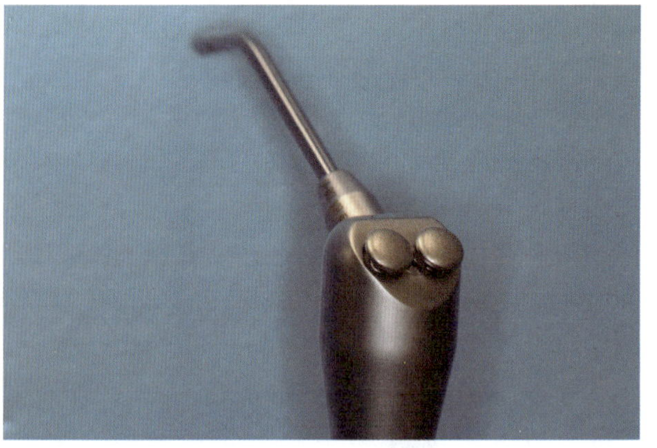

图 1-100 三用枪

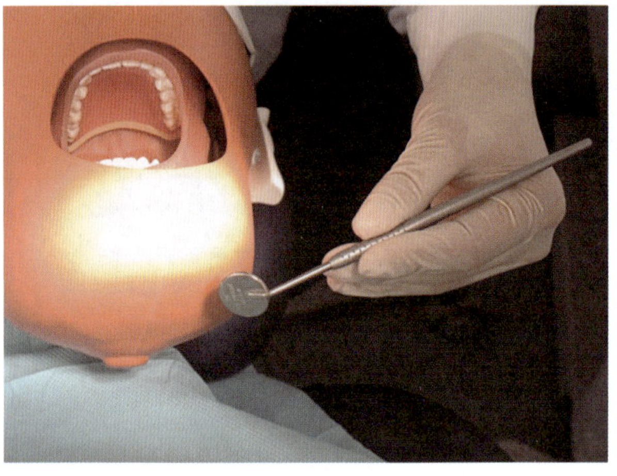

图 1-101 左手握持口镜

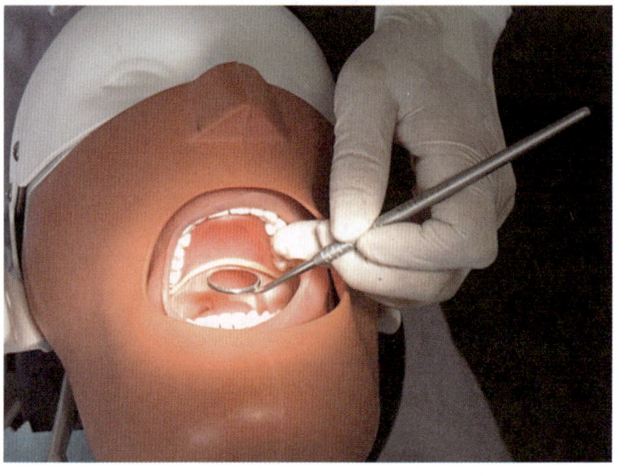

图 1-102 口镜平面与患牙工作面平行

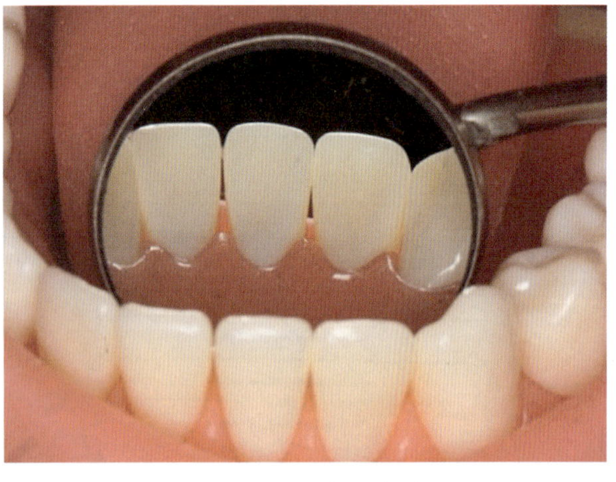

图 1-103 口镜反射影像

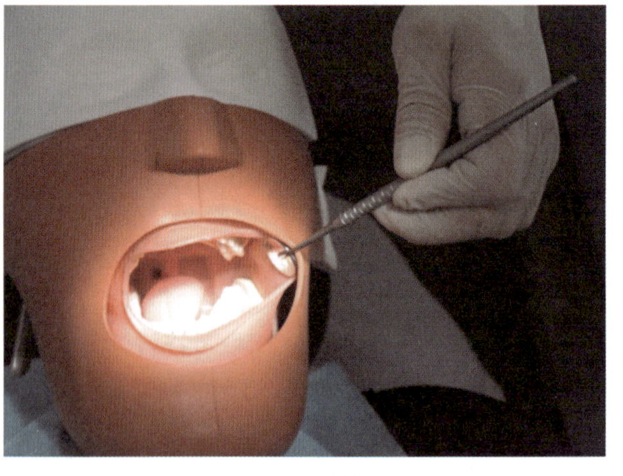

图 1-104 牵拉软组织

## 二、四手操作技术对医、护、患的体位要求

### (一)医、护、患的体位

固有感觉诱导(proprioceptive deriration,PD)理论的核心观点是“以人为中心,以零为概念,以感觉为基础”。根据 PD 理论规范医护操作姿势,降低劳动强度,规范患者的诊治体位,以便在治疗中保持舒适

的姿势。

**1. 医生的体位**　医生整体位置的移动主要由操作点决定，保证医生的用力点与作业面相互垂直，以达到较好的操作效果。坐骨粗隆与股骨粗隆连线呈水平位，脚平放在地面上，不可交叉，大腿几乎与地面平行，或膝盖略低于臀部，身体长轴平直，不牵拉，背部挺直，上臂垂直，肘部尽量靠近躯体，患者口腔与术者肘部同高。肩膀放松，头部微向前倾，视线向下，两眼瞳孔的连线呈水平位，双手位于心脏水平。术者眼睛与患者口腔距离为 36 ～ 46cm，术者眼睛、患者口腔的连线与纵轴垂直线成 20° ～ 30°（图 1-105）。

**2. 护士的体位**　护士应面对医生，座椅比医生椅高 10 ～ 15cm，可提供更好的视野，有利于护士传送治疗工具及协助吸唾（图 1-106）。座椅扶手位于肋下区，调整腹杆以支持背部或腹部，维持舒适的平衡工作位置（图 1-107）。护士应把双脚放置于底盘，以保持大腿大动脉血液循环畅顺（图 1-108）。护士与患者平行而坐，臀部靠贴患者肩膀，面向护士侧治疗台以便存取治疗工具。这样两侧的治疗台都在护士的视线和触及范围内。

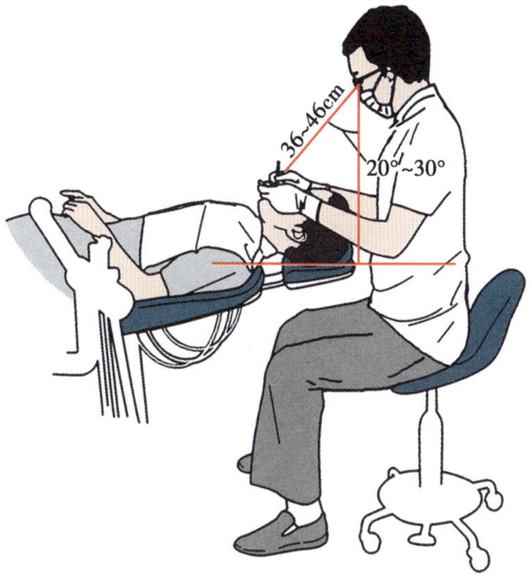

图 1-105　医生的体位

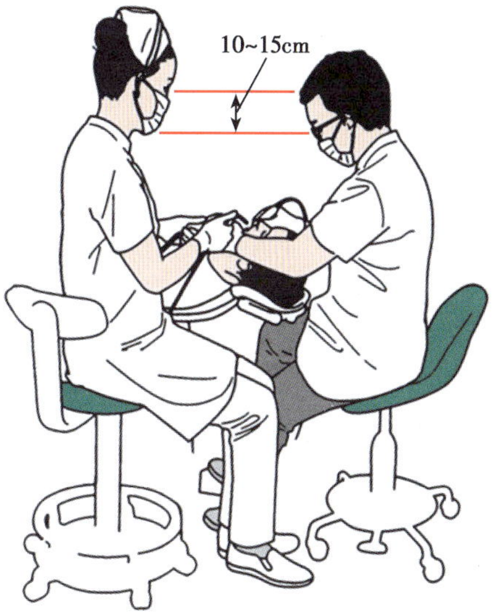

图 1-106　医护体位

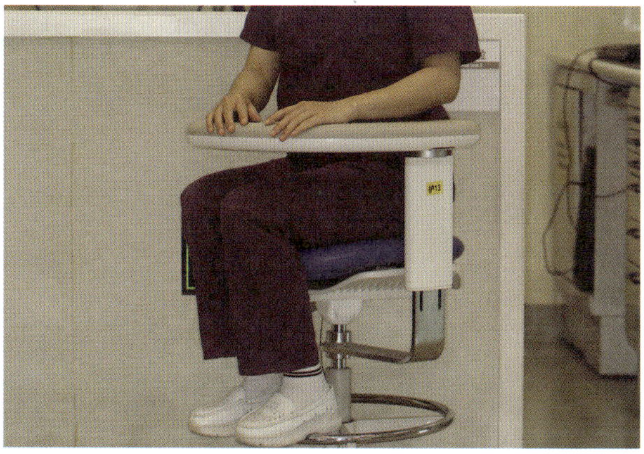
图 1-107　护士体位

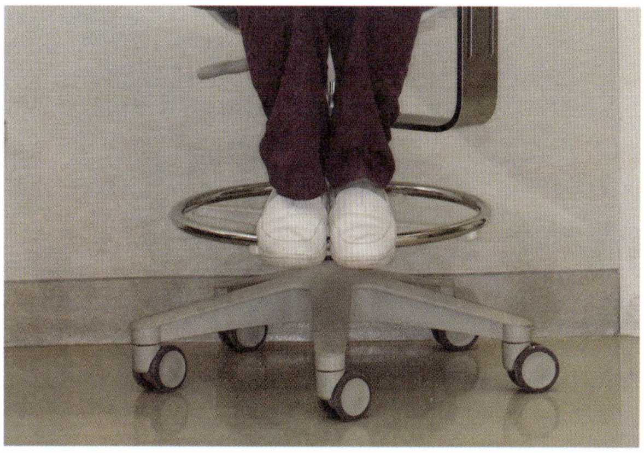
图 1-108　护士体位（脚部）

**3. 患者的体位**　患者需要随诊疗部位的改变进行位置调整，一般头部左右转动的幅度不应超过 45°，以防止医生的手指、腕和肘部出现较大幅度的变化或处于强制状态。根据诊疗内容的不同，适当调整口腔综合治疗椅的高度，使患者整体移动，以保持医生始终处于最佳操作位置，减少医生的能量消耗，使医生与护士在平衡姿势下协同工作，提高工作效率。

（1）仰卧位：放低口腔综合治疗椅的靠背，直至患者的身体基本放平。因为口腔综合治疗椅的外形轮廓，患者看起来并不是平的，头和膝盖近似平齐。口腔综合治疗椅靠背一般呈水平位或抬高7° ～ 15° ，脊柱完全放松，头部位置舒适。当医生的头部和眼睛向前倾斜时，患者的口腔应在医生眼睛的下方，患者的上颌平面平行于医生的身体，下颌平面与医生的面部相对，头部与心脏平位，下肢完全放松，头部必须靠于头托端部。大多数的口腔科治疗都采用这种椅位（图 1-109、图 1-110）。

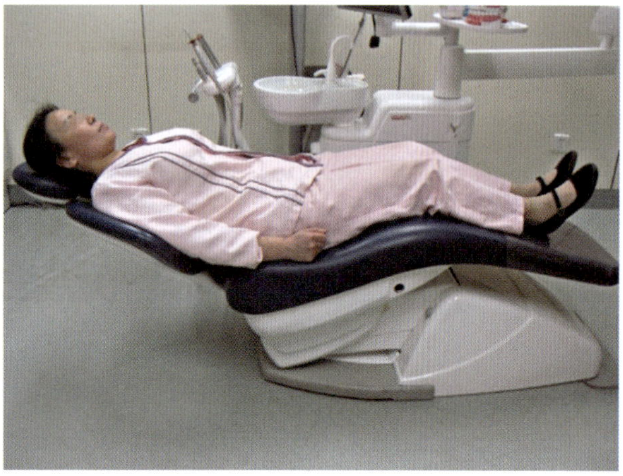

图 1-109　患者仰卧位（整体）

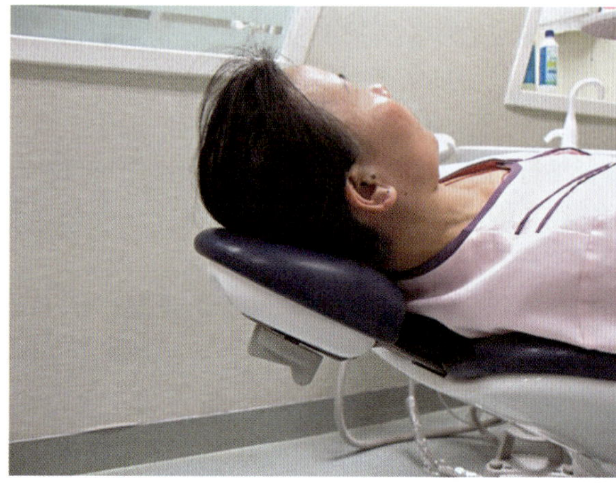

图 1-110　患者仰卧位（局部）

（2）垂直位：椅背垂直成 90° ，适用于患者诊疗前、诊疗结束后，拍摄照片、制取印模等（图 1-111）。

（3）过仰位：患者的头实际上低于脚，建议在紧急情况下患者丧失意识时使用，是急救体位。

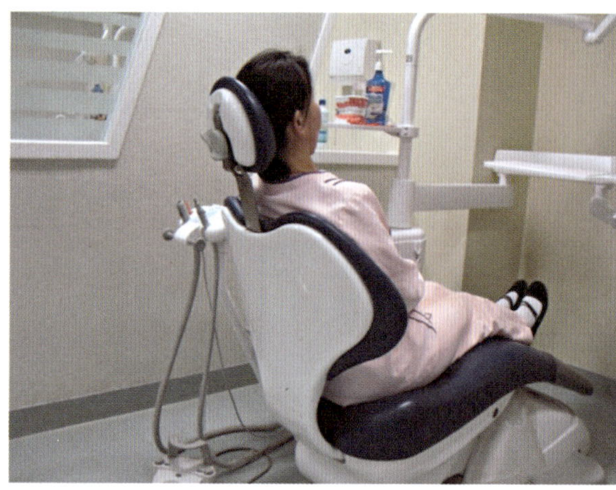

图 1-111　患者垂直位

### （二）身体动作分级

第一级：只涉及手指的动作。

第二级：涉及手指、手腕的动作。

第三级：涉及手指、手腕及手肘的动作。

第四级：涉及手指、手腕、手肘及手臂的动作。

第五级：涉及上身的转动动作。

动作分级的意义：如果医生、护士在提供治疗的过程中只涉及第一级、第二级动作，就更容易集中精神工作，长时间工作也不会感觉疲惫，治疗效率也明显提高，更重要的是大幅减少身体肌肉损伤的机会。原则上医护人员在治疗的过程中应尽量减少或避免第四级、第五级动作。

### （三）医、护、患的位置关系

尽管治疗区域在设计、类型、器械的摆放上有明显差别，但都应遵守四手操作的基本原则。在实施四手操作技术时，医生、护士有各自互不干扰的工作区域，以保证通畅的工作线路和密切的相互配合。正确的就座位置能够保证：医生接近术区；医生和护士舒适，并有良好的视野；患者相对安全舒适。

治疗区域的使用遵从“时钟概念”，这是区分口腔科团队工作区域的最好方式。为了更好地说明医生、护士及设备与患者之间的位置关系，我们将医生、护士、患者的位置关系假想成一个钟面，以患者的脸为中心，患者的头顶部在 12 点方向的位置，表面分割为四个区域。操作区域的时钟分区可根据医生是左利手还是右利手进行调整（图 1-112、图 1-113），本书不作特殊说明的前提下均指右利手。

**1. 医生工作区**　位于时钟 7 点～ 12 点（左利手为 12 点～ 5 点）方向范围。上颌操作多选 10 点～ 12 点方向范围，右侧下颌操作多选 7 点～ 9 点方向范围，左侧下颌 10 点～ 11 点方向范围。此区不

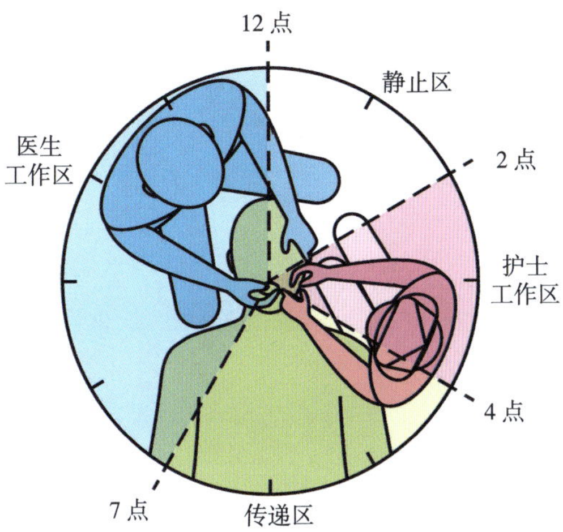


图 1-112　右利手四手操作时钟分区

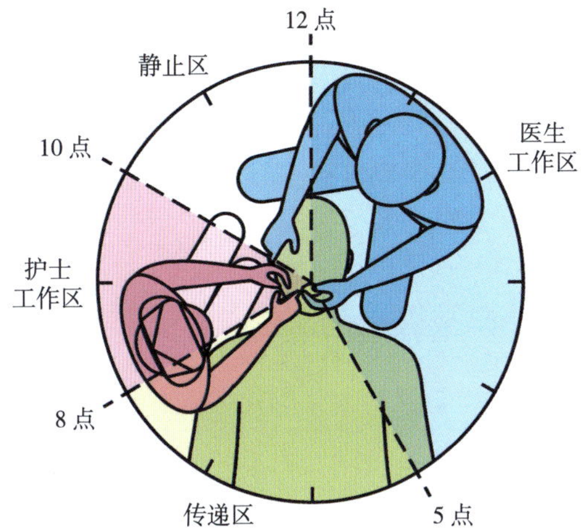


图 1-113　左利手四手操作时钟分区

能放置物品，如柜子等。

**2. 静止区**　位于时钟 12 点～ 2 点（左利手为 10 点～ 12 点）方向范围。此区可放置相对固定的设备，如护士治疗车等。

**3. 护士工作区**　位于时钟 2 点～ 4 点方向范围，通常多选时钟 3 点（左利手为 8 点～ 10 点）方向。此区不能放置物品，这样护士既可以接近传递区，又可通往安放治疗车的静止区。

**4. 传递区**　位于时钟 4 点～ 7 点（左利手为 5 点～ 8 点）方向范围，患者胸部正上方。此区为传递器械和材料的区域。

## 三、器械的传递与交换

### （一）四手操作技术基本原则

**1. 节力原则**　指在治疗操作中，护士使用最小的体力达到最大的工作效率。如准备用物时，将一个区域的物品准备齐全后，再从另外区域拿取其他物品，以减少不必要的走动。

**2. 安全原则**　保证患者安全的同时，注意医护人员的防护。

**3. 身体动作分级原则**　配合时尽量使用最小运动量，只包括手指、腕部、肘部的动作。

**4. 器械传递的基本原则**

（1）器械的传递和交换发生在传递区，即时钟 4 点～ 7 点方向范围，位置不可过高，避开面部，在患者胸前传递。

（2）护士必须熟悉诊疗过程，了解诊疗的先后次序，预先准备好下一步需要的器械。

（3）护士使用左手传递器械、材料，右手吸唾，或准备下一步用的器械、材料。

（4）传递器械时护士握持非工作端，并施加一定的力传递，以使医生能方便、稳固地抓握手柄部。

（5）传递器械时除要注意牙的位置外，还要注意使用方向，也就是医生接过器械后无须调整，直接把器械的工作端（器械进入患者口内的区域为工作端，相反，不进入患者口内的区域为非工作端）面向医生操作的牙面或牙弓传递。

**5. 器械交换的基本原则**　器械的交换应平行进行，保证无污染，无碰撞。

### （二）口腔器械的传递与交换

**1. 器械的传递方法**　临床上常用的器械传递法有握笔式传递法、掌拇握式传递法（图 1-114、图 1-115）。最常用的方法为握笔式传递法，即护士以左手的拇指、示指、中指握持器械的非工作端传递器械，医生拇指和示指以握笔式方式接过器械。

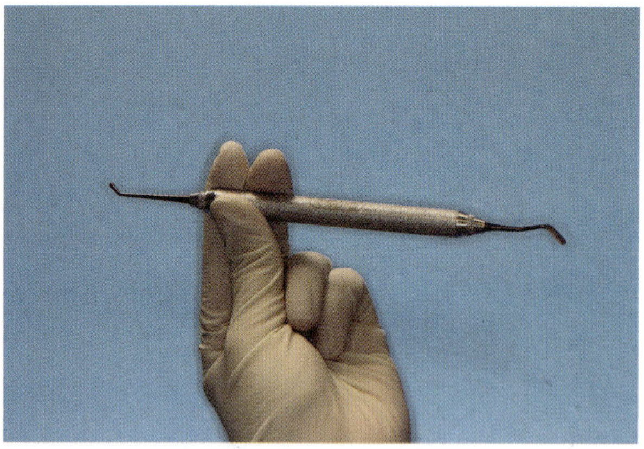

图 1-114　握笔式传递法

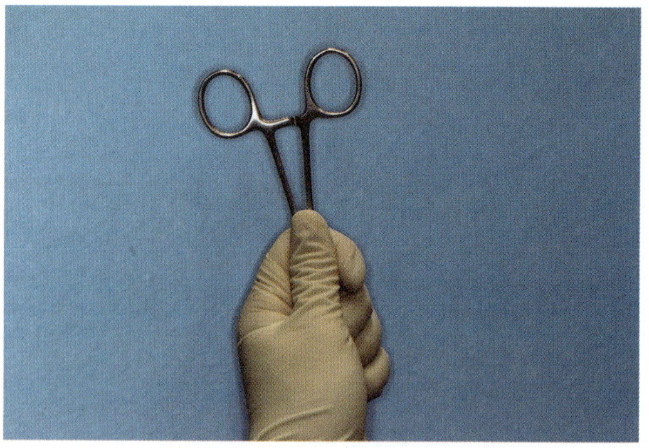

图 1-115　掌拇握式传递法

**2. 器械的交换方法**　临床上常用的器械交换法有平行器械交换法、双手器械交换法和旋转器械交换法。

（1）平行器械交换法：最常用的方法，即护士以左手拇指、示指及中指从治疗盘中取出下一步需要使用的器械，握持住非工作端，环指与小指向内缩，以防被器械刺伤（图 1-116）。在传递区域传递，确保此器械与医生手中待交换的器械平行，用左手的小指和 / 或环指接过医生使用后的器械，将其勾回手掌中（图 1-117），再递送下一步所需器械至医生手中（图 1-118），将使用过的器械放回原处（图 1-119）。在治疗中医生需要关注患者的口腔范围，所以右手在传递区域时，不需要看着传递过程，一般使用拇指、示指、中指接受或传递器械即可。

（2）双手器械交换法：护士左右手同时使用，传递不同器械至医生双手中，如治疗开始，医生要检查牙齿，护士左手传递探针，右手传递口镜，双手置于患者口腔两侧同时传递（图 1-120）。另外，对于不便单手同时抓握的器械，也可双手传递，如护士可以左手接过医生递过来的剪刀，右手用拇指、示指、中指握持尖钳关节处进行传递（图 1-121）。

（3）旋转器械交换法：护士左手环指和小指接回器械后，自行在手中旋转 180° 或 360°，调整好器械的工作端，准备再次递给医生使用。因其对操作技术要求较高，在临床中使用较少。操作过程中注意防止器械掉落，误伤患者。

**3. 不同种类常用器械的传递方法**

（1）轴节类器械：如钳子、剪刀、止血钳这种有开端和闭合端的器械，传递时把关节打开，手握持近工作端、近关节的柄部而不接触工作端，直接把柄部放在医生的手掌中或套在手指上（图 1-122 ～图 1-125）。

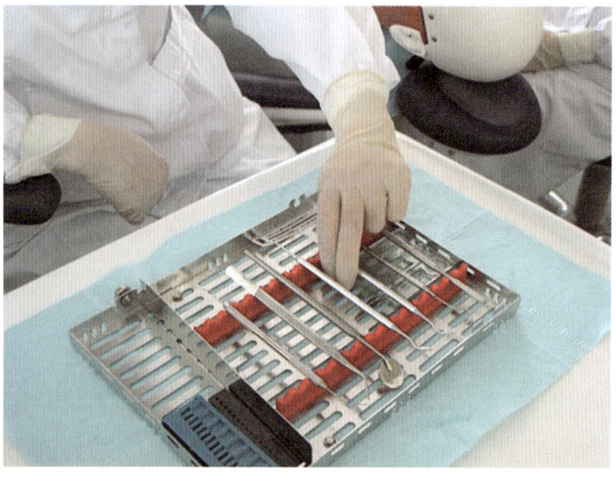

图 1-116　取出器械

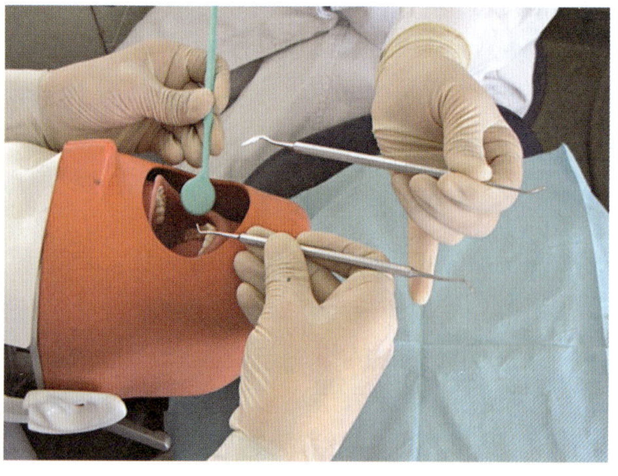

图 1-117　接回使用过的器械

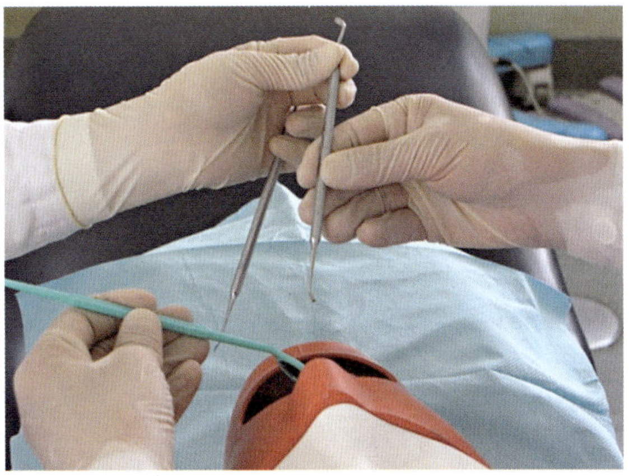

图 1-118　传递下一步所需器械

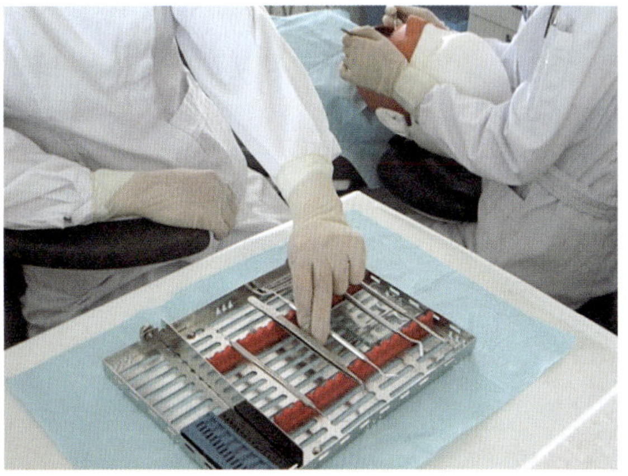

图 1-119　放回器械

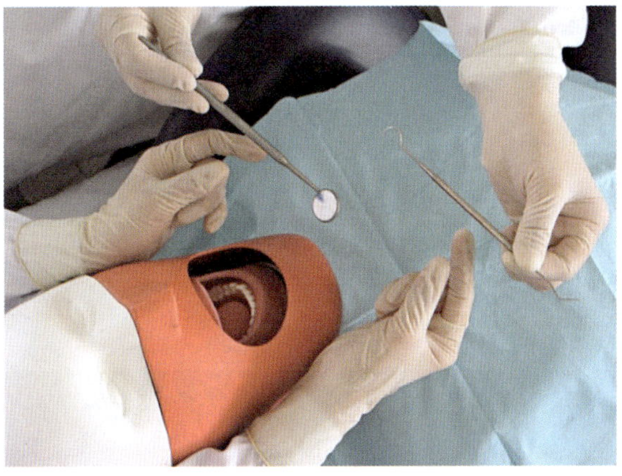

图 1-120　双手传递探针、口镜

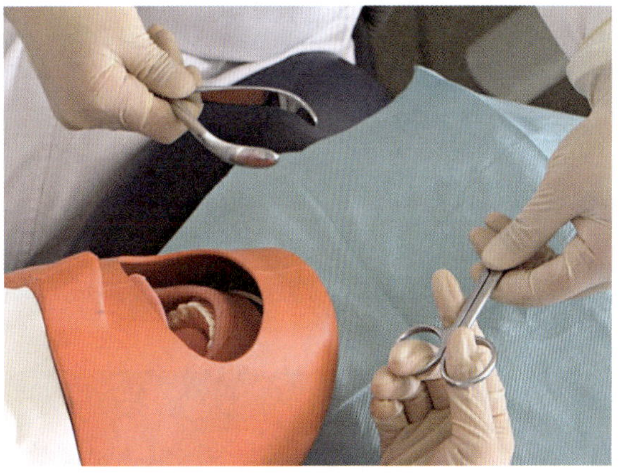

图 1-121　双手传递剪刀、尖钳

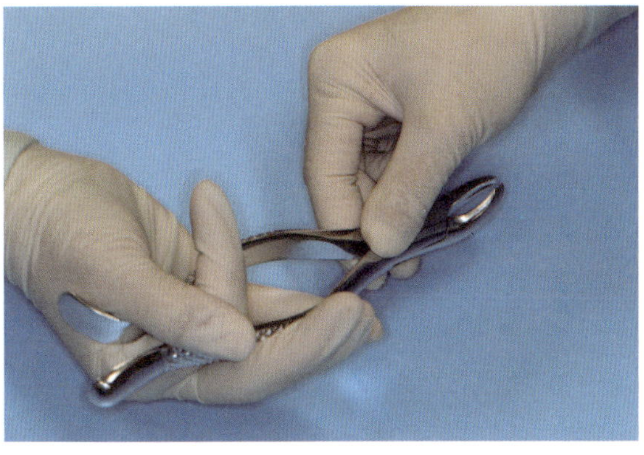

图 1-122　传递上颌拔牙钳

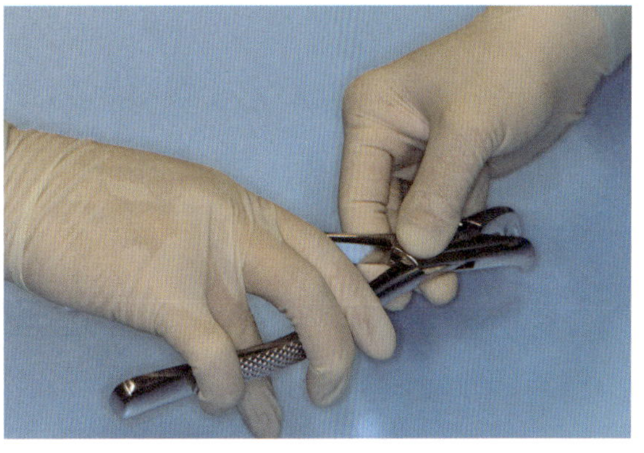

图 1-123　传递下颌拔牙钳

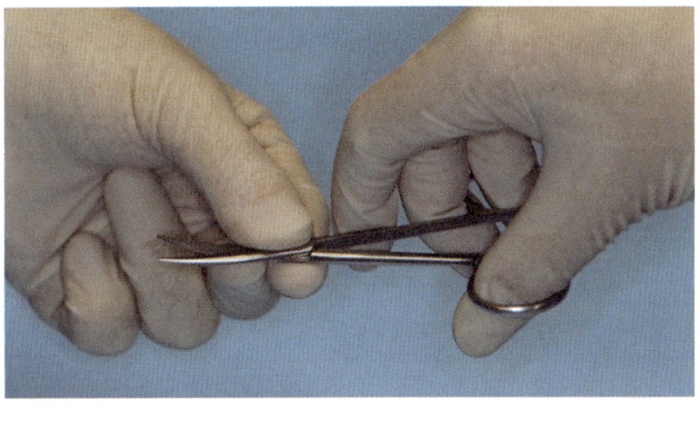

图 1-124　传递剪刀

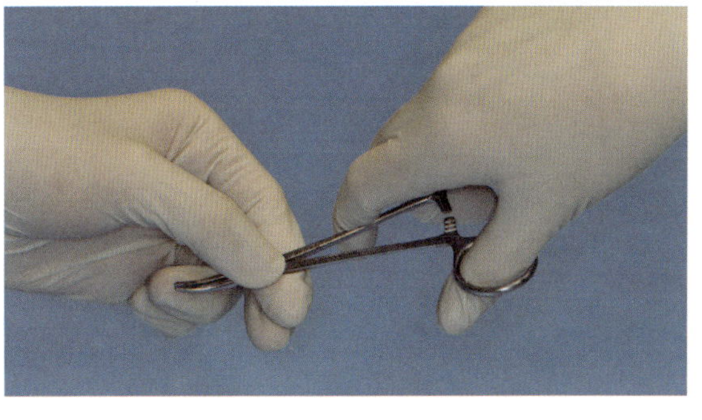

图 1-125　传递止血钳

（2）带利刃的器械：如刀柄等，护士手持工作端，刀刃的方向背向手心，医生握持住后，护士及时松手，即使医生动作很快，将刀柄从护士手中抽出，刀刃背向手心也不会划伤护士的手。医生使用完毕后，也应手握工作端，将刀柄递予护士手中（图 1-126、图 1-127）。

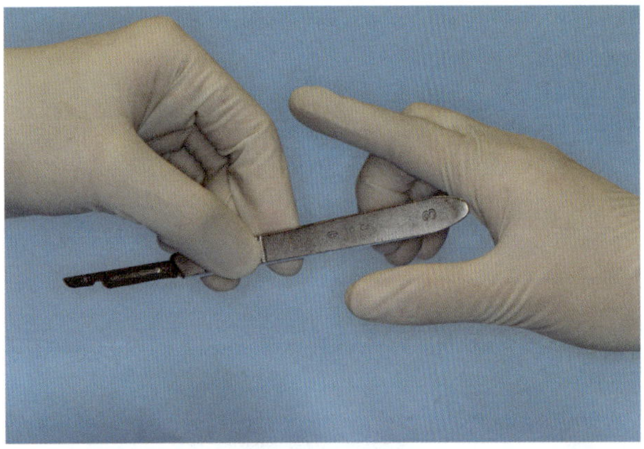

图 1-126　传递刀柄

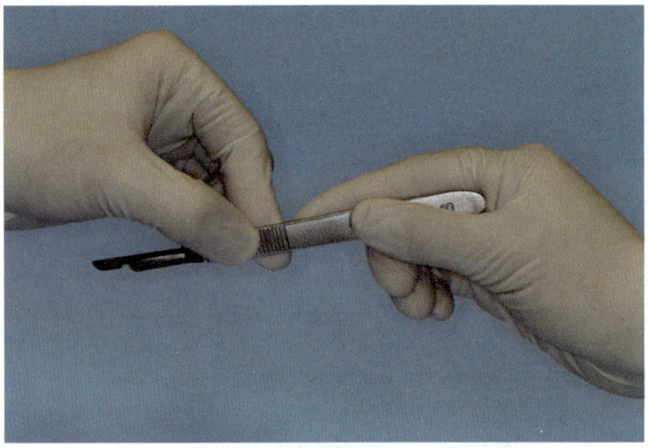

图 1-127　传递刀柄

（3）镊子：用普通镊子传递小物品时需要对单手传递技术作一定的调整，护士左手持镊子的前端夹紧物品传递，并保证不污染所夹持的物品（图 1-128、图 1-129）。如为锁镊，传递时将镊子的末端锁紧以防物品掉落，护士左手可以握持锁镊的前端或末端（图 1-130、图 1-131）。

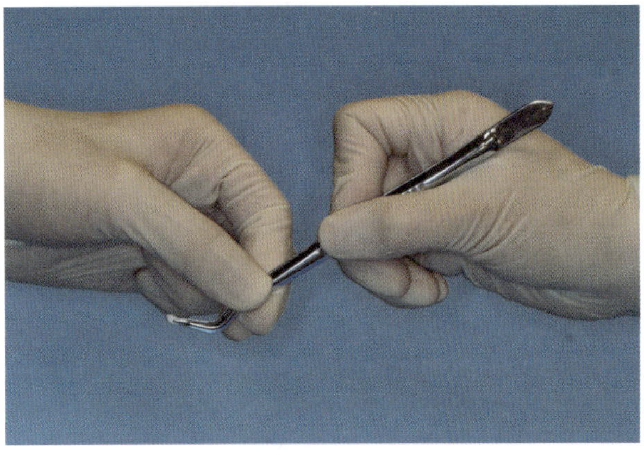

图 1-128　传递普通镊子（患牙在上颌）

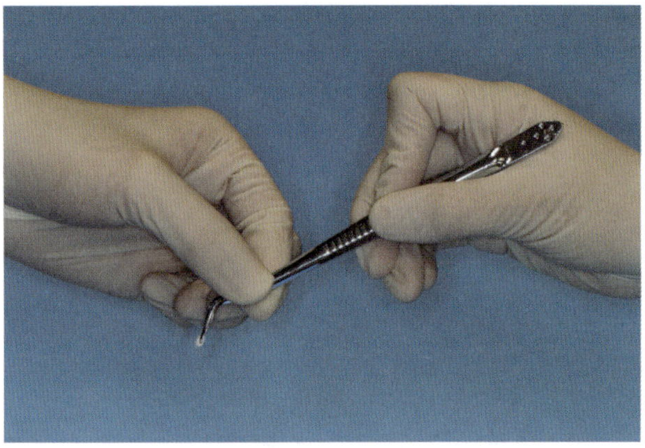

图 1-129　传递普通镊子（患牙在下颌）

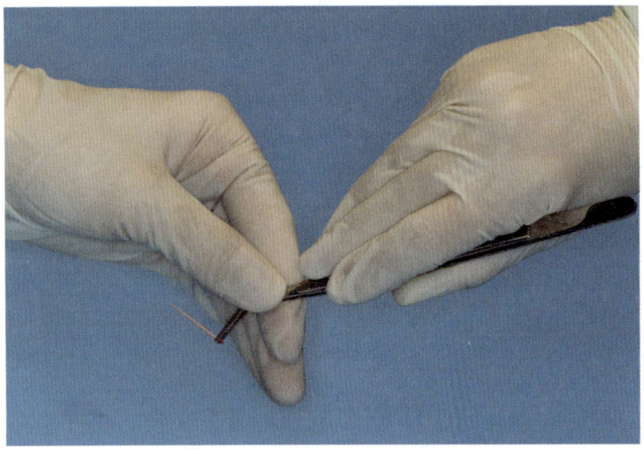

图 1-130　握持前端传递锁镊

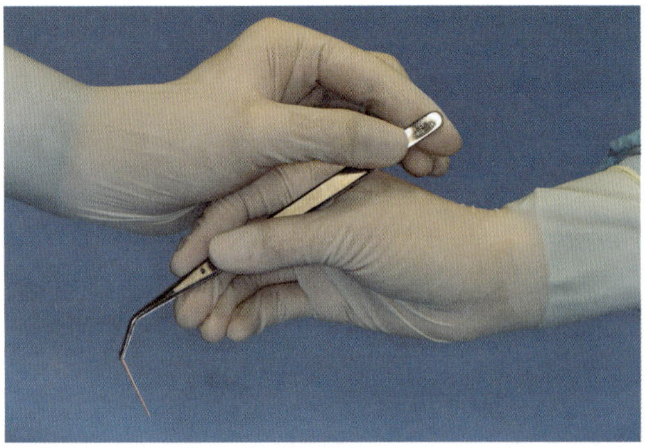

图 1-131　握持末端传递锁镊

（4）单工作端器械：如磨光器，直接握持非工作端传递。而牙挺则是护士左手拇指、示指、中指握持近工作端的柄部，直接将柄部传递到医生手中（图 1-132、图 1-133）。

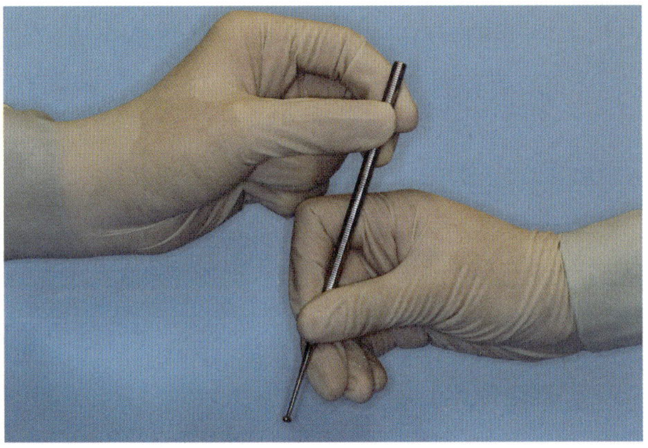

图 1-132　传递磨光器

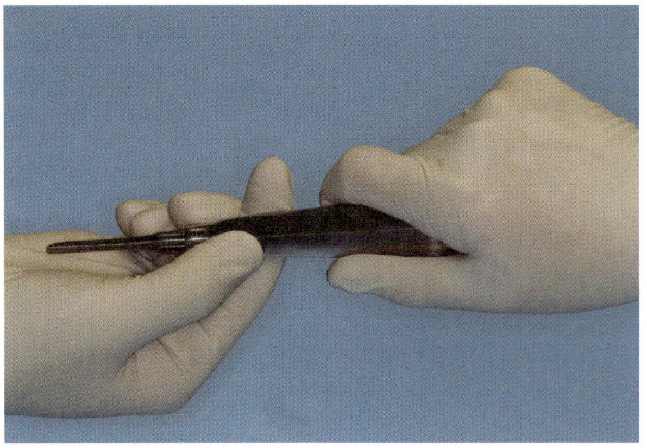

图 1-133　传递牙挺

（5）双工作端器械：如水门汀充填器，在熟悉治疗过程的前提下，准确分析下一步要使用的工作端，手持非工作端，将器械放在医生右手拇指与示指的交界处（图 1-134）。

（6）带针帽的注射器：双手传递，一手拇指、示指握持注射器柄部，手掌和其余三指固定好针栓，另一手拇指、示指握持针帽，将注射器放在医生拇指与示指、中指之间，使医生弯曲两指能牢固地抓住注射器。医生握持注射器后，及时拔下针帽。注射完毕，收回注射器，用持针器夹持注射器针帽回套；如不使用持针器，则直接用针头找准针帽，单手回帽（图 1-135 ～图 1-138）。

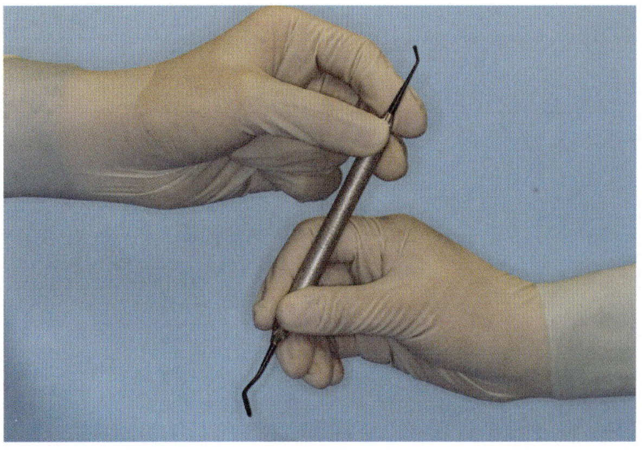

图 1-134　传递水门汀充填器

（7）小器械：如根管扩大锉，护士可将其插在棉卷或清洁台上，递予医生。使用完毕后，医生再插回清洁台或棉卷上（图 1-139、图 1-140）。

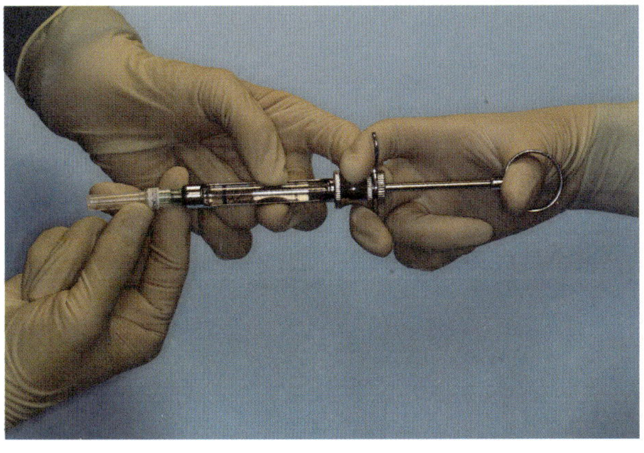

图 1-135　传递注射器

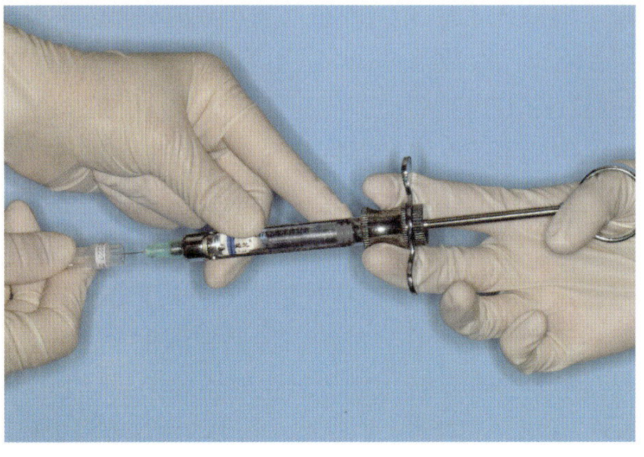

图 1-136　取下注射器针帽

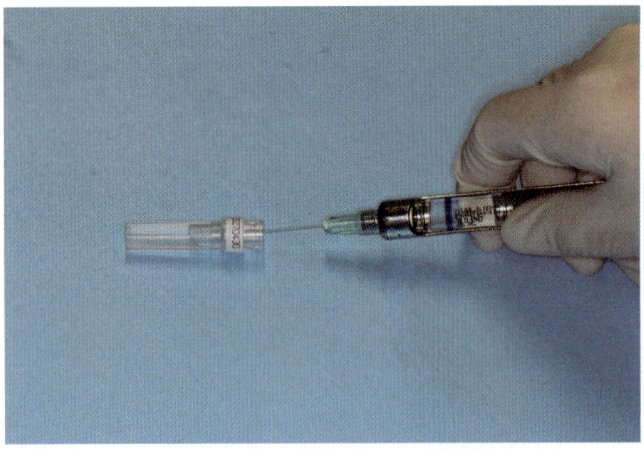

图 1-137　单手回套针帽

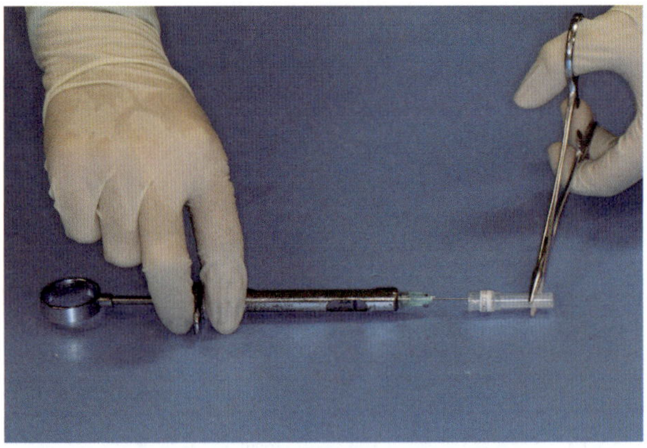

图 1-138　使用持针器回套针帽

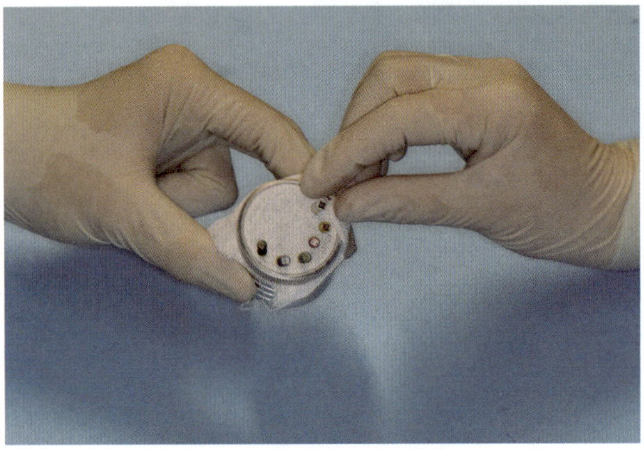

图 1-139　使用清洁台传递根管扩大锉

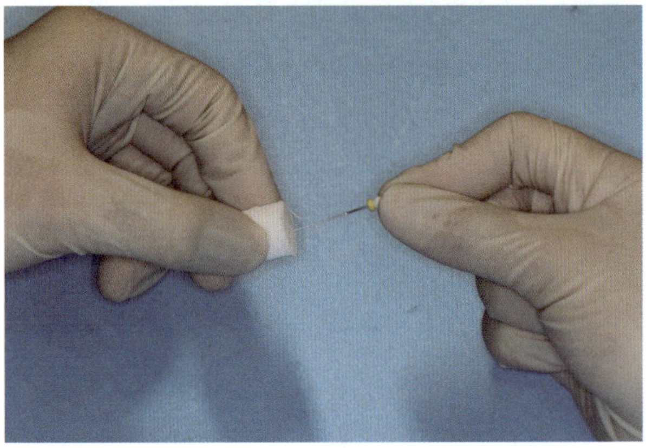

图 1-140　使用棉卷取回根管扩大锉

（8）粘接剂：小毛刷涂抹上粘接剂，传递给医生，传递时注意握持小毛刷的顶端，把柄部中间最稳固的地方留给医生（图 1-141）。

（9）小修复体：如传递上颌单冠，牙冠的组织面向上，护士手心向下，拇指、示指握牙冠的近远中向，医生手心向上，拇指、示指握持牙冠颊舌向直接将牙冠放入上颌位。传递下颌单冠时，护士将牙冠组织面向下，放入手心，医生自行拿取后就位（图 1-142、图 1-143）。

（10）托盘：护士握持托盘两侧牙弓，将短的柄部留给医生（图 1-144、图 1-145）。

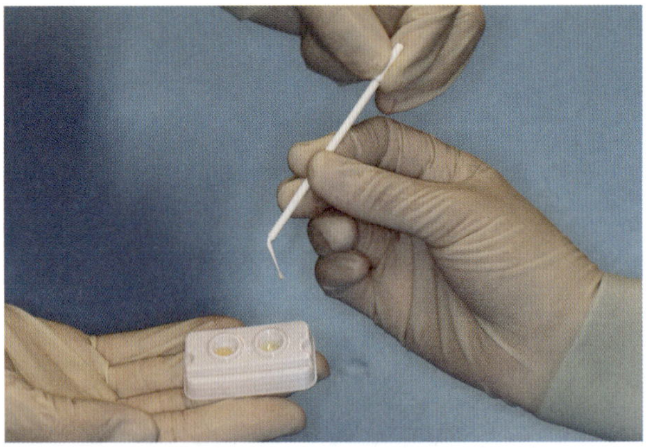

图 1-141　传递小毛刷

（11）管状材料：如树脂类材料等，直接传递到医生手中，使其右手示指、中指握住柄部，拇指顶住注射栓顶端。传递冲洗器时，护士左手传递，右手可握持一个小棉球，以及时吸取溢出的冲洗液，避免滴落，造成不必要的损伤。冲洗器传递到医生手中，使其右手示指顶住冲洗器头部，其余四指固定柄部。传递时，注意方向，治疗上颌牙时注射器的尖端向上，下颌牙时向下（图 1-146、图 1-147）。

（12）牙科手机：护士握持牙科手机柄部前端，避免污染钻针，将牙科手机柄部与尾管连接处留给医生，医生接过后，护士及时松开手指，避免被钻针划伤（图 1-148）。

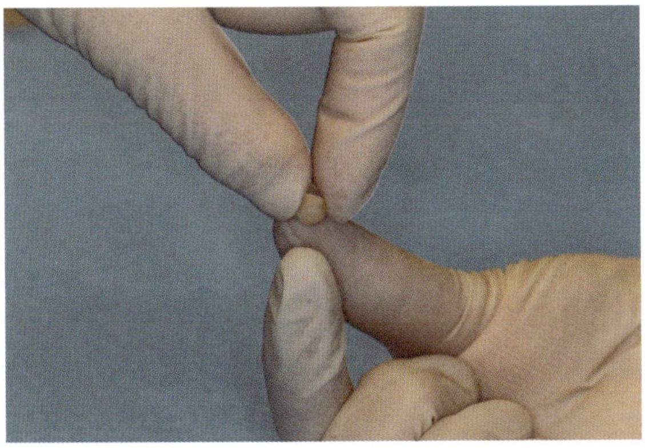

图 1-142 传递上颌单冠

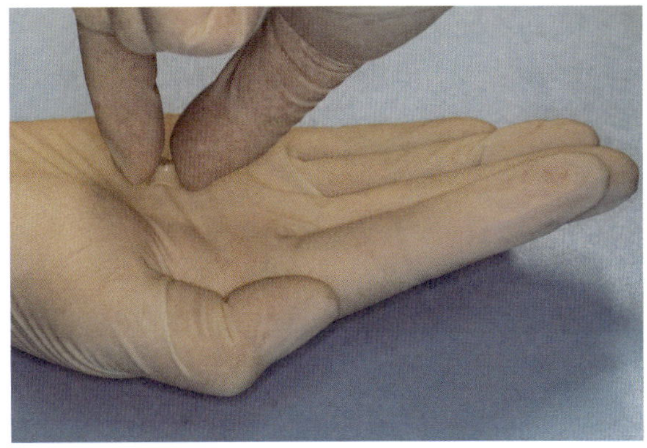

图 1-143 传递下颌单冠

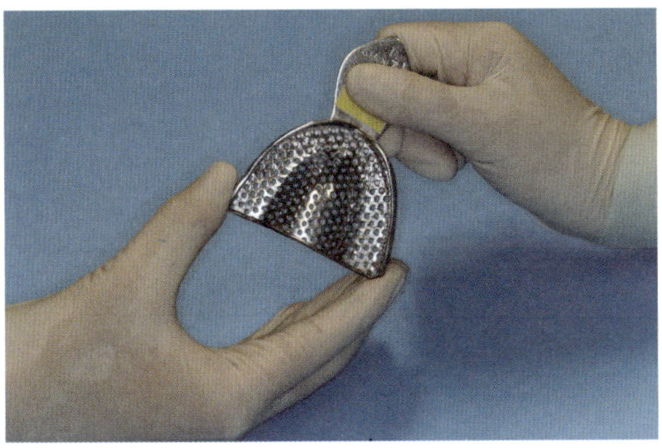

图 1-144 传递上颌托盘

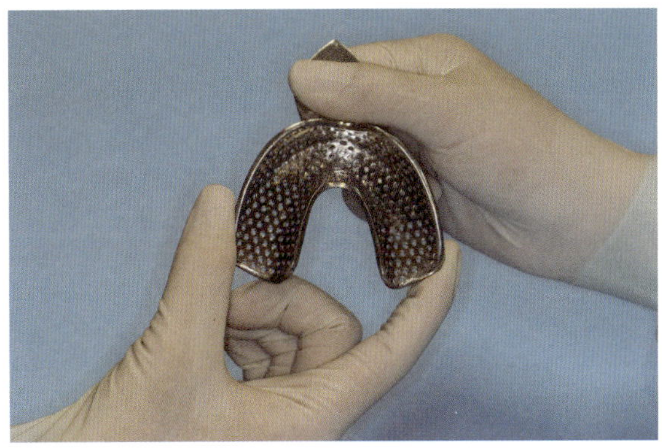

图 1-145 传递下颌托盘

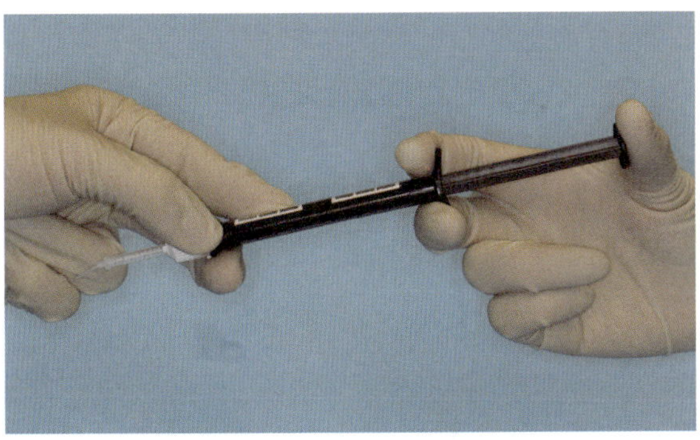

图 1-146 传递树脂材料

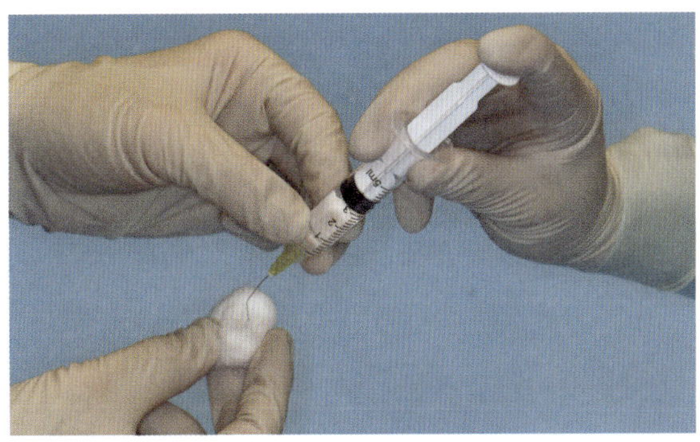

图 1-147 传递冲洗器

## 四、四手操作技术操作要点及注意事项

1. 保持治疗区域整洁，将常用的器械、物品按规定摆放整齐，随时准备接待患者。

2. 防护措施到位。如治疗灯柄、三用枪、吸唾器等安装防护套，医生侧治疗台面、护士侧台面等使用一次性铺巾进行覆盖防护。

3. 要了解医生治疗习惯并遵循规范的工作程序，提前准备好器械、材料、药品，并迅速、平稳、准确地传递到医生手中。传递时注意器械使用的先后顺序及

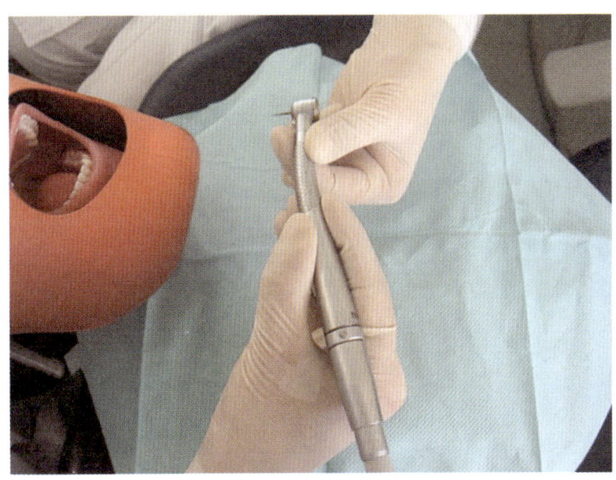

图 1-148 传递牙科手机

器械工作端的方向。

4. 传递器械要注意器械握持的部位及方法，保证无污染，无碰撞。传递时注意勿被锐利部位，如刀锋、针尖等刺伤。

5. 器械的交换应平行进行，尤其对锐利器械要格外注意，防止划伤患者面部。

6. 操作中，注意细节护理。如牙体牙髓专业根管治疗时可以将工作长度记录在数字根尖片上，方便医生核对。根据窝洞的大小对材料进行合理切割、塑形；消毒根管内时，准备小的消毒棉捻；光固化操作时，调整光固化灯灯头的方向；调𬌗时，根据不同的牙面（轴面、咬合面）提前更换好钻针，以方便医生使用。对操作时间要求高的材料需要严格计时，应及时提醒医生，以防材料固化不完全或过度。注意椅旁清洁，随时保持器械干净。

7. 材料取量应适中，调拌质地要符合要求，保证治疗的正确实施及达到最佳的诊疗效果。

8. 在治疗过程中，医生、护士默契配合，始终以轻松自然不扭曲的体位进行操作，即用以人类正常的生理活动为基础的操作位。

9. 做好椅旁口腔卫生宣教，协助医生做好解释工作，注意观察患者反应，发现异常情况及时向医生报告，并协助处理。

## 五、吸引器隔离技术

护士在进行操作时，以不影响医生的视线，保持治疗区域清楚、明晰为原则。一般情况下，使用棉卷隔湿的同时，还需要用吸引器不断吸净口腔内的水雾、碎屑及唾液。因而，吸引器是现代口腔治疗中必备的器械之一。

### （一）吸引器的分类

**1. 吸唾器** 是将少量的唾液和水吸出口腔的器械。塑料质地的吸唾器可以根据口腔的不同位置做相应的弯曲塑形。医生单人操作时，一般将吸唾器弯成一定形状，挂在患者口角处，吸唾器头部放在患者治疗牙对侧的舌下（图 1-149）。

**2. 强力吸引器** 是使用频繁的一种强力控水设备，原理类似强力吸尘器。使用时，需要护士配合。大多数强力吸引器的头部由半硬塑料制成，也有不锈钢材质，使用前必须灭菌。无论直的或中间有一定角度的强力吸引器管，使用起来都很方便（图 1-150）。

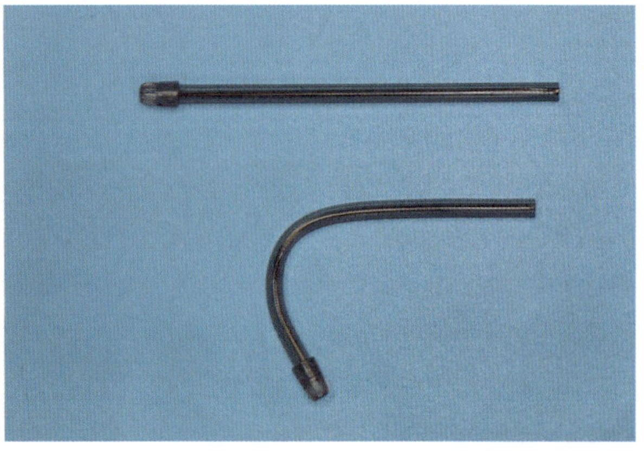

图 1-149　吸唾器

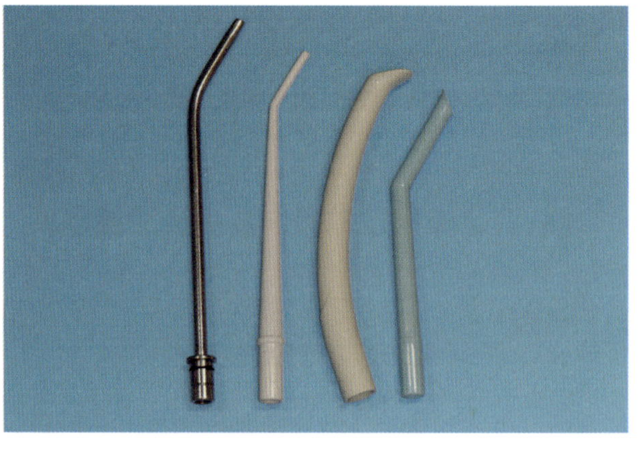

图 1-150　强力吸引器

### （二）吸引器的作用

1. 吸净口腔内唾液、血液、水和碎屑。

2. 牵拉、推开口内软组织，保护黏膜，确保口腔内的操作空间，提供最佳的操作视野。

3. 减少牙科手机、超声洁治器等产生的气溶胶。

4. 吸除电刀切割时产生的异味。

### (三)吸引器的握持方法

吸引器的握持方法有握笔式、掌拇握式和反掌拇握式，护士根据需要对抗的阻力大小来选择握持方式。常规使用握笔式，对抗的阻力大时一般使用掌拇握式和反掌拇握式(图 1-151 ～图 1-153)。

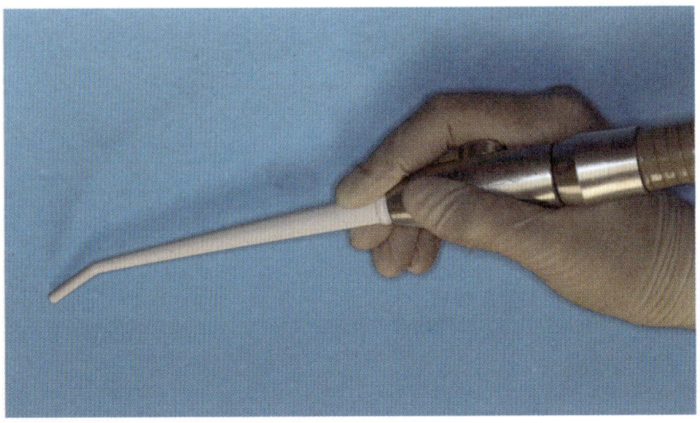

图 1-151　握笔式

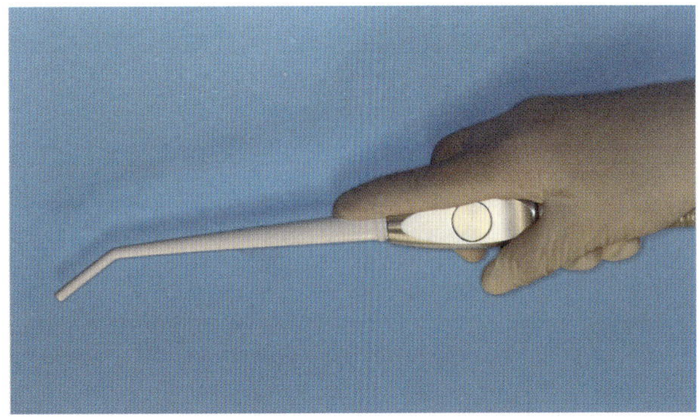

图 1-152　掌拇握式

### (四)强力吸引器的放置位置

1. 不正确地使用强力吸引器，可能造成口腔软组织意外被吸引器头部吸住，造成软组织损伤。因此要掌握治疗不同部位时强力吸引器的放置位置和操作要领。

**2. 常规放置位置**

(1)右侧上下颌磨牙区域：强力吸引器头部放在腭侧或舌侧，轻轻地将末端放在预备牙的位置，或预备牙后面一颗牙的位置，如治疗牙位是 45，强力吸引器可以放在 45 或 46 的舌侧。治疗下颌牙时还可牵拉舌部(图 1-154、图 1-155)。

(2)上下颌前牙区域：强力吸引器放在治疗牙的对侧，如医生治疗颊侧，强力吸引器放在舌侧(图 1-156、图 1-157)。

(3)左侧上下颌磨牙区域：强力吸引器放在颊侧，将末端放在预备牙或其后一颗牙的位置，此时强力吸引器还可以牵拉颊侧软组织(图 1-158、图 1-159)。

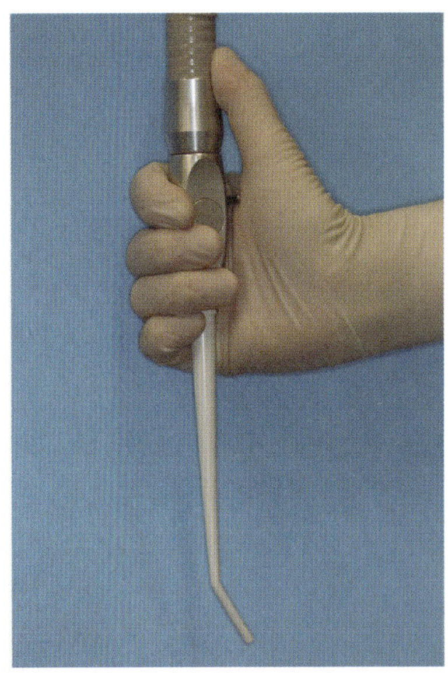

图 1-153　反掌拇握式

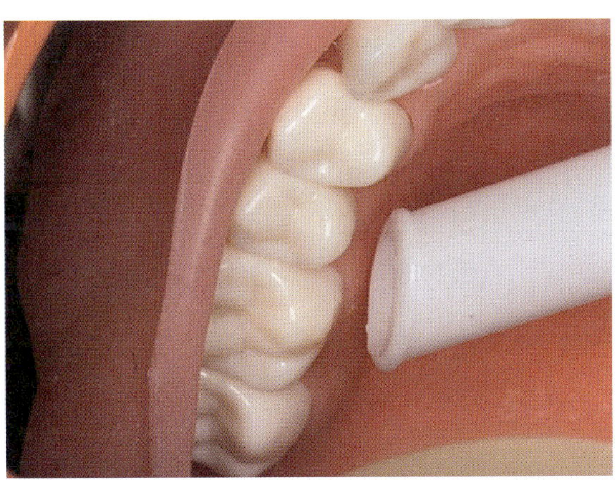

图 1-154　右侧上颌磨牙区

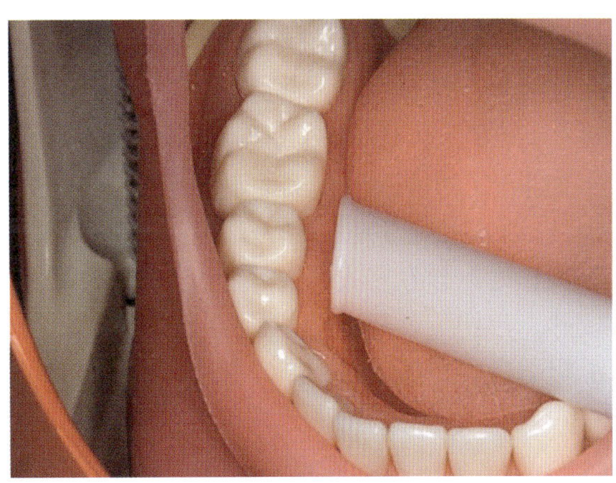

图 1-155　右侧下颌磨牙区

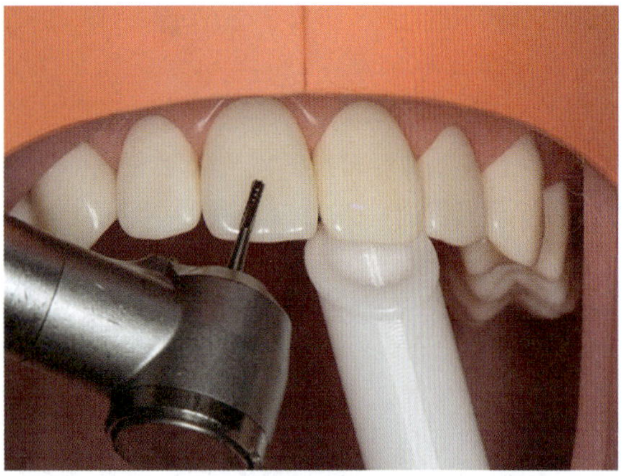

图 1-156　上颌前牙

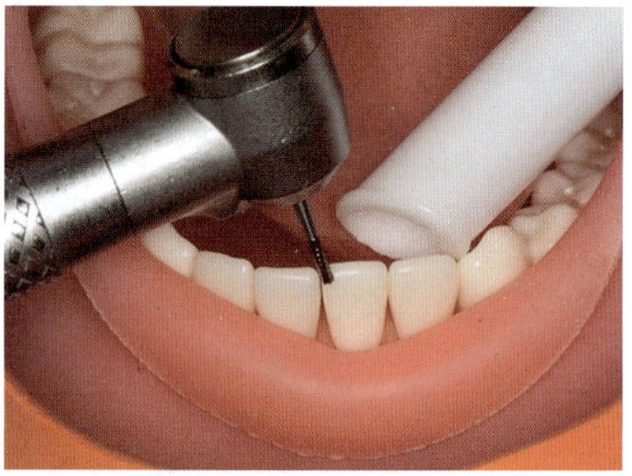

图 1-157　下颌前牙

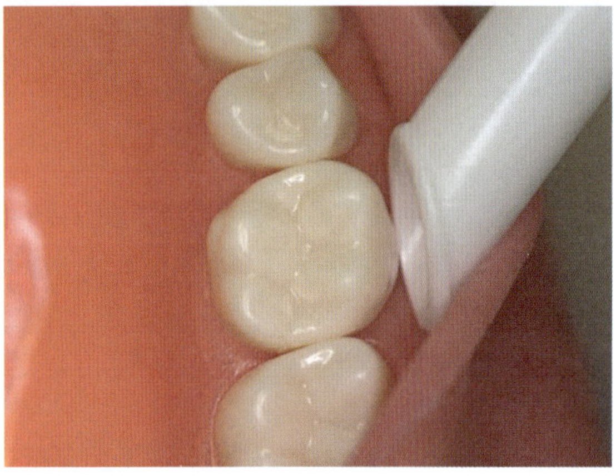

图 1-158　左侧上颌磨牙区

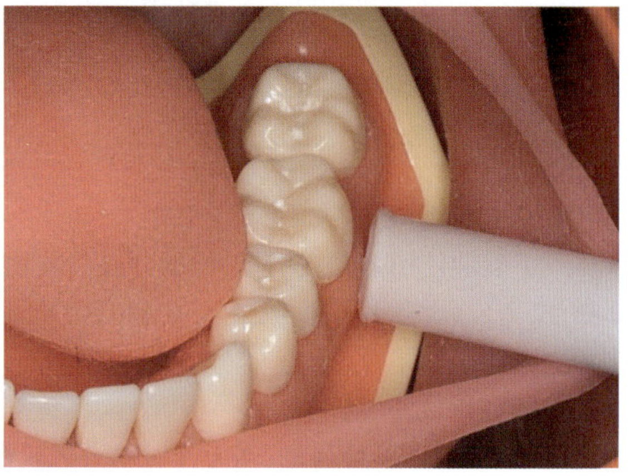

图 1-159　左侧下颌磨牙区

## （五）吸引器的使用注意事项

1. 当医生进行治疗时，护士应及时吸去患者口内的唾液、水及碎屑，保持诊疗部位视野清晰。

2. 一般情况下，护士用右手握持吸引器管，左手可使用三用枪或传递器械（图 1-160）。

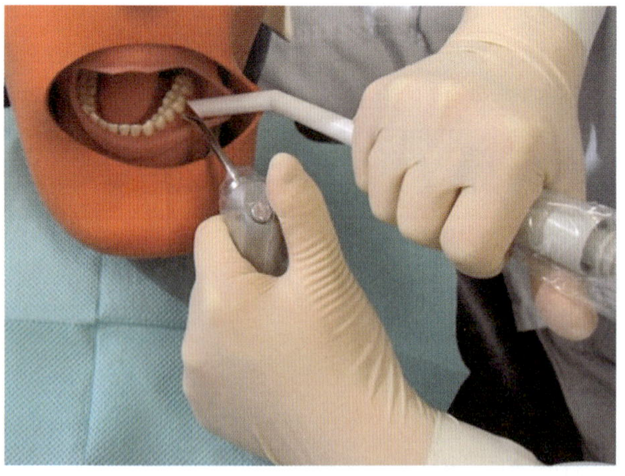

图 1-160　右手握持强力吸引器

3. 为了更好地放置吸引器管，护士先将吸引器的头部放入口腔合适位置，医生再放牙科手机和口镜。

4. 注意规范操作，保持强力吸引器的头部与软组织成一定角度，勿紧贴黏膜，以免封闭管口，损伤黏膜。如果软组织被吸住，应旋转强力吸引器的头部，或者立刻关闭强力吸引器的开关。

5. 操作时动作宜轻柔，减少牵拉软组织时患者的不适感。

6. 吸引器应避免放入患者口内的敏感区域，如软腭、咽部等，以免引起患者恶心。

（胡菁颖　马桂娟　李　琼）

# 第九节　口腔摄影技术

口腔疾病诊治过程中，既要治疗疾病，恢复正常的生理功能，还要特别注意颜面和口腔形态的美观。图像资料不仅是病情分析的和治疗设计所必需的病历资料，也是医生和患者之间信息沟通、医学同行之间进行学术交流和技术培训的重要载体。因此，口腔摄影技术是口腔专业人士应该掌握的特殊专业知识和技能，在口腔医学中越来越重要。

## 一、摄影器材和辅助用物

由于口腔临床摄影的特殊性，需要使用专门的拍摄设备，因此在器材的选择上也具有明显的特殊性。除了数码相机的机身，还需要微距镜头和微距闪光灯。

### （一）摄影器材

专业相机常用的为单镜头反光数码相机，它由以下几部分组成（图 1-161）。

（1）机身：曝光模式采用手动曝光模式（M 模式）。快门设置应不慢于 1/100，通常选用 1/180 ～ 1/125。根据不同位置的摄像，选择不同光圈，拍摄面部影像的光圈指数选择在 F5.6 ～ F8.0，其他近距离拍摄的影像光圈指数则设置在 F22 以上，以获得最佳的景深效果。注意根据环境改变调节白平衡，使照片颜色自然，避免出现色差。由于微距闪光灯是临床摄影的主要光源，一般推荐使用“闪光灯白平衡”。拍摄时之前做好对焦点调节。

（2）微距镜头：微距镜头一般为定焦镜头，按照焦点距离不同，摄影镜头一般有广角镜头、标准镜头、长焦镜头等。临床中多选择的焦点距离为 60mm 或 100mm。拍摄照片时，可通过改变镜头上的刻度标尺来调节放大倍率并根据具体情况选择自动对焦（AF）或手动对焦（MF）的方式。

（3）微距闪光灯：口腔临床摄影需要较小光圈、较快快门速度来获得足够景深、对焦清晰的影像，这就要求有适合的辅助光源提供照明，以达到适宜的曝光量。微距闪光灯通过接环直接安放于镜头前方，拍摄时光线均匀，没有阴影，非常适合口腔微距摄影。微距闪光灯包括环形闪光灯和双点闪光灯两类。在使用手动模式时，常需要调节闪光灯的输出指数。

### （二）辅助用物

**1. 拉钩**　拉钩用于牵拉唇颊组织，暴露口内软组织，是拍摄口腔内各种影像时常用的器材。常用类型包括正位拉钩、𬌗面拉钩、侧方拉钩 / 侧位拉钩（图 1-162）。通常由透明塑料制成，也有金属材质。

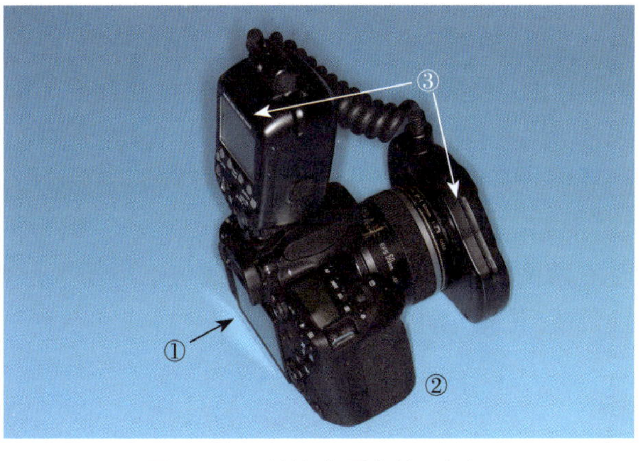


图 1-161　单镜头反光数码相机
①机身；②镜头；③环形闪光灯。

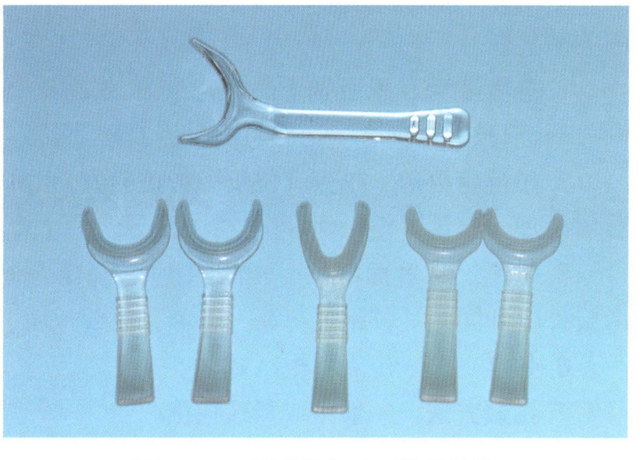

图 1-162　常见的各种形状的拉钩

**2. 反光板** 口腔内的很多影像直接拍摄非常困难，为了拍摄这些口内影像，经常需要应用各种形状的反光板，拍摄反光板内的投影。最常用的反光板包括三种：①𬌗面反光板，用于拍摄上下颌牙弓𬌗面影像；②颊侧反光板，用于拍摄颊侧咬合像；③舌腭侧反光板，用于拍摄后牙舌腭侧像（图1-163）。反光板的材质有玻璃和金属两种，金属反光板具有耐高温消毒且不易破损的优点，目前在临床中广泛应用。无论使用哪种反光板，都需要注意避免被硬物划伤，以免影响反射效果。

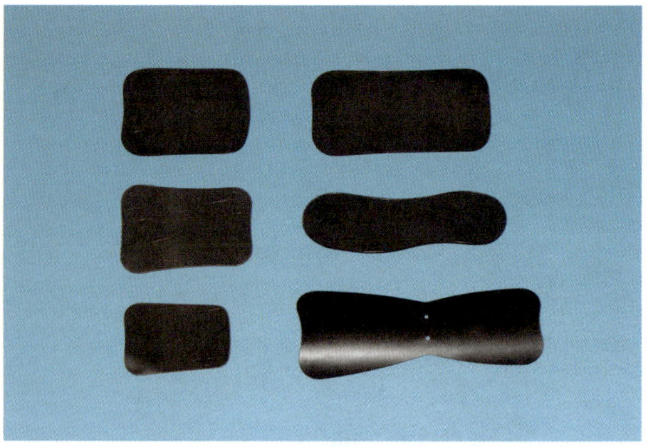

图 1-163 反光板和黑色背景板

**3. 黑色背景板** 黑色背景板可以屏蔽不需要的口腔组织，避免拍摄背景杂乱，帮助拍摄者获得简洁的拍摄效果，是口腔临床摄影中经常用到的辅助器材（见图 1-163）。黑色背景板有金属和硅橡胶材质两种，有大小不同的规格，可根据需要选择合适的大小和形状。在没有条件购买黑色背景板的情况下，也可以使用摄影用一次性黑色背景卡纸，按照需要剪裁成合适的大小，消毒后当作一次性黑色背景板拍摄使用。

**4. 灰色背景板** 灰色是一种自然色，可以创造一种相对中性的环境，不带有倾向性。这种环境不影响颜色的观察，因此在拍摄和颜色信息相关的影像时，建议选择灰色背景板。目前推荐使用的是灰色卡纸，按照黑背景的形态进行剪裁，经过消毒处理，作为一次性灰色背景板。

**5. 人像背景** 术前进行的面部肖像拍摄，既有病例存档作用，也经常具有诊断作用。拍摄面部肖像时，背景的颜色要求是与面部、头发形成鲜明的对比，质地宜粗糙，一般不宜用光滑的墙壁。为避免对诊断、分析产生干扰，术前肖像应当使用均一背景，自然的白、蓝、灰色背景颜色是最基本的，临床摄影中经常推荐使用。

**6. 小型摄影棚** 口腔临床人像拍摄通常是上半身范围，采用均一颜色的背景。采用口腔内摄影的器材，通过调整拍摄比例和曝光参数，也可以完成这些影像的拍摄，但经常存在阴影问题，影响美观，影响侧面效果时还会影响医生对面部的准确分析。因此，在条件允许的情况下，可以搭建一个简易摄影棚，通过专用摄影灯的布光处理，获得更好的拍摄效果。

## 二、口外面部影像的拍摄（以正畸专业口外面部影像为例）

### （一）正面像 / 微笑像

**1. 观察内容** 主要观察患者面部是否对称，面部上、中、下比例关系，唇齿关系，以及颅、颌、面之间的关系。

**2. 患者姿势** 患者坐于面像背景前，保持头、肩、背直立，不要倾斜，头发梳于耳后，尽量使其面部轮廓显现，双眼平视前方。面部肌肉自然放松，两唇自然闭合，牙齿习惯性咬合。

**3. 拍摄者姿势** 拍摄者位于患者正前方，相机镜头长轴与水平面平行，与患者鼻根部等高。

**4. 取景范围** 整个面部全貌，画面下缘位于患者锁骨上方，上缘位于头顶上方。

**5. 构图** 患者面部位于画面的正中，鼻梁与画面左右两侧距离相等，双眼瞳孔连线与水平面平行，两眼外眦到同侧耳郭距离相等。患者头顶距画面上缘预留适当的距离（图 1-164）。

**6. 焦点** 位于患者鼻根区域。

**7. 拍摄方法** 一般采取竖式拍摄。

拍摄正面微笑像时，嘱患者自然微笑，不能作出自然微笑时，可以发“e”音，其他要求同正面像（图 1-165）。

（二）侧面像

**1. 观察内容**　主要观察侧貌，颅骨、上下颌之间的矢状位置关系，鼻唇角，鼻、唇与颏之间的矢状位置关系。

**2. 患者姿势**　同正面像。

**3. 拍摄者姿势**　拍摄者位于患者的正侧方，相机镜头的长轴与水平面平行，与患者正中矢状平面垂直，并与耳屏区等高。

**4. 取景范围**　整个面部侧面，画面下缘位于患者锁骨上方，上缘位于头顶上方。

**5. 构图**　患者的眶耳平面与水平面平行，鼻尖到同侧的画面边缘留有适当的距离，头顶距画面上缘留适当的距离（图 1-166）。

**6. 焦点**　位于耳屏前。

**7. 拍摄方法**　一般采取竖式拍摄。

（三）45° 侧面像 / 微笑像

**1. 观察内容**　45° 侧面像反映正面像和侧面像的比例，也展示了面部整体的美学轮廓，更加直观生动。

**2. 患者姿势**　患者坐于面像背景前，向侧方旋转 45°，抬头挺胸，双眼平视前方，眼外眦和耳郭最高点的连线与地面平行，拍照侧头发梳于耳后，暴露耳郭。

**3. 拍摄者姿势**　拍摄者位于患者的侧前方，镜头长轴与患者的正面成 45°，与耳屏区等高。

**4. 取景范围**　画面下缘位于患者锁骨上方，上缘位于头顶上方。

**5. 构图**　头部侧面位于照片中部，头部至照片上缘与头部至照片前缘的距离相等。

**6. 焦点**　位于颧骨区域。

**7. 拍摄方法**　采取竖式拍摄。

拍摄 45° 侧面微笑像时，嘱患者自然微笑（图 1-167），不能作出自然微笑时，可以发“e”音，其他要求同 45° 侧面像。

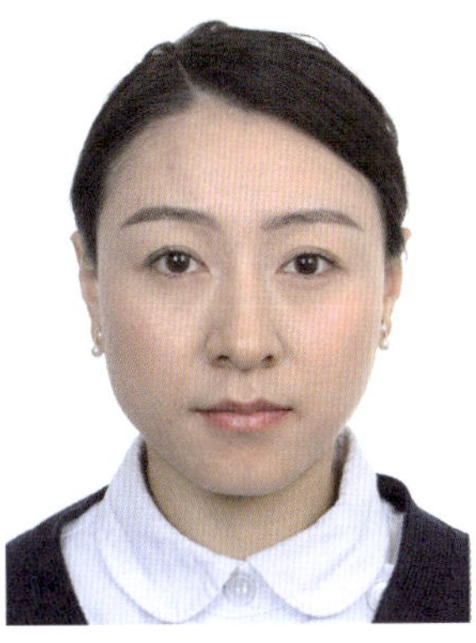

图 1-164　正面像

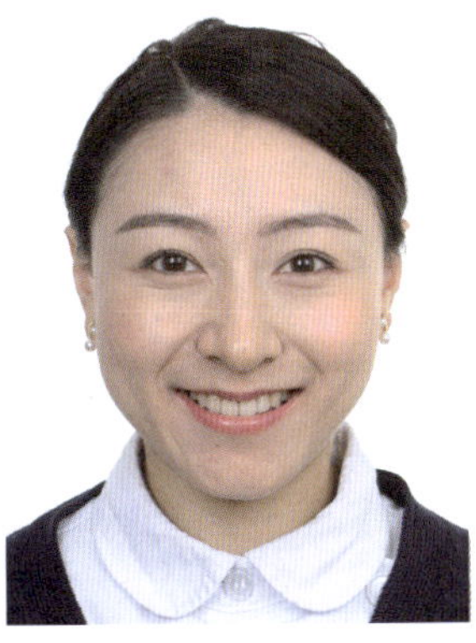

图 1-165　正面笑像

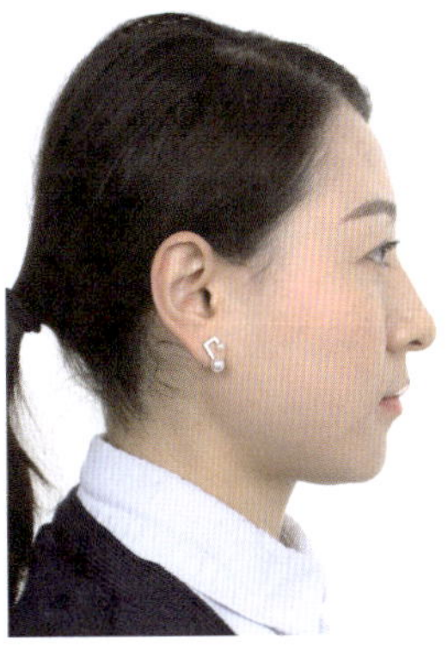

图 1-166　右侧面像

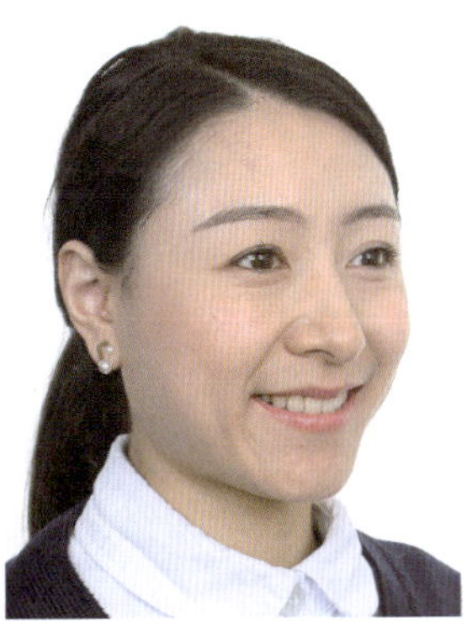

图 1-167　45° 侧面微笑像

## 三、口内临床基本影像的拍摄

（一）唇齿影像

**1. 正位口唇像**

（1）观察内容：自然放松状态下唇部的左右对称性、唇齿关系，以及上下颌牙弓中线与唇珠中线之间的关系。

（2）患者姿势：患者站立或端坐体位，抬头挺胸，平视前方，双眼连线与地面平行，双唇自然放松。牙齿咬合于最大牙尖交错𬌗。

（3）拍摄者姿势：位于患者正前方，镜头长轴与地面平行，与口唇部等高。

（4）取景范围：包括完整的上下唇部，不包括鼻、颏部，但要能见到人中。

（5）构图：上唇人中位于照片的垂直中线上；上颌牙切平面位于照片的水平中线上。如果患者唇部左右不对称，或存在切牙平面倾斜，在这张照片中应该展现出来（图 1-168）。

（6）焦点：位于中切牙或唇红。

（7）拍摄方法：水平式拍摄，放大比例为 1∶2。不使用拉钩、反光板和背景板。

**2. 正位口唇微笑像**

（1）观察内容：自然微笑状态下唇部的左右对称性、唇齿关系，上颌牙弓中线与唇珠之间的关系，下唇曲线和上颌前牙切端、上颌前磨牙牙尖之间的关系（图 1-169）。

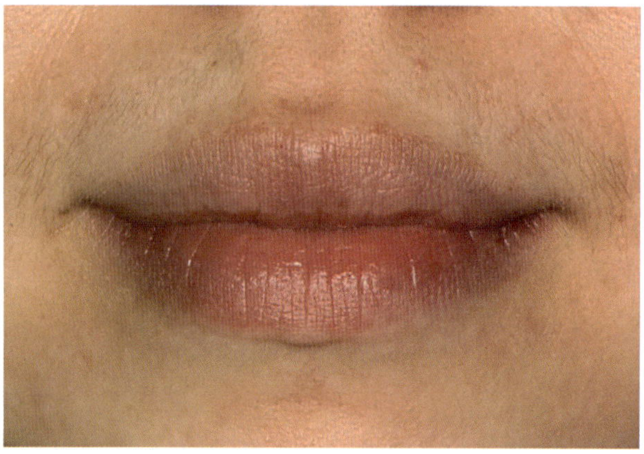

图 1-168　正位口唇像

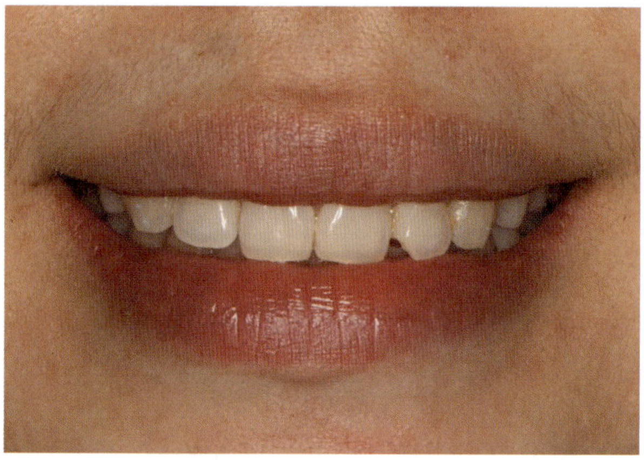

图 1-169　正位口唇微笑像

（2）患者姿势：同正位口唇像。

（3）拍摄者姿势：同正位口唇像。

（4）取景范围：包括完整的上下唇部，不包括鼻、颏部，口唇上下应尽量包括同等量的皮肤。

（5）构图：同正位口唇像。

（6）焦点：位于中切牙。

（7）拍摄方法：同正位口唇像。

**3. 侧位口唇微笑像**

（1）观察内容：①更加清楚地观察微笑时暴露牙齿的数量和牙龈情况；②观察中切牙、侧切牙、尖牙轴向倾斜度、切缘之间的相互位置关系及切外展隙；③观察侧切牙和尖牙的形态，有利于对牙齿形态、排列进行分析；④侧面观察上颌前牙与下唇间的关系。

（2）患者姿势：同正位口唇像。

（3）拍摄者姿势：位于患者的侧前方，镜头长轴与患者的视线成 45°，与口唇等高，并与地面平行。

（4）取景范围：以侧切牙为中心，包括拍照侧的上下唇和口角。对侧的中切牙，甚至侧切牙和尖牙都有可能看到，这取决于牙弓的形态。

（5）构图：侧切牙唇面位于照片垂直中线上，水平中线是上颌牙齿切端连线，展现充分自然的微笑（图 1-170）。

（6）焦点：位于侧切牙，正确的景深可以使其他牙齿也清晰成像。

（7）拍摄方法：同正位口唇像。

## （二）前牙影像

### 1. 正位上颌前牙像

（1）观察内容：清晰观察上颌中切牙的形态、基础颜色、颜色分布、颜色层次、透明度等特点，为修复提供参考并反映修复效果。

（2）患者姿势：患者端坐，抬头挺胸，平视前方，双眼连线与地面平行。上下颌牙列分开，将两个正位拉钩放入口腔前庭，再向两侧尽量拉开嘴唇，略向上方用力，更多地暴露上颌前牙牙龈。

（3）拍摄者姿势：位于患者正前方，镜头长轴与中切牙唇面垂直、等高，并与地面平行。

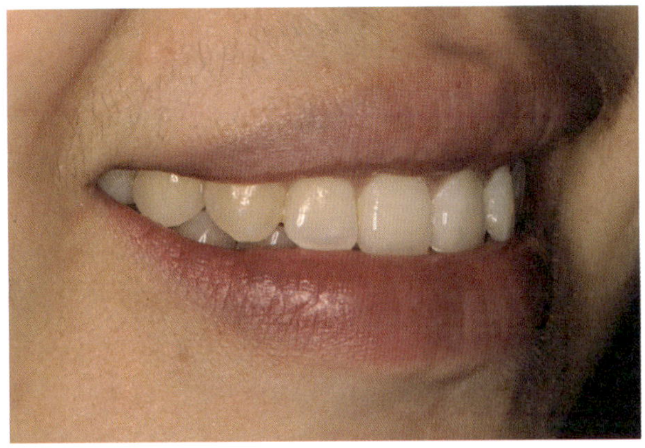

图 1-170　侧位口唇微笑像

（4）取景范围：4 ～ 6 颗上颌前牙，中切牙位于照片中央，不显示下颌牙、口唇和拉钩，邻近牙齿的牙龈应清晰可见。

（5）构图：上颌牙弓中线与唇系带位于照片的垂直中线；水平中线平分中切牙牙冠（图 1-171）。

（6）焦点：位于中切牙。

（7）拍摄方法：使用黑色背景板，水平式拍摄，放大比例为（1∶1.1）～（1∶1.2）。

### 2. 侧位上颌前牙像

（1）观察内容：清晰观察侧切牙、尖牙的形态，基础颜色，颜色分布，颜色层次，透明度等特点，为修复提供参考并反映修复效果。

（2）患者姿势：患者端坐，抬头挺胸，平视前方，双眼连线与地面平行。上下颌牙列分开，拍摄侧侧位拉钩尽量向远中牵拉，对侧拉钩略向正中移动，拉钩要向外前拉开，尽量远离牙齿。

（3）拍摄者姿势：位于患者侧前方，与患者成 45°。镜头长轴与侧切牙唇面垂直、等高，并与地面平行。

（4）取景范围：以一侧上颌前牙为主，包括中切牙、侧切牙和尖牙。不显示下颌牙、口唇和拉钩，邻近牙齿的牙龈应清晰可见。

（5）构图：侧切牙位于照片中央并垂直平分照片；水平中线平分侧切牙牙冠（图 1-172）。

（6）焦点：位于侧切牙。

（7）拍摄方法：同正位上颌前牙像。

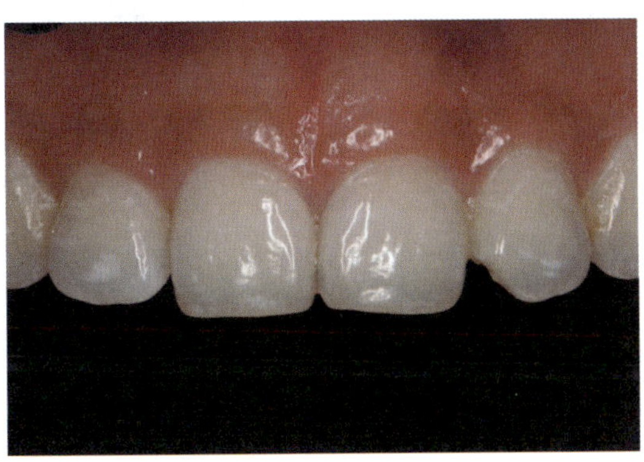

图 1-171　正位上颌前牙像

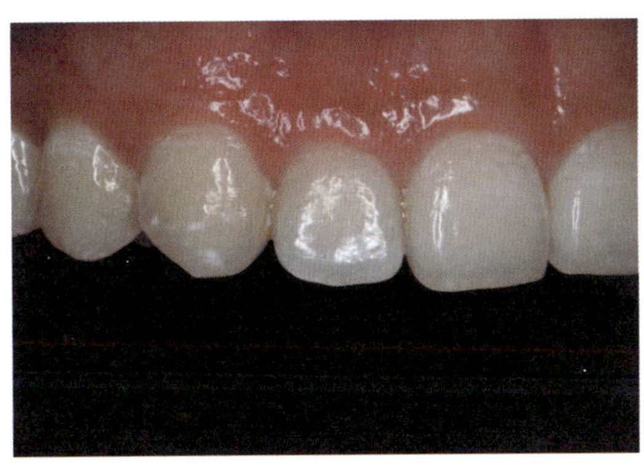

图 1-172　侧位上颌前牙像

### 3. 正位下颌前牙像

（1）观察内容：清晰观察下颌中切牙的形态、基础颜色、颜色分布、颜色层次、透明度等特点，为修复提供参考并反映修复效果。

（2）患者姿势：患者端坐，抬头挺胸，平视前方，双眼与连线与地面平行。上下颌牙列分开，两个正位拉钩放入口腔前庭，再向两侧尽量拉开嘴唇，略向下方用力，更多地暴露下颌前牙牙龈。

（3）拍摄者姿势：位于患者正前方，镜头长轴与中切牙唇面垂直、等高，并与地面平行。

（4）取景范围：4 ～ 6 颗下颌前牙，中切牙位于照片中央，不显示上颌牙、口唇和拉钩，邻近牙齿的牙龈应清晰可见。

（5）构图：下颌牙弓中线与唇系带位于照片的垂直中线；水平中线平分中切牙牙冠（图 1-173）。

（6）焦点：位于中切牙。

（7）拍摄方法：同正位上颌前牙像。

**4. 侧位下颌前牙像**

（1）观察内容：清晰观察侧切牙、尖牙的形态，基础颜色，颜色分布，颜色层次，透明度等特点，为修复提供参考并反映修复效果。

（2）患者姿势：患者端坐，抬头挺胸，平视前方，双眼连线与地面平行。上下颌牙列分开，拍摄侧侧位拉钩尽量向远中牵拉，对侧拉钩略向正中移动，拉钩要向外前拉开，尽量离开牙齿。

（3）拍摄者姿势：位于患者侧前方，与患者成 45°。镜头长轴与侧切牙唇面垂直、等高，并与地面平行。

（4）取景范围：以一侧下颌前牙为主，包括中切牙、侧切牙和尖牙。不显示上颌牙、口唇和拉钩，邻近牙齿的牙龈应清晰可见。

（5）构图：侧切牙位于照片中央并垂直平分照片；水平中线平分侧切牙牙冠（图 1-174）。

（6）焦点：位于侧切牙。

（7）拍摄方法：同正位上颌前牙像。

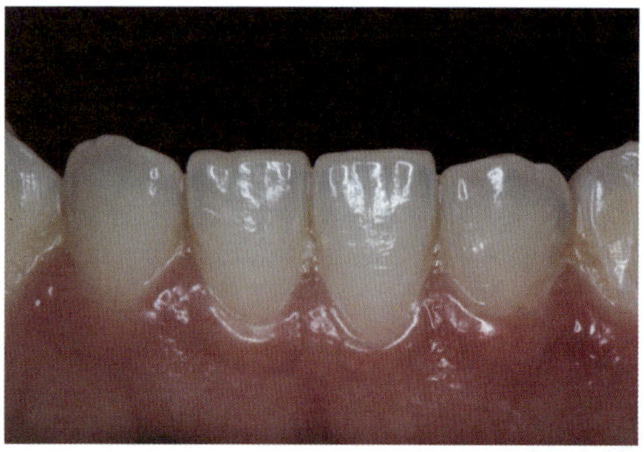

图 1-173　正位下颌前牙像

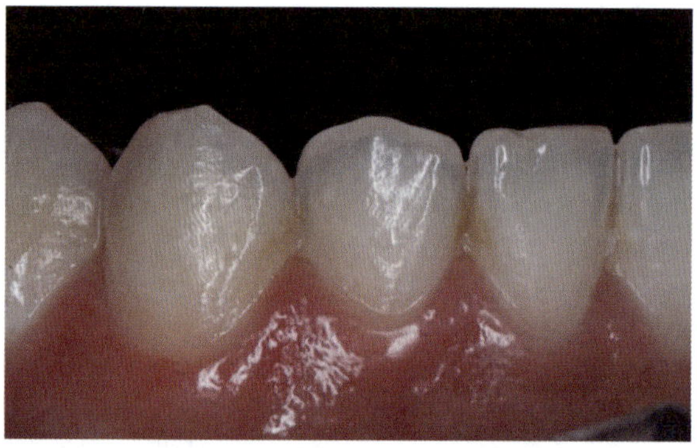

图 1-174　侧位下颌前牙像

## （三）后牙影像

**1. 上颌后牙𬌗面像**

（1）观察内容：局部上颌牙𬌗面、舌面的细节。

（2）患者姿势：患者端坐，抬头挺胸，平视前方，双眼连线与地面平行。口腔前庭放置两个𬌗面拉钩，向上、向外侧牵拉上唇和颊部软组织，拉钩避免与上颌牙列的唇颊面接触。嘱患者大张口，紧贴下颌牙列放置反光板，与上颌牙列成 45°，并且避免接触上颌牙列，充分暴露上颌牙列𬌗面。

（3）拍摄者姿势：位于患者正前方，镜头长轴对准反光板，与之成 45°。

（4）取景范围：根据需要选择一颗或多颗牙齿。

（5）构图：拍摄牙位于整个画面中部（图 1-175）。

（6）焦点：位于拍摄牙局部。

（7）拍摄方法：水平式拍摄，放大比例为 1∶2 或 1∶1，可以根据拍摄范围的需要，灵活改变放大比例。

2. 下颌后牙𬌗面像

（1）观察内容：局部下颌牙切缘、𬌗面、舌面的细节。

（2）患者姿势：患者端坐，抬头挺胸，双眼连线与地面平行，头稍后仰。口腔前庭放置两个𬌗面拉钩，向下、向外侧牵拉下唇和颊部软组织，拉钩避免与下颌牙列的唇颊面接触。嘱患者大张口，紧贴上颌牙列放置反光板，与下颌牙列成 45°，并且避免接触下颌牙列，充分暴露下颌牙列𬌗面。嘱患者舌后缩。

（3）拍摄者姿势：同上颌后牙𬌗面像。

（4）取景范围：根据需要选择一颗或多颗牙齿。

（5）构图：拍摄牙位于整个画面的中部（图 1-176）。

（6）焦点：位于拍摄牙局部。

（7）拍摄方法：同上颌后牙𬌗面像。

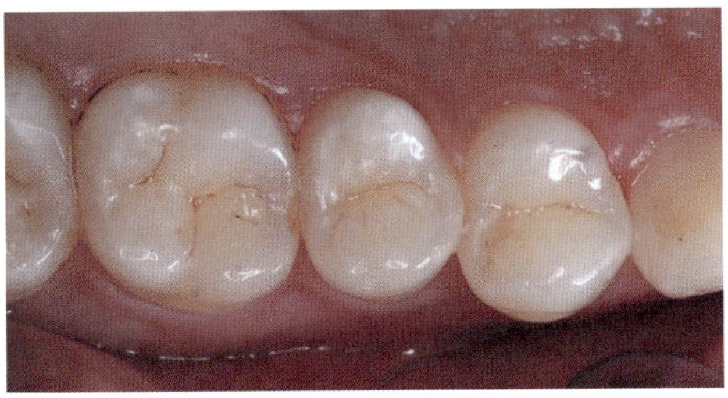

图 1-175　上颌后牙𬌗面像

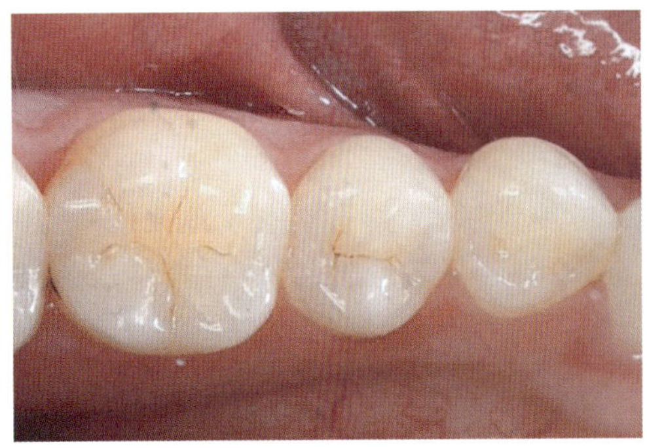

图 1-176　下颌后牙𬌗面像

3. 后牙舌腭侧像

（1）观察内容：后牙舌腭侧与𬌗面的形态、牙体破坏情况、牙周组织健康、根分歧病变等，修复体的舌腭侧情况。

（2）患者姿势：同上下颌后牙𬌗面像。为了拍摄时稳定患者的头部，也可以取 45° 坐位，头向后紧靠头托。

（3）拍摄者姿势：一般位于患者的侧前方，镜头对准反光板。

（4）取景范围：包括拍摄牙的舌腭侧。

（5）构图：拍摄牙位于画面的中央区域（图 1-177）。

（6）焦点：位于拍摄牙舌腭侧局部。

（7）拍摄方法：一般采取水平式拍摄，放大比例约为 1∶1，可以根据拍摄范围需要，灵活改变放大比例。

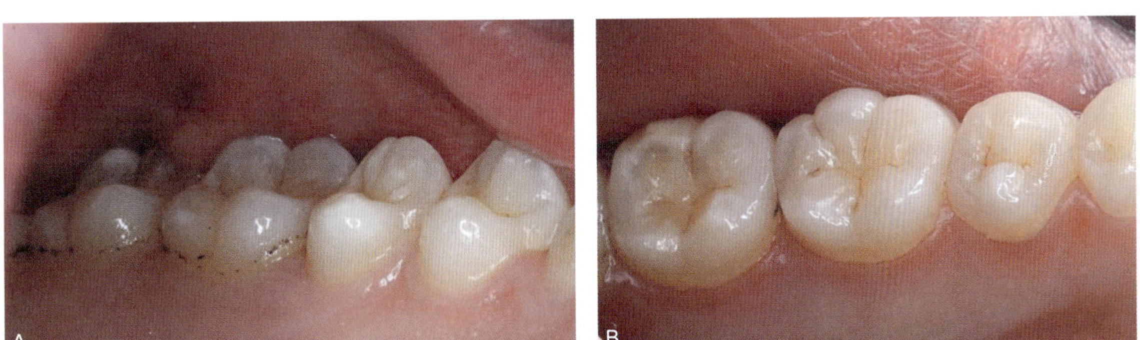


图 1-177　后牙舌、腭侧像
A. 舌侧；B. 腭侧。

## （四）𬌗像

### 1. 全牙列正面咬合像

（1）观察内容：全口牙列和唇侧软组织，包括上下颌牙弓中线的关系、前牙的覆𬌗关系。上下颌牙列，特别是前牙的形态、大小比例、排列和牙周状况。

（2）患者姿势：患者端坐，抬头挺胸，平视前方，双眼连线与地面平行。牙齿咬合于最大牙尖交错𬌗。两个正位拉钩放入口腔前庭，再向两侧充分拉紧，同时向前完全离开牙齿、牙龈、黏膜和咬合关系。

（3）拍摄者姿势：位于患者正前方，镜头与𬌗平面等高，长轴与𬌗平面重合，并与中切牙唇面垂直。

（4）取景范围：包括全部上下颌牙列、唇侧牙龈和黏膜。不包括上下唇和拉钩影像。牙齿、牙龈的形态和轮廓都要清晰。

（5）构图：𬌗平面与画面水平中线一致，牙弓中线（如果牙弓中线正常）应与画面垂直中线一致。𬌗平面偏斜者，在这张照片上应该体现出来（图 1-178）。

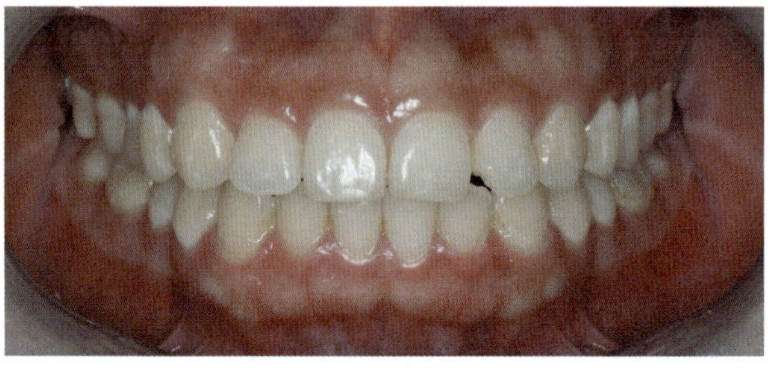

图 1-178　全牙列正面咬合像

（6）焦点：位于侧切牙区，正确的景深，可以使其他牙齿也清晰成像。

（7）拍摄方法：水平式拍摄，放大比例为 1∶2。

**2. 单侧后牙咬合像**　观察内容包括一侧后牙咬合关系、各牙面和颊侧牙龈状况，切牙、尖牙、前磨牙和磨牙的形态、排列。

（1）直接法：不使用反光板，相机直接拍摄左右侧上下颌牙列咬合情况。

1）患者姿势：患者端坐，抬头挺胸，平视前方，双眼连线于地面平行。牙齿咬合于最大牙尖交错𬌗。被摄侧使用侧位拉钩，向远中充分牵拉，同时向外完全离开牙齿，充分暴露被摄侧牙齿、牙龈、黏膜和咬合关系。

2）拍摄者姿势：位于患者侧前方，与患者成 45°。镜头长轴与患者后牙段垂直，与𬌗平面等高并重合。

3）取景范围：以尖牙为中心，包括整个上下颌牙列，尽量少摄入唇红和拉钩。对侧的中切牙和侧切牙都有可能看到，这取决于牙弓的形态。

4）构图：尖牙唇面位于照片垂直中线上；𬌗平面位于照片水平中线上，与垂直中线垂直相交。上下颌牙列位于影像的中央（图 1-179）。

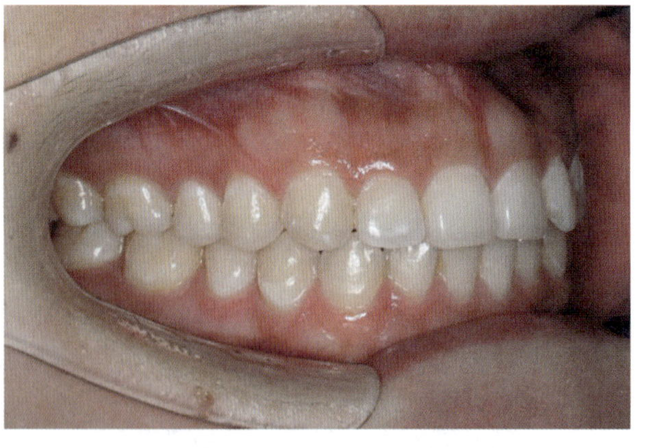

图 1-179　右侧后牙咬合像

5）焦点：位于尖牙区，正确的景深可以使其他牙齿也清晰显示。

6）拍摄方法：水平式拍摄，放大比例为 1∶2。

（2）间接法：使用反光板，相机拍摄反光板中的左右侧上下颌牙列咬合情况。

1）患者姿势：患者端坐，抬头挺胸，平视前方，双眼连线与地面平行。牙齿咬合于最大牙尖交错𬌗。被摄侧口腔前庭放入窄而长的反光板，与后牙颊侧面成 45°，并且避免与牙齿接触。对侧使用相应大小的正位拉钩轻力牵拉，只起到固定嘴唇的作用。

2）拍摄者姿势：位于患者前侧方，镜头长轴与反光板成 45°，与𬌗平面等高并重合。

3）取景范围：同直接法。

4）构图：同直接法。

5）焦点：位于反光板中的前磨牙区，正确的景深可以使其他牙齿也清晰显示。

6）拍摄方法：同直接法。

3. 单侧后牙咬合近像

（1）观察内容：后牙的局部咬合关系、颊面和颊侧牙龈状况。

（2）患者姿势：同单侧后牙咬合像。

（3）拍摄者姿势：同单侧后牙咬合像。

（4）取景范围：同单侧后牙咬合像。

（5）构图：同单侧后牙咬合像（图 1-180）。

（6）焦点：位于拍摄牙局部。

（7）拍摄方法：水平式拍摄，放大比例 1∶2、1∶1，可以根据拍摄范围的需求，灵活改变放大比例。

1）直接法：不使用反光板，相机直接拍摄单侧后牙咬合近像。

2）间接法：使用反光板，相机拍摄反光板中的单侧后牙咬合近像。

4. 全牙列正面小开口像

（1）观察内容：上下颌牙列整体状况，包括前牙排列、大小比例，各牙形态、轴向倾斜度，上下颌牙弓宽度及𬌗平面、𬌗曲线。

（2）患者姿势：同全牙列正面咬合像，只是上下颌牙列小开口。

（3）拍摄者姿势：同全牙列正面咬合像。

（4）取景范围：包括全部上下颌牙列、唇侧牙龈和黏膜。不包括上下唇和拉钩影像。治疗牙及牙周组织要完全清晰可见，牙龈的高度和轮廓要清晰。

（5）构图：上唇系带作为照片的垂直中线，上颌牙切平面作为照片水平中线，在照片中要真实体现牙齿或切平面的不对称、倾斜（图 1-181）。

（6）焦点：位于侧切牙区，正确的景深可以清晰展现完整的牙弓。

（7）拍摄方法：水平式拍摄，放大比例为 1∶2。

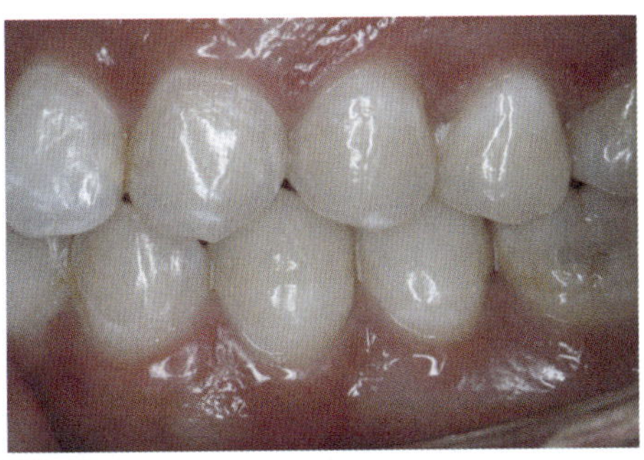

图 1-180　单侧后牙咬合近像

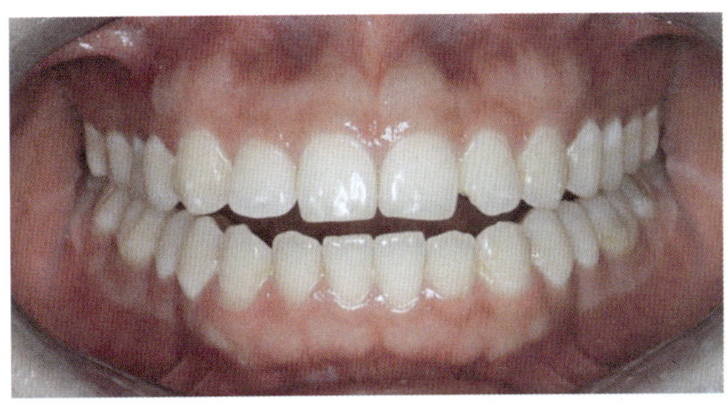

图 1-181　全牙列正面小开口像

5. 前牙正面咬合像

（1）观察内容：前牙区美学修复时只需要拍摄前牙咬合像。这是评价上颌前牙位置关系、突度关系、轮廓的最佳视图。上颌前牙区牙龈高度、软组织健康状态显示清晰（图 1-182）。

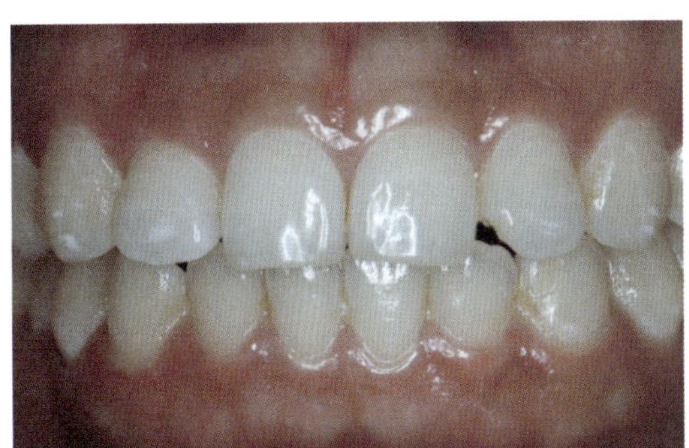

图 1-182　前牙正面咬合像

（2）患者姿势：同全牙列正面咬合像。

（3）拍摄者姿势：同全牙列正面咬合像。

（4）取景范围：双侧第一前磨牙之前，包括中切牙、侧切牙和完整的尖牙。不包括唇颊组织和口角拉钩的影像。

（5）构图：同全牙列正面咬合像。

（6）焦点：位于中切牙唇面。

（7）拍摄方法：水平式拍摄。

**6. 前牙覆殆、覆盖像**

（1）观察内容：前牙的覆殆、覆盖关系。

（2）患者姿势：患者端坐，抬头挺胸，平视前方，双眼与地面平行。被摄侧使用侧位拉钩，对侧使用相应大小的正位拉钩。牙齿咬合于最大牙尖交错殆。

（3）拍摄者姿势：位于患者正侧方，镜头与殆平面等高，长轴与患者正中矢状平面垂直。

（4）取景范围：包括上下颌前牙。

（5）构图：殆平面位于画面的水平中线，切牙区位于画面的中央区域（图 1-183）。

（6）焦点：位于切牙区，正确的景深可以增加其他前牙的清晰程度。

（7）拍摄方法：水平式拍摄，放大比例为 1∶1。

**7. 上颌殆面像**

（1）观察内容：上颌牙列的形态、对称性，牙齿排列，拥挤程度，牙齿接触关系，唇颊舌外展隙形态，殆面形态和病损，腭侧牙龈等。

（2）患者姿势：患者端坐，抬头挺胸，平视前方，双眼连线与地面平行。口腔前庭放置两个殆面拉钩，向上、向外侧牵拉上唇和颊部软组织，拉钩避免与上颌牙列的唇颊面接触。嘱患者大张口，紧贴下颌牙列放置反光板，与上颌牙列成 45°，并且避免接触上颌牙列，充分暴露上颌牙列殆面。

（3）拍摄者姿势：位于患者正前方，镜头长轴对准反光板，与之成 45°。

（4）取景范围：包括全部上颌牙列殆面，不包括拉钩、握持反光板的手指。

（5）构图：上颌腭中缝位于画面的垂直中线上，如果存在上颌牙弓中线偏斜，应体现出来（图 1-184）。

（6）焦点：位于前磨牙殆面。

（7）拍摄方法：水平式拍摄，放大比例为 1∶2。

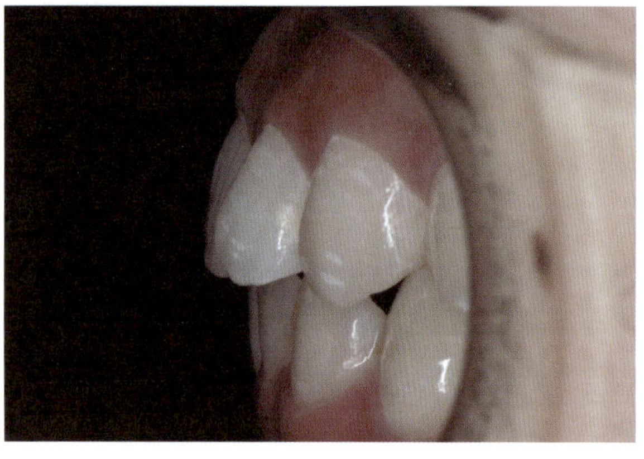

图 1-183　前牙覆殆、覆盖像

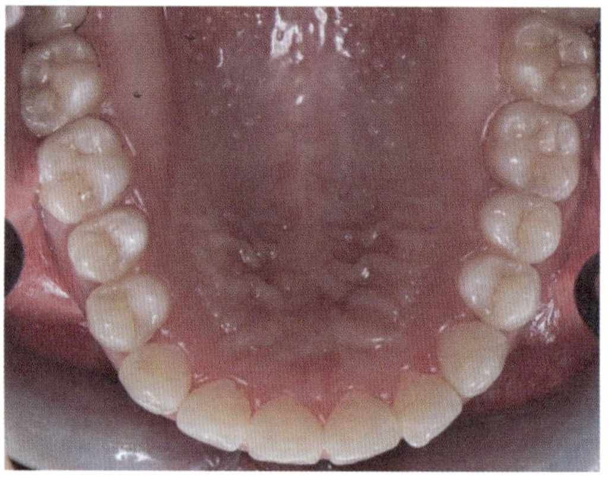

图 1-184　上颌殆面像

**8. 下颌殆面像**

（1）观察内容：下颌牙列的形态、对称性，牙齿排列，拥挤程度，牙齿接触关系，唇颊舌外展隙形态，殆面形态和病损，舌侧牙龈等。

（2）患者姿势：患者端坐，抬头挺胸，双眼连线与地面平行，头稍后仰。口腔前庭放置两个殆面拉钩，向下、向外侧牵拉下唇和颊部软组织，拉钩避免与下颌牙列的唇颊面接触。嘱患者大张口，紧贴上颌牙列放置反光板，与下颌牙列成 45°，并且避免接触下颌牙列，充分暴露下颌牙列殆面。嘱患者舌后缩。

（3）拍摄者姿势：同上颌殆面像。

（4）取景范围：包括全部下颌牙列殆面，不包括拉钩、握持反光板的手指。

（5）构图：舌系带位于画面的垂直中线上。如果存在下颌牙弓中线偏斜，应体现出来（图 1-185）。

(6)焦点:位于前磨牙𬌗面。

(7)拍摄方法:水平式拍摄,放大比例为 1∶2。

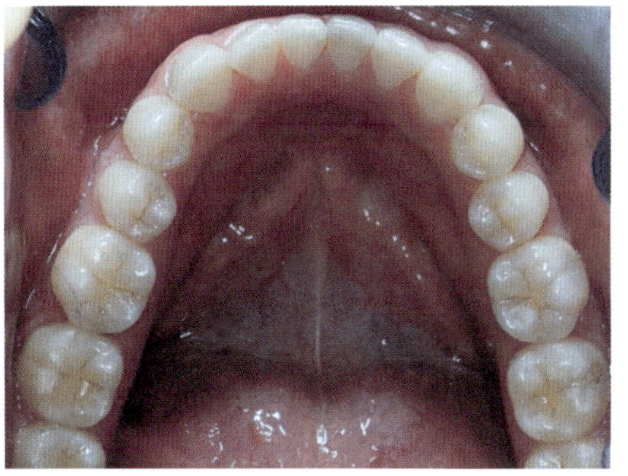

图 1-185　下颌𬌗面像

## 四、注意事项

1. 拍摄之前确保所有口腔摄影器材功能状态良好,保证照片的质量和拍摄的正常进行。

2. 需要患者配合时,应与患者充分沟通,通过观看示教图片,了解相关内容,使拍摄顺利进行。

3. 拍摄口内像前可嘱患者刷牙或漱口,去除口内软垢、食物残渣等,以便清楚显示口腔中软硬组织、治疗中的各种装置及治疗效果。

4. 连续为多位患者拍照时,应注意区分不同患者的面𬌗像,避免混淆。

5. 拍照时应控制好曝光量,使画面有统一的光亮度。

6. 口腔摄影过程中使用的拉钩、反光板应一人一消毒,磨损严重的拉钩、反光板需要及时更换,以免影响摄影质量。

(王　静　张　雪)

# 第十节　牙周器械磨锐技术

牙周治疗器械的磨锐通常指使用磨石将刃缘变钝的洁治器和刮治器磨锐,并保持器械刃缘的正确角度和外形。正确的器械磨锐有助于提高临床医生治疗的效率,减少治疗过程中的损伤,减轻患者的疼痛,提高器械的使用寿命。牙周治疗器械的磨锐是口腔临床器械维护保养中的重要组成部分。

### (一)磨锐的时机

鉴于各口腔医疗机构牙周治疗器械的数量和使用频率的差异性,器械并没有一个确切的磨锐周期。通常可通过以下几种方式来确定哪些器械需要进行磨锐。

1. 临床医生在治疗过程中发现器械较钝且使用效率较低。

2. 通过器械锐利度的检查和评价。

(1)光线下观察法:在光线下观察器械工作端的刃缘,钝的器械会在刃缘处呈现反光的亮线。这是由变圆钝的器械刃缘对光线反射而形成的,锐利的刃缘无此反光线(图 1-186)。

(2)触觉评价法:将器械刃缘在指甲或塑料检测棒上轻轻拉动,钝的器械会平滑地滑动,而锐利的器械会"咬住"表面,稍微加力,甚至可以刮出一些碎屑(图 1-187、图 1-188)。

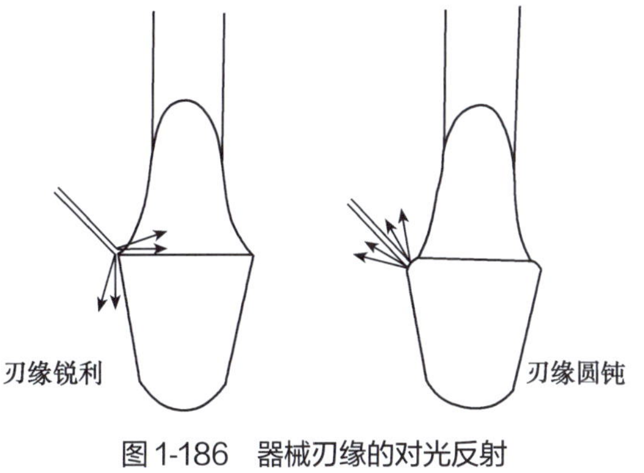


图 1-186　器械刃缘的对光反射

### (二)磨锐的原则

1. 正确认识洁治器和刮治器的工作面,保证磨锐位置和角度的正确性。

**2. 保证器械切磨用力的方向正确性和连续性**　由器械颈部向顶端连续切磨。

3. 正确合理地选择磨石和润滑油,磨锐过程中借助润滑油润滑降温。

4. 器械磨锐前清洁、消毒处理,磨锐后清洁、灭菌处理;对钝、锐的器械应分类放置。

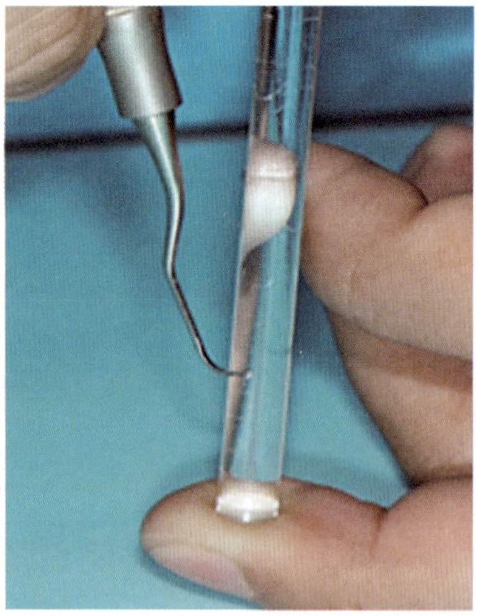

图 1-187　较钝的器械在塑料棒上滑动

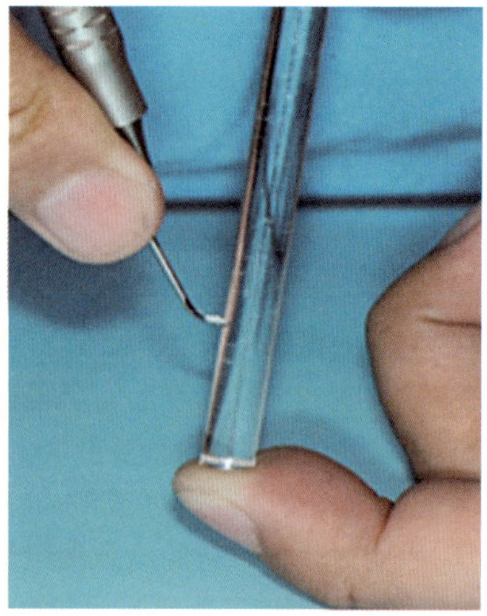

图 1-188　锐利的器械刮出塑料屑

## （三）磨锐前的准备

1. 从消毒好的治疗器械中挑选较钝的器械。

**2. 器械磨锐用物**　刮治器、磨石（印度油石或阿肯色油石）（图 1-189）、润滑油或专用的磨锐机器。按照用途，磨石可分为机用磨石和非机用磨石两种。

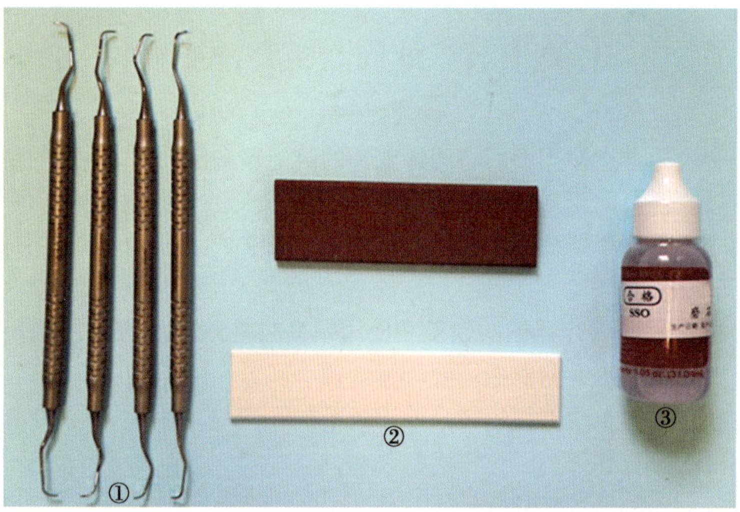


图 1-189　器械磨锐用物

①刮治器；②磨石（印度油石或阿肯色油石）；③润滑油。

（1）机用磨石是安装在专用机器上，利用电机带动旋转研磨，有圆柱形、圆锥形和扁圆形等。

（2）非机用磨石按颗粒大小分为粗细两种，粗的具有较大颗粒，磨削较快，常用于钝器械的磨锐。细磨石的颗粒较小，磨削较慢，常用于器械最后的磨锐或用于轻度变钝的器械。

3. 场地光源充足，准备无絮棉布一块（擦拭油污）、塑料检测棒一支。

## （四）磨锐的方法

### 1. 手用磨石磨锐法

（1）适用范围：器械使用频率较低、单次磨锐器械数较少、时间较为充裕时使用，适合刮治器和洁治器的定期维护。

（2）磨锐方法：磨锐时，先在磨石上滴入 2 滴专用润滑油。磨锐方法有两种：一种是固定器械，移动磨石；另一种是固定磨石，移动器械。

1）镰形洁治器：横截面为三角形，底与腰为 70° ～ 80° 角，工作刃是底与腰相交的两侧刃口。

方法一：左手固定磨石于工作台上，右手将器械工作刃的一侧腰与磨石紧贴，与磨石成 100° ～ 110° 角，用拉力轻压研磨。

方法二：如左手持器械，右手握磨石，磨石与刃面成 100° ～ 110° 角，则磨石进行上下移动，但仅在磨石向下时用力。可将握持器械的手固定在工作台上，以加强支撑。

2）匙形刮治器

方法一：左手固定磨石于工作台上，右手持器械，使器械的工作面与地面平行，调整磨石，使之与工作面交角成 110°，保持这一角度进行上下移动，将器械磨锐。器械向上移动时，对器械的工作面产生一个侧向压力，而向下移动时仅沿器械表面滑动即可（图 1-190）。

方法二：左手持器械支靠在桌边，使器械的工作面与地面平行，右手持磨石，使磨石与工作面的交角成 110°，保持这一角度进行上下移动，将器械磨锐。注意向下移动时，对器械的工作面产生一个侧向压力，而向上移动时仅沿器械表面滑动即可（图 1-191）。

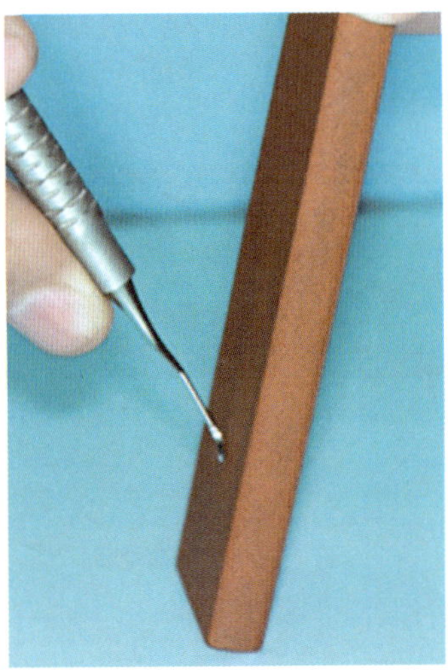

图 1-190　方法一：固定磨石，移动器械

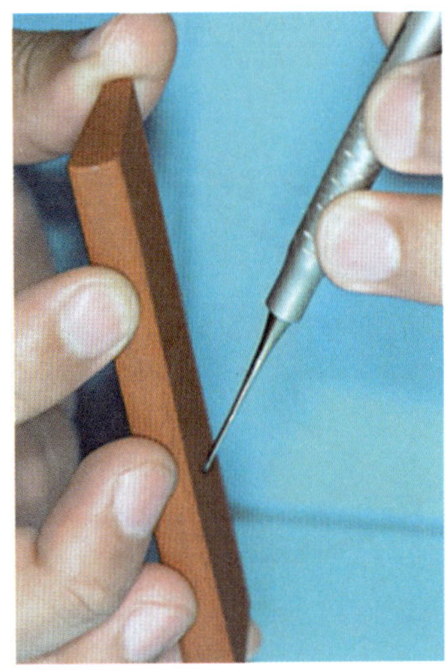

图 1-191　方法二：固定器械，移动磨石

（3）检测：通过对光反射和塑料检测棒检测刮治器和洁治器是否磨锐。

**2. 专用辅助设备磨锐法**

（1）适用范围：器械使用频率较高，单次磨锐器械数目较多时使用。特点是操作简便，省力。

（2）用物准备：较钝的刮治器和洁治器、牙周器械磨利器、润滑油。

（3）磨锐方法

1）简易磨利器：以 DISC 磨利器为例，它适用于 Gracey、Scaler、Columbia 等多种洁治器和刮治器的磨锐。DISC 包含一个具有双条形磨石的台面和标有各种角度的转轮（图 1-192）。转轮的盘面上标记了各种洁治器和刮治器磨锐时的倾斜角度和磨锐方向。以 Gracey 3/4 刮治器为例，首先将转轮左侧边缘上的 G 点对准 DISC 支架上的三角形指示点，随后旋紧转轮中央的固定螺丝，固定转轮的位置（图 1-193）。将 Gracey 3/4 刮治器的工作面放置于条形磨石表面（工作面朝向转轮的中心），同时滴少许润滑油，确保刮治器的柄部与转轮盘面上的斜线平行，向后拉动刮治器 5 ～ 6 次，从而将器械的工作面磨锐（图 1-194、图 1-195）。

2）电动磨利器：可用于通用型洁治器、镰形刮治器和 Gracey 刮治器的磨锐。通常机身包含导板螺丝、导板、磨石、电机底座和电池仓等部件（图 1-196）。原理是通过导板引导刮治器的刃缘以正确的角度和导板下方的磨石接触，通过电机带动磨石前后向移动磨锐刮治器。磨石的导板上有两个长方形和一个圆形引导通道，两个长方形通道分别用于镰形 / 通用型刮治器（S/U）、Gracey 刮治器（G）刃缘的磨锐，而圆形通道则用于 Gracey 刮治器和通用型刮治器圆形顶端外形的磨锐（图 1-197）。每个长方形引导通道两侧各有一个垂直挡板和颈部末端导板（图 1-198、图 1-199）。

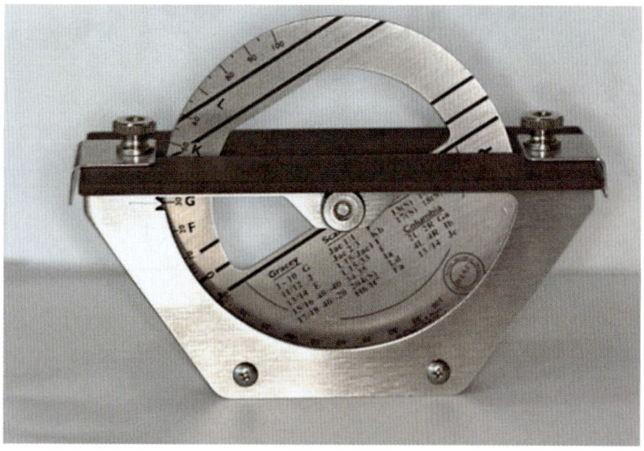

图 1-192 DISC 磨利器

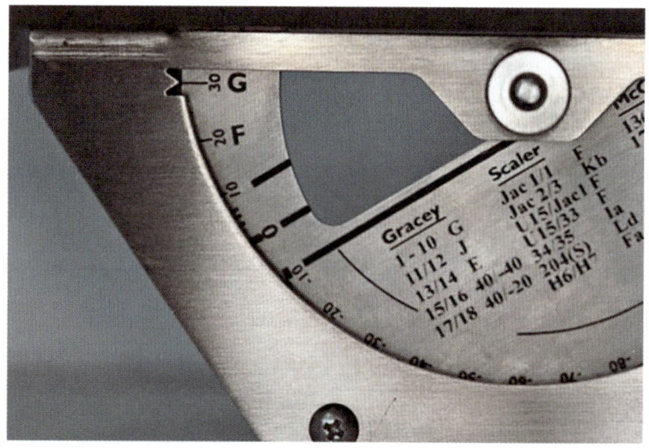


图 1-193 磨锐 Gracey 3/4 刮治器时，三角形指示点对准 G 点

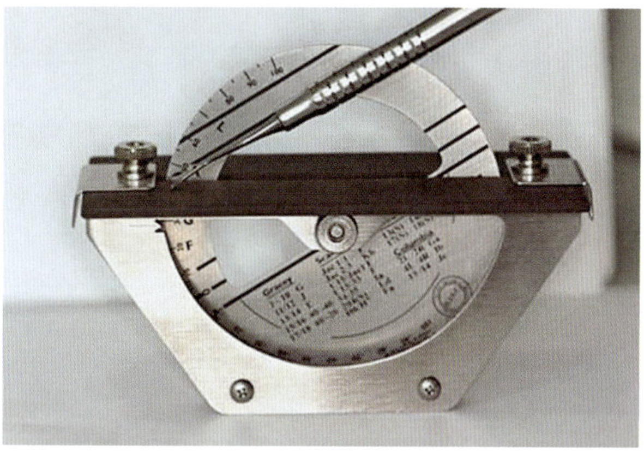

图 1-194 刮治器的柄部与转轮盘面上的斜线平行

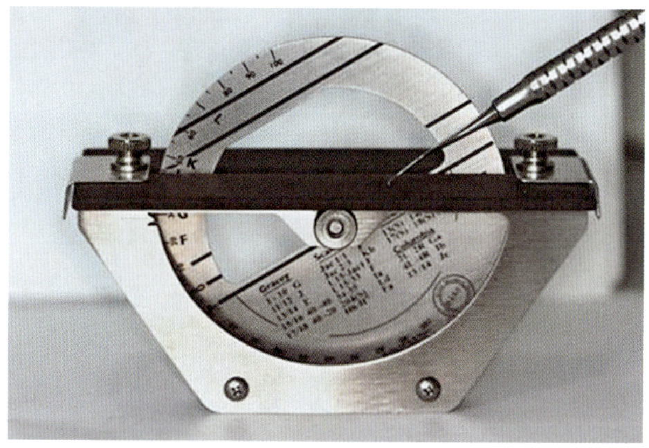

图 1-195 向后拉动刮治器

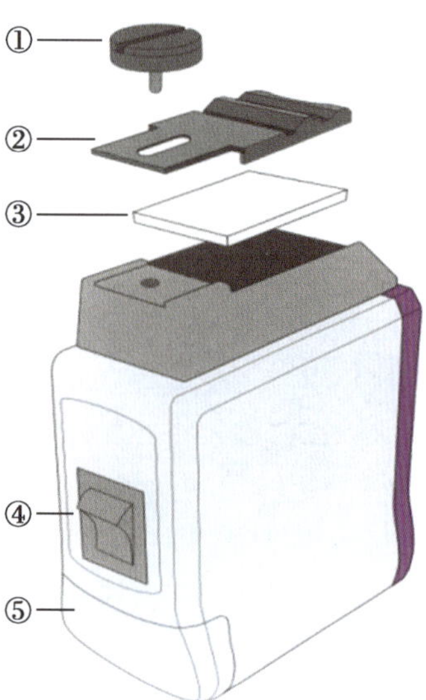


图 1-196 电动磨利器

①导板螺丝；②导板；③磨石；④电源开关；⑤电池仓。

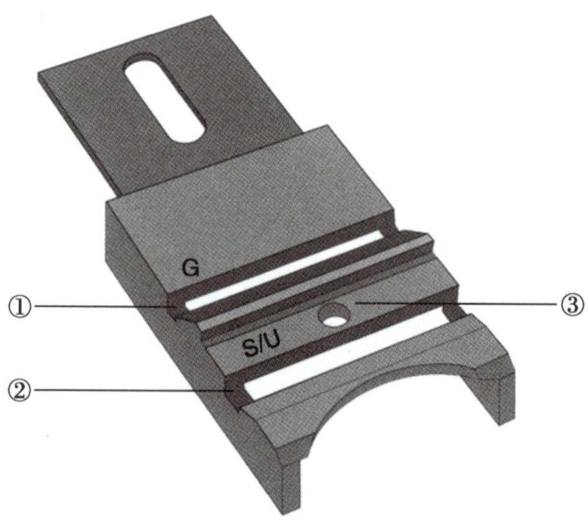


图 1-197 两个长方形和一个圆形引导通道

①引导通道（G），适用于 Gracey 刮治器；②引导通道（S/U），适用于镰形 / 通用型刮治器；③圆形通道，适用于 Gracey 刮治器和通用型刮治器圆形顶端外形的磨锐。

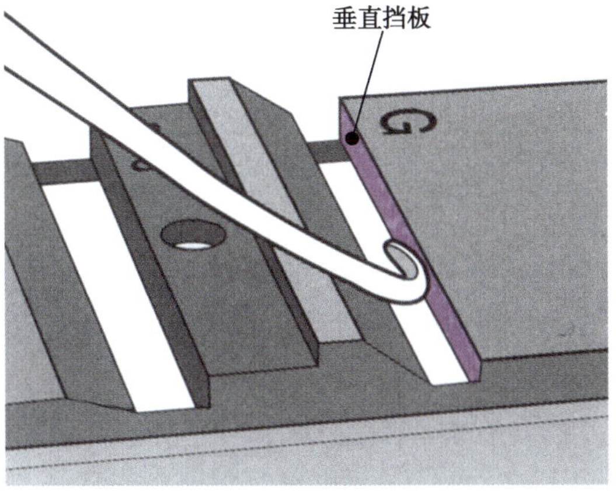


图 1-198　长方形引导通道内的垂直挡板

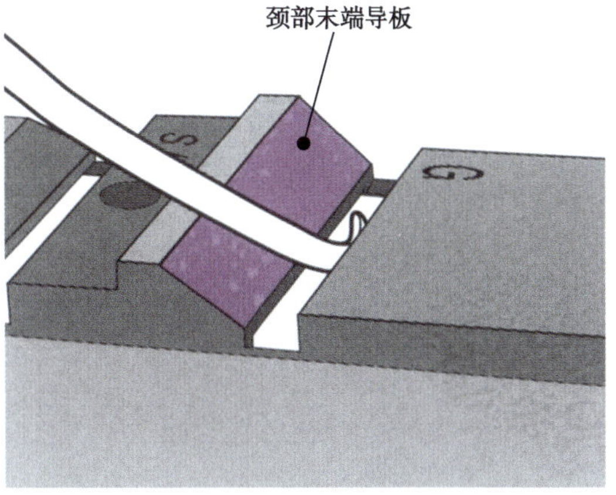


图 1-199　颈部末端导板

以 Gracey 刮治器为例，使用电动磨利器磨锐器械的步骤如下。

第一步：卸下导板螺丝和导板，放置磨石，并使磨石夹夹紧磨石；重装导板，旋紧导板螺丝，固定导板（图 1-200、图 1-201）。

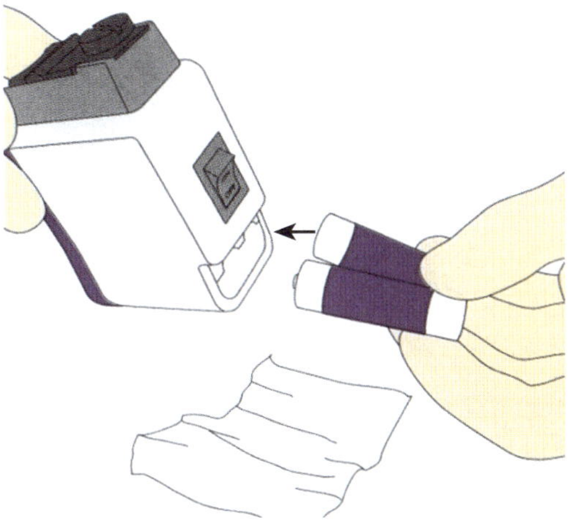

图 1-200　安装电源

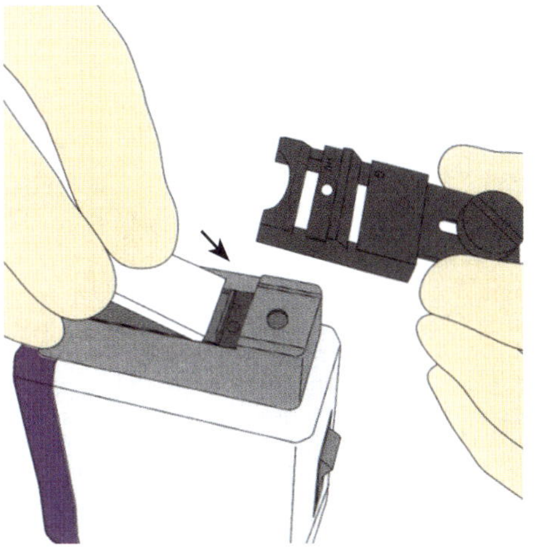

图 1-201　安装磨石、导板

第二步：打开电源开关，将 Gracey 刮治器刃缘背面中央的部分与垂直挡板紧密接触，同时保证刮治器的颈部位于颈部末端导板上，此时刃缘与导板下方的磨石接触的角度为正确的磨锐角度。向磨石方向轻压刮治器，并沿颈部末端导板上下移动 2 ～ 3 次，即可磨锐刃缘（图 1-202、图 1-203）。

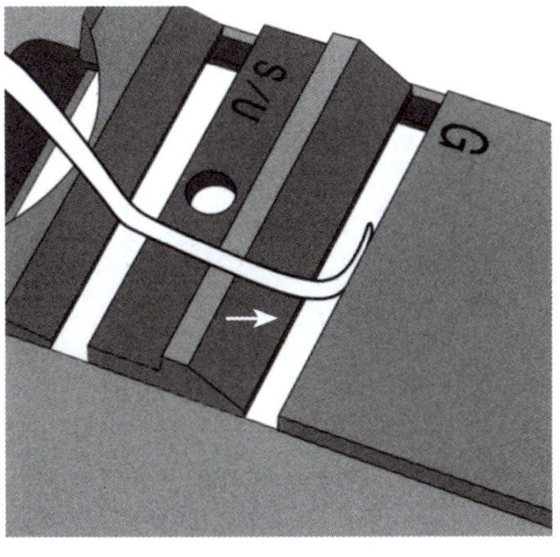


图 1-202　依据垂直挡板和颈部末端导板确定器械磨锐时的方向和角度

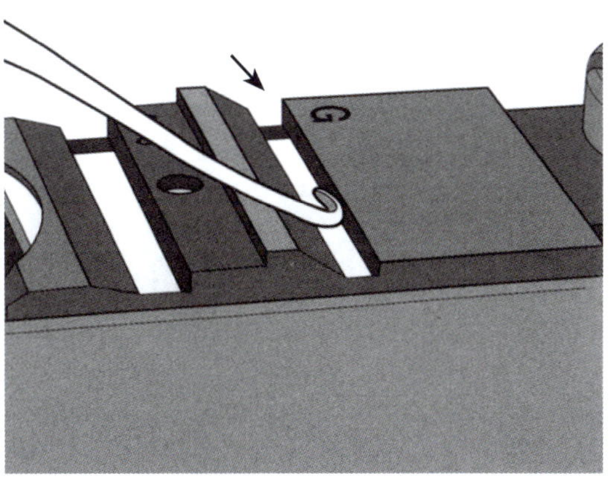


图 1-203　磨锐时，沿颈部末端导板上下移动器械

第三步：将刮治器的顶端插入圆形引导通道内，使刮治器工作端背部与引导通道侧壁紧密接触。轻压刮治器，使其顶端与导板下方磨石接触，左右晃动 2 ～ 3 次，即可修圆顶端（图 1-204）。

（4）检测：使用检测棒检测器械是否磨锐，擦拭器械表面油污，清洗、消毒灭菌后备用（图 1-205）。

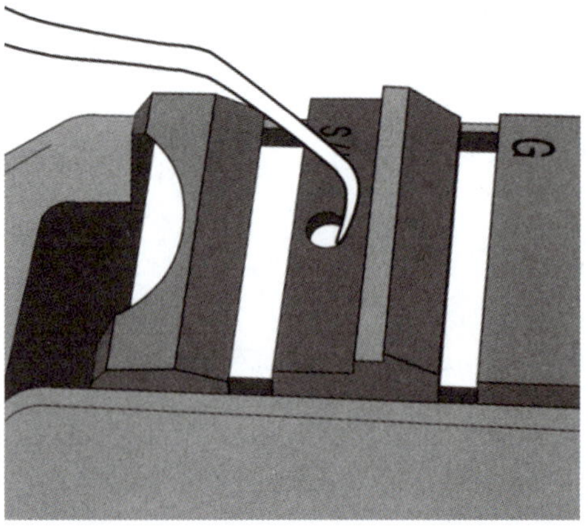


图 1-204　在圆形通道内磨锐器械的顶端

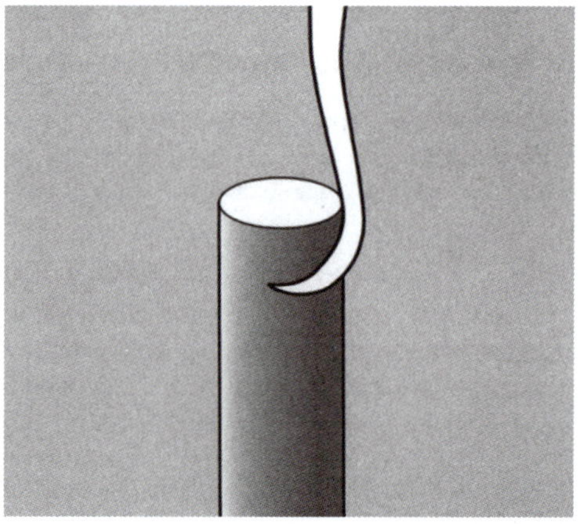

图 1-205　用塑料检测棒检测刮治器是否磨锐

（刘　建　杨晓亮）

## 第十一节　口腔手术显微镜应用技术

口腔手术显微镜又称牙科手术显微镜（dental operating microscope，DOM），是一种专门为口腔治疗设计的特殊显微镜，可为医生提供清晰的放大视野与良好的聚焦照明，使镜下观察与治疗操作更加精准。20 世纪 80 年代，口腔手术显微镜开始应用于牙科领域，最早用于根尖手术，之后随着超声设备及各种工作尖的使用，逐步拓展到精细、复杂的根管治疗，显著提高了根管治疗的长期成功率。随着口腔诊疗技术的不断进步，口腔手术显微镜的应用日渐广泛，可视化操作涉及牙体牙髓、口腔修复、口腔颌面外科等多个专业学科领域，并在教学及科研领域得到不断拓展。

### 【适应证】

**1. 牙体牙髓专业**

（1）早期龋损的观察、牙隐裂的诊断、充填体边缘密合情况的观察等（图 1-206、图 1-207）。

（2）窝洞充填的精细治疗操作。

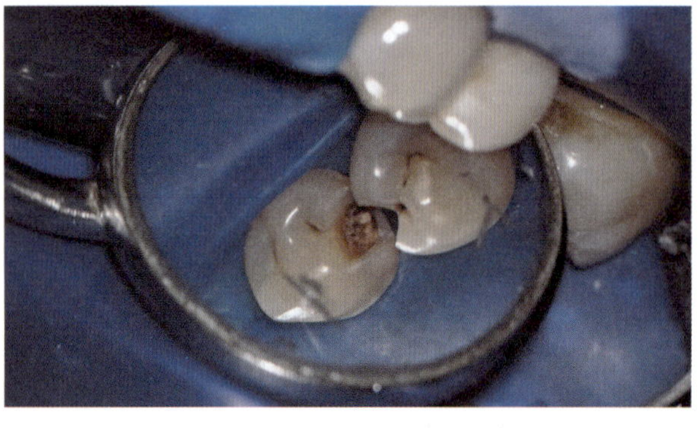

图 1-206　显微镜普通模式下观察龋损部位

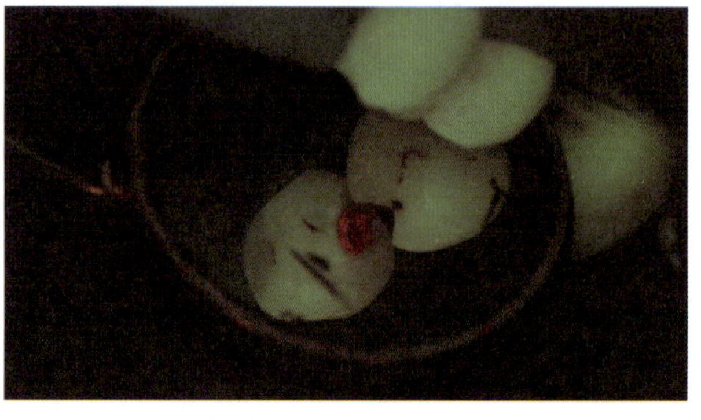

图 1-207　显微镜荧光模式下龋损部位呈现红色的荧光

（3）常规根管治疗：探查 MB2、MB3，根管预备，根管充填等。

（4）根管再治疗：疏通钙化阻塞根管，矫正偏移的根管，定位和寻找根管内的分离器械，取出金属桩，修补髓腔、根管壁的穿孔。

（5）开展显微根尖手术。

**2. 口腔修复专业**

（1）辅助提高牙体预备的质量，减少对相邻软硬组织的损伤。

（2）观察固定修复体的精度与密合程度。

**3. 口腔颌面外科、口腔种植专业**

（1）辅助开展微创拔牙手术，减轻术后反应，缩短组织愈合时间。

（2）提高上颌窦底提升术等手术操作的精确性，降低手术创伤。

**4. 教学及科研**　结合相机、摄像机、数字影像采集模块、显示屏等辅助设施，捕获、收集、处理、存储影像资料，开展临床教学及科研工作。还可以通过手术直播或远程教学的方式，直观地展现牙齿的微观结构及操作细节，便于学生观看，强化感性认识，提升教学效果。

## 【手术显微镜的基本原理与构造】

**1. 手术显微镜成像的基本原理**　当观察对象位于物镜的焦平面时，物镜在无限远处成像。经过变倍器等部件放大或缩小图像，通过两个目镜及双光路的作用形成三维立体的中间图像，再经目镜的放大投射于人眼的瞳孔，聚焦于视网膜上。

**2. 手术显微镜的基本构造**　口腔手术显微镜有悬吊式、壁挂式、立柱式三种类型。悬吊式与壁挂式是将设备固定于房顶或墙壁上，无须占用地面空间，但对顶部、墙壁的承重要求较高，且局部需要做减震处理。立柱式也分为固定立柱式与移动立柱式两种，固定立柱式是将显微镜的基底板与地面连接固定，节省护士侧的空间。前几种不能移动，具有一定的局限性。移动立柱式最为常见，由底座、立柱、悬臂、镜头等组成。

（1）底座：为一 60cm × 60cm 或 55cm × 55cm 的“工”字形承重结构，配有 4 个脚轮及固定锁，便于设备移位。

（2）立柱：为显微镜的支撑结构，其上还可以加装监视器等辅助装置。

（3）悬臂：一组可以折叠、伸展的横臂，为立柱与镜头的连接装置，可实现镜头位置的延展与高低的调节。各关节活动通过旋钮进行调节。

（4）镜头

1）物镜：是距离观察物体最近的透镜，是图像信息进入人眼所穿过的第一个光学元件。物镜的焦距是从被观察物体到物镜表面的距离，通常有 200mm、250mm 及 300mm，在物镜外壳上以“f=200”表示焦距值，也就是将物镜设置于距离被观察目标接近 200mm 时，才能得到清晰的成像。物镜分为定焦与变焦两种，无法调节焦距，只能通过调节物镜的高度实现对焦的物镜为定焦物镜（图 1-208）。而在一定范围内可以调节工作距离实现精准对焦的物镜为变焦物镜，变焦范围可达 200 ～ 300mm（图 1-209），甚至 200 ～ 415mm，医生无须改变体位或坐姿即可轻松实现快速精准的调焦。变焦调节包括手动调节，即通过变焦旋钮实现对焦调节（图 1-210）；电动调节，即通过手柄上的电动按钮进行调节（图 1-211）；此外，还有自动对焦模式，通过按钮在数秒内即可实现聚焦，便捷准确。

2）主镜体及变倍结构：位于物镜上部，功能是通过望远镜结构改变放大系数，分为手动变倍器与无级变倍系统。手动变倍器共有五级放大系数供选择，分别为 0.4、0.6、1.0、1.6、2.5（并非最终的放大倍数）。无级变倍系统通过手柄或脚踏控制可以在高低倍放大视野之间连续切换，而不影响医生手部的操作。

3）镜筒头部：主镜体上部即为双目镜结构，利用左右两束平行光路产生三维图像，镜筒头部内有一

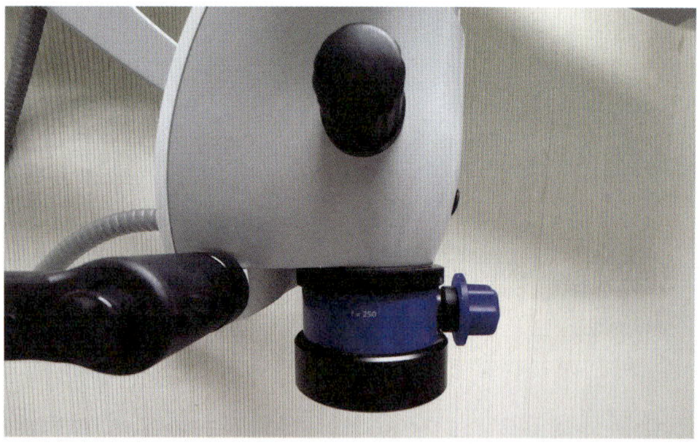

图 1-208 定焦物镜

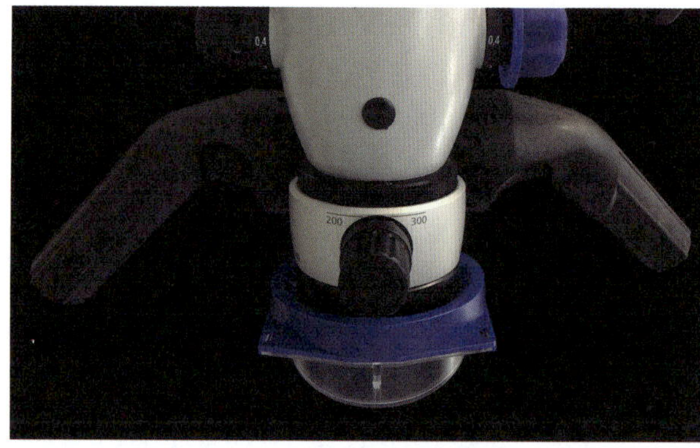

图 1-209 变焦物镜

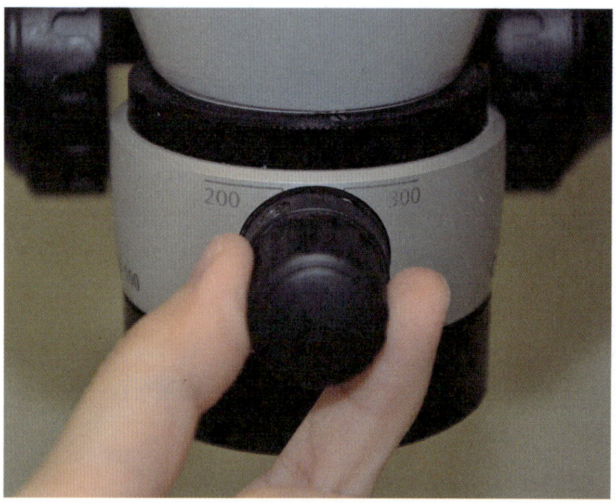


图 1-210 手动变焦调节

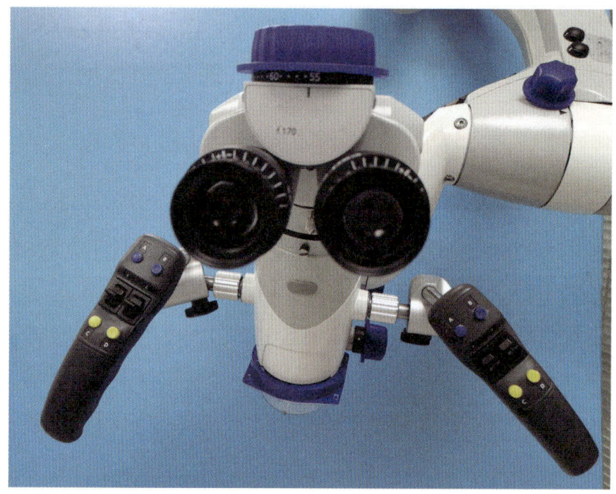

图 1-211 电动变焦调节

组定焦的透镜(如 f=170mm),棱镜可形成垂直、精确的图像。由于人的瞳距不尽相同(瞳距变化范围在 54 ～ 76mm 之间),操作者需要设置个人的瞳距才能取得舒适的观察效果。双目镜筒的倾斜角度可根据需要进行调节,最大调整范围为 0 ～ 180°,适应不同身高的操作者在直立坐姿下,双眼保持水平角度进行观察。

4)目镜:功能是将双目镜筒形成的中间图像放大。目镜上标注的放大系数多为 10× 或 12.5×,与最终的放大率有关。12.5× 目镜放大倍数最大,多为根管治疗选用。而 10× 目镜可以展现更大的术野全貌。目镜还具备一定的屈光调节功能,可以根据使用者的视力水平在一定范围内实现屈光补偿。

(5)照明系统:显微镜的光源有卤素灯、LED 灯和氙灯三种。卤素灯的功率 100W,色温较低,且随着光强变化而改变,颜色偏黄,使用寿命相对较短。氙灯的功率 180W,光线强度最高,适合在高倍放大下开展精细操作,色温高于卤素灯,光源更接近日光,成像颜色逼真,拍摄照片的效果最佳,使用寿命长。LED 灯光源的色温接近日光,强度低于氙灯,寿命介于两者之间。

(6)滤光片:显微镜的滤光片有橙色和绿色两种,前者用于防止复合树脂过早固化,在进行树脂充填操作时可将橙色滤光片设置于照明光路上。后者用于手术时,提高充盈的血管与周围组织的对比度,使细节呈现更加清晰。

(7)辅助设施

1)将外置式摄影装置连接于显微镜的外接接口,实现摄录功能。

2)加装数字采集模块,实现影像的采集与存储。

3）加装监视器，便于助手观察术区情况，提供高清影像资料。

## 【手术显微镜的调节】

**1. 设备就位**　将手术显微镜平稳推至使用位置，松开各悬臂关节的旋钮，将镜头摆放于合适位置（患者口腔上方），根据操作者身高将双目镜筒调整至双眼水平位置，锁定脚轮固定锁，依次拧紧悬臂各关节旋钮。

**2. 调节照明**　通过照明调节钮进行照明强度的调节。

（1）滤光模式的选择：根据不同需求选择滤光片模式。常规治疗模式一般选用无色滤光片，成像颜色接近牙体组织，清晰逼真。树脂充填及修整操作可选择橙色滤光片，有效延缓树脂固化时间（图1-212）。镜下手术时则可调至绿色滤光模式（图1-213）。

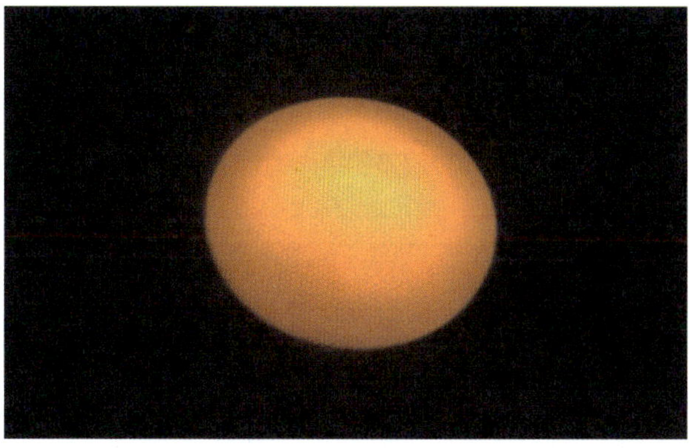

图1-212　橙色滤光片成像效果

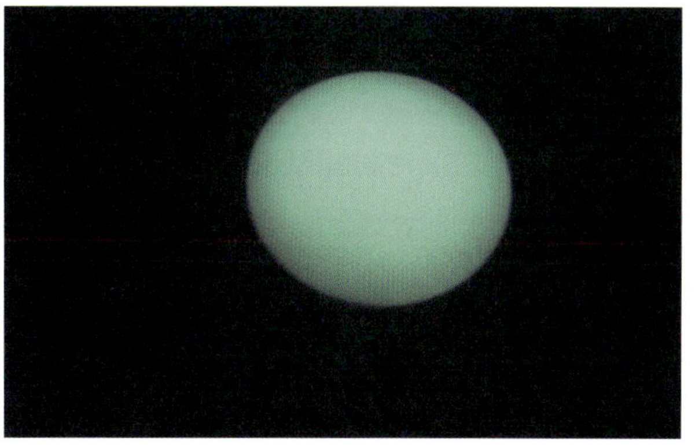

图1-213　绿色滤光片成像效果

（2）照明强度的调节：随着放大倍数的增大，景深逐渐缩小，视野也相应变暗，此时需要通过增加照明强度进行补偿。

（3）照明效果的补偿：对髓室底或根管等深且微细的结构进行观察和操作时需要提供更加充足的照明，可以使用带光纤的设备进行额外补充与加强。

**3. 调节聚焦**　将变倍调节钮调至最低挡（0.4挡）。根据物镜焦距（定焦或变焦）调整好工作距离，聚焦（图1-214）。

**4. 调整瞳距**　双目镜从最大距离开始调节，转动目镜调节钮将双目镜图像调整至重合（图1-215）。

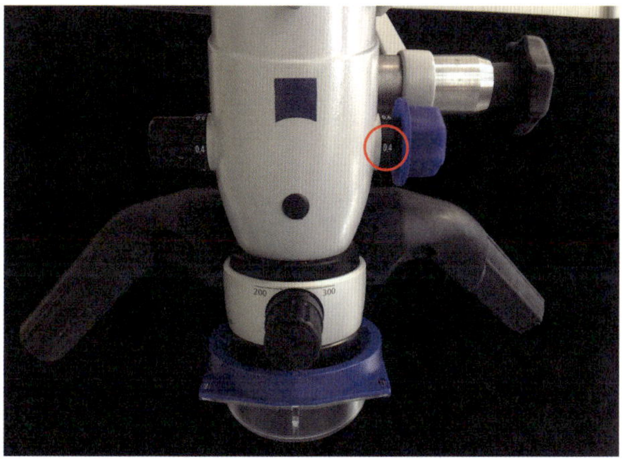

图1-214　将变倍调节钮调至最低挡

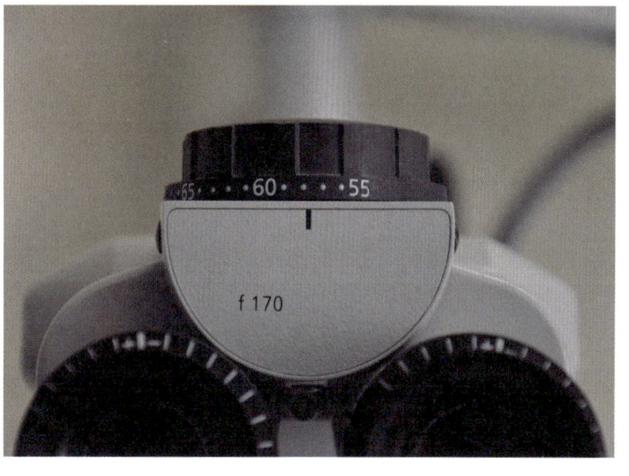


图1-215　将目镜调节至双目镜像重合

**5. 调节目镜**

（1）调节眼杯：裸眼操作宜将眼杯旋出 2～3 挡金属圈，避免睫毛上沾染的灰尘或油脂污染目镜镜面，影响观察效果（图 1-216）。戴眼镜的操作者宜将眼杯复位（图 1-217）。

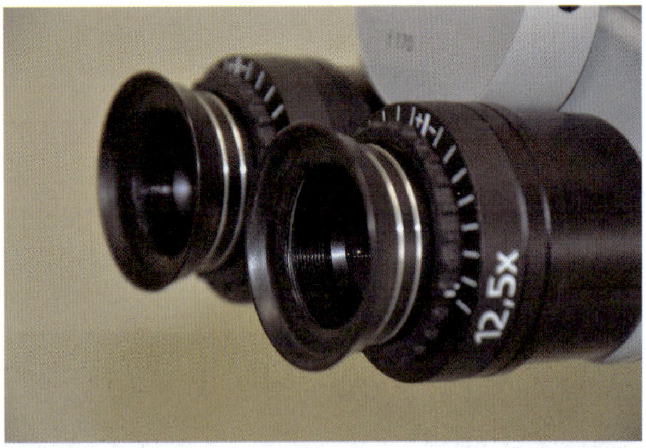


图 1-216　裸眼操作将眼杯旋出 2～3 挡金属圈

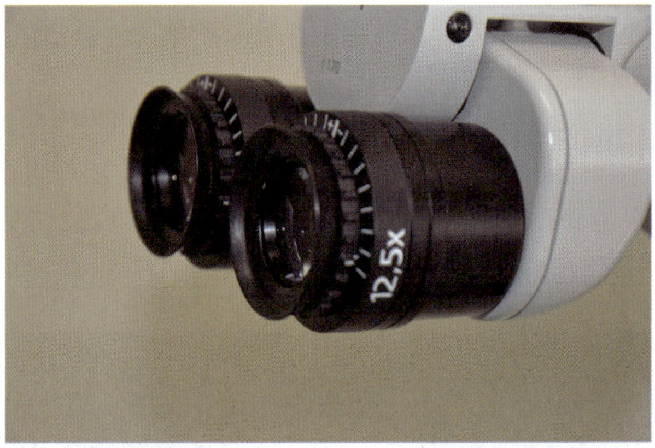


图 1-217　戴眼镜的操作者宜将眼杯复位

（2）调节屈光度：先将屈光度调节环归“0”。戴眼镜的操作者（包括配戴角膜接触镜者）屈光度调节至“0”位，裸眼操作者可按眼镜的屈光度值进行设定，以保证双眼所见与显微镜采集到的影像清晰度保持一致（图 1-218）。

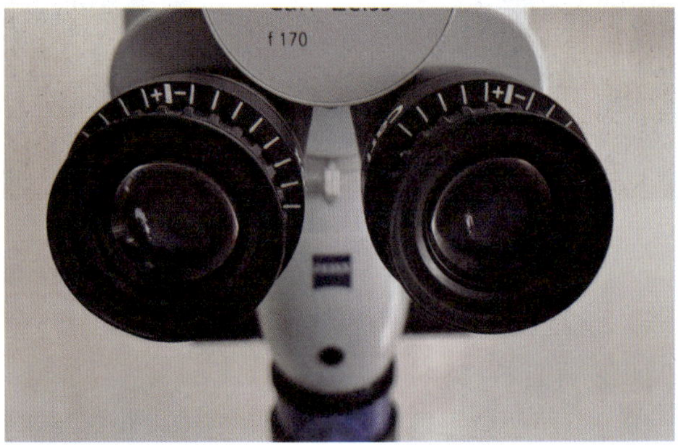


图 1-218　调节屈光度

**6. 设定放大倍数**　通过变焦旋钮实现放大倍率的调整和对焦，放大倍数的计算公式：最终放大倍数 = 镜筒焦距 / 物镜焦距 × 目镜倍数。

例：镜筒焦距 f=170mm，物镜焦距 f=200mm，目镜倍数 10× 的定焦显微镜变倍系数为 0.4 时的最终放大倍数为 170/200×10×0.4=3.4×。同样条件，当变倍系数为 2.5 时，此显微镜的最大放大倍数为 21.25×。

手动变倍器上标注的变倍系数对应着高、中、低倍放大倍数。

（1）0.4、0.6：低倍（放大 3～8 倍），适用于寻找和确定视野。

（2）1.0、1.2：中倍（放大 8～16 倍），适用于根管治疗操作。

（3）1.6、2.5：高倍（放大 16～30 倍），适用于对细节的观察，不适用于镜下操作。

**7. 调整显示器**　配备监视器的设备应注意调整被观察对象的图像在显示屏保持居中位置。

## 【镜下操作的医护体位】

开展显微镜下诊疗操作时，医护坐姿均应符合人体工程学原理，最大限度地减少骨骼肌肉的负荷。

**1. 医生的坐姿及操作体位**

（1）医生的操作在 9 点～12 点区域，多数牙位的操作以 12 点方向为宜。

（2）医生取端坐位，双脚平放于地面，大腿上缘与地面成 15° 角。

（3）背部保持直立，腰部有舒适的支撑，两肩连线与地面平行，颈部伸直，双眼平视目镜筒。

（4）为保证长时间的工作姿势与操作的精度，可选用两侧带有可调节扶手，腰部带支撑结构的专门座椅（如马鞍椅）（图 1-219）。

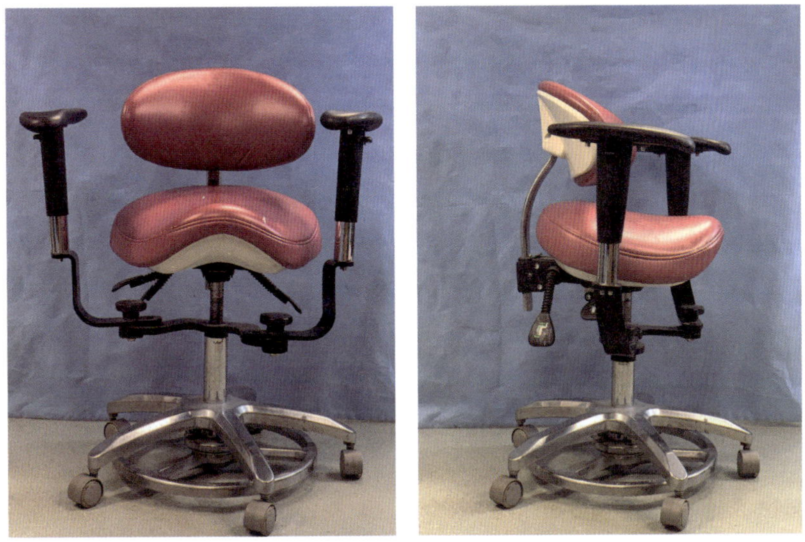

图 1-219　马鞍椅

（5）为保证医生体位的稳定，在治疗不同的牙位时，可以通过升降患者的位置，或调整患者头枕改变头部的仰俯及左右转动来实现。

**2. 护士的坐姿及操作体位**

（1）护士的操作在 2 点～ 4 点区域。

（2）护士的坐姿详见本章第八节相关内容。

（3）护士操作台置于 12 点～ 2 点区域，保证设备、器械、材料触手可及。

**3. 患者体位**

（1）患者取舒适的仰卧位或接近仰卧位，使身体各部分受到最大面积的承托（详见本章第八节相关内容）。颈部及腰部可以利用衬垫或软枕支托，以提高舒适度，从而配合较长时间的治疗操作。

（2）治疗上颌牙时，可适当降低患者的位置。调整上颌牙合平面与地面垂直，检查上颌前牙的腭侧与磨牙区可调节患者头部后仰 10° ～ 20° 角，并借助口镜的反射进行观察。为保证安全，宜在采用橡皮障隔离的前提下采取此体位。

（3）治疗下颌牙时，调整头枕使患者下颌的牙合平面与地面平行。

## 【手术显微镜下操作的辅助设备和常用器械】

**1. 辅助设备**

（1）超声设备：牙髓专业治疗中十分重要的设备。用于根管治疗或根尖手术，需要将设备的功率调至较低挡，以保证纤细的工作尖正常发挥功用且不易损坏。

（2）超声工作尖：常用于根管治疗的工作尖，有光滑表面、被覆金刚砂涂层两类，每种均有不同型号，形态、锥度、弹性、硬度及尖端直径不同。

**2. 显微根管治疗的常用器械**

（1）橡皮障隔离系统：进行显微根管治疗时必不可少的装置。橡皮障隔离技术详见本章第七节。

（2）面反射口镜：镜下操作应使用面反射口镜，即将反射层镀在镜片的前表面，以保证最大限度地将光线反射至根管深部，使反射图像清晰真实，避免重影和变形，常见表面镀银涂层的口镜，还有镀铑口镜。口镜头分不同直径与形态，常用的为 4# 口镜头（直径 22mm）与 5# 口镜头（直径 24mm）。进行根尖倒预备时需要小巧的口镜头（显微口镜头）伸入截根区域，灵活调整镜头角度反射图像，可根据术区大小选直径 3 ～ 9mm 的圆形、椭圆形或多边形的显微口镜头，达到观察根尖倒预备斜面的目的（图 1-220）。

（3）根管口探针（DG-16）：用于探查根管口，探查髓室底和根管壁的完整性。探针两头的形态略有差别，单弯端适用于前牙区探查，双弯端适用于磨牙区探查（图 1-221）。

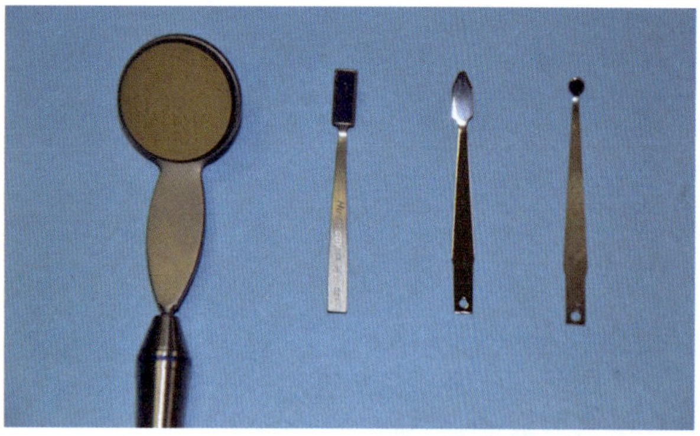

图 1-220　显微口镜头

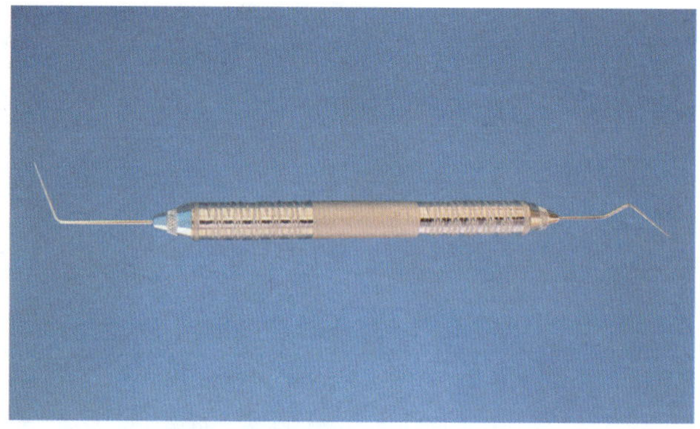

图 1-221　根管口探针（DG-16）

（4）锁镊：用于夹取纸尖、牙胶尖、小棉球及标准手用锉等体积小的物料，夹持稳定，传递予交换安全便捷。

（5）显微三用枪：接口与三用枪手柄连接，适配各种尖端直径的冲洗器针头，深入根管口内进行冲洗或吹清（图 1-222）。

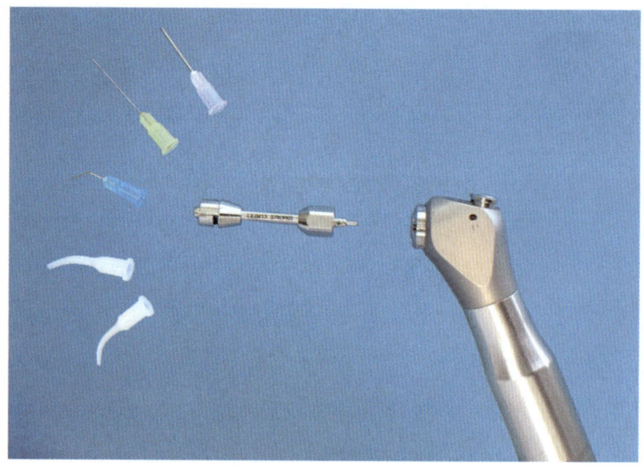

图 1-222　显微三用枪

（6）显微吸引器：直径为 0.8 ～ 2.0mm 不等的吸引器管，可以与口腔综合治疗台的负压管路相连，工作端可以深入髓腔，甚至根管口内进行吸引，充分干燥根管，避免发生将水滴的反光当作分离器械断面的误判。

（7）显微根尖手术器械（图 1-223）

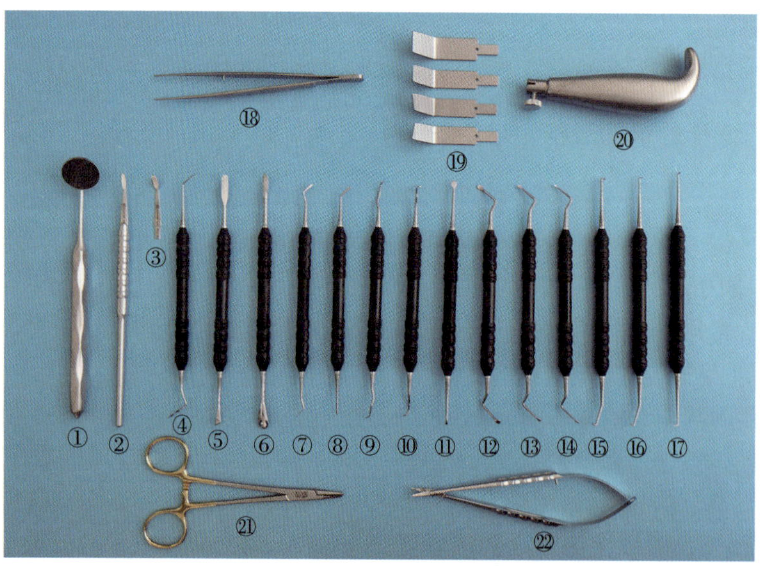


图 1-223　显微根尖手术器械

①显微镜平面反射口镜；②显微口镜；③显微口镜头；④双头探针；⑤骨膜剥离器（圆 / 刀）；⑥骨膜剥离器；⑦再治疗修补器；⑧牙用充填器；⑨前牙刮治器；⑩后牙刮治器；⑪外科挖匙（椭圆）；⑫外科挖匙（大）；⑬外科挖匙；⑭外科挖匙（小）；⑮倒充填加压器；⑯倒充填加压器；⑰根管口探针；⑱组织镊；⑲带齿拉钩头；⑳拉钩手柄；㉑显微持针器；㉒显微组织剪。

（8）无机三氧化物聚合体（mineral trioxide aggregate，MTA）输送器：MTA 输送器是一套工作端直径极细的输送工具（图 1-224），常用于根管侧穿、髓室底修补、牙髓再生、根尖屏障等手术，可以准确地将 MTA 输送至穿孔或充填区域。

（9）MTA block：一种将 MTA 材料进行塑形、转运的工具（图 1-225）。表面带有许多不同直径与长度的凹槽，与根尖倒充填器的工作端直径匹配（直径 0.5mm、0.8mm）。将调拌好的根管倒充填材料置于凹槽中塑形，并选取相应直径的倒充填器械从 block 中截取不同长度的材料，精准置于根尖孔处。

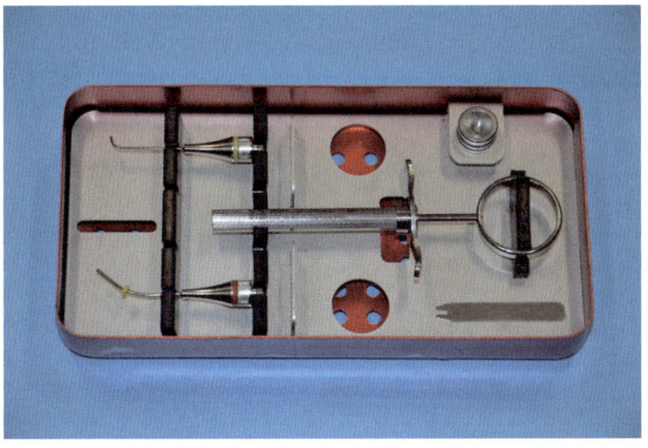

图 1-224 MTA 输送器

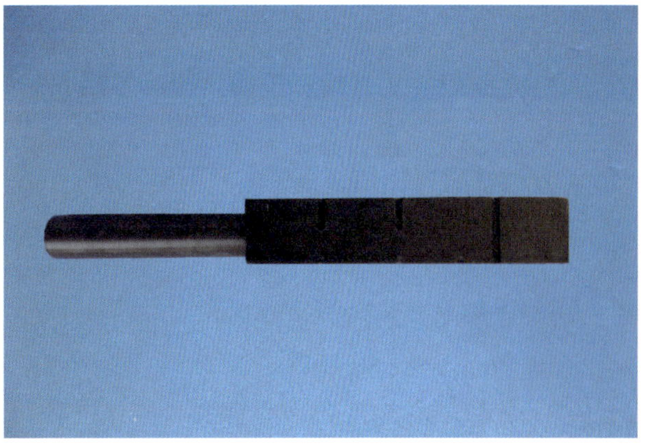

图 1-225 MTA block

（10）亚甲蓝：一种蓝色染料，可使胶原纤维组织着色。用小毛刷蘸取 1% 亚甲蓝涂布于疑似隐裂部位或根尖区，保持 10 ～ 15 秒，冲洗（手术中选用 0.9% 生理盐水）后，镜下观察牙周韧带及隐裂区域的着色程度，可清晰了解隐裂的细节、微渗漏范围，以及根尖手术中判断截根的质量等。

（11）倒充填材料：MTA、根管充填及修复材料（以下称为“生物陶瓷根管修复糊剂”）等。

### 【手术显微镜下的配合要点】

镜下操作时，由于镜头的存在，医护双方的视野会受到不同程度的遮挡，医护的视角不同信息的传递也会受到一定的影响。因此，镜下四手操作与直视操作有所差异。做好镜下配合，需要医护在掌握常规四手操作原则的基础上经过一段时间的反复训练，方能建立和谐的节奏，达成默契。

1. 医护分工应明确，动线清晰。避免相撞，导致器械滑脱，甚至伤及对方或患者。

2. 护士应预先详细了解治疗所需辅助设备（如摄录遥控装置）、器械、材料、药品等一应物料，熟练掌握医生的操作流程及器械的使用顺序。操作前调整好显微镜及辅助装置（如打开监视器、调整各项参数），做好充分的术前准备（如配备脚闸操控取像，应提前检查脚闸电量，接通电源，置于医生脚边），保证治疗顺利流畅，避免临时取物，中断操作。

3. 器械传递平面尽量控制在患者颏部以下，以免器械尾端触及物镜。

4. 由于医生通过目镜筒进行观察和操作，视野变窄，无法看清器械传递的具体位置，接取器械时需要离开镜筒寻找定位处于盲区的器械。为减轻医生不断变换视野引发的视觉疲劳，医护需要事先建立传递信号的共识，保证医生稳固接取器械，保持医生的视野不变。

5. 器械交换时，护士的等待区域比直视下略远 3 ～ 5cm 为宜，避免被医生移出操作区的锐利器械刺伤。

6. 医生接过器械后，护士可将医生的手轻轻引至镜下的术区，方便医生手中的器械快速就位。

7. 镜下根管治疗时，传递根管锉等小而尖锐的器械时宜使用清洁台作为载体，并将即将使用的器械孤立放置，传递至医生拇指和示指之间。

8. 当需要在器械尖端蘸取根管润滑剂后传递时，可使用锁镊夹取手柄与止动片之间的位置，将锉尖送入窝洞(镜下视野中),既保证尖端的药物不受污染,又方便医生直接握持手柄部。

9. 当医生调整高倍放大视野时,护士应同步调亮显微镜光源,补偿镜下光线的不足。

【手术显微镜的维护与保养】

**1. 镜面维护**

(1)灰尘与污垢会降低成像品质,被血液、唾液污染的镜片还会产生霉斑,严重影响光学设备的使用寿命。建议使用时,物镜加装便于清洗与更换的保护罩,以避免操作时液体喷溅,污染物镜镜片。

(2)使用气吹或三用枪以无油空气吹掉或用干净的毛刷拂去镜片表面的灰尘。

(3)必要时使用超细纤维擦布蘸取专用光学表面清洁剂顺着一个方向旋转擦拭物镜、目镜,再用气枪吹干。

(4)清洁后可使用强光手电照射镜面,检查清洁效果。

**2. 机身维护** 定期检查镜头各部分连接是否稳固,及时加固松动的螺丝,避免镜头脱落,设备损坏。

**3. 光源维护**

(1)卤素灯光源的设备使用后宜将光源调至最暗,再关设备电源,避免开机时瞬时电流过强,灯丝熔断。

(2)卤素灯光源的设备灯泡舱内,应保证备用灯泡就位且状态良好,以备主光源突发故障时,设备能够及时自动启用备用光源。

4. 设备移动的路径和固定区域的地面应平整无障碍。

(崔 静)

## 第十二节 口内扫描技术

口内扫描技术是近年来发展较快的一种数字化印模技术,是将小型的光学扫描头伸入患者口内,通过连续摄像式的扫描及软件的拼接处理,获得口内牙齿、黏膜等软硬组织的三维数字模型,并可获得相应的纹理及颜色信息。口内扫描借助扫描头来抓取口内牙齿及软组织图像,通过软件计算,将图片中清晰的边缘转化为一个个的坐标点来逐步重建出整个牙列和软组织的三维形态及彩色纹理信息,在此基础上进行修复体设计和错𬌗畸形矫治模拟等操作。

口内扫描技术有效避免了传统印模制取中咽反射敏感患者的不舒适感及患者误吸、误吞印模材料的风险,提高了临床操作效率,省去了临床选择托盘、制取印模、翻制石膏模型、模型消毒及传到技工室等步骤。

在口腔修复治疗中使用口内扫描技术,可避免传统印模制取后的模型变形、脱模、缺陷等问题,能够实现实时三维图像重建,扫描后可以即刻检查预备体边缘和外形。传统修复体制作方式使得修复体质量较大程度上取决于技师的经验,而口内扫描后用数字化方法设计、加工修复体可有效提高修复治疗的标准化程度,并缩短修复体加工时间,同时提高修复体质量。在口腔正畸治疗过程中使用口内扫描逐渐替代石膏模型,可预防模型的丢失、损坏,减少模型的物理存储空间,节约成本,正畸口内扫描的范围不但包括全部牙列,还有尽可能多的软组织信息,如牙龈、腭盖、前庭、口底、系带等,目前正畸口内扫描可由护士在医生的指导下独立完成。

本节分别举例介绍口腔修复和口腔正畸治疗过程中最常使用的口内扫描技术的护理配合。

## 一、全冠修复、种植单冠修复口内扫描技术

【用物准备】

**1. 常规用物** 详见第一章相关内容。

**2. 口内扫描用物** 扫描仪（图 1-226）、扫描头（图 1-227）、防护膜、护目镜（必要时）、凡士林棉签。

**3. 种植修复口内扫描特殊用物** 扫描杆（图 1-228）、螺丝刀（图 1-229）、75% 乙醇棉球、冲洗器。

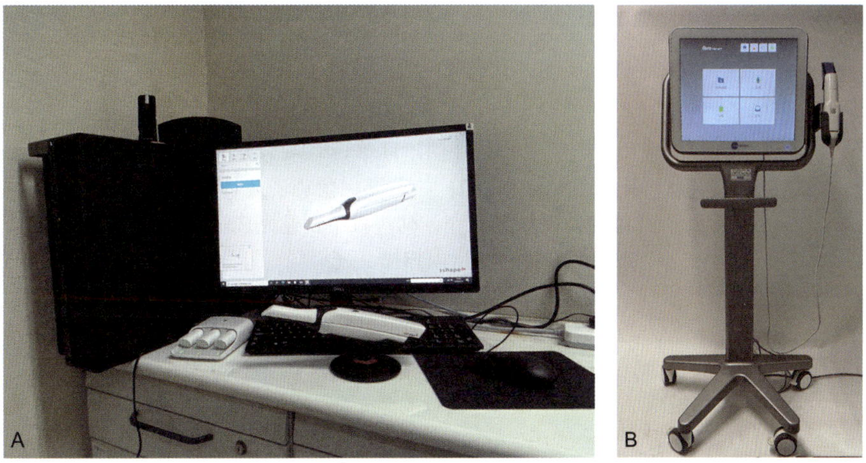


图 1-226 不同型号的口内扫描仪

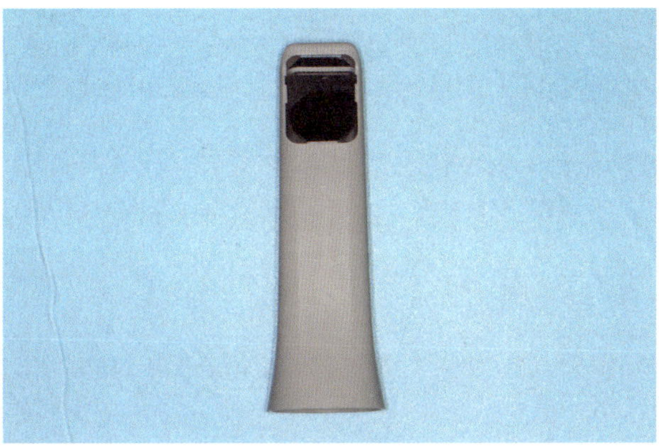

图 1-227 扫描头

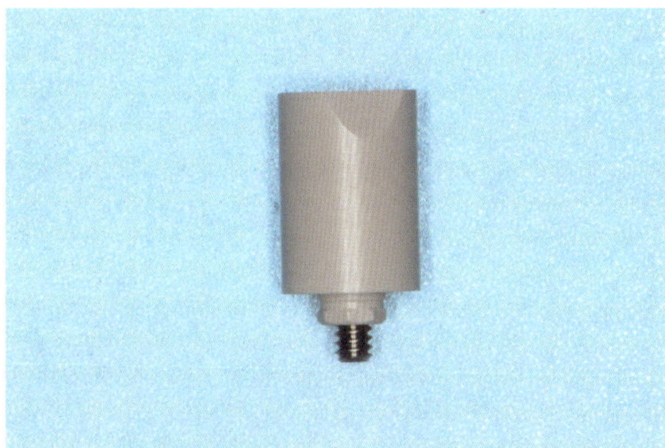

图 1-228 扫描杆

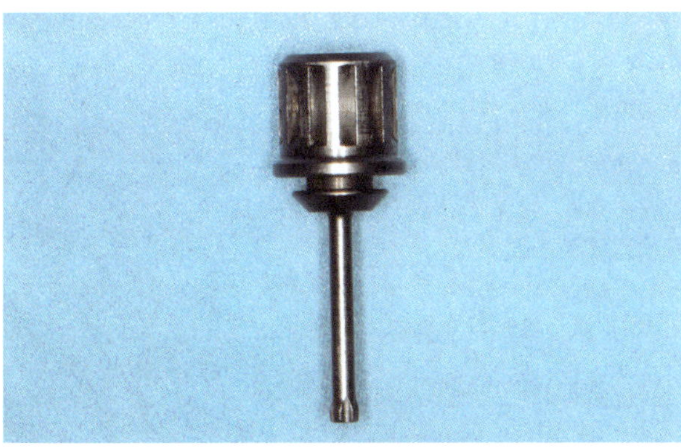

图 1-229 螺丝刀

## 【全冠修复口内扫描护理配合流程】

全冠修复口内扫描护理配合流程见表 1-20。

表 1-20　全冠修复口内扫描护理配合流程

| 医生操作流程 | 护士配合流程 |
| --- | --- |
| 1. 扫描前准备 | |
| (1)患者准备 | 向患者讲解扫描时如何配合,并给患者口角涂抹凡士林,加以保护。由于不同设备的光源不同,应根据所使用的扫描仪说明书,选择是否需要为患者佩戴护目镜 |
| (2)扫描仪准备 | 摘下扫描头保护帽,安装已消毒的扫描头,贴防护膜(图 1-230)<br>打开计算机,登录扫描程序 |
| (3)创建订单 | 根据患者信息和临床医生的设计创建订单(图 1-231),包含患者基本信息、医生信息、牙位、修复体类型、材料、比色、交付时间。如需要保留患者牙体预备前的牙冠形态,遵医嘱选择预制备件选项,在牙体预备前扫描工作牙列。订单创建完成进入扫描界面,扫描仪会自动预热扫描头,等加热至 100% 后方可开始口内扫描 |
| 2. 扫描 | |
| (1)隔湿,并关闭光源 | 用吸唾器吸净患者口内的唾液<br>使用三用枪吹干牙面,必要时可进行隔湿处理<br>关闭口腔综合治疗椅光源 |
| (2)扫描范围 | 前牙区扫描范围建议是左 / 右侧第二前磨牙至右 / 左侧第二前磨牙,后牙区为修复区前后 2 ～ 3 颗牙 |
| (3)扫描路径及速度 | 握持扫描仪手柄,扫描头距牙面约 2mm,镜头对准后牙区咬合面开启扫描仪开关,扫描顺序依次为咬合面、舌侧 / 颊侧、邻接面。在扫描中断时,已扫描区域或正扫描区域会显示红框,可以通过将扫描头移动至红色框内显示的区域继续扫描<br>使用口镜拉开舌体,可利用扫描头拉开颊侧,操作时应动作轻柔<br>匀速扫描,扫描过快,图像可能会模糊,扫描过慢,数据会重叠。边扫描边观察计算机显示屏的牙列情况 |
| (4)标记牙位 | 牙列扫描完成后需要标记牙位(图 1-232),若标记错误,可左键拖动蓝点更改 |
| (5)修整 | 把多余的舌体、黏膜、颊侧黏膜、唇部软组织等点击“修整”功能键进行清除,若开启“AI”功能,可自动清除 |
| (6)咬合 | 嘱患者张口,用扫描头撑开颊侧后,再嘱患者咬合至牙尖交错位不动,从磨牙开始沿颊面向前牙扫描<br>如果需要动态咬合,可以在咬合状态下将扫描头对准一侧前磨牙区,嘱患者进行前伸、侧方运动,记录局部咬合运动<br>咬合关系注意区分左右侧 |
| (7)模型检查 | 修复体边缘数据是否清晰完整<br>预备体表面无孔洞、无缺损,表面光滑连续<br>邻牙近预备体侧表面完整<br>对颌牙咬合面完整,咬合关系与口内一致<br>确认无误后,对扫描数据进行处理 |
| (8)保存并上传加工中心 | 导出扫描件数据并传送至义齿加工中心 |

续表

| 医生操作流程 | 护士配合流程 |
| --- | --- |
| 3. 扫描后消毒灭菌 | |
| （1）扫描头的消毒 | 拔下扫描头，流动水下冲洗干净，用 75% 乙醇棉球将表面及内部擦拭干净<br>三用枪吹干扫描头<br>将已经干燥处理后的扫描头在反射镜位置包裹医用纱布，防止在消毒过程中刮花镜头（图 1-233）<br>高温高压灭菌，灭菌参数：134℃，3 分钟。根据《口腔器械消毒灭菌技术操作规范》（WS 506—2016），扫描头属于中度危险口腔器械，要达到高水平消毒或灭菌水平 |
| （2）扫描仪的消毒 | 撕除防护膜，用消毒湿巾擦拭扫描仪表面 |

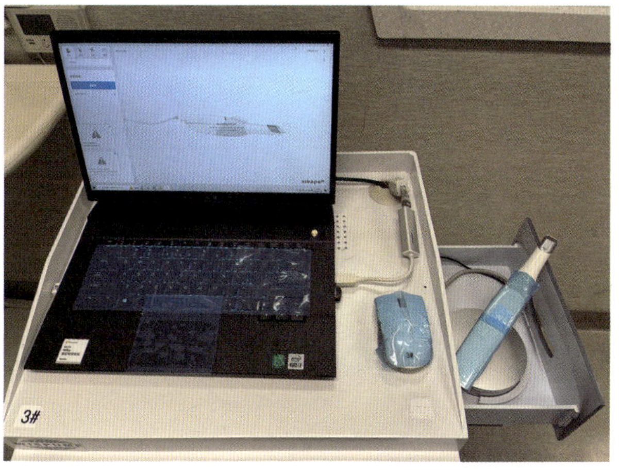


图 1-230　准备就绪的扫描仪

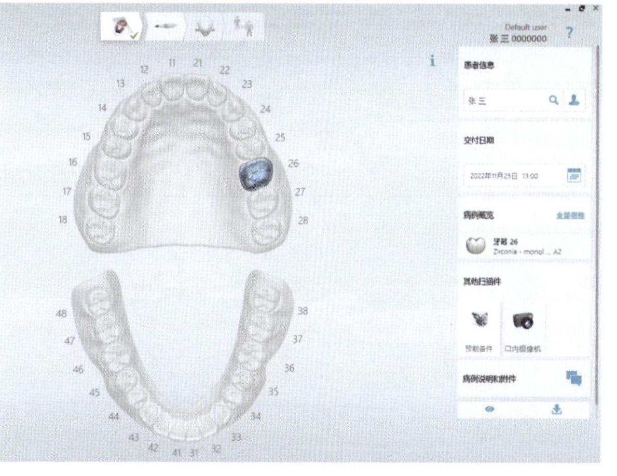

图 1-231　创建冠修复体的订单

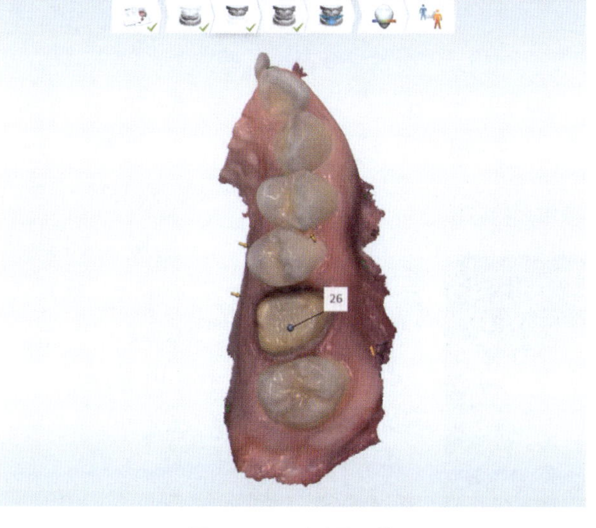


图 1-232　标记牙位

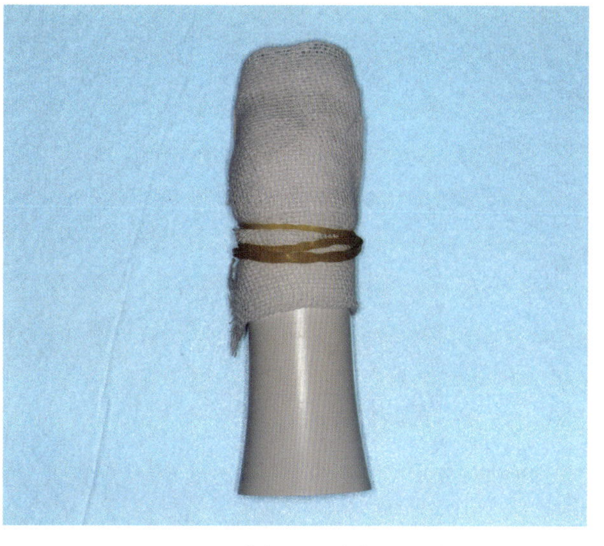

图 1-233　裹好医用纱布的扫描头

【种植单冠修复口内扫描护理配合流程】

种植单冠修复口内扫描护理配合流程见表 1-21。

表 1-21　种植单冠修复口内扫描护理配合流程

| 医生操作流程 | 护士配合流程 |
|---|---|
| 1. 治疗前准备 | |
| 向患者讲解治疗方案和过程 | 同全冠修复口内扫描护理配合流程（图 1-234） |
| 2. 治疗中配合 | |
| （1）医生根据需要调磨邻牙后，取下愈合基台 | 用吸唾器吸净患者口内的唾液，使用三用枪吹干牙面，关闭口腔综合治疗椅光源<br>医生取下愈合基台后，按照扫描方法和顺序依次扫描牙龈袖口及前后 2～3 颗牙，扫描完成后标记种植位点，并清除多余组织，方法同全冠修复口内扫描护理配合流程 |
| （2）安装扫描杆 | 点击“下一步”，软件会将袖口及约 1/3 邻牙的数据删除<br>将扫描杆特征面及软件删除的区域扫描完整（图 1-235） |
| （3）取下扫描杆，冲洗，安装上愈合基台 | 协助吸唾，保持视野清晰，点击“下一步”，依次扫描对颌牙和咬合面，方法同全冠修复口内扫描护理配合流程 |
| （4）模型检查 | 医生检查模型，确认扫描杆特征面数据清晰完整，邻牙近种植体侧表面完整，对颌牙咬合面完整，咬合关系与口内一致<br>对数据进行后处理，保存并上传加工中心 |
| 3. 治疗结束 | 同全冠修复口内扫描护理配合流程的扫描后消毒灭菌 |

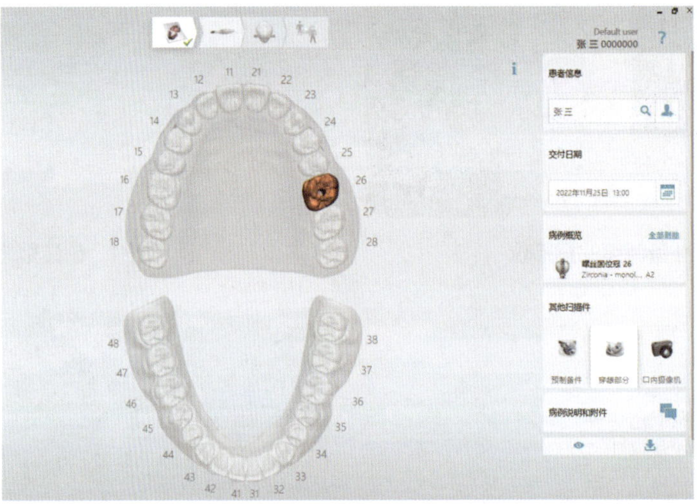

图 1-234　创建种植单冠的订单

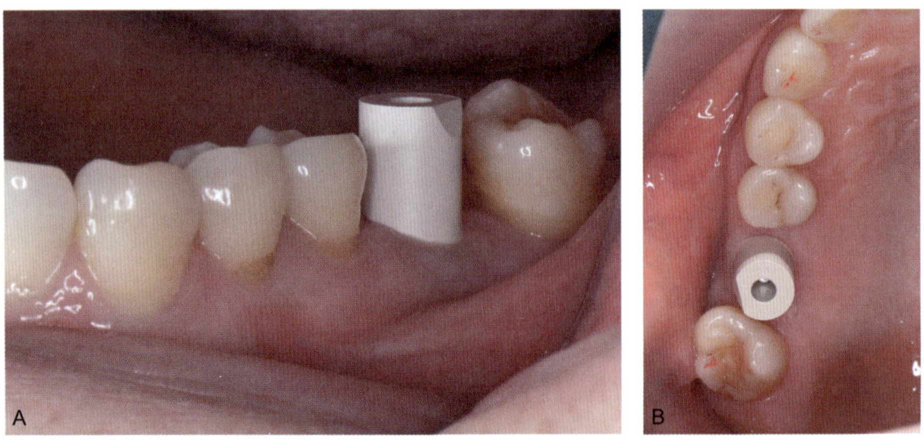


图 1-235　具有特征面的扫描杆

A. 颊面观；B. 殆面观。

## 二、正畸口内扫描技术

### 【适应证】

1. 正畸治疗前、中、后的患者（包括隐形矫治和舌侧矫治患者）。
2. 戴用保持器的患者。

### 【用物准备】

同全冠修复、种植单冠修复口内扫描技术的用物准备。

### 【正畸口内扫描护理配合流程】

正畸口内扫描护理配合流程见表 1-22。

表 1-22　正畸口内扫描护理配合流程

| 护理操作流程 | 操作要点 |
| --- | --- |
| 1. 操作前准备 | |
| (1)患者准备 | 向患者解释口内扫描的目的及配合方法，合理调整患者体位，取得患者配合，评估患者口腔情况，清理口内异物。嘱患者用 3% 过氧化氢溶液含漱 30 秒，再用清水漱口，为患者涂抹凡士林润滑口角，以防牵拉损伤口角 |
| (2)仪器准备 | 检查扫描仪可否正常使用，取下保护套，安装扫描头，贴防护膜，根据所使用的扫描仪说明书，选择是否为患者佩戴护目镜 |
| (3)创建订单 | 启动软件，填写患者信息，点击保存 |
| (4)校准扫描枪 | 扫描枪每周校准一次，以确保扫描精度 |
| 2. 操作中　根据软件提示，分别扫描下颌、上颌和咬合关系（图 1-236） | 通过长按扫描仪开关键，调出体感操作菜单。无须接触进行选项切换（图 1-237） |
| (1)扫描下颌（图 1-238） | 清洁牙齿，对患者口腔进行隔湿处理，用吸引器管吸引患者口内唾液，再用三用枪把牙面吹干<br>扫描咬合面：从一侧末端磨牙𬌗面开始扫描，扫描至对侧末端磨牙，完成咬合面扫描<br>扫描舌侧：将扫描枪转至舌侧扫描，扫描到对侧末端磨牙的舌侧，完成舌侧的扫描<br>扫描颊侧：将扫描枪转至颊侧，从磨牙扫描至中线，然后再转至对侧末端磨牙并扫描至中线，在前牙区旋转并完成扫描 |
| (2)扫描上颌（图 1-239） | 依照下颌扫描方法依次扫描上颌咬合面、腭侧及颊侧<br>扫描腭盖：从上颌中切牙处开始扫描，以“S”形向两侧牙齿的腭侧移动进行扫描，到扫描完成最后一颗磨牙远中为止 |
| (3)扫描咬合关系（图 1-240） | 嘱患者咬合于牙尖交错位，然后将扫描枪放入患者口内颊侧，再次确认患者颌位，对准第一磨牙，以“S”形从磨牙向尖牙移动至咬合自动生成，再以同样方法扫描对侧咬合 |
| (4)检查扫描图像 | 检查标准：除三角间隙外牙齿表面无缺失部分；扫描图像到基骨、腭盖、移行皱襞、唇系带处的软组织和牙龈组织；末端牙齿的远端解剖结构完整；牙齿切缘稳定；缺失牙的两颗邻牙邻面结构完整；咬合关系正确 |
| (5)点击后处理，并发送文件 | |

续表

| 护理操作流程 | 操作要点 |
|---|---|
| 3. 操作完成 | 嘱患者漱口，整理用物，椅位终末消毒<br>用75%乙醇纱布擦拭扫描仪的扫描枪和显示屏，并安装好保护套<br>扫描头灭菌：同全冠修复、种植单冠修复口内扫描技术扫描头的灭菌<br>“七步洗手法”洗手 |
| 4. 导出并上传图像 | 扫描结束后退到患者主页，导出患者的数据到指定文件夹（即文件夹以患者姓名命名）<br>点击“图像上传系统”，从相应磁盘里选择患者的文件夹，上传文件 |

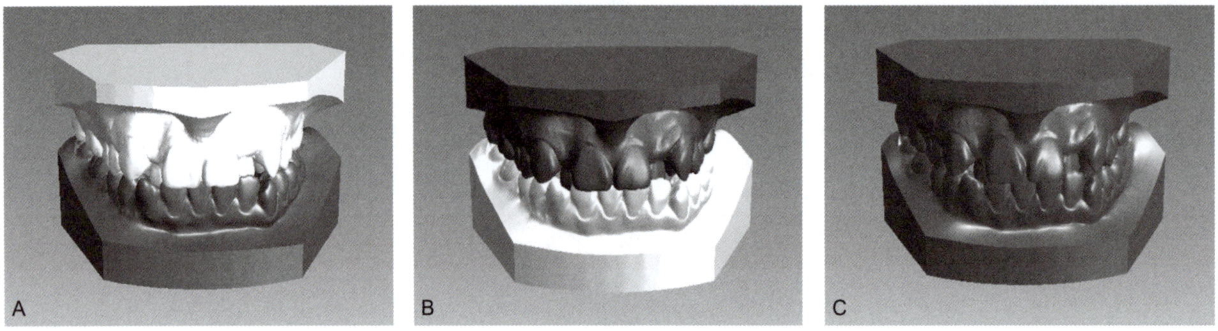


图1-236　下颌、上颌、咬合扫描提示
A. 下颌；B. 上颌；C. 咬合关系。

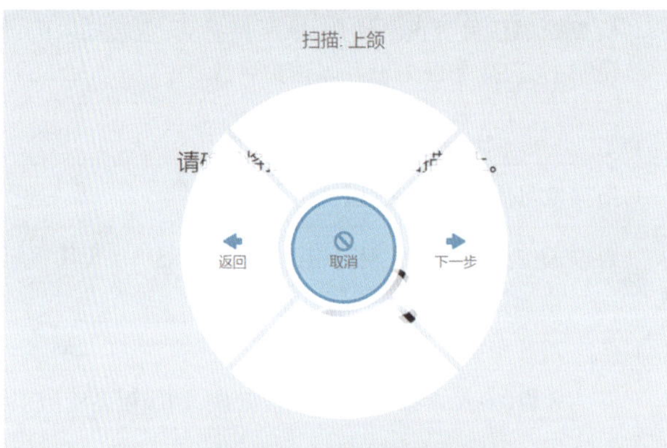


图1-237　体感操作菜单

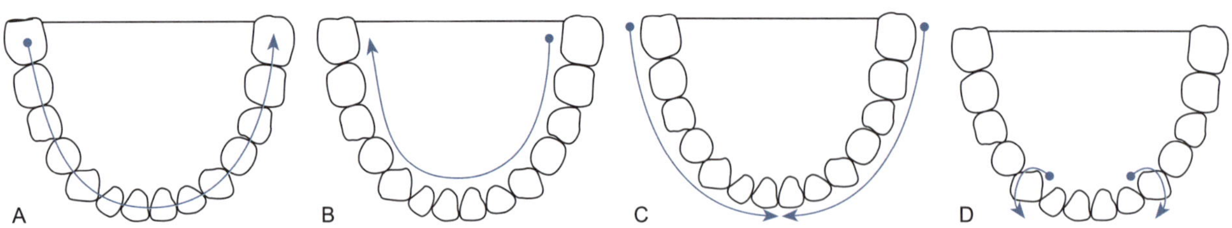


图1-238　扫描下颌
A. 扫描咬合面；B. 扫描舌侧；C. 扫描颊侧；D. 前牙区旋转。

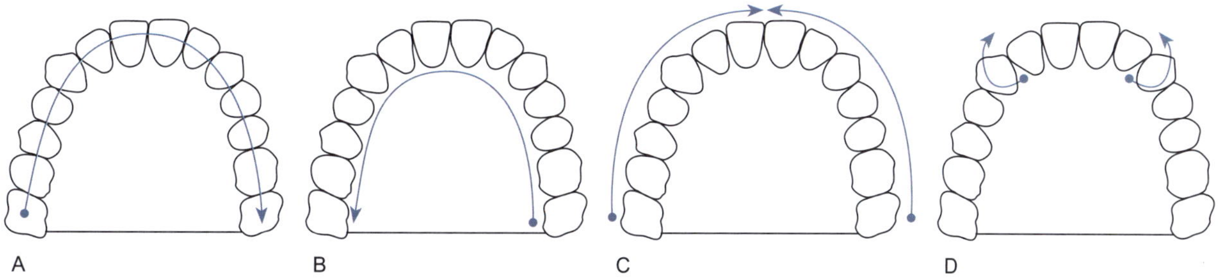


图 1-239　扫描上颌
A. 扫描咬合面；B. 扫描腭侧；C. 扫描颊侧；D. 前牙区旋转。

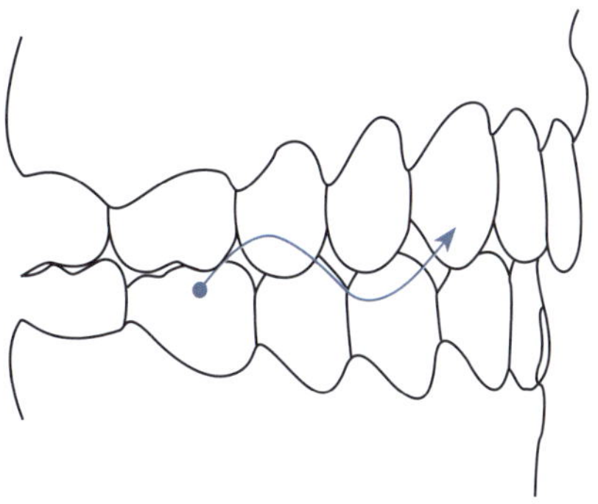

图 1-240　扫描咬合关系

【操作要点】

1. 隔湿处理，扫描时尽量保持牙齿干燥，以免唾液影响成像效果。

2. 需要再次补充扫描时，应先确定位置，再开始扫描。

3. 扫描咬合关系时，要先确认患者处于牙尖交错位，再开始扫描，以免咬合位置不对，影响矫治设计。

（刘莉莉　马晓雯　陈会燕　李雅瑾）

## 第十三节　口腔门诊常见突发病情变化的应急处理

在口腔诊疗工作中，患者自身因素、药物反应及各种不良因素的刺激，均可导致患者突然发生病情变化，严重者可产生呼吸心搏骤停，直接威胁生命。因此口腔护士应掌握突发病情变化的应急处理方法，确保患者的就诊安全。

### 一、晕厥

晕厥是由短暂的全脑组织缺血导致的短暂意识丧失，特点为发生迅速、持续时间短暂、具有自限性，并且能够完全恢复意识。

#### （一）病因

脑的血流不足和氧供障碍会导致意识丧失。正常情况下，每 100g 脑组织每分钟的平均血流量为 45 ～ 160ml，当某种致病因素使其骤然下降到维持意识所需脑血流量的临界值 30ml/（100g·min）以下时，临床上即可发生晕厥。《晕厥诊断与治疗中国专家共识（2018）》将晕厥分为神经介导性晕厥（反射性晕厥）、直立性低血压晕厥和心源性晕厥。

口腔门诊诊疗工作中常见的晕厥为神经介导性晕厥（反射性晕厥），是由交感或迷走神经反射异常引起周围血管扩张和 / 或心动过缓造成的晕厥，多见于年轻体弱女性，主要与机体受到各种不良刺激及情绪变化有关。

**1. 口腔诊疗相关不良刺激**

（1）疼痛：各种穿刺、口腔治疗及小手术所引起的疼痛刺激。

（2）声音：牙科手机快速旋转磨牙的声音或刀、剪等器械碰撞的声音。

（3）环境：诊室内人员拥挤、闷热、空气污浊等不良环境。

**2. 情绪因素** 紧张、焦虑、恐惧等。

**3. 其他** 过度疲劳；少数患者也可由体位突然改变，如长时间卧位后突然站立等引起。

（二）临床表现

**1. 发作前期** 有短暂的头晕、乏力、视觉及听觉下降、面色苍白、恶心、出汗、心悸等症状，平卧或头低位时症状可缓解或消失，一般历时数秒至数十秒。

**2. 发作期** 患者感到眼前发黑、眩晕，四肢发软，站立不稳，重者突发意识丧失，全身肌张力降低而跌倒，伴有心率减慢，血压下降，呼吸微弱，全身松软，平卧位后意识较快（多在 5 秒内）恢复，如意识丧失超过 15 ～ 20 秒，常有抽搐、尿失禁，有时会有呼吸暂停、瞳孔散大，可伴有外伤，本期一般持续 30 秒到 3 分钟。

**3. 恢复期** 大多数患者可完全恢复，少数存在短暂意识模糊，可伴有面色苍白、疲乏、头晕、腹部不适、恶心、有便意。轻者数秒即可完全恢复，重者可持续 30 分钟以上。

（三）急救处理

患者主诉不适或发现患者出现晕厥前期症状，立即停止相关操作；协助患者平卧，并采取头低脚高位；松解衣领；针刺或按压人中、合谷、内关等穴位，同时给予吸氧，开窗通风；观察生命体征，测量脉搏、血压。如患者发生呕吐，应将头偏向一侧，避免呕吐物误吸。

大多数迷走神经反射性晕厥患者，经上述处理可在 15 秒内自行恢复。如上述处理仍无效，应排除其他病因。

（四）预防

口腔诊疗前应与患者进行充分沟通，说明诊疗过程与感受，消除患者的紧张情绪；采取无痛操作的原则，预防晕厥的发生。既往有晕厥史且病因明确者，应尽量避免可能的诱发因素。诊疗过程中严密观察患者的反应，一旦出现前驱症状，应立即停止操作，同时给予平卧等紧急处理，防止晕厥及继发创伤的发生。

## 二、低血糖症

低血糖症是一组多种病因引起的，以静脉血浆、葡萄糖、血糖浓度过低，临床上以交感神经兴奋和脑细胞缺糖为主要特点的综合征。由低血糖导致的明显脑功能紊乱，称为低血糖昏迷，严重低血糖发作可能导致患者发生心肌缺血、心肌梗死、心源性猝死和神经系统功能异常等并发症。

（一）病因

低血糖症的病因复杂，经典分类根据其与进食的关系，分为空腹低血糖症和餐后低血糖症两类，但临床上低血糖症的发生往往存在两者交叉。影响血糖调节的环节较多，任何原因造成的胰岛素分泌过多或升糖激素缺少，均可发生低血糖。

口腔诊疗中常见的低血糖症多为葡萄糖消耗及摄入不平衡导致能量不足产生，如过度消瘦、节食或空腹未及时进食而诱发低血糖症。

（二）临床表现

血糖下降至 2.8 ～ 3.0mmol/L 时，胰岛素分泌受抑制，出现交感神经兴奋症状；血糖下降至 2.5 ～ 2.8mmol/L 时，大脑受抑制，出现脑功能障碍表现。如果患者低血糖持续得不到纠正，常不易逆转甚至死亡。

**1. 自主交感神经过度兴奋** 临床表现为出汗、饥饿、感觉异常、流涎、颤抖、心悸、紧张、焦虑、软弱无力、面色苍白、心率加快、四肢发冷、收缩压轻度升高等。

**2. 脑功能障碍** 亦称神经低血糖症状，初期表现为精神不集中，思维、语言迟钝，头晕、嗜睡、视物不清、步态不稳，可有幻觉、躁动、易怒、行为怪异等精神症状。波及延髓时进入昏迷状态，各种反射消失。

（三）急救处理

根据患者临床表现、既往史、当日进食情况，加上血糖值测定，可较准确予以判断。明确判断后，立即将患者安置舒适卧位，神志清楚的轻、中度低血糖患者可口服 15 ～ 20g 葡萄糖，最理想的是给予葡萄糖片，其次是含糖果汁饮料、牛乳、果糖、甜点心或进餐等，症状一般在 15 ～ 20 分钟内缓解。当低血糖患者无法口服碳水化合物时，必须通过肠外途径进行治疗。重症和疑似低血糖昏迷的患者，应及时测定毛细血管血糖，甚至无需血糖结果，及时静脉给予 50% 葡萄糖液 60 ～ 100ml，一般能快速纠正低血糖，多数患者在注射后 5 ～ 10 分钟内可转醒。继以 5% ～ 10% 葡萄糖液静脉滴注，并密切监测血糖。但应注意，过量的快速葡萄糖注射同样也可以发生神经系统损伤。

纠正低血糖的同时要关注患者气道是否通畅，必要时给予相应处理。

（四）预防

1. 有条件的应在预约治疗前了解患者既往史并做好宣教，指导患者合理饮食和进行正确的治疗前准备。

2. 接诊时注意询问患者既往史，加强病情观察，对有不适症状或怀疑有低血糖的患者及时测定血糖予以鉴别，血糖低于正常值的及时对症处理。

## 三、过敏性休克

过敏性休克是外界某些抗原性物质进入已致敏的机体后，通过免疫机制在短时间内发生的一种强烈的多脏器累及综合征。绝大多数过敏性休克是典型的Ⅰ型变态反应，机体组织释放组胺、缓激肽、5- 羟色胺、血小板活化因子等炎性介质，导致全身毛细血管扩张和通透性增强、血浆外渗，有效循环血量急剧下降，引起急性循环障碍，严重时可危及生命。

本病多发病突然，用药后数秒或数分内闪电样发生者占 80% ～ 90%，用药 30 分钟后发生者约占 10%，偶有用药后数天后发生者。

（一）病因

口腔门诊常见的过敏原因主要为药物致敏，如局麻药、碘剂、青霉素及其半合成药品、破伤风抗毒素等异体血清制剂等。

（二）临床表现

急性发作主要表现为血压急剧下降至 80/50mmHg 以下，意识障碍，轻则意识模糊，重则昏迷。在休克发生之前或发生同时还会出现一些与过敏相关的临床表现。

**1. 皮肤黏膜**　皮肤黏膜潮红、瘙痒、荨麻疹或血管神经性水肿；流鼻涕、连续打喷嚏等。

**2. 呼吸系统**　刺激性咳嗽，哮喘、气管痉挛，胸闷、憋气，喉头水肿、呼吸困难和肺水肿，可因窒息而死亡。

**3. 循环系统**　面色苍白、出冷汗、四肢潮冷、指 / 趾发绀，心悸、脉搏细速，血压下降。

**4. 神经系统**　表情淡漠，剧烈头痛，恶心呕吐，烦躁不安，四肢麻木，意识障碍，抽搐、肢体强直，脑水肿及高颅压等。

**5. 其他**　药物热、腹痛、腹泻，大小便失禁等。

（三）急救处理

过敏性休克导致的死亡可能在几分钟内发生，因此抢救要分秒必争，以迅速、及时、就地抢救为原则。关键是脱离过敏原，保持呼吸道通畅及建立有效的血液循环。患者发生过敏性休克时，抗过敏治疗的同时应进行抗休克治疗。

1. 立即脱离过敏原，及时通知医生，采取平卧位或头低脚高位。

2. 松解衣领，保持呼吸道通畅、吸氧，注意保暖。患者呕吐时应将头偏向一侧，避免呕吐物引起的误吸。

3. 建立静脉通路，扩充血容量，改善微循环。首次可快速输入 500ml 液体，以后可根据血压调节液体入量，成人每日补液量可达 3 000ml。

4. 遵医嘱给药

（1）立即皮下或肌内注射肾上腺素 0.5 ～ 1.0mg，若静脉注射应将肾上腺素 0.1 ～ 0.5mg 稀释至 0.9% 氯化钠注射液 10ml 中缓慢推注。15 ～ 20 分钟后可视病情遵医嘱重复注射。

（2）糖皮质激素：地塞米松 10 ～ 20mg 肌内注射或遵医嘱静脉小壶滴注，氢化可的松 200 ～ 400mg 加入 5% ～ 10% 葡萄糖 500ml 静脉滴注。

（3）抗组胺类药物：异丙嗪 25 ～ 50mg 或苯海拉明 40mg 肌内注射。10% 葡萄糖酸钙 10 ～ 20ml 稀释后静脉注射。

（4）解除支气管痉挛：氨茶碱 0.25g 加入 5% ～ 10% 葡萄糖液 40ml 缓慢静脉注射，也可以用沙丁胺醇气雾剂喷雾吸入，缓解哮喘症状。

（5）升血压药：可选用多巴胺等，对顽固性低血压可选用去甲肾上腺素、间羟胺等维持血压稳定。

（6）必要时应用脱水药，防止脑水肿发生。

5. 出现喉头水肿及严重气道阻塞时，应协助医生行气管插管或气管切开术。

6. 呼吸心搏骤停，应立即行心肺复苏。

7. 随时监测患者意识状态、呼吸、脉搏、心率、血压等变化，留置导尿，观察每小时尿量等，做好护理记录。

（四）预防

1. 进行药物治疗前，详细询问患者的用药史、过敏史和家族过敏史等。

2.《中华人民共和国药典》要求需要进行过敏试验的药物，应对患者做过敏试验。抗生素停药 3 天后需要再次用药时，以及更换药物批号时，均须按常规重复做过敏试验。

3. 皮肤试验（简称“皮试”）液及药物必须现用现配，注射剂量要准确；溶媒、注射器应一次性使用。

4. 过敏试验阳性者禁用，破伤风抗毒素注射液皮试阳性时，应采用脱敏注射方法。目前临床使用的人破伤风免疫球蛋白可不用进行皮试。

5. 某些对药物高度过敏的患者，即使是皮试也可能发生过敏反应，因此在做过敏试验时应做好必要的抢救准备工作。试验结果阳性者应立即报告医生，并告知患者及家属。在病历上做相关记录，在医嘱单、病历等处做醒目标识。

6. 严密观察患者用药后反应，倾听患者用药后主诉。首次注射后须观察 30 分钟，防止迟缓反应的发生。

## 四、误吞、误吸

口腔诊疗过程中可能发生的误吞、误吸是指异物经口腔落入咽部及消化道，或吸入气管、支气管内，如口腔小器械、义齿、拔除的牙或牙根、脱落牙片等。

（一）原因

口腔治疗过程中，患者不配合或因疼痛而头部突然摆动，儿童、老人防御功能不健全或功能减退，以及操作原因等，均可导致异物误吞或误吸。

（二）临床表现及急救处理

根据患者呼吸、呛咳、哽咽等症状进行初步判断，同时立即拍摄 X 线片确定异物所处位置，异物处于消化道为误吞，处于呼吸道为误吸。症状轻重视异物大小、形状、性质及停留位置和时间等而定。

**1. 误吞**

(1)临床表现

1)咽部异物:咽部不适或疼痛,特别是咽部运动时疼痛加剧。非尖锐物体不会导致严重损害的后果。

2)食管异物:出现疼痛和/或哽咽感,锐器刺入颈段食管壁时症状明显,进食时发生哽噎,咽下困难,吞咽时疼痛加剧,可发生食管水肿、反射性唾液增多、流涎、痛苦面容。

3)异物进入胃肠道:如异物未刺破胃肠道黏膜,患者可仅有轻微的胃肠道不适等症状,或无不适症状,尖锐或不规则形状异物排出时可划破肛周皮肤,出现肛门疼痛、便血等症状,血液多在大便表面。若异物刺入胃肠道黏膜,可出现相应部位的疼痛,如胃痛、腹痛,严重者可出现消化道出血或穿孔症状。

(2)急救处理

一旦发生误吞,医务人员应在椅旁安抚患者,同时根据异物形状、性质及患者临床表现,采取相应的现场急救措施。

1)异物形状规则、无尖角或锐利边缘,且症状较轻时,应鼓励患者咳嗽将异物咳出。

2)咽部异物未咳出时,协助医生用间接或直接喉镜及异物钳将其取出,在夹取时注意固定患者头部。

3)异物已进入食管,协助医生用食管镜将其取出。在取出时应注意防止异物滑脱及损伤食管壁。

4)若异物已进入胃肠道,嘱患者进食富含纤维的食物,促进肠蠕动,将大便排泄在指定容器中,查找异物。

5)禁服泻药,防止因肠道剧烈蠕动发生并发症,异物刺破胃肠道出现穿孔应立即实施外科手术。

**2. 误吸**

根据气管解剖形态,气管异物常见部位依次为气管、右支气管、左支气管,声门裂及喉腔的异物较少见。

(1)临床表现

1)气管异物:患者可出现咳嗽、气喘、异常呼吸音、口唇发绀、呼吸困难、惊恐面容,用拇指及手指抓住颈前喉咙部(呈"V"或"Y"字形手势)等。

A. 异物较小、较轻时,可在声门裂和气管之间,随呼吸气流上下活动,此时患者可出现阵发性咳嗽及典型的异常呼吸音。

B. 异物较大时,短时间内患者可出现严重的呼吸困难,甚至窒息。如异物刺破气管黏膜,患者咳嗽时可有血液,气管内疼痛,哮鸣音。

2)支气管异物:可根据异物的大小、异物停留的位置,造成部分或全部气管阻塞,出现胸部不适、咳嗽、不同程度的呼吸困难,听诊一侧呼吸音减弱或消失,肺不张或肺泡破裂、气胸等。

(2)急救处理

1)根据异物的形状、大小、性质及患者临床表现,采取相应的现场急救措施。

2)症状较轻时,应鼓励患者咳嗽将异物咳出。无法咳出,切不可用手指抠挖或吞咽食物等方法,以免造成严重后果。

3)可根据异物大小及落入位置,协助医生选用喉镜、支气管镜、纤维支气管镜或电子支气管镜等设备取出异物。

4)若患者出现呼吸困难,应立刻协助医生给予环甲膜穿刺或气管切开术,防止发生窒息。若出现呼吸心搏骤停,立即行心肺复苏。

5)无救治条件的,应立即联系院内急救或转院治疗。气道异物梗阻时可尝试用海姆立克手法(Heimlich maneuver)将异物排出。该操作是冲击患者腹部及膈肌下软组织,产生向上的压力,压迫两肺下部,驱使肺部残留气体形成一股冲击气流直入气管,将气管及咽喉部异物排出。具体操作见表1-23。

表 1-23　海姆立克手法

| 方法 | 操作手法 | 配图 |
|---|---|---|
| 1. 腹部快速冲击法　用于成人和儿童，包括立位腹部快速冲击法和仰卧位腹部快速冲击法 | | |
| (1) 立位腹部快速冲击法：适用于不完全或完全气道梗阻且意识清醒的患者 | 抢救者站在患者背后，两手环绕患者的腰部，嘱患者弯腰，头部前倾，一手握拳，拳眼顶住患者腹部正中线，脐上两横指处，应远离剑突。另一手握住此拳，快速向上、向内冲击 4 ～ 5 次，患者应配合医务人员，低头张口，以便将异物排出 | 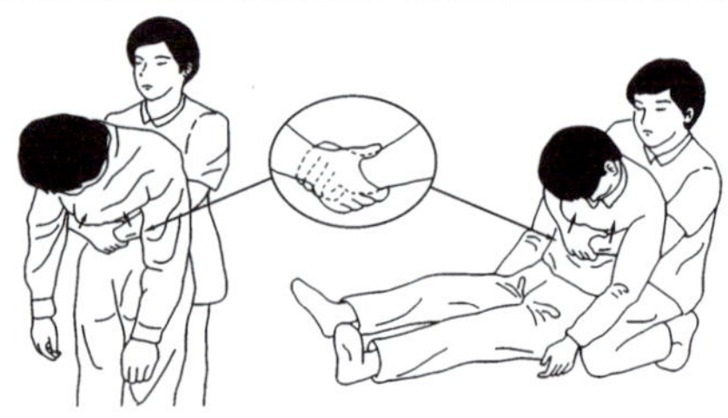 |
| (2) 仰卧位腹部快速冲击法：适用于意识不清的患者 | 患者仰卧位，医务人员骑跨在患者髋部两侧，一手掌根置于患者腹部正中线、脐上方两横指处，勿触及剑突。两手指方向相同，掌根重叠。两手合力快速向上、向内冲击患者腹部，连续 4 ～ 5 次重复上述操作。检查口腔，如异物被冲出，迅速将异物取出。注意检查患者心搏呼吸情况，出现心搏骤停，立即行心肺复苏 | 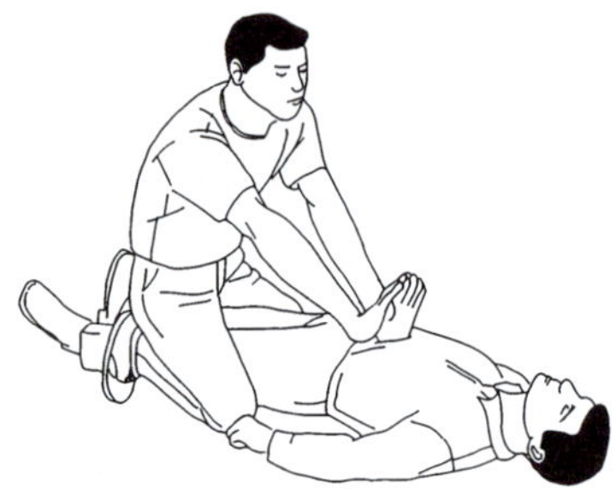 |
| (3) 自救腹部快速冲击法：适用于不完全气道梗阻、患者意识清醒、自身有救护知识及技能，旁边无人员救助，且不能通过电话呼救时 | | 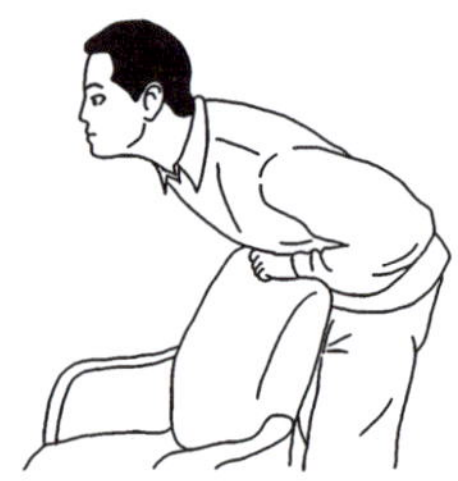 |
| 2. 胸部快速冲击法　用于不适合腹部快速冲击法的患者，如孕妇或过于肥胖者，包括立位胸部快速冲击法及仰卧位胸部快速冲击法 | | |
| (1) 立位胸部快速冲击法 | 患者立位，医务人员站在患者背后，两臂从患者腋下环绕其胸部，一手握拳将拳眼置于患者胸骨中部，应避开肋骨缘及剑突，另一手紧握此拳，向上、向内有节奏地冲击。反复操作数次后检查异物是否排出 | 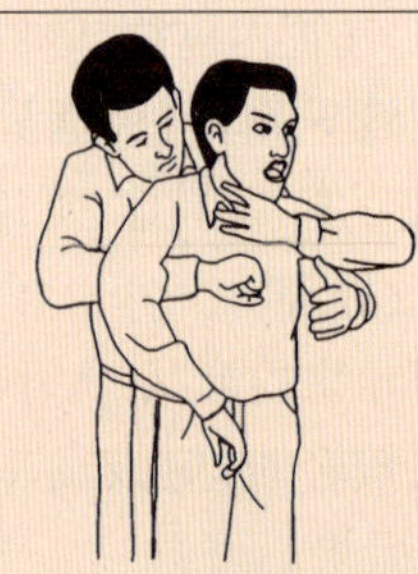 |
| (2) 仰卧位胸部快速冲击法 | 患者仰卧位，医务人员骑在患者髋部两侧，两手指方向相同、掌根重叠，胸部冲击部位同胸部按压部位，快速有节奏地冲击，操作数次后检查异物是否排出。注意检查患者心搏呼吸情况，出现心搏骤停，立即行心肺复苏 | 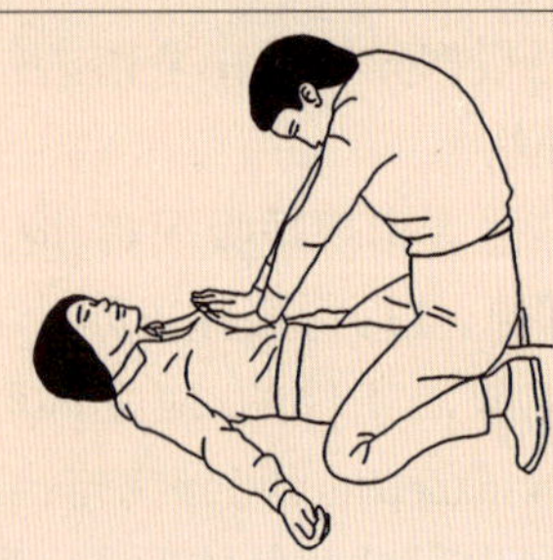 |

海姆立克手法简单易行、十分有效，但应注意使用此法会造成一些并发症，如肋骨骨折、胸腔或腹腔脏器的损伤，故除非必要，如患者出现呼吸微弱、咳嗽无力或呼吸道完全阻塞时，一般不采取此方法。使用此法后应注意检查有无并发症的发生。

#### （三）预防

1. 严格执行各项技术操作规范。
2. 口腔治疗特别是根管治疗时，应使用橡皮障隔离技术，防止小器械意外脱落掉入气管或食管。
3. 操作者双手保持清洁干燥，防止器械滑脱，必要时可在器械末端系安全绳。
4. 操作前做好患者解释工作，如患者有不适，随时举左手示意，避免突然摆动头部。
5. 根据治疗的牙位，正确调整患者体位。
6. 儿童或不配合的患者，要妥善固定，必要时实施全麻下的口腔治疗。

### 五、心搏骤停

心搏骤停指心脏泵血功能突然停止，患者处于濒临死亡的危急状态。抢救不及时会造成重要脏器及多器官功能不可逆性损害，最终导致患者死亡。

#### （一）病因

心脏本身疾病，如急性心肌梗死、心肌炎、心脏瓣膜病等；脑血管疾病，如颅内出血等；麻醉及手术意外；严重电解质紊乱；药物中毒与过敏；窒息等。

#### （二）临床表现

突然意识丧失、呼吸停止或喘息样呼吸，大动脉搏动消失，面色发绀，瞳孔散大等。

#### （三）急救处理

立即实施心肺复苏（cardiopulmonary resuscitation，CPR）及各种抢救配合工作。心肺复苏包括基础生命支持和高级生命支持。

**1. 基础生命支持** 包括胸外心脏按压、开放气道、人工呼吸、使用一般除颤器或自动体外除颤器（automated external defibrillator，AED）尽早除颤，关键操作是胸外心脏按压和尽早除颤。

（1）心脏停搏的判断：越迅速越好，只须进行患者“有无应答”“有无呼吸”“有无心搏”三方面的判断。

1）判断患者有无应答：循环停止10秒大脑可因缺氧而发生昏迷，所以意识消失是心脏停搏的首要表现。判断意识消失的方法是“轻拍高叫”。

2）判断患者有无呼吸：查看胸廓有无起伏，同时耳面部靠近患者口鼻感觉和倾听有无气息。心脏停搏大多无呼吸，偶尔有喘息样呼吸、不规则呼吸。判断时间不超过10秒。

3）判断患者有无脉搏：轻触颈动脉搏动（儿童可触摸颈动脉或股动脉），与呼吸判断同步，判断时间不超过10秒（图1-241）。

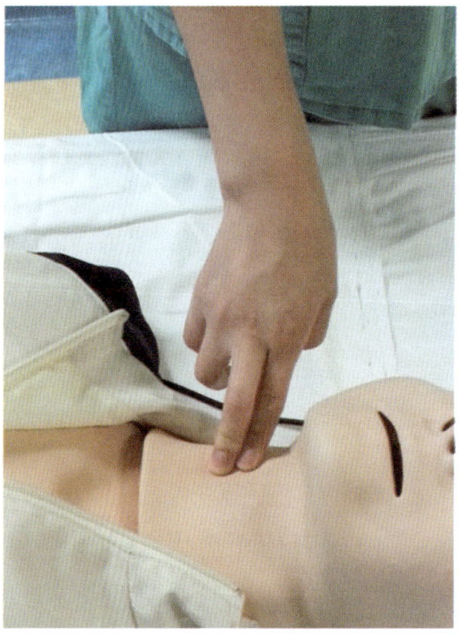

图1-241 评估颈动脉搏动

（2）胸外心脏按压（circulation，C）

1）患者体位：将仰卧位的患者放在坚硬的平面上，解开衣扣、裤带，暴露胸部。

2）按压部位：胸骨中下部位的中间，相当于两乳头连线中点与胸骨交叉处。

3）按压方法：抢救者位于患者一侧，一手掌根部置于按压部位，另一手掌重叠在该手背上，十指相扣交叉，手掌翘起，手指离开胸壁；抢救者手臂伸直，借助双臂和躯体重量向脊柱方向垂直快速下压（图1-242）。

4)按压幅度:成人胸骨下压 5 ～ 6cm,儿童和婴儿至少 1/3 胸部前后径(儿童约 5cm,婴儿约 4cm)。

5)按压频率:100 ～ 120 次 /min,尽量减少胸部按压中断的次数和持续的时间。

6)按压质量:保证每次按压后胸廓完全回弹,按压与放松时间大致相等,手不能离开胸壁,避免按压位置偏移。

7)按压 - 通气比:成人单人或双人施救为 30 ∶ 2;婴幼儿单人施救为 30 ∶ 2,双人施救为 15 ∶ 2。

8)按压轮换:一般 5 个周期(按压 - 通气比 30 ∶ 2 为一个周期)医务人员每 2 分钟交换一次按压,轮换要快,尽量减少胸外按压的中断。

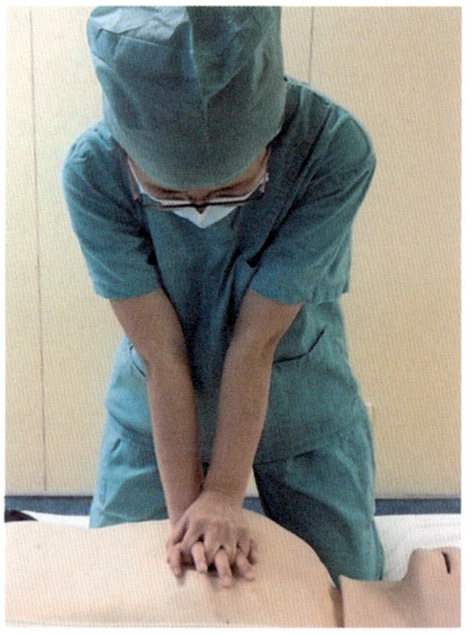

图 1-242　胸外心脏按压

(3)开放气道(airway,A):开放气道保持呼吸道通畅是实施人工呼吸的前提条件,常见手法有两种。

1)仰头提颏法:开放气道的效果最佳。操作者一手按压患者前额,使头部后仰,另一手示指、中指并拢置于下颌骨颏部并向上提起,使耳垂与下颌角的连线和地面垂直,以充分开放气道(图 1-243)。

2)推举下颌法:怀疑患者有颈椎损伤时使用。双手置于患者头部两侧,双肘置于患者背部同一水平面上使患者头部保持中立位,分别用两手拇指置于患者口角旁,余四指托住患者下颌部位,在保证头部和颈椎固定的情况下,用力向上托起下颌,使下颌向前、头向后仰,同时拇指可将下唇下拉,打开气道(图 1-244)。

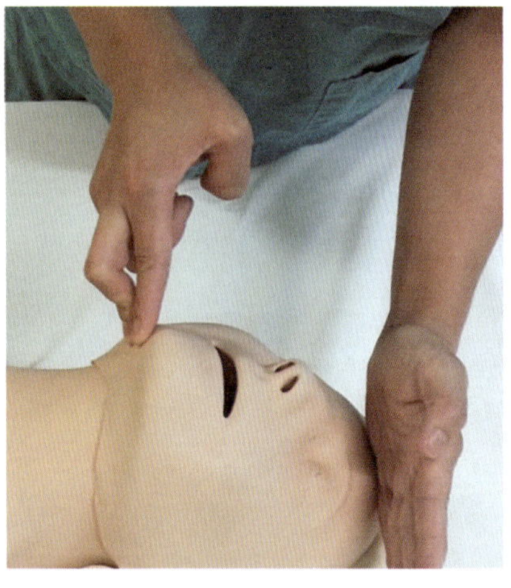

图 1-243　仰头提颏法

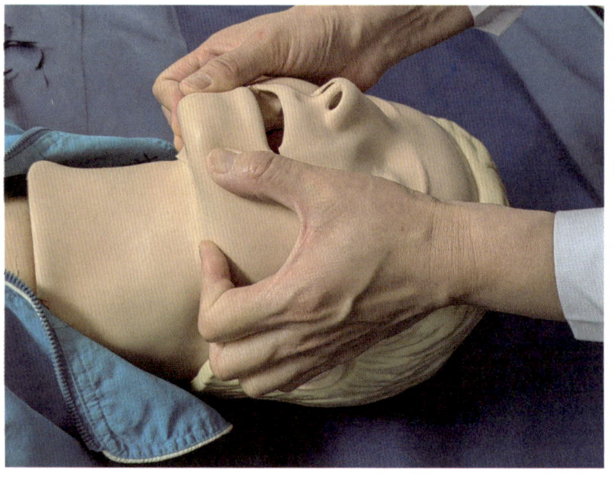

图 1-244　推举下颌法

(4)人工呼吸(breathe,B):院内急救应使用简易呼吸器,注意连接氧源。

1)术者位于患者头侧,一手持球体,另一手持面罩。

2)将面罩贴紧扣在患者的口鼻处,尖端朝向患者头部,宽端向患者脚部。

3)一手持面罩,拇指和示指将面罩固定于患者口鼻部(呈“C”形),中指、环指、小指紧拉住患者下颌骨(呈“E”形),形成 EC 手法(图 1-245);另一手挤压球囊送气,送气挤压时间不少于 1 秒。

(5)尽早除颤:早期体表电除颤是心脏停搏后存活的关键,因为目击下心搏骤停,最常见的初始心率是心室颤动,电除颤是治疗心室颤动的有效手段,除颤成功的可能性随时间推移而迅速下降。若不及时终止心室颤动,有可能在数分钟内转变为心室停顿等更难救治的心律失常。

**2. 高级生命支持**　包括电击治疗、使用高级人工气道(高级人工气道包括声门上的人工气道或气管插管)、使用急救药物、找出心搏骤停的可逆病因。在施行高级生命支持之前,要确保能够提供高质量的 CPR，要监测患者的脉搏、血压、呼气末二氧化碳及主动脉压波形。

（1）使用高级人工气道通气时，呼吸频率为每次 6 ～ 8 秒，每分钟 8 ～ 10 次，每次呼吸超过 1 秒，可视明显胸廓隆起，与按压不同步。

（2）早期除颤。院内除颤要求：除颤要在出现心搏骤停的 3 分钟内完成。在准备除颤的时候，要继续进行 CPR，直至除颤。

1）除颤基本原则：电极板放置位置要保证电流最大限度通过心脏。

2）电极板放置部位：①常用前 - 左侧位，前即负极（sternum）应放在右锁骨下胸骨右侧，左侧即正极（apex）放在左下胸，乳头左侧，电极板中心在腋中线上（图 1-246）。②特殊情况也可采用前 - 后位，前即正极放置心前区，后即负极放置在左或右肩胛下角区与心脏同高处（图 1-247、图 1-248）。但要防止把电极板放置在植入物上（如永久性起搏器）。

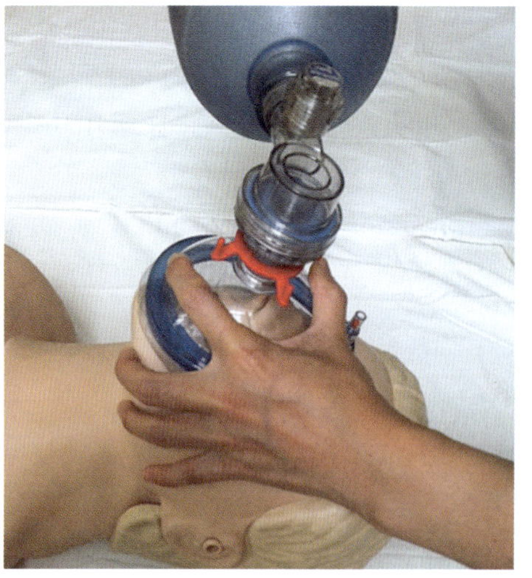

图 1-245　EC 手法

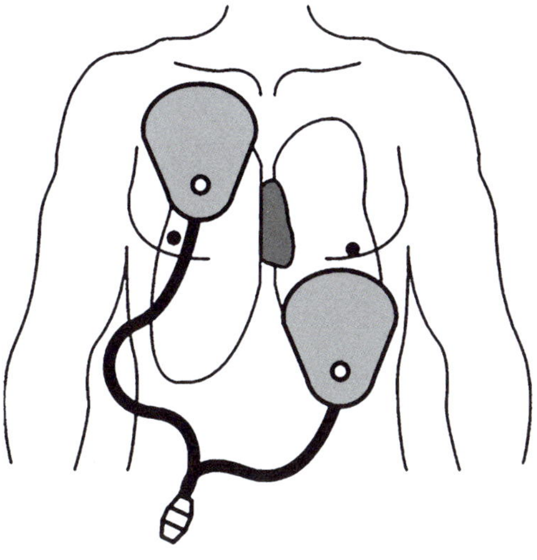

图 1-246　前 - 左侧位

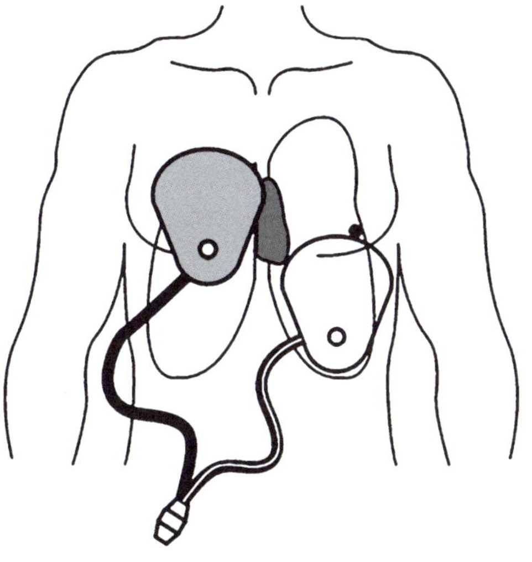

图 1-247　前 - 后位（腹侧）

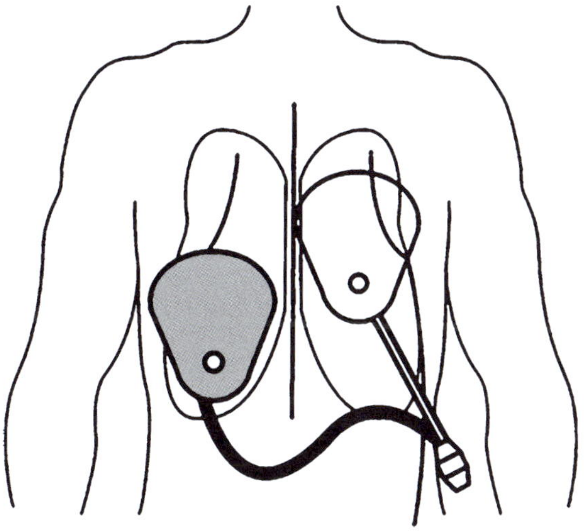

图 1-248　前 - 后位（背侧）

3）除颤剂量：成人双相波 120 ～ 200J，单相波 360J；儿童 2J/kg，随后 4J/kg（不超过 10J/kg）；小于 1 岁的患儿>4J/kg（不超过 10J/kg）。

（3）迅速开放静脉，遵医嘱用药。

### （四）心肺复苏后治疗

稳定心肺功能和重要器官灌注；采用低温治疗促进患者神经功能恢复；及时明确诊断心搏骤停可能原因；预测、治疗和防止多器官功能障碍等。

（李秀娥　李　华）

# 第十四节　常见急救设备的使用与维护

## 一、除颤器的使用与维护

心脏电复律（cardiac electroversion）指在严重快速型心律失常时，将一定强度的电流通过心脏，使全部或大部分心肌细胞在瞬间同时除极，造成心脏短暂的电活动停止，然后由心脏自律性最高的起搏点（通常为窦房结）重新主导心脏节律的治疗过程。电复律机也称除颤器（图 1-249），是实施电复律术的主体设备。配有大小两对电极板，分别适用于成人和儿童。根据放电时机是否与心电图的 R 波同步，分为同步电复律和非同步电复律。

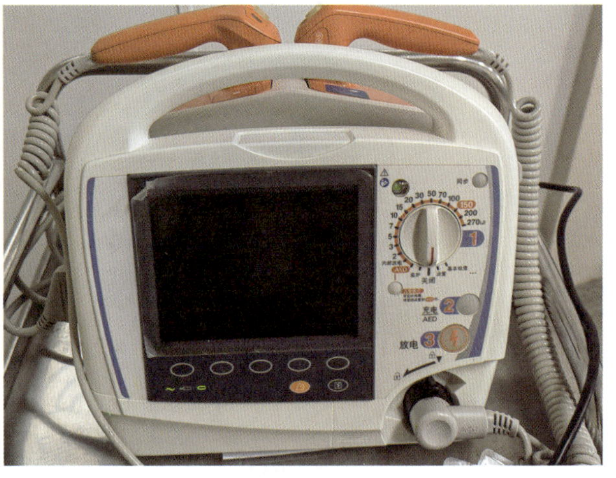

图 1-249　除颤器

**1. 同步电复律**　指除颤器由 R 波的电信号触发放电，即放电时电流正好与 R 波同步，电流刺激落在心室肌的绝对不应期，从而避免在心室的易损期放电导致室性心动过速或心室颤动。同步电复律适用于除心室颤动和无脉性室性心动过速以外的快速型心律失常。在使用前一定要检查仪器的“同步”功能处于开启状态。

**2. 非同步电复律**　又称电除颤（electric defibrillation），是指不启动同步触发装置，除颤器在心动周期的任何时间都可放电。常用于心室颤动或无脉性室性心动过速。

根据电极板的放置位置，除颤器还可分为体内和体外两种方式，前者常用于心脏手术或急诊开胸抢救的患者。

### （一）适应证与禁忌证

**1. 适应证**

（1）非同步电复律的适应证：心室颤动、心室扑动和无脉性室性心动过速。

（2）同步电复律的适应证：慢性心房颤动（房颤史在 1 ～ 2 年以内）；持续心房扑动（简称“房扑”）；阵发性室上性心动过速常规治疗无效而伴有明显血流动力学障碍者，或预激综合征并发室上性心动过速而用药困难者。

**2. 禁忌证**

（1）缓慢心律失常，包括病态窦房结综合征。

（2）洋地黄过量引起的心律失常（除心室颤动外）。

(3)伴有高度或完全性传导阻滞的心房颤动、房扑、房性心动过速(简称“房速”)。

(4)严重的低钾血症、低钾血症所致的心律失常。

(5)左房巨大,心房颤动持续 1 年以上,长期心室率不快。

(6)心房颤动,心室率慢于 50 ~ 60 次 /min。

### (二)操作方法

#### 1. 操作前准备

(1)物品准备:除颤器、导电糊或 4 ~ 6 层生理盐水纱布、简易呼吸器、吸氧、吸痰用品、急救药品等抢救物品。

(2)患者准备:核对、评估患者,监测、分析患者心律,确认是心室颤动、无脉性室性心动过速或心室扑动。立即去枕平卧于硬木板床上,除去身上的金属及导电物质,解开衣扣,暴露胸部,了解患者有无安装起搏器。

#### 2. 操作步骤

(1)开机:接通电源,打开机器开关,机器设置默认“非同步状态”。

(2)准备电极板:将导电糊均匀涂于电极板上或用 4 ~ 6 层生理盐水纱布包裹电极板。

(3)选择能量:双向波除颤器为 120 ~ 200J(或按厂商推荐的电能量),单向波选择 360J。儿童首次 2 ~ 4J/kg,后续能量 4 ~ 9J/kg,但不超过 10J/kg。

(4)放置电极板:详见本章第十三节心搏骤停相关内容。

(5)充电:按“充电”按钮,除颤器自动充电至所选能量。充电完成机器自动提示。

(6)放电:电极板贴紧皮肤,并有一定压力。所有人员避免与患者和床接触,通知所有人离开。再次观察心电示波,确定心室颤动,双手拇指同时按压电极板上放电按钮,迅速放电除颤。放电后将电极板稍停留片刻,不立即离开胸壁,观察心电示波。

(7)立刻胸外按压:除颤后,未恢复窦性心律,继续 CPR 5 个循环,需要时再除颤。

(8)除颤后处理:做心电图确定心率。用纱布擦净患者皮肤,帮其整理好衣裤。将能量开关恢复至零位,擦干电极板,充电备用。严密监测并记录心律、心率、呼吸、血压、神志等病情变化。做好除颤器的清洁与维护。整理用物。

### (三)注意事项

1. 使用前应检查除颤器各项功能是否完好,电源有无故障。充电是否充足,各种导线有无断裂和接触不良,同步性能是否正常。

2. 电复律术时尚须配备各种抢救和心肺复苏所需要的器械和药品,如氧气、吸引器、气管插管用品、血压和心电监测设备,并配有常规抢救药品。

3. 电极板应该紧贴患者皮肤并稍微加压(5kg),不能留有空隙,边缘不能翘起。安放电极处的皮肤应涂导电糊,也可用盐水纱布,紧急时甚至可用清水,禁用乙醇,否则可引起皮肤灼伤。两个电极板及把手要保持干燥。

### (四)日常维护与管理

**1. 电极板的清洁与擦拭**　每次使用结束后都要及时对电极板进行清洁与擦拭。用三个步骤来完成:①检查仪器是否关闭。②沿逆时针方向旋下金属电极板,用湿润的抹布擦净电极板。③干燥后,重新旋紧电极板,牢靠地置于卡槽中。

**2. 定期给电池充电**　将电源线插头插入交流电源插座,即为充电。

**3. 仪器工作状态的判断**　将仪器与交流电源断开,打开仪器开关,在仪器完成自检后,即可判断仪器的工作状态。如果红色电池指示灯闪烁,表示电池只储存 360J、至多放电 10 次的电量,应立即充电;如果红色警告指示灯亮起,并伴有短暂的鸣叫声,则表示仪器自检发现系统错误或存在故障,不能使用。这时,可按下除颤器的充电键,能量等级指示灯将依次重复闪烁,再次按下充电键,确认错误或故障是否排除。如果仍未排除，则应与维修中心联系。

**4. 电容维护** 在使用频次较低的情况下，电容需要定期维护，即每3个月一次。电容维护的方法：由低到高选择2～4个能量值进行充电和放电试验。

## 二、心电监护仪的使用与维护

心电监护仪是通过各种功能模块实时连续监测人体的心电信号、心律、心率、血氧饱和度、血压、呼吸频率和体温等重要参数，实现对各参数的监测报警、信息储存和传输的重要设备。监护仪可选的参数有心电、呼吸、血压（有无创和有创两种）、血氧饱和度、脉率、体温、呼吸末二氧化碳等。实时心电监测具有实时性、长时间性、可干预性、自动性与适应性等特点。根据功能分为三类：床边监护仪、中央监护仪、离院监护仪（遥测监护仪）。心电监护仪（图1-250）由各种传感器接口、面板按键功能、主屏标准界面各种波形及信息组成。

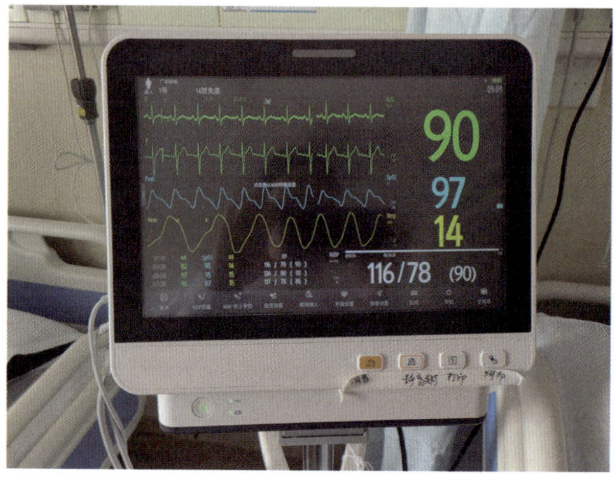

图1-250　心电监护仪

### （一）适应证与禁忌证

**1. 适应证** 所有病情危重需要行持续心电等生理参数监测的患者。

**2. 禁忌证** 无绝对禁忌证。

### （二）操作方法

**1. 操作前准备**

（1）物品准备：心电监护仪，心电、血压、血氧饱和度探测仪等插件及导线，电极片，75%乙醇棉球，配套的血压计袖带等。

（2）患者准备：检查患者胸前粘贴电极片部位的皮肤有无破损。取平卧位或半卧位，向患者做好解释工作。

**2. 操作步骤**

（1）连接心电监护仪电源与地线，打开主电源开关。

（2）用生理盐水棉球擦拭患者胸部贴电极处的皮肤，必要时剃除毛发。

（3）将导线、电极片等连接于心电监护仪上，并与患者相连。

1）心电、呼吸监护功能：可选用3导联、5导联。监测参数包括心率（heart rate，HR）、ST段测量值和心律失常。将导线与电极片相连，再将电极片安放在患者身上。电极片安放部位见表1-24。

表1-24　导联名称与体表对应位置

| 导联名称 | 体表对应位置 |
|---|---|
| 右上电极（RA） | 右锁骨中线第一、第二肋间 |
| 左上电极（LA） | 左锁骨中线第一、第二肋间 |
| 左下电极（LL） | 左锁骨中线第五肋间、剑突水平或脐水平 |
| 右下电极（RL） | 右锁骨中线第五肋间、剑突水平或脐水平 |
| 胸部电极（C/V） | 胸骨左缘第四肋间或心电图胸导联的位置 |

2）无创血压监测：连接袖带于监护仪上，缠绕袖带于肘窝上 2 ～ 3cm 处，测血压。

3）血氧饱和度监测：连接血氧饱和度探头于监护仪上，将血氧饱和度传感器安放在患者的手指、脚趾的甲床或耳垂等处。

4）体温监测：连接体温探头于监护仪上，再将体温探头的金属面与腋窝充分接触并固定好。

（4）启动监护仪，开始监测。

（5）调节心电监护仪各参数，并调节报警的上下限值，开始持续监测。

（6）整理用物，将导联线顺势盘绕，妥善固定，告知患者及家属注意事项。洗手。

（7）定期观察并记录监护仪上各参数变化，并及时处理。

### （三）注意事项

1. 安放电极前，各部位皮肤用 75% 乙醇棉球清洁，以除去皮肤上的油脂。乙醇挥发后，将电极片贴到具体位置上使其接触牢靠，将心电导联线的电极头与电极片上的电极扣扣好。电极片长期使用易脱落，影响监测的准确性和质量，每 3 ～ 4 天更换电极贴片，并注意皮肤的清洁、消毒。

2. 测量无创血压时，应选择合适袖带，袖带宽度应是肢体周径的 40% 或上臂长度的 2/3。袖带缠绕位置应与患者心脏处于同一水平，保证"动脉"的箭头记号正位于患者肱动脉之上，松紧度以插入一指为宜。不要在静脉滴注或插有导管的肢体上安装袖带。

3. 安放血氧饱和度探头的手指和脚趾指甲不宜过长，不能有任何染色物、污垢或灰指甲，不应安在测量无创血压的肢体上。每 1 ～ 2 小时更换测量部位，防止压疮。

4. 监测血压的手臂不宜同时用于测量体温，会影响体温数值的准确性。测量体温时，要使探头的金属面与皮肤接触良好，5 分钟后可得到稳定的体表温度。

5. 固定好导联线，并叮嘱患者不要扯拉电极线和导联线。

6. 密切观察心电监测参数的变化。若心电监护显示心电图呈一条直线，应立即判断患者的反应，若患者有反应，应及时检查并更换电极片；若无反应，立即触摸大动脉搏动，呼救，行心肺复苏。

7. 体位改变时会导致血压过低报警，护士嘱患者平卧后复测或用水银血压计复测。必须做到每班放松袖带 1 ～ 2 次。病情允许时，最好间隔 6 ～ 8 小时更换监测部位 1 次，防止连续监测同一部位给患者造成不必要的皮肤损伤。

### （四）日常维护与管理

1. 使用前做好仪器的检查工作，保证电量充足、记录纸到位。使用后做好仪器的保养、累计使用时间登记工作。初次使用前或长期储存应对电池充电 12 小时备用。定期由专业人员检测监护仪性能，保证使用质量。

2. 固定好各导线，避免折叠、过度扭曲和缠绕。

3. 仪器尽可能专人专用。每次使用完毕，监护仪各部分及时分离，用 75% 乙醇纱布擦拭机壳外部各导线，血压袖带的布套可取下清洗、浸泡消毒。连续使用 3 天以上的患者，注意袖带的更换、清洁、消毒。血氧饱和度监测探头每班用 75% 乙醇棉球消毒一次，注意爱护探头，妥善固定，以免碰撞、脱落、损坏。

4. 监测中发现严重异常时，最好请专业心电图室人员复查、诊断，提高诊断准确率，袖带尼龙扣松解时，应及时更换、补修，以防增加误差。

5. 定期对监护仪的各项检测指标进行稳定性测试，并保存好合格记录。

6. 心电监护仪应专人管理，定期检查、消毒、维修及保养。

## 三、自动体外除颤器的使用

自动体外除颤器（automated external defibrillator，AED）可以自行判断、分析患者身体情况，识别是否为可除颤心律。如果是，AED 会自动充电并提示施救者按下电击键放电（半自动 AED），以达到除颤的目的。如果患者不适合或无须除颤，则 AED 不会放电，同时提示施救者。AED（图 1-251）便于携带，操作简单，非专业医务人员经过培训后也可以安全使用。

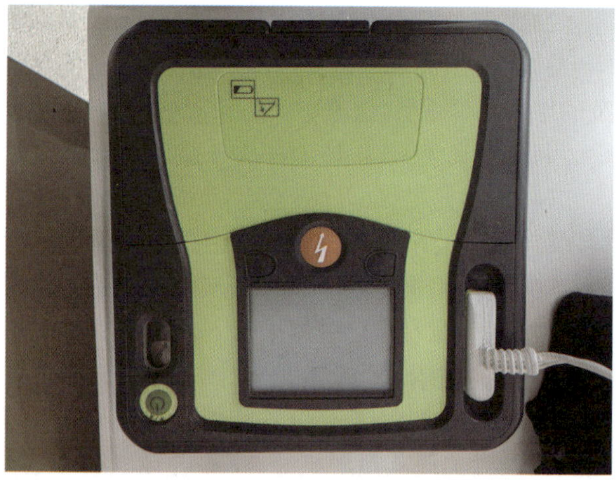

图 1-251　AED

### （一）适应证与禁忌证

**1. 适应证**

（1）基本上所有发生心搏骤停需要心肺复苏的患者都需要使用 AED。

（2）心室颤动和无脉性室性心动过速。

**2. 禁忌证**

（1）慢性心房颤动。

（2）慢性风湿性心脏病并伴有严重心功能不全。

（3）洋地黄中毒或严重电解质紊乱（如低血钾）。

（4）风湿活动期或心肌炎急性期等。

### （二）操作方法

**1. 操作前准备**

（1）评估环境，保障安全。

（2）需要将患者的胸部裸露，确保胸部干燥清洁。若患者胸部过湿，需要擦拭干净。

**2. 操作步骤**　不同品牌和型号的 AED 之间略有差异，但所有 AED 的基本操作方法类似。

（1）开启 AED：打开包装，取出 AED，将 AED 放在患者身旁，打开电源开关。开启 AED 后，按照语音提示操作，有些 AED 在打开盖子时会自动开启。AED 放置的位置应当便于贴放电极片和操作机器，与进行 CPR 的施救者互不影响。考虑到双人操作时的便利性，建议将 AED 放于患者头顶附近。

（2）贴放电极片：撕去电极片上的贴膜，按照图示将电极片紧贴于患者裸露的皮肤上，然后将电极片连接电线接到 AED 机身上（有些电极片电线已预先连接到机身上）。

1）AED 和电极片的选择

A. 成人和 8 岁及以上的儿童应使用标准 AED。

B. 8 岁以下的儿童应使用儿童电极片，或者使用 AED 的儿童模式，如果两者都没有，可以使用成人标准 AED。

C. 对于婴儿，应首选使用手动除颤器，而不是 AED 进行除颤，如果没有手动除颤器，应使用儿童电极片，或者使用 AED 的儿童模式，如果都没有，可以使用成人标准 AED。

2）电极片的贴放位置

A. 成人：将一片电极片贴在患者裸露胸部的右上方（胸骨右缘锁骨下），另一片电极片贴在患者左乳头外侧（左腋前线后第五肋间处）（图 1-252）。

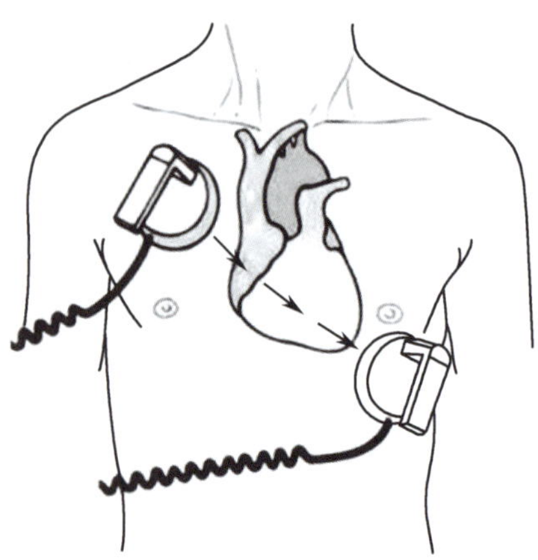

图 1-252　电极板安放部位

B. 婴儿和儿童：将电极片贴在婴儿和儿童的胸前正中及背后左肩胛处，体格较大的儿童也可如成人的位置贴放电极片。

如果现场有两名以上的施救者，在一名施救者实施胸外按压的同时，另一名施救者开始操作 AED，不能因贴电极片而中断心肺复苏。

（3）AED 分析心律：AED 通过分析患者的心律以确定是否需要

除颤，此时要确保所有人不得接触患者，施救者应大声呼喊提示“请不要接触患者”。触摸或移动患者可能会影响分析结果。如果有施救者正在进行心肺复苏，应当暂停操作。AED 通过分析来识别可复律的心律失常，如果确认心室颤动或无脉性室性心动过速，AED 会提示进行除颤。如果 AED 分析结果不是可复律的心律失常，则 AED 不会放电，同时提示“不建议除颤，如有需要请进行心肺复苏”。

（4）电除颤：如果 AED 建议除颤，需要再次确认所有人员均未接触患者（接触者可能被电击）。待 AED 充电完成后，按下“电击”按钮放电（半自动 AED）或 AED 自动放电除颤。

（5）除颤后继续进行心肺复苏：电除颤后，立即继续实施心肺复苏。2 分钟后 AED 会再次自动分析心律，确定是否需要下一次电击。无论是否需要进行下一次电击，在 AED 未提示需要离开患者时，均要进行高质量心肺复苏，直至出现终止心肺复苏的条件。

### （三）特殊情况的处理

贴放电极片前，迅速检查患者和周围的环境，以确定是否存在特殊情况。

**1. 胸毛过多** 如果患者胸毛过多，会导致电极片与皮肤之间的贴合不紧密，此时 AED 无法分析患者心律。施救者可以使用 AED 包装中的剃刀，剃掉电极片贴放部位的胸毛，或者在有两副电极片时，先使用其中一副电极片清除胸毛，再使用另外一副电极片除颤。用电极片去除胸毛时要尽量按压电极片使之与胸毛粘牢，然后快速用力撕掉电极片。

**2. 胸部表面有水** 如果患者胸部表面有较多水（如大量出汗的患者），要快速擦干患者胸部，再贴放电极片。

**3. 植入式除颤器和起搏器** 如果植入设备可见或了解到患者带有植入设备，要避免将 AED 电极片直接贴在该设备上，调整电极片的贴放位置，按照正常操作步骤使用 AED。

**4. 药物贴片** 如果患者贴放电极片的部位有药物贴片，不能直接将电极片贴在药物贴片上，应当撕掉药物贴片后，再贴放电极片。

**5. 金属表面** 在使用 AED 前，要将患者移开金属等导电物体表面。

**6. 首饰和穿刺装饰** 在使用 AED 之前，不需要摘取患者的首饰或身体穿刺装饰，但要避免将电极片直接贴在金属饰品或穿刺装饰上。

### （四）AED 的维护和保管

为了保证 AED 正常工作，必须对 AED 进行维护，包括更换电池、更换电极片及其他消耗品等。具体操作应当按照 AED 产品说明书或其他相关规定进行处理。应定期检查 AED，以确保 AED 处于良好的工作状态，在需要时随时可用。要确保 AED 电池安装正确且在有效期内，确保贴片储备充足，存放在密封包装中，并在有效期内。

（李秀娥 李 华）

# 第二章 牙体解剖生理

口腔解剖生理学是一门研究牙的演化特点、牙体解剖形态和生理功能、牙的发育和萌出特点、牙与牙周支持组织关系的学科。学习牙体解剖生理的目的在于为口腔临床学科的学习和口腔临床护理工作奠定必要的基础。

## 第一节 牙体生理

### 一、牙的萌出与脱落

牙的发育是一个连续过程，包括生长期、钙化期和萌出期三个阶段。牙胚由来自外胚叶的成釉器、来自外胚间叶的牙乳头和牙囊共同构成，包埋于上下颌骨内。随着颌骨的生长发育，牙体组织发生钙化，逐渐穿破牙囊和牙龈，显露于口腔。牙胚破龈而出的现象称为出龈。从牙冠出龈至上下颌牙达到咬合接触的全过程称为萌出。牙萌出的时间是指出龈的时间。

人的一生有两副牙齿，即乳牙和恒牙。乳牙为 20 颗，恒牙为 28 ～ 32 颗。

#### （一）牙萌出的特点

牙萌出有以下特点：①在一定的时间内，按照一定的顺序，左右成对萌出；②一般情况下，下颌牙的萌出较上颌同名牙略早；③女性同名牙的萌出略早于男性。

#### （二）乳牙的萌出

乳牙从婴儿出生后 6 ～ 8 个月开始萌出，至 2 岁半左右全部萌出。一般情况下，乳牙的萌出顺序：乳中切牙→乳侧切牙→第一乳磨牙→乳尖牙→第二乳磨牙。

乳牙从 6 岁左右发生生理性脱落，到 12 岁左右乳牙全部被恒牙所代替。乳牙脱落是由于牙根的生理性吸收。

#### （三）恒牙的萌出及乳恒牙的更替

6 岁左右在第二乳磨牙的远中，第一恒磨牙开始萌出，通常称为“六龄齿”，此牙是口腔中最早出现的恒牙，不替换任何乳牙。2 岁半左右至 6 ～ 7 岁期间，儿童口腔中仅有乳牙存在，称为乳牙期；6 ～ 7 岁至 12 ～ 13 岁，乳牙逐渐被恒牙所替换，此阶段为替牙期或混合牙列期。12 ～ 13 岁以后，口腔中全部为恒牙，称为恒牙期。

恒牙萌出的顺序也有一定的规律，上颌多为 6 → 1 → 2 → 4 → 3 → 5 → 7 或 6 → 1 → 2 → 4 → 5 → 3 → 7；下颌多为 6 → 1 → 2 → 3 → 4 → 5 → 7 或 6 → 1 → 2 → 4 → 3 → 5 → 7。第三磨牙萌出较晚，约

在 20 岁，俗称“智齿”。第三磨牙常因颌骨发育不足而出现萌出变异，可终身不萌出，或因遗传因素而先天缺失。

## 二、牙的分类

牙的分类方法通常有两种：一种是根据牙在口腔内存在时间分类，另一种是根据牙的形态特点和功能特性分类。

### （一）根据牙在口腔内存在时间分类

根据牙在口腔内存在时间是暂时的还是永久的，可分为乳牙和恒牙。

**1. 乳牙（deciduous teeth）** 婴儿出生后 6 个月左右，乳牙开始萌出，至 2 岁半左右全部萌出，共 20 颗乳牙（图 2-1）。从 6 ～ 7 岁至 12 ～ 13 岁乳牙开始逐渐脱落，被恒牙所代替。乳牙在口腔内的时间，最短 5 ～ 6 年，最长可达 10 年左右。虽然乳牙在口腔内存在时间较短，但此时正值儿童生长发育的快速期，对消化和吸收营养物质、刺激颌骨正常发育及引导恒牙的正常萌出都极为重要。在此期间受外伤、放疗、化疗和药物等因素的影响，可产生乳牙的生长发育障碍、牙质改变并影响恒牙的正常替换。

与恒牙比较，乳牙具有下列特点：

1）乳牙呈乳白色，体积较同名恒牙小，牙冠短而宽。

2）乳牙颈部缩窄，颈嵴突出，牙根明显缩小，冠根分明。

3）宽冠窄根是乳前牙的特点。

4）乳磨牙𬌗方聚合度大，𬌗面缩窄，尖、嵴、窝、沟不清晰。

5）乳磨牙根干特短、分叉度特大。

自 6 ～ 7 岁至 12 ～ 13 岁，乳牙逐渐脱落被恒牙所替代。在此时期口腔内既有乳牙又有恒牙，称为混合牙列期。

**2. 恒牙（permanent teeth）** 恒牙自 6 岁左右开始萌出和替换乳牙，是继乳牙脱落后的第二副牙，疾患或意外损伤脱落后再无牙替代。正常情况下，全口恒牙共 32 颗（图 2-2）。随着人类的进化，牙咀嚼功能逐渐减弱，颌骨变小，第三磨牙常因埋伏、阻生而萌出受限，或出现第三磨牙的缺失，故恒牙数在 28 ～ 32 颗属于正常。

牙齿与其他身体组织器官一样也要经历一个发生、发展、成熟的过程。刚刚萌出口腔内的恒牙虽然基本形态与在口腔内多年的同名牙基本相同，但在形态、结构上尚未完全成熟，因此又称未成熟恒牙或新萌出恒牙。年轻恒前牙从萌出至牙根发育完成需要 2 ～ 3 年，而恒后牙需要 3 ～ 5 年。

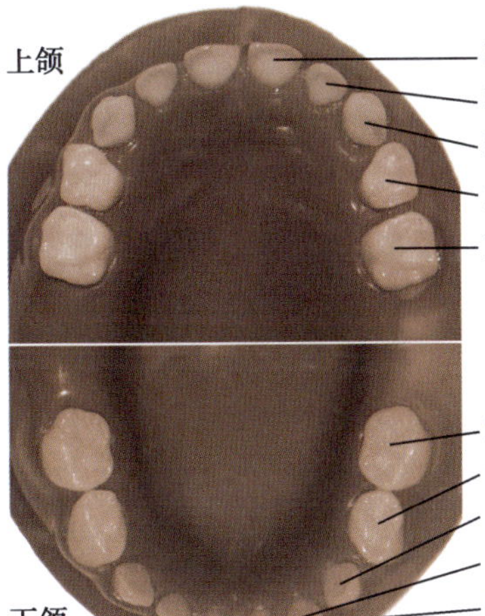


图 2-1　乳牙

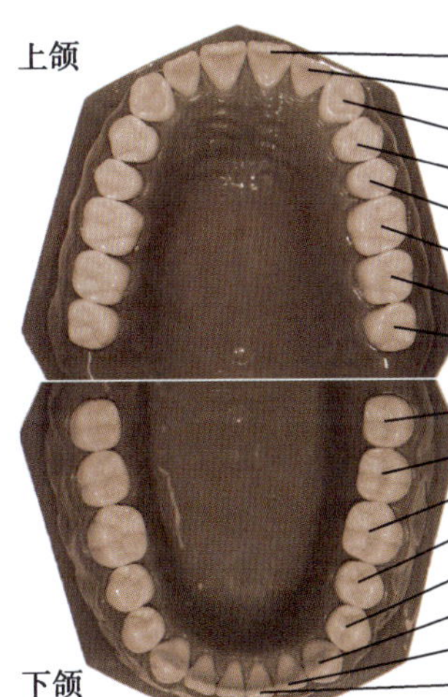


图 2-2　恒牙

### （二）根据牙的形态特点和功能特性分类

食物进入口腔后，需要经切割、撕裂、捣碎和磨细等咀嚼运动，使其成为食糜，以利于消化吸收。牙的形态和功能相互适应，恒牙可分为切牙、尖牙、前磨牙和磨牙四类；乳牙可分为乳切牙、乳尖牙和乳磨牙三类。

**1. 切牙（incisor）** 位于口腔前部，上、下、左、右共 8 颗，包括上颌中切牙、侧切牙和下颌中切牙、侧切牙。切牙牙冠简单，唇舌面呈梯形，邻面呈楔形，颈部厚而切端薄，多为单个牙根（图 2-3）。上颌中切牙较上颌侧切牙大，而下颌中切牙则较下颌侧切牙小。主要功能是切割食物，与维持面部外形丰满度及发音有密切关系。

**2. 尖牙（canine）** 位于口角处，俗称犬齿，上、下、左、右共 4 颗。尖牙切端有一长大的牙尖，多为单个牙根，长大并且粗壮（图 2-4）。主要功能是穿刺和撕裂食物。由于尖牙位于口角处，与维持面部口角外形丰满度有密切关系。

**3. 前磨牙（premolar）** 位于尖牙与磨牙之间，包括上颌第一、第二前磨牙和下颌第一、第二前磨牙，上、下、左、右共 8 颗。牙冠呈立方体形，咬合面有 2 个尖（下颌第二前磨牙可能有 3 个尖）。牙根扁、可有分叉，以利于牙的稳固（图 2-5）。主要功能是协助尖牙撕裂食物，并具有捣碎食物的作用。

**4. 磨牙（molar）** 位于前磨牙远中，包括上颌第一、第二、第三磨牙和下颌第一、第二、第三磨牙，上、下、左、右共 12 颗。磨牙牙冠体积大，约呈立方体形，咬合面大，有 4 ～ 5 个牙尖；通常上颌磨牙有 3 个牙根，下颌磨牙有 2 个牙根（图 2-6），以增加牙的稳固性。主要功能是磨细食物。

临床上，通常以口角为界把牙分为前牙（anterior teeth）和后牙（posterior teeth），前牙包括切牙和尖牙，后牙包括前磨牙和磨牙。

根据牙的形态特点和功能特性，乳牙可分为乳切牙（共 8 颗）、乳尖牙（共 4 颗）和乳磨牙（共 8 颗）三类。

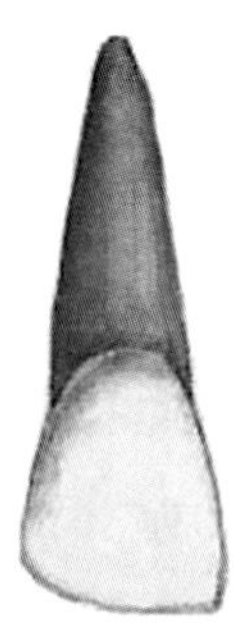

图 2-3　切牙

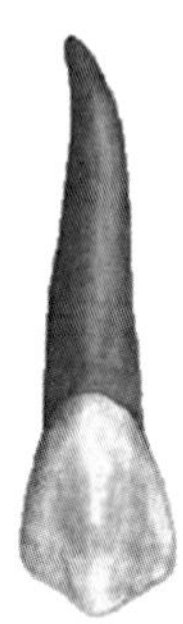

图 2-4　尖牙

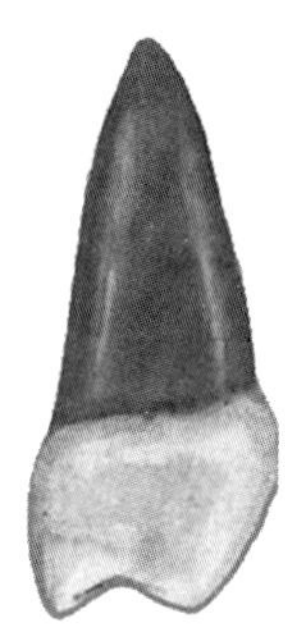

图 2-5　前磨牙

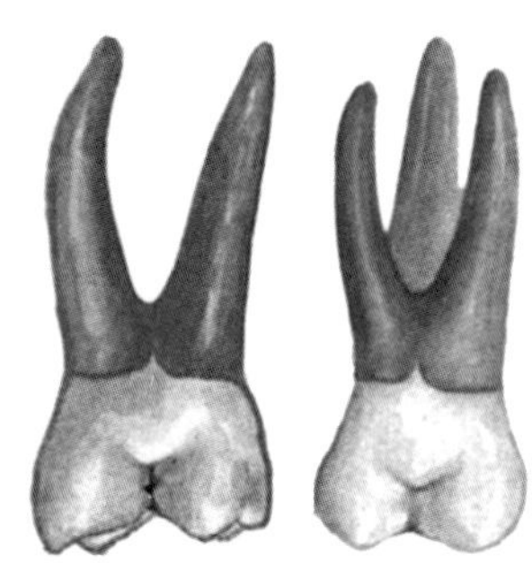

图 2-6　磨牙

## 三、牙的功能

人类的牙不仅是直接行使咀嚼功能的器官，而且在辅助发音、言语功能，以及保持面部形态协调美观等方面均具有重要作用。

### （一）咀嚼功能

食物进入口腔后，经过切牙的切割、尖牙的撕裂、前磨牙和磨牙的捣碎、磨细等一系列机械加工，同时与唾液混合，形成食团，便于吞咽和消化。牙在行使咀嚼功能时，可刺激颌面部正常生长发育，增进牙周组织的健康，同时，咀嚼运动可反射性促进胃肠蠕动，刺激胆、胰等器官分泌消化液，增进消化功能。

### （二）辅助发音、言语功能

牙与唇、舌等器官均参与发音（pronunciation）和言语（speech）。牙在牙列排列的位置，以及牙与舌、唇之间的关系，对言语的清晰程度与发音的准确性有着重要的影响。当前牙缺失时，舌齿音、唇齿音、齿音等的发音均受很大影响。

### (三)保持面部形态协调美观

牙按照一定的规律生长在牙槽窝内,形成弧形排列的上下颌牙弓,牙弓内牙相互支持,紧密连接成整体。牙、牙弓和上下颌牙的咬合关系正常可使唇颊部丰满,颌面部形态正常,表情自然。多数牙缺失后,牙槽骨丰满度降低,唇颊部因失去支持而塌陷,面部皱纹增加,面容衰老。牙弓及咬合关系异常者,颜面美观也会受到影响。

(古文珍)

# 第二节 牙体解剖及牙周支持组织

## 一、牙的组成

### (一)牙的外部形态

牙齿是人体中最坚硬的组织,从外部观察,牙由牙冠、牙根和牙颈三部分构成(图 2-7)。

**1. 牙冠(dental crown)** 牙体外层由牙釉质覆盖的部分称为牙冠,主要发挥咀嚼功能。正常情况下,牙冠的大部分暴露于口腔,邻近牙颈的一小部分被牙龈覆盖。牙冠分为解剖牙冠和临床牙冠。解剖牙冠是指以牙颈为界的牙冠。临床牙冠是指在暴露于牙龈以外的牙体部分,其牙冠与牙根以龈缘为界。

**2. 牙根(dental root)** 牙体被牙骨质覆盖的部分称为牙根。牙根被埋于牙槽骨中,是牙体的支持部分,起稳固牙体的作用。牙根的形态与数目随牙齿功能的不同而有所差异,如前牙多为单根,磨牙通常有2～3个牙根,并且有一定的分叉度以增强牙根在骨内的稳固性。牙根的尖端称为根尖,在每个牙根尖处通常有小孔供牙髓的神经血管通过,称为根尖孔。

**3. 牙颈(dental cervix)** 牙冠与牙根交界处形成的弧形曲线称为牙颈,又称为颈缘或颈线。

### (二)牙的剖面形态

通过纵剖面观察,牙体从组织学上可分为牙釉质、牙本质、牙骨质三种硬组织和一种软组织——牙髓(图 2-8)。

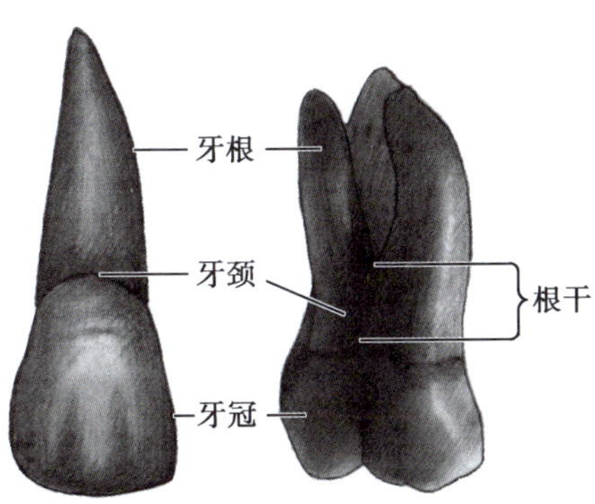

图 2-7 牙的外部形态

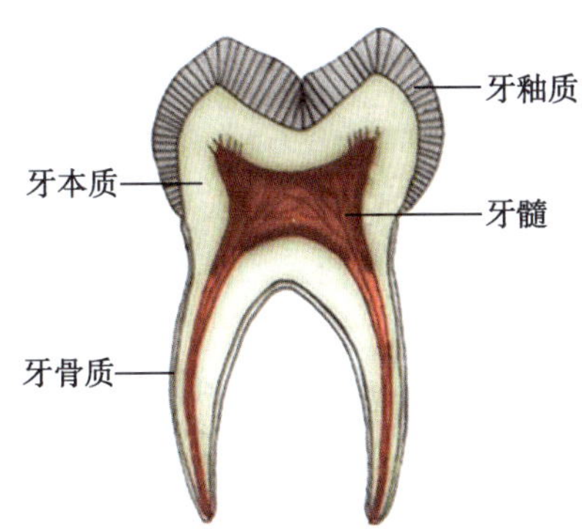

图 2-8 牙的组成

**1. 牙釉质(enamel)** 是覆盖于牙冠表层、半透明的白色硬组织,是高度钙化的最坚硬的牙体组织,也是全身矿化组织中最坚硬的,对咀嚼压力和摩擦力具有高度耐受性。牙釉质在牙尖处最厚,沟窝处较薄,牙颈部最薄。无血管神经,无自身修复能力,缺失后不能再生。

**2. 牙骨质(cementum)** 是覆盖于牙根表面的硬组织,呈淡黄色,比牙本质颜色略深,硬度低于牙本质。牙骨质是维持牙和牙周组织联系的重要结构。在生理情况下，除乳牙牙根生理性吸收外，牙骨质一般没有吸收，只有新生，随着年龄的增长，牙骨质也不断增厚。牙骨质和牙釉质在牙颈部相接处称为釉牙骨质界，此界限是解剖牙冠与牙根的分界线。如釉牙本质界暴露，牙颈部易发生敏感、龋坏。

**3. 牙本质（dentin）** 是构成牙主体的硬组织，位于牙釉质和牙骨质的内层，主要功能是保护内部的牙髓、支持表面的牙釉质及牙骨质。牙本质硬度比牙釉质低，比骨组织高。内层有一腔隙，称为髓腔。牙本质内有牙髓神经末梢，是痛觉感受器，当牙本质暴露时，受刺激有酸痛反应。

**4. 牙髓（dental pulp）** 是位于髓腔内的疏松结缔组织，牙髓中有血管、淋巴管、神经、成纤维细胞和成牙本质细胞，主要功能是营养牙体组织，并形成继发性牙本质。牙髓神经为无髓鞘纤维，无定位能力，对外界刺激异常敏感，轻微刺激即可引起剧烈疼痛。牙髓的血管由狭小的根尖孔发出，一旦感染，髓腔内压力增高，造成血液循环障碍，牙髓逐渐坏死，牙本质和牙釉质失去营养供应，导致牙齿变色、失去光泽、牙体变脆并容易折裂。

髓腔是位于牙体中部的一个与牙体外形相似同时又显著缩小的腔，由髓室和根管系统组成。冠部髓腔较宽大，称为髓室。根部髓腔细小，称为根管。随着年龄的增长，髓腔继发牙本质的沉积，髓腔体积将逐渐缩小，髓室减小，髓角变低平，根管变细，根尖孔变得窄小。青少年恒牙髓腔比老年大，表现为髓室大、髓角高、根管粗、根尖孔大。

## 二、牙体解剖常用名词与表面标志

### （一）应用术语

**1. 中线（median line）** 是平分颅面部为左右两等份的一条假想线，该线通过两眼之间中心点、鼻尖、上下颌的两中切牙之间。中线与正中矢状面一致，将牙弓分成左右对称的两部分。

**2. 牙体长轴（long axis）** 是沿冠根方向通过牙体中心的一条假想线（图 2-9）。

**3. 接触区（contact area）** 牙与牙在邻面互相接触的区域称接触区或邻接处。

**4. 线角（line angle）** 牙冠上两个相邻牙面相交处成一线，在该线上所成的角称线角。如前牙的近中面与唇面的交角称为近唇线角。后牙的远中面与舌面的交角称为远舌线角。

**5. 点角（point angle）** 牙冠上三个相邻牙面相交处形成一点，在该点上所成的角称点角。前牙的远中面、唇面与切嵴所成的角称为远唇切点角，磨牙的近中面、颊面与𬌗面相交处称为近颊𬌗点角。

**6. 外形高点（height of contour）** 牙冠各轴面上最突出的部分，称为外形高点（图 2-10）。

**7. 牙体三等分（division into thirds）** 为了明确牙体各面上某一部位所在的区域，常将牙轴面在一个方向分为三等份来描述。如在垂直方向牙冠可分为切（𬌗）1/3、中 1/3、颈 1/3；在近远中向牙冠可分为近中 1/3、中 1/3、远中 1/3；在唇（颊）、舌向可将牙冠的邻面分为唇（颊）1/3、中 1/3、舌 1/3；牙根侧分为根颈 1/3、根中 1/3、根尖 1/3（图 2-11）。

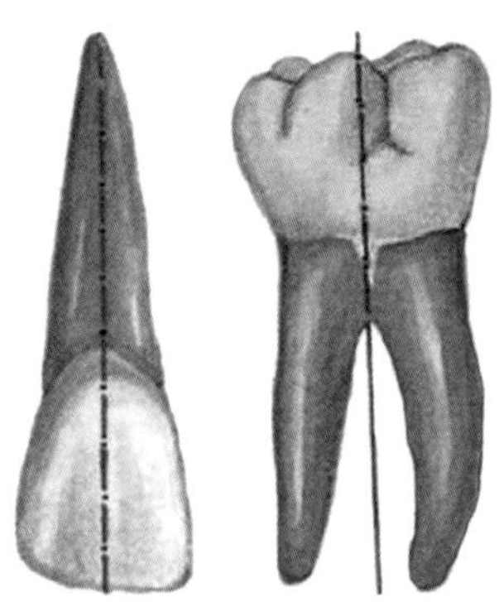

图 2-9　牙体长轴

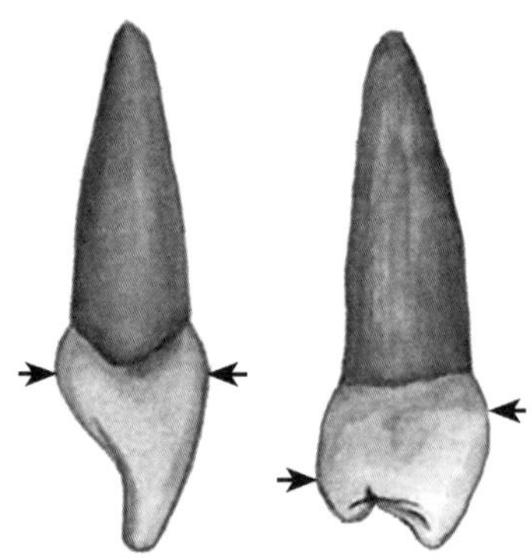

图 2-10　外形高点

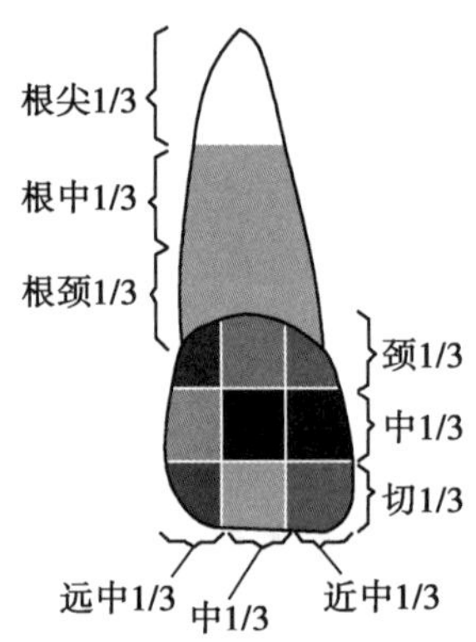


图 2-11　牙体三等分

### （二）牙冠各面的名称

每个牙冠均有四个与牙体长轴大致平行的轴面和一个与牙体长轴基本垂直的𬌗面或切嵴（图 2-12）。

**1. 唇面（labial surface）或颊面（buccal surface）** 前牙的牙冠靠近唇黏膜的一面称为唇面，后牙的牙冠靠近颊黏膜的一面称为颊面。

**2. 舌面（lingual surface）或腭面（palatal surface）** 牙冠靠近舌侧的一面称为舌面，上颌牙的舌面因接近腭侧，又称为腭面。

**3. 邻面（proximal surface）** 同一牙弓内相邻两牙相互接触的面，称为邻面。每个牙冠均包括两个邻面，一个近中面和一个远中面，牙冠离中线较近的邻面称为近中面，牙冠离中线较远的邻面称为远中面。

**4. 𬌗面（occlusal surface）和切嵴（incisal ridge）** 上下颌后牙咬合时发生接触的一面称为𬌗面。前牙无𬌗面，切端舌侧有切咬功能的嵴，称为切嵴。

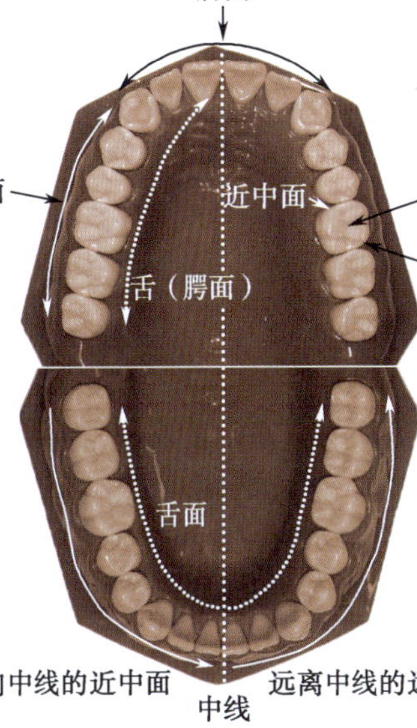

图 2-12　牙冠各面的名称

### （三）牙冠的表面标志

**1. 牙冠的突起部分**

（1）牙尖（dental cusp）：牙冠表面近似锥体的显著隆起称为牙尖。位于尖牙的切端、前磨牙和磨牙的𬌗面上。不同牙的牙尖数目有区别，一般情况下尖牙有 1 个牙尖，前磨牙有 2 个牙尖，磨牙有 4 ～ 5 个牙尖（图 2-13）。

（2）结节（tubercle）：是牙冠上牙釉质过度钙化而形成的小突起，可在𬌗面或切牙切缘见到。初萌切牙切缘上所见的结节又称切缘结节，随着牙的磨耗而逐渐消失。

（3）舌隆突（cingulum）：前牙舌面近颈 1/3 的半月形隆起，称为舌隆突。是前牙的重要解剖特征之一（图 2-14）。

（4）嵴（ridge）：牙冠表面细长形的牙釉质隆起称为嵴。根据嵴的位置、形状和方向，可分为切嵴、轴嵴、边缘嵴、三角嵴、牙尖嵴、横嵴、斜嵴和颈嵴（图 2-15）。

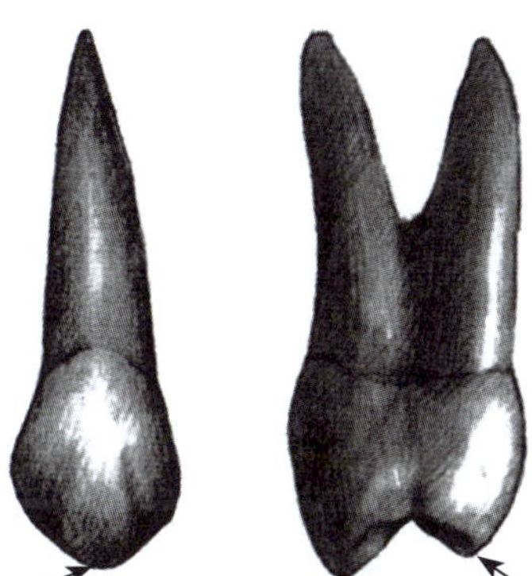
图 2-13　牙尖

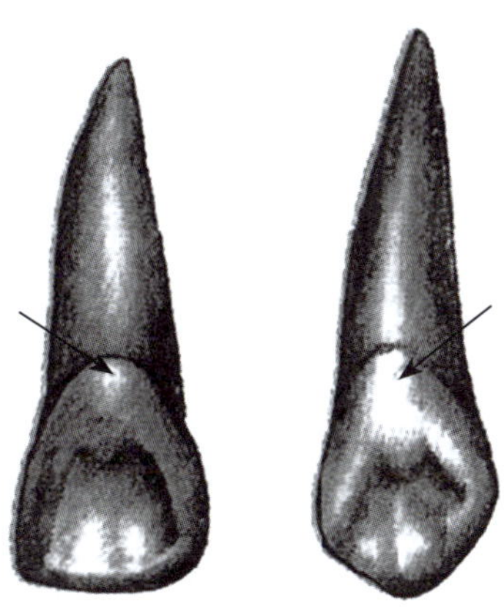
图 2-14　舌隆突

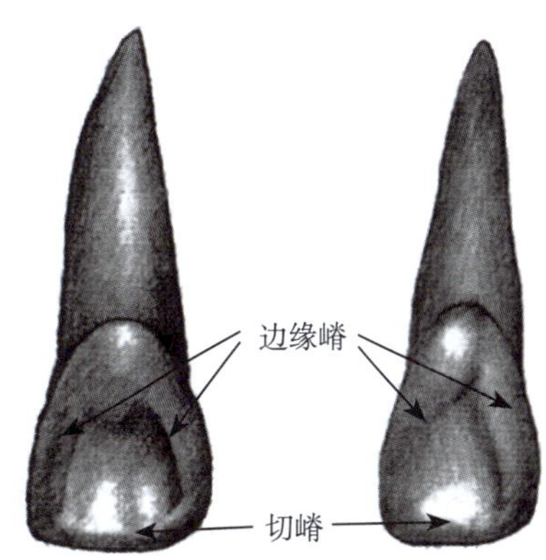

图 2-15　嵴

**2. 牙冠的凹陷部分**

（1）窝（fossa）：牙冠表面的不规则凹陷，略似一个四周环山的盆地，称为窝。如前牙舌面窝、后牙𬌗面窝。

(2)沟(groove):牙冠各面上,介于牙尖和嵴之间,或窝底部细长形的、似山间溪流的凹陷部分。

1)发育沟:牙生长发育时,两生长叶相融合所形成明显而有规则的浅沟。

2)副沟:除发育沟以外的任何形态不规则的沟都称为副沟。

3)裂:钙化不全的沟称为裂,是龋病的好发部位。

(3)点隙(pit):3 条或 3 条以上发育沟的汇合处,或某些发育沟的末端所形成的点状凹陷称为点隙。此处牙釉质未完全连接,不易清洁,是龋病的好发部位。

**3. 斜面**　斜面(inclined surface)为组成牙尖的各面(图 2-16)。两个斜面相交成嵴,四个斜面相交则组成牙尖的顶。各斜面依其在牙尖的位置而命名,如前磨牙颊尖的斜面有颊尖颊侧近中斜面、颊尖颊侧远中斜面、颊尖舌侧近中斜面和颊尖舌侧远中斜面。

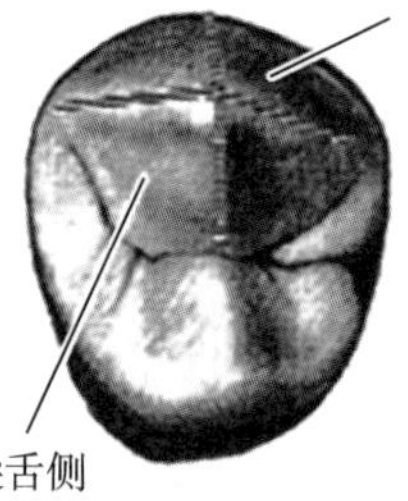


图 2-16　斜面

**4. 生长叶**　生长叶(lobe)为牙生长发育的钙化中心,融合处为发育沟。多数牙由 4 个生长叶发育而成,少数牙由 5 个生长叶发育而成(图 2-17)。

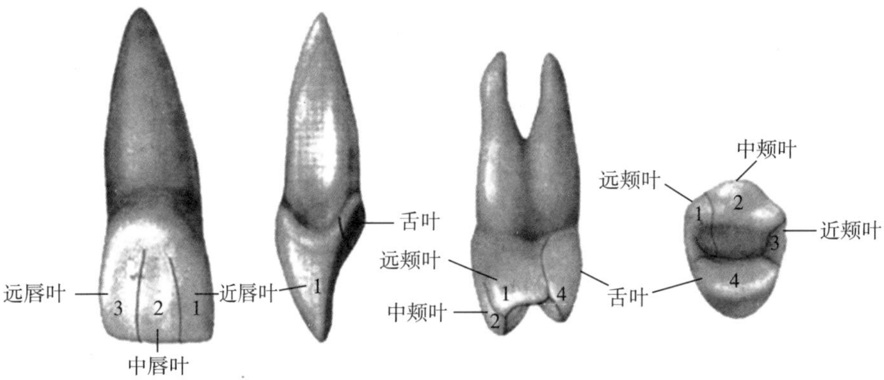


图 2-17　生长叶

## 三、牙周组织

牙周组织(periodontium)由牙龈、牙周膜、牙槽骨和牙骨质组成(图 2-18)。上述组织共同完成支持牙的功能。

**1. 牙龈(gingiva)**　指覆盖于牙槽突表面和牙颈部周围的口腔咀嚼黏膜,由上皮及其下方的结缔组织组成,包括游离龈、附着龈和龈乳头三部分。

游离龈呈领圈状包绕牙颈部,正常呈粉红色,菲薄而紧贴牙面。游离龈与牙面之间形成的间隙称为龈沟,用探针可将游离龈从牙面上分开。龈沟的深度是一个重要的临床指标。临床上常用一个带有刻度的牙周探针来探查龈沟的深度,称为牙周探诊深度。正常牙周探诊深度不超过 3mm。牙龈紧密地附着在牙槽骨的部分称为附着龈,40% 成人附着龈表面有橘皮样的点状凹陷,称为点彩,是健康牙龈的特征。两牙之间呈锥形突起的牙龈,称为龈乳头。

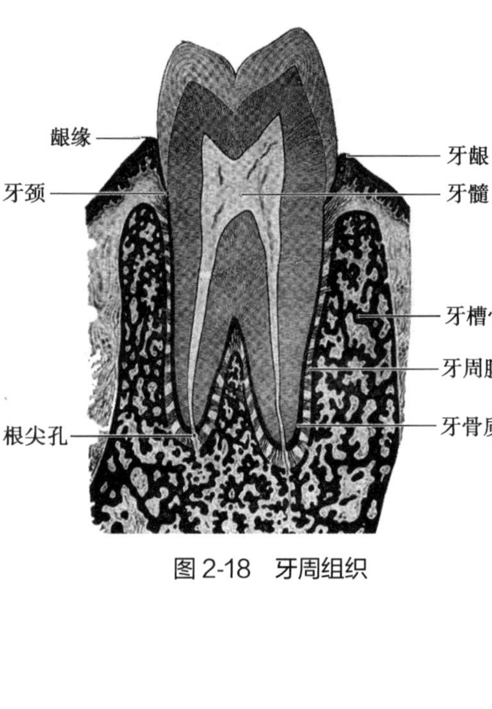


图 2-18　牙周组织

**2. 牙周膜**　又称牙周韧带(periodontal ligament),是

围绕牙根并连接牙根和牙槽骨的致密结缔组织，与牙龈的结缔组织相续。牙周膜最重要的成分是胶原纤维，主纤维呈束状排列，一端埋入牙骨质内，另一端埋入牙槽骨，从而将牙悬吊固定在牙槽窝内。牙周膜能抵抗和调节牙所承受的咀嚼压力，在牙承受咀嚼力时，具有明显的支持和传导咬合力的作用。

**3. 牙槽骨（alveolar bone）** 又称牙槽突（alveolar process），是上下颌骨包绕和支持牙根的部分。容纳牙根的窝称为牙槽窝，牙槽窝在冠方的游离缘称为牙槽嵴，两牙之间的牙槽突部分称为牙槽中隔。牙槽骨的组织结构与身体其他骨相似，其生长发育依赖于牙的功能性刺激，当牙齿脱落后，牙槽骨逐渐萎缩。牙槽骨是牙周组织中，也是全身骨骼系统中代谢和改建最活跃的部分。牙槽骨的改建受局部和全身因素的影响。

**4. 牙骨质（cementum）** 覆盖于牙根表面，硬度与骨相似。牙骨质是维系牙和牙周组织联系的重要结构。虽然牙骨质是牙体组织的一部分，但它参与使牙稳固于牙槽窝内、承受和传递力的生理功能，还参与牙周病变的发生和修复，它的新生也来源于牙周膜细胞，故也可视为牙周组织的一种组成部分。

（古文珍）

## 第三节　临床牙位记录法

在临床工作中，为了便于描述牙的名称及部位，常以一定的符号加以表示。目前最常用的牙位记录方法有四种。

### 一、国际牙科联合会系统

#### （一）牙弓分区

国际牙科联合会系统（Federation Dentaire International system，FDI），采用两位数记录牙位，十位数表示牙所在的区域象限、是乳牙或恒牙，个位数表示牙的排列顺序。特点是按顺序时针分区，牙位从中线向两侧记录。

如 1、2、3、4 表示恒牙牙弓分区，依次表示恒牙右侧上颌区、左侧上颌区、左侧下颌区、右侧下颌区；5、6、7、8 表示乳牙牙弓分区，依次表示乳牙右侧上颌区、左侧上颌区、左侧下颌区、右侧下颌区。

恒牙区以 1|2 / 4|3 表示，乳牙区 5|6 / 8|7 以表示。

#### （二）牙位记录

**1. 恒牙牙位记录（图 2-19）**

上

| 右 | 18 | 17 | 16 | 15 | 14 | 13 | 12 | 11 | 21 | 22 | 23 | 24 | 25 | 26 | 27 | 28 | 左 |
|---|---|---|---|---|---|---|---|---|---|---|---|---|---|---|---|---|---|
|  | 48 | 47 | 46 | 45 | 44 | 43 | 42 | 41 | 31 | 32 | 33 | 34 | 35 | 36 | 37 | 38 |  |

下

例如，26 表示左侧上颌第一磨牙。

**2. 乳牙牙位记录（图 2-20）**

上

| 右 | 55 | 54 | 53 | 52 | 51 | 61 | 62 | 63 | 64 | 65 | 左 |
|---|---|---|---|---|---|---|---|---|---|---|---|
|  | 85 | 84 | 83 | 82 | 81 | 71 | 72 | 73 | 74 | 75 |  |

下

例如，71 表示左侧下颌乳中切牙。

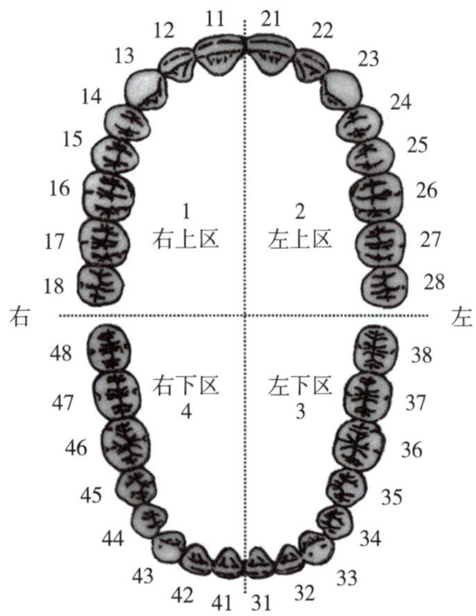


图 2-19　国际牙科联合会系统记录恒牙牙位

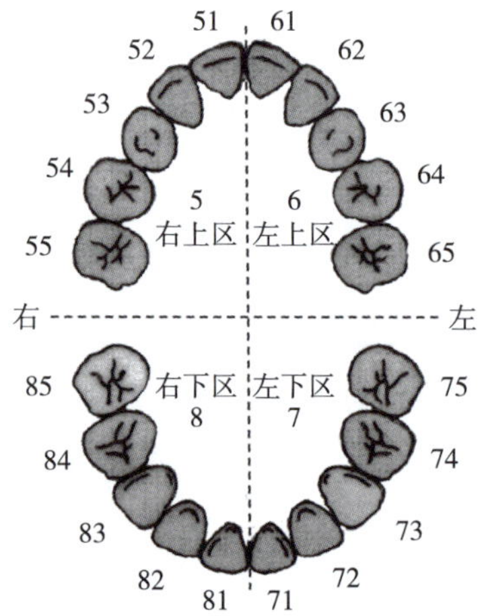


图 2-20　国际牙科联合会系统记录乳牙牙位

FDI 记录牙位时，不论恒牙还是乳牙，每颗牙均由两位阿拉伯数字表示，没有任何重复，也不易混淆，同时，该方法记录牙位也便于计算机统计。

## 二、部位记录法

### （一）牙弓分区

部位记录法为目前我国常用的临床牙位记录法，采用该法记录牙位时首先要将牙弓进行分区，以“十”符号将上下颌牙弓分为四个区，垂直线代表中线以区分左右；水平线表示𬌗面以区分上下。“┘”表示患者的右侧上颌区，称为 A 区；“└”表示患者的左侧上颌区，称为 B 区；“┐”表示患者的右侧下颌区，称为 C 区；“┌”表示患者的左侧下颌区，称为 D 区。因此，上下颌牙弓区分为 $\frac{A|B}{C|D}$ 四区（图 2-21）。

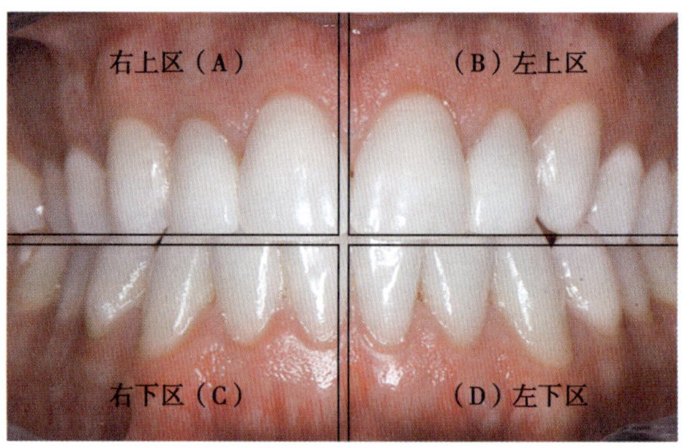


图 2-21　牙弓分区

### （二）牙位记录

**1. 恒牙的临床牙位记录**　用阿拉伯数字 1～8 分别代表恒牙的中切牙至第三磨牙，牙位越靠近中线，数字越小，如中切牙为 1；牙位越远离中线，数字越大，如第三磨牙为 8，恒牙的临床牙位记录如下（图 2-22）。

上

| 右 | 8 | 7 | 6 | 5 | 4 | 3 | 2 | 1 | 1 | 2 | 3 | 4 | 5 | 6 | 7 | 8 | 左 |
|---|---|---|---|---|---|---|---|---|---|---|---|---|---|---|---|---|---|
| | 8 | 7 | 6 | 5 | 4 | 3 | 2 | 1 | 1 | 2 | 3 | 4 | 5 | 6 | 7 | 8 | |
| | 第三磨牙 | 第二磨牙 | 第一磨牙 | 第二前磨牙 | 第一前磨牙 | 尖牙 | 侧切牙 | 中切牙 | | | | | | | | | |

下

例如└3 表示左侧上颌尖牙。5—2┘是多个牙位 5432┘的简写。

**2. 乳牙的临床牙位记录**　用罗马数字Ⅰ～Ⅴ分别代表乳中切牙至第二乳磨牙(图 2-23)。

| 右 | | | | | 上 / 下 | | | | | 左 |
|---|---|---|---|---|---|---|---|---|---|---|
| Ⅴ | Ⅳ | Ⅲ | Ⅱ | Ⅰ | | Ⅰ | Ⅱ | Ⅲ | Ⅳ | Ⅴ |
| Ⅴ | Ⅳ | Ⅲ | Ⅱ | Ⅰ | | Ⅰ | Ⅱ | Ⅲ | Ⅳ | Ⅴ |
| 第二乳磨牙 | 第一乳磨牙 | 乳尖牙 | 乳侧切牙 | 乳中切牙 | | | | | | |

例如 Ⅳ┘表示右侧上颌第一乳磨牙。

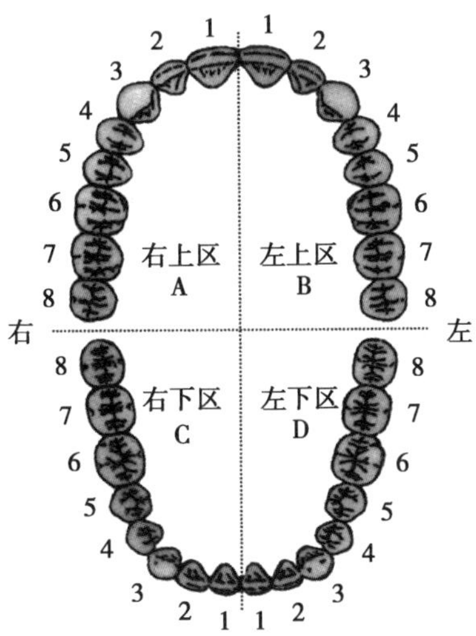

图 2-22　恒牙部位记录法

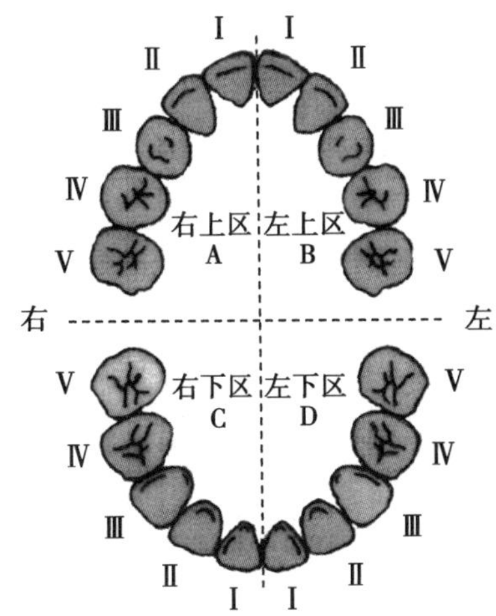

图 2-23　乳牙部位记录法

## 三、Palmer 记录系统

### (一)牙弓分区

Palmer 记录系统也要将牙弓进行分区,分区方法与部位记录法的牙弓分区一致(见图 2-21)。恒牙记录方法与部位记录法一样,用阿拉伯数字 1～8 表示;而乳牙则用英文字母 A～E 表示。

### (二)牙位记录

**1. 恒牙的临床牙位记录**　用阿拉伯数字 1～8 分别代表恒牙的中切牙至第三磨牙(图 2-24)。

| 右 | | | | | | | | 上 / 下 | | | | | | | | | 左 |
|---|---|---|---|---|---|---|---|---|---|---|---|---|---|---|---|---|---|
| 8 | 7 | 6 | 5 | 4 | 3 | 2 | 1 | | 1 | 2 | 3 | 4 | 5 | 6 | 7 | 8 | |
| 8 | 7 | 6 | 5 | 4 | 3 | 2 | 1 | | 1 | 2 | 3 | 4 | 5 | 6 | 7 | 8 | |
| 第三磨牙 | 第二磨牙 | 第一磨牙 | 第二前磨牙 | 第一前磨牙 | 尖牙 | 侧切牙 | 中切牙 | | | | | | | | | | |

例如 6┐表示右侧下颌第一磨牙。

**2. 乳牙的临床牙位记录**　用英文字母 A～E 分别代表乳中切牙至第二乳磨牙(图 2-25)。

| | | | | 上 | | | | | |
|---|---|---|---|---|---|---|---|---|---|
| 右 E | D | C | B | A | A | B | C | D | E 左 |
| E | D | C | B | A | A | B | C | D | E |
| 第二乳磨牙 | 第一乳磨牙 | 乳尖牙 | 乳侧切牙 | 乳中切牙 | 下 | | | | |

例如D┐表示右侧下颌第一乳磨牙。

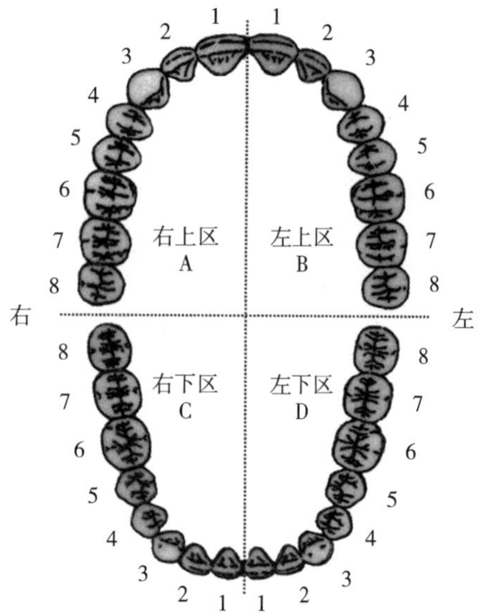


图 2-24 Palmer 记录系统记录恒牙牙位

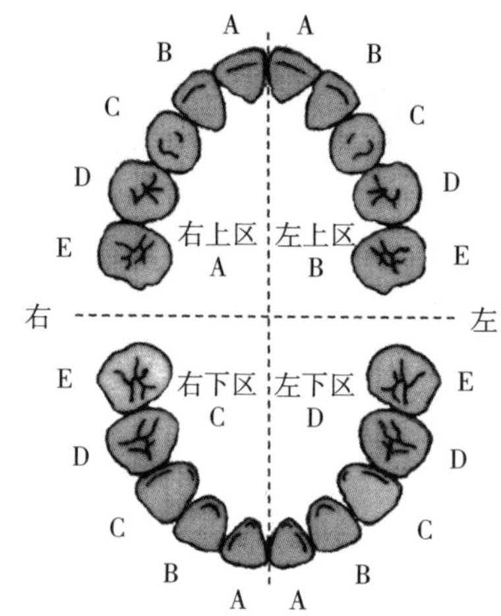


图 2-25 Palmer 记录系统记录乳牙牙位

## 四、通用编号系统

采用通用编号系统记录牙位时，每颗牙都均有独特的编号，无上、下、左、右之误。

**1. 恒牙的临床牙位记录** 用阿拉伯数字 1 ～ 32 代表恒牙。从右侧上颌第三磨牙起编为 #1 始，从右侧上颌→左侧上颌→左侧下颌→右侧下颌的顺时针方向依次编号，直至右侧下颌第三磨牙编为 #32。恒牙的临床牙位记录如下（图 2-26）。

| | | | | | | | 上 | | | | | | | | |
|---|---|---|---|---|---|---|---|---|---|---|---|---|---|---|---|
| 右 1 | 2 | 3 | 4 | 5 | 6 | 7 | 8 | 9 | 10 | 11 | 12 | 13 | 14 | 15 | 16 左 |
| 32 | 31 | 30 | 29 | 28 | 27 | 26 | 25 | 24 | 23 | 22 | 21 | 20 | 19 | 18 | 17 |
| | | | | | | | 下 | | | | | | | | |

例如 #8 表示右侧上颌中切牙。

**2. 乳牙的临床牙位记录** 用英文字母 A ～ T 代表乳牙。从右侧上颌第二乳磨牙起编为 A 始，从右侧上颌→左侧上颌→左侧下颌→右侧下颌的顺时针方向依次编号，直至右侧下颌第二乳磨牙编为 T。乳牙的位置记录如下（图 2-27）。

| | | | | 上 | | | | | |
|---|---|---|---|---|---|---|---|---|---|
| 右 A | B | C | D | E | F | G | H | I | J 左 |
| T | S | R | Q | P | O | N | M | L | K |
| | | | | 下 | | | | | |

例如 L 表示左侧下颌第一乳磨牙。

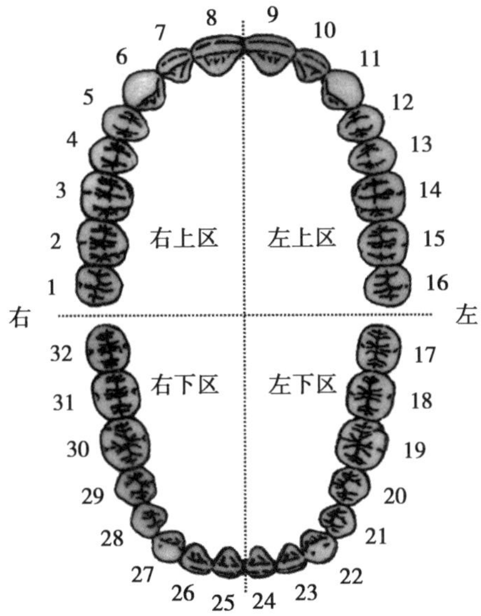


图 2-26　通用编号系统记录恒牙牙位

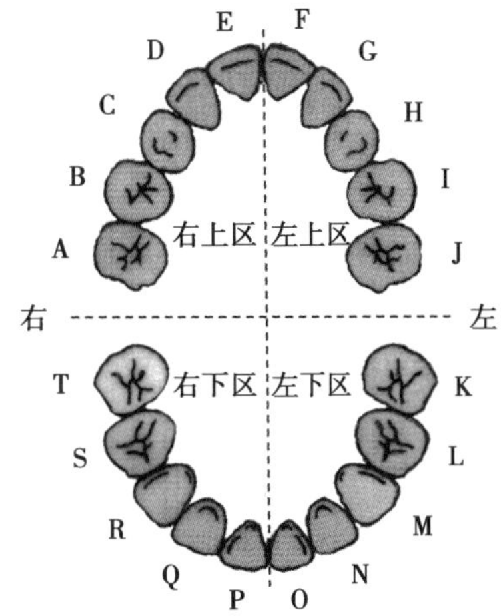


图 2-27　通用编号系统记录乳牙牙位

（古文珍）

# 第三章 龋病预防处置护理技术

## 第一节 氟化物应用护理技术

氟是人体健康必需的微量元素，是存在于食物和水中的一种矿物质。适量的氟化物可以对机体的代谢产生积极的影响，被认为是“天然的防龋物质”。氟化物可以抑制致龋链球菌的合成，减少细菌和菌斑在牙面上的黏附。氟离子可降低牙釉质中羟基磷灰石的溶解度，防止脱矿，同时还可促进牙釉质的再矿化。在氟的早期研究中，人们认为氟在加强牙釉质抗酸能力中的作用最为重要。一般通过全身使用氟化物和局部使用氟化物两个途径，使氟化物产生最佳的防龋效果。全身用氟化物是从水、食物、饮料或营养素中摄取的氟。氟化物通过小肠吸收入血，然后被转运到需要的组织中。多余的氟化物通过皮肤、肾脏和粪便排出。局部用氟化物是通过应用氟化牙膏、含氟漱口水和含氟涂料（如含氟凝胶、含氟泡沫、氟保护漆等）与牙齿直接接触，以增加牙齿的抗龋能力。本节以含氟泡沫为例介绍其护理技术。

【适应证】

用于龋病的预防，尤其是光滑面龋。

【用物准备】

**1. 常规用物** 检查器械（口镜、镊子、探针）、吸引器管、防护膜、护目镜、口杯、三用枪、敷料、凡士林棉签。

**2. 氟化物涂布用物** 氟化泡沫、一次性托盘、棉签（图 3-1）。

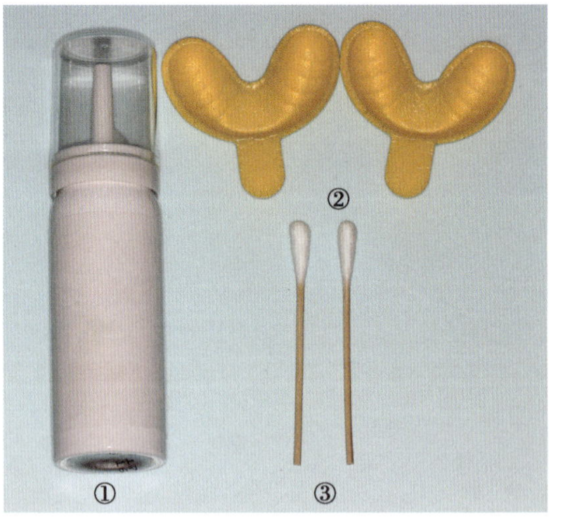


图 3-1 氟化物涂布用物

①氟化泡沫；②一次性托盘；③棉签。

【氟化物应用护理配合流程】

氟化物应用护理配合流程见表 3-1。

表 3-1 氟化物应用护理配合流程

| 医生治疗流程 | 护士配合流程 |
|---|---|
| 1. 治疗前准备 | |
| （1）讲解涂布的主要过程 | 做好患儿的心理护理，引导患儿坐于治疗椅上，慢慢调整椅位为平卧位。用实物协助讲解氟化物涂布的主要过程，减轻患儿的焦虑情绪 |

续表

| 医生治疗流程 | 护士配合流程 |
|---|---|
| （2）润滑口唇 | 传递凡士林棉签，润滑患儿口唇，防止治疗过程中干裂 |
| （3）用棉签清洁牙齿表面软垢 | 传递棉签予医生 |
| 2. 氟化物涂布 | |
| （1）选择一次性托盘 | 协助医生选择号码合适的一次性托盘，备用 |
| （2）用三用枪轻吹牙面，将涂有氟化泡沫的一次性托盘轻轻放在患儿上下颌牙列上 | 轻摇氟化泡沫，挤入一次性托盘中，用棉签将泡沫涂匀备用（图 3-2，图 3-3）。使用泡沫不宜过多，一次使用不超过 4ml。如使用含氟凝胶，将凝胶挤入托盘中，达到离托盘边缘 2mm 的位置用量比较合适。调节体位为坐位，传递一次性托盘，嘱患儿轻轻咬合，使含氟材料在牙齿上保持至少 4 分钟（图 3-4），保持过程中护士用双手协助轻轻按压，防止患儿吐出，确保作用效果 |
| （3）取出一次性托盘 | 用棉签清洁牙齿表面多余的氟化泡沫，防止患儿误吞（图 3-5）。及时处理用物 |

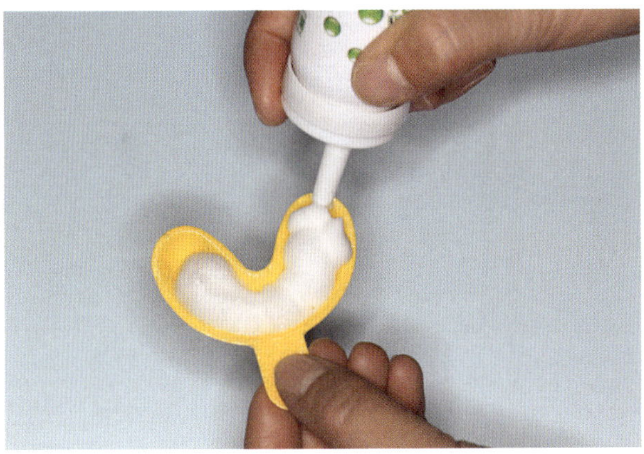

图 3-2　挤出氟化泡沫

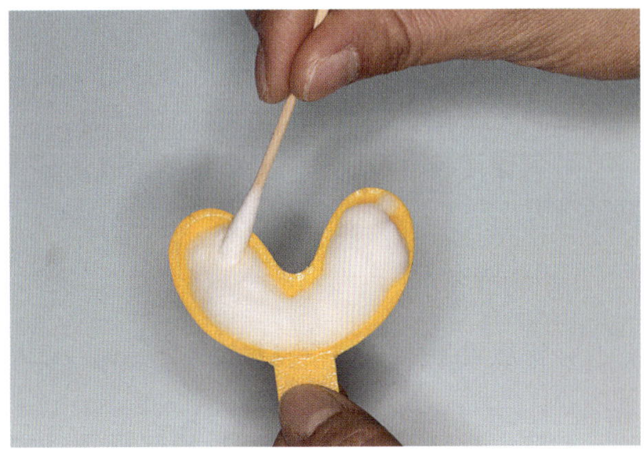

图 3-3　涂匀氟化泡沫

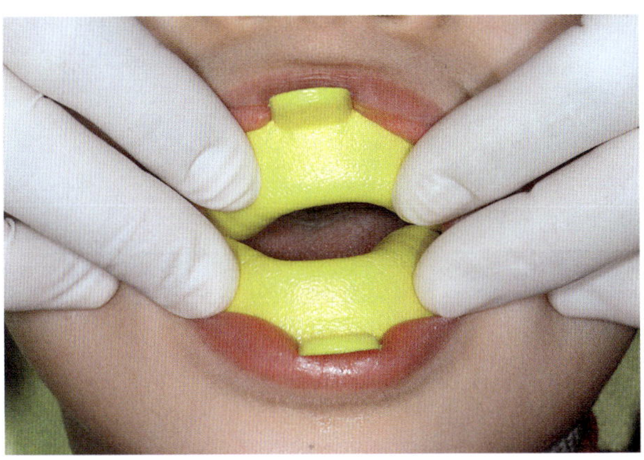

图 3-4　托盘放于上下牙列上

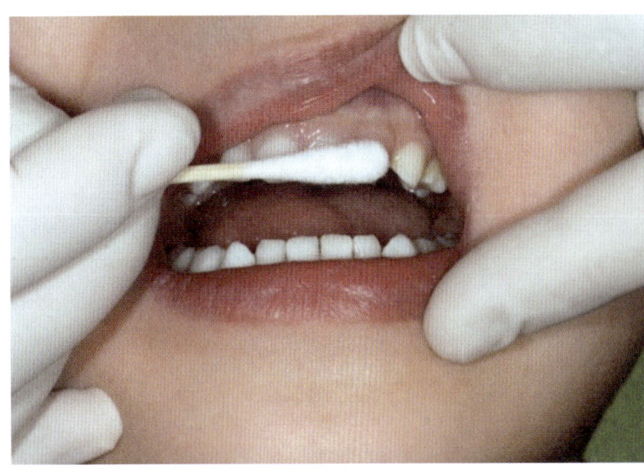

图 3-5　清除多余氟化泡沫

【术后宣教】

1. 应用含氟材料后嘱患儿 30 分钟内禁食、禁水，避免降低材料的防龋效能。

2. 嘱患儿保持口腔卫生，每天至少早晚刷牙 2 次，晚上刷完牙后避免进食，邻面拥挤、易发生食物嵌塞的部位用牙线协助清洁，每 3 ～ 6 个月复诊一次。

（王春丽　王　倩）

## 第二节 窝沟封闭护理技术

窝沟封闭(pit and fissure sealing)又称点隙窝沟封闭，是指不去除牙体组织，用一种树脂粘接材料涂布于牙齿𬌗面、颊面、舌面的窝沟点隙，有效阻止致龋菌等酸性产物对牙齿窝沟点隙的侵蚀，以达到早期防止龋病发生的预防性治疗手段。

【适应证】

1. 牙齿萌出后达𬌗平面，尚未发生龋坏，即适宜做窝沟封闭，一般是萌出后4年之内。

**2. 最宜封闭年龄及牙齿** 3～4岁患儿的乳磨牙，6～7岁患儿的第一恒磨牙，11～13岁患儿的第二恒磨牙。

3. 牙釉质发育不全的年轻恒牙、深窝沟，特别是可以插入或卡住探针(包括可疑龋)的牙齿。

**4. 其他牙齿** 例如对侧同名患龋或有患龋倾向的牙齿。

【用物准备】

**1. 常规用物、橡皮障隔离用物** 详见第一章相关内容。

**2. 窝沟封闭用物** 光固化灯、护目镜、抛光毛刷(或橡皮杯)、小毛刷、遮光材料盒、清洁剂(或不含氟牙膏)、酸蚀剂、窝沟封闭剂(图3-6)。

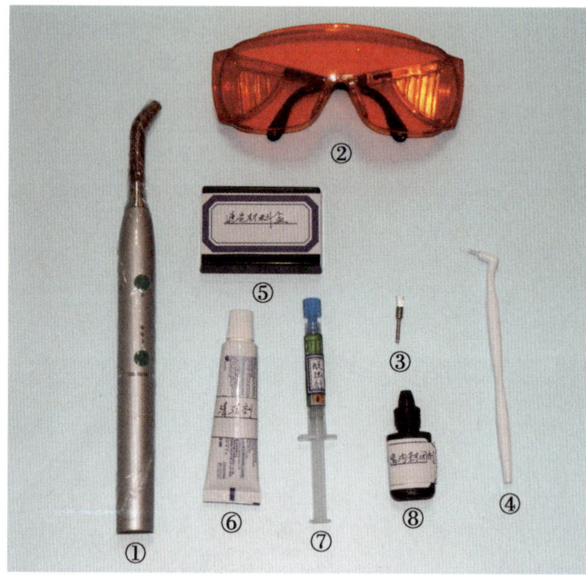


图3-6 窝沟封闭用物

①光敏固化灯；②护目镜；③抛光毛刷；④小毛刷；⑤遮光材料盒；⑥清洁剂；⑦酸蚀剂；⑧窝沟封闭剂。

【窝沟封闭护理配合流程】

窝沟封闭护理配合流程见表3-2。

表3-2 窝沟封闭护理配合流程

| 医生操作流程 | 护士配合流程 |
|---|---|
| 1. 治疗前准备 检查患者牙齿窝沟状态及口腔情况，向患者及家长交代治疗计划及费用 | 传递口镜、探针，根据治疗计划准备用物 |
| 2. 清洁牙面 | |
| (1)用蘸有清洁剂的抛光毛刷(或橡皮杯)对牙齿𬌗面，特别是窝沟，进行彻底清洁(图3-7) | 安装抛光毛刷(或橡皮杯)于低速手机上，蘸适量清洁剂，递予医生，牵拉口角，保护牙周黏膜组织 |
| (2)三用枪水雾冲洗窝沟点隙 | 使用强力吸引器吸去水雾 |
| (3)探针检查是否留有残余清洁剂 | 传递探针予医生，吸唾器清除口腔内余留液体，嘱患者不要闭口 |
| 3. 酸蚀 | |
| (1)可使用橡皮障隔离技术 | 打孔、安装橡皮障夹，协助医生将橡皮障安装到患牙上 |
| (2)也可使用棉卷进行隔湿处理 | 吸唾，传递三用枪协助医生吹干牙面，随后递棉卷隔湿 |

续表

| 医生操作流程 | 护士配合流程 |
| --- | --- |
| （3）涂布酸蚀剂于牙齿𬌗面（图 3-8） | 用小毛刷蘸取适量酸蚀剂，递予医生<br>准确计时酸蚀 20 ～ 30 秒 |
| （4）用三用枪彻底冲洗牙面 10 ～ 15 秒，更换干棉卷，吹干牙面 15 秒。酸蚀后的牙面呈白垩色，若未呈现白垩色，则说明酸蚀不合格，应重复酸蚀步骤 | 传递三用枪予医生，用强力吸引器吸去水气酸雾（图 3-9），用吸唾器吸尽液体，保持口内干燥<br>传递棉卷予医生，协助更换干棉卷隔湿<br>传递三用枪协助医生吹干酸蚀面，观察酸蚀效果（图 3-10）<br>如酸蚀不合格，协助医生重复酸蚀步骤 |
| 4. 涂布窝沟封闭剂 | |
| （1）均匀涂布窝沟封闭剂于酸蚀牙面上，充分排尽窝沟内的空气（图 3-11） | 取窝沟封闭剂置于遮光材料盒内，用小毛刷蘸取适量递予医生，协助医生随时补充蘸取 |
| （2）光照固化窝沟封闭剂（图 3-12），照射距离约 1mm，照射面积大于封闭剂涂布的部位 | 递光固化灯予医生<br>医、护、患均佩戴护目镜，避免治疗光束对眼睛造成损害<br>注意隔湿，及时吸唾，必要时更换棉卷，保持操作牙面的干燥 |
| 5. 术后检查 | |
| （1）检查窝沟封闭情况（图 3-13），取出隔湿用棉卷 | 传递口镜、探针，调整光源<br>递镊子予医生，取出隔湿棉卷，嘱患者漱口 |
| （2）检查咬合，适当调𬌗 | 传递咬合纸，必要时做调𬌗准备 |

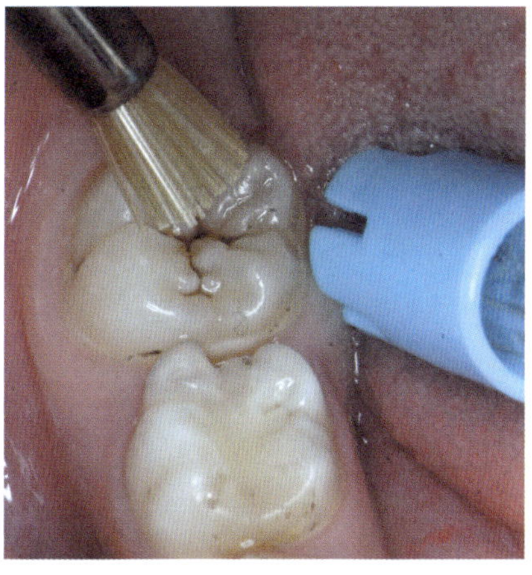

图 3-7　清洁窝沟

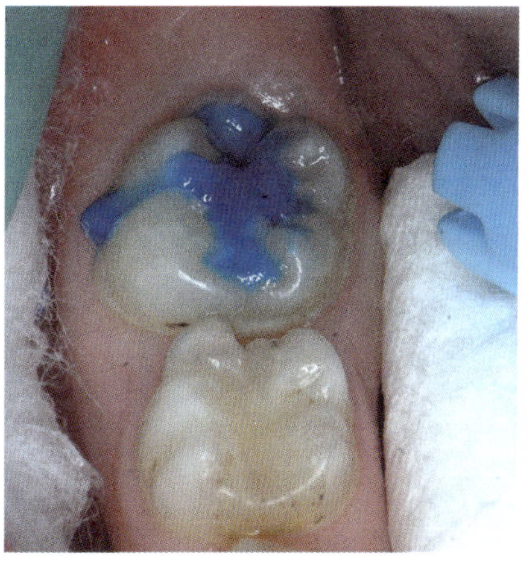

图 3-8　涂酸蚀剂

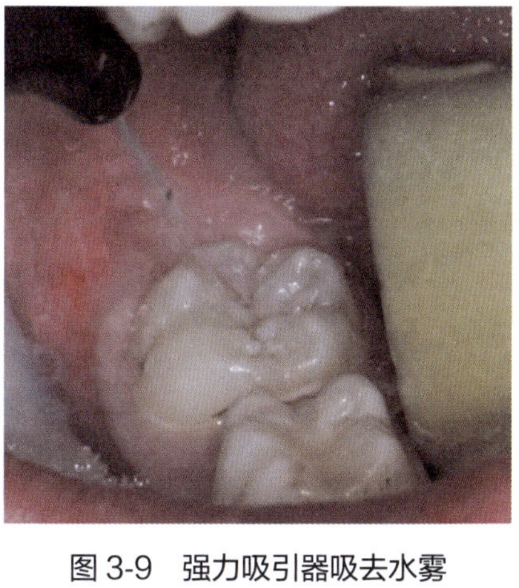

图 3-9　强力吸引器吸去水雾

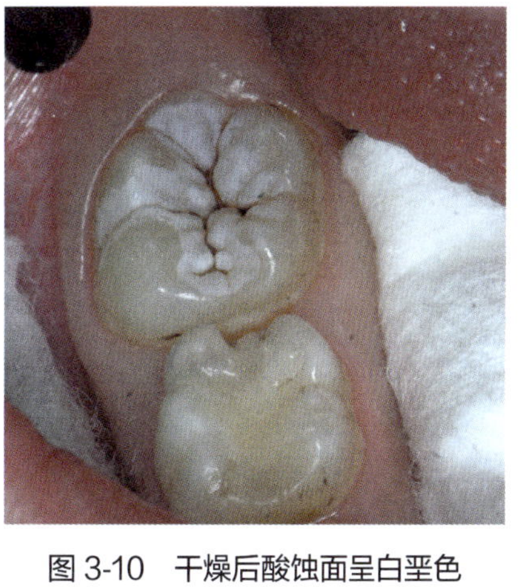

图 3-10　干燥后酸蚀面呈白垩色

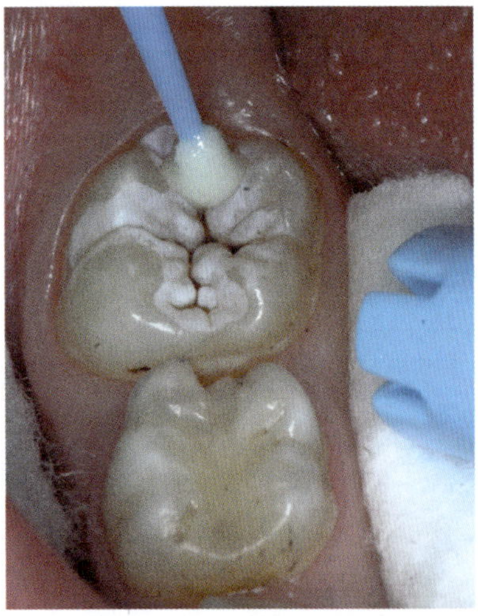

图 3-11　涂窝沟封闭剂

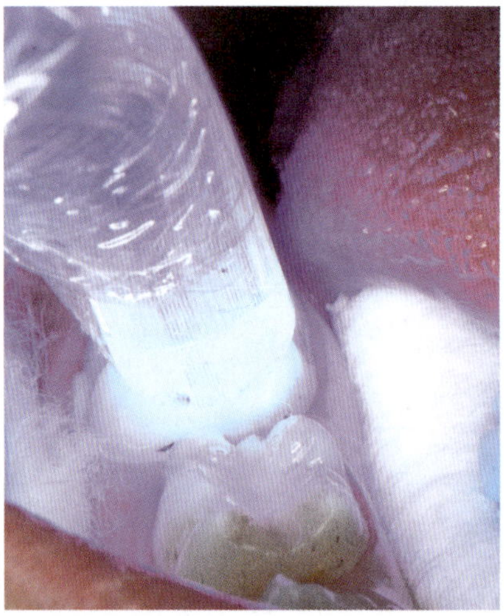

图 3-12　光照固化窝沟封闭剂

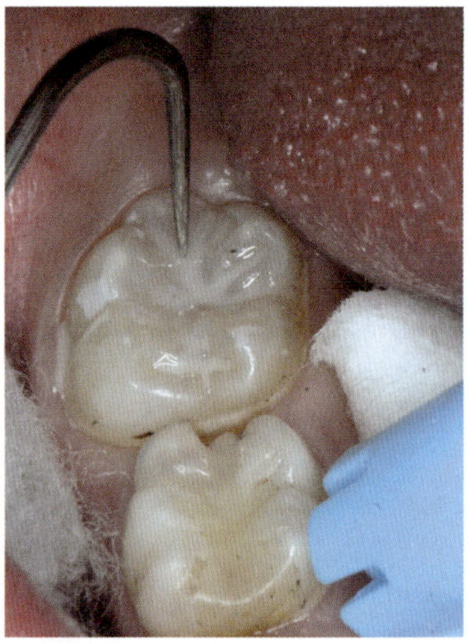

图 3-13　检查窝沟封闭情况

【术后宣教】

1. 嘱患者(或家长)3 个月、半年或 1 年定期复查,观察封闭剂保留情况。

2. 告知患者(或家长)如果窝沟封闭剂脱落应重做封闭。

3. 对患者及家长进行口腔卫生宣教,窝沟封闭后也不能忽略每天的口腔卫生清洁,教会其正确的刷牙方法。

(陈云涛　郭佩华)

# 第四章 牙体硬组织疾病治疗护理技术

## 第一节 复合树脂直接粘接修复护理技术

复合树脂直接粘接修复(direct adhesive restoration)是目前临床重要的操作项目之一，是使用粘接材料在口内直接完成牙体缺损的修复。本节以光固化复合树脂为例介绍复合树脂直接粘接修复的护理配合。

【适应证】

1. 牙体硬组织缺损的修复。
2. 前牙形态异常的改形修复。
3. 前牙色泽异常的直接贴面修复。
4. 前牙小间隙关闭。
5. 制作桩核冠的树脂核。

【用物准备】

**1. 常规用物、局部麻醉用物、橡皮障隔离用物** 详见第一章相关内容。

**2. 复合树脂充填用物** 各型钻针、磷酸酸蚀剂或35%～37%磷酸凝胶、树脂材料、双碟及毛刷、自酸蚀处理液及粘接剂、光固化灯防护套、调拌刀、调拌纸板、垫底用玻璃离子水门汀、咬合纸、抛光膏、排龈线(图4-1)。

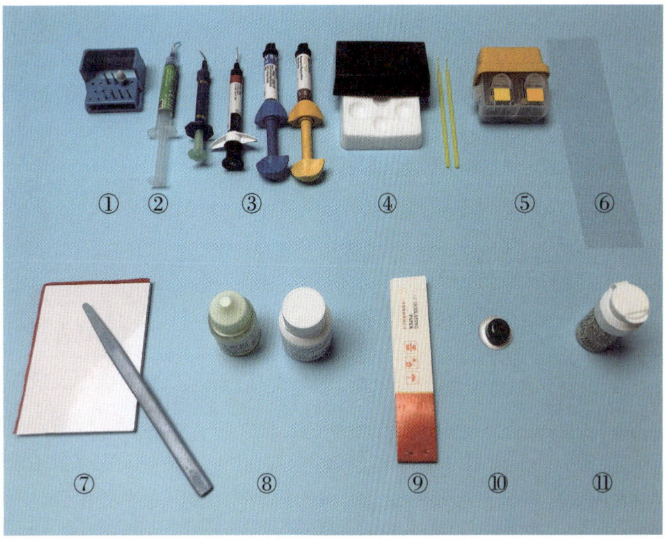


图4-1 复合树脂充填用物

①各型钻针；②磷酸酸蚀剂或35%～37%磷酸凝胶；③树脂材料；④双碟及毛刷；⑤自酸蚀处理液及粘接剂；⑥光敏固化灯防护套；⑦调拌刀及纸板；⑧垫底用玻璃离子水门汀；⑨咬合纸；⑩抛光膏；⑪排龈线。

**3. 复合树脂充填器械** 金属环状成形系统、传统成形片和成形片夹、分段式成形系统、木楔、排龈器、充填器械、锁镊、邻面砂条、精细抛光系统(图4-2)。

【复合树脂直接粘接修复护理配合流程】

复合树脂直接粘接修复护理配合流程见表4-1。

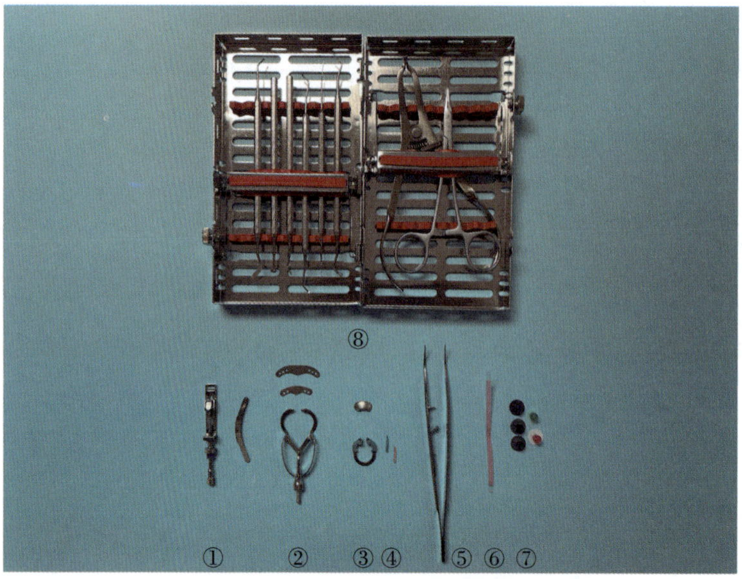


图 4-2 复合树脂充填器械

①金属环状成形系统；②传统成形片和成形片夹；③分段式成形系统；④木楔；⑤锁镊；⑥邻面砂条；⑦精细抛光系统；⑧充填器械。

表 4-1 复合树脂直接粘接修复护理配合流程

| 医生操作流程 | 护士配合流程 |
| --- | --- |
| 1. 治疗前准备　向患者讲解治疗过程并签署知情同意书 | 引导患者进入诊室，核对患者身份信息，就座于口腔综合治疗椅上，调节椅位、灯光。初步了解患者全身和口腔情况、药物过敏史和心理状态，减轻患者焦虑。嘱患者含漱 3% 过氧化氢溶液，含漱 1 分钟后用清水漱口，并佩戴防护用物<br>告知操作时若有不适，举左手示意，避免头部或手部的活动干扰治疗<br>准备钻针，高、低速手机并安装就位<br>准备病历、X 线片等资料 |
| 2. 治疗中配合 | |
| (1)局部麻醉 | 遵医嘱准备局麻药及注射器（卡局式注射器、计算机控制麻醉系统或黏膜针）。检查注射器各关节是否连接紧密，核对局麻药的名称、浓度、剂量、有效期及患者姓名等，无误后抽吸或安装局麻药，递予医生<br>传递聚维酮碘棉签予医生消毒麻醉部位<br>针帽放置在器械盘左下角，方便医生回帽 |
| (2)牙体预备：去除腐质，制备合适的洞型 | 高速手机上安装裂钻或金刚砂钻针，低速手机上安装球钻<br>使用三用枪和强力吸引器保持医生术野清晰（图 4-3） |
| (3)比色：自然光线下进行比色，选择合适的树脂色号 | 关闭口腔综合治疗台灯光，传递比色板<br>引导患者至自然光线下进行比色 |
| (4)隔湿：使用橡皮障，隔离唾液、龈沟液污染 | 协助医生放置橡皮障（详见第一章相关内容） |
| (5)护髓与垫底 | 正确调拌材料<br>一手传递充填器，一手持棉球随时擦净器械上多余材料 |
| (6)粘接面处理：处理窝洞洞壁。根据不同深度的窝洞，选择合适粘接剂。可分为全酸蚀粘接剂和自酸蚀粘接剂 | |

续表

| 医生操作流程 | 护士配合流程 |
|---|---|
| 1）全酸蚀粘接剂 | |
| A. 酸蚀：均匀涂布酸蚀剂于窝洞洞壁 | 安装一次性注射头，递送酸蚀剂 |
| B. 冲洗：充分冲洗酸蚀剂，吹干各凹陷部位 | 使用强力吸引器，靠近治疗牙齿部位放置，尽可能吸走冲洗液 |
| C. 涂布粘接剂：将粘接剂均匀涂布于处理过的牙面，吹匀，光照 20 秒 | 传递蘸有粘接剂的小毛刷予医生<br>接回小毛刷，传递套有防护套的光固化灯（图 4-4） |
| 2）自酸蚀粘接剂 | |
| A. 涂布处理剂：施压涂布 20 秒后吹干 | 传递蘸有处理剂的小毛刷予医生 |
| B. 涂布粘接剂：将粘接剂均匀涂布于处理过的牙面，吹匀，光照 10 秒 | 传递蘸有粘接剂的小毛刷予医生<br>接回小毛刷，传递套有防护套的光固化灯 |
| （7）充填复合树脂 | |
| 1）成形：使用成形器械，帮助恢复牙齿外形 | 遵医嘱准备相应成形器械，根据牙位及窝洞位置正确安装并传递（图 4-5）<br>调暗口腔综合治疗台灯光，防止光照造成树脂提前固化 |
| 2）分层充填：根据窝洞大小分层填入树脂，使树脂充分固化 | 根据窝洞的大小用充填器取适量的材料放双碟中，分次递予医生（图 4-6）<br>一手传递水门汀充填器，一手持棉球及时擦净医生充填器械（图 4-7）<br>及时吸唾<br>需要再次挖取树脂时使用新的充填器械 |
| 3）光固化：光固化灯照射，使树脂充分固化 | 传递套有防护套的光固化灯 |
| （8）卸除橡皮障 | 传递橡皮障夹钳予医生，协助卸除橡皮障，及时吸唾 |
| （9）调𬌗、修形与抛光：用咬合纸测试咬合高点，调整修复体外形，使修复体表面光滑并呈现光泽 | 遵医嘱安装合适修形钻针，以锁镊或咬合纸夹持器夹持咬合纸递予医生<br>修形完成后递送探针及牙线，检查是否有悬突、邻面接触点的情况<br>用 75% 乙醇棉球擦去牙齿上咬合纸印记<br>按照由粗到细的原则安装合适的调𬌗抛光钻针、抛光杯等 |

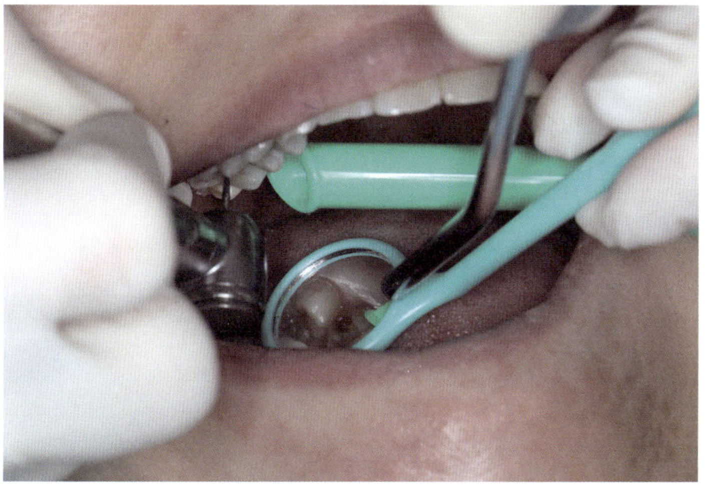

图 4-3　保持术野清晰

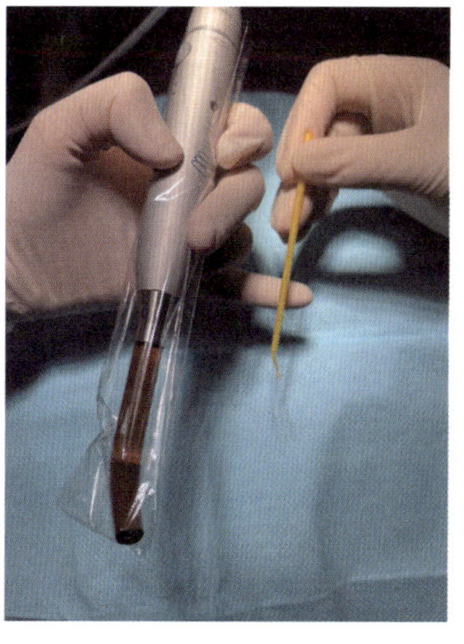

图 4-4　传递光固化灯

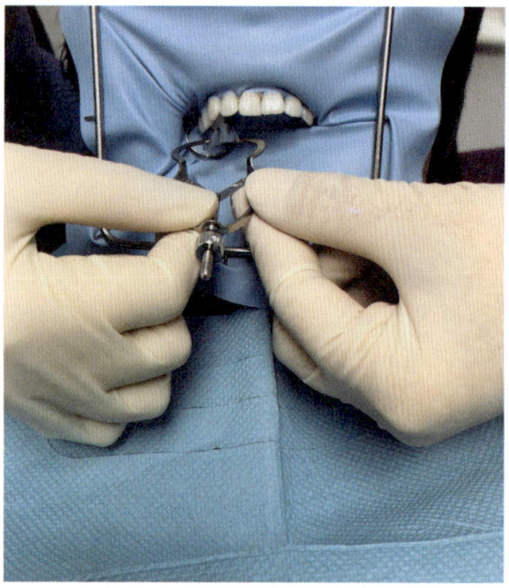

图 4-5　传递成形器械

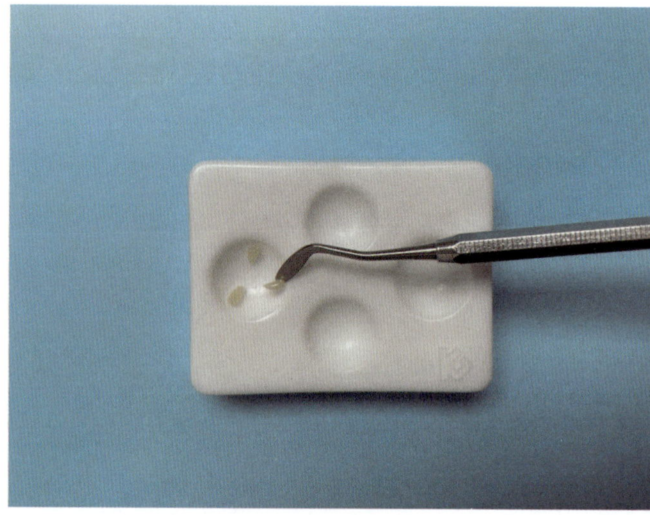

图 4-6　分次传递树脂

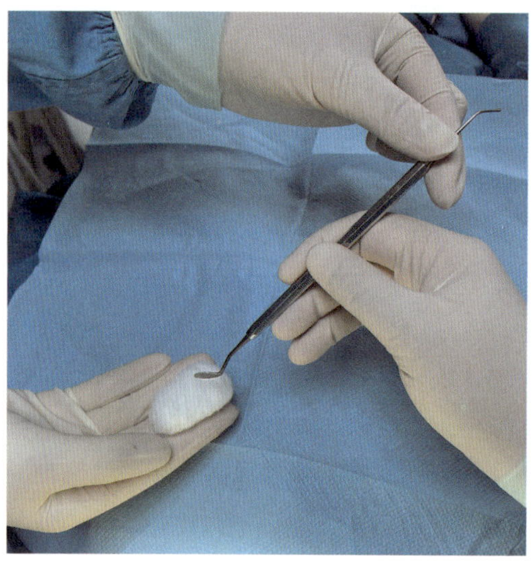

图 4-7　擦拭器械

【术后宣教】

1. 治疗结束后嘱患者避免用患牙咬过硬食物，以免牙齿劈裂。
2. 树脂材料易着色，嘱患者少食带色素的饮料或食物。
3. 如有不适，及时就诊。

（常　婧　马　涛）

## 第二节　银汞合金充填护理技术

银汞合金是传统的充填材料，在现有的充填材料中，银汞合金具有最大的抗压强度、硬度和耐磨性，且性能稳定，对牙髓无刺激，可塑性大，操作方便，是后牙充填的主要材料。由于与牙体组织无粘接性，对固位要求高，颜色与牙色不一致及汞污染等问题，目前临床已较少使用。

【适应证】

牙体硬组织缺损的修复。

【用物准备】

**1. 常规用物、局部麻醉用物**　详见第一章相关内容。

**2. 银汞合金充填用物**　各型钻针、环形金属成形片系统、传统金属成形片系统、分段式成形片系统、木楔、咬合纸、银汞胶囊、调拌刀及调拌板、垫底用玻璃离子水门汀、橡皮布(图 4-8)。

**3. 银汞合金充填器械**　银汞搅拌机、银汞合金输送器、各型号银汞合金充填器、磨光器(图 4-9)。

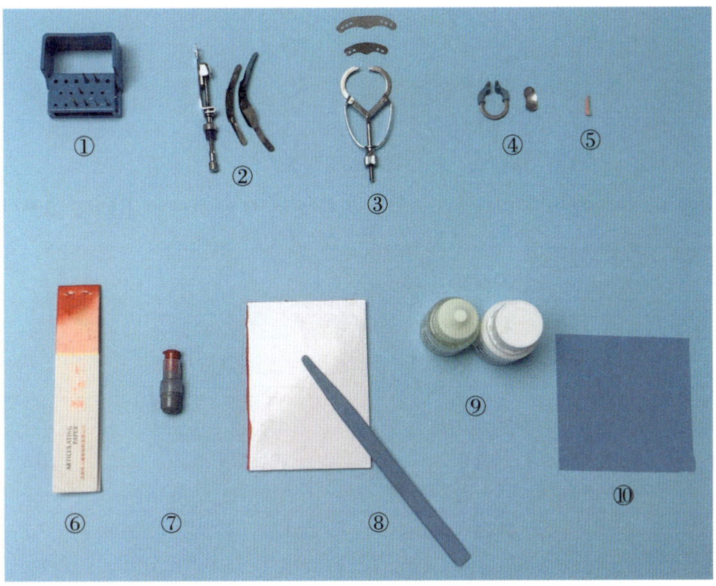


图 4-8　银汞合金充填术用物

①各型钻针;②金属环状成形系统;③传统成形片和成形片夹;④分段式成形系统;⑤木楔;⑥咬合纸;⑦银汞胶囊;⑧调拌刀及调拌板;⑨垫底用玻璃离子水门汀;⑩橡皮布。

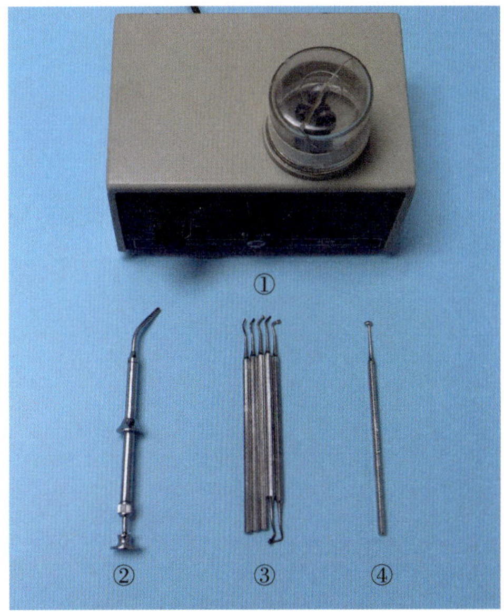


图 4-9　银汞合金充填术器械

①银汞搅拌机;②银汞合金输送器;③各型号银汞合金充填器;④磨光器。

【银汞合金充填护理配合流程】

银汞合金充填护理配合流程见表 4-2。

表 4-2　银汞合金充填护理配合流程

| 医生操作流程 | 护士配合流程 |
|---|---|
| 1. 治疗前准备　向患者讲解治疗过程 | 引导患者进入诊室,核对患者信息,就座于口腔综合治疗椅上,调节椅位、灯光。初步了解患者全身、口腔情况、药物过敏史和心理状态,减轻患者焦虑。嘱患者含漱 3% 过氧化氢溶液,含漱 1 分钟后用清水漱口,并佩戴防护用物<br>告知操作时若有不适,举左手示意,避免头部或手部的活动干扰治疗<br>准备钻针、高速手机、低速手机并安装就位<br>准备病历、X 线片等资料 |

续表

| 医生操作流程 | 护士配合流程 |
|---|---|
| 2. 治疗中配合 | |
| (1)局部麻醉 | 遵医嘱准备局麻药及注射器(卡局式注射器或计算机控制麻醉系统)。检查注射器各关节是否连接紧密,核对局麻药的名称、浓度、剂量、有效期及患者姓名等,无误后抽吸或安装局麻药,递予医生<br>递聚维酮碘棉签予医生消毒麻醉部位<br>针帽放置在器械盘左下角,方便医生回帽 |
| (2)牙体预备:去除腐质,制备合适洞型 | 高速手机上安装裂钻或金刚砂钻针,低速手机上安装球钻<br>使用三用枪和强力吸引器,保持医生术野清晰(图 4-10) |
| (3)隔湿:隔离外部环境湿度并防止污染 | 传递棉卷,及时吸引 |
| (4)护髓与垫底 | 正确调拌材料:垫底用玻璃离子水门汀调拌适量,呈面团状,玻璃板上余少量粉递予医生<br>一手传递充填器,一手持棉球随时擦净器械上多余材料 |
| (5)放置成形系统:使用成形器械,帮助恢复牙齿外形 | 遵医嘱准备相应成形器械,根据牙位及窝洞位置正确安装并传递 |
| (6)调制银汞合金 | 遵医嘱选合适型号银汞胶囊<br>调制好的银汞合金放在清洁橡皮布上,隔着橡皮布揉挤出多余汞,使表面光滑(图 4-11),切勿直接接触皮肤 |
| (7)银汞合金充填 | |
| 1)分层充填 | 传递合适型号银汞充填器(由小号到大号)<br>使用银汞合金输送器分次、少量送入窝洞(图 4-12)<br>挤出的余汞和废弃的汞不可随意丢弃,应收集并装入盛有过饱和盐水的容器中,且液面不得低于 15cm |
| 2)压实充填体 | 传递磨光器(图 4-13) |
| (8)刻形 | |
| 1)初步刻形:取出成形片,去除多余银汞 | 传递水门汀充填器、挖匙等刻形器械 |
| 2)𬌗面刻形:根据患者咬合印记雕刻𬌗面外形 | 传递水门汀充填器、挖匙等刻形器械 |
| 3)邻面刻形:去除悬突,恢复正常邻面凸度 | 传递探针(图 4-14) |
| (9)抛光:24 小时后,磨光充填体各面 | 按照由粗到细的原则传递装有抛光钻针的低速手机 |

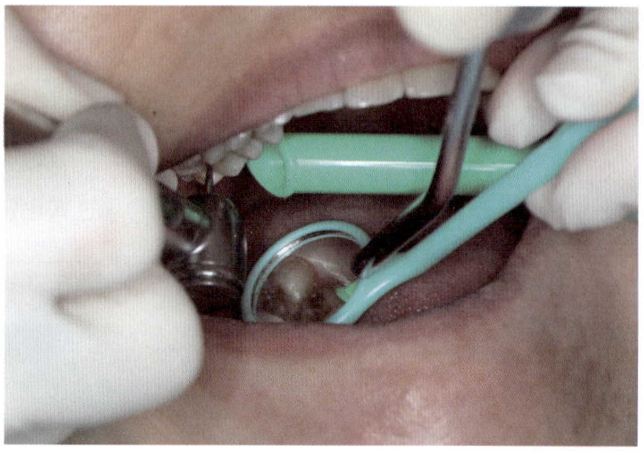

图 4-10　保持术野清晰

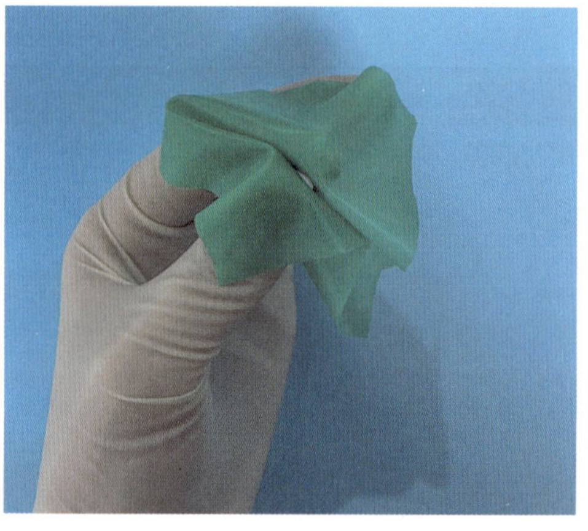

图 4-11　挤压银汞

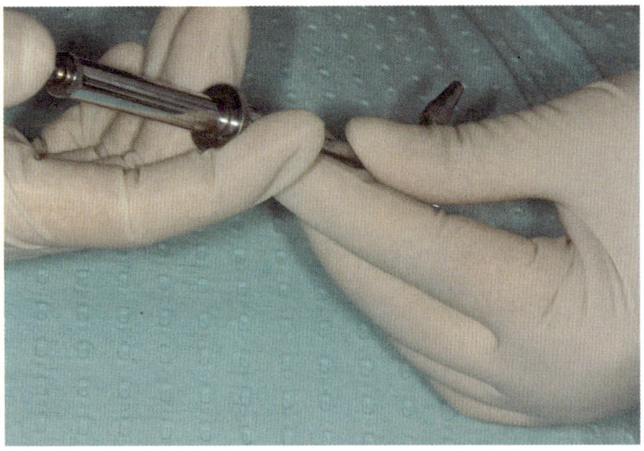

图 4-12　传递银汞合金输送器

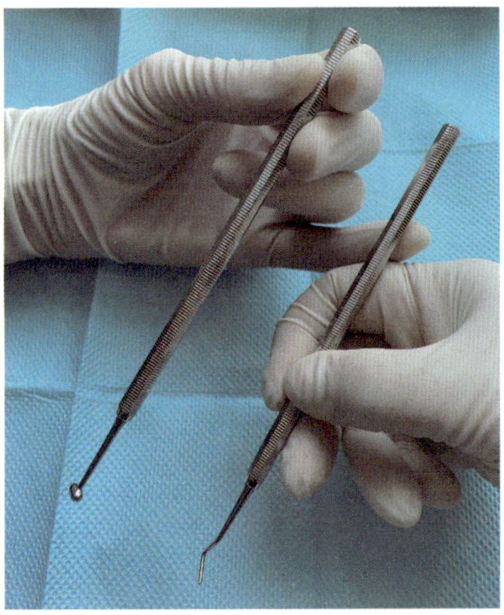

图 4-13　传递磨光器

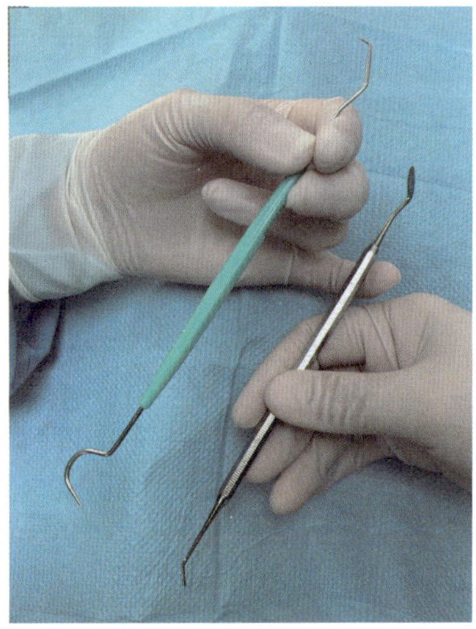

图 4-14　传递探针

【术后宣教】

1. 治疗后 24 小时内勿用患侧咀嚼，24 小时后可用患侧咀嚼，但应避免用患牙咀嚼过硬的食物，避免进食过冷或过热的刺激性食物。

2. 保持良好的口腔卫生习惯。

3. 如有不适，及时就诊。

（常　婧　马　涛）

## 第三节　牙本质敏感症脱敏治疗护理技术

牙本质敏感症是指牙齿上暴露的牙本质受到机械、化学或温度刺激时，产生一种特殊的酸、“软”、疼痛的症状。

脱敏治疗是根据敏感点的部位选用合适的脱敏药物或方法，缓解牙本质敏感症状的治疗方法。常用方法：树脂材料脱敏法，含氟、钙制剂涂擦法，钾制剂涂擦法，激光脱敏法，麝香草酚熨烫法等。本节以树脂材料脱敏法为例介绍护理配合要点。

【适应证】

由磨损、酸蚀、楔状缺损、牙周刮治及外伤等导致牙本质暴露的牙齿。

【用物准备】

**1. 常规用物、局部麻醉用物** 详见第一章相关内容。

**2. 脱敏治疗用物** 各型钻针、75% 乙醇棉球、树脂脱敏剂、光固化灯防护套、咬合纸、锁镊（图 4-15）。

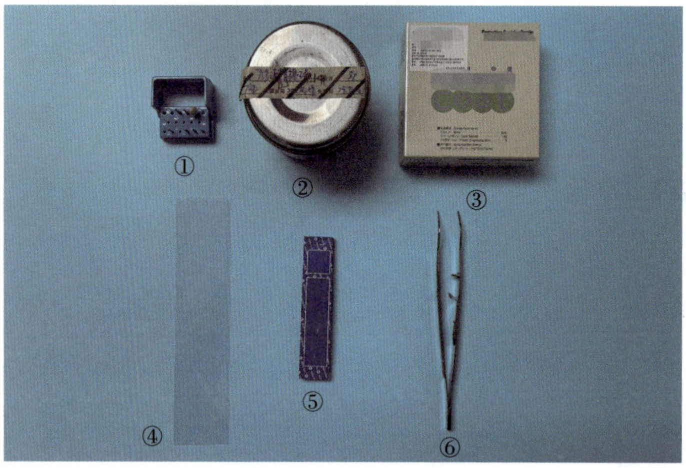


图 4-15 脱敏治疗用物

①各型钻针；② 75% 乙醇棉球；③树脂脱敏剂；④光敏固化灯防护套；⑤咬合纸；⑥锁镊。

【牙本质敏感症脱敏治疗护理配合流程】

牙本质敏感症脱敏治疗护理配合流程见表 4-3。

表 4-3 牙本质敏感症脱敏治疗护理配合流程

| 医生操作流程 | 护士配合流程 |
|---|---|
| 1. 治疗前准备 向患者讲解治疗过程 | 告知操作时若有不适，举左手示意，避免头部或手部的活动干扰治疗<br>准备钻针、高速手机、低速手机，并安装就位<br>准备病历、X 线片等资料 |
| 2. 治疗中配合 | |
| （1）口腔检查，探查敏感点 | 将探针与口镜递予医生，协助探查 |
| （2）隔湿、清洁、吹干牙面 | 递棉卷予医生，协助隔湿<br>递 75% 乙醇棉球予医生，清洁牙面（图 4-16）<br>随时吸引，保持术野清晰、干燥 |
| （3）涂布脱敏剂 | 将一粒涂层海绵放入“V”形调盘后，滴入 1 ～ 3 滴基液，然后用涂层海绵对基液进行搅拌、混合（图 4-17）<br>用锁镊夹取充分饱和的涂层海绵递予医生 |
| （4）气枪轻吹 5 ～ 10 秒 | 吸唾器及时吸引 |
| （5）光固化 | 传递套有防护套的光固化灯 |
| （6）调𬌗：调磨对颌牙过高的牙尖并抛光 | 一手持锁镊夹咬合纸一端，嘱患者上、下、左、右咬牙（图 4-18），一手持吸唾器管及时吸去冷却水<br>协助医生安装低速手机和抛光钻针，及时吸引 |

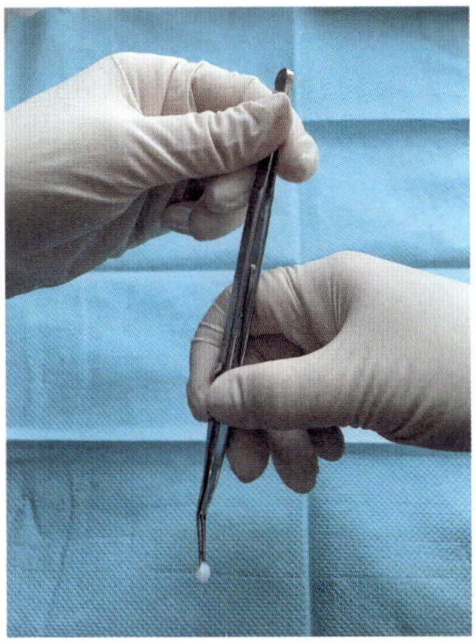

图 4-16　传递 75% 乙醇棉球

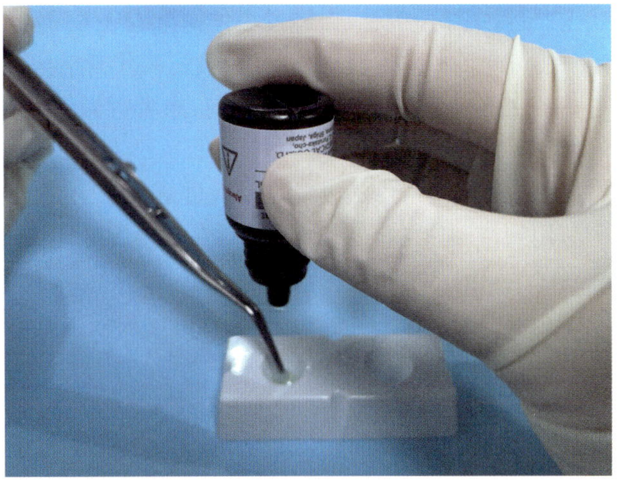

图 4-17　搅拌混合基液

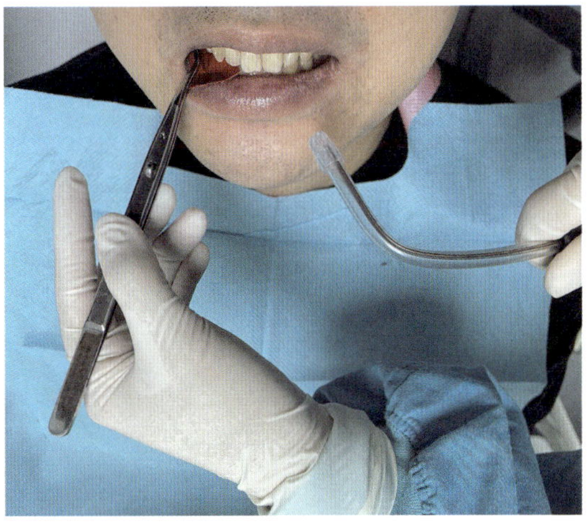

图 4-18　传递咬合纸

【术后宣教】

1. 嘱患者改变饮食习惯，少食酸、硬食物。

2. 治疗结束后，观察疗效，询问患者有无磨牙症，必要时做殆垫进行保护。

3. 向患者解释前几天可能有轻度疼痛或不适感，若疼痛剧烈应及时就诊。

4. 在日常口腔保健中，可选用脱敏牙膏反复涂擦患区，并适当延长刷牙的时间。除使用脱敏牙膏外，还可通过咀嚼茶叶、大蒜、生核桃仁达到脱敏目的。

（常　婧　马　涛）

## 第四节　活髓牙漂白护理技术

活髓牙漂白是一种减轻牙齿变色的非侵入性方法，包括诊室漂白和专业指导下的家庭漂白两种方式。临床常用漂白剂的有效成分一般为氧化剂，如过氧化氢、过氧化脲、过硼酸钠，通过氧化还原反应分解色素。

诊室漂白是由口腔专业人员使用高浓度漂白剂、诊室漂白技术和专用辅助设备完成的牙齿漂白治疗。在漂白过程中，加热、激光及冷光均可起到增效作用。其中，冷光美白技术利用波长为 480 ～ 520nm

的高强度蓝光，照射在漂白剂上，促进过氧化物渗透进入牙釉质和牙本质，与沉积其中的色素发生氧化还原反应。此方法可降低操作过程中牙髓的不适，对牙齿结构不会造成损害，操作过程仅需 45 ～ 60 分钟，美白效果可持续 2 年以上。牙齿冷光美白前，患者宜做好一系列的准备，如龈上洁治，龋齿、楔状缺损的充填修复治疗。

家庭漂白则是通过高浓度的过氧化氢或过氧化脲完成。操作方法：短期内使用薄的塑料托盘或塑料条将氧化剂应用到待漂白的牙齿上，使材料在牙齿上作用 15 ～ 20 分钟，然后去除托盘或塑料条。使用周期一般控制在 1 周内。

本节以冷光美白为例，介绍活髓牙诊室冠外漂白技术的护理配合。

【适应证】

1. 多数未知诱因引发的牙齿表面黑黄色变。
2. 外源性着色（烟渍、咖啡、可乐等）。
3. 轻度内源性着色（轻中度四环素牙等）。
4. 无实质性缺损的轻度氟牙症。

【禁忌证】

1. 未满 18 岁者。
2. 妊娠期及哺乳期患者。
3. 高度敏感性牙齿。
4. 牙釉质发育不全，有较多缺损者。
5. 有大面积充填体，或充填体有缺损、裂纹者。

【用物准备】

**1. 常规用物** 详见第一章相关内容。

**2. 冷光美白套装用物** 护唇油、抛光砂、开口器、护面纸巾、专业美白牙膏、专用强力吸引器管、光固化牙龈保护剂及注射头、牙齿美白凝胶剂及注射头（图 4-19）。

**3. 冷光美白仪** 见图 4-20。

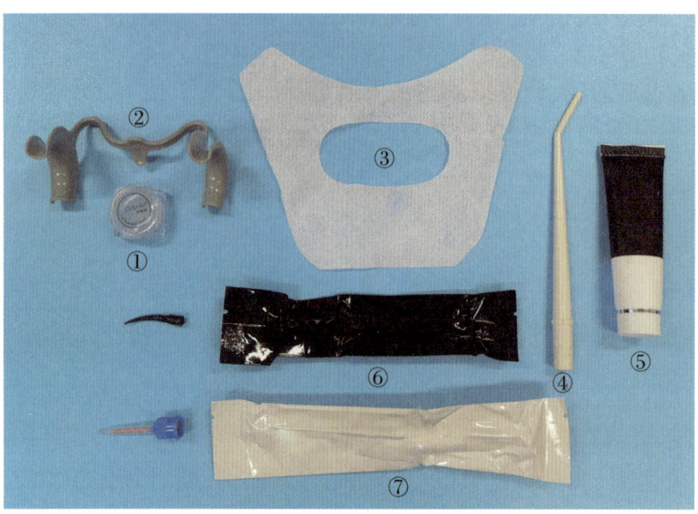


图 4-19 冷光美白套装

①护唇油；②开口器；③护面纸巾；④专用强力吸引器管；⑤专业美白牙膏；⑥光固化牙龈保护剂及注射头；⑦牙齿美白凝胶及注射头。

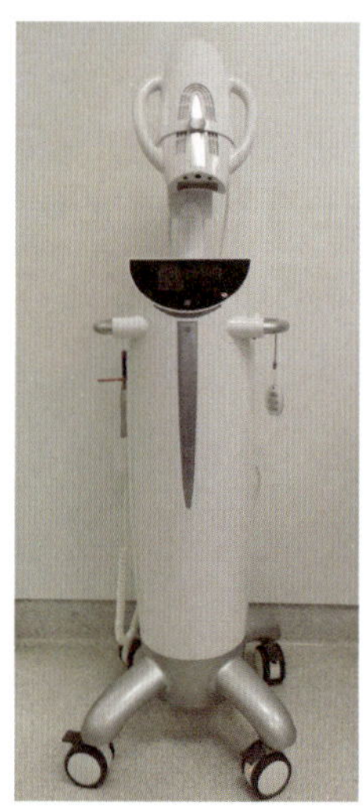

图 4-20 冷光美白仪

**【活髓牙诊室冠外漂白护理配合流程】**

活髓牙诊室冠外漂白护理配合流程见表 4-4。

表 4-4 活髓牙诊室冠外漂白护理配合流程

| 医生操作流程 | 护士配合流程 |
|---|---|
| 1. 评估患者 | 评估患者基本身体状况，询问过敏史 |
| 2. 术前准备 | 嘱患者用 3% 过氧化氢溶液含漱 1 分钟，再用清水漱口 |
| 3. 术前比色 | |
| （1）比色 | 传递 16 色比色板，记录牙齿颜色（图 4-21） |
| （2）确认患者美白前牙齿颜色并拍照 | 用凡士林棉签润滑口角，防止拉钩牵拉造成患者疼痛（图 4-22）<br>协助医生用拉钩牵拉患者口角进行术前拍照 |
| 4. 牙面抛光及牙龈保护 | |
| （1）牙面抛光<br>1）使用低速手机进行牙面抛光（图 4-23）<br>2）冲洗抛光区域，干燥牙面 | 医患佩戴护目镜<br>安装抛光杯，传递抛光浮石粉，及时有效吸引，根据牙位及时调整吸唾位置<br>协助医生将抛光膏冲洗干净，吸除口腔内液体，用三用枪吹干牙面 |
| （2）隔湿，牙龈保护：将光固化牙龈保护剂涂在牙龈上（图 4-24），光固化灯照射 5 秒固化（图 4-25） | 传递开口器、护面纸巾，协助医生将护面纸巾固定于开口器与面部皮肤之间，传递隔湿棉卷<br>安装光固化牙龈保护剂注射头<br>光固化灯安装防护套<br>传递光固化牙龈保护剂和光固化灯予医生 |
| 5. 涂布美白凝胶　吹干牙齿表面，将美白凝胶均匀涂布于牙面上（图 4-26） | 安装美白凝胶注射头，递予医生 |
| 6. 冷光照射 | |
| （1）第一次光照 15 分钟 | 佩戴遮光护目镜，连接冷光美白仪，调整美白仪照射角度，使其与牙齿唇颊面垂直，美白仪的灯头尽量靠近牙面。设定工作时间，按下开始键（图 4-27）<br>照射过程中观察患者有无敏感反应，如有不适，及时调弱光照强度，如极度敏感甚至疼痛，通知医生终止操作 |
| （2）光照程序结束后，去除美白凝胶 | 用专用强力吸引器管吸净每个牙面上的美白凝胶（图 4-28） |
| （3）再次涂布美白凝胶、光照。重复步骤 5、6 两次 | 传递美白凝胶，协助医生调整冷光美白仪灯头位置，设定照射时间<br>协助吸除美白凝胶<br>记录美白仪停止照射的时间并通知医生 |
| 7. 术后比色　牙齿比色，拍照存档，嘱患者术后注意事项 | 取下牙龈保护剂、开口器、护面纸巾<br>传递 16 色比色板，准备相机拍照，记录牙色（图 4-29）<br>取下患者护目镜，整理用物并嘱患者漱口 |

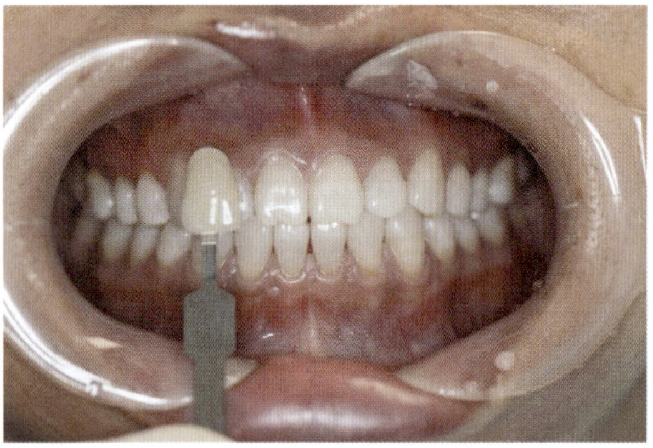

图 4-21　美白前牙齿比色

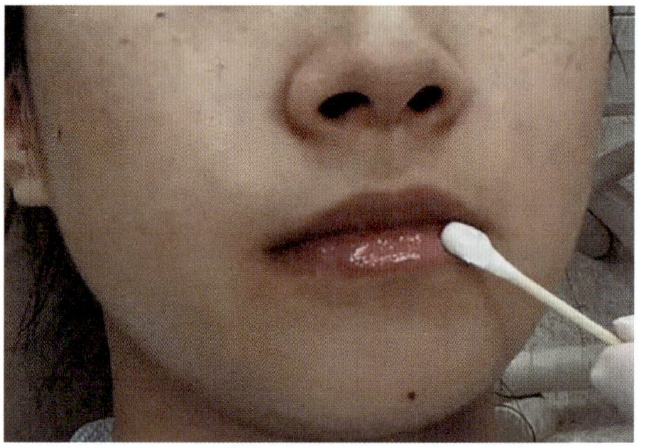

图 4-22　润滑口角

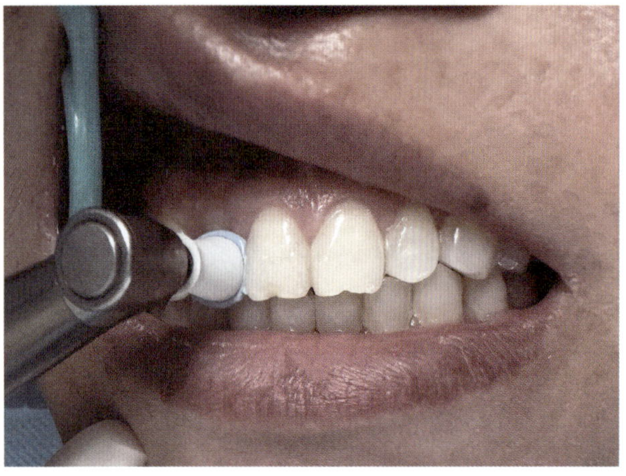

图 4-23　抛光牙面

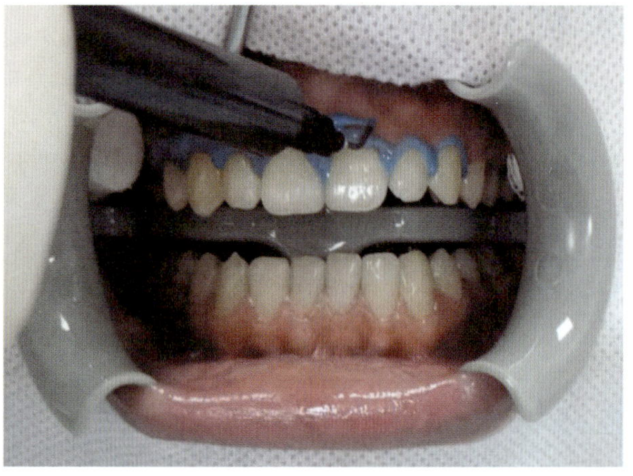

图 4-24　涂牙龈保护剂

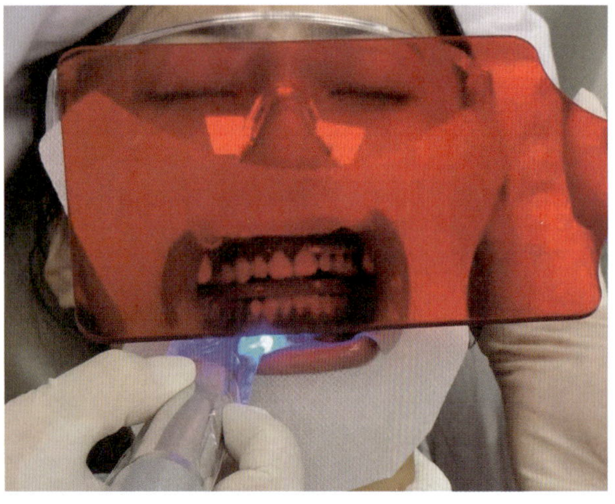

图 4-25　光固化牙龈保护剂

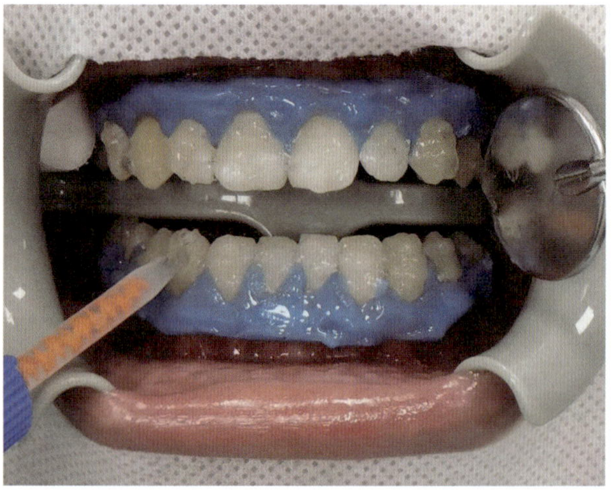

图 4-26　涂美白凝胶

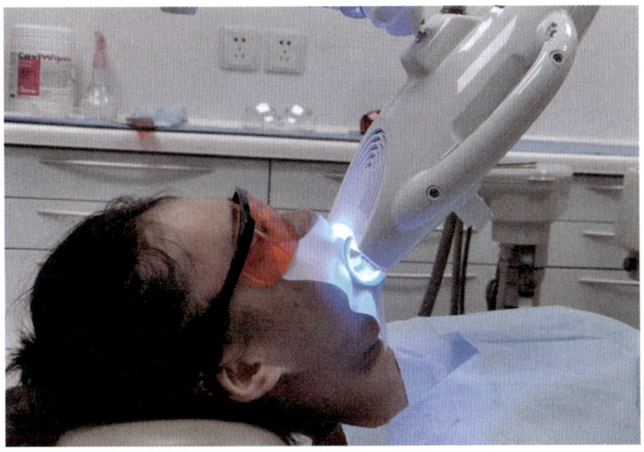

图 4-27　冷光照射牙齿

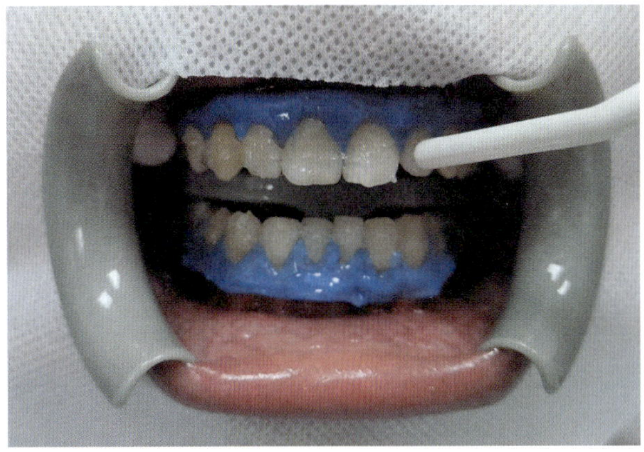

图 4-28　吸除美白凝胶

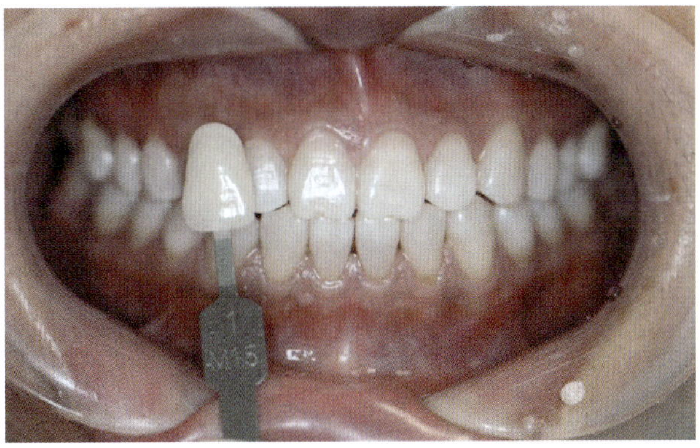

图 4-29　美白后牙齿比色

【术后宣教】

1. 治疗后 24 小时内牙齿易着色，应避免进食有色食品，如咖啡、茶、红酒、可乐等，避免吸烟。
2. 治疗后 24 小时内可能出现不同程度的牙齿敏感症状，此过程中应避免接触冷、热、酸性饮食。
3. 嘱患者按时复诊，不适随诊。

（崔　静　吴　迪）

# 第五章 牙髓病及根尖周病治疗护理技术

## 第一节 盖髓术护理技术

活髓保存治疗是在牙髓损伤局限或可逆时，选择以保存牙髓、牙本质器官功能和活性为目的的治疗方法，包括盖髓术和牙髓切断术。

盖髓术分为间接盖髓术和直接盖髓术，本节以间接盖髓术为例讲解盖髓术的临床护理技术。

间接盖髓术是指将盖髓剂覆盖在接近牙髓的牙本质上，以保存牙髓活力的方法，主要用于治疗深龋或深龋所致的可复性牙髓炎。

### 【适应证】

1. 深龋、外伤等牙体缺损近髓的患牙。
2. 深龋引起的可复性牙髓炎，牙髓活力测验在正常范围，X 线片显示根尖周组织正常的恒牙。
3. 无自发痛，去除腐质未见穿髓，但龋损极近髓，难以排除慢性牙髓炎时的诊断学治疗。

### 【用物准备】

1. **常规用物、局部麻醉用物、橡皮障隔离用物** 详见第一章相关内容。
2. **盖髓术用物** 各型钻针、酒精灯及打火机、牙胶棒、冰棒、氢氧化钙盖髓剂、调拌纸板及调拌刀、暂封材料（图 5-1）。
3. **盖髓术器械** 牙髓活力电测仪、水门汀充填器、锁镊（图 5-2）。

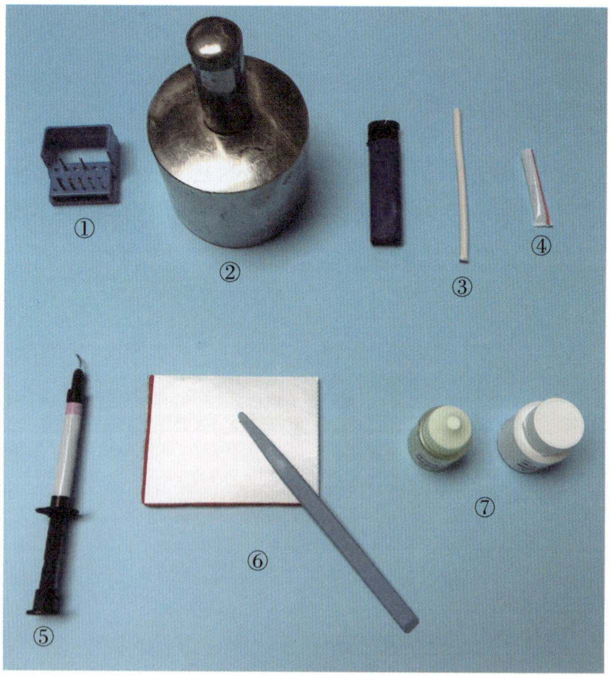


图 5-1 盖髓术用物

①各型钻针；②酒精灯及打火机；③牙胶棒；④冰棒；⑤氢氧化钙盖髓剂；⑥调拌纸板及调拌刀；⑦暂封材料。

### 【盖髓术护理配合流程】

盖髓术护理配合流程见表 5-1。

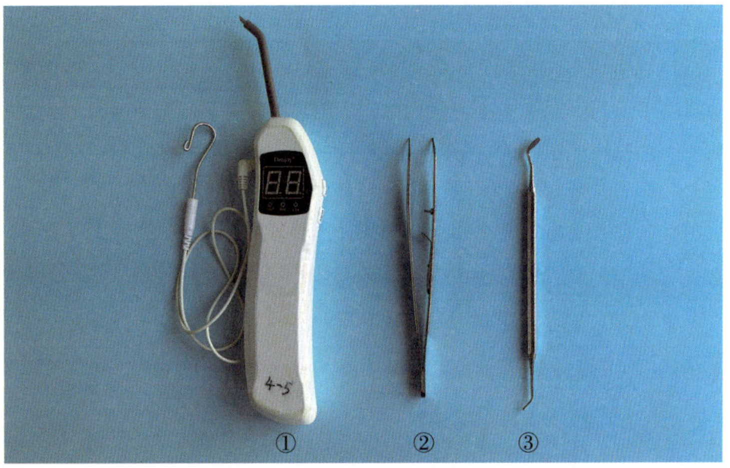


图 5-2　盖髓术器械
①牙髓活力电测仪;②锁镊;③水门汀充填器。

表 5-1　盖髓术护理配合流程

| 医生操作流程 | 护士配合流程 |
| --- | --- |
| 1. 治疗前准备　向患者讲解治疗过程并签署知情同意书 | 引导患者进入诊室,核对患者信息,就座口腔综合治疗椅上,调节椅位、灯光。初步了解患者全身、口腔情况、药物过敏史和心理状态,减轻患者焦虑。嘱患者含漱 3% 过氧化氢溶液,含漱 1 分钟后用清水漱口,并佩戴防护用物<br>告知操作时若有不适,举左手示意,避免头部或手部的活动干扰治疗<br>准备钻针、高速手机、低速手机并安装就位<br>准备病历、X 线片等资料 |
| 2. 治疗中配合 | |
| (1)口腔检查:检查患者口腔状况、患牙缺损情况及牙髓活力状况等 | |
| 1)探诊探查:检查牙体组织缺失情况,敏感部位、范围和感觉 | 递探针、口镜予医生<br>嘱患者用鼻呼气,一手持三用枪吹干口镜上的雾气,保证光线充足及视野清晰,一手持棉球及时擦去探针上的软垢(图 5-3) |
| 2)叩诊检查:检查患牙的叩诊反应 | 嘱患者有叩痛时举手示意<br>递叩诊用器械予医生<br>接回叩诊用器械,传递棉球隔湿 |
| 3)牙髓温度测验:观察患牙对温度刺激的反应 | 嘱患者有冷热刺激反应时举手示意<br>为医生准备冷测用冰棒,协助医生吹干牙面,挤出适量冰芯递予医生(图 5-4)<br>点燃酒精灯,加热牙胶棒至软化后递予医生 |
| 4)咬合检查:检查牙齿的咬合接触关系 | 用锁镊或咬合纸夹持器夹持咬合纸的一侧递予医生,持三用枪吹干待检查牙面,保持其干燥 |
| 5)牙髓电活力测验 | 协助吹干牙面,嘱患者感到刺激时举手示意<br>锁镊夹湿润、非饱和状态的棉片放置在牙面上<br>将金属钩挂于测验牙的对侧口角<br>传递牙髓活力电测仪的测验杆给医生 |
| (2)局部麻醉 | 遵医嘱准备局麻药及注射器(卡局式注射器或计算机控制麻醉系统)。检查注射器各关节是否连接紧密,核对局麻药的名称、浓度、剂量、有效期及患者姓名等,无误后抽吸或安装局麻药递予医生<br>递聚维酮碘棉签予医生消毒麻醉部位<br>针帽放置在器械盘左下角,方便医生回帽 |

续表

| 医生操作流程 | 护士配合流程 |
|---|---|
| (3)安装橡皮障 | 协助医生放置橡皮障(详见第一章第七节相关内容) |
| (4)去腐 | 低速手机上安装球钻<br>传递挖匙去除近髓处的软腐<br>使用三用枪和吸唾器保持医生术野清晰 |
| (5)盖髓剂盖髓 | |
| 1)隔湿 | 及时协助吸唾 |
| 2)擦干窝洞 | 递夹有干棉球的镊镊 |
| 3)盖髓剂盖髓 | 传递盖髓剂氢氧化钙<br>持干棉球随时擦去医生器械上多余的药物(图 5-5) |
| (6)暂封 | 用水门汀充填器取适量暂封材料递予医生(图 5-6)<br>镊镊夹取干棉球递予医生擦去多余暂封材料 |
| (7)卸除橡皮障 | 递橡皮障夹钳予医生,协助卸除橡皮障,及时吸唾 |

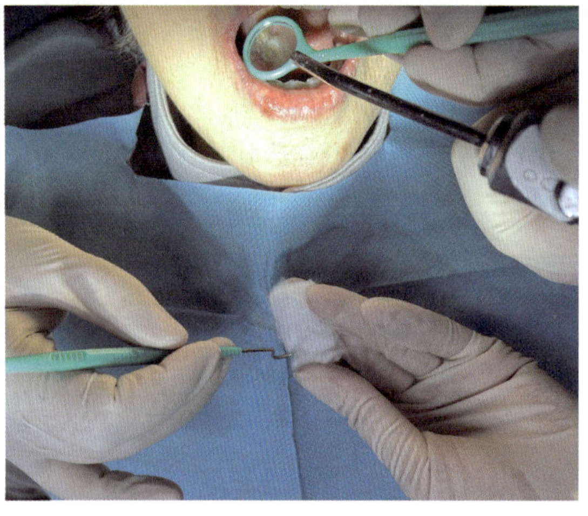

图 5-3　保持术野清晰

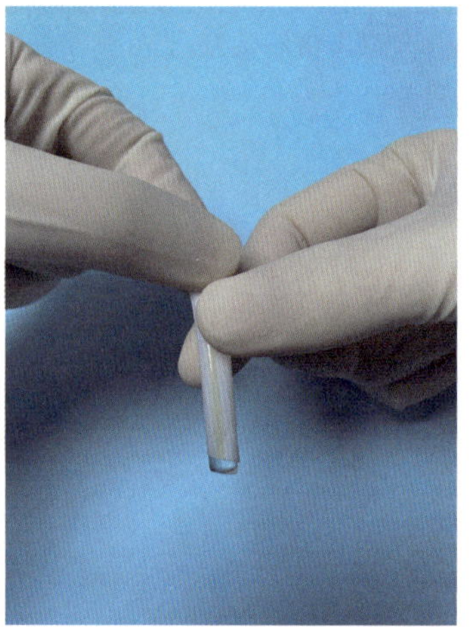

图 5-4　传递冰棒

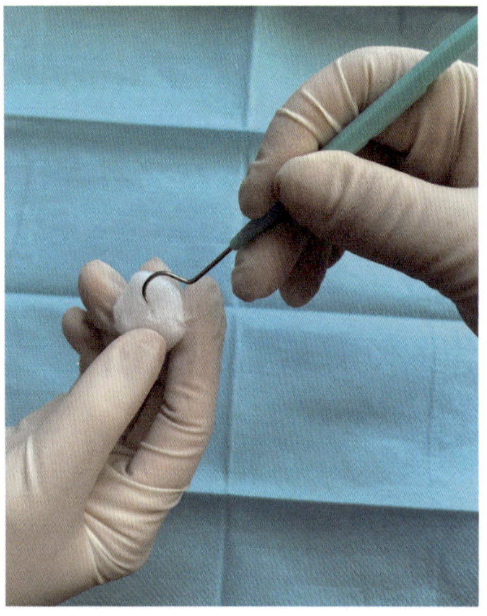

图 5-5　保持器械清洁

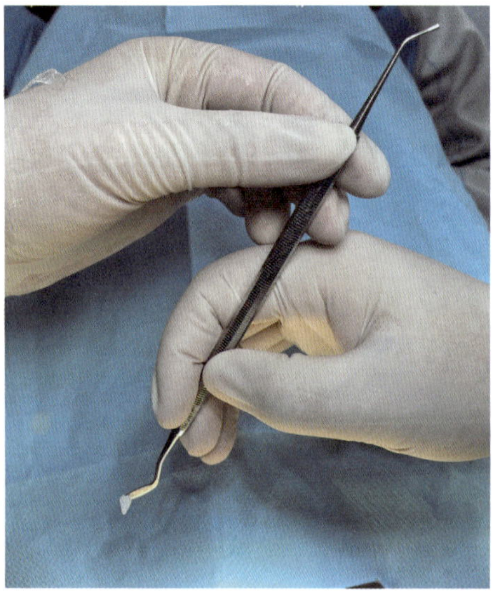

图 5-6　传递暂封材料

【术后宣教】

1. 24 小时内避免用患牙咀嚼，避免冷热刺激，刷牙时注意避开患牙。如暂封材料少量掉落可不予处理，如整个掉落应及时就诊。

2. 治疗结束后，告知患者近几天可有轻度冷热不适，若疼痛剧烈应及时就诊。

3. 2 周后复诊。

（常　婧　马　涛）

## 第二节　根管治疗术护理技术

根管治疗术通过清创、化学和机械预备彻底除去根管内感染源，并严密充填根管，防止发生根尖周病变或促进根尖周病变的愈合，包括根管预备、根管消毒和根管充填三大部分。

根管预备是根管治疗术的关键步骤，主要目的在于清理根管内病变牙髓组织及其分解产物、细菌及各种毒素；去除根管壁表层感染的牙本质；清除根管内残留的物质和碎屑；同时完成根管的成形，为药物消毒和根管充填创造良好条件。

根管消毒是根管治疗中一个不可或缺的重要环节，是发挥杀菌作用的主要步骤。先使用液态的根管冲洗剂对根管系统进行灌洗，从而达到杀灭微生物、溶解坏死组织、中和毒素、润滑和清洁根管壁，以及机械冲刷等目的。使用化学药物进一步杀灭机械预备后根管内残留的细菌，清除或减少根管内的细菌，对机械预备无法到达的小管系统发挥消毒作用，以及作为屏障防止来自冠方的渗漏。

根管充填是利用生物相容性材料将经过清洁和成形的根管进行严密的充填和封闭。多采用牙胶作为根管充填的主要材料，同时辅以根管封闭剂用来弥补牙胶的收缩和牙胶尖之间的间隙、包埋根管内残留的细菌，以及充填根管系统的不规则结构，以达到严密封闭根管系统的目的。根管充填技术的分类方法有很多种，临床上常用的是冷牙胶侧方加压根管充填技术，其次为热牙胶垂直加压根管充填技术。

### 一、根管预备护理配合

【适应证】

1. **牙髓疾病**　不可复性牙髓炎、牙髓坏死、牙髓钙化、牙根内吸收。

2. **根尖周病**　急性根尖周炎（宜在急性症状缓解后进行）、慢性根尖周炎。

3. 牙周 - 牙髓联合病变。

4. 牙外伤。

5. **某些非龋性牙体硬组织疾病**　重度牙釉质发育不全、重度磨损、牙隐裂等。

6. **意向性牙髓摘除**　因特殊需要而摘除牙髓。

【用物准备】

1. **常规用物、局部麻醉用物、橡皮障隔离用物**　详见第一章相关内容。

2. **显微镜防护用物**　锡纸、塑料薄膜（图 5-7）。

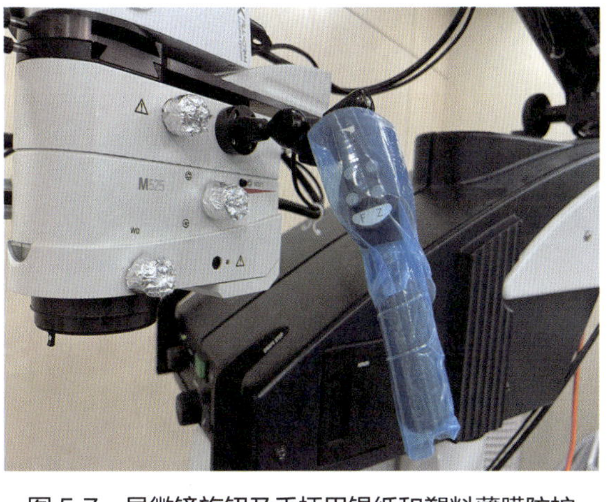

图 5-7　显微镜旋钮及手柄用锡纸和塑料薄膜防护

**3. 根管预备用物** 高速手机、低速手机、拔髓针、髓针柄、根管口探针、锁镊、调拌刀、水门汀充填器、根管润滑剂[乙二胺四乙酸(ethylenediamine tetraacetic acid,EDTA)]、根管冲洗器、吸潮纸尖、根管锉、清洁台、调拌板、钻针、根管治疗测量尺、根尖定位仪、唇钩及夹持器、根管冲洗剂(次氯酸钠、17%EDTA、氯己定溶液等)、镍钛锉、减速马达、减速手机、氢氧化钙糊剂、暂封材料、显微镜平面反射口镜、超声手柄及工作尖(图 5-8)。

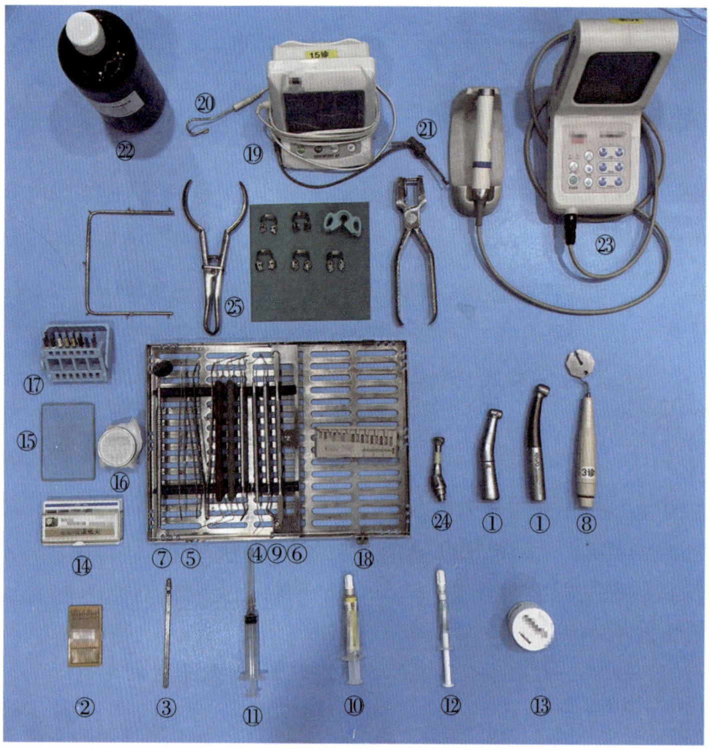

图 5-8 根管预备用物

①高、低速手机;②拔髓针;③髓针柄;④根管口探针;⑤锁镊;⑥调拌刀;⑦面反射口镜;⑧超声手柄及工作尖;⑨水门汀充填器;⑩根管润滑剂(EDTA);⑪根管冲洗器;⑫氢氧化钙糊剂;⑬暂封材料;⑭吸潮纸尖;⑮调拌板;⑯清洁台;⑰锉架(钻针、根管锉、镍钛锉);⑱根管治疗测量尺;⑲根尖定位仪;⑳唇钩;㉑夹持器;㉒根管冲洗剂;㉓减速马达;㉔减速手机;㉕橡皮障隔离系统。

## 【根管预备护理配合流程】

根管预备护理配合流程见表 5-2。

表 5-2 根管预备护理配合流程

| 医生操作流程 | 护士配合流程 |
|---|---|
| 1. 治疗前准备 | |
| (1)询问患者病史,向患者交代病情、治疗过程、相关费用 | 根据治疗方法准备用物及 X 线片<br>用凡士林棉签润滑口角,防止口镜牵拉造成患者疼痛<br>嘱患者操作时若有不适举左手示意,避免头部晃动造成组织损伤 |
| (2)麻醉:局部浸润麻醉或神经传导阻滞麻醉 | 递聚维酮碘棉签予医生消毒注射部位<br>遵医嘱准备局麻药及合适针头。检查注射器各关节是否连接紧密,核对局麻药的名称、浓度、剂量、有效期及患者姓名等,无误后抽吸或安装麻药递予医生<br>注射麻药时,应严密观察患者用药后反应 |

续表

| 医生操作流程 | 护士配合流程 |
|---|---|
| (3)安装橡皮障隔离系统 | 使用橡皮障前,告知患者使用目的是隔湿和防止唾液污染,防止异物误吞,减轻患者的顾虑<br>协助医生放置橡皮障 |
| 2. 髓腔冠部预备　用高速手机去净龋坏组织及旧充填物,开髓、揭净髓室顶,用低速手机修整髓室侧壁、根管口 | 在高速手机上安装裂钻或金刚砂钻针,低速手机上安装球钻,检查是否就位,以防操作时钻针脱落飞出<br>及时用吸唾器吸净碎屑及冷却水<br>医生治疗时,护士可左手持三用枪,用水雾间断、快速冲洗飞溅在口镜上的水雾和碎屑,随时保持医生操作术野清晰(图 5-9)。如遇钙化等复杂根管,则遵医嘱开启显微镜,递显微镜平面反射口镜<br>显微镜旋钮、手柄等要用塑料薄膜、锡纸等防护,防止交叉感染。开启显微镜后要注意保持正确坐姿,避免影响医生的操作视线<br>显微镜下传递器械时,应用左手的小指先轻碰一下医生的右手,给予医生“传递信号”,再传递器械,确认医生拿稳后再松手;传递时注意引导医生将器械工作端朝向髓腔 |
| 3. 牙髓摘除　向髓腔内滴入 1.00% ～ 5.25% 次氯酸钠,使用拔髓针拔髓 | 抽取冲洗剂时务必确认冲洗器接头是否安装紧密,防止冲洗时接头脱离,冲洗剂溅出<br>将装有次氯酸钠溶液的冲洗器递予医生<br>将拔髓针安装在髓针柄上递予医生,同时协助清除残留在拔髓针上的牙髓组织(图 5-10) |
| 4. 根管预备和成形 | |
| (1)定位根管口:用根管口探针寻找、定位根管口 | 递根管口探针予医生(图 5-11)<br>吹干髓腔 |
| (2)通畅根管:小号根管锉预弯,蘸根管润滑剂(EDTA) | 传递小号根管锉,将根管润滑剂(EDTA)放置于调拌板上递予医生(图 5-12) |
| (3)测量根管工作长度:使用根尖定位仪和根管锉测量工作长度,用根管治疗测量尺记录根管工作长度 | 打开根尖定位仪电源,连接唇钩后挂于患牙对侧口角,递根管锉和根尖定位仪的夹持器予医生(图 5-13),某些根尖定位仪会影响心脏起搏器的工作,安装心脏起搏器的患者宜慎用<br>递根管治疗测量尺予医生,测量工作长度并记录数据(图 5-14) |
| (4)预备根管:使用根管锉按顺序依次蘸根管润滑剂(EDTA)进行根管成形,同时用根管冲洗剂冲洗根管 | 递根管冲洗器冲洗根管(图 5-15),并及时吸净冲洗剂。冲洗根管时,吸引器管不要离根管冲洗器针头太近,以免冲洗剂直接被吸走,达不到冲洗根管的目的<br>注意是否有冲洗剂漏至口腔<br>将根管锉的止动片标记为工作长度,按使用先后顺序插于清洁台(图 5-16)<br>在减速手机上安装根管锉依次递予医生(图 5-17),并将根管润滑剂(EDTA)置于调拌板上递予医生<br>每根根管锉从根管内取出后,将冲洗器递予医生冲洗根管,并用吸引器及时吸去冲洗剂。同时准备 75% 乙醇棉球或纱布,擦净根管锉表面的碎屑,吸引器吸走流出的冲洗剂<br>准确传递根管冲洗器、根管锉,防止锐器伤 |
| (5)复测根管长度:用主锉测量根管工作长度 | 依次递根管主锉、夹持器、根管治疗测量尺予医生 |
| 5. 根管消毒　感染根管有时需要根管封药,如不封药应在根管预备后直接进行根管充填 | |
| (1)根管冲洗 | 递根管冲洗剂予医生冲洗根管 |
| (2)根管内封消毒剂:干燥根管,并将消毒剂封于根管内 | 将吸潮纸尖递予医生擦干根管(图 5-18)<br>干燥根管后,将成品根管消毒剂递予医生(图 5-19) |
| (3)暂时封闭冠部:用水门汀充填器将暂封材料放于患牙缺损处封闭根管 | 根据患牙缺损大小,用水门汀充填器取适量暂封材料递予医生暂封(图 5-20) |
| 6. 治疗结束 | 递橡皮障夹钳予医生,协助卸除橡皮障<br>整理分拣用物,进行物体表面擦拭消毒 |

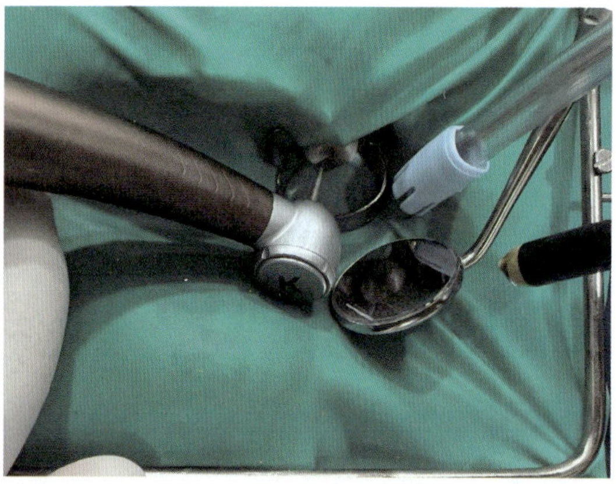

图 5-9　保持术野清晰

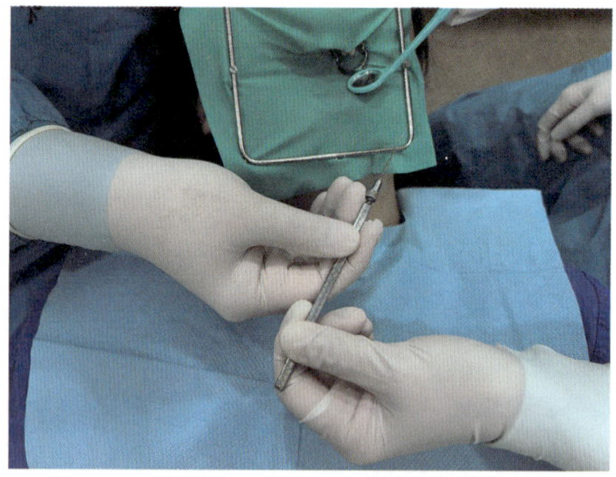

图 5-10　传递拔髓针

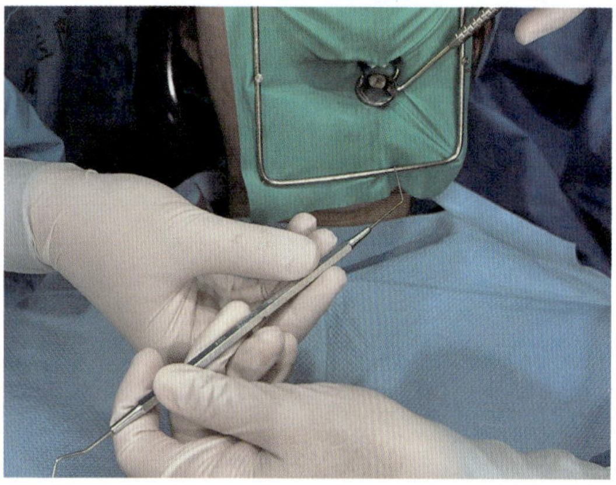

图 5-11　传递根管口探针

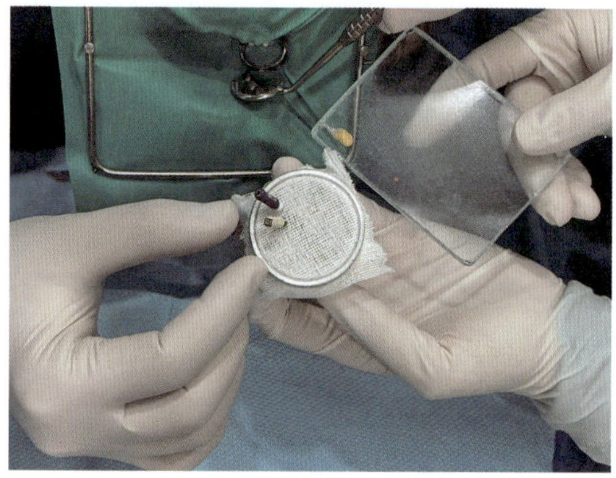

图 5-12　传递小号根管锉及根管润滑剂

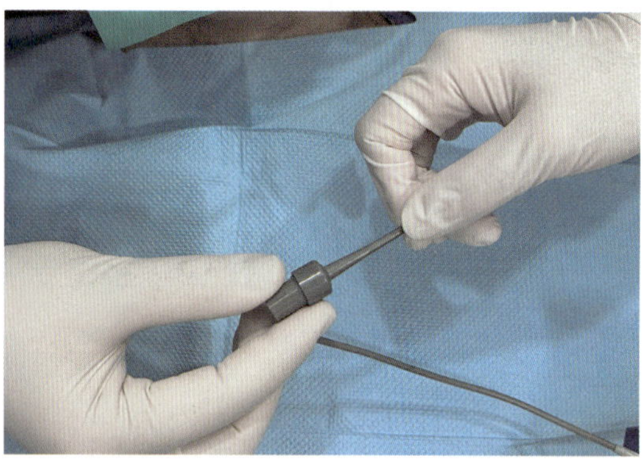

图 5-13　传递根尖定位仪夹持器

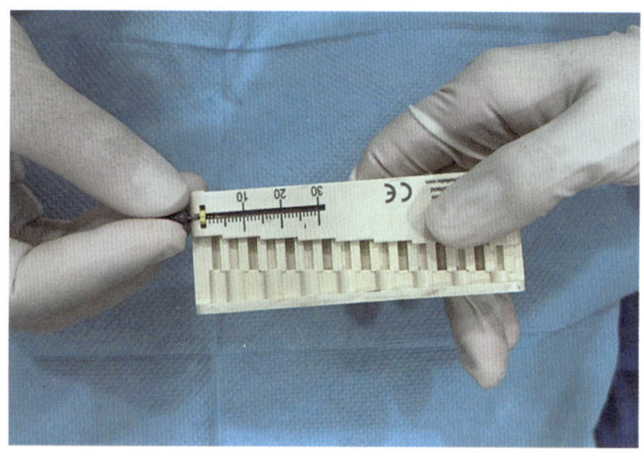

图 5-14　传递根管治疗测量尺

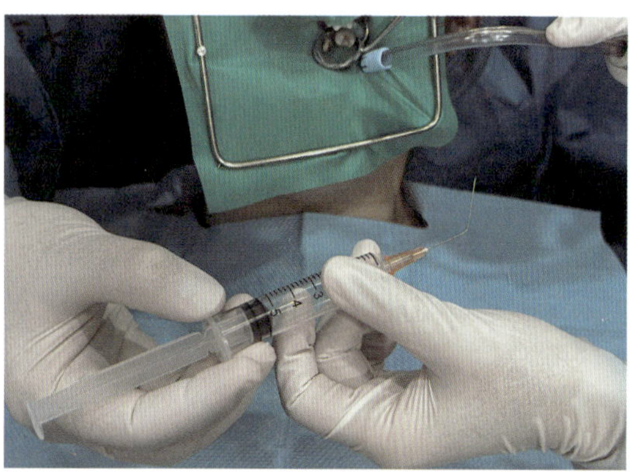

图 5-15　传递根管冲洗器

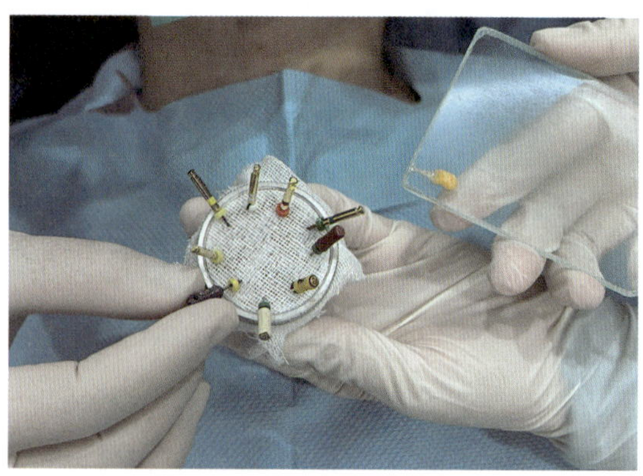

图 5-16　传递根管锉及根管润滑剂

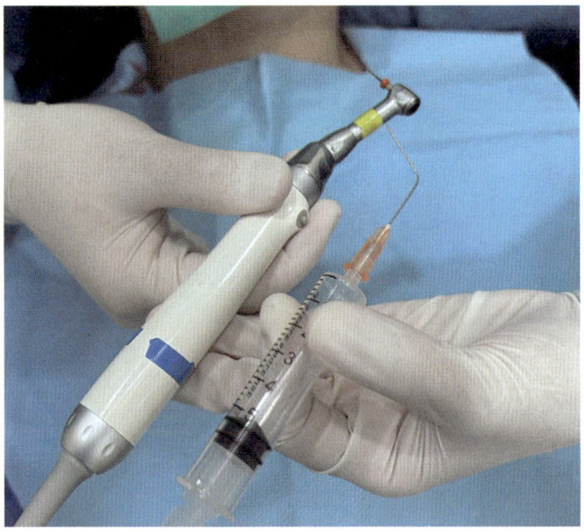

图 5-17　传递减速手机

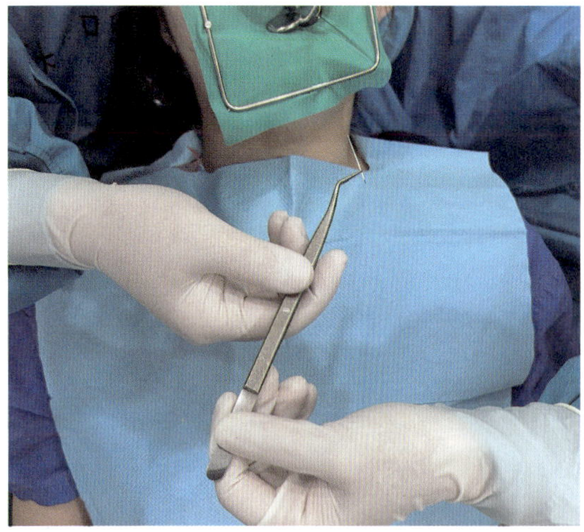

图 5-18　传递吸潮纸尖

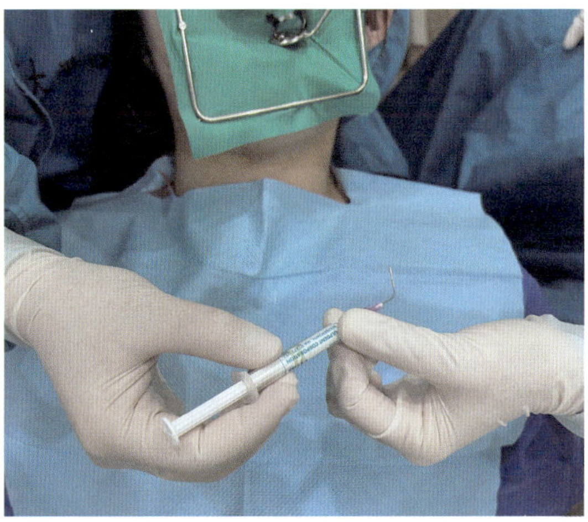

图 5-19　传递根管消毒剂

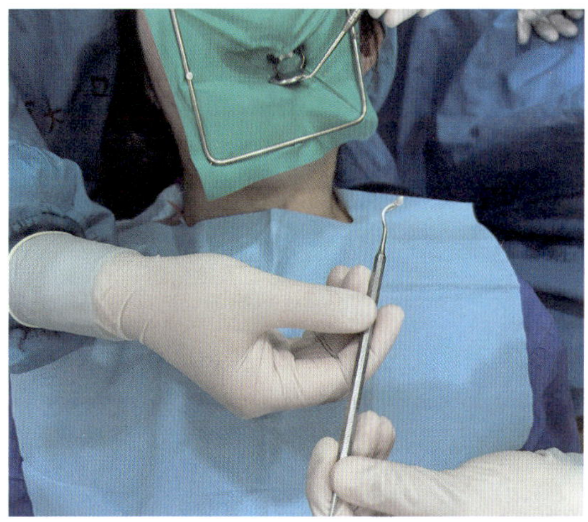

图 5-20　传递暂封材料

## 二、冷牙胶侧方加压根管充填术护理配合

**【适应证】**

同根管预备适应证。

**【用物准备】**

**1. 常规用物、局部麻醉用物、橡皮障隔离用物**　详见第一章相关内容。

**2. 冷牙胶侧方加压根管充填用物**　钻针及根管锉、显微镜平面反射口镜、水门汀充填器、调拌刀、根管冲洗器、根管封闭剂、超声手柄及工作尖、垂直加压器、锁镊、吸潮纸尖、清洁台、暂封材料、侧压器、调拌板、根管治疗测量尺、牙胶尖、携热器、根管冲洗剂、根尖定位仪、唇钩及夹持器(图 5-21)。

**【冷牙胶侧方加压根管充填术护理配合流程】**

冷牙胶侧方加压根管充填术护理配合流程见表 5-3。

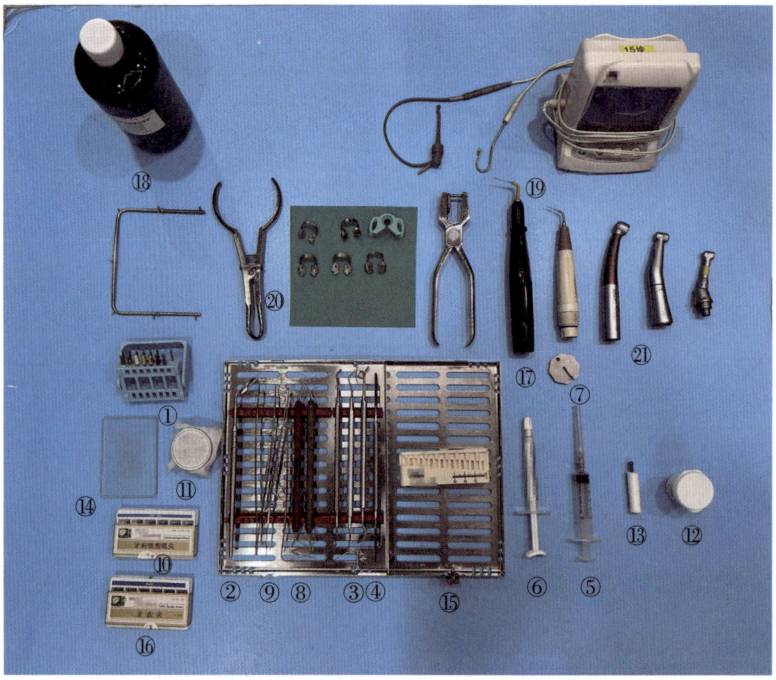

图 5-21 冷牙胶侧方加压根管充填用物

①钻针及根管锉；②面反射口镜；③水门汀充填器；④调拌刀；⑤根管冲洗器；⑥根管封闭剂；⑦超声手柄及工作尖；⑧垂直加压器；⑨锁镊；⑩吸潮纸尖；⑪清洁台；⑫暂封材料；⑬侧压器；⑭调拌板；⑮根管治疗测量尺；⑯牙胶尖；⑰携热器；⑱根管冲洗剂；⑲根尖定位仪、唇钩及夹持器；⑳橡皮障隔离系统；㉑高、低速手机。

表 5-3 冷牙胶侧方加压根管充填术护理配合流程

| 医生操作流程 | 护士配合流程 |
|---|---|
| 1. 根管充填前准备 | |
| （1）选择 ISO 标准的主牙胶尖：将主牙胶尖插入根管内测试是否有“回抽阻力”，试主尖 | 选择与根管预备时主尖锉相同型号的 ISO 标准牙胶尖<br>用测量尺测量为根管工作长度或较工作长度短 0.5mm 后做标记（图 5-22）<br>用锁镊夹持牙胶尖递予医生<br>用牙胶尖修剪尺的锋利刀片根据医生要求修剪牙胶尖尖端 |
| （2）选择侧压器 | 选择与主锉相同型号或小一号的侧压器<br>侧压器用止动片标记工作长度 |
| 2. 根管充填 | |
| （1）充填主牙胶尖：将主牙胶尖蘸少许根管封闭剂插入根管，用侧压器向根管壁的一侧加压 | 严格遵守产品说明书的要求调拌根管封闭剂，现用现调<br>用锁镊夹主牙胶尖蘸少许根管封闭剂后递予医生（图 5-23）<br>接过锁镊传递侧压器（图 5-24） |
| （2）充填辅牙胶尖：在侧方加压形成的间隙中插入蘸有少许根管封闭剂的辅牙胶尖，继续侧方加压，交替向根管内插入辅牙胶尖及侧方加压，当侧压器只能进入根管口 2 ～ 3mm 时，完成根管充填。<br>用垂直加压加热器烫断根管口多余的牙胶尖，再用垂直加压器压实根管口牙胶 | 用锁镊夹辅牙胶尖蘸少许根管封闭剂后递予医生（图 5-25），传递侧压器<br>交替传递辅牙胶尖及侧压器直至根管填满<br>将充填器加热或携热器开启后递予医生（图 5-26），烫断牙胶尖后交换垂直加压器（图 5-27）<br>若未使用橡皮障隔离技术，在烫断牙胶尖时，注意保护患者口角及口内组织，避免烫伤<br>烫断根管口多余的牙胶尖时会产生烟雾，应用强力吸引器吸引，避免患者吸入烟雾引起呛咳 |
| （3）髓室处理：用 75% 乙醇棉球擦净髓室腔的根管封闭剂 | 用锁镊夹 75% 乙醇棉球递予医生（图 5-28） |

续表

| 医生操作流程 | 护士配合流程 |
|---|---|
| (4)冠部暂时封闭:用水门汀充填器将暂封材料放于患牙缺损处封闭冠部 | 根据患牙缺损大小用水门汀充填器取适量暂封材料递予医生暂封 |
| 3. 治疗结束　卸除橡皮障,拍摄X线片评价根管充填效果 | 递橡皮障夹钳予医生,协助卸除橡皮障<br>引导患者拍摄X线片<br>整理用物 |

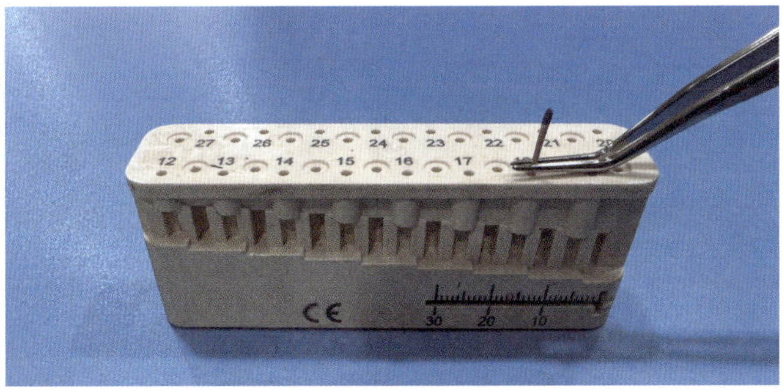


图 5-22　测量主牙胶尖长度

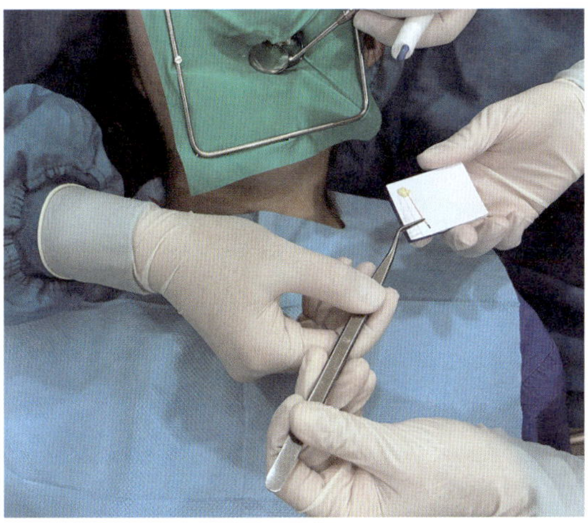

图 5-23　夹主牙胶尖蘸取根管封闭剂

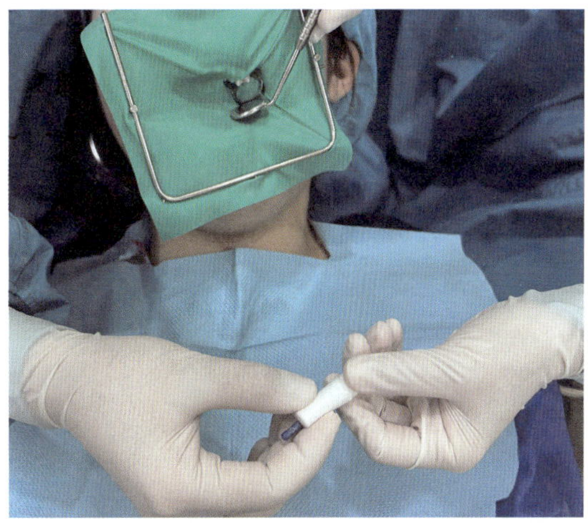

图 5-24　传递侧压器

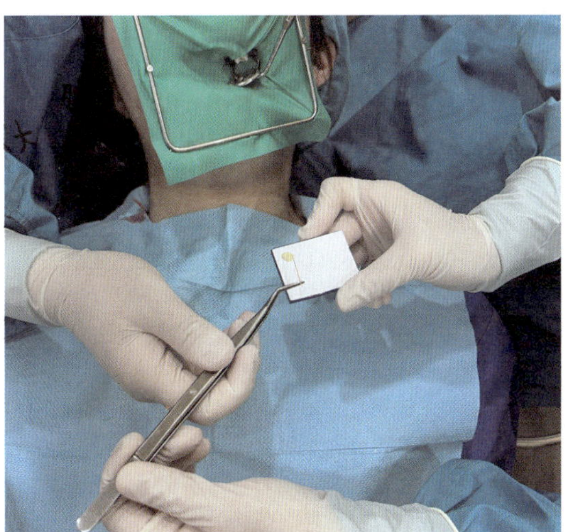

图 5-25　夹辅牙胶尖蘸取根管封闭剂

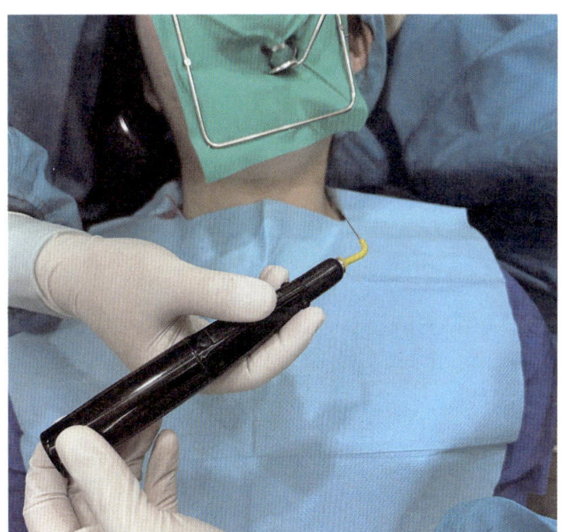

图 5-26　传递携热器

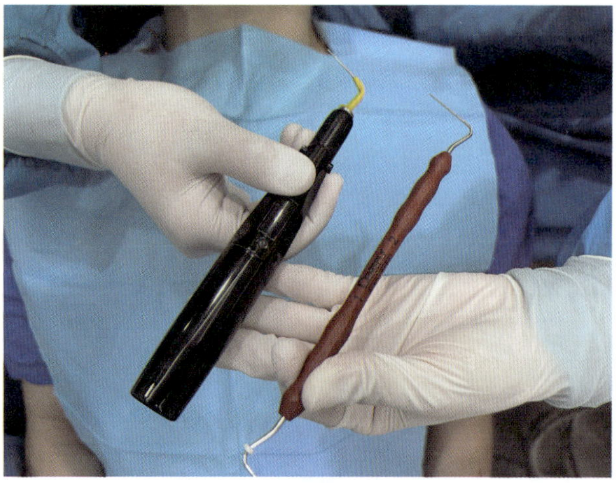

图 5-27　交换垂直加压器

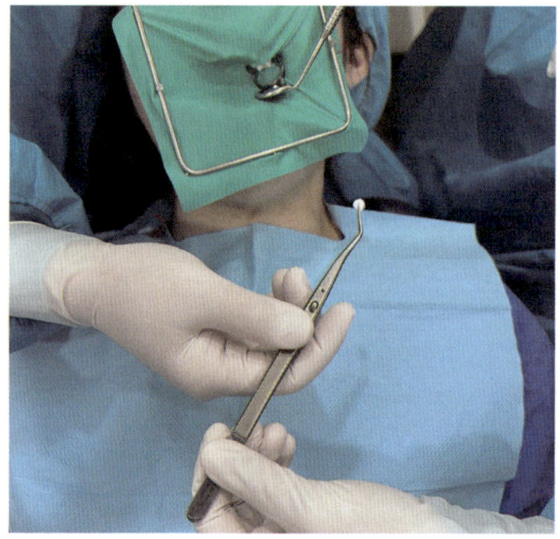

图 5-28　用锁镊传递 75% 乙醇棉球

## 三、热牙胶垂直加压根管充填术护理配合

**【适应证】**

同根管预备适应证。

**【用物准备】**

**1. 常规用物、局部麻醉用物、橡皮障隔离用物**　详见第一章相关内容。

**2. 热牙胶垂直加压根管充填用物**　钻针及根管锉、显微镜平面反射口镜、水门汀充填器、调拌刀、根管冲洗器、根管封闭剂、超声手柄及工作尖、垂直加压器、锁镊、吸潮纸尖、清洁台、暂封材料、调拌板、根管治疗测量尺、大锥度牙胶尖、携热器、热牙胶注射仪、根管冲洗剂、根尖定位仪、唇钩及夹持器（图 5-29）。

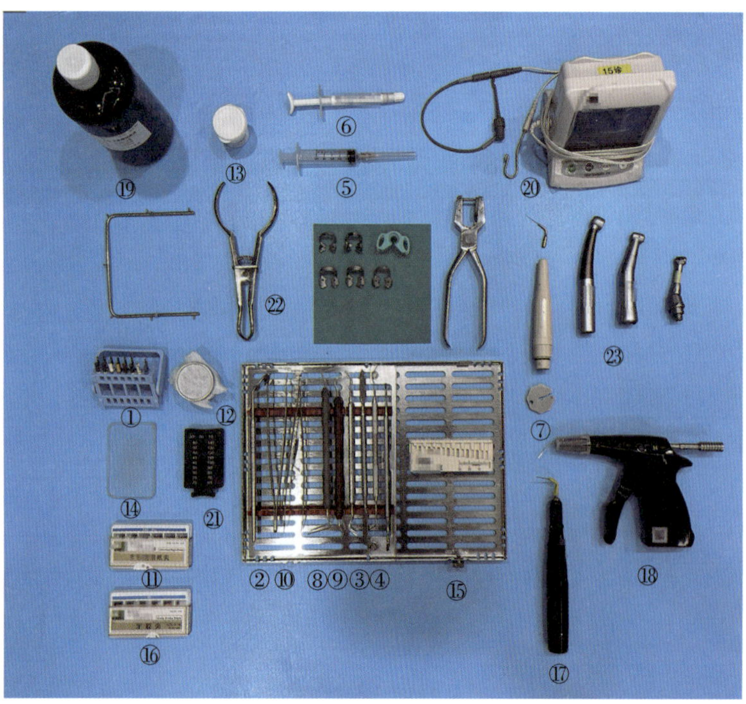


图 5-29　热牙胶垂直加压根管充填术用物
①钻针及根管锉；②面反射口镜；③水门汀充填器；④调拌刀；⑤根管冲洗器；⑥根管封闭剂；⑦超声手柄及工作尖；⑧小号垂直加压器；⑨大号垂直加压器；⑩锁镊；⑪吸潮纸尖；⑫清洁台；⑬暂封材料；⑭调拌板；⑮根管治疗测量尺；⑯牙胶尖；⑰携热器；⑱热牙胶注射仪；⑲根管冲洗剂；⑳根尖定位仪、唇钩及夹持器；㉑根管治疗专用测量尺；㉒橡皮障隔离系统；㉓高、低速手机。

## 【热牙胶垂直加压根管充填术护理配合流程】

热牙胶垂直加压根管充填术护理配合流程见表 5-4。

表 5-4 热牙胶垂直加压根管充填术护理配合流程

| 医生操作流程 | 护士配合流程 |
|---|---|
| 1. 根管充填前准备 | |
| (1)试主牙胶尖：告知护士选用主牙胶尖的工作长度、工作宽度(尖端直径)，以及锥度。将大锥度主牙胶尖插入根管试牙胶尖是否在根尖 1/3 与根管壁紧密贴合，是否有明显的“回抽阻力”，在根管中 1/3 和冠 1/3 是否与根管形态一致 | 按照医生要求准备合适锥度的牙胶尖，修剪尖端，标记工作长度(图 5-30)，用锁镊夹主牙胶尖递予医生 |
| (2)试垂直加压器：将量好长度的垂直加压器放入根管内，使其与根管壁相接触又不被卡紧 | 选择不同型号且选择与预备根管匹配的 2 ～ 3 支垂直加压器，分别适用于根管口、根中部和距根尖 4 ～ 5mm 处的根管宽度(图 5-31) |
| (3)选择携热器工作尖 | 将携热器工作尖量至工作长度 3 ～ 5mm，用止动片标记后递予医生 |
| 2. 根管充填 | |
| (1)将蘸有根管封闭剂的主牙胶尖插入根管 | 参照使用说明按比例调拌根管封闭剂<br>用锁镊夹取主牙胶尖蘸取少量根管封闭剂，使之裹满尖端 5 ～ 6mm，递予医生 |
| (2)热压主牙胶尖<br>1)用携热器工作尖齐根管口切断主牙胶尖，用垂直加压器压实<br>2)用携热器加热，将根管内的主牙胶尖迅速(3 ～ 4 秒)压至距根尖 4 ～ 5mm，停止加热，继续加压，再加热 1 秒，快速去除上段牙胶，用垂直加压器压实根尖部的主牙胶尖 | 打开携热器，当温度升至 160℃时，传递携热器手柄，交换大号垂直加压器<br>传递携热器，当医生取出上段牙胶后，传递小号垂直加压器并使用 75% 乙醇棉球清理携热器工作尖上的牙胶<br>携热器的维护与保养：携热器机身宜用 75% 乙醇棉球擦拭消毒，不宜用消毒液浸泡，避免仪器进水。携热器工作尖宜用 75% 乙醇棉球擦拭消毒，并单独打包灭菌，避免与其他锐利器械接触，损坏工作尖表面的保护膜 |
| (3)回填牙胶：将热牙胶注射仪升温至工作温度，注射头插入根管回填至根管口，用大号垂直加压器在根管口压紧牙胶 | 传递中号垂直加压器，安装牙胶，升温并传递热牙胶注射仪，反复交换传递大号垂直加压器(图 5-32)<br>使用前应预热热牙胶注射仪工作尖并将针尖部分的冷却牙胶挤出 3cm，保证注射于根管内的牙胶有更好的流动性<br>及时使用 75% 乙醇棉球擦拭热牙胶注射仪和垂直加压器的工作端，既可防止根管充填材料的带出，又可避免牙胶冷却后附着不易去除<br>热牙胶注射仪的维护与保养：热牙胶注射仪的工作尖在预弯前应将机器加热到 200℃且工作尖不要反复弯折，导致工作尖折断。热牙胶注射仪清洁时应将机器加热到 200℃，挤出所有牙胶尖后，使用专用清洁剂清理管腔内残留的牙胶并去除所有异物。检查注射枪栓塞杆密封圈，如密封圈已磨损或丢失，应替换密封圈组件 |
| (4)髓室处理：用 75% 乙醇棉球擦净髓室腔的根管封闭剂 | 用锁镊夹 75% 乙醇棉球递予医生 |
| (5)冠部封闭：用水门汀充填器将暂封材料放于患牙缺损处封闭冠部 | 根据患牙缺损大小用水门汀充填器取适量暂封材料递予医生暂封 |
| 3. 治疗结束　卸除橡皮障，拍根尖片评价根管充填的效果 | 递橡皮障夹钳予医生，协助卸除橡皮障(图 5-33)<br>引导患者拍摄 X 线片<br>整理用物 |

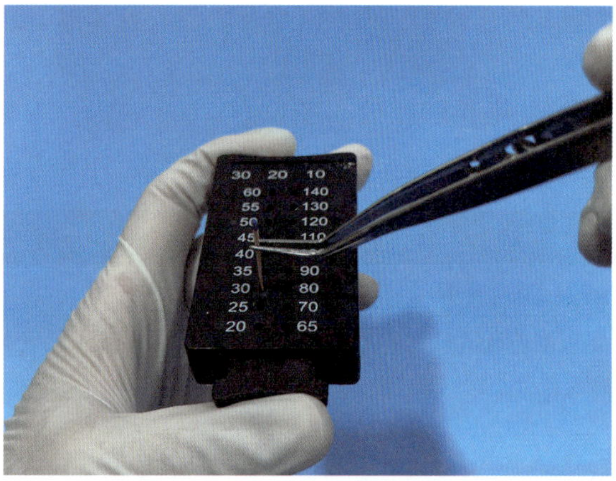


图 5-30　用根管治疗专用测量尺制备主牙胶尖

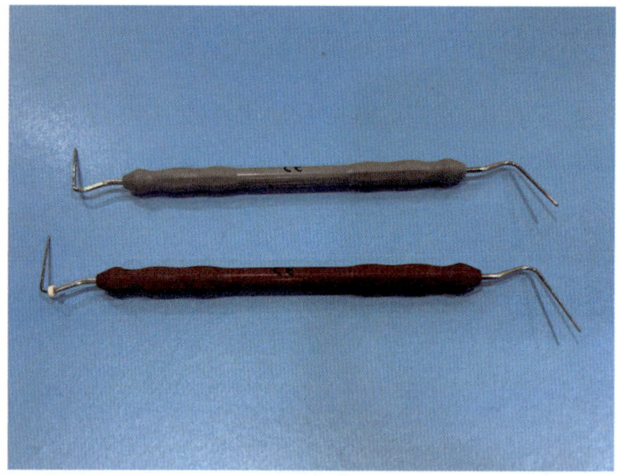

图 5-31　准备垂直加压器

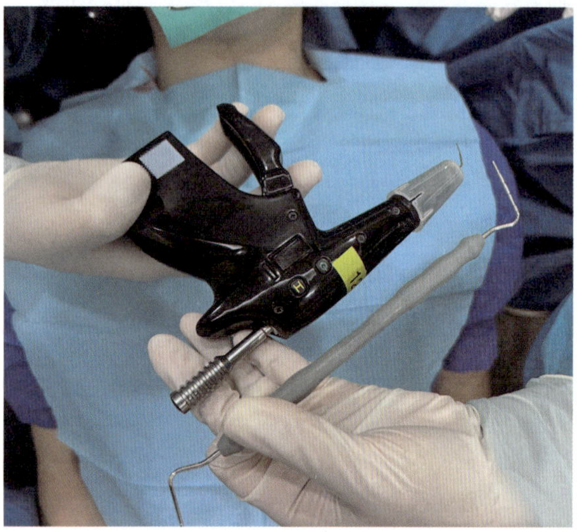

图 5-32　传递热牙胶注射仪

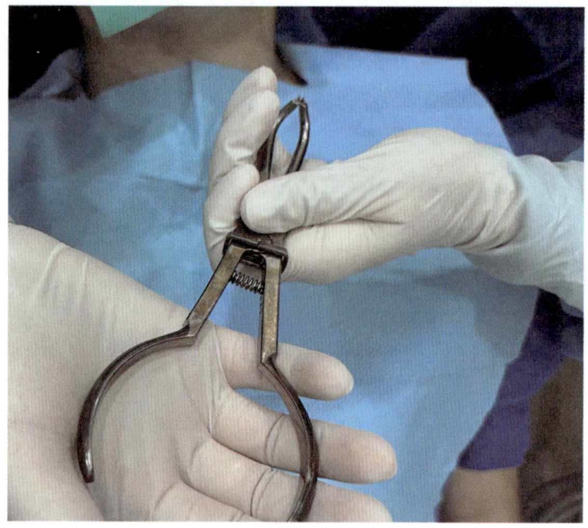

图 5-33　传递橡皮障夹钳

【术后宣教】

1. 术后患牙出现轻度疼痛或不适感属于正常反应。如有剧痛反应及时就诊。
2. 在根管治疗期间避免用患侧咀嚼硬、黏性食物。
3. 嘱患者按时复诊。

（奚　擎　杜士嘉）

## 第三节　根管壁穿孔修补术护理技术

根管壁穿孔（perforation of root canal wall）包括病理性和医源性穿孔。前者往往是牙根内外吸收导致，后者则是根管治疗过程中出现的一种并发症，可以发生在根管的颈部、中部或根尖部。根尖部穿孔可以按照根管充填的原则进行封闭，而根颈部和根中部的穿孔，在患牙尚有保留价值和希望的前提下，常需要借助显微镜进行根管内修补。

理想的修补穿孔的材料应具备易操作、生物相容性好、不易被吸收、封闭性佳和不易造成牙体变色等特点。目前临床普遍使用无机三氧化物聚合体（mineral trioxide aggregate，MTA）及生物陶瓷材料（如生物陶瓷根管修复糊剂）进行穿孔部位的修补。本节将以 MTA 材料为例介绍根管壁穿孔修补术护理技术。

【适应证】

**1. 病理性穿孔**　包括牙根内、外吸收导致的穿孔。

**2. 医源性穿孔**　包括新鲜穿孔和陈旧性穿孔。

3. 上述患牙有保留价值，穿孔较小，且在显微镜下直视或反射视野可见、器械可以顺利到达的位置。

【用物准备】

**1. 常规用物、局部麻醉用物、橡皮障隔离用物**　详见第一章相关内容。

**2. 根管壁穿孔修补术用物**　2.50%～5.25%次氯酸钠、3%过氧化氢溶液、生理盐水、5ml根管冲洗器、纸尖、MTA粉剂与无菌水、敷料、无菌调拌板、无菌调拌刀、暂封材料、玻璃离子水门汀粉和液（图5-34）。

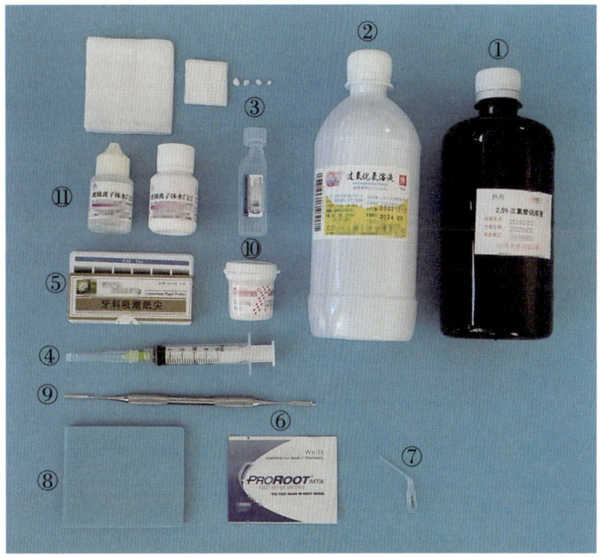

图5-34　根管壁穿孔修补术用物

①2.50%～5.25%次氯酸钠；②3%过氧化氢溶液；③生理盐水；④5ml根管冲洗器；⑤纸尖；⑥MTA粉；⑦无菌水；⑧无菌调拌板；⑨无菌调拌刀；⑩暂封材料；⑪玻璃离子水门汀粉和液。

**3. 根管壁穿孔修补术器械**　各型钻针、高速手机、低速手机、水门汀充填器、唇钩及夹持器、根管治疗测量尺、根管口探针、显微镜平面反射口镜、根管锉、清洁台、$2^{\#}$和$3^{\#}$挖匙、锁镊、无菌垂直加压器、MTA输送器、MTA收集器（图5-35）。

**4. 根管壁穿孔修补术非常规器械**　电刀头、超声手柄、各型超声工作尖（图5-36）。

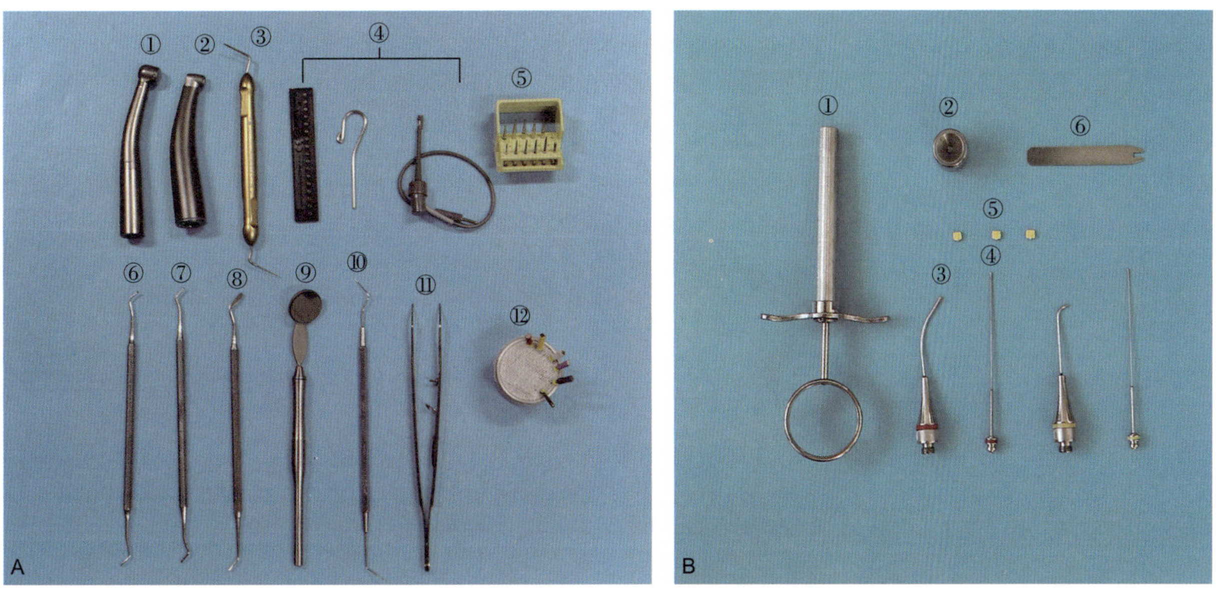

图5-35　根管壁穿孔修补术器械

A. ①高速手机；②低速手机；③无菌垂直加压器；④测量尺、唇钩及夹持器；⑤各型钻针；⑥$2^{\#}$挖匙；⑦$3^{\#}$挖匙；⑧水门汀充填器；⑨面反射口镜；⑩根管探针；⑪锁镊；⑫根管锉。

B. ①MTA输送器；②MTA收集器；③注射头；④内芯；⑤清洁片；⑥钥匙。

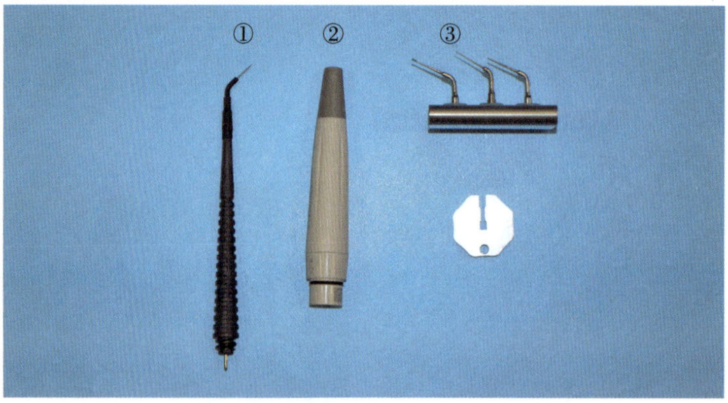


图 5-36　根管壁穿孔修补术非常规器械
①电刀头；②超声手柄；③超声工作尖。

**【根管壁穿孔修补术护理配合流程】**

根管壁穿孔修补术护理配合流程见表 5-5。

表 5-5　根管壁穿孔修补术护理配合流程

| 医生操作流程 | 护士配合流程 |
|---|---|
| 1. 治疗前准备 | |
| （1）询问患者病史，讲解治疗方案和过程，以及相关费用 | 向患者简要介绍操作步骤及大致时间，安抚患者，告知操作时若有不适，举左手示意，避免头部或手部的活动干扰治疗<br>准备口腔检查器械盘<br>准备高速手机、低速手机、钻针并安装就位（图 5-37）<br>操作前嘱患者佩戴好护目镜，防止喷溅 |
| （2）签署治疗同意书 | 准备根管壁穿孔修补术知情同意书 |
| 2. 治疗中配合 | |
| （1）局部麻醉 | 遵医嘱准备局麻药及注射器（卡局式注射器或计算机控制麻醉系统）。检查注射器各关节是否连接紧密，医护核对局麻药的名称、浓度、剂量、有效期及患者姓名等，无误后抽吸或安装局麻药，递予医生<br>传递医生 0.5% 聚维酮碘棉签消毒穿刺部位<br>护士在患者胸前传递注射器，确保医生接稳后再拔除针帽，注射时再次嘱咐患者头部或手部勿动，防止进针时造成误伤（图 5-38） |
| （2）安装橡皮障 | 在橡皮布上打定位孔和隔离孔，安装橡皮障夹，并协助医生将橡皮障安装到隔离牙上<br>传递水门汀充填器，医生将隔离牙暴露并固定橡皮布<br>传递牙线，医生将牙线通过邻面接触点<br>整理橡皮布，确保患者舒适且不影响呼吸<br>以三用枪注水检查隔离牙周围封闭情况，如有渗透提供封闭剂，进行边缘封闭 |
| （3）进入髓腔，修整髓室，去除入路阻挡，形成顺畅进入根管的通路 | 在牙科手机上安装开髓钻针、安全钻针递予医生<br>协助吸引，气枪吹净口镜及患牙，保持视野清晰<br>传递冲洗液，及时吸净、吹干术区及口镜镜面（图 5-39） |
| （4）手术显微镜调整瞳距、焦距 | 打开显微镜，协助摆好显微镜的位置，固定脚轮<br>将显微镜光源对准患者口腔，将各关节旋钮拧紧，调节光源强度（图 5-40） |

续表

| 医生操作流程 | 护士配合流程 |
| --- | --- |
| (5)手术显微镜下确定穿孔位置 | 传递显微镜平面反射口镜及根管口探针<br>气枪吹干镜面及术区，保证术野清晰(图5-41)<br>将唇钩挂在非治疗侧口角，用根尖定位仪夹持器固定根管锉，用锁镊将根管锉传递至根管口附近，协助医生寻找、确定穿孔位置 |
| (6)确定穿孔位置后，去除肉芽，必要时合理使用电刀和超声工作尖，冲洗、擦干根管 | 去除肉芽组织，遵医嘱准备电刀和超声工作尖：将高频电刀连接的电刀手柄传递给医生，及时吸除烟雾及异味，用潮湿的纱布擦净电刀头，遵医嘱安装匹配的超声工作尖进行穿孔边缘修整<br>传递冲洗液反复冲洗根管，及时吸净并吹干患牙，保证术野清晰 |
| (7)手术显微镜调节至高倍视野，用无菌垂直加压器测量穿孔直径，小棉球填塞穿孔以外的区域，防止根管修复材料掉入根管口堵塞 | 协助医生将手术显微镜调节至高倍，清晰暴露穿孔处<br>传递无菌垂直加压器测量穿孔大小，直径与之匹配<br>用锁镊夹持小棉球传递，覆盖填塞穿孔部位附近的根管口 |
| (8)穿孔部位的修补：使用MTA输送器将MTA糊剂放入穿孔处并使用垂直加压器将MTA压实，逐层充填MTA糊剂，逐层加压，直至穿孔处完全封闭 | 取适量MTA粉和无菌水，调拌至糊状，放入MTA收集器(图5-42)<br>取出所需材料后，立即封闭包装袋，避免受潮<br>将调好的MTA置于输送器递予医生修补穿孔部位(图5-43)<br>传递无菌垂直加压器，压实MTA修补材料<br>接过垂直加压器，再次选取材料传递MTA输送器，交替往复传递垂直加压器与材料，直至穿孔部位修补完成<br>MTA输送器和收集器用后及时将多余材料清理干净 |
| (9)清理多余材料：用湿棉球清除多余材料，将封闭穿孔部位附近根管的棉球取出 | 以锁镊夹持一饱和湿棉球，递予医生，清理周围多余材料<br>交替传递锁镊夹湿棉球，直至多余材料清理干净<br>传递探针，取出封闭周围根管口的封堵棉球 |
| (10)暂时封闭：将湿润棉球放置于根管里，用暂封材料暂封 | 以锁镊夹持一潮湿小棉球，去除过多水分，递予医生(图5-44)<br>根据患牙缺损大小，用水门汀充填器取适量暂封材料塑形后递予医生暂封(图5-45) |
| (11)卸除橡皮障，拍X线片 | 递橡皮障夹钳予医生，协助卸除橡皮障，右手在患牙周围适当遮挡，防止橡皮障夹滑脱<br>引导患者拍摄X线片 |
| 3. 治疗结束　整理用物 | 整理用物，进行物体表面擦拭消毒 |

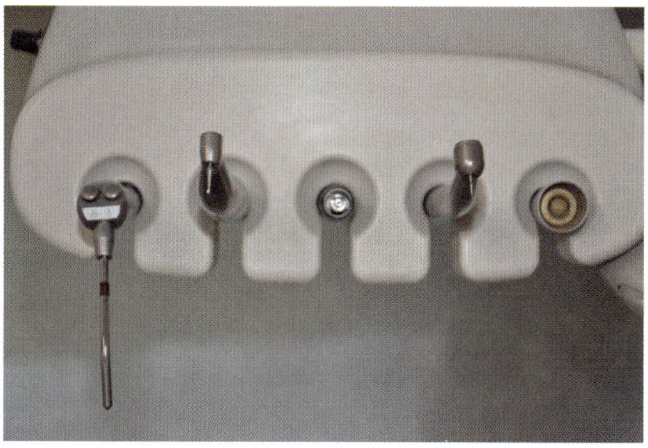

图5-37　安装牙科手机

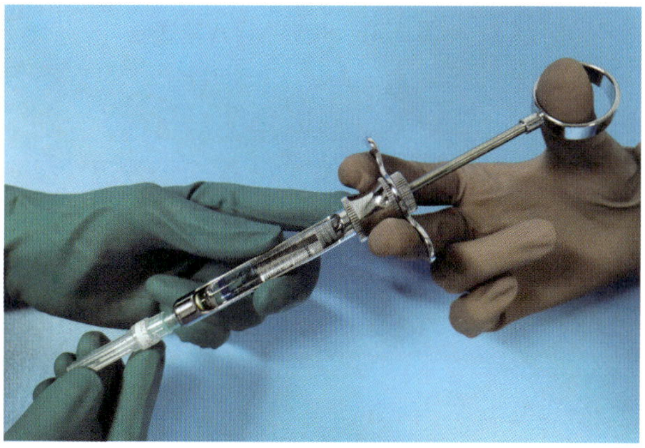

图5-38　传递注射器

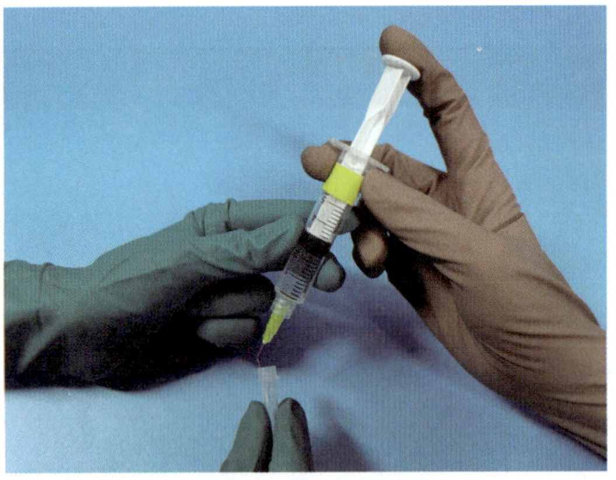

图 5-39　传递冲洗器

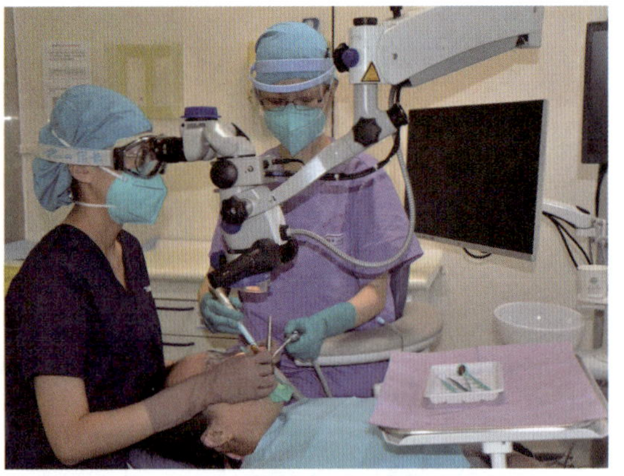

图 5-40　显微镜就位

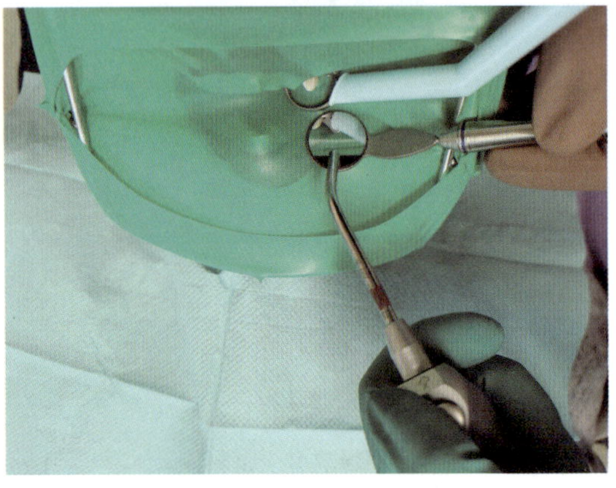

图 5-41　气枪吹干口镜及术区

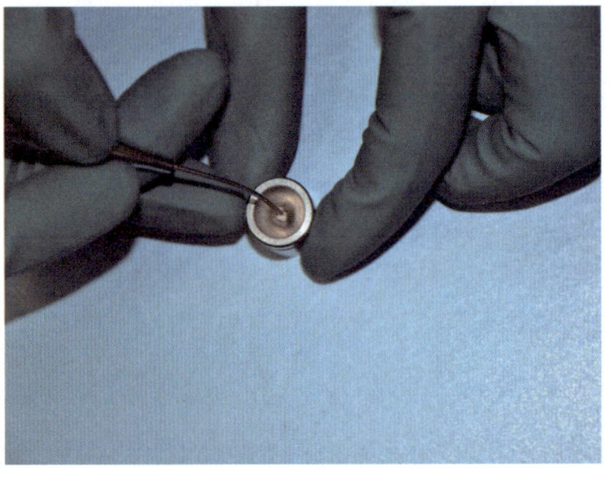

图 5-42　调拌 MTA 放入收集器

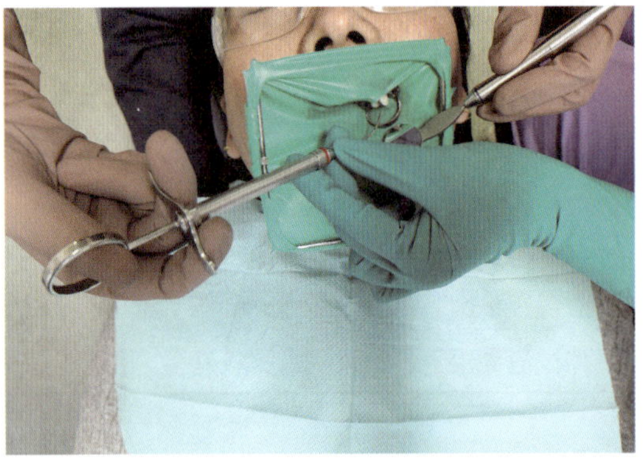

图 5-43　传递 MTA 输送器

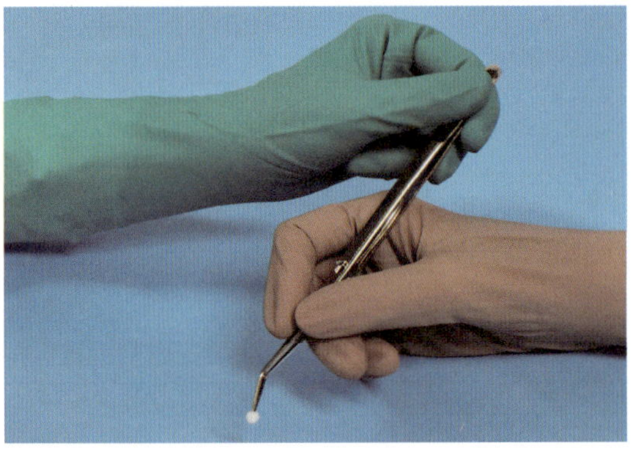

图 5-44　传递湿棉球

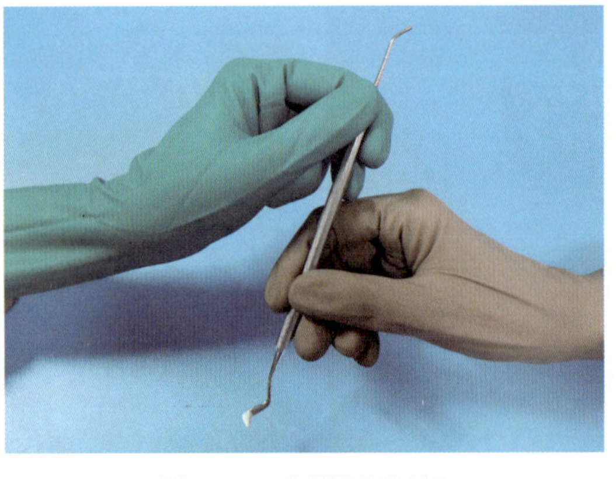

图 5-45　传递暂封材料

【术后宣教】

1. 告知患者如患牙出现疼痛或不适感，及时复诊。
2. 治疗期间避免用患侧咀嚼。
3. 嘱患者 1 周后复诊，继续完成患牙的充填。

（崔　静　李凤丽）

## 第四节　根尖手术护理技术

根尖手术是牙髓外科保存患牙最常用的手术。包括根尖搔刮术、根尖切除术、根尖倒充填术。

【适应证】

1. 非手术治疗失败，不能进行再治疗或再治疗仍失败。
2. 根尖解剖变异，存在复杂结构。
3. 根管被钙化物阻塞不通又存在根尖周病变。
4. 根管严重弯曲，根尖明显或急剧弯曲且无法被正常疏通，而根尖存在病变。
5. 已行桩核冠修复而根管桩不能取出，根尖周存在病变。
6. 根尖周囊肿经非手术治疗后不愈合。

【用物准备】

**1. 常规用物**　检查器械（口镜、镊子、探针）、无菌镊子罐、吸唾管、口杯、0.2% 醋酸氯己定漱口液、0.2% 醋酸氯己定棉球、75% 乙醇棉球、凡士林棉签。

**2. 局部麻醉用物**　表面麻醉剂、灭菌棉签、专用注射针头、卡局芯式麻醉剂、卡局式注射器或计算机控制单颗牙齿麻醉系统、0.5% 碘伏棉签。

**3. 防护隔离用物**　无菌手套、无菌防护套（手机、气枪、超声手柄、强力吸引器、显微镜把手）、无菌单。

**4. 根尖手术用物**

（1）根尖切除：显微镜、拉钩（塑料、金属各一）、显微镜平面反射口镜、显微口镜、手术刀柄、15# 手术刀片、探针（牙周探针、根管口探针）、骨膜剥离器、去骨钻针、直角高速手机、20ml 冲洗器、敞口杯、无菌敷料（无菌纱布、无菌棉球、无菌小棉球）、挖匙、锁镊、显微镊、金属吸引器管（图 5-46）。

（2）根尖倒预备倒充填：多功能超声根管治疗仪、超声手柄、超声倒预备工作尖、超声扳手、显微三用枪头、双碟、无菌小毛刷、各型倒充填器械、无机三氧化物聚合体（mineral trioxide aggregate，MTA）收纳器、调拌刀、调拌板（图 5-47）。

（3）复位缝合：缝合线、显微持针器、持针器、显微剪、组织镊（图 5-48）。

**5. 材料和药品**　MTA、生物陶瓷根管修复糊剂、骨修复材料和生物屏障膜、染色剂、10% 甲醛溶液、0.9% 生理盐水。

**6. 术后用物**　冰袋。

【根尖手术护理配合流程】

根尖手术护理配合流程见表 5-6。

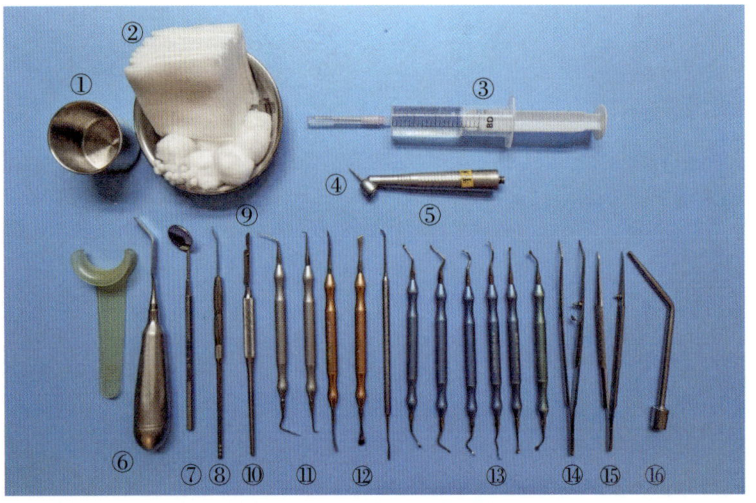


图 5-46 根尖切除器械

①敞口杯；②无菌敷料（无菌纱布、无菌棉球、无菌小棉球）；③ 20ml 冲洗器；④去骨钻针；⑤直角高速手机；⑥拉钩（塑料、金属）；⑦显微镜平面反射口镜；⑧显微口镜；⑨ 15# 手术刀片；⑩手术刀柄；⑪探针（牙周探针、根管口探针）；⑫骨膜剥离器；⑬挖匙；⑭锁镊；⑮显微镊；⑯金属吸引器管。

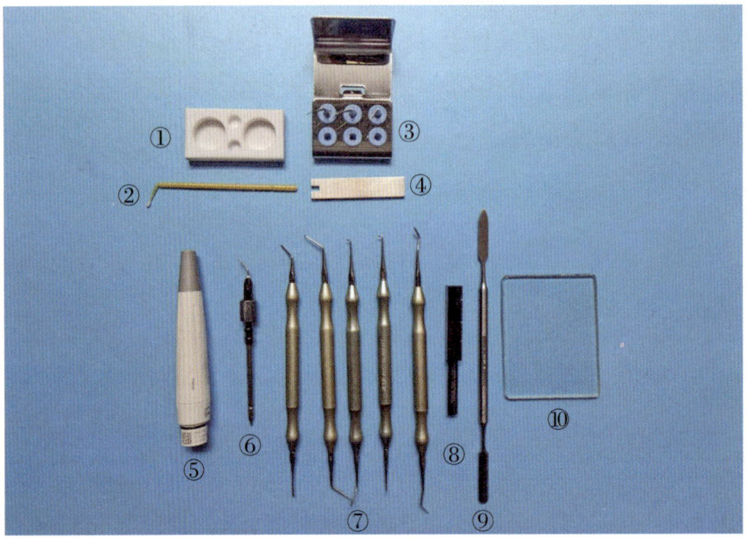


图 5-47 根尖倒预备倒充填器械

①双碟；②无菌小毛刷；③超声倒预备工作尖；④超声扳手；⑤超声手柄；⑥显微三用枪头；⑦各型倒充填器械；⑧ MTA 收纳器；⑨调拌刀；⑩调拌板。

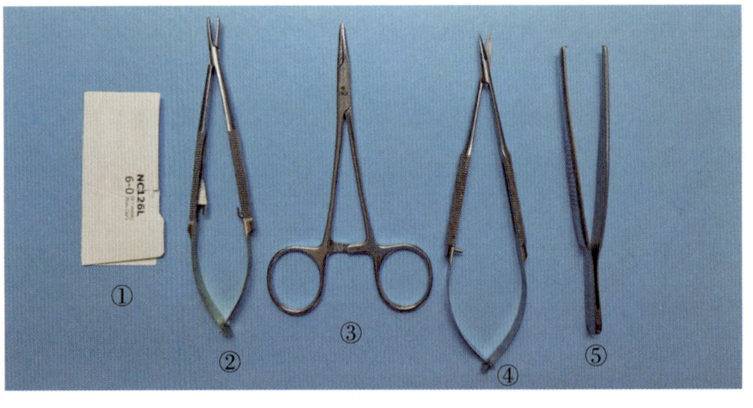


图 5-48 复位缝合器械

①缝合线；②显微持针器；③持针器；④显微剪；⑤组织镊。

表 5-6　根尖手术护理配合流程

| 医生操作流程 | 护士配合流程 |
|---|---|
| 1. 手术前准备 | |
| (1) 术前检查：询问病史及全身情况，全面口腔检查，影像学检查(X 线片及 CBCT)，血液检查，制订手术方案 | 环境准备：安静、通风的独立诊室<br>护士准备：做好个人防护工作(面屏、隔离服 / 手术衣、N95 口罩、无菌手套等)了解疾病(患牙)情况、患者心理情况，减轻患者焦虑<br>患者准备：CBCT，化验单，无心血管疾病、凝血疾病及感染性疾病，女性患者避开月经期，心情放松，做好手术心理准备(图 5-49)<br>准备所需物品 |
| (2) 术前告知：向患者交代病情、手术过程、相关费用、注意事项，签知情同意书 | 指导患者取药，遵医嘱指导患者术前口服止痛药<br>并用 3% 过氧化氢溶液口腔含漱 1 分钟 |
| 2. 手术流程 | |
| (1) 麻醉：局部浸润麻醉和传导阻滞麻醉 | 遵医嘱准备局麻药及注射器(卡局式注射器或计算机控制麻醉系统)。检查注射器各关节是否连接紧密，核对局麻药的名称、浓度、剂量、有效期及患者姓名等，无误后抽吸或安装局麻药，递予医生(图 5-50)<br>递聚维酮碘棉签予医生消毒麻醉部位 |
| (2) 消毒：0.2% 醋酸氯己定消毒口内，75% 乙醇棉球消毒患者口周(图 5-51) | 传递 2% 复方氯己定棉球、75% 乙醇棉球予医生，消毒前询问患者有无乙醇过敏，如乙醇过敏改用聚维酮碘 |
| (3) 铺巾：戴无菌手套，将无菌单铺于患者的头部，暴露手术部位(图 5-53) | 将吸唾器挂在患者口腔内，并将吸唾器弯折处缠上纱布，告知患者要轻咬住纱布，以完成术中唾液的吸引(图 5-52)<br>协助巡回护士铺手术台，安装(手机、超声手柄、显微三用枪、强力吸引器、显微镜把手)防护套(图 5-54 ～图 5-56) |
| (4) 切开：使用手术刀按设计切口切开牙龈 | 用拉钩牵拉口唇，充分暴露手术视野(图 5-57)<br>用持针器安装好手术刀片(图 5-58)<br>将手术刀递予医生(图 5-59)<br>用强力吸引器沿切口方向吸净渗血(图 5-60) |
| (5) 翻瓣：完整翻起黏骨膜全厚瓣 | 选择合适的骨膜剥离器(图 5-61)，递予医生(图 5-62)<br>随时用强力吸引器及无菌纱布进行止血，保证术野清晰 |
| (6) 去骨开窗，定位根尖：使用手术钻针或超声骨刀去除骨板，暴露根尖病变区域，定位根尖 | 将去骨钻针安装于直角高速手机后递予医生(图 5-63)<br>护士协助医生用剥离器牵拉、保护软组织并及时高效吸引(图 5-64) |
| (7) 刮除病变组织：用挖匙、刮治器彻底刮除根尖周病变组织，并将取出的组织放置于标本袋内，术后送病理检验 | 根据骨窗大小选择适宜的挖匙和刮治器递予医生(图 5-65)<br>手持无菌生理盐水纱布随时擦拭器械上的血迹及刮除的组织(图 5-66)<br>及时吸净血液(图 5-67)，保证术区洁净，协助医生放置病理标本(图 5-68) |
| (8) 根尖切除：用手术钻针垂直于牙根长轴将根尖切除约 3mm，用 1% 亚甲蓝染色，高倍显微镜下检查根尖截面 | 将安装好去骨钻针的直角高速手机递予医生，及时吸净骨腔中的血液，保证术野清晰<br>传递染色剂，协助染色(图 5-69)<br>传递无菌生理盐水冲洗器进行冲洗(图 5-70)<br>传递显微口镜予医生(图 5-71)<br>将强力吸引器放在显微口镜旁边吸净雾气，保证术野清晰(图 5-72) |
| (9) 根管倒预备：使用超声工作尖对根管进行倒预备，预备深度 3mm | 遵医嘱选择不同型号的超声工作尖，安装于超声手柄后(提前调好功率)递予医生(图 5-73)<br>传递无菌生理盐水冲洗器进行冲洗，并高效吸引(图 5-74)<br>递予医生显微口镜进行观察，将强力吸引器放在显微口镜旁及时吸走雾气，保证术野清晰 |

续表

| 医生操作流程 | 护士配合流程 |
|---|---|
| (10)根管倒充填:使用生物活性材料充填倒预备后的根管 | 根管倒充填 |
| 1)无菌棉球填塞骨腔止血 | 及时用纱布止血、吸唾、保持干燥,如果骨腔渗血可递予医生肾上腺素棉球(图 5-75) |
| 2)用倒充填器械取适量生物活性材料(MTA 或生物陶瓷根管修复糊剂)送入倒预备的根管中 | 调拌 MTA 或直接将生物陶瓷根管修复糊剂放在收集器塑形后递予医生(图 5-76) |
| 3)用不同型号的倒充填器械将生物活性材料压实,逐层放入,逐层加压,直至填满 | 传递倒充填器械(图 5-77)<br>传递生物活性材料(图 5-78)<br>传递加压器予医生进行充填(图 5-79)<br>并及时擦掉器械上多余的生物活性材料(图 5-80)<br>此操作反复循环(图 5-81) |
| 4)将填塞止血的棉球取出 | 传递锁镊 |
| (11)冲洗术区:充分冲洗术区,去除残余的肉芽组织和充填材料 | 将无菌生理盐水注射器递予医生,及时吸净冲洗液 |
| (12)放置骨修复材料:依据根尖病变的范围,必要时可植入骨修复材料,并覆盖生物屏障膜以利于骨组织的修复。将骨修复材料用无菌生理盐水浸泡湿润,用挖匙将其填入骨腔内,使骨腔中的血液完全浸没骨修复材料 | 遵医嘱把骨修复材料和无菌生理盐水混合后递予医生,传递生物屏障膜,应注意正面朝上递予医生(图 5-82)<br>将显微剪递予医生(图 5-83),医生修整生物屏障膜大小(图 5-84) |
| (13)瓣复位缝合 | 协助医生复位缝合,清点敷料<br>协助修剪缝合(图 5-85)<br>及时用无菌纱布擦净渗血(图 5-86)<br>协助医生剪线(图 5-87,图 5-88) |
| 3. 手术后　术区间断冰敷 24 小时 | 协助患者佩戴冰袋口罩,并告诉其使用方法<br>诊间消毒:进行管道冲洗、使用消毒湿巾擦拭口腔综合治疗台、紫外线消毒照射 30 分钟;75% 乙醇棉球初步擦拭手术器械,吸引器管反复加压冲洗直到水流澄清为止,将手术器械放于超声机内荡洗,取出后观察器械情况,清点(工作端拧紧、上油等),包装灭菌 |

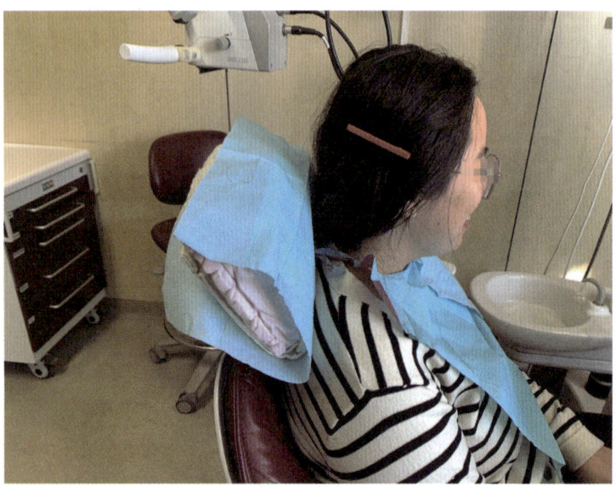

图 5-49　头部垫靠枕

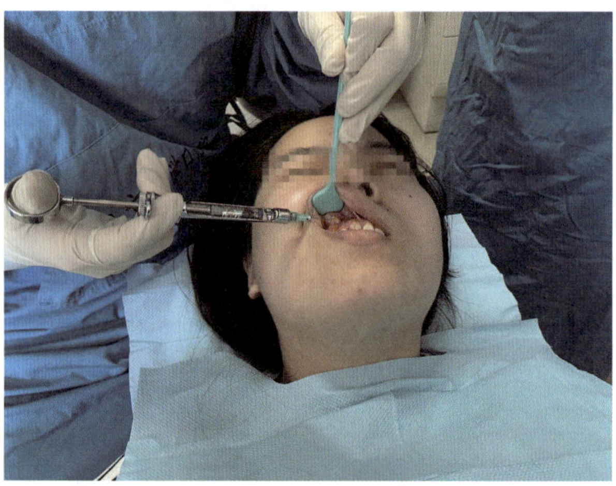

图 5-50　注射局麻药

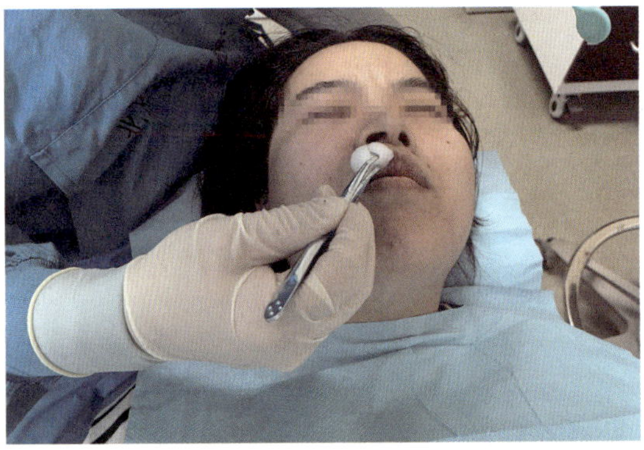

图 5-51　消毒患者口周

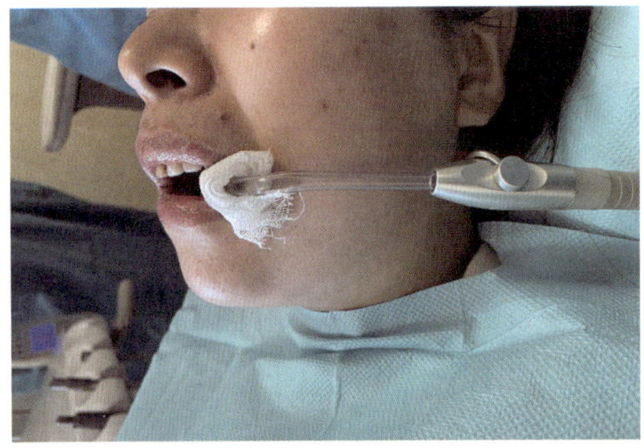

图 5-52　嘱患者轻咬吸唾器

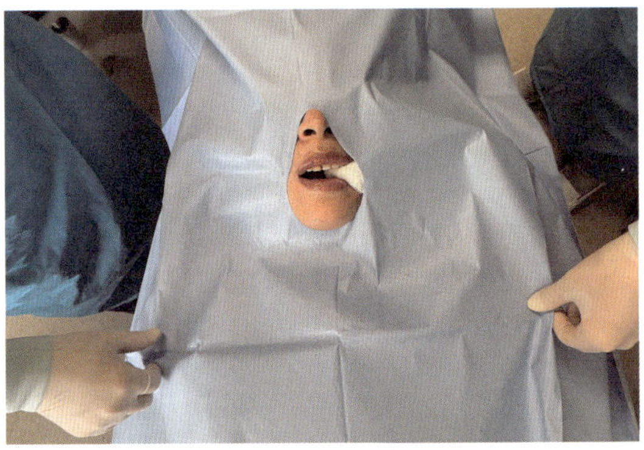

图 5-53　铺无菌单

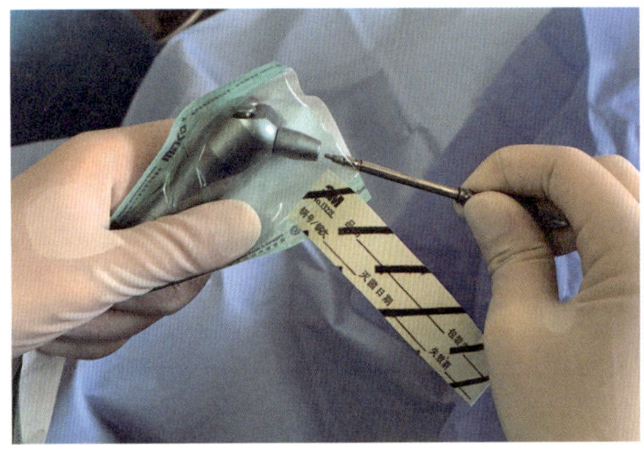

图 5-54　安装显微三用枪防护套

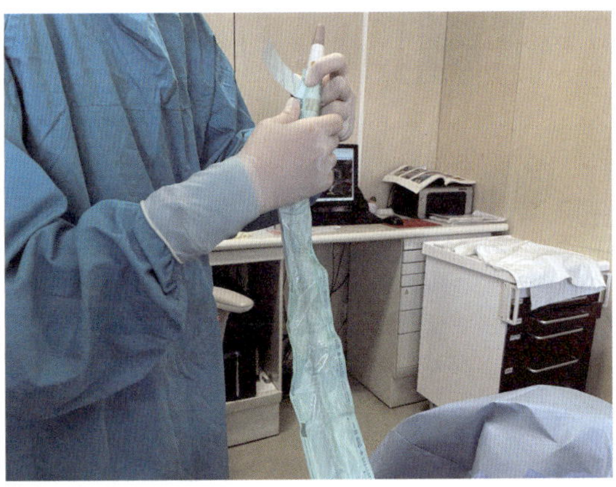

图 5-55　安装超声手柄防护套

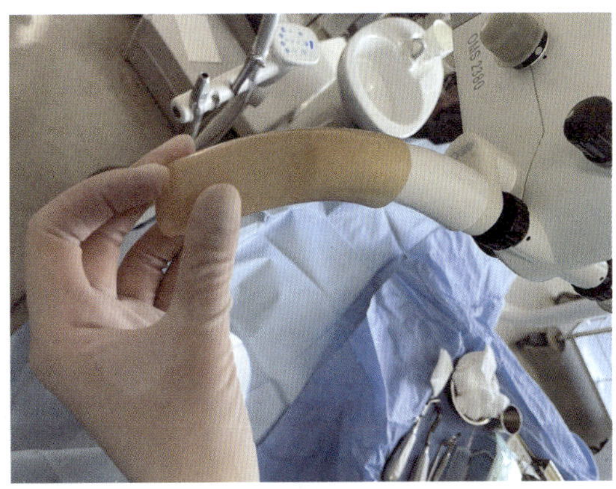

图 5-56　安装显微镜把手防护套

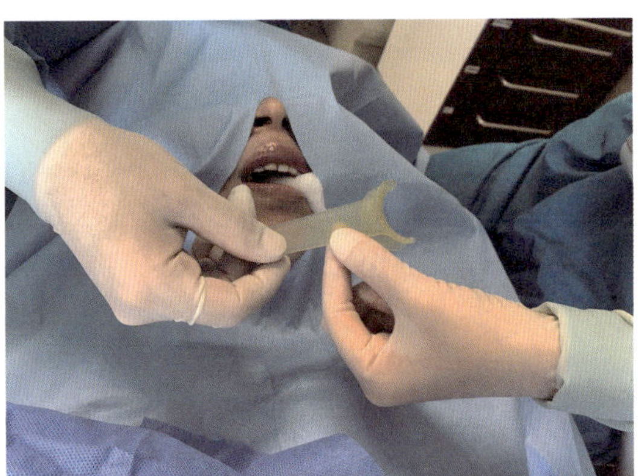

图 5-57　传递塑料拉钩

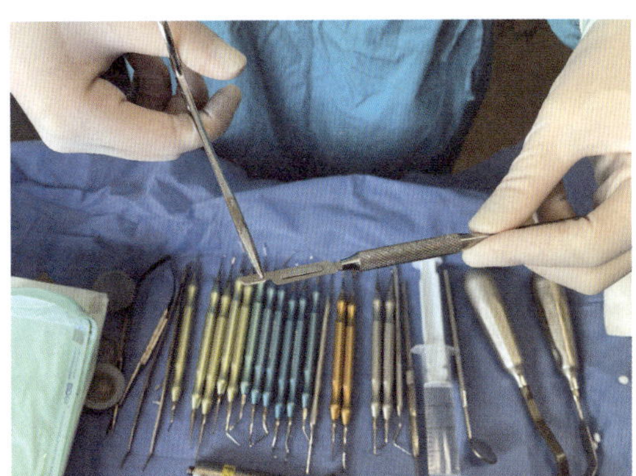

图 5-58　安装刀片

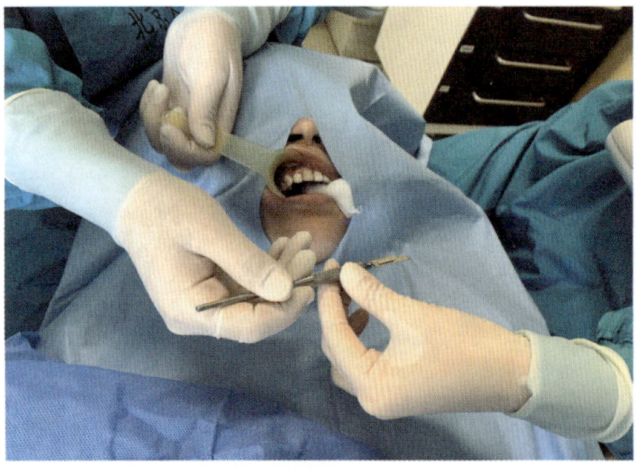

图 5-59　传递手术刀

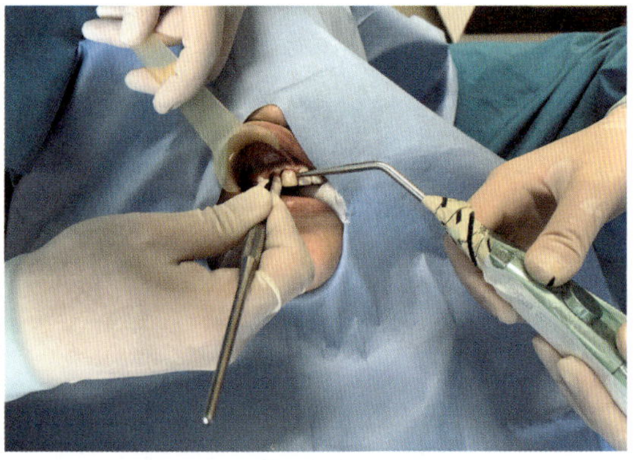

图 5-60　沿手术切口吸净渗血

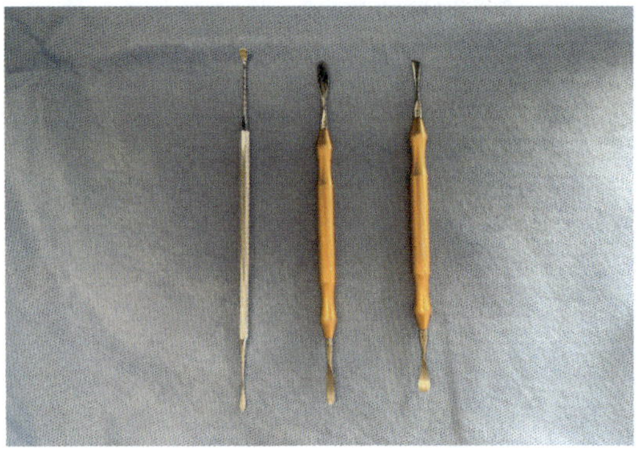

图 5-61　选择骨膜剥离器

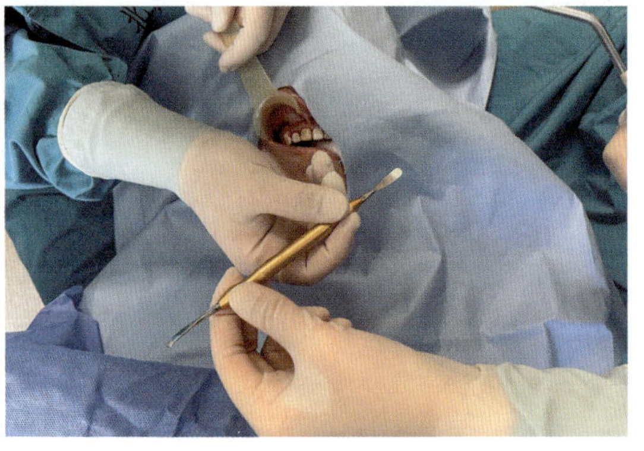

图 5-62　传递骨膜剥离器

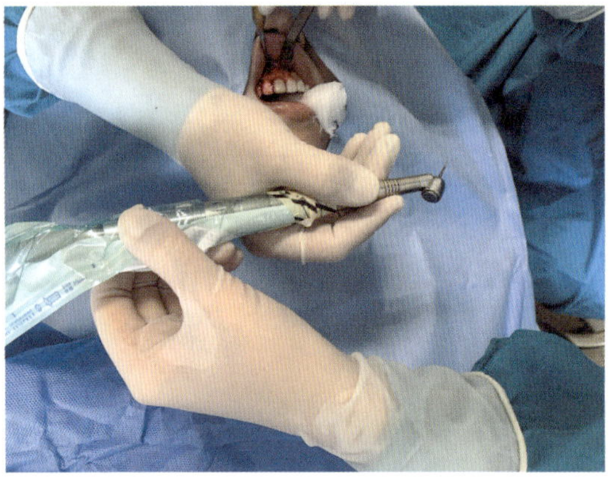

图 5-63　传递直角高速手机

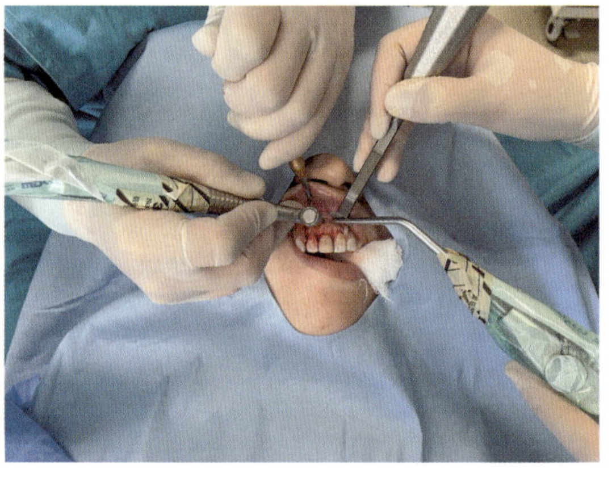

图 5-64　及时高效吸引

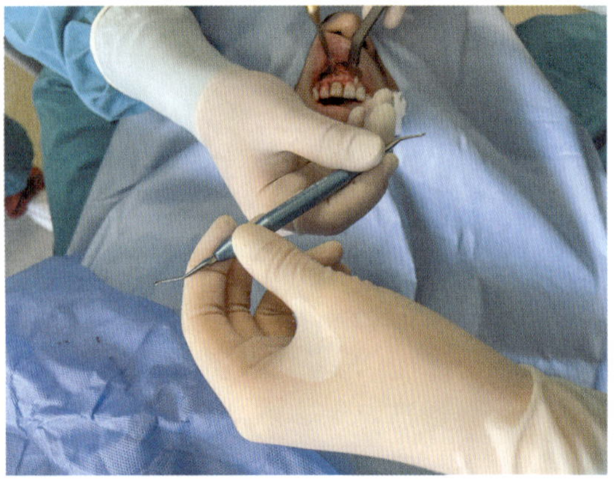

图 5-65　传递挖匙

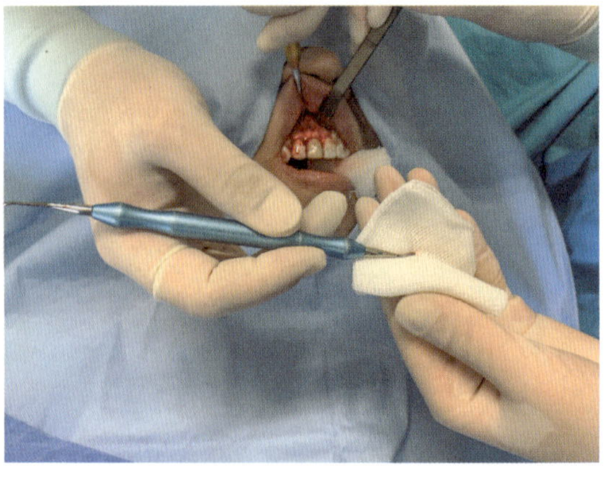

图 5-66　擦拭挖匙上的血液及刮除组织

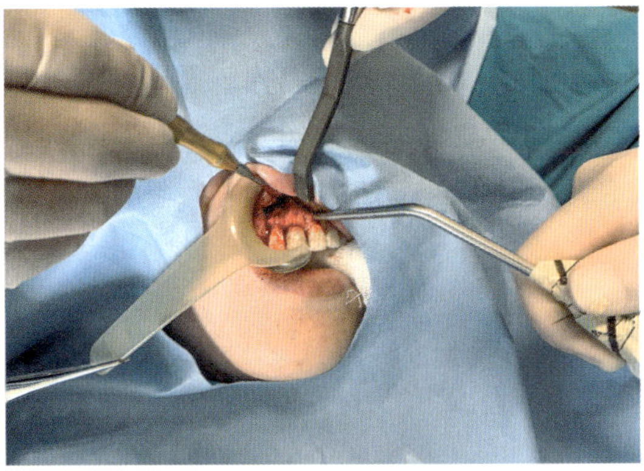

图 5-67　拉开龈瓣后吸除血液

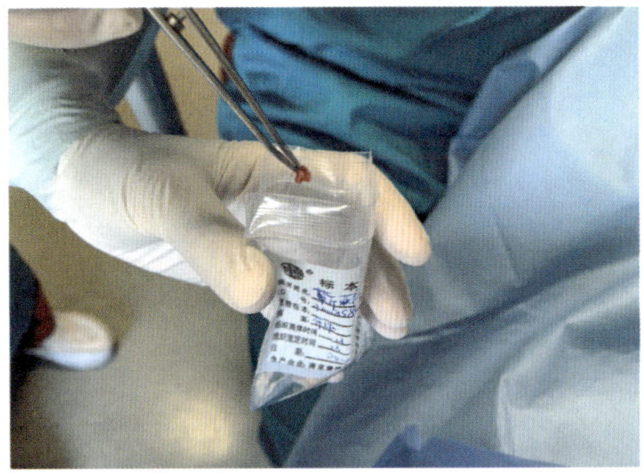

图 5-68　协助医生放置病理标本

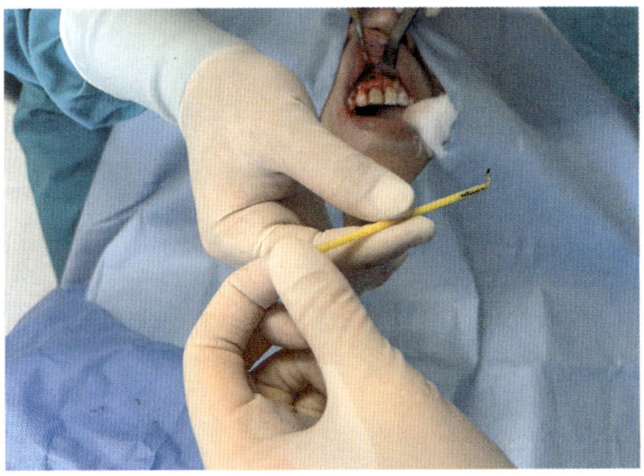

图 5-69　传递染色剂

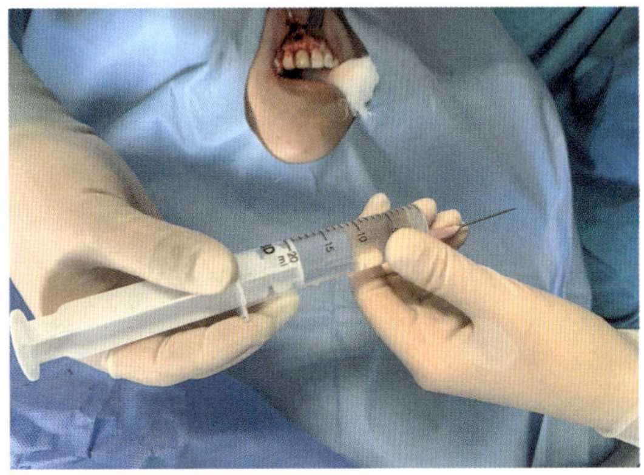

图 5-70　传递无菌生理盐水冲洗器

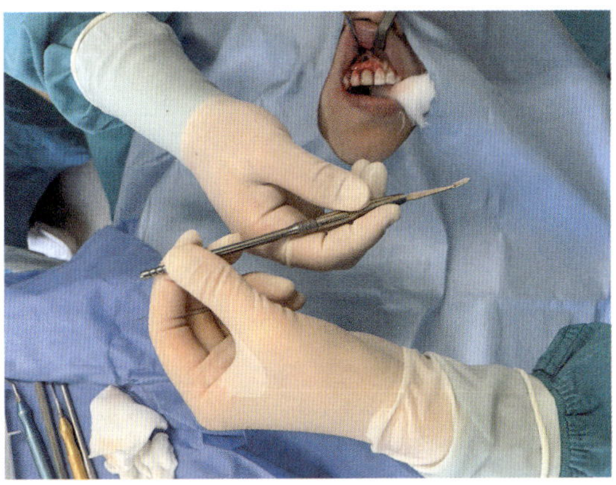

图 5-71　传递显微口镜

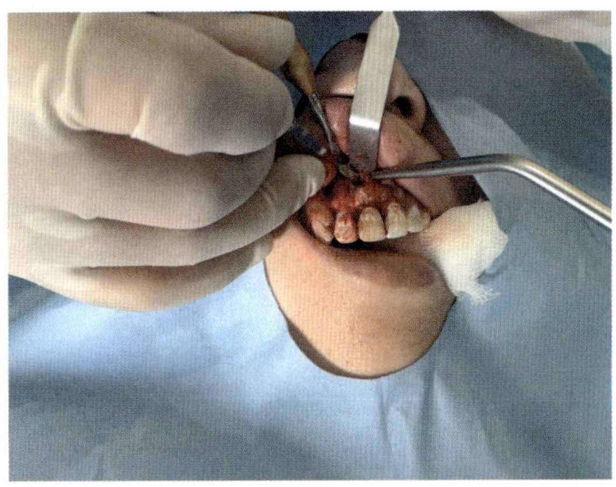

图 5-72　吸引器吸雾气,观察根尖截面

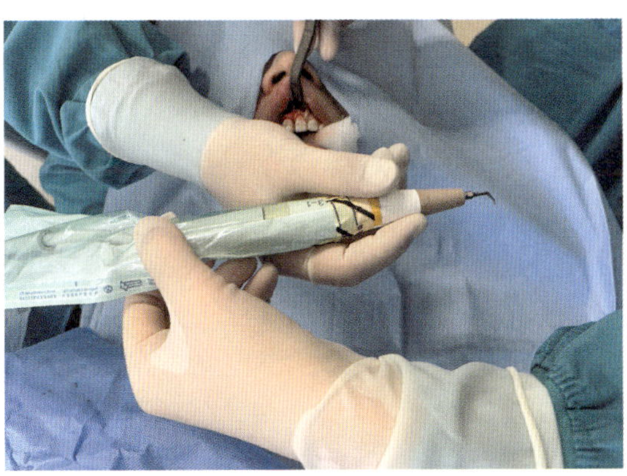

图 5-73　传递超声手柄

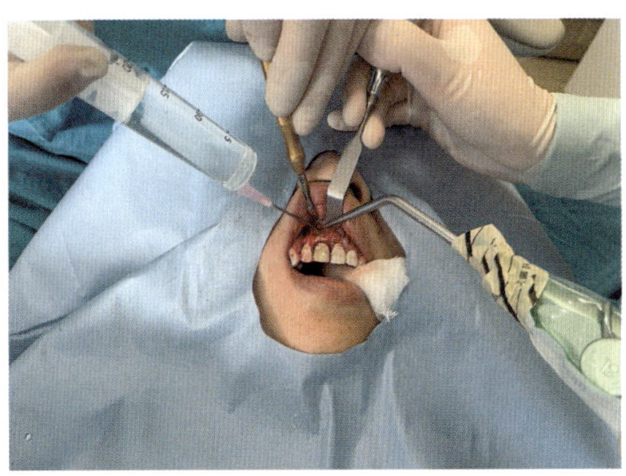

图 5-74　传递无菌生理盐水冲洗器后高效吸引

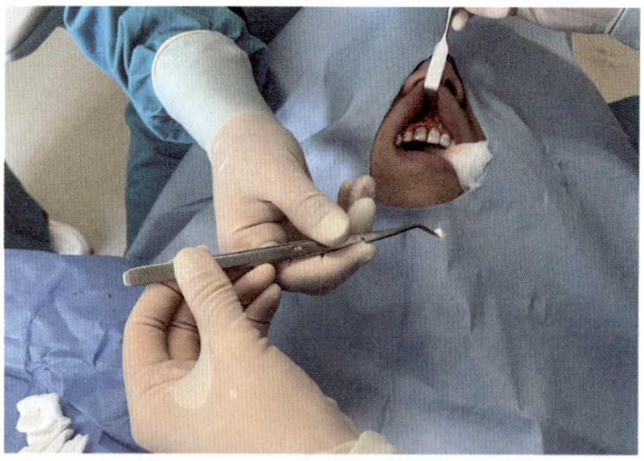

图 5-75　传递肾上腺素小棉球

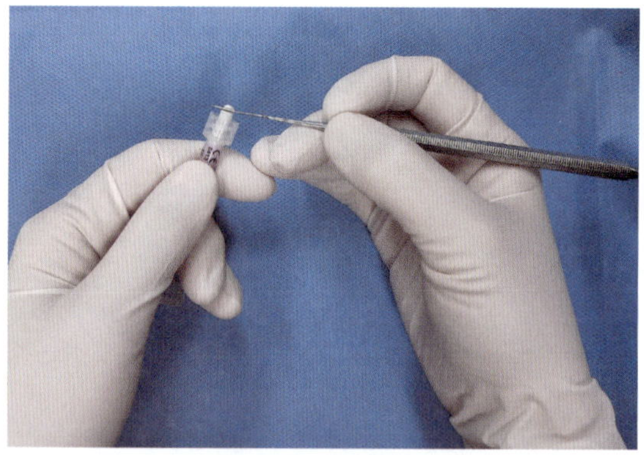

图 5-76　准备生物陶瓷根管修复糊剂

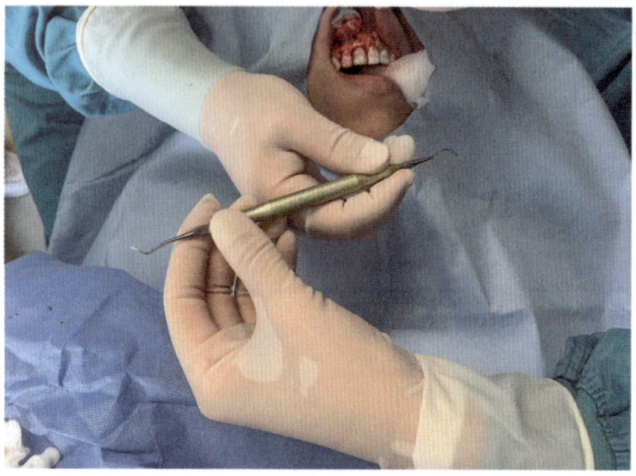

图 5-77　传递倒充填器械

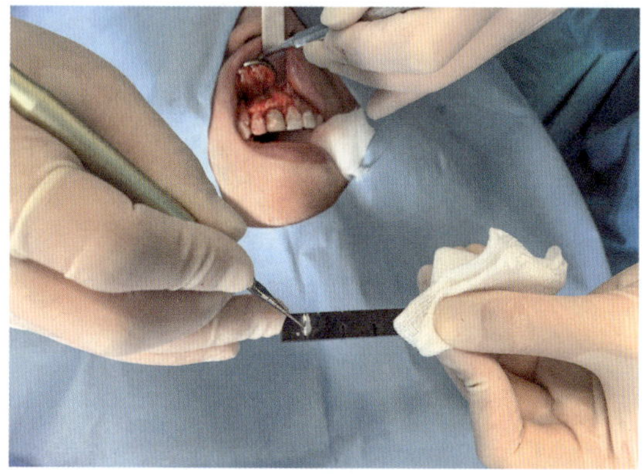

图 5-78　传递生物活性材料

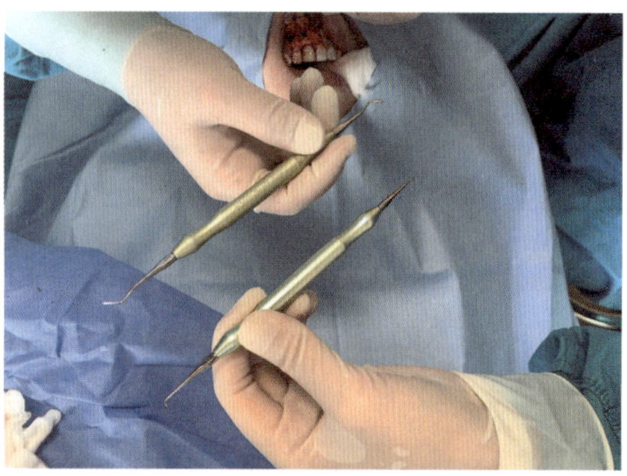

图 5-79　传递加压器

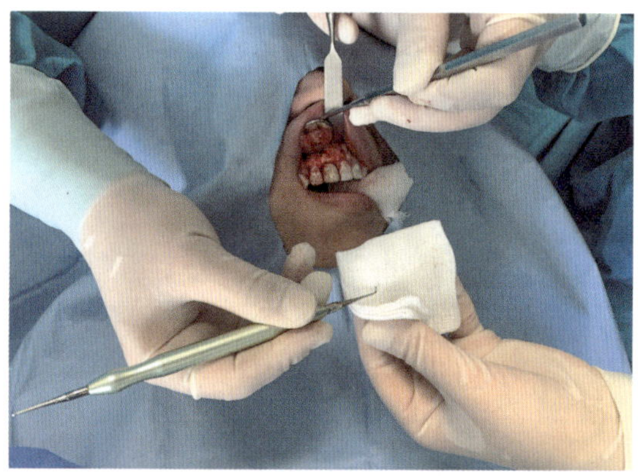

图 5-80　擦拭加压器

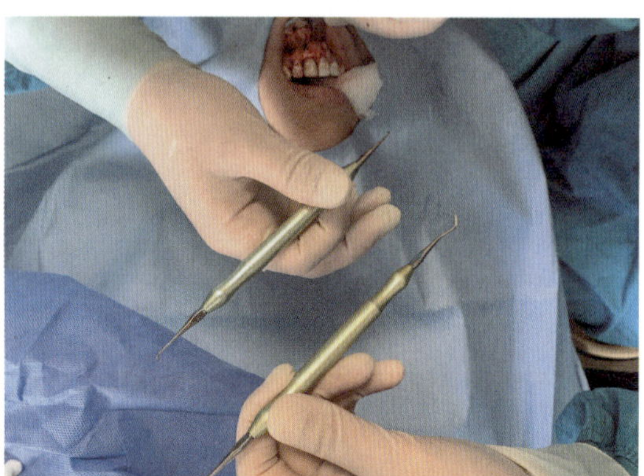

图 5-81　交换充填器

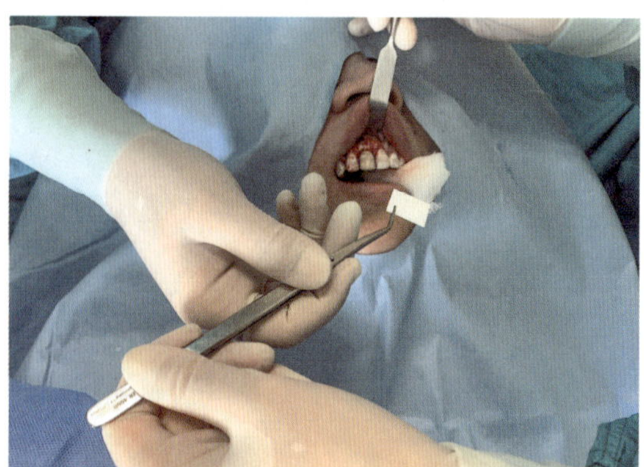

图 5-82　传递生物屏障膜

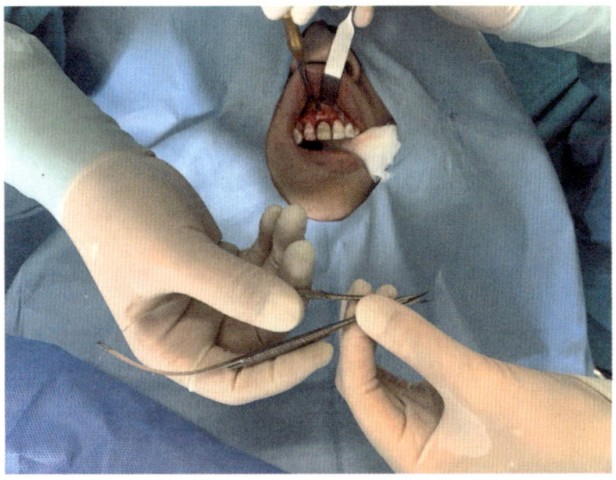

图 5-83　传递显微剪

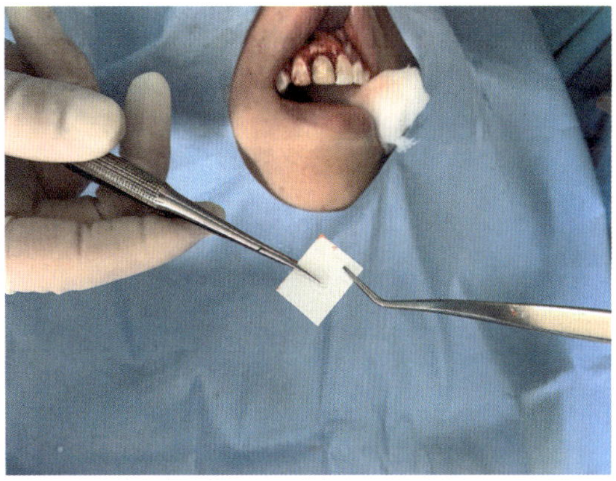

图 5-84　医生修整生物屏障膜大小

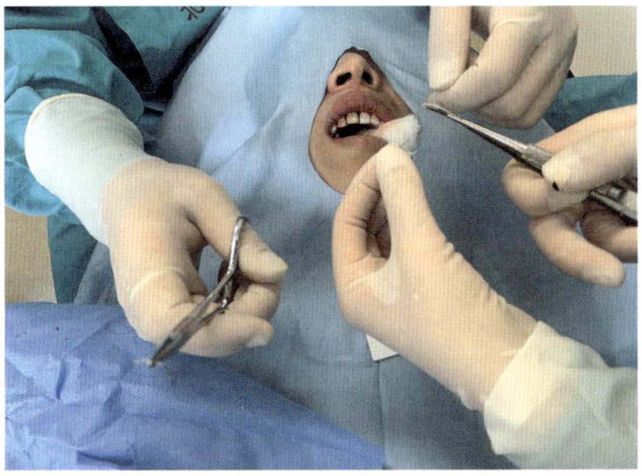

图 5-85　修剪缝线

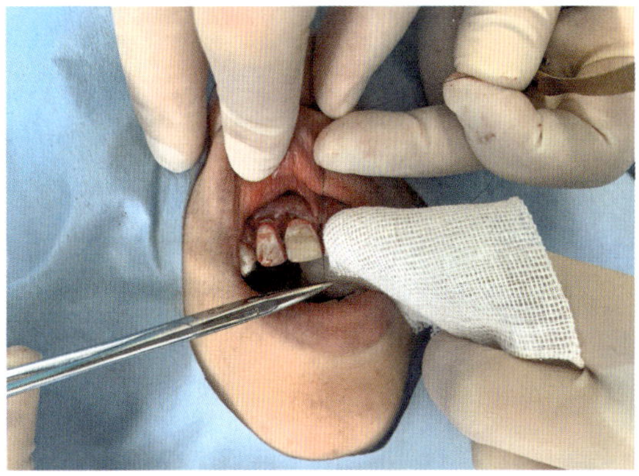

图 5-86　缝合时擦净渗血

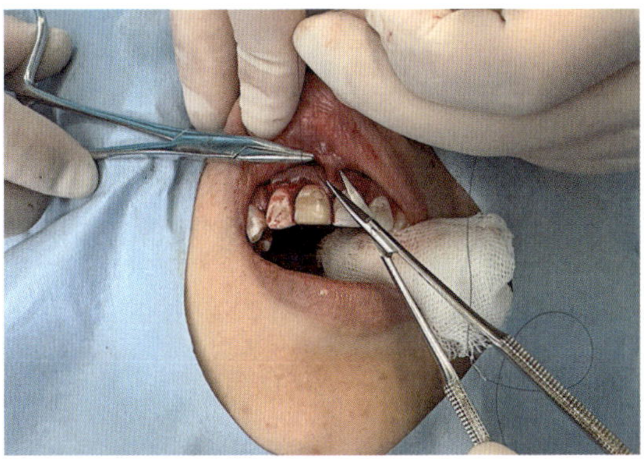

图 5-87　协助剪线

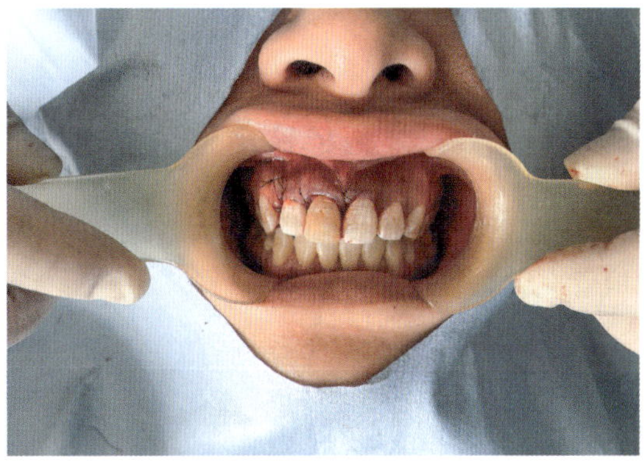

图 5-88　手术后即刻

【术后宣教】

1. 术后间断冰敷 24 小时。
2. 术后 2 小时后可以饮食；术后 2 天内进温凉软食。
3. 术后有明显疼痛可口服止疼药，可遵医嘱口服抗生素 3 ～ 5 天。
4. 术后 24 小时刷牙应避免触及术区，术后 3 天内除刷牙外，应辅助使用氯己定漱口液含漱。
5. 术后不要用力吸吮术区，24 小时内唾液中带有血丝属于正常现象。
6. 术后会出现肿痛症状，3 ～ 4 天后逐渐减轻，如疼痛程度持续加重，及时复诊。
7. 术后 3 个月、6 个月、1 年复查，1 年后需要复查 CBCT。

（马　涛）

# 第六章 儿童口腔疾病治疗护理技术

## 第一节 乳牙根管治疗术护理技术

乳牙根管治疗术又称乳牙牙髓摘除术，是乳牙牙髓治疗的重要方法，通过彻底去除根管内残留的牙髓组织和根管壁表面被污染的牙本质等感染物质，然后用可吸收的充填材料充填根管，达到治疗的目的。这是乳牙牙髓治疗的重要方法，也是保留乳牙的最后治疗手段。

**【适应证】**

乳牙根管治疗术主要用于急、慢性牙髓弥漫性感染，牙髓坏死，根尖周组织感染等具有保留价值的乳牙。

**【用物准备】**

**1. 常规用物、局部麻醉用物、橡皮障隔离用物** 详见第一章相关内容（图 6-1 ～图 6-3）。

**2. 根管预备、消毒及根管充填用物** 各型钻针、挖匙、水门汀充填器、拔髓针、髓针柄、清洁台、21mm K 型根管锉或手用镍钛锉、根管冲洗器、根管冲洗液（如次氯酸钠）、螺旋输送器、吸潮纸尖、锁镊、根管消毒剂、根管充填材料（图 6-4）。

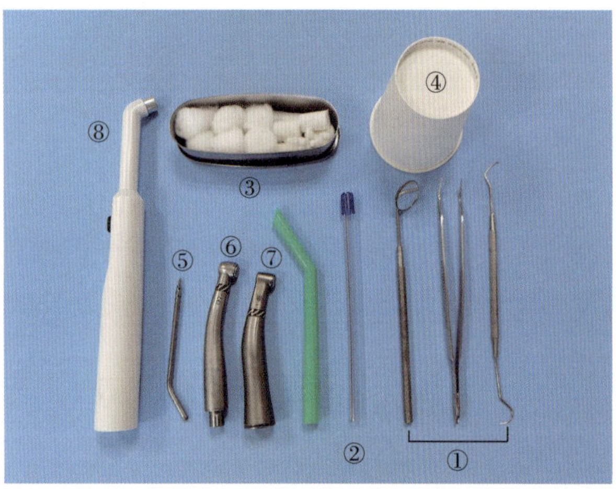


图 6-1 常规用物

①口镜、镊子、探针；②吸唾管；③棉球、棉卷；④口杯；⑤三用枪头；⑥高速手机；⑦低速手机；⑧光固化灯。

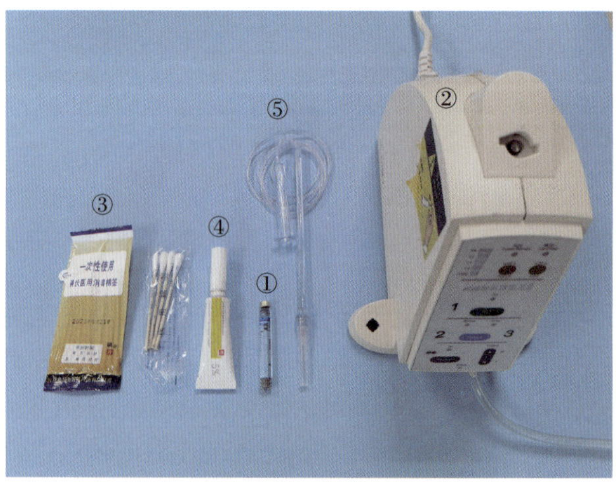


图 6-2 局部麻醉用物

①局部麻醉药品；②计算机控制局麻注射仪；③聚维酮碘棉签；④表面麻醉剂；⑤带柄注射针头。

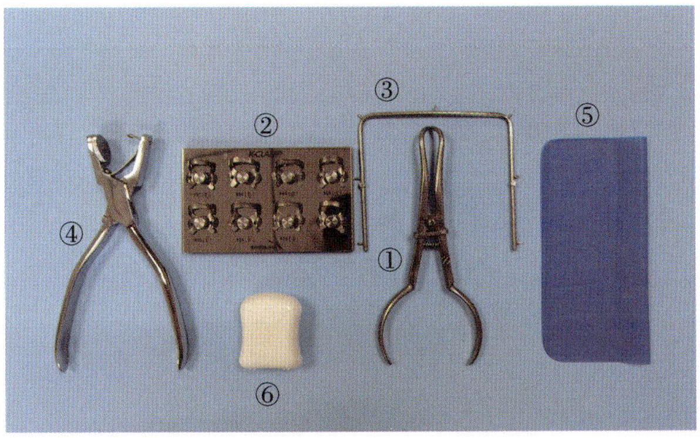


图 6-3　橡皮障隔离用物

①橡皮障夹钳；②橡皮障夹；③支架；④打孔器；⑤橡皮布；⑥牙线。

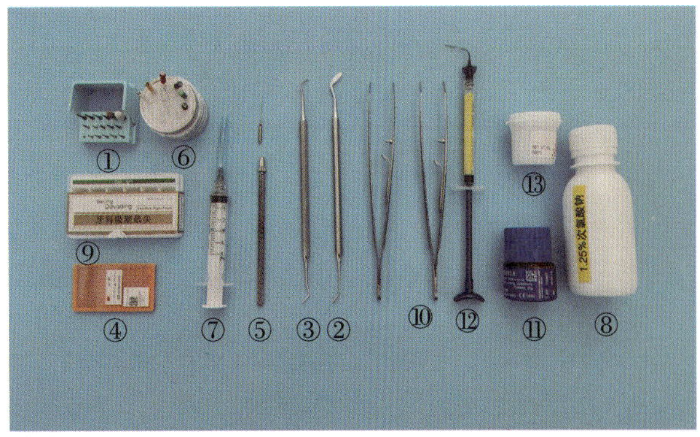


图 6-4　根管预备、消毒及根管充填用物

①各型钻针；②挖匙；③水门汀充填器；④拔髓针；⑤髓针柄；⑥清洁台和 21mm K 型根管锉；⑦根管冲洗器；⑧根管冲洗液（如次氯酸钠）；⑨吸潮纸尖；⑩锁镊；⑪根管消毒制剂；⑫根管充填材料；⑬暂封材料。

**3. 垫底及充填用物**　水门汀充填器、调拌板、调拌刀、玻璃离子水门汀粉和液、酸蚀剂、粘接剂、小棉棒、光固化复合树脂、树脂雕刻刀、树脂压光器、邻面成形装置、咬合纸、抛光钻针（图 6-5）。

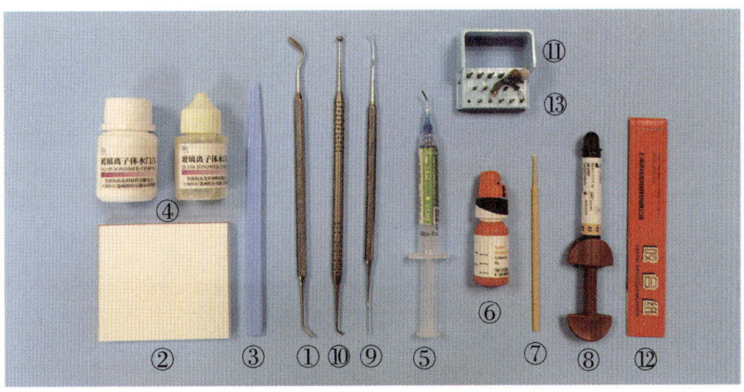


图 6-5　垫底及充填物品

①水门汀充填器；②调拌板；③调拌刀；④玻璃离子水门汀粉和液；⑤酸蚀剂；⑥粘接剂；⑦小棉棒；⑧光固化复合树脂；⑨树脂雕刻刀；⑩树脂压光器；⑪邻面成形装置；⑫咬合纸；⑬抛光钻针。

## 【乳牙根管治疗术护理配合流程】

乳牙根管治疗术护理配合流程见表 6-1。

表 6-1　乳牙根管治疗术护理配合流程

| 医生治疗流程 | 护士配合流程 |
|---|---|
| 1. 治疗前准备 | |
| (1) 做好患儿的心理护理 | 引导患儿坐于口腔综合治疗椅上，通俗易懂地向患儿讲解治疗的主要过程，减轻患儿的焦虑情绪 |
| (2) 润滑口唇 | 传递凡士林棉签，润滑口唇，防止治疗过程中口唇牵拉疼痛及干裂 |
| 2. 治疗中配合 | |
| (1) 局部麻醉 | 遵医嘱准备局麻药及计算机控制局麻注射仪，检查注射器各关节是否连接紧密，核对局麻药的名称、浓度、剂量、有效期及患者姓名等，无误后安装递予医生。传递表面麻醉剂涂布进针孔周边，传递聚维酮碘棉签进行局部消毒<br>在传递注射器时尽量避开患儿视线，避免造成患儿恐惧紧张，注射时协助制动患儿，防止进针时患儿干扰治疗，造成误伤 |

续表

| 医生治疗流程 | 护士配合流程 |
| --- | --- |
| (2)橡皮障隔离 | 打定位孔、牙位孔、翼法安装橡皮障夹于橡皮布上，协助医生安装橡皮障于治疗区域 |
| (3)去净腐质，制备洞形，揭净髓室顶 | 安装牙科手机及钻针，去腐时协助吸唾，强力吸引器置于患牙旁，保持术野清晰，随时调整光源，用挖匙去除腐质时及时做好椅旁清洁，用棉球清除上面残留物质(图 6-6) |
| (4)探查根管数目，拔髓 | 传递探针探查根管口(图 6-7)；将拔髓针安装在髓针柄上递予医生，夹取纱布、棉卷用于除去拔髓针上拔出的牙髓 |
| (5)进行根管预备，交替进行根管药物冲洗 | 根管冲洗器抽取根管冲洗液备用，使用清洁台依次传递根管锉予医生(图 6-8)，根管预备过程中及时传递冲洗器，交替进行根管冲洗，冲洗时及时吸净冲洗液 |
| (6)吸潮纸尖擦干根管 | 利用锁镊交替传递吸潮纸尖，直至根管干燥(图 6-9) |
| (7)根管消毒，放置暂封材料 | 安装螺旋输送针，将根管消毒剂放于纸板或玻璃板上递予医生(图 6-10)，备 2 ~ 3 个小棉球用于擦除髓腔中多余的消毒剂；用水门汀充填器取适量暂封材料递予医生，进行暂封 |
| (8)根据患牙情况预约复诊 | 协助预约患儿复诊时间，嘱患儿在暂封材硬固前勿咬硬物 |
| (9)二次复诊：去除暂封材，再次消毒干燥根管后，进行根管充填 | 协助去除多余暂封材料，传递根管冲洗液冲洗根管，及时吸除冲洗液<br>利用锁镊交替传递吸潮纸尖擦干根管，安装螺旋输送器备用，传递根管充填材料予医生 |
| (10)清除多余的根管封闭剂，封闭根管口 | 根管充填时及时用棉球清除多余的根管封闭剂(图 6-11)，夹取小棉球递予医生对根管封闭剂进行加压充填，用水门汀充填器取适量暂封材料递予医生 |
| (11)玻璃离子垫底，修整制备洞形，复合树脂充填 | 调拌垫底玻璃离子水门汀，传递水门汀充填器，在材料固化前传递挖匙修整洞底；复合树脂充填 |
| 3. 治疗结束 | 传递橡皮障夹钳，协助卸除橡皮障；整理用物，进行物体表面擦拭消毒 |

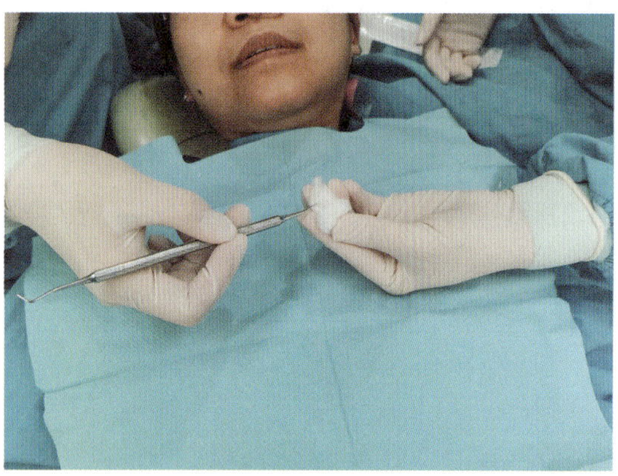

图 6-6　椅旁清洁

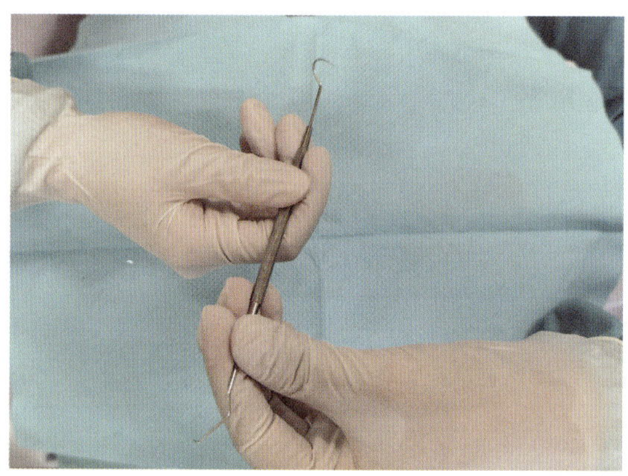

图 6-7　传递探针

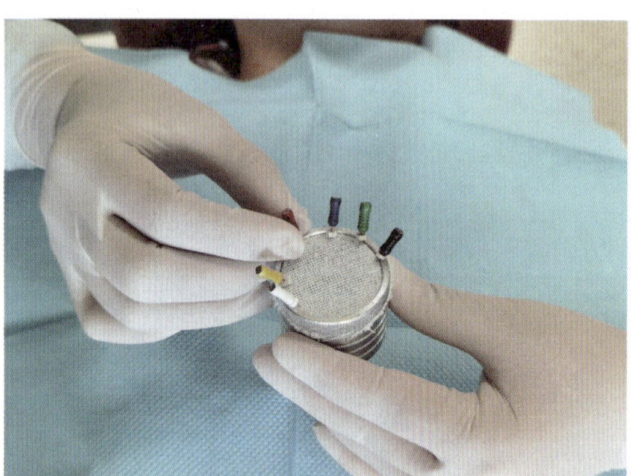

图 6-8　传递根管锉

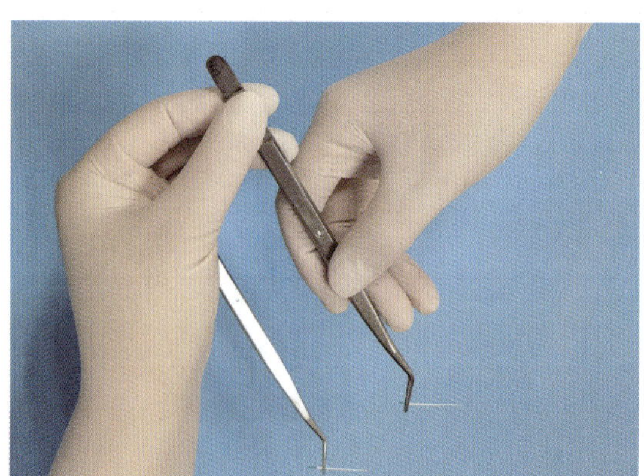

图 6-9　交替传递吸潮纸尖

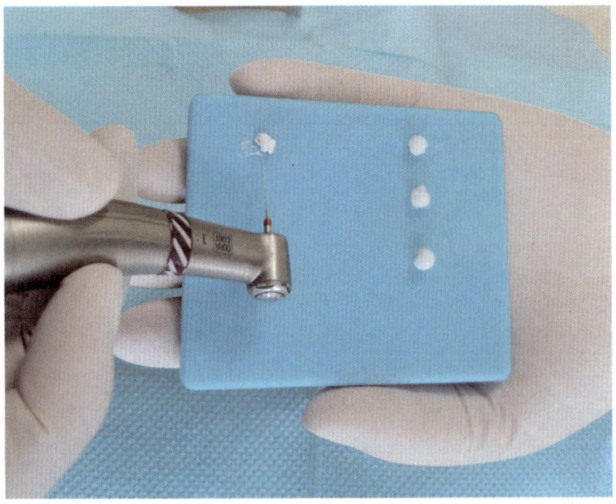

图 6-10　传递根管消毒剂

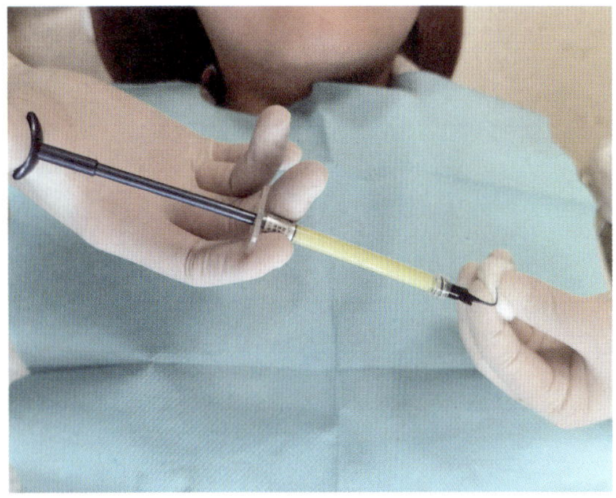

图 6-11　及时清除多余的根管封闭剂

【术后宣教】

1. 局麻药注射后嘱患儿 2 ～ 3 小时内避免咬唇等动作，防止唇咬伤。

2. 根管预备 24 小时内，暂封材料尚未完全硬固，嘱患儿勿用患侧咬硬物。

3. 嘱患儿根管预备后按时复诊进行根管充填。完成充填后每 3 ～ 6 个月复查一次。如有不适及时复诊。

（王春丽　王建红）

## 第二节　乳牙金属预成冠修复护理技术

金属预成冠修复是采用不锈钢或镍铬合金制作的预成冠覆盖全部牙冠表面的修复治疗方法，是乳磨牙牙冠修复的方法之一。

【适应证】

1. 大面积和 / 或多面龋坏造成牙齿严重缺损的乳磨牙。
2. 牙釉质发育不全、粘接性修复材料修复效果不佳的乳磨牙。
3. 牙髓切断术或牙髓摘除术后牙冠折断风险高的乳磨牙。
4. 作为间隙保持器的固位体。
5. 龋病活跃性强，易发生继发龋的乳磨牙。

【用物准备】

**1. 常规用物、局部麻醉用物、橡皮障隔离用物**　详见第一章相关内容。

**2. 冠修复用物**　低速直机、牙体预备用金刚砂钻针、金属磨石、金属预成冠、金冠弯剪、持针器、污物杯、邻面成形钳、咬合纸、抛光钻针（图 6-12）。

**3. 冠粘接用物**　玻璃离子水门汀粉和液、调拌刀、调拌板、75% 乙醇棉片、专用量勺、挖匙、牙线（图 6-13）。

【乳牙预成冠修复护理配合流程】

乳牙预成冠修复护理配合流程见表 6-2。

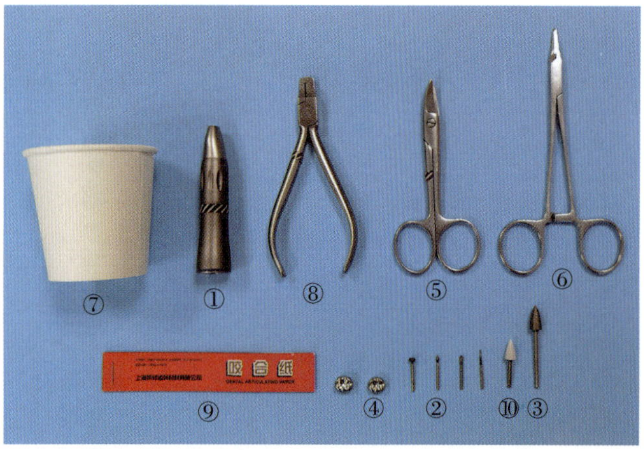


图 6-12　冠修复用物

①低速直机；②牙体预备用金刚砂钻针；③金属磨石；④金属预成冠；⑤金冠弯剪；⑥持针器；⑦污物杯；⑧邻面成形钳；⑨咬合纸；⑩抛光钻针。

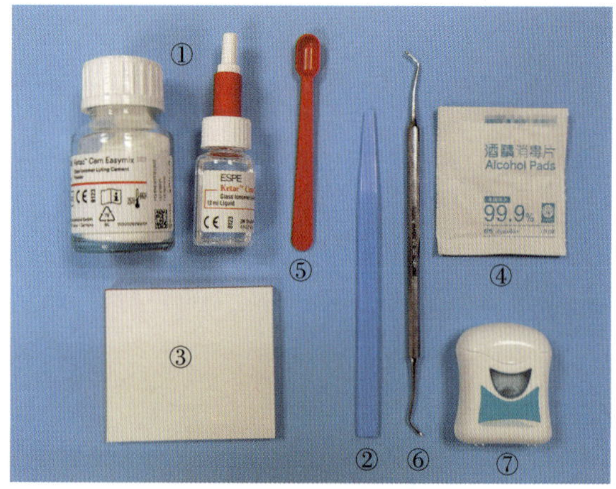


图 6-13　冠粘接用物

①玻璃离子水门汀粉和液；②调拌刀；③调拌板；④ 75% 乙醇棉片；⑤专用量勺；⑥挖匙；⑦牙线。

表 6-2　乳牙预成冠修复护理配合流程

| 医生操作流程 | 护士配合流程 |
|---|---|
| 1. 治疗前准备 | 同乳牙根管治疗术护理配合流程 |
| 2. 治疗中配合 | |
| (1)局部麻醉(根据需要) | 同乳牙根管治疗术护理配合流程 |
| (2)橡皮障隔离 | 同乳牙根管治疗术护理配合流程 |
| (3)牙体预备 | 安装牙体预备用金刚砂钻针在高速手机上，递予医生，牙体预备时及时吸除患儿口腔内的唾液、水及碎屑，保持医生视野清晰 |
| (4)拆除橡皮障 | 递橡皮障夹钳予医生，协助拆除橡皮障 |
| (5)选择大小合适的预成冠 | 协助医生选择预成冠，口内试戴 |
| (6)冠边缘修整 | 递金冠弯剪予医生，备好污物杯接住剪下的金属碎屑(图 6-14)，防止掉落地面或溅入患儿眼睛。根据医嘱安装磨石，进行边缘修整 |
| (7)修整冠外形 | 将邻面成形钳递予医生，协助修整冠的外形(图 6-15) |
| (8)咬合调整，边缘抛光 | 传递咬合纸，安装抛光钻针，抛光过程中防止碎屑进入患者的眼睛 |
| (9)清洁牙体和预成冠 | 递 75% 乙醇棉球予医生进行牙体清洁，同时协助消毒预成冠牙体组织面并吹干(图 6-16) |
| (10)粘接预成冠 | 调拌粘接剂，沿冠的边缘放入，使之流入冠内均匀涂一薄层(图 6-17)，按照患牙的位置将冠递予医生，协助隔湿，粘接后传递挖匙及牙线，去除多余的粘接剂 |
| 3. 治疗结束 | 同乳牙根管治疗术护理配合流程 |

**【术后宣教】**

1. 告知患儿及家长局麻后的注意事项，防止唇咬伤。
2. 嘱患儿定期复查，如有不适，及时就诊。
3. 进行口腔自我保健宣教，培养患儿良好的口腔卫生习惯，减少龋病发生。

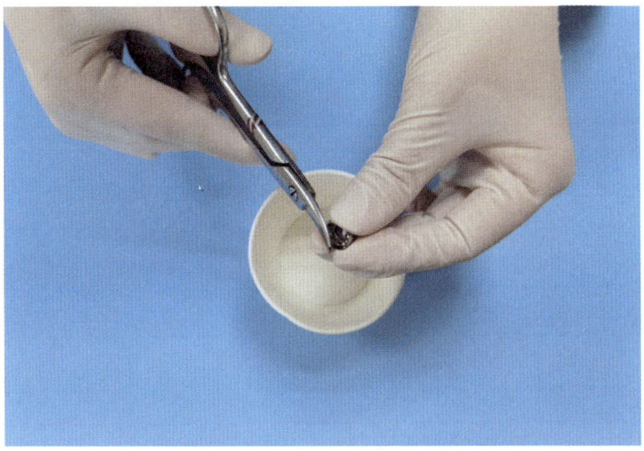

图 6-14　用污物杯接取金属碎屑

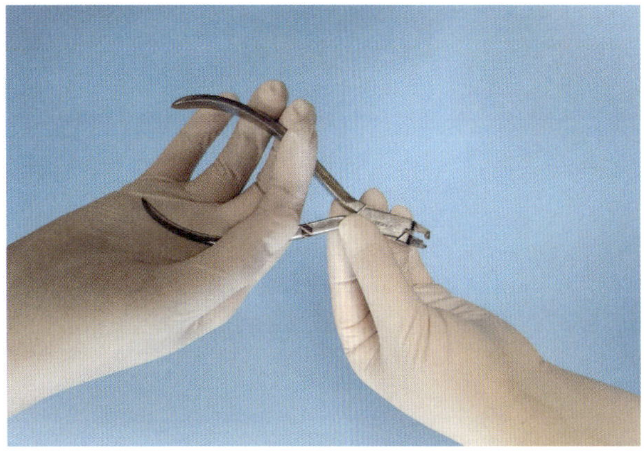

图 6-15　传递邻面成形钳

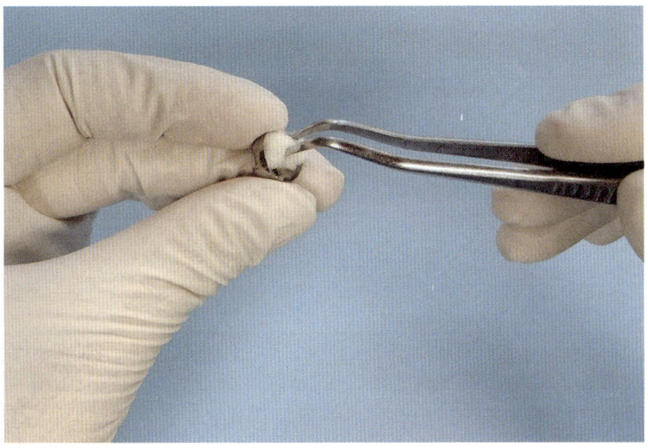

图 6-16　消毒预成冠牙体组织面

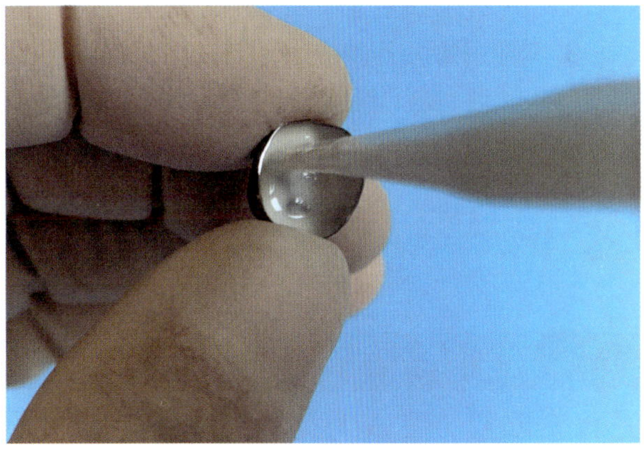

图 6-17　均匀涂布粘接剂

（王春丽　王建红）

## 第三节　牙髓切断术护理技术

牙髓切断术是指牙髓感染仅限于冠髓而根髓尚未受到侵犯的冠髓炎，去除感染的冠髓组织，保留未感染的根髓，以盖髓剂覆盖于牙髓断面，保留正常根髓的治疗方法，常用于年轻恒牙龋源性露髓或外伤性露髓。传统的盖髓剂主要使用氢氧化钙制剂，近年来，MTA、生物陶瓷根管封闭糊剂等新材料作为盖髓剂在临床陆续使用，提高了牙髓切断术的成功率。

### 【适应证】

1. 深龋治疗时意外露髓。
2. 外伤冠折露髓 24 小时内（年轻恒牙可根据露髓孔污染程度、牙根发育程度适当延长）。
3. 早期牙髓炎。

### 【用物准备】

**1. 常规用物、局部麻醉用物、橡皮障隔离用物**　详见第一章相关内容。

**2. 牙髓切断用物**　口镜、镊子、探针、2# 和 3# 挖匙、1# 银汞充填器、水门汀充填器、树脂雕刻刀（图 6-18）。

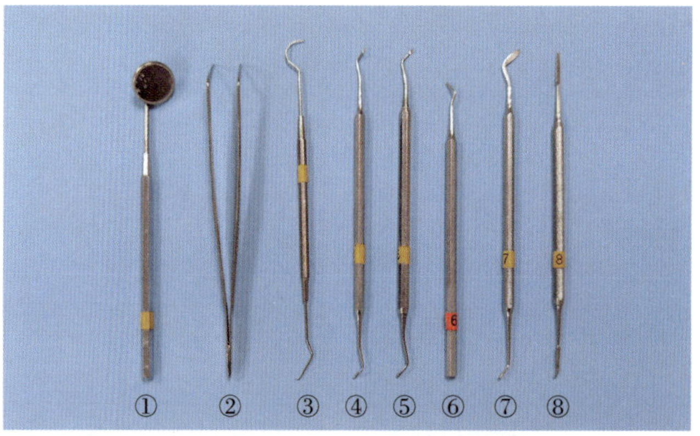

图 6-18　牙髓切断用物

①口镜；②镊子；③探针；④ 2# 挖匙；⑤ 3# 挖匙；⑥ 1# 银汞充填器；⑦水门汀充填器；⑧树脂雕刻刀。

**3. 其他用物**　各型钻针、生理盐水、5ml 冲洗器、盖髓剂、无菌调拌板、无菌敷料、暂封材料、玻璃离子水门汀粉和液、复合树脂修复粘接用物。

**【牙髓切断术护理配合流程】**

牙髓切断术护理配合流程见表 6-3。

表 6-3　牙髓切断术护理配合流程

| 医生操作流程 | 护士配合流程 |
|---|---|
| 1. 治疗前准备　签署治疗同意书 | 准备牙髓切断术知情同意书，其他同乳牙根管治疗术护理配合流程 |
| 2. 治疗中配合 | |
| （1）局部麻醉<br>（2）橡皮障隔离 | 同乳牙根管治疗术护理配合流程 |
| （3）去净腐质，制备洞形 | 协助吸唾，保持视野清晰（图 6-19），及时准确传递器械，做好椅旁清洁 |
| （4）开髓揭髓室顶，去除感染冠髓，生理盐水反复冲洗髓室 | 协助更换无菌手套、敷料、牙科手机、钻针。准备牙髓切断术用物，检查是否完整，有无破损、潮湿，打开备用，注意无菌操作。根据髓腔大小传递适宜的锋利挖匙，用无菌棉球及时擦净切除的冠髓，保持器械干净；打开无菌生理盐水，倒入小药杯，冲洗器抽吸生理盐水递予医生（图 6-20）；协助吸除唾液或冲洗液，保持视野清晰 |
| （5）根髓断面放置盖髓剂，暂封材料覆盖，玻璃离子垫底 | 调拌并使用调拌板传递盖髓剂，使用器械协助医生挑取盖髓剂（图 6-21）；使用水门汀充填器传递暂封材料（图 6-22）；调拌垫底用玻璃离子水门汀并传递给医生 |
| （6）复合树脂修复粘接，必要时金属预成冠修复 | 同复合树脂直接粘接修复护理配合流程及乳牙预成冠修复护理配合流程 |
| （7）拆除橡皮障 | 递橡皮障夹钳予医生，协助卸除橡皮障 |
| 3. 治疗结束 | 同乳牙根管治疗术护理配合流程 |

**【术后宣教】**

1. 告知患儿局麻后 2 ～ 3 小时内勿咬唇，提醒家长注意观察，及时制止患儿的咬唇、抠唇行为。

2. 告知患儿家长术后可能出现咬合不适，一般在 1 ～ 2 天内消除，如果出现严重咬合痛和自发痛，应及时就诊。

3. 对患儿及家长进行口腔卫生宣教，教会家长及患儿正确的刷牙方法。

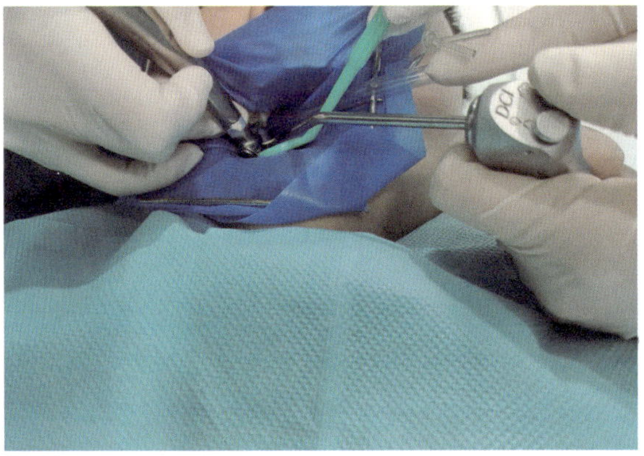

图 6-19　协助保持术野清晰

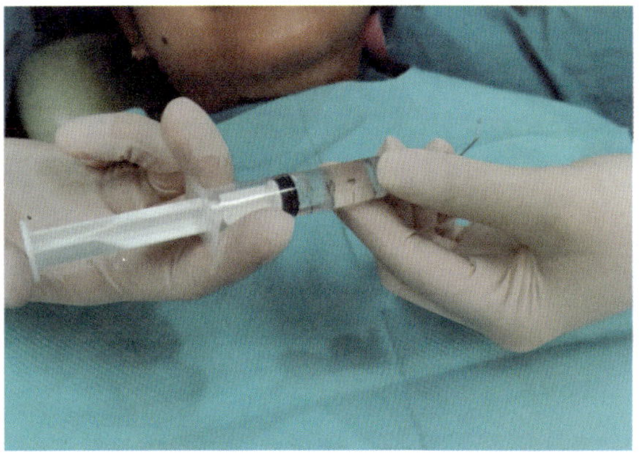

图 6-20　传递冲洗器

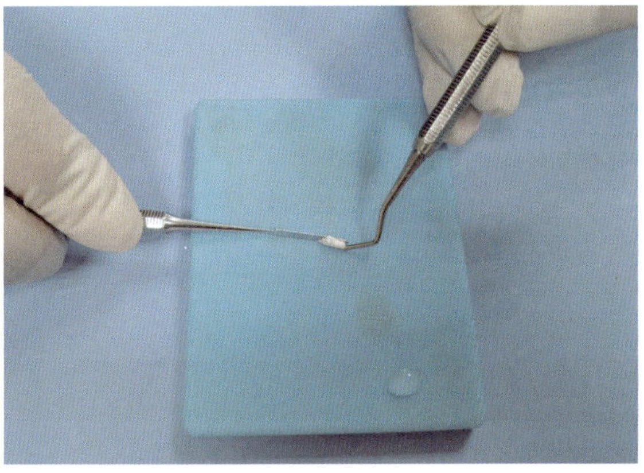

图 6-21　传递盖髓剂

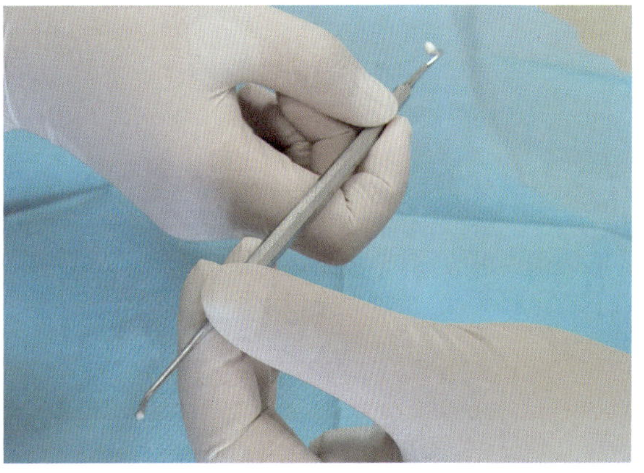

图 6-22　传递暂封材料

（王建红　王春丽）

## 第四节　年轻恒牙根尖诱导成形术护理技术

根尖诱导成形术是指发生牙髓感染、坏死分解或根尖周病变的年轻恒牙，在控制感染的基础上，用根管内治疗的方法诱导牙根继续发育、根尖孔缩小或闭锁的治疗方法。

【适应证】

1. 牙髓感染波及根髓，不能保留牙髓的年轻恒牙。
2. 出现牙髓坏死或根尖周病变的年轻恒牙。

【用物准备】

**1. 常规用物、局部麻醉用物、橡皮障隔离用物**　详见第一章相关内容。

**2. 去除根管内感染物质用物**　各型钻针、拔髓针、髓针柄、挖匙、根管锉、5ml 冲洗器、根管冲洗液（常用 1.25% ～ 5.25% 次氯酸钠）、超声手柄及荡洗针、超声手柄扳手（图 6-23）。

**3. 根管封药用物**　消毒棉捻（吸潮纸尖）、根管消毒药物、螺旋输送器、根管充填药物（常用氢氧化钙制剂）、暂封材料、玻璃离子水门汀。

**4. 复合树脂修复粘接用物**　详见第四章第一节相关内容。

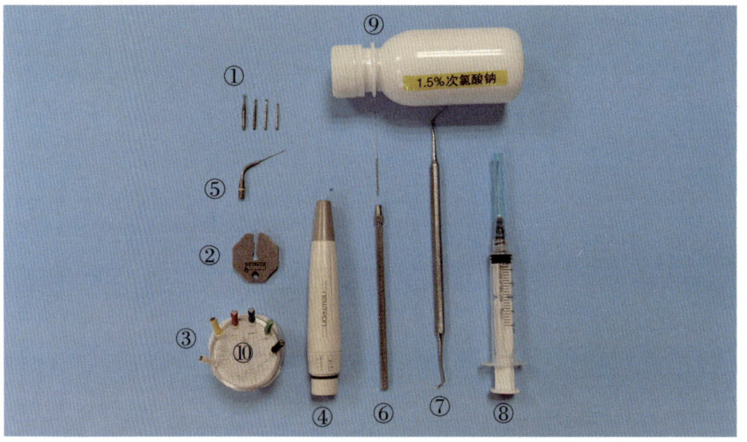


图 6-23　去除根管内感染物质用物

①各型钻针；②超声手柄扳手；③根管锉；④超声手柄；⑤荡洗针；⑥拔髓针及髓针柄；⑦挖匙；⑧ 5ml 冲洗器；⑨冲洗液；⑩清洁台。

**【年轻恒牙根尖诱导成形术护理配合流程】**

年轻恒牙根尖诱导成形术护理配合流程见表 6-4。

表 6-4　年轻恒牙根尖诱导成形术护理配合流程

| 医生治疗流程 | 护士配合流程 |
|---|---|
| 1. 治疗前准备　签署知情同意书 | 备好知情同意书，其他同乳牙根管治疗术护理配合流程 |
| 2. 治疗中配合 | |
| (1)局部麻醉<br>(2)橡皮障隔离 | 同乳牙根管治疗术护理配合流程 |
| (3)去净腐质，制备必要的洞形，揭净髓室顶，充分暴露根管口 | 安装牙科手机及钻针，去腐时协助吸唾，强力吸引器置于患牙旁，保持视野清晰，及时调整光源 |
| (4)探查根管，确定根管数目及工作长度，拔髓 | 传递拔髓针，协助去除拔髓针上拔出的牙髓，冲洗器抽取冲洗液递予医生，及时吸去冲洗后的药液，协助记录根管数量及长度 |
| (5)去除根管内感染物质 | 将 K 型根管锉及 H 锉放置于清洁台上，传递清洁台，协助医生进行根管预备，及时吸除冲洗液 |
| (6)超声下洗涤根管，灭菌棉捻干燥根管 | 安装超声荡洗针并确认合适的功率，递予医生进行根管荡洗（图 6-24、图 6-25），协助吸唾；传递消毒棉捻或吸潮纸尖予医生，干燥根管 |
| (7)导入根尖诱导成形药物，用暂封材料封闭根管口，拍 X 线片确定药物填满至工作长度 | 准备根管消毒药物，安装螺旋输送器，协助医生将药物导入根管；传递适量的暂封材料；预约患儿 1 ～ 2 周后复诊 |
| (8)二次复诊：去除暂封材料，冲洗根管 | 协助医生去除暂封药物，传递根管冲洗剂，冲洗时及时吸走冲洗液，保持视野清晰 |
| (9)干燥根管，导入根尖诱导成形药物，用暂封材料封闭根管口，玻璃离子水门汀垫底，树脂充填 | 传递消毒棉捻或吸潮纸尖，干燥根管；安装螺旋输送器，传递根尖诱导成形药物，协助根管内充填，传递无菌棉球蘸去髓腔内多余的药物；用水门汀充填器取适量暂封材料递予医生；传递挖匙，手持无菌棉球协助医生擦去多余的暂封材料；调拌垫底玻璃离子水门汀，协助完成树脂充填 |
| 3. 治疗结束 | 同乳牙根管治疗术护理配合流程 |

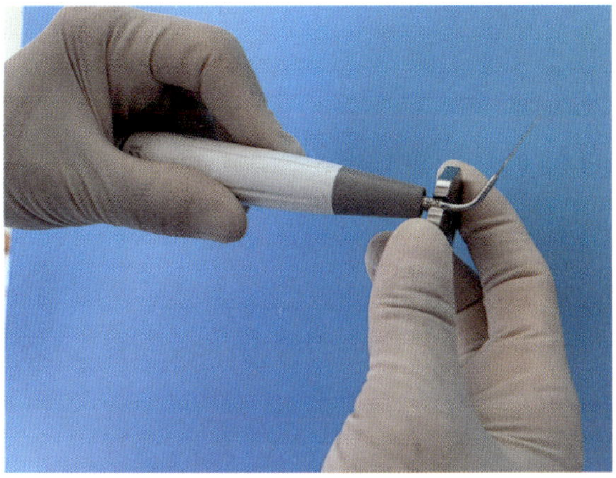

图 6-24　安装超声荡洗针

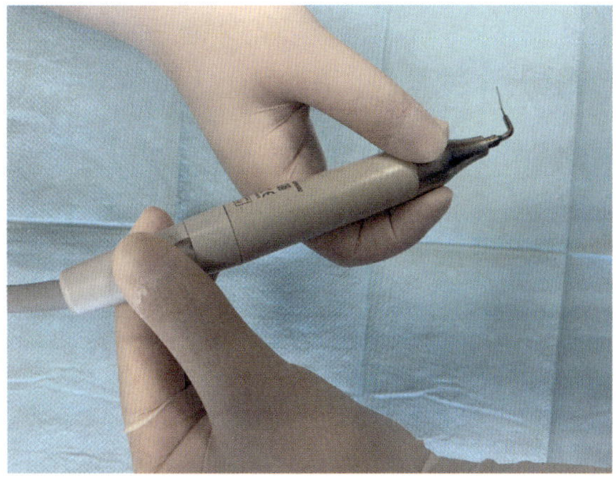

图 6-25　传递超声荡洗手柄

【术后宣教】

1. 告知患儿及家长局麻后的注意事项，防止唇咬伤。
2. 嘱患儿按时复诊。
3. 口腔卫生宣教。

（王春丽　王建红）

## 第五节　牙髓再生治疗术护理技术

牙髓再生治疗术也称牙髓再血管化治疗，是利用残留牙髓组织中的牙髓干细胞、根尖牙乳头干细胞，诱导分化成具有成牙本质功能的牙髓细胞，并形成牙髓 - 牙本质复合体，最终使失去牙髓的年轻恒牙通过牙髓组织再生，完成牙齿正常发育的治疗方法。

【适应证】

1. 牙髓坏死的年轻恒牙，且根尖孔开放呈喇叭口状。
2. 不需要桩核冠修复的牙。
3. 患者能够配合治疗且对所用药物无过敏。

【用物准备】

**1. 常规用物、局部麻醉用物、橡皮障隔离用物**　详见第一章相关内容。

**2. 根管消毒用物**　生理盐水、1.5% 次氯酸钠、冲洗器、灭菌棉捻、三联抗生素糊剂（甲硝唑、米诺环素、环丙沙星）或氢氧化钙糊剂、螺旋输送器、暂封材料（图 6-26）。

**3. 牙髓再生用物**　乙二胺四乙酸（EDTA）、冲洗器、水门汀充填器、挖匙、调拌刀、调拌板、生物盖髓剂、灭菌 40#K 型根管锉（图 6-27）。

**4. 树脂充填用物**　详见相关章节。

【牙髓再生治疗术护理配合流程】

牙髓再生治疗术护理配合流程见表 6-5。

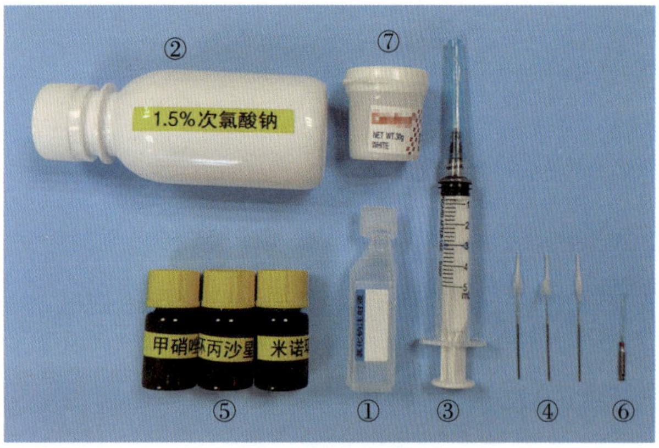


图 6-26　根管消毒用物

①生理盐水；② 1.5% 次氯酸钠；③冲洗器；④灭菌棉捻；⑤三联抗生素糊剂（甲硝唑、米诺环素、环丙沙星）；⑥螺旋输送器；⑦暂封材料。

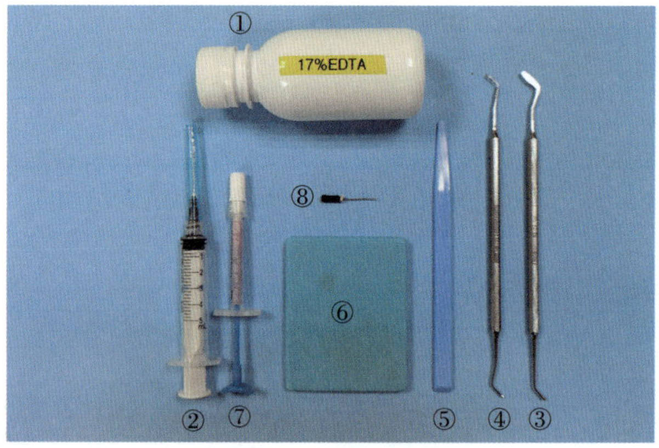


图 6-27　牙髓再生用物

①乙二胺四乙酸（EDTA）；②冲洗器；③水门汀充填器；④挖匙；⑤调拌刀；⑥调拌板；⑦生物盖髓剂；⑧灭菌 $40^{\#}$K 型根管锉。

表 6-5　牙髓再生治疗术护理配合流程

| 医生操作流程 | 护士配合流程 |
|---|---|
| 1. 治疗前准备　签署知情同意书 | 备好知情同意书，其他同乳牙根管治疗术护理配合流程 |
| 2. 治疗中配合 | |
| （1）局部麻醉<br>（2）橡皮障隔离 | 同乳牙根管治疗术护理配合流程 |
| （3）去净腐质、揭开髓顶 | 去腐过程中协助吸唾，保持术野清晰，及时调整光源 |
| （4）冲洗根管 | 冲洗器中分别抽取 1.5% 次氯酸钠和生理盐水，先后递予医生，协助吸除唾液和冲洗液 |
| （5）根管消毒 | 传递灭菌棉捻，协助医生擦干根管；安装螺旋输送器，按照 1 ∶ 1 ∶ 1 比例调拌三联抗生素糊剂递予医生（图 6-28）；传递暂封材料进行暂封 |
| （6）预约复诊时间 | 一般间隔 1 ～ 4 周 |
| （7）二次复诊：局部麻醉，橡皮障隔离 | 准备不含肾上腺素的局麻药，协助安装橡皮障 |
| （8）再次根管消毒 | 冲洗器中抽取 EDTA 递予医生，协助吸唾 |
| （9）根管内引血，封闭根管口 | 传递无菌 $40^{\#}$K 型根管锉进行引血（图 6-29）；准备生物盖髓剂递予医生封闭根管口；传递适量暂封剂进行暂封 |
| （10）树脂充填 | 1 ～ 2 天后在硬固的盖髓剂上方行树脂粘接修复 |
| 3. 治疗结束 | 同乳牙根管治疗术护理配合流程 |

## 【术后宣教】

**1. 嘱患儿定期复查**　一般在术后 3、6、18、24 个月进行复查。

**2. 口腔卫生宣教**　使患儿建立健康的口腔卫生习惯。

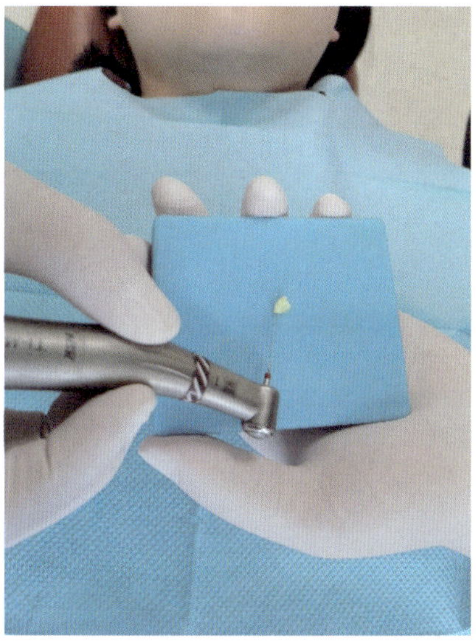

图 6-28　传递三联抗生素糊剂

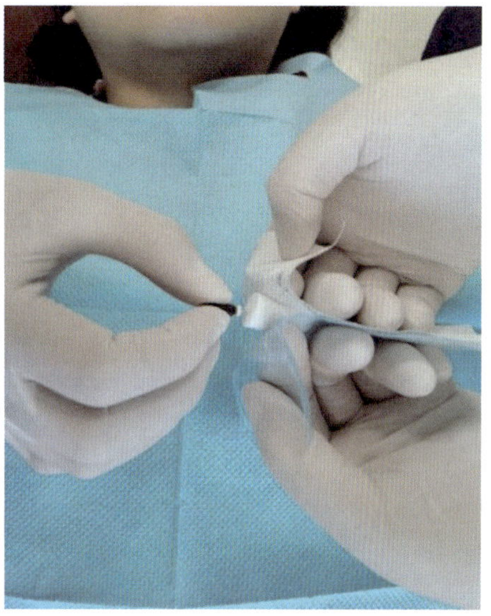

图 6-29　传递引血用根管锉

（王春丽　曾惠文）

# 第七章 牙周疾病治疗及护理技术

临床常见的牙周疾病有龈炎（慢性龈炎、青春期龈炎、妊娠期龈炎、药物性牙龈肥大、急性坏死性溃疡性龈炎等）和牙周炎（慢性牙周炎、侵袭性牙周炎、牙周炎的伴发病变等）。龈炎指牙龈的炎症主要位于游离龈和龈乳头，是牙龈病中最常见的疾病，且预后良好，但由于发病率高，治愈后仍可复发，相当一部分的龈炎患者可发展成为牙周炎，因此预防其发生和复发尤为重要。牙周炎是由牙菌斑中的微生物所引起的牙周支持组织的慢性感染性疾病，可导致牙周支持组织的炎症和破坏，如牙周袋形成、进行性附着丧失和牙槽骨吸收，最后导致牙松动、拔除。

临床上常采用牙周系统治疗。牙周系统治疗的总体目标包括四点。

1. **基本目标**　消除炎症及其导致的不适、出血、疼痛等症状，使牙周破坏停止，并促使组织修复再生。
2. 恢复牙周组织的形态，有利于自我清洁和健康维护。
3. 恢复牙周组织的功能。
4. 维持疗效，防止复发。

牙周系统治疗包括非手术治疗和手术治疗，其中非手术治疗包括菌斑控制、龈上洁治、龈下刮治、根面平整术等机械性治疗，以及在此基础上的𬌗创伤治疗和药物治疗；手术治疗分为基础性手术、再生性手术和牙周成形术，其中基础性手术有牙龈切除术和牙龈成形术、牙周翻瓣术和牙周骨手术；再生性手术有引导性组织再生术和植骨术；牙周成形术有牙冠延长术和膜龈手术。

## 第一节　牙周非手术治疗护理技术

### 一、菌斑控制

菌斑控制是日常清除牙菌斑并防止其在牙面及邻近牙龈表面继续形成的治疗和预防牙周疾病的重要方法，是保持牙周组织终身健康必不可少的措施之一。

牙菌斑是黏附于牙面、牙间或修复体表面的软而未矿化的生物膜，薄而无色，肉眼不易看清，不能被水冲掉或漱掉，在牙面上不断地形成、堆积。它是牙周病发生的始动因素，时刻影响着牙周组织的健康。在口腔卫生指导过程中，通常使用菌斑显示剂将其染色，通过让患者观察，加深患者对菌斑和自身口腔状况的认识（图 7-1）。菌斑控制是预防和治疗龈炎的一种有效方法。在牙周治疗中，彻底清除牙面上的菌斑、牙石之后，必须对患者进行口腔卫生宣教和指导，使其能长期坚持自我控制菌斑，以达到防止菌斑和牙石继续形成、减少疾病复发的目的，保持长久的治疗效果。

控制菌斑的方法较多，有机械法和化学法两类，首选机械法清除菌斑。

### （一）机械法控制菌斑

实验表明，单纯通过刷牙等菌斑控制措施，就能很好消除牙龈炎症。机械控制菌斑的主要方法如下所述。

**1. 刷牙** 是自我清除菌斑的主要手段，使用设计合理的牙刷并采用正确的刷牙方法，可以有效地清除菌斑。刷牙的次数不应被过分强调，重要的是刷牙方法正确，每天早晚各刷牙一次，每次刷牙时间保证 3 ～ 5 分钟，晚上睡觉前刷牙更重要。通过正确刷牙能清除掉大约 70% 的牙菌斑，其余部分大多存留在牙齿邻面，需要配合其他方法来清除邻面菌斑，例如牙线、牙签、牙间隙刷等。

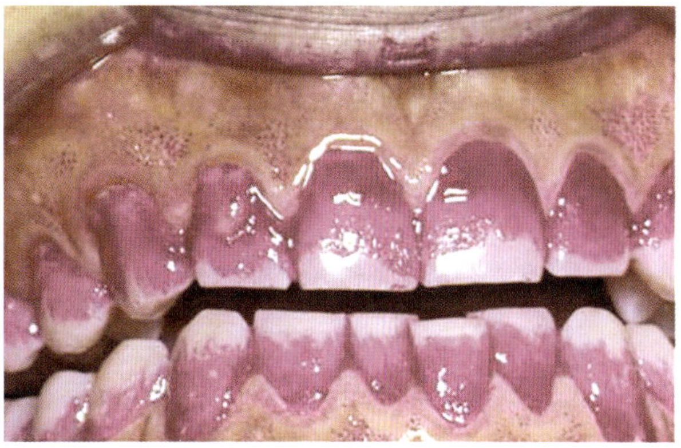

图 7-1 着色区即为牙菌斑

目前市场上牙刷的样式较多，应根据个人的口腔条件来选择适合自己的牙刷。牙刷毛可大体分为软、中、硬三种，牙龈退缩者可选用较软的刷毛，牙面易有色素附着的人应选用中等硬度的牙刷。较为标准的牙刷刷毛由细尼龙丝制成，光滑而有弹性，易保持清洁，刷毛末端加工磨圆，可减少对牙龈和牙齿的刺激。一般成人牙刷的刷头长约为 30mm，宽约 10mm，刷毛的直径约 0.2mm，毛束以 3 ～ 4 排为宜（图 7-2、图 7-3）。

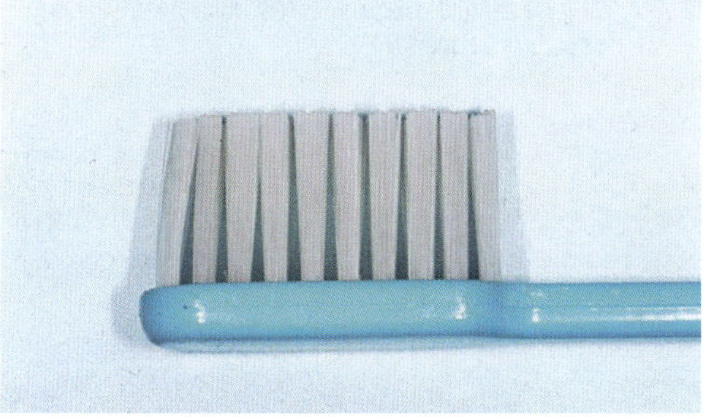

图 7-2 成人保健牙刷（侧面观）

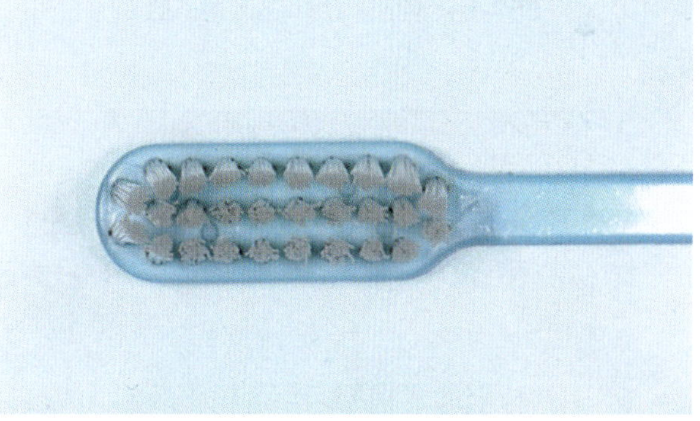

图 7-3 成人保健牙刷（正面观）

刷牙的方法很多，常用的有水平颤动拂刷法（改良 Bass 刷牙法）和竖转动法（rolling 法）。

（1）水平颤动拂刷法：适用于无龈乳头退缩的情况，将刷毛放于牙颈部，毛束与牙面成 45°（图 7-4），毛端指向龈缘方向，轻轻加压，使刷毛末端部分进入龈沟和牙间隙（图 7-5）。牙刷在原位进行近、远中方向水平颤动 7 ～ 8 次，颤动时刷毛与牙面摩擦，将黏附于牙面颈部的菌斑“揉碎、蹭松”，最后加一个“拂”的动作。刷上下颌前牙的舌面时，将牙刷头竖起，以刷头的前端接触牙齿，进行上、下颤动（图 7-6）。依次移动牙刷到邻近的牙齿，重复同样的动作（图 7-7）。刷𬌗面时，刷毛垂直牙面略施压（图 7-8），使毛尖深入窝沟点隙，进行前后方向颤动，再移至邻牙。刷牙应按一定的顺序进行，移动牙刷时要有重叠，不要遗漏，尤其是最后一颗牙的远中面（图 7-9）。水平颤动拂刷法对清除龈沟附近及邻面的菌斑较为有效，有益于牙周组织的健康。应用此法时宜选用软毛牙刷，以避免损伤牙龈。

（2）竖转动法：适用于龈乳头退缩的情况，刷毛与牙体长轴平行，末端指向龈缘，然后加压扭转牙刷，使刷毛与牙体长轴成 45°，转动牙刷，使刷毛由龈缘刷向𬌗面方向，即刷上颌牙时刷毛从上往下刷，刷下颌牙时从下往上刷，每个部位转刷 5 ～ 6 次，然后移动牙刷位置（图 7-10、图 7-11）。

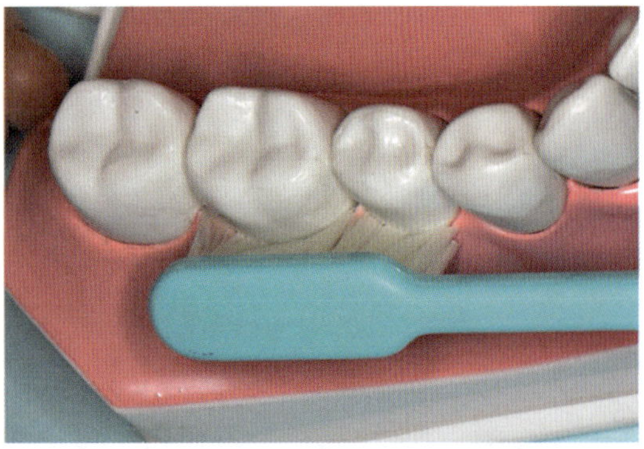

图 7-4　毛束与牙面成 45°

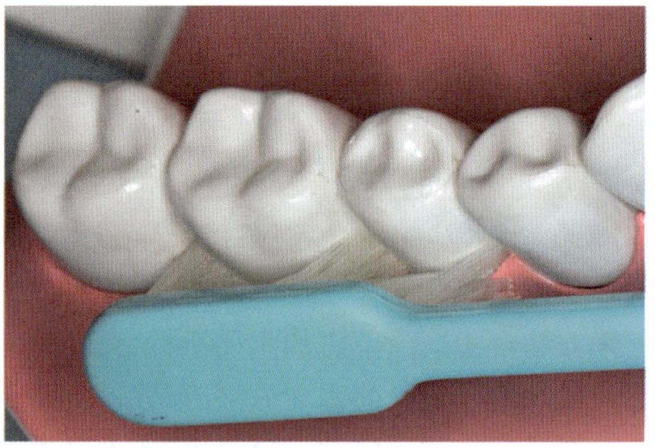

图 7-5　加压，使刷毛末端部分进入龈沟和牙间隙

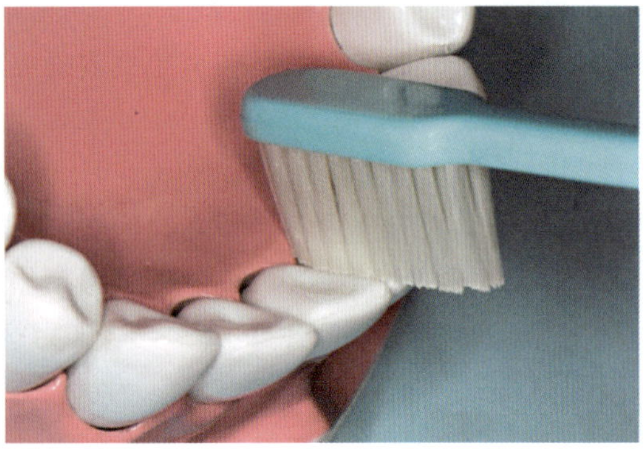

图 7-6　刷前牙舌面时，牙刷头竖起

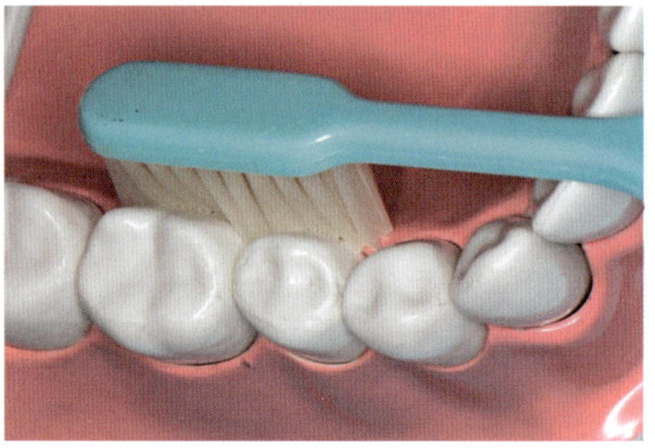

图 7-7　刷后牙舌面时，进行近、远中方向原地水平颤动

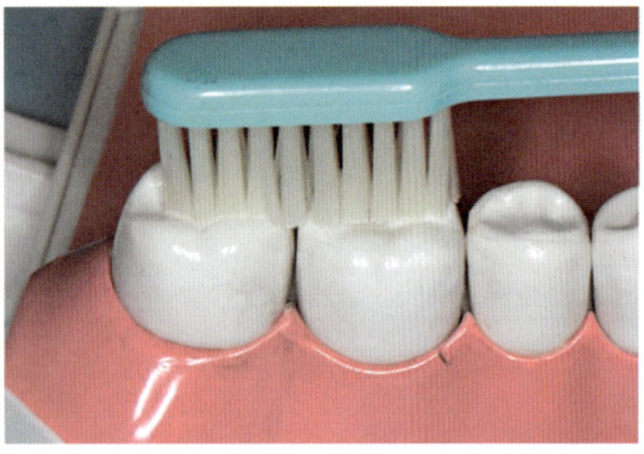

图 7-8　刷𬌗面时，刷毛垂直牙面

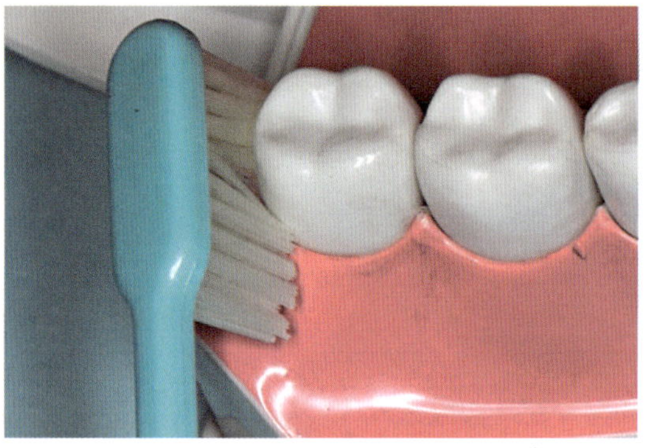

图 7-9　刷最后一颗牙的远中面

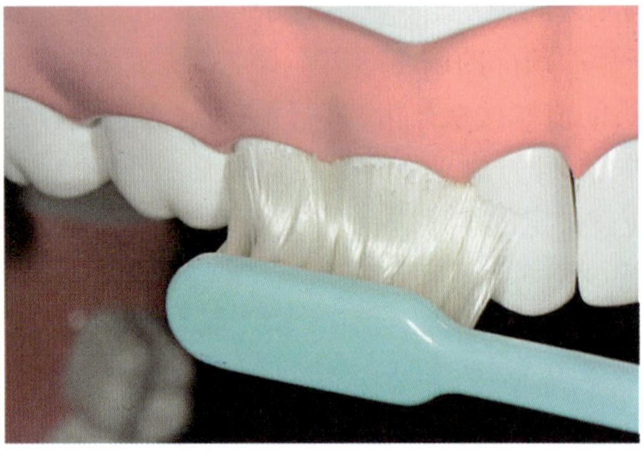

图 7-10　竖转动法（一）

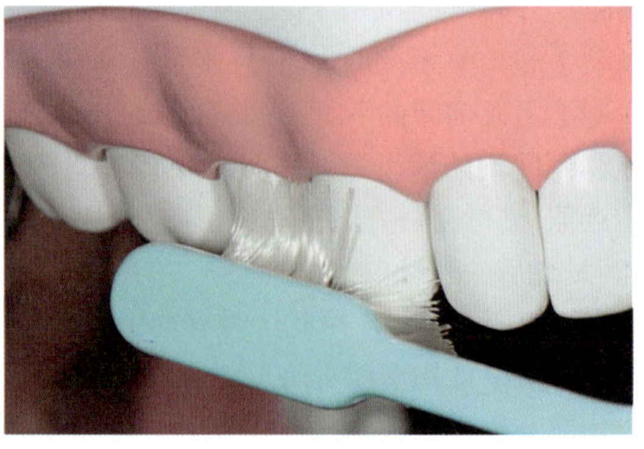

图 7-11　竖转动法（二）

**2. 牙线**　适用于牙龈无明显退缩的人群，不能用普通丝线代替。使用牙线时，取一段约 20cm 的牙线，将两端结扎在一起，呈环状。用双手的示指和拇指将线圈绷紧，两指间距 1.0 ～ 1.5cm，用拉锯动作将此段牙线轻轻压入牙间隙，缓慢滑入龈缘以下，将牙线紧贴一侧牙颈部，呈“C”形包绕邻面，由龈沟向𬌗面方向移动，以刮除牙面上的菌斑，每个邻面重复 3 ～ 4 次（图 7-12、图 7-13）。移动手指使用另一段清洁的牙线，重复上述动作，依次刮除每颗牙邻面的菌斑，包括最后一颗磨牙的远中面。最后用清水漱口。也可使用牙线叉代替手指执线，将牙线固定于牙线叉柄上，通过邻面接触点，清洁牙齿邻面（图 7-14）。

牙线的使用一般于每晚刷完牙后对着镜子操作。

**3. 牙签**　适用于龈乳头退缩或牙间隙增大的牙缝。牙签的质地不应太硬，横截面为椭圆形或圆三角形。用牙签刮除黏附在牙齿邻面的菌斑时，应自龈缘向牙冠方向刮，注意不要损伤牙龈，如果使用不当会使牙缝变大（图 7-15）。

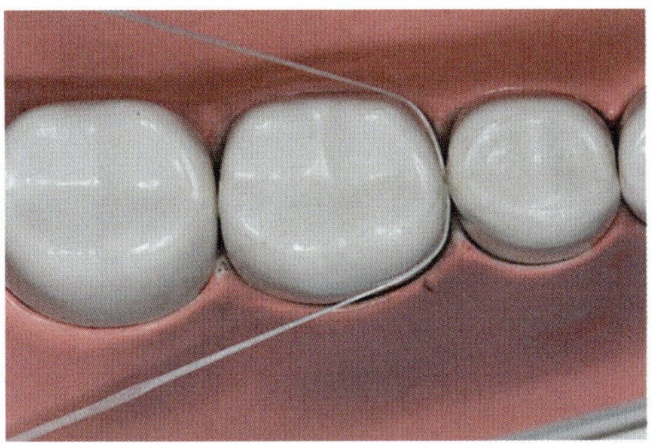

图 7-12　“C”形包绕邻面

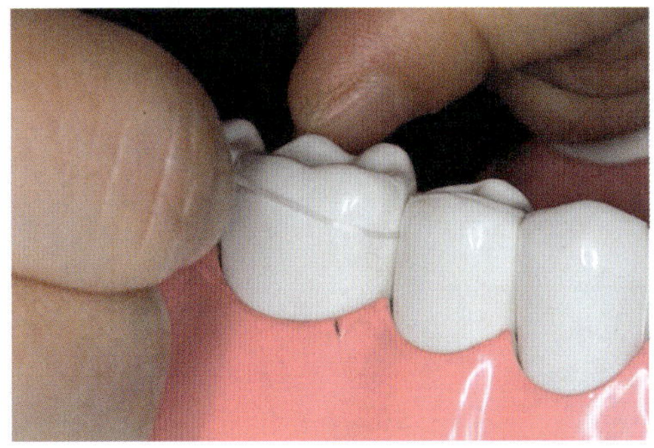

图 7-13　由龈沟向𬌗面方向移动

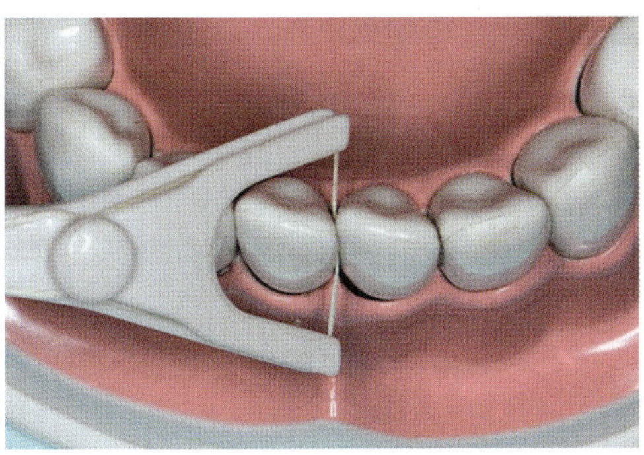

图 7-14　牙线叉的使用

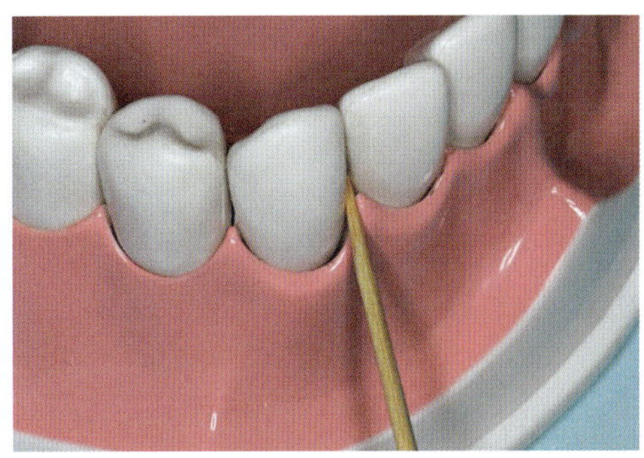

图 7-15　用牙签刮除黏附在牙齿邻面的菌斑

**4. 牙间隙刷**　适用于龈乳头退缩的较大牙缝及根分叉处。当牙齿邻面外形不规则或根面为凹面时，牙间隙刷能很好地清除附着菌斑。应根据牙缝的大小选择直径合适的间隙刷，将牙间隙刷刷头沿龈乳头方向伸入到牙缝或根分叉处，做颊舌向移动，刷除菌斑（图 7-16）。一般每天晚上刷牙后使用间隙刷。使用时可蘸少许牙膏，用完后用水冲洗干净。

**5. 舌刷**　特制的刷舌工具，刷完舌后使用，以清除舌头上的菌斑（图 7-17）。

首先，应针对个人的具体情况选择控制菌斑的方法。例如对于智力障碍或手活动不便的人，可选用电动牙刷（图 7-18）；而对于昏迷的患者，可由护理人员用棉球蘸生理盐水为其擦洗牙面和口腔。其次，幼儿在乳牙萌出后可由家长用棉签或软塑料刷为其擦拭牙面。近几年家用冲牙器也广泛应用（图 7-19）。

### （二）化学法控制菌斑

应用有效的化学药物来抑制菌斑的形成或杀灭菌斑中的细菌是控制菌斑的另一条途径。常用药物氯己定，是一种优良的广谱抗菌剂，对革兰氏阳性菌、革兰氏阴性菌和霉菌均有作用，能吸附在牙齿表面，抑制变形链球菌的附着和生长，是有效的抗菌斑药物。该漱口液不宜长期使用，若长期使用可使牙齿着

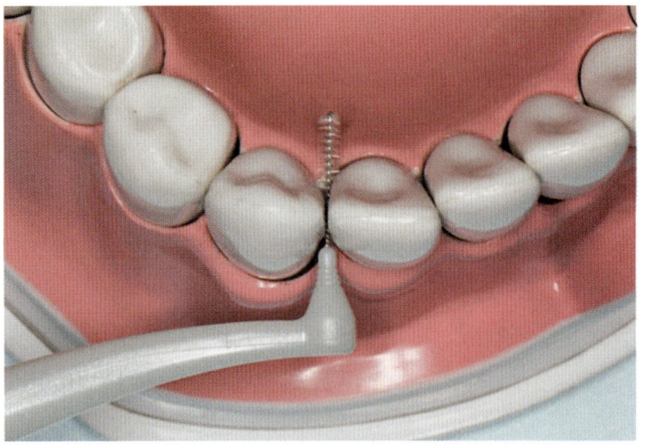

图 7-16　牙间隙刷的使用

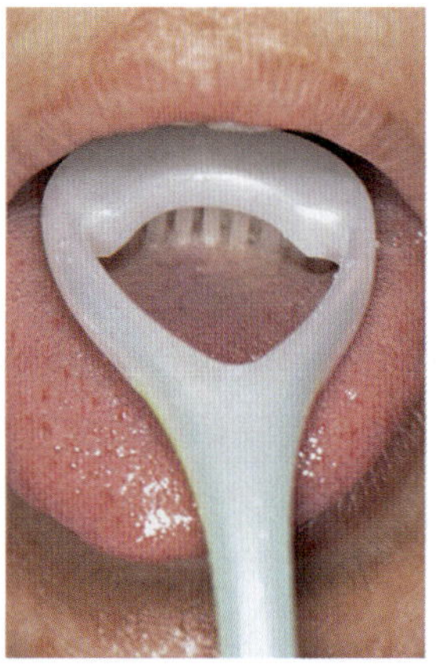

图 7-17　用特制工具轻刷舌头

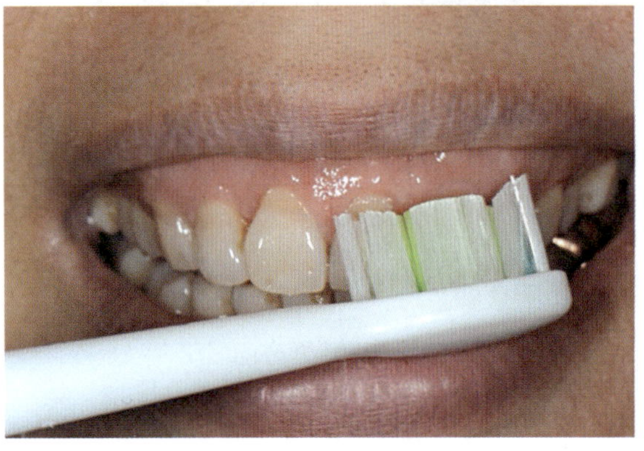

图 7-18　电动牙刷

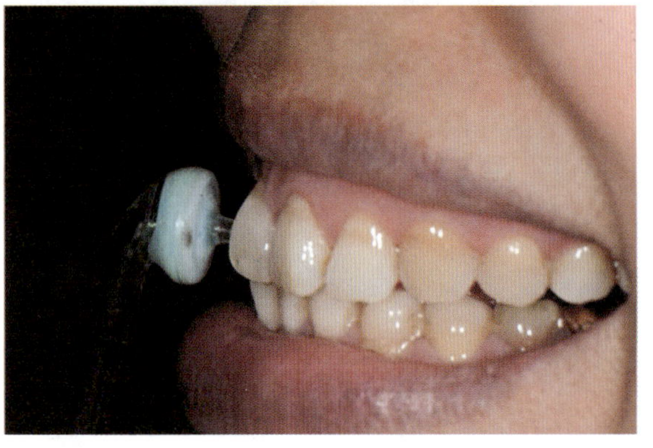

图 7-19　冲牙器

色，味觉改变，少数患者口腔黏膜有烧灼感或出现牙龈表皮剥脱等，停药后以上症状即可消失。

西吡氯铵，是一种阳离子季铵化合物，可与细菌细胞壁上带负电荷的基团作用而杀灭细菌。有报道称，使用 0.05% 西吡氯铵溶液含漱，可使菌斑的量减少 25% ～ 35%。

## 二、龈上洁治术的护理

龈上洁治术是用洁治器械去除龈上牙石、菌斑和牙面上沉积的色素，并抛光牙面的治疗方法。

【适应证】

1. 龈炎。
2. 牙周炎。
3. 牙周维护。
4. **治疗前准备**　缺失牙修复前、正畸治疗前、口腔内手术等其他口腔治疗前的必要准备之一。

【用物准备】

1. **常规用物**　检查器械（口镜、镊子、探针）、吸唾管、防护膜、防护面罩、护目镜、口杯、三用枪、敷料、凡士林棉签。
2. **材料和药品**　棉签、3% 过氧化氢溶液、消毒纸巾。
3. **龈上洁治用物**　超声洁牙机头、牙周探针、手用洁治器（大镰刀、牛角、锄形或直角）、菌斑显示剂、镜子(图 7-20)。

**4. 喷砂用物**　喷砂头、喷砂粉、喷砂枪(图 7-21)。

**5. 抛光用物**　抛光膏、抛光杯、双碟、低速手机(图 7-22)。

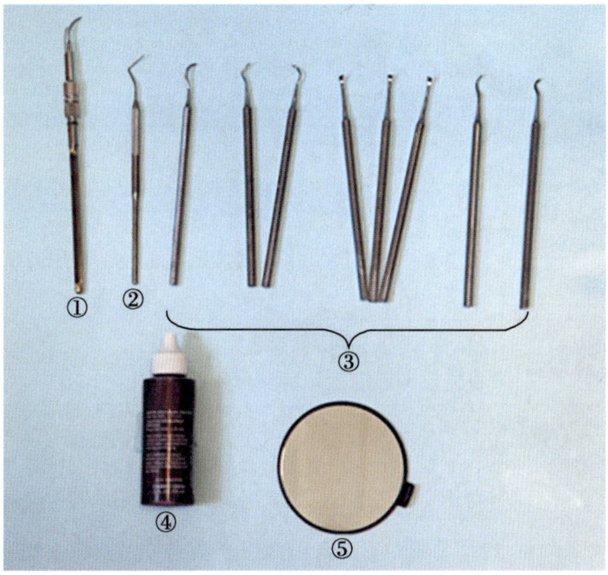


图 7-20　龈上洁治用物

①超声洁牙机头;②牙周探针;③手用洁治器(大镰刀、牛角、锄形或直角);④菌斑显示液;⑤镜子。

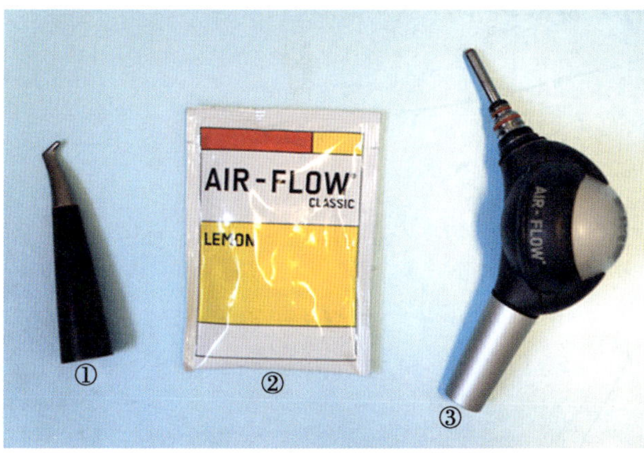


图 7-21　喷砂用物

①喷砂头;②喷砂粉;③喷砂枪。

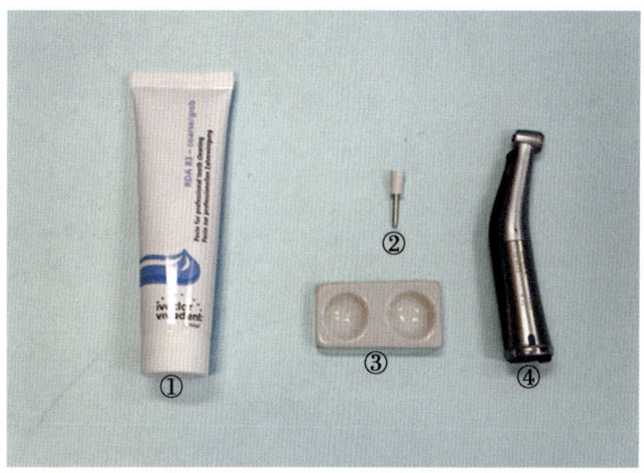


图 7-22　抛光用物

①抛光膏;②抛光杯;③双碟;④低速手机。

## 【龈上洁治术护理配合流程】

龈上洁治术护理配合流程见表 7-1。

表 7-1　龈上洁治术护理配合流程

| 医生操作流程 | 护士配合流程 |
|---|---|
| 1. 治疗前准备 | |
| (1)询问病史,用牙周探针检查牙周袋深度并做全口检查,设计治疗方案 | 凡士林棉签润滑口角,防止口镜牵拉造成患者疼痛<br>递牙周探针予医生,并协助记录相关数据 |

续表

| 医生操作流程 | 护士配合流程 |
|---|---|
| (2)向患者解释病情及病因,在征得患者同意后,用菌斑显示剂小棉球涂布牙面 | 准备无菌小棉球,蘸取菌斑显示剂后放于双碟递予医生。染色前做好健康宣教,告知患者菌斑染色是检查口腔卫生的一种方法,短时间内的着色是正常现象<br>嘱患者用清水漱口,将镜子递予患者,并告知被染成红色的为牙菌斑,让患者了解自身口腔卫生状况 |
| (3)向患者交代治疗计划及费用 | 根据医生需要准备超声洁牙机,如为不能拆卸的洁牙机手柄,需要消毒后放在检查器中。如为可拆卸型的洁牙机手柄,将灭菌后的手柄连接洁牙机放在检查器中<br>嘱患者用3%过氧化氢溶液鼓漱1分钟后用清水漱口<br>连接吸唾管 |
| (4)戴防护面罩 | 戴防护面罩,并协助患者戴护目镜<br>将椅位调成治疗位,调好灯光及头托 |
| 2. 龈上洁治术　用超声洁牙机去除龈上牙石、菌斑及色素(图7-23) | |
| (1)洁治上下颌前牙唇侧 | 术前向患者交代术中出现轻微出血及轻微疼痛等属于正常现象,操作时若有不适,请举左手示意,避免突发动作造成口内损伤<br>嘱患者术中避免用口呼吸,用鼻子呼吸,以免呛咳<br>将灯光调至约与水平面成60°角的位置,直接照射在牙面上<br>将吸唾管放在前牙或磨牙区(舌侧),协助吸唾,注意避免刺激患者的咽部<br>适时用三用枪冲洗治疗区域,保证治疗区域清洁,便于医生操作。及时擦净喷溅在患者脸上的水雾<br>当治疗下颌前牙唇侧时,协助牵拉患者口唇 |
| (2)洁治上颌前牙舌侧 | 将灯光调至约与水平面成45°角的位置<br>用三用枪吹净口镜的镜面,保证治疗时术野的清晰<br>将吸唾管放在磨牙区,协助吸唾 |
| (3)洁治下颌前牙舌侧 | 将灯光调至约与水平面成90°角,略高于医生头部的位置<br>将吸唾管放在磨牙区或下颌前牙舌侧,协助吸唾 |
| (4)洁治上颌后牙颊舌侧 | 将灯光调至约与水平面成45°角的位置,使光线集中投射至术区<br>将吸唾管放在磨牙区,间断吸唾,注意保护患者的颊舌黏膜。当治疗颊侧时,还应在吸唾的同时用吸唾管向外牵拉患者口角,协助医生扩大治疗视野,便于操作<br>适时用三用枪冲洗治疗区域 |
| (5)洁治下颌后牙 | 将灯光调至与水平面成70°～80°角的位置<br>将吸唾管放在磨牙区吸唾 |
| (6)必要时用手用洁治器去除龈上牙石、菌斑及色素(图7-24) | 根据需要传递洁治器(大镰刀、牛角、锄形或直角)<br>用棉球擦净洁治器上的血渍,并适时用三用枪冲洗治疗区域<br>传递和擦拭洁治器的过程中,注意预防职业暴露伤 |
| 3. 冲洗、上药　用3%过氧化氢溶液冲洗龈缘或牙周袋处,用于清洁、止血及消炎 | 将3%过氧化氢溶液倒入药杯中,用牙周冲洗器抽吸药液,固定针头,递予医生,协助吸唾 |
| 4. 喷砂　必要时用喷砂枪做全口牙喷砂(图7-25) | 将适量的喷砂粉倒入喷砂枪中,连接喷砂机,调节好砂量及水量<br>治疗中会有喷溅现象,协助遮盖患者面部<br>及时用强、弱吸引器管吸净患者口中的唾液及粉雾 |

续表

| 医生操作流程 | 护士配合流程 |
| --- | --- |
| 5. 抛光　用安装抛光杯的低速手机抛光（图 7-26） | 将抛光杯安装在低速手机上，遵医嘱准备粗或细抛光膏放于双碟内递予医生<br>协助吸唾 |
| 6. 治疗结束 | 嘱患者漱口，擦净面部，整理用物<br>对患者进行口腔卫生宣教 |

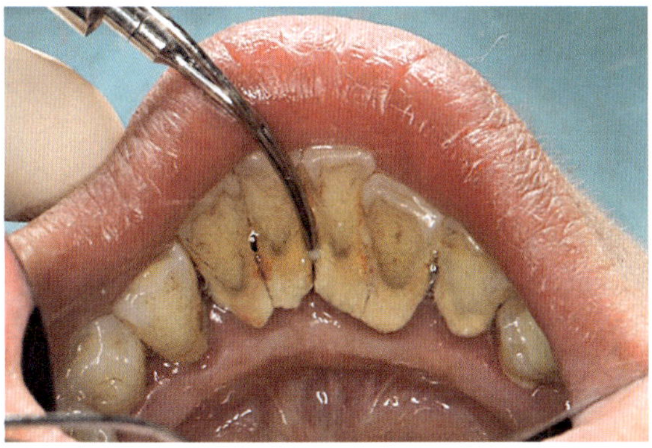

图 7-23　用超声洁牙机去除龈上牙石、菌斑及色素

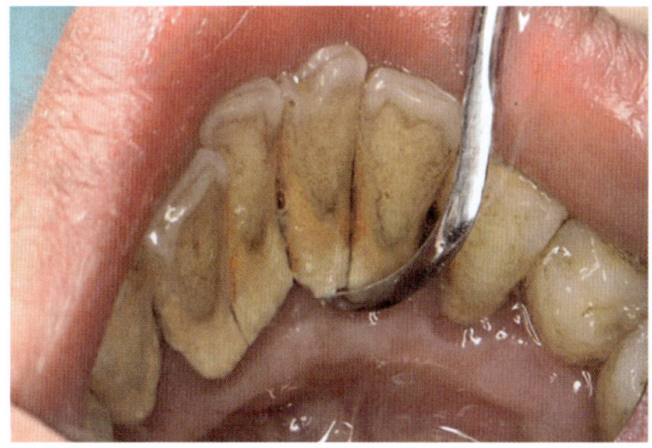

图 7-24　用手用洁治器去除龈上牙石、菌斑及色素

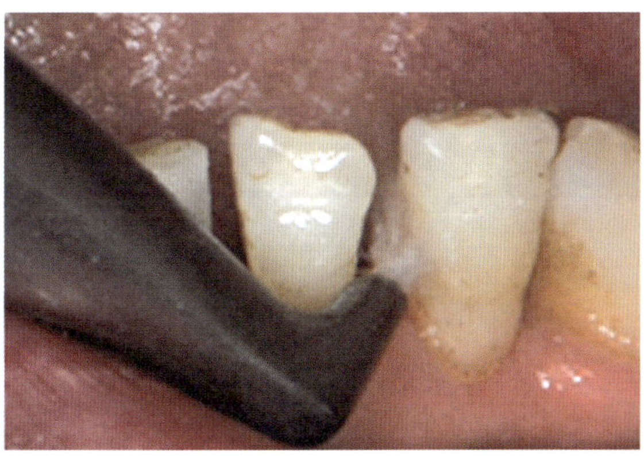

图 7-25　用喷砂枪做全口牙喷砂

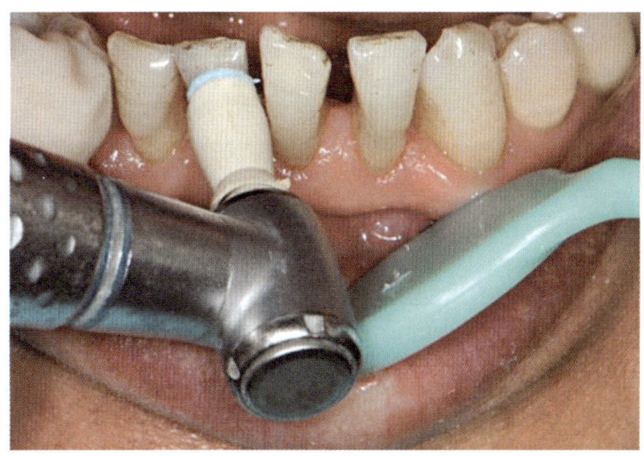

图 7-26　抛光

【术后宣教】

1. 告知患者洁治术后会有轻度冷热不适感，属于正常反应，约 1 周时间可恢复。

2. 告知患者菌斑控制的方法和重要性，嘱患者坚持进行自我菌斑控制，长期维持良好的口腔卫生状况，以达到最佳治疗效果。

3. 大量吸烟者应劝其戒烟。

4. 如需要再次洁治，嘱患者按时复诊；如治疗已完成，嘱患者 4 ～ 6 个月后定期复查，预防复发。

## 三、龈下刮治及根面平整术的护理

龈下刮治及根面平整术是用专用的刮治器械除去附着于牙周袋内根面上存在的龈下牙石和菌斑，并刮除根面病变牙骨质上的细菌毒素，彻底清除炎症刺激因素的治疗方法，是牙周炎的基础治疗之一。

【适应证】

1. 慢性牙周炎。
2. 侵袭性牙周炎。
3. 牙周炎的伴发病变。

【用物准备】

**1. 常规用物** 检查器械(口镜、镊子、探针)、吸唾管、防护膜、防护面罩、口杯、三用枪、敷料、高速手机、低速手机、凡士林棉签。

**2. 材料和药品** 3% 过氧化氢溶液、聚维酮碘棉签、局麻药、一次性注射器、甲硝唑棒、浓台液、消毒纸巾。

**3. 特殊用物** 龈下超声洁牙机头、牙周探针、刮治器一套(5/6#、7/8#、11/12#、13/14#)、牙周冲洗器(图 7-27)。

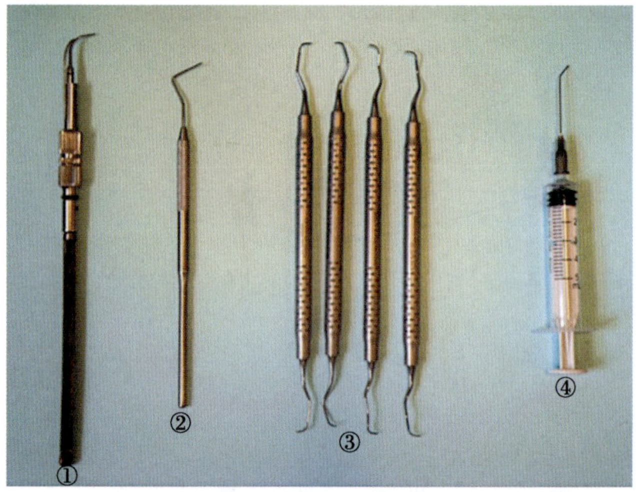


图 7-27 特殊用物

①龈下超声洁牙手柄;②牙周探针;③刮治器一套(5/6#、7/8#、11/12#、13/14#);④牙周冲洗器。

【龈下刮治及根面平整术护理配合流程】

龈下刮治及根面平整术护理配合流程见表 7-2。

表 7-2 龈下刮治及根面平整术护理配合流程

| 医生操作流程 | 护士配合流程 |
|---|---|
| 1. 治疗前准备 | |
| (1)询问病史 | 用凡士林棉签润滑口角,防止口镜牵拉造成患者疼痛 |
| (2)检查患者牙周袋的情况,并记录<br>1)牙周袋深度(PD)<br>2)探诊出血(BI)<br>3)牙松动度<br>4)根分叉病变(FI)<br>5)牙龈退缩(龈缘至釉牙骨质界) | 递牙周探针予医生,协助记录牙周检查电子表格,分别记录颊舌侧牙周袋深度,从右侧上颌颊侧开始依次记录到左侧上颌颊侧,再从左侧下颌舌侧记录到右侧下颌舌侧,每颗牙记录 6 个位点:颊侧近中、中央、远中及舌侧近中、中央、远中部位<br>分别记录颊舌侧探诊出血情况<br>松动度:分为Ⅰ、Ⅱ、Ⅲ度记录<br>根分叉病变:记录上颌磨牙颊侧中央,腭侧近中、远中根分叉区,下颌磨牙颊舌侧根分叉区的病变情况<br>分别记录颊舌侧牙龈退缩情况 |
| (3)向患者交代需要刮治的牙数、费用,以及治疗的次数、时间,征得患者同意,准备治疗 | 向患者解释在刮治术中会有出血及轻微疼痛等现象,安慰患者,取得合作<br>根据医生需要准备洁牙机,如为不能拆卸的洁牙机手柄,需要消毒后放在检查器中。如为可拆卸的洁牙机手柄,将灭菌后的手柄连接龈下超声洁牙机头放在检查器中<br>嘱患者用 3% 过氧化氢溶液鼓漱 1 分钟后用清水漱口<br>连接吸唾管 |
| (4)麻醉 局部浸润麻醉或传导阻滞麻醉 | 递聚维酮碘棉签予医生消毒局麻部位<br>遵医嘱准备局麻药及针头。检查注射器各关节是否连接紧密,核对局麻药的名称、浓度、剂量、有效期及患者姓名等,无误后抽吸或安装局麻药递予医生<br>嘱患者尽量放松,注意观察患者用药后不良反应 |
| (5)戴防护面罩准备治疗 | 戴防护面罩,并协助患者戴护目镜<br>将椅位调成治疗位;调好灯光及头托 |

续表

| 医生操作流程 | 护士配合流程 |
| --- | --- |
| 2. 龈下刮治术　用超声洁牙机去除龈下牙石、菌斑（图 7-28） | |
| （1）治疗上下颌前牙唇侧 | 将灯光调至约与水平面成 60°角<br>吸唾管放在前牙或磨牙区（舌侧），协助吸唾<br>适时用三用枪冲洗治疗区域 |
| （2）治疗上颌前牙舌侧 | 将灯光调至约与水平面成 45°角<br>用三用枪吹净口镜的镜面，保证口镜清洁及术野清晰<br>将吸唾管放在磨牙区，协助吸唾 |
| （3）治疗下颌前牙舌侧 | 将灯光调至约与水平面成 90°角，略高于医生头部<br>将吸唾管放在磨牙区或下颌前牙舌侧，协助吸唾 |
| （4）治疗上颌后牙颊舌侧 | 将灯光调至约与水平面成 45°角的位置<br>将吸唾管放在磨牙区，协助吸唾，当颊侧时，还应在吸唾的同时用吸唾管向外牵拉患者口角<br>适时用三用枪冲洗治疗区域 |
| （5）治疗下颌后牙 | 将灯光调至与水平面成 70°～80°角的位置<br>将吸唾管放在磨牙区。术中协助牵拉口角<br>适时用三用枪冲洗治疗区域 |
| 3. 根面平整　使用手工龈下刮治器进一步进行龈下刮治，并进行根面平整（图 7-29）<br>刮治后探查 | 递探针及刮治器予医生<br>遵医嘱准备 5/6# 刮治器（前牙），7/8# 刮治器（后牙颊舌侧），11/12# 刮治器（后牙近中），13/14# 刮治器（后牙远中）<br>用棉球擦净刮治器上的血渍，并适时用三用枪冲洗治疗区域<br>传递和擦拭刮治器的过程中，注意预防职业暴露伤 |
| 4. 冲洗、上药　用 3% 过氧化氢溶液冲洗龈缘或牙周袋处，用于清洁、止血及消炎，用探针蘸取浓台或将甲硝唑棒放于牙周袋内进行消炎 | 将 3% 过氧化氢溶液倒入杯中，用冲洗器抽吸药液后固定针头，递予医生冲洗治疗区域，协助及时吸唾<br>在双碟中滴入浓台，递探针予医生，并遵医嘱准备甲硝唑棒 |
| 5. 治疗结束 | 嘱患者漱口，擦净面部，整理用物<br>对患者进行口腔卫生宣教 |

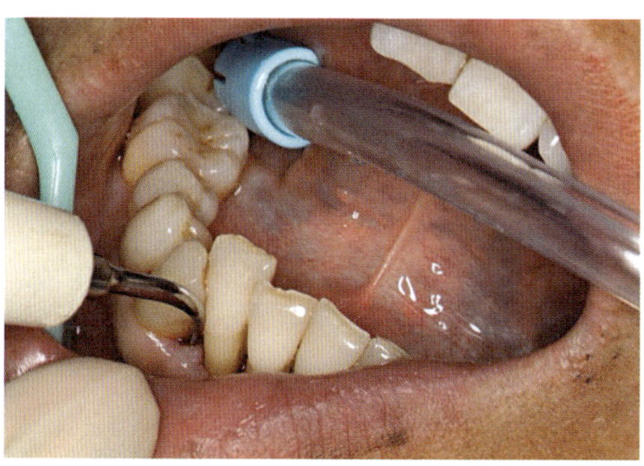

图 7-28　用超声洁牙机去除龈下牙石、菌斑

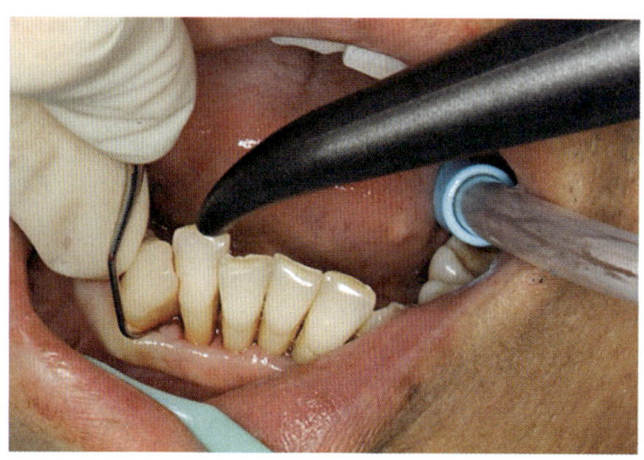

图 7-29　用手工刮治器去除龈下牙石、菌斑

【术后宣教】

1. 告知患者治疗后患牙会有冷热敏感、浮起感等不适，属于正常反应。

2. 指导患者正确的刷牙方法、牙线和牙间隙刷的使用方法。
3. 嘱患者治疗后如有持续出血及时就诊。
4. 嘱患者按时复诊。
5. 刮治后上药的患者嘱 30 分钟内忌饮水、漱口。

## 四、调𬌗治疗术的护理

调𬌗治疗术(也称选磨法)是牙周炎的辅助治疗方法之一,通过磨改牙齿的外形,消除咬合创伤和食物嵌塞,建立平衡的咬合关系,促进牙周组织愈合,提高咀嚼能力,发挥良好的口腔功能。

**【适应证】**

1. 个别牙或一组牙有不同程度的早接触或𬌗干扰。
2. 有明显𬌗创伤的牙,在牙周炎症控制后进行调𬌗。
3. 与咬合因素有关的食物嵌塞。

**【用物准备】**

**1. 常规用物** 检查器械(口镜、镊子、探针)、吸唾管、防护膜、防护面罩、护目镜、口杯、三用枪、敷料、凡士林棉签。

**2. 特殊用物** 低速直机、高速手机、双碟、抛光杯、调𬌗石或各种钻针、低速弯机、咬合纸、抛光膏(图 7-30)。

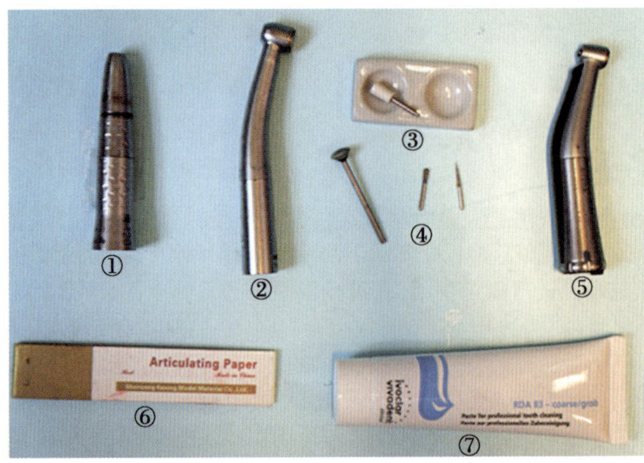


图 7-30 特殊用物

①低速直机;②高速手机;③双碟及抛光杯;④调𬌗石或各种钻针;⑤低速弯机;⑥咬𬌗纸;⑦抛光膏。

**【调𬌗治疗术护理配合流程】**

调𬌗治疗术护理配合流程见表 7-3。

表 7-3 调𬌗治疗术护理配合流程

| 医生操作流程 | 护士配合流程 |
|---|---|
| 1. 治疗前准备 | |
| (1) 询问患者病史,向患者交代病情、治疗计划、相关费用 | 阅读病历,确认要磨改的牙齿,准备相应用物<br>用凡士林棉签润滑口角,防止口镜牵拉造成患者疼痛 |
| (2) 检查牙齿的咬合情况:用咬合纸定位需要磨改的牙齿 | 将咬合纸递予医生,嘱患者做咬合动作,协助医生找出需要磨改的牙齿 |
| 2. 调磨 用高速手机或低速直机磨改牙齿(图 7-31) | 遵医嘱准备牙科手机,选择大小形状合适的钻针、调𬌗石,将调𬌗石安装在低速直机上或将钻针安装在高速手机上,固定关节,递予医生<br>调𬌗过程中,协助保护颊黏膜,避免口内损伤<br>协助牵拉口角,保证视野清晰<br>及时调整灯光<br>用三用枪冲洗磨改的牙齿,协助吸唾 |
| 3. 测咬合 | 递咬合纸予医生 |
| 4. 抛光 用低速弯机抛光磨改的牙齿(图 7-32) | 将抛光杯安装在低速弯机上递予医生<br>取适量抛光膏于双碟,递予医生<br>协助吸唾 |

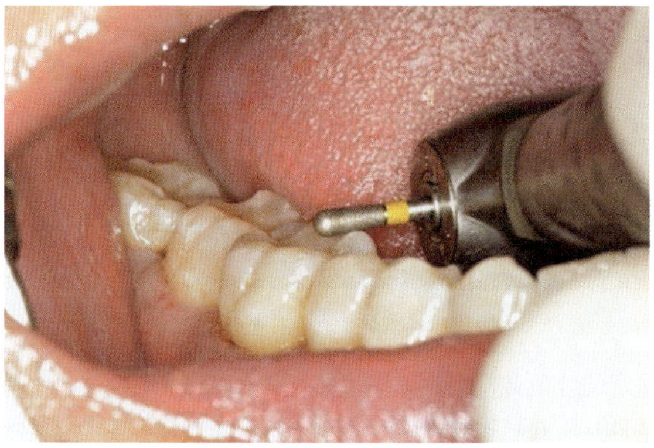

图 7-31　用高速手机磨改牙齿

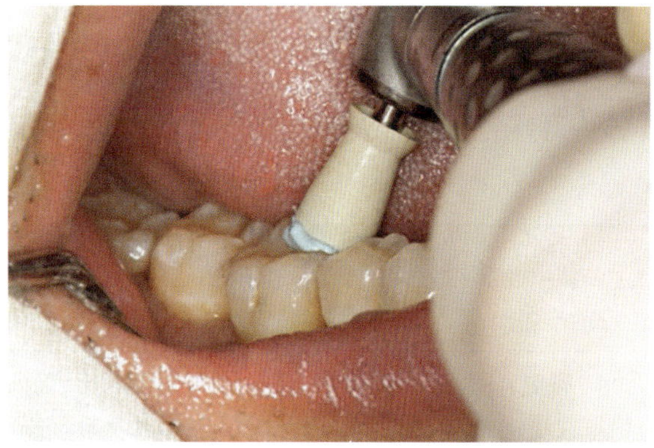

图 7-32　用低速弯机抛光磨改的牙齿

【术后宣教】

1. 嘱患者 1 个月内避免用患牙咬硬物。
2. 告知患者调𬌗后可能出现冷热敏感现象，多数可在数周内自行缓解。
3. 嘱患者保持好口腔卫生，认真刷牙。

## 五、松动牙固定术的护理技术

松动牙固定术通过牙周夹板将松动的患牙与相邻的健康牙连接固定，形成一个咀嚼整体，从而增加咬合的承受能力，减轻患牙的负担。

目前临床上固定松动牙的方法较多，例如高性能粘接固定材料强力纤维强化树脂夹板固定法、树脂直接粘接固定法、不锈钢丝固定法、尼龙丝加树脂制作的夹板固定法等。临床常用强力纤维强化树脂夹板固定法和树脂直接粘接固定法。

### （一）强力纤维强化树脂夹板固定法

【适应证】

前牙松动且排列较整齐，无前牙反𬌗现象，患者咬物不适，有美观、发音等需要，经过牙周基础治疗并能较好控制口腔卫生，且强烈要求保留患牙。

【用物准备】

**1. 常规用物**　检查器械（口镜、镊子、探针）、吸唾管、防护膜、防护面罩、护目镜、口杯、三用枪、敷料、凡士林棉签。

**2. 橡皮障隔离用物**　橡皮障布、打孔器、橡皮障夹钳、橡皮障夹、橡皮障支架、牙线、橡皮障固定楔线、橡皮障定位打孔模板、开口器、剪刀、水门汀充填器。

**3. 特殊用物**　强力纤维丝、光固化灯、热切割刀、牙线、粘接剂、专用刷、流动树脂、酸蚀剂（图 7-33）。

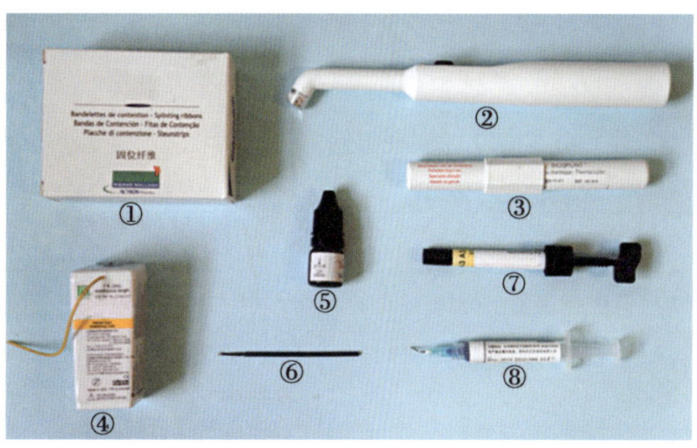


图 7-33　特殊用物

①强力纤维丝；②光固化灯；③热切割刀；④固定楔线；⑤粘接剂；⑥专用刷；⑦流动树脂；⑧酸蚀剂。

## 【强力纤维强化树脂夹板固定牙治疗护理配合流程】

强力纤维强化树脂夹板固定牙治疗护理配合流程见表 7-4。

表 7-4 强力纤维强化树脂夹板固定牙治疗护理配合流程

| 医生操作流程 | 护士配合流程 |
|---|---|
| 1. 治疗前准备 | |
| (1)询问病史,向患者交代病情、治疗计划、相关费用 | 阅读病历,确认要固定的牙位数,准备相应用物<br>用凡士林棉签润滑口角,防止口镜牵拉造成患者疼痛 |
| (2)用橡皮杯清洁牙面,去除菌斑 | 将橡皮杯连接在低速弯机上,递予医生<br>取适量抛光砂放于双碟内备用 |
| (3)准备强力纤维丝:用牙线在前牙上测量所需强力纤维丝的长度,用热切割刀取相应长度的强力纤维丝(图 7-34) | 准备约 10cm 长度的牙线递予医生<br>协助医生用牙线测量所需强力纤维丝的长度,待医生确定长度后,传递热切割刀,一手固定强力纤维一端,协助医生用热切割刀取相应长度的强力纤维丝备用 |
| (4)放置橡皮障(图 7-35) | 告知患者橡皮障有隔离作用,可防止器械滑脱造成的误吞、误吸,取得患者合作<br>协助医生放置橡皮障 |
| 2. 固定 | |
| (1)酸蚀:酸蚀前牙舌侧中 1/3 处 30 秒,冲洗并干燥、隔湿(图 7-36) | 连接酸蚀剂的针管与针头,固定关节,递予医生,定时 30 秒<br>传递三用枪,协助医生冲洗,及时吸净患者口中冲洗液 |
| (2)涂粘接剂并用光固化灯照射(图 7-37、图 7-38) | 滴粘接剂于双碟中用干燥的专用刷蘸取后递予医生<br>待涂布全部牙面后,递光固化灯 |
| (3)通过流动树脂依次将强力纤维丝固定在松动牙上,用光固化灯依次照射(图 7-39、图 7-40) | 递流动树脂予医生,待涂布全部牙面后,用镊子夹取强力纤维丝递予医生,协助放置在相应牙面上<br>协助用光固化灯依次照射固定松动牙 |
| (4)在强力纤维表面添加树脂至完全覆盖(图 7-41),用光固化灯再次照射固定松动牙(图 7-42) | 再次传递流动树脂,待医生将流动树脂覆盖在强力纤维表面<br>协助用光固化灯再次照射固定松动牙 |
| (5)修整表面形态(图 7-43) | 将金刚砂钻针从粗到细依次连接在高速手机上递予医生<br>磨光过程中,及时吸净患者口中冷却水 |
| (6)强力纤维强化树脂夹板固定完成(颊舌侧)(图 7-44、图 7-45) | 将镜子递予患者,向患者展示夹板固定完成后的效果,并告知注意事项及清洁方法 |
| 3. 治疗后 | |
| (1)卸除橡皮障 | 递橡皮障夹钳予医生,协助卸除橡皮障 |
| (2)调殆 | 准备咬合纸<br>将金刚砂钻针连接在高速手机上递予医生<br>及时洗净患者口中冷却水 |
| (3)磨光 | 准备抛光砂<br>橡皮杯连接在低速弯机上备用 |

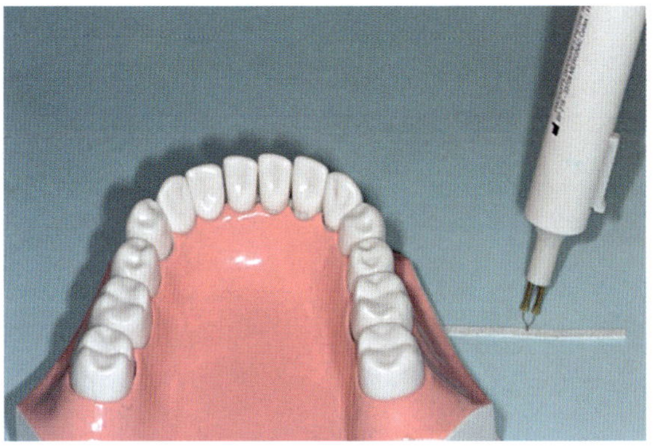

图 7-34　用热切割刀取相应长度的强力纤维丝

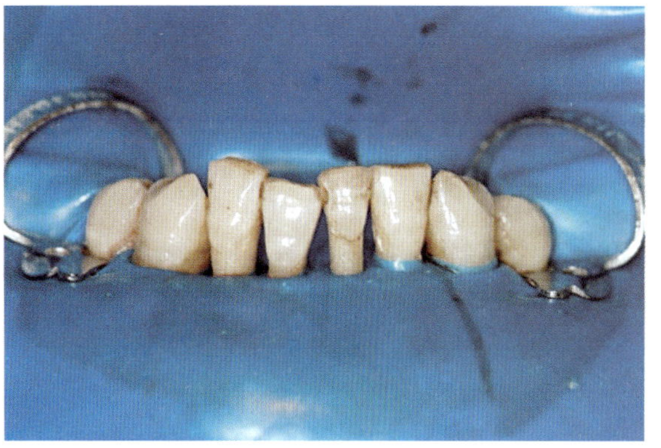

图 7-35　安装橡皮障

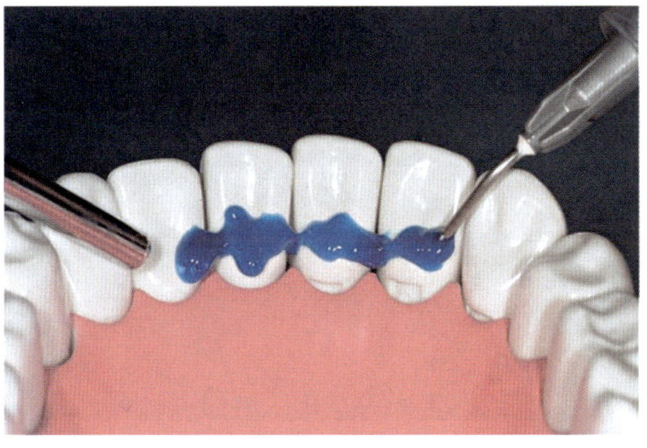

图 7-36　酸蚀前牙舌侧 30 秒，冲洗

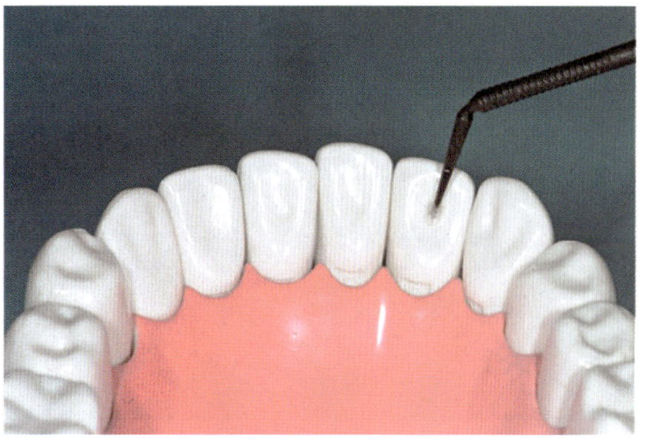

图 7-37　涂粘接剂

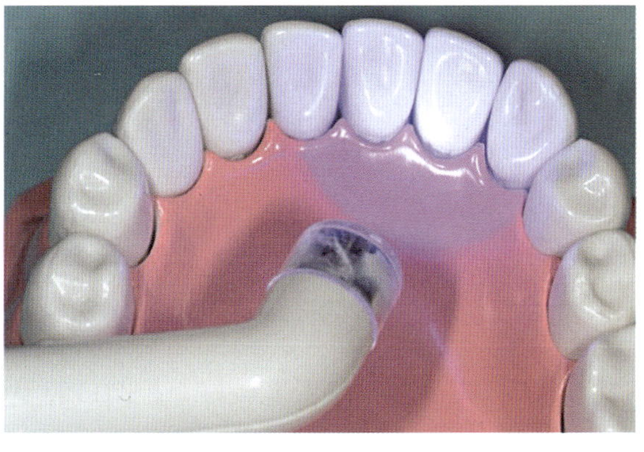

图 7-38　用光固化灯照射

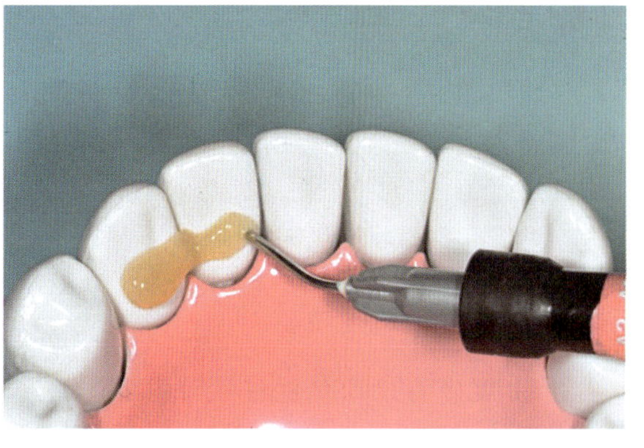

图 7-39　涂布流动树脂

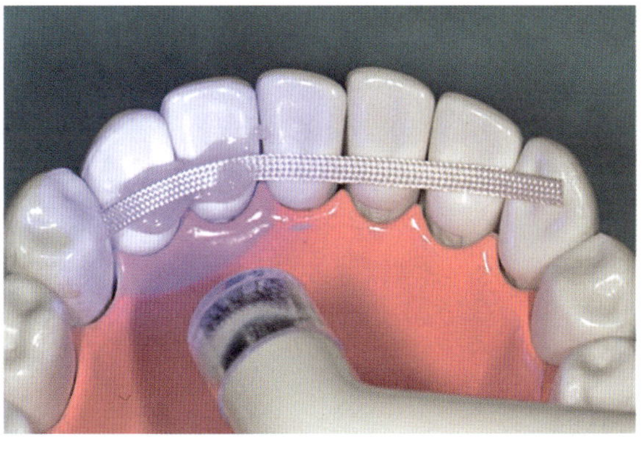

图 7-40　将纤维带放置在牙面上用光固化灯照射

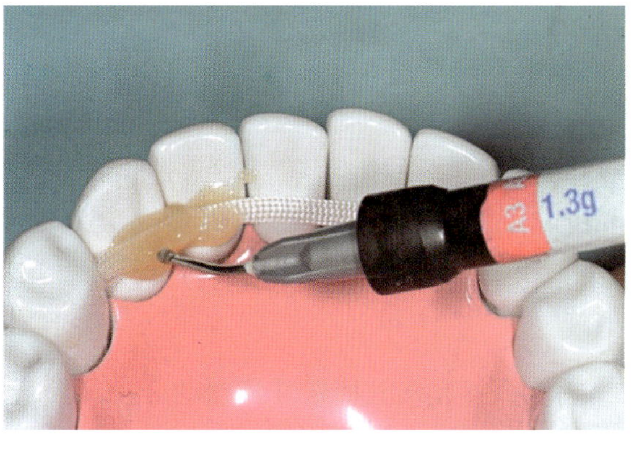


图 7-41　在强力纤维表面添加树脂

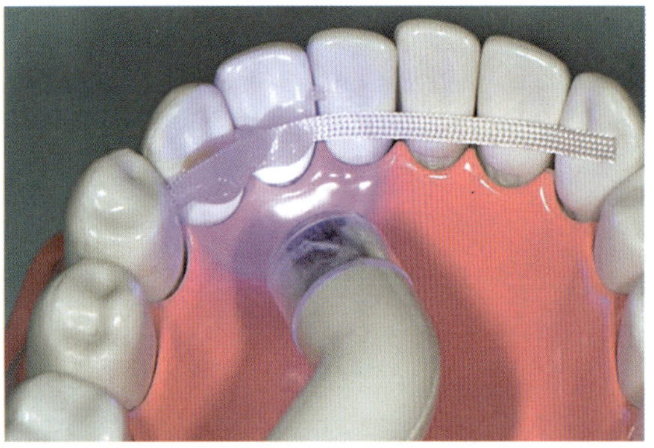

图 7-42　用光固化灯再次照射

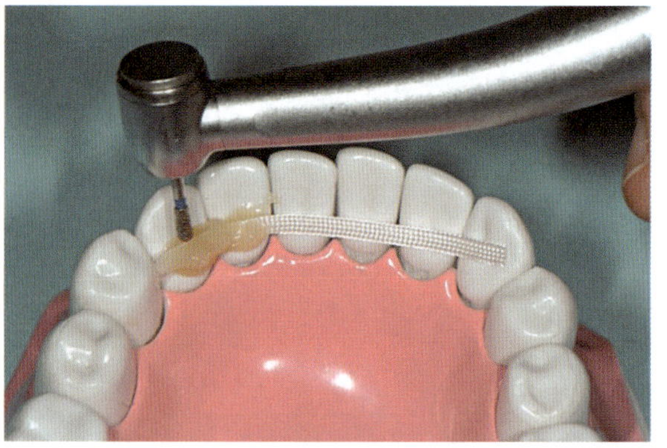

图 7-43　修整表面形态

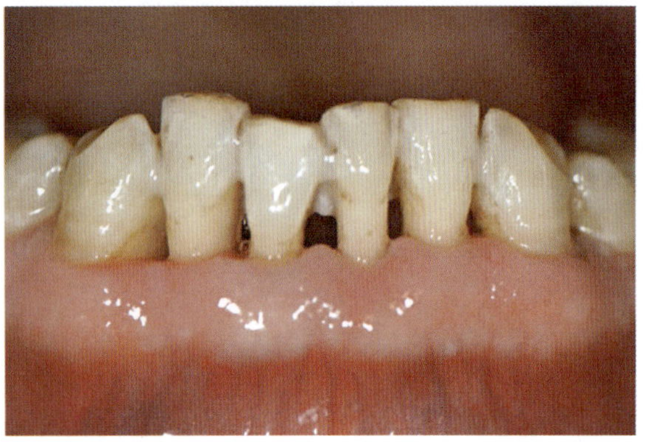

图 7-44　强力纤维强化树脂夹板固定完成（颊侧）

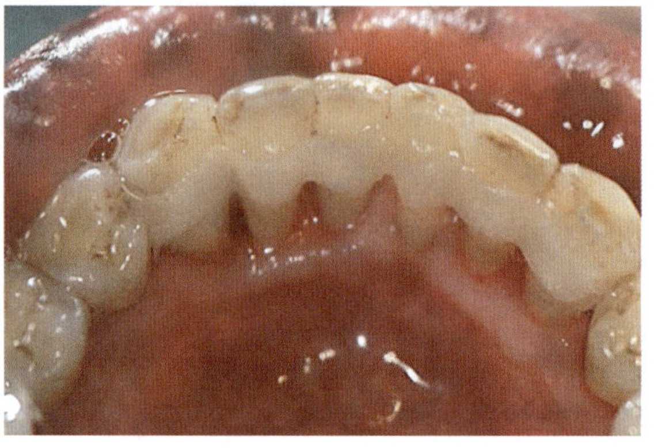

图 7-45　强力纤维强化树脂夹板固定完成（舌侧）

【术后宣教】

1. 强化口腔卫生宣教，重点指导患者用牙间隙刷或牙签清洁固定牙的邻面及夹板。
2. 嘱患者治疗期间避免用患侧咀嚼。
3. 嘱患者每 3 个月复查一次。

## （二）树脂直接粘接固定法

【适应证】

Ⅰ度、Ⅱ度松动的切牙，经过牙周基础治疗，牙周炎症状况改善并稳定，患者能较好地控制口腔卫生，与邻牙之间的间隙小于 2mm，松动且排列较整齐。

【用物准备】

**1. 常规用物**　检查器械（口镜、镊子、探针）、吸唾管、防护膜、护目镜、口杯、三用枪、敷料、高速手机、低速手机、凡士林棉签。

**2. 橡皮障隔离用物**　橡皮障布、打孔器、橡皮障夹钳、橡皮障夹、橡皮障支架、牙线、橡皮障固定楔线、橡皮障定位打孔模板、开口器、剪刀、水门汀充填器。

**3. 特殊用物**　单体液、催化剂、聚合粉末（L 型透明色）、聚合粉末（L 型 X 线阻射）、表面处理剂、调盘、海绵球（大、小）、量勺、毛刷柄（直柄）、毛刷柄（弯柄）、毛刷头（图 7-46）。

【树脂直接粘接法固定牙周松动牙护理配合流程】

树脂直接粘接法固定牙周松动牙护理配合流程见表 7-5。

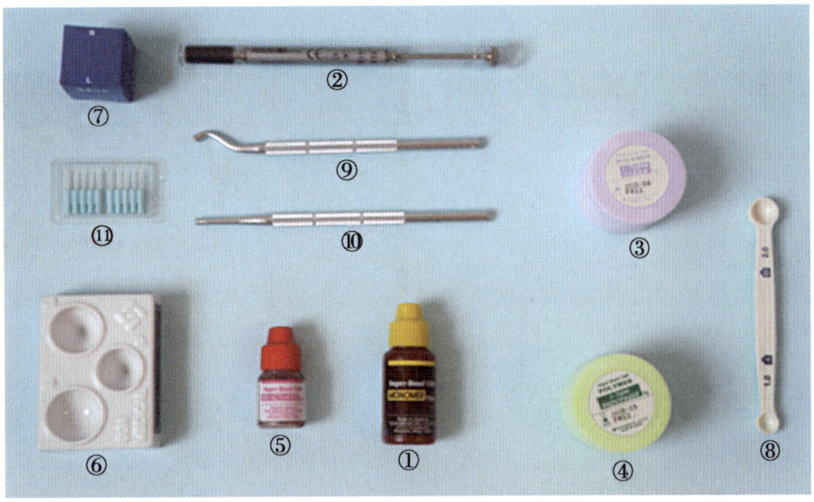


图 7-46　特殊用物

①单体液；②催化剂；③聚合粉末（L 型透明色）；④聚合粉末（L 型 X 线阻射）；⑤表面处理剂；⑥调盘；⑦海绵球（大、小）；⑧量勺；⑨毛刷柄（弯柄）；⑩毛刷柄（直柄）；⑪毛刷头。

表 7-5　树脂直接粘接法固定牙周松动牙护理配合流程

| 医生操作流程 | 护士配合流程 |
|---|---|
| 1. 治疗前准备 | |
| （1）询问患者病史，向患者交代病情、治疗计划、相关费用 | 阅读病历，确认要固定的牙位数，准备用物<br>用凡士林棉签润滑口角，防止口镜牵拉造成患者疼痛 |
| （2）放置橡皮障 | 告知患者橡皮障有隔离作用，可防止器械滑脱造成的误吞、误吸，取得患者合作<br>协助医生放置橡皮障 |
| 2. 固定 | |
| （1）用酸蚀剂处理前牙邻间隙牙面 30 秒，冲洗并干燥、隔湿 | 将 1 ～ 2 滴酸蚀剂滴入双碟，用小棉球蘸酸蚀剂递给医生，帮助医生定时 30 秒 |
| （2）以 4∶1 的比例将单体与催化剂调制成活性液 | 取聚合粉末：遵医嘱取适量聚合粉末放入调盘的“P”皿中<br>调制活性液：①取单体液，将适量液体滴入调盘的“L”皿中；②取催化剂，将催化剂滴入单体液；③用毛刷轻轻调和成活性液（图 7-47 ～图 7-50） |
| （3）用笔堆积方法，将相邻的牙齿粘接在一起，达到固定的效果，并保留一定的龈间隙，以利清洁 | 把毛刷尖浸入“L”皿中的活性液，再用毛刷尖蘸取“P”皿中的聚合粉末，递予医生（图 7-51）<br>将强力吸引器管置于离患牙 2cm 处，及时吸走单体的刺激味道，减少患者不适感 |
| （4）待其自然硬化，修整表面形态并抛光 | 准备抛光砂，将橡皮杯连接在慢速弯机上备用 |
| （5）卸除橡皮障 | 递橡皮障夹钳予医生，协助卸除橡皮障 |
| （6）粘接固定后检查咬合状况，如有咬合高点则进行调𬌗 | 准备咬合纸<br>将金刚砂钻针连接在高速手机上递予医生<br>及时吸净患者口中冷却水 |
| （7）松动牙固定后（颊舌侧）（图 7-52、图 7-53） | 将镜子递予患者，向患者展示夹板固定完成后的效果，并告知注意事项及清洁方法 |

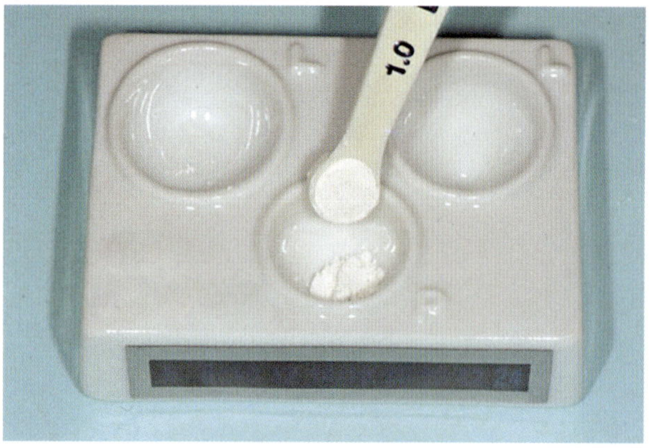


图 7-47　取聚合粉末

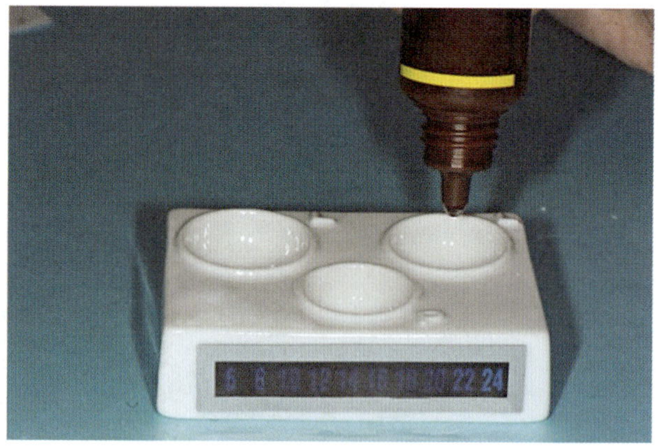

图 7-48　取单体液

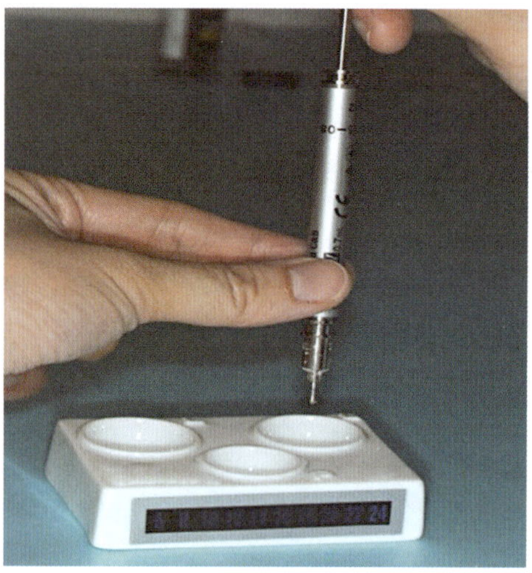

图 7-49　将催化剂滴入单体液

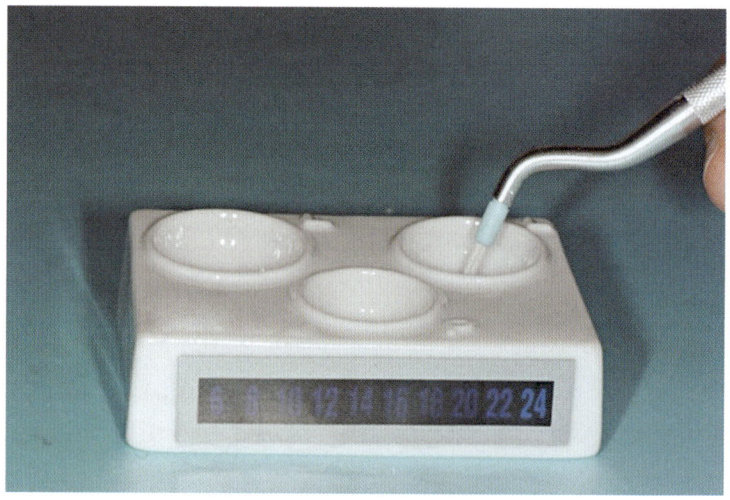

图 7-50　用毛刷轻轻调和成活性液

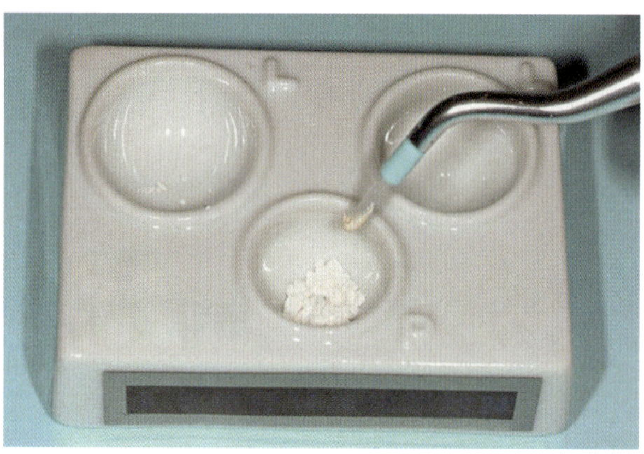

图 7-51　把毛刷尖浸入“L”皿中的活性液，再用毛刷尖蘸取“P”皿中的聚合粉末

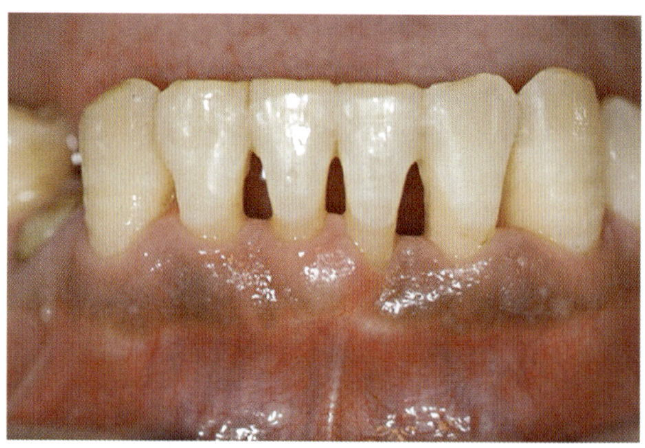

图 7-52　松动牙固定完成（颊侧）

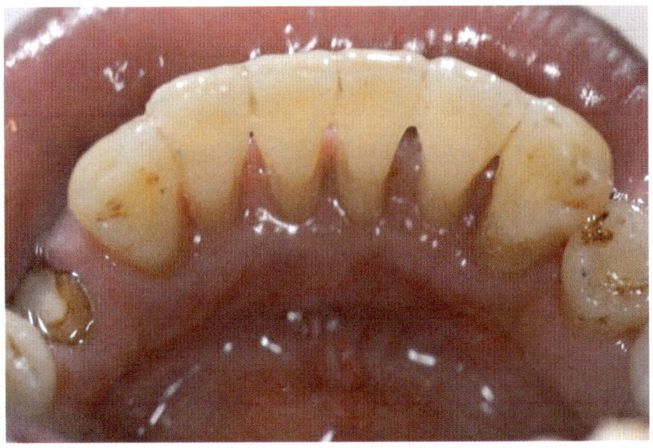

图 7-53　松动牙固定完成（舌侧）

【术后宣教】

1. 强化口腔卫生宣教。
2. 教会患者用牙间隙刷或牙签清洁粘接树脂周围的牙间隙。
3. 嘱患者治疗期间避免用患侧咀嚼。
4. 嘱患者按时复诊。

（刘　建　袁　超）

## 第二节　牙周手术治疗护理技术

牙周手术治疗可以解决基础治疗阶段未能解决的问题，一方面，针对牙周袋的治疗，使牙周袋变浅，创造一个稳定、易维护的状态，并促进牙周组织再生；另一方面，修整解剖形态缺陷，避免外形缺陷导致的菌斑沉积、牙周袋的复发和对美观的影响，最终达到改善牙的预后和改善美观的目标。牙周手术包括：①切除性手术，如牙龈切除术。②重建性手术，如翻瓣术 + 骨修整、牙冠延长术、膜龈手术。③再生性手术，如翻瓣术、植骨术、引导性组织再生术。本节以翻瓣术、牙冠延长术、植骨术 + 引导性组织再生术、游离龈移植术、牙周辅助加速成骨正畸治疗为例简述。

【适应证】

1. 经基础治疗后，患者口腔卫生状况良好，但牙周袋仍≥5mm，探诊后有出血或溢脓。
2. 基础治疗不能彻底清除根面刺激物者，或后牙的根分叉病变达Ⅱ度、Ⅲ度者。
3. 最后一颗磨牙的远中骨袋需要手术治疗。
4. 存在附着龈过窄、个别牙牙龈退缩等问题，需要采用膜龈手术治疗者。
5. 龋坏或牙折断达龈下，影响牙体修复，需要手术延长临床牙冠。

【用物准备】

**1. 患者资料**

（1）病历：了解患者的既往史、过敏史、家族史、全身情况及口内情况等。
（2）X 线片：全口根尖片。
（3）实验室检查：血常规、血液生化检查、凝血检查等。

（4）患者的手术知情同意书。

**2. 术前药品用物** 0.12% 醋酸氯己定、75% 乙醇棉球、无菌生理盐水。

**3. 牙周手术用物**

（1）翻瓣术手术包用物：拉钩、口镜、长刀柄、短刀柄、持针器、止血钳、眼科直剪、弯剪、镊子、印记镊、探针、牙周探针、骨膜起子、牙龈分离器、刮治器 4R/4L、刮治器 Ball、11# 尖刀片和 15# 圆刀片、洗耳球、药碗、棉签和纱布、无菌单、机套（图 7-54、图 7-55）。

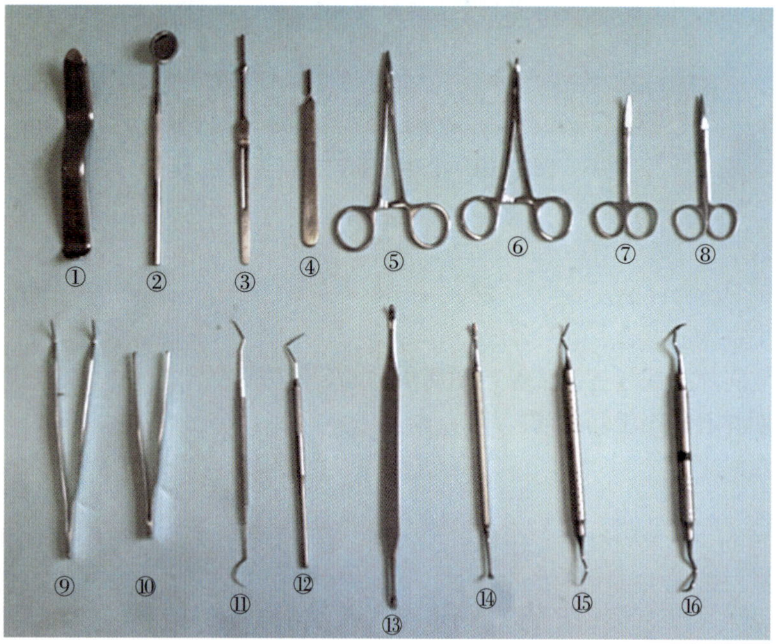


**图 7-54 翻瓣术手术包用物（一）**

①拉钩；②口镜；③长刀柄；④短刀柄；⑤持针器；⑥止血钳；⑦眼科直剪；⑧弯剪；⑨镊子；⑩印记镊；⑪探针；⑫牙周探针；⑬骨膜起子；⑭牙龈分离器；⑮刮治器 4R/4L；⑯刮治器 Ball。

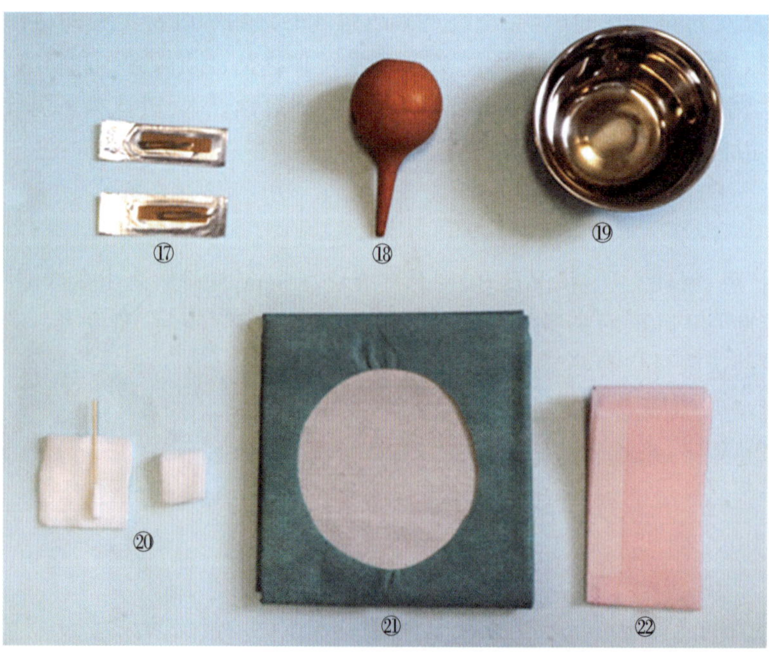


**图 7-55 翻瓣术手术包用物（二）**

⑰ 11# 尖刀片和 15# 圆刀片；⑱洗耳球；⑲药碗；⑳棉签和纱布；㉑无菌单；㉒机套。

（2）牙冠延长术用物：在翻瓣术手术包基础上，还需要准备高速手机、小号球钻、中号球钻、骨凿（图 7-56）。

（3）植骨术用物：在翻瓣术手术包基础上，还需要准备骨皮质刮器、骨粉充填器、骨粉输送器、骨磨、骨粉、骨粉杯（图 7-57）。

**4. 牙周塞治剂用物**　双管塞治剂糊剂、调拌板、调拌刀。

**【翻瓣术护理配合流程】**

翻瓣术护理配合流程见表 7-6。

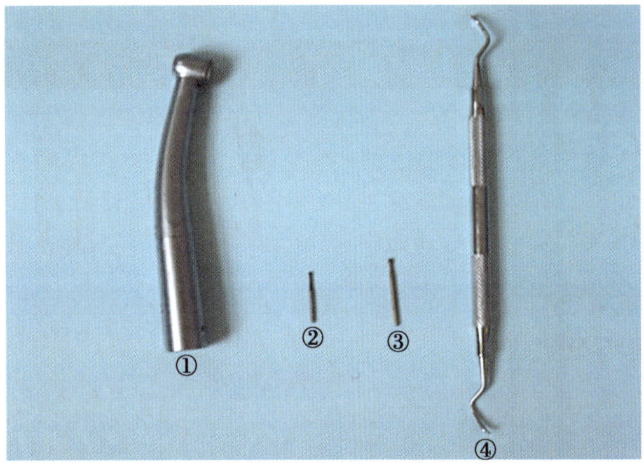


**图 7-56　牙冠延长术用物**

①高速手机；②小球钻；③中球钻；④骨凿。

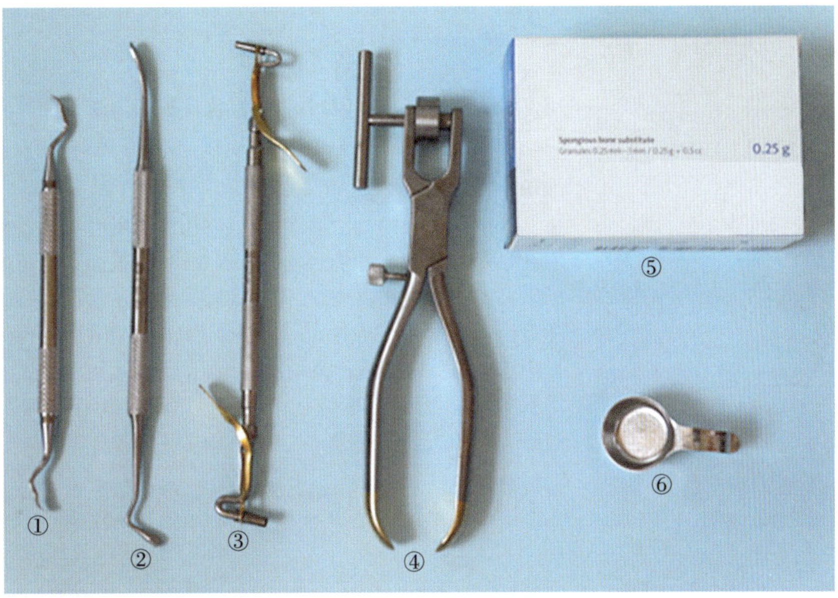


**图 7-57　植骨术用物**

①骨皮质刮器；②骨粉充填器；③骨粉输送器；④骨磨；⑤骨粉；⑥骨粉容器。

**表 7-6　翻瓣术护理配合流程**

| 医生操作流程 | 护士配合流程 |
|---|---|
| 1. 术前准备 | |
| （1）阅读病历，了解患者全身健康状况及化验结果 | 准备患者病历资料（牙周检查表）、化验结果报告单、X 线片、模型等 |
| （2）向患者交代手术目的、术中相关费用，告知手术中可能出现的问题，患者签署手术知情同意书 | 准备手术知情同意书等相关资料<br>安抚患者，告知术中若有不适，举左手示意，避免头部晃动造成口内损伤<br>准备手术包及其他常用物品 |
| （3）详细检查手术部位的牙周袋深度、附着水平、龈缘位置、附着龈宽度、牙松动度等检查结果 | 准备牙周探针等检查器械，详细记录医生检查的数据 |
| （4）口内消毒 | 嘱患者用 0.12% 醋酸氯己定含漱 1 分钟 |

续表

| 医生操作流程 | 护士配合流程 |
|---|---|
| (5)口外消毒 | 用75%乙醇棉球,按一定方向由内及外对口周皮肤消毒3遍 |
| 2. 术中配合 | |
| (1)穿手术衣,戴一次性无菌手套 | 协助医生穿手术衣,准备好一次性无菌手套<br>手术全过程关注患者的全身情况,必要时进行血压、血氧、脉搏和心电监测 |
| (2)铺无菌单 | 协助铺巾,连接强力吸引器 |
| (3)整理手术器械 | 打开手术包,遵医嘱准备手术刀片及特殊器械<br>准备冲洗器、无菌生理盐水,抽吸备用 |
| (4)麻醉:牙周手术一般采用局麻 | 遵医嘱准备局麻药及注射器(卡局式注射器或计算机控制麻醉系统)。检查注射器各关节是否连接紧密,核对局麻药的名称、浓度、剂量、有效期及患者姓名等,安装局麻药后递予医生<br>局麻时,告知患者尽量放松,并观察患者用药后的反应,如有不良反应发生及时告知术者进行处理 |
| (5)根据手术设计,进行相应的切口 | 遵医嘱安装手术刀片,递予医生<br>用口镜、拉钩等工具牵拉口角<br>用强力吸引器吸净术区切口血液,保证视野清晰 |
| (6)手术治疗<br>1)翻瓣术<br>A. 用骨膜分离器将龈瓣从骨面上分离,暴露病变区<br>B. 清创:清除病理性的肉芽组织及根面上残留的牙石等,刮除受内毒素侵蚀的牙骨质表层,根面平整,去除根面上残余的牙周膜纤维,有利术后形成再附着 | 准备骨膜分离器<br>递Ball或4R/4L的刮治器予医生,并用纱布随时擦净器械上的血迹<br>用0.9%生理盐水,冲洗病理性的肉芽组织、根面上残留的牙石等并随时吸净患者口中的血液及唾液,保证视野清晰。注意:为保证管道畅通,间隔用强力吸引器吸引生理盐水以冲洗管道,防止血凝块阻塞管道,在吸引的过程中还应避免被清理出来的肉芽组织堵住强力吸引器<br>术中随时注意患者的反应,如疼痛、焦躁情绪等,及时与患者、医生进行沟通 |
| 2)牙冠延长术:在翻瓣术的基础上,进行骨切除、骨修整,使牙槽嵴顶降至牙断缘根方至少3mm处 | 遵医嘱将球钻安装于高速涡轮手机上,递予医生<br>递骨凿予医生,用纱布接取切除的骨组织并擦净器械上的血迹 |
| 3)植骨术+引导性组织再生术<br>A. 在翻瓣术的基础上,将自体骨或骨替代材料送入骨缺损内 | 准备人工骨材料,核对名称、型号后倒入骨粉容器<br>待用的自体骨,需要用生理盐水湿纱布覆盖骨粉容器口<br>将骨粉与自体血或生理盐水顺时针搅拌均匀<br>待骨粉送入后,递骨粉充填器予医生 |
| B. 引导性组织再生膜的植入:根据骨缺损的状况,选择大小、形状合适的屏障膜,将修剪好的膜放置至骨缺损处,要把骨缺损完全覆盖,并且超过骨缺损边缘至少2～3mm | 准备引导性组织再生膜及线剪<br>医生放置骨粉和引导性组织再生膜时,协助隔湿,及时将唾液吸走,以免污染植骨区。同时,避免强力吸引器直接接触骨粉或膜材料,以免影响医生操作 |
| 4)游离龈移植术<br>A. 麻醉完成后,预备受区:在膜龈联合处行切口,向根方分离半厚瓣,并缝合固定 | 遵医嘱正确安装手术刀片(一般常用15C),牵拉口角,用强力吸引器吸净操作区域附近血液、唾液和冲洗的生理盐水,保证视野清晰<br>遵医嘱准备相应缝线(如6-0可吸收线)及缝合用物(如显微持针器、孔镊等) |
| B. 获取游离龈:从上腭处获取与受区大小相匹配的游离龈,压迫止血(或配合胶原材料进行缝合),戴腭护板 | 必要时辅助医生更换新刀片<br>在取下游离龈的时候,应避免将获取的游离龈组织吸入强力吸引器中<br>遵医嘱准备胶原材料或腭护板等。术前消毒腭护板,戴入前用生理盐水冲洗 |

续表

| 医生操作流程 | 护士配合流程 |
|---|---|
| 5)牙周辅助加速成骨正畸治疗<br>A. 在完成翻瓣操作后进行术中测量:医生测量釉牙骨质界与牙槽嵴顶间距离(CEJ-AC)、骨开窗、骨开裂、牙龈厚度 | 递牙周探针予医生,记录医生检查数据<br>遵医嘱拍摄临床照片,调取患者 CBCT |
| B. 骨皮质切开:医生使用超声骨刀于术区相邻牙根间纵向切开骨皮质 | 准备超声骨刀机器,连接电源及马达线,连接 0.9% 生理盐水 500ml(冰)。遵医嘱选择工作模式和工作尖<br>用 1ml 注射器收集患者自体血,并用生理盐水湿纱布覆盖骨粉容器口,备用 |
| C. 植骨:将人工骨替代材料放置在拟增厚的牙槽骨或牙根表面,必要时可在其表面放置引导性组织再生膜 | 准备植骨相关器械或物品,如骨粉输送器、植骨材料(如人工替代骨材料、引导性组织再生膜等)<br>协助医生将骨粉材料与自体血或生理盐水混合,完成骨粉植入<br>准备线剪以便于医生修剪膜材料 |
| (7)缝合 | 遵医嘱准备缝针、缝线、持针器、镊子及线剪等器械物品 |
| (8)放置牙周塞治剂 | 巡回护士根据牙齿数目调拌塞治剂,将调好后的成品塑形成面团状,在生理盐水中浸过后递予医生 |
| 3. 术后处理 | |
| (1)冷敷 | 准备冰袋或其他冷敷用物,嘱患者 24 小时内尽量在术区相应面部间断冷敷,以减轻术后组织水肿 |
| (2)术后用药 | 根据医嘱,协助医生开具处方并告知患者药物使用方法 |
| (3)术后医嘱 | 详见术后宣教 |

### 【术后宣教】

1. 术后注意保护伤口,请不要用手或其他东西触摸手术部位,不要自行牵拉嘴唇、口角观察手术区域。

2. 嘱患者 24 小时内尽量在术区相应面部间断冷敷,以减轻术后组织水肿。

3. 手术当天请进食温凉食物,在拆线前避免坚硬或辛辣刺激性食物,尽量减少用手术侧咬物,忌烟酒。

4. 手术区域拆线前不刷牙,非手术区请照常刷牙。请使用医生开具的含漱液,含漱时应达到口内各部位,尤其是手术区域,术后 1 ～ 2 周内早晚各一次,每次含漱 1 分钟,或遵医嘱。含漱后请勿在半小时内用清水漱口或进食。

5. 术后 3 天内禁止桑拿、泡热水澡、游泳及剧烈体育运动。

6. 术区可能会有少量出血或渗血,一般会自行停止,24 小时内不要用力漱口,不要吸吮手术区域。若出血不止,可用纱布局部压迫止血,若压迫 5 分钟后仍有出血,请及时到急诊就诊,或与医生联系。

7. 手术区域同侧面颊部可能会出现肿胀,一般 2 ～ 3 天达到高峰,1 ～ 2 周左右消退。

8. 术后按照医嘱要求应用抗生素、止疼药和 / 或其他药物。

9. 术后 7 ～ 14 天或遵医嘱复查拆线。

(息思扬　苏　静　尹　凤　王健民　刘　建)

# 第八章　牙体缺损修复治疗护理技术

## 第一节　全冠修复护理技术

全冠是用牙科材料制作的覆盖全部临床牙冠的修复体，全冠修复是牙体缺损的主要修复形式。根据结构和使用材料不同，全冠可分为几种主要类型：金属全冠（full metal crown）、非金属全冠（full none-metal crown）、金属与非金属材料混合全冠（full metal-resin crown；full metal-procelain crown）。金属全冠主要是铸造金属全冠；非金属全冠分为塑料全冠和全瓷冠；混合全冠分为烤瓷熔附金属全冠（又称金属烤瓷全冠，简称金瓷冠）和树脂 - 金属混合全冠。本节主要以全瓷冠修复为例介绍护理配合流程。

【适应证】

1. 牙体缺损较大，美学要求高，其他保存修复无法达到要求者，尤其适用于前牙。
2. 失髓牙、四环素牙及氟斑牙等变色牙要求改善美观，其他保存修复无法达到美学要求者。
3. 畸形牙、釉质发育不全、错位扭转牙等需用全冠改善外形和外观，患者对美学要求高者。
4. 牙体缺损要求修复，对金属过敏或者不希望使用金属或者因临床检查需要不能使用金属成分的患者。
5. 根管治疗后经桩核修复的残根残冠。
6. 全瓷固定义齿的固位体。
7. 作为种植修复的上部结构来修复牙齿缺失。

全瓷冠修复的治疗过程主要分为两步：第一步为牙体预备及暂时冠制作，第二步为修复体试戴与粘接。

### （一）第一步：牙体预备及暂时冠制作

【用物准备】

**1. 常规用物、局部麻醉用物**　详见第一章相关内容。

**2. 牙体预备用物**　高速手机、金刚砂钻针、酒精灯、基托蜡、咬合纸（图 8-1）。

**3. 排龈用物**　排龈线、眼科剪、盐酸肾上腺素、排龈液（或排龈膏）、排龈器（图 8-2）。

**4. 印模制取用物**

（1）藻酸盐印模：藻酸盐印模材料、橡皮碗、调拌刀、水计量器、量勺、托盘（图 8-3）。

（2）机混聚醚橡胶印模：聚醚橡胶印模材料、聚醚混合机、一次性混合头、聚醚专用注射器、托盘。

（3）硅橡胶印模：油泥型硅橡胶印模材料基质和催化剂、计量勺、刮刀、高流动型印模材料、高流动型印模材料混合注射枪、一次性混合头、托盘。

**5. 制取颌位关系记录用物**　硅橡胶印模材料混合注射枪、硅橡胶印模材料、一次性混合头(图 8-4)。

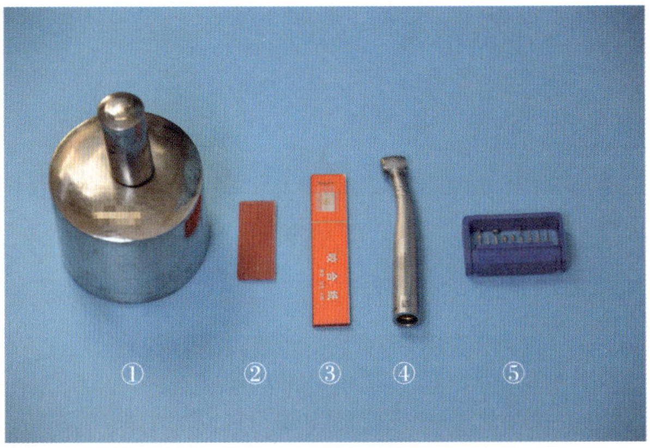


图 8-1　牙体预备用物

①酒精灯;②基托蜡;③咬合纸;④高速手机;⑤金刚砂钻针。

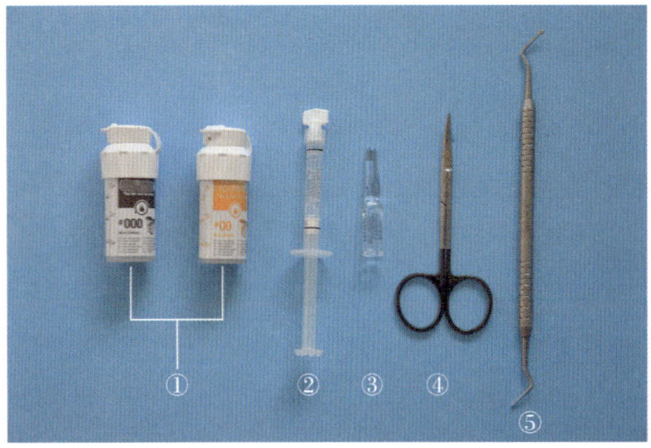


图 8-2　排龈用物

①排龈线;②排龈液;③盐酸肾上腺素;④眼科剪;⑤排龈器。

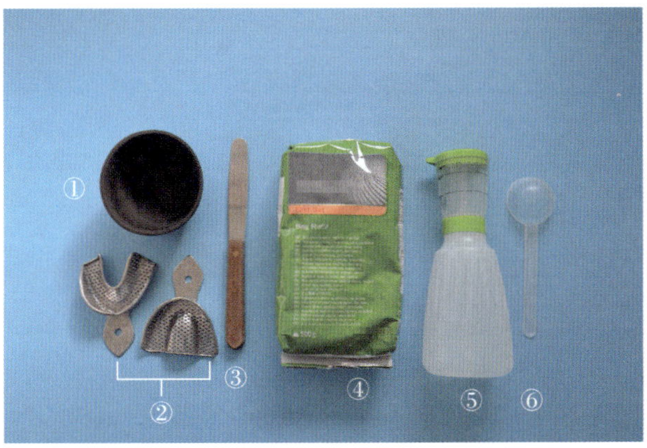


图 8-3　藻酸盐印模制取用物

①橡皮碗;②托盘;③调拌刀;④藻酸盐印模材料;⑤水计量器;⑥量勺。

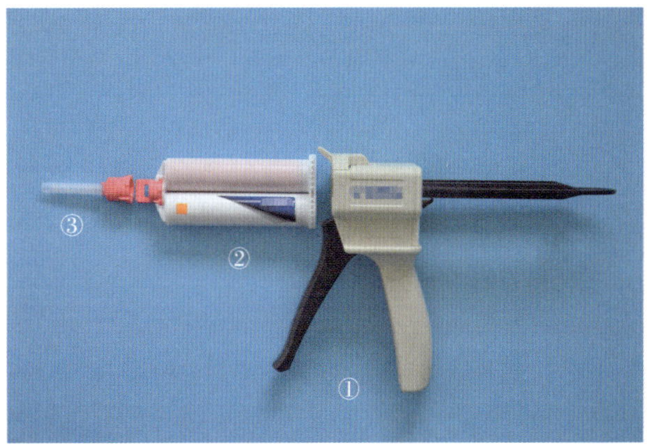


图 8-4　颌位关系用物

①硅橡胶印模材料混合注射枪;②硅橡胶印模材料;③一次性混合头。

**6. 比色用物**　比色板、镜子(图 8-5)。

**7. 制作暂时冠用物**

(1)制作丙烯酸树脂暂时冠用物:丙烯酸树脂材料混合注射枪、丙烯酸树脂材料、一次性混合头、局部托盘或热塑性材料(聚乙酸内酯)、藻酸盐印模材料、橡皮碗、调拌刀、水计量器、量勺(图 8-6),必要时准备热水。

(2)使用预成冠制作暂时冠用物:自凝牙托水、自凝牙托粉、专用滴管、硅橡胶调拌碗、预成冠、调拌刀(图 8-7)。

(3)其他用物:低速手机、树脂切盘、带石针、咬合纸、75% 乙醇棉球、抛光布轮、暂时粘接水门汀、调拌板、调拌刀(图 8-8)。

## 【牙体预备及暂时冠制作护理配合流程】

牙体预备及暂时冠制作护理配合流程见表 8-1。

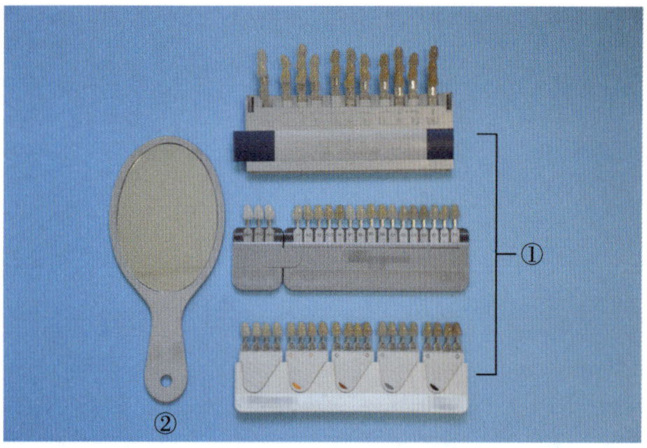


图 8-5　比色用物

①比色板；②镜子。

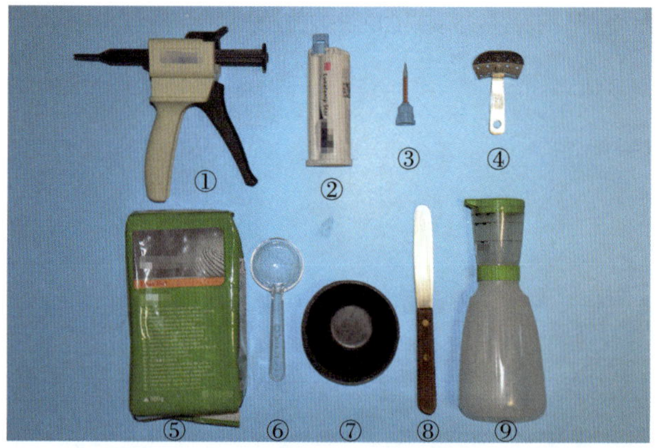


图 8-6　丙烯酸树脂暂时冠用物

①丙烯酸树脂材料混合注射枪；②丙烯酸树脂材料；③一次性混合头；④局部托盘；⑤藻酸盐印模材料；⑥量勺；⑦橡皮碗；⑧调拌刀；⑨水计量器。

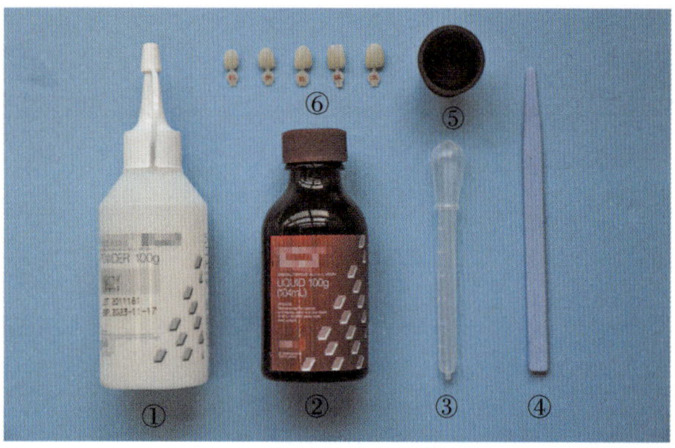


图 8-7　使用预成冠制作暂时冠用物

①自凝牙托粉；②自凝牙托水；③专用滴管；④调拌刀；⑤硅橡胶调拌碗；⑥预成冠。

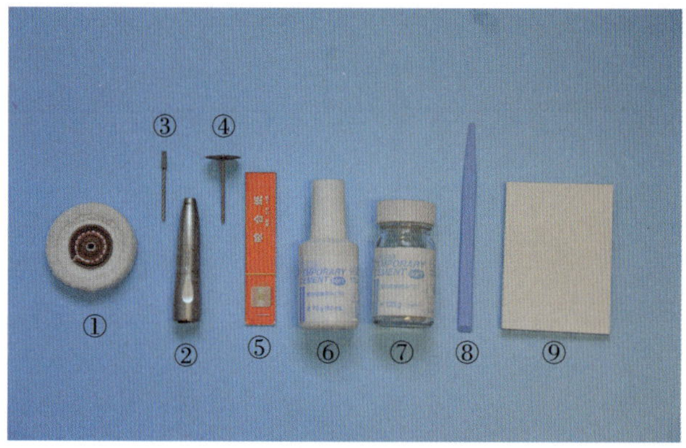


图 8-8　制作暂时冠其他用物

①抛光布轮；②低速手机；③带石钻针；④树脂切盘；⑤咬合纸；⑥暂时粘接水门汀粉剂；⑦暂时粘接水门汀液剂；⑧调拌刀；⑨调拌板。

表 8-1　牙体预备及暂时冠制作护理配合流程

| 医生操作流程 | 护士配合流程 |
|---|---|
| 1. 治疗前准备 | |
| （1）询问患者病史，向患者交代病情、治疗计划、相关费用，签署知情同意书 | 遵医嘱准备用物，备好相关知情同意书<br>用凡士林棉签润滑保护口角 |
| （2）局部麻醉（活髓牙） | 递聚维酮碘棉签予医生消毒麻醉部位<br>遵医嘱准备局麻药及合适针头。检查注射器各关节是否连接紧密，核对局麻药的名称、浓度、剂量、有效期及患者姓名，无误后抽吸或安装局麻药递予医生<br>注射局麻药时，嘱患者尽量放松，观察患者用药后的不良反应 |
| 2. 牙体预备　以后牙全瓷冠修复为例 | |
| （1）𬌗面磨除量的测量及𬌗面预备：磨除𬌗面部分牙体组织，为全冠提供𬌗面间隙 | 根据医生要求在高速手机上安装平头、圆头锥状或棱形、圆头柱状或鱼雷状、棒槌形金刚砂钻针（直径 1mm）<br>确认钻针是否安装就位，以防操作时钻针突然从高速手机上脱落飞出<br>使用三用枪和吸唾管保持术野清晰<br>使用吸唾管配合吸唾或牵拉口角时注意动作要轻柔，以免对患者的黏膜软组织等造成损伤<br>准备相应厚度的咬合纸、基托蜡 |

续表

| 医生操作流程 | 护士配合流程 |
| --- | --- |
| (2)轴面预备：消除轴面倒凹并与邻牙完全分离，建立合适的就位道，磨出全冠厚度和邻间隙 | 在高速手机上安装细针状金刚砂钻针磨除邻面接触区<br>在高速手机上安装细粒度宽的圆头锥状金刚砂钻针(直径＞1mm)<br>停止操作时，及时用三用枪吹净患牙<br>诊疗全过程中应密切观察患者的反应，如有异常停止操作，及时予以处理 |
| (3)精修完成 | |
| 3. 排龈　排开牙龈，充分暴露预备体边缘，保证印模清晰准确 | |
| (1)根据预备体大小及龈沟深度的不同，选择排龈线长度和型号 | 取合适长度和粗细的排龈线递予医生或遵医嘱将排龈线用排龈液或盐酸肾上腺素浸湿再递予医生，以达到止血并减少龈沟液分泌的目的<br>对于高血压、心脏病的患者，排龈线中不宜含有盐酸肾上腺素 |
| (2)排龈：用排龈器将排龈线轻柔压入龈沟内。从近中邻面处开始，排龈器贴轴壁将线压入龈沟，再从舌侧、远中回到唇颊侧，或在预备体龈沟内注射排龈膏 | 将排龈线预弯成一圆圈，用镊子将线置于预备体颈部，传递排龈器，并及时吸唾，必要时传递眼科剪，协助医生剪掉多余排龈线(图8-9)<br>将排龈膏注射枪递予医生，协助吹干龈沟，医生注射排龈膏 |
| 4. 制取橡胶印模或口内扫描数字化印模 | |
| (1)试托盘 | 选择与患者牙弓大小、形态、高低合适的托盘型号 |
| (2)制取印模 | |
| 1)机混聚醚橡胶制取工作印模：用注射器在预备体边缘及周围组织注满材料(图8-11)，注射完毕后，将注满材料的托盘放入患者口内就位，凝固后取出 | 制取聚醚橡胶印模时，在患者口唇周围涂抹医用凡士林，便于清除制取印模过程中黏附在口唇周围的残留材料<br>将托盘置于一次性混合头底部，由非工作端向工作端缓慢注入聚醚橡胶印模材料直至充满整个托盘，再向专用注射器内注入少量聚醚橡胶印模材料，开启计时器。握着注射器的工作端进行传递，将注射器手柄朝向医生的手，前端牛角形输送头方向要朝向预备体(图8-10)；注射完毕后，接过注射器，同时手握托盘柄的远端递托盘予医生(图8-12)；协助患者擦净口周 |
| 2)硅橡胶制取工作印模(双重印模法)：托盘口内就位，凝固后取出 | 按照1∶1的比例取油泥型硅橡胶印模的基质与催化剂，调和30秒至颜色均匀后，放置托盘内递予医生 |
| 刮除邻间隙、龈缘等处容易阻碍再次口内就位的印模材料、制作排溢沟，完成个别托盘 | 将刮刀递予医生 |
| 将高流动型材料注入预备体周围 | 将高流动型印模材料混合注射枪递予医生，待医生注入预备体后，迅速取下前端牛角形输送头，将高流动型印模材料注满初印模个别托盘的牙列上 |
| 托盘再次口内就位 | |
| 3)非工作印模制取：以藻酸盐印模为例 | 严格按照产品使用要求进行调拌，以水、粉体积比1∶1的比例先加入粉剂后再加入清水进行调拌，调拌好的印模材料应表面光滑细腻、无气泡，呈奶油状<br>印模材料置入托盘内时，上颌托盘从远中向近中放置印模材料，下颌托盘从一侧向另一侧旋转放置印模材料<br>由于印模材料具有一定的流动性，制取印模前告知患者注意事项。对于咽反射较为敏感的患者，嘱其低头，鼻吸气，嘴呼气，密切观察患者的反应，如有异常应立即停止操作 |
| 4)口内扫描数字化印模 | 见第一章第十二节 |

续表

| 医生操作流程 | 护士配合流程 |
| --- | --- |
| 5. 制取咬合记录　以枪混硅橡胶咬合记录为例，在预备体及邻近牙列的𬌗面注入适量材料后（图 8-13），嘱患者处于牙尖交错位，待材料凝固后取出。单冠预备后多数情况下不影响模型的对位，不需要咬合记录。但在最后一颗或多颗牙，如第一、第二磨牙都需要做冠，需要咬合记录才能确立正确的咬合关系 | 安装一次性混合头，将硅橡胶咬合记录注射枪递予医生。将凝固后的咬合记录连同患者印模消毒后一起转送模型室<br>多数咬合记录体积较小，制取后应妥善保存，避免遗失 |
| 6. 比色　在适宜的采光环境下，用与全瓷材料相应的比色板选取与患牙颜色相近的色号 | 关闭治疗灯，递相应的比色板予医生，同时递镜子予患者。协助比色并记录 |
| 7. 制作暂时冠　以口内直接制作的方法为例 | |
| （1）暂时冠制作 | |
| 1）方法一：丙烯酸树脂暂时冠法 | |
| A. 制取成型印模 | |
| 牙体预备前，如牙冠完整可直接在口内制取藻酸盐或橡胶类印模作为成型印模 | 准备合适的托盘<br>调拌相应的印模材料，放在托盘内交给医生制取印模。制取好的藻酸盐印模放置在塑料袋内保湿备用 |
| 还可以使用热塑性材料（聚乙酸内酯）制取成型印模。如牙冠不完整，可在牙体缺损处先用蜡在口内恢复外形，再取印模 | 使用热凝性塑料，准备 70℃热水浸泡材料，使其软化至透明后在口内压制成型，包括预备体与两侧邻牙，冷却后取出备用 |
| B. 牙体预备后，将注满丙烯酸树脂的暂时冠材料的印模放入口内就位，待材料凝固后取出 | 牙体预备后，将枪混丙烯酸树脂暂时冠材料注入备用的印模或热塑性材料内递予医生，口内就位，凝固后取出（图 8-14）<br>暂时冠树脂材料应在完全固化之前取下，以防止树脂材料进入倒凹导致材料完全固化后无法取出 |
| 2）方法二：预成冠制作暂时冠 | |
| 将自凝树脂放入预成冠内进行重衬，在口内就位。待完全固化后进行调改 | 根据患牙大小选取合适的预成冠递予医生，在预备体上试戴。按操作要求调拌自凝树脂（图 8-15），迅速填塞进预成冠内（图 8-16）递予医生，口内就位，当树脂成橡胶期时取出 |
| （2）暂时冠调磨 | 安装低速手机和带石针或树脂切盘，传递咬合纸，协助医生检查暂时冠咬合高度<br>暂时冠调磨时，协助用强力吸引器吸除粉末<br>调改完成，安装抛光布轮 |
| （3）暂时冠粘接 | 调拌暂时粘接材料，均匀涂于暂时冠内递予医生，口内就位。粘接时避免使用含有丁香油的粘接剂，以免影响全瓷冠粘接<br>传递探针，及时擦除探针前端的材料，擦净患者口周；整理用物，将全冠技工设计单填写好转送技工室 |
| 8. 预约患者试戴及粘接 | 协助预约试戴冠时间 |

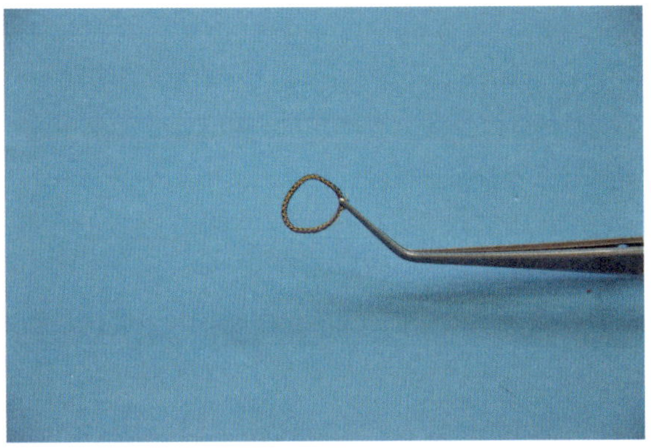

图 8-9　将排龈线预弯成圆圈

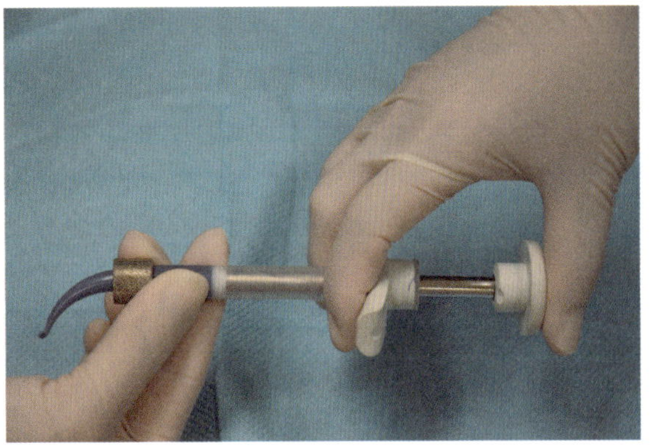

图 8-10　传递聚醚专用注射器

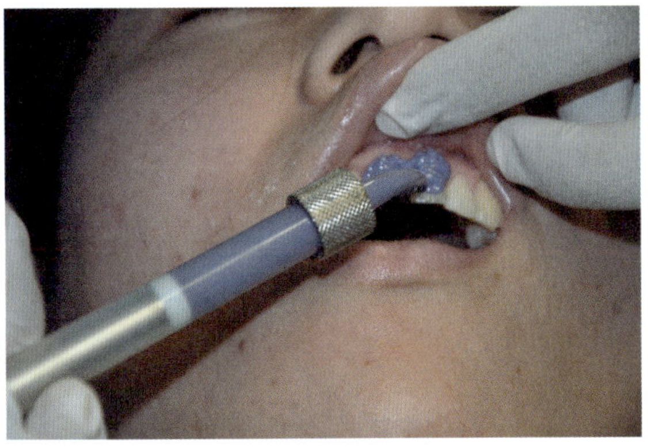

图 8-11　注入聚醚印模材料

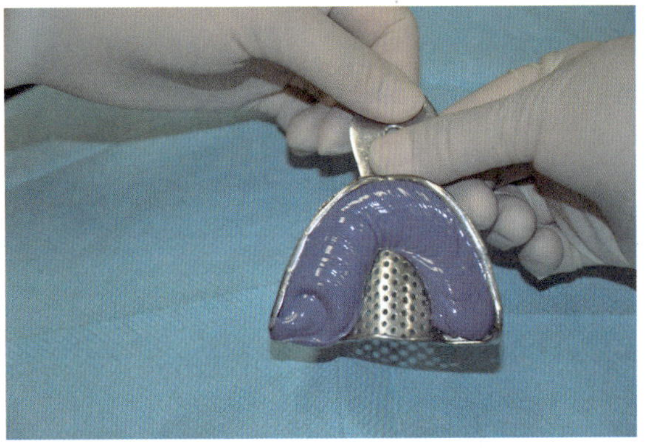

图 8-12　将装好印模材料的托盘递予医生

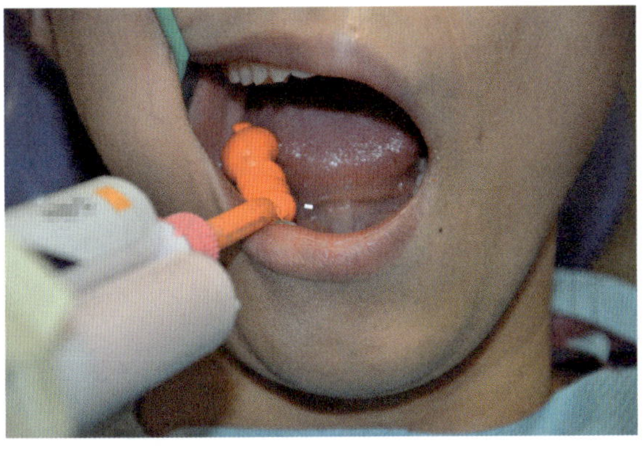

图 8-13　注入咬合记录材料

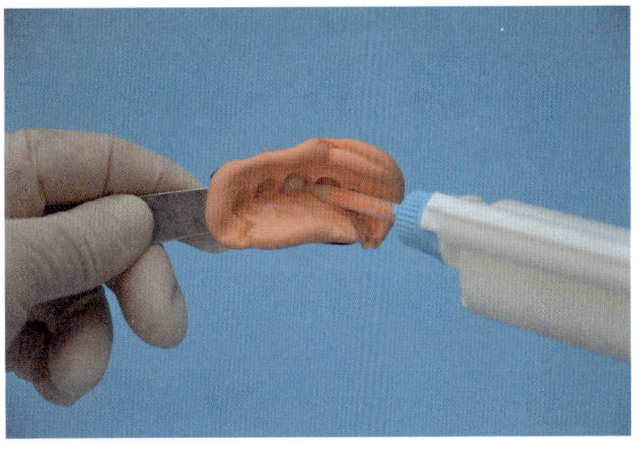

图 8-14　将丙烯酸树脂材料注入印模内

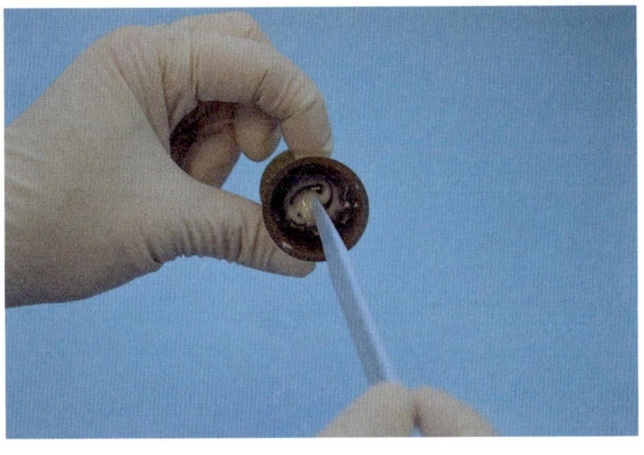

图 8-15　调拌自凝树脂

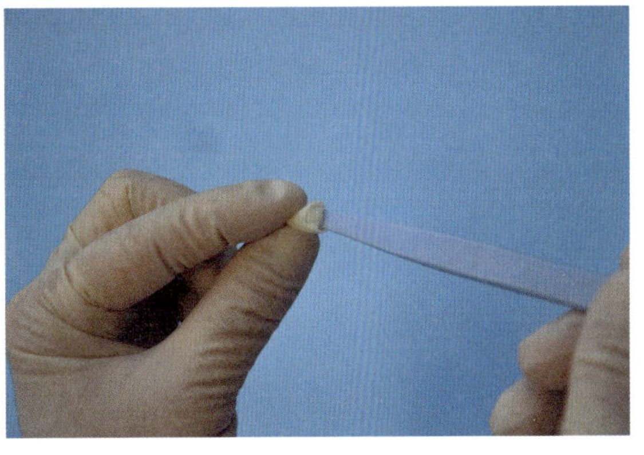

图 8-16　预成冠内涂抹自凝树脂

【术后宣教】

1. 暂时冠具有保护基牙、暂时填补缺牙位置、防止对颌牙过长及邻牙向缺隙倾倒的作用,并不能承受过大的咬合力量,应嘱患者避免咬硬或黏的食物。

2. 活髓牙牙体预备后,易出现牙齿敏感现象,嘱患者避免进食过冷、过热等对牙髓有刺激的食物,如果牙齿出现剧烈疼痛,应立即到医院就诊。

3. 注意保持口腔卫生,尤其是戴用暂时冠的牙齿。使用牙线有效清洁邻间隙。使用牙线时,牙线进入接触点以下的牙间隙后,紧贴牙面轻轻上下拉动,清洁牙齿的邻面,然后从颊舌侧将牙线拉出,避免剧烈的上下提拉。

4. 若暂时冠松动或脱落,及时与医生联系。

## (二)第二步:修复体试戴与粘接(以树脂水门汀粘接为例)

【用物准备】

1. 常规用物、局部麻醉用物详见第一章相关内容。

2. 全瓷冠试戴用物:低速直手机、带石针及抛光磨头、去冠器、高点指示剂、高速手机、金刚砂钻针、咬合纸(图 8-17)。

3. 全瓷冠粘接用物:调拌刀、调拌板、树脂水门汀、光固化灯、避光盒、牙线、洁治、5% 氢氟酸、中和粉、硅烷偶联剂、毛刷、双碟(图 8-18、图 8-19)。

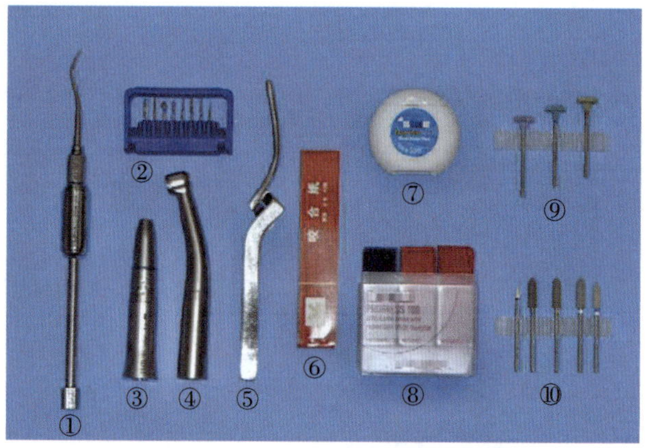

图 8-17 全瓷冠试戴用物
①去冠器;②金刚砂钻针;③低速直机;④高速手机;⑤咬合纸夹;⑥薄咬合纸;⑦牙线;⑧ 100μm 咬合纸;⑨氧化锆抛光轮;⑩玻璃陶瓷抛光磨头。

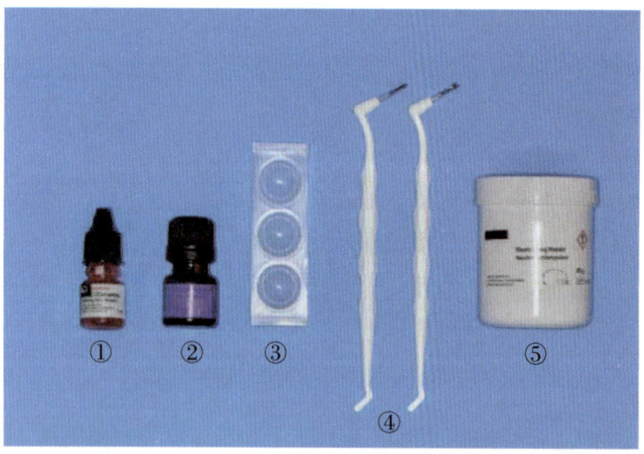

图 8-18 玻璃陶瓷全瓷冠硅烷化处理用物
① 5% 氢氟酸;②硅烷偶联剂;③双碟;④小毛刷;⑤中和粉。

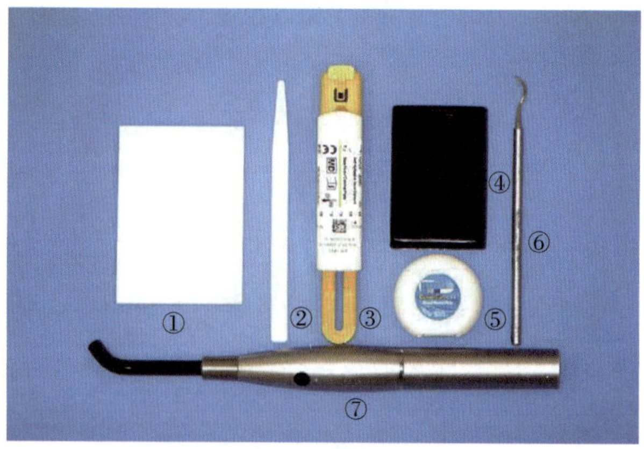

图 8-19 全瓷冠粘接用物
①调拌板;②调拌刀;③树脂水门汀;④避光盒;⑤牙线;⑥洁治器;⑦光固化灯。

【修复体试戴与粘接护理配合流程】

修复体试戴与粘接护理配合流程见表 8-2。

表 8-2 修复体试戴与粘接护理配合流程

| 医生操作流程 | 护士配合流程 |
| --- | --- |
| 1. 治疗前准备 向患者交代病情、治疗计划、相关费用 | 调整椅位灯光，修复体试戴过程中避免患者体位过仰，嘱其冠不慎脱落口内后不要闭嘴，避免做吞咽动作，防止发生误吞、误吸<br>根据患者病情准备用物 |
| 2. 修复体试戴 | |
| (1) 取下暂时冠 | 拧紧去冠器各关节递予医生，协助去除暂时冠 |
| (2) 检查全瓷冠的就位、咬合 | 准备 30μm 咬合纸递予医生，检查就位，并准备 100μm 咬合纸检查咬合。在低速手机上安装带石钻针及抛光磨头，在医生调磨形态及抛光时用强力吸引器吸除粉末<br>玻璃陶瓷全瓷冠的强度较低，试咬合高点时切忌用力，避免折裂 |
| (3) 检查全瓷冠的接触点 | 准备 30μm 薄咬合纸及牙线递予医生，用手指按压烤瓷冠，协助医生用牙线检查邻间隙，避免牙冠脱落引起患者误吞、误吸 |
| (4) 判断烤瓷冠的外形、颜色、半透明性等 | 关闭治疗灯，把镜子递予患者。协助医生判断全瓷冠的形态、颜色等，必要时转给技师加瓷、上色及上釉 |
| 3. 修复体粘接 | |
| (1) 消毒吹干预备体 | 75% 乙醇棉球消毒修复体 |
| (2) 夹取棉卷放于预备体周围隔湿 | 递棉卷予医生 |
| (3) 粘接 | |
| 1) 玻璃陶瓷类全瓷冠 | 用小毛刷蘸取 5% 氢氟酸均匀涂抹全瓷冠包括边缘在内的组织面进行酸蚀处理，注意避免接触到非组织面，以免影响全瓷冠颜色（加图），20 秒后用三用枪加压冲洗、吹干。氢氟酸是一种强酸，冲洗的废液不能直接弃去，要收集在装有中和剂的口杯内，和中和粉剂反应后再弃去<br>用小毛刷蘸取硅烷偶联剂涂抹于全瓷冠组织面，60 秒后用三用枪吹干<br>遵医嘱选择相应颜色的树脂水门汀，取适量树脂水门汀于调拌板上，用塑料调刀调拌均匀。树脂水门汀应做到现用现取，必要时使用避光盒遮盖<br>用调拌刀将粘接剂均匀涂布于全瓷冠的内表面壁递予医生<br>粘接过程中应注意隔湿，严格按照产品使用说明书调拌树脂粘接水门汀 |
| 2) 氧化锆全瓷冠 | 遵医嘱选择适合的树脂水门汀，调拌均匀后均匀涂布于全瓷冠内表面，递予医生 |
| (4) 就位及固化 | |
| 1) 医生将全瓷冠就位，并初步固化 | 光固化灯均匀光照 2～3 秒，初步凝固后递洁治器和牙线予医生，协助医生按压全瓷冠，医生初步清除边缘区多余粘接材料 |
| 2) 完全固化 | 光固化灯将全瓷冠各面分别光照 20 秒，待树脂粘接剂完全固化，再次递医生洁治器，彻底清除边缘区多余粘接材料 |
| 检查冠边缘 | 递探针予医生，确认已完全就位<br>整理用物 |

【术后宣教】

1. 注意保持口腔卫生，学会正确使用牙线的方法，必要时使用牙间隙刷等清洁工具，保证牙周组织的健康，向患者解释保持牙周健康对修复体及其基牙的意义。

2. 修复体粘接后，24 小时内勿用患侧咀嚼过硬、过黏食物。

3. 部分类型全瓷冠透光性好但强度较低，避免咬过硬的食物，防止折裂。

4. 使用固定修复体后要定期复查，建议半年或 1 年复查一次。如感觉不适或出现修复体松动等异常，应及时就诊。

（代 丽 李雅瑾）

# 第二节　桩核冠修复护理技术

桩冠是利用桩插入根管内以获得固位的一种桩与冠一体的修复体。目前使用的桩核冠是一种比早期的一体式桩冠更合理、更方便的设计，将桩核与外面的全冠分开独立制作。桩是插入根管内的部分，为核和最终的全冠提供固位。核暴露于根管外，延伸于口内牙冠部。金属铸造核与桩一体，树脂核固定于桩上，与牙冠剩余牙体组织一起形成最终的全冠预备体，为全冠提供固位。全冠位于核与剩余牙体组织形成的预备体上，恢复牙齿的形态和功能。

桩核冠修复的治疗过程主要分为三步：第一步为桩核修复牙体预备，第二步为桩核粘接，第三步为全冠修复。

## 【适应证】

1. 临床冠大部分缺损，无法直接应用冠修复者。
2. 临床冠完全缺损或缺损断面位于龈下，但根有足够长度，经冠延长术或牵引术后可暴露根面。
3. 最终全冠修复体的边缘至少要超过剩余牙体组织断面高度的 1.5 ～ 2.0mm，磨牙以不暴露根分叉为限。
4. 错位、扭转牙而非正畸适应证需要改变牙齿倾斜方向者。
5. 畸形牙直接预备固位形不良者。

### （一）第一步：桩核修复牙体预备

## 【用物准备】

**1. 常规用物**　详见第一章相关内容。

**2. 根管预备用物**　金刚砂钻针（同全冠修复）、球钻、根管预备钻、螺旋输送器、低速手机（图 8-20）、钢尺。

**3. 制作纤维桩树脂核用物（以双固化复合树脂为例）**　预成桩套装（预成纤维桩、专用根管预备钻）、双固化粘接树脂、树脂混合注射枪、一次性混合头、预处理液、粘接剂 A 和 B、一次性小毛刷、双碟、吸潮纸尖、光固化灯（图 8-21）。

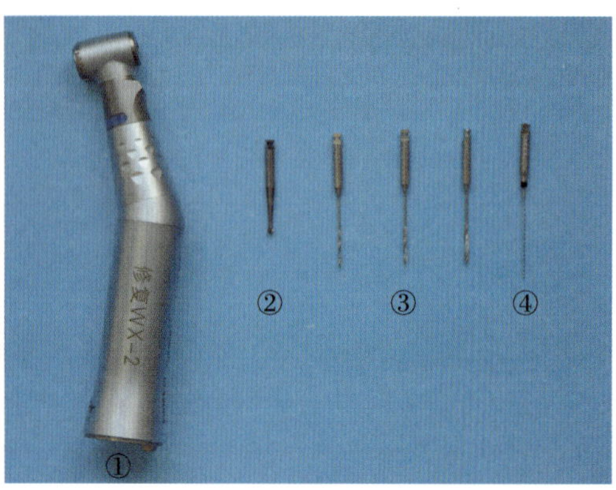


图 8-20　根管预备用物

①低速手机；②球钻；③根管预备钻；④螺旋输送器。

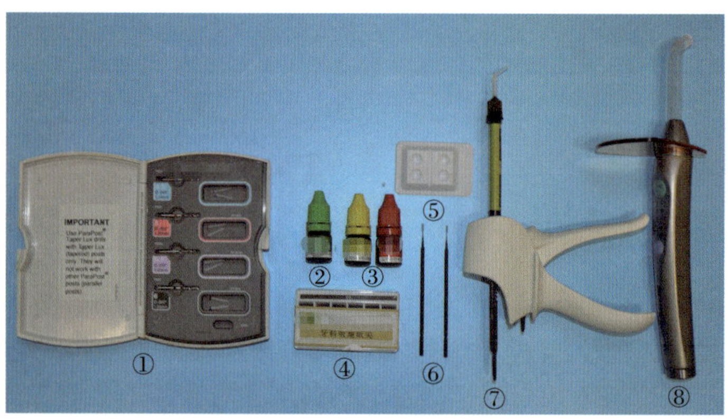


图 8-21　制作纤维桩树脂核用物

①预成桩套装（预成纤维桩、专用根管预备钻）；②预处理液；③粘接剂 A 和 B；④吸潮纸尖；⑤双碟；⑥一次性小毛刷；⑦双固化粘接树脂、双固化粘接树脂混合注射枪、一次性混合头；⑧光固化灯。

**4. 制取金属桩核印模用物（以聚醚橡胶为例）** 托盘、金属加强钉、聚醚橡胶材料、一次性混合头、聚醚专用注射器、暂封材料、水门汀充填器（图 8-22）、聚醚混合机。

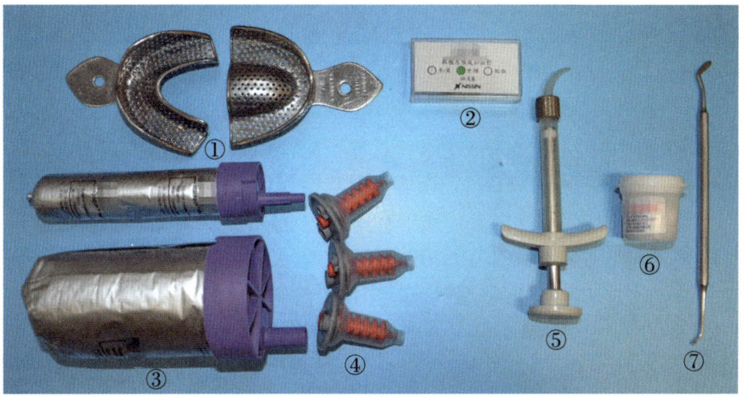

图 8-22 制取金属桩核印模用物

①托盘；②金属加强钉；③聚醚橡胶材料；④一次性混合头；⑤聚醚专用注射器；⑥暂封材料；⑦水门汀充填器。

## 【桩核修复牙体预备护理配合流程】

桩核修复牙体预备护理配合流程见表 8-3。

表 8-3 桩核修复牙体预备护理配合流程

| 医生操作流程 | 护士配合流程 |
|---|---|
| 1. 治疗前准备 | |
| (1) 询问患者病史，向患者交代病情、治疗计划、相关费用 | 根据患者诊疗需要准备用物<br>用凡士林棉签润滑口角 |
| (2) 签署治疗同意书 | 准备知情同意书 |
| 2. 治疗中配合 | |
| (1) 牙体预备：根据所选择的全冠修复体要求磨除剩余牙体组织 | 在高速手机上安装圆头柱状金刚砂钻针（直径 1mm）<br>使用三用枪和吸唾器保持术野清晰 |
| (2) 根管预备 | 根管预备时需要使用根管预备钻，由于该钻针工作尖锐利，因此安装到低速手机上时，注意调整钻针工作尖的方向，朝下放置，并确认安装到位，用后及时撤下，避免医护操作中的职业暴露伤 |
| 1) 测量根管长度 | 将 X 线片放于观片灯上，递钢尺予医生 |
| 2) 去除根管口暂封材料 | 在低速手机上安装球钻或在高速手机上安装圆头金刚砂钻针递予医生 |
| 3) 根管预备：去除部分根管充填材料，去除根管壁倒凹，达到适当直径和长度 | 去除根管口暂封材料后，更换安装根管预备钻<br>适时使用三用枪轻轻吹掉根管口附近切碎的氧化锌糊剂、牙胶等根管充填材料 |
| (3) 桩核制作 | |
| 1) 纤维桩树脂核 | |
| A. 试纤维桩 | 准备并选择与根管形态相适应的纤维桩，用 75% 乙醇棉球消毒后备用 |
| B. 根管预备：清洁根管表面，75% 乙醇棉条消毒，三用枪彻底吹干（图 8-23） | 将 75% 乙醇棉球用镊子挑成细棉条递予医生 |

续表

| 医生操作流程 | 护士配合流程 |
| --- | --- |
| C. 根管预处理：将预处理液涂布整个根管及根管口，再用吸潮纸尖吸去多余处理液，三用枪轻吹 2 秒，干燥表面 | 关闭治疗椅上的照明灯，将预处理液垂直滴入双碟，用一次性小毛刷蘸取后递予医生（图 8-24），同时计时 30 秒<br>选择与根管相应粗细的吸潮纸尖，30 秒后递予医生，吸去根管内多余的预处理液，直至吸潮纸尖干燥（图 8-25） |
| D. 根管处理：将粘接剂涂布整个根管及根管口，用吸潮纸尖吸去多余粘接剂，吹干根管 | 将粘接剂 A 液与 B 液按 1∶1 的比例垂直滴入双碟混合，用另一支毛刷混匀后递予医生。20 秒后递吸潮纸尖予医生，吸去多余粘接剂，直至吸潮纸尖干燥。余留粘接剂过多会加速根管内水门汀的固化<br>粘接材料应避免暴露于光线中，尤其是治疗灯，暴露于光线中的时间应控制在 30 秒内，否则会加快材料固化 |
| E. 预成桩粘接：向根管内注入粘接树脂材料直至充满根管，将预成纤维桩插入根管后就位，再继续在纤维桩和根面上注射树脂，完成树脂核的堆塑 | 在树脂注射枪上安装好一次性混合头，如初次使用树脂注射枪混合树脂材料，应将头端约绿豆大小的材料弃之不用。将树脂注射枪递予医生（图 8-26），将一次性混合头插到根管底部，由里向外缓慢注入并慢慢退出根管，避免产生气泡。不建议使用螺旋输送器将树脂材料导入根管内，会加速材料的凝固。待树脂材料充满根管后接过树脂注射枪，将纤维桩递予医生，纤维桩就位后，再次传递树脂注射枪<br>树脂核堆制不要过大过厚（厚度≤4mm），否则树脂材料固化缓慢 |
| F. 光照固化 | 用光固化灯充分照射 30 秒至树脂材料完全固化（图 8-27）。光固化灯要求能够输出 450nm 的光源，并应定时检查。固化时，光固化灯应尽可能靠近材料，离树脂材料 1cm 距离处<br>纤维桩粘接与树脂核成形过程中应严格隔湿<br>丁香油或丁香酚可能会阻碍双固化复合树脂材料的凝固，因此应该避免使用氧化锌丁香油类制剂 |
| G. 纤维桩树脂核完成后进行全冠修复牙体预备 | 同牙体预备及暂时冠制作护理配合流程 |
| 2）金属桩核 | |
| A. 试托盘 | 协助选择与患者牙弓大小、形态、高低合适的托盘型号 |
| B. 根管处理：清洁根管表面，75% 乙醇棉条消毒，气枪彻底吹干 | 将 75% 乙醇棉球用镊子挑成细棉条递予医生<br>备好金属加强钉<br>在低速手机上安装螺旋输送器 |
| C. 制取印模：以聚醚橡胶为例，用螺旋输送器将印模材料导入根管后，插入金属加强钉。托盘放入口内就位，材料凝固后取出 | 按产品说明要求调拌印模材料，注意将低速手机的转速调至低速，并处于正转状态，防止手机反转且转速过快时，螺旋输送器将材料带出、折断<br>用注射器将印模材料注入根管口内，待医生用螺旋输送器注满所预备的根管（图 8-28），并将金属加强钉插入根管（图 8-29）后，传递注满印模材料的托盘，按照材料使用要求计时，待材料凝固后取出送往技工室 |
| D. 暂封根管口：封闭根管，避免污染（图 8-30） | 备好小棉球，根据根管口大小取适量暂封材料，并塑形成锥状，置于充填器上递予医生 |
| （4）预约患者，试戴桩核 | 整理用物，协助预约试戴桩核时间 |

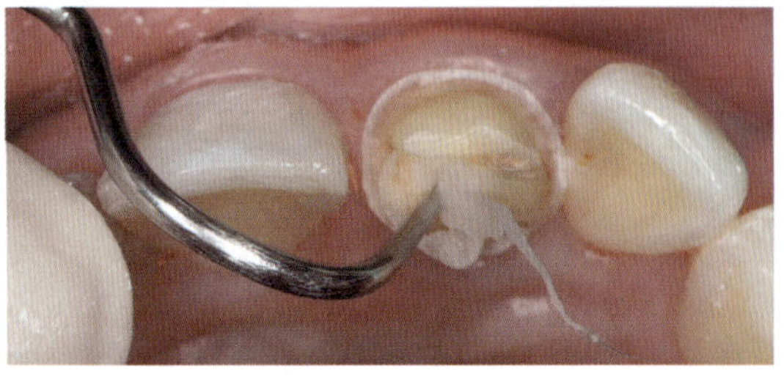

图 8-23　消毒根管

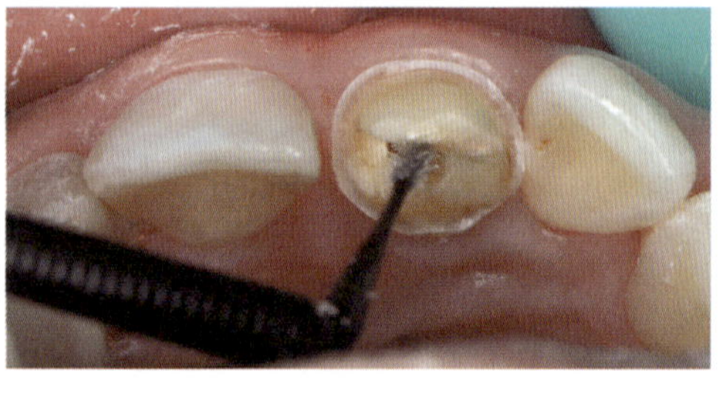

图 8-24　根管内涂布预处理液

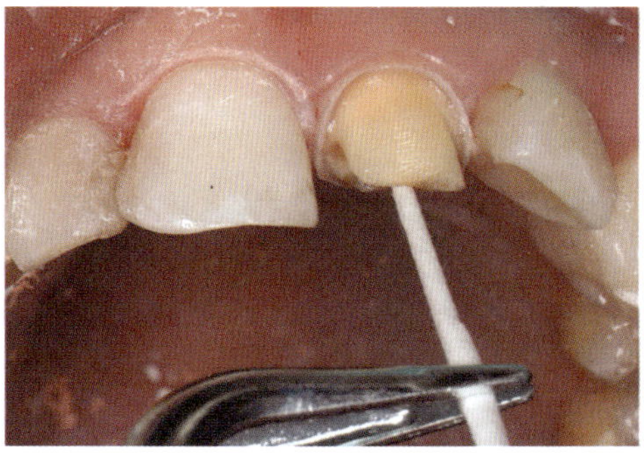

图 8-25　用吸潮纸尖吸干处理液

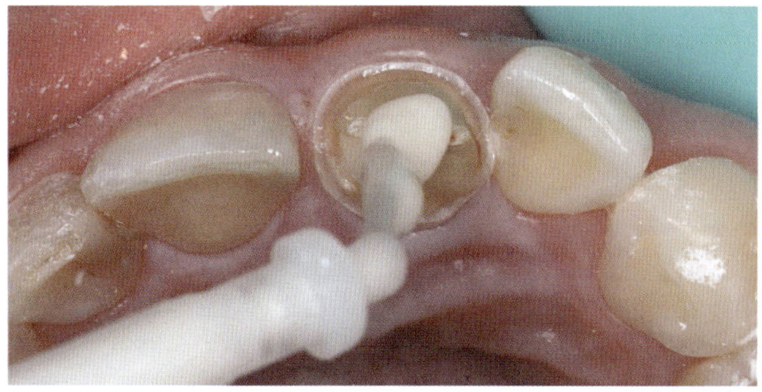

图 8-26　注入粘接树脂材料

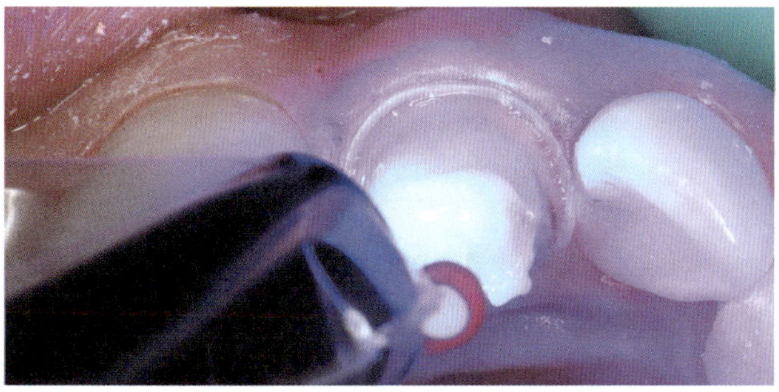

图 8-27　用光固化灯固化粘接树脂

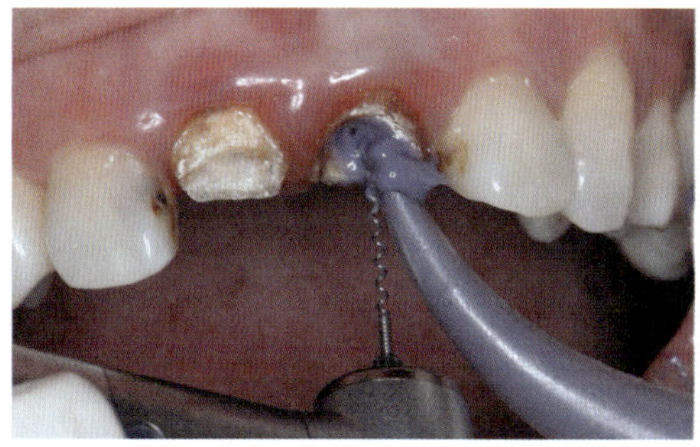

图 8-28　用螺旋输送器注满预备根管

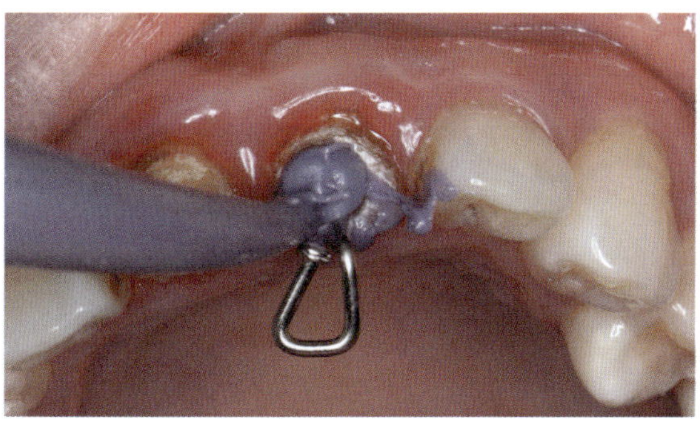

图 8-29　将金属加强钉插入根管内

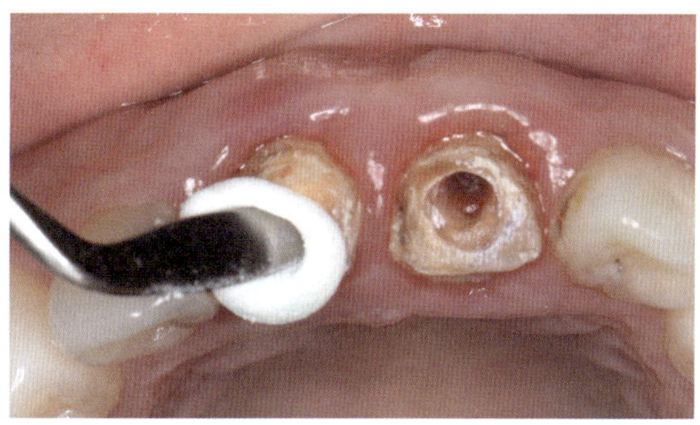

图 8-30　暂封根管口

【术后宣教】

桩核制作期间，嘱患者进食时小心使用患侧，避免食用过硬的食物，防止牙体劈裂或折断。如果暂封材料脱落，及时复诊。

(二)第二步：桩核粘接

【用物准备】

1. 常规用物　详见第一章相关内容。

2. 粘接用物(以玻璃离子水门汀为例)　玻璃离子水门汀粉和液、计量勺、调拌板、调拌刀、洁治器(图 8-31)。

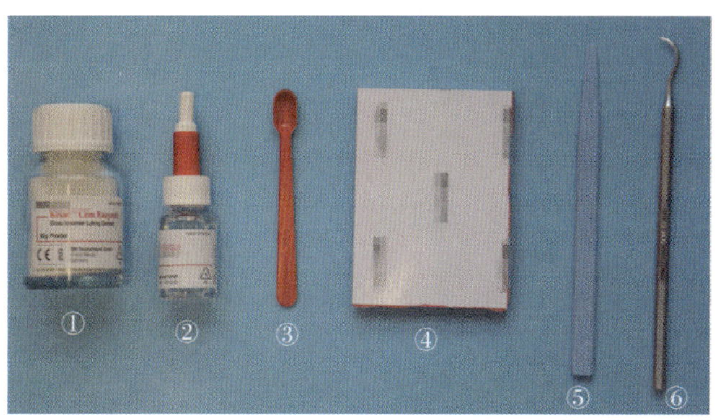

图 8-31　粘接用物

①玻璃离子水门汀粉；②玻璃离子水门汀液；③计量勺；④调拌板；⑤调拌刀；⑥洁治器。

【金属桩核粘接护理配合流程】

金属桩核粘接护理配合流程见表 8-4。

表 8-4　金属桩核粘接护理配合流程

| 医生操作流程 | 护士配合流程 |
| --- | --- |
| 1. 治疗前准备　向患者交代病情、治疗计划、相关费用 | 根据患者诊疗需要准备用物<br>用凡士林棉签润滑口角 |
| 2. 治疗中配合 | |
| (1) 桩核试戴:检查就位及边缘情况,进行适当调磨 | 准备 30μm 薄咬合纸,协助检查桩核就位情况<br>传递探针协助检查桩核边缘。根据医生习惯准备相应的钻针,协助医生调磨桩核 |
| (2) 根管消毒:用 75% 乙醇棉条消毒根管并用三用枪彻底吹干 | 将 75% 乙醇棉球用镊子挑成细棉条备用 |
| (3) 桩核消毒,并用三用枪彻底吹干 | 协助医生用 75% 乙醇棉球消毒桩核 |
| (4) 桩核粘接:用螺旋输送器将玻璃离子水门汀导入根管内,桩核就位。查看边缘是否密合,清除多余水门汀 | 在低速手机上安装螺旋输送器<br>严格按照材料使用说明书调拌粘接玻璃离子水门汀<br>用调拌刀将粘接水门汀置于根管口,量不宜过多,以免挡住根管口视野,妨碍操作。待医生将材料导入根管(图 8-32)后,在桩核组织面涂抹适量材料,桩核就位(图 8-33)后,递洁治器予医生检查边缘,并去除多余的水门汀 |
| (5) 患者预约:继续完成全冠修复 | 整理用物,协助预约预备牙冠修复或制作时间 |

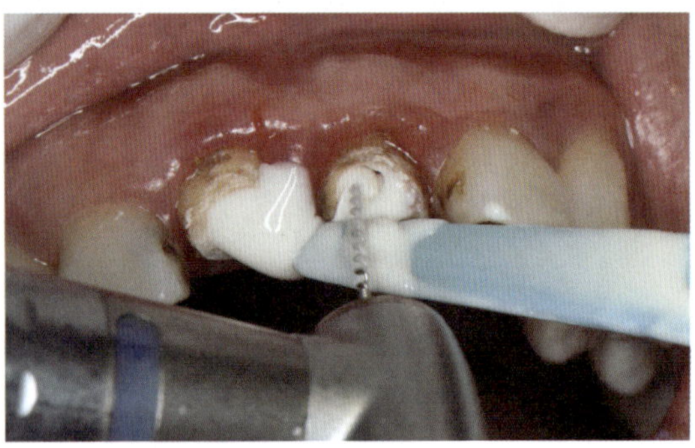

图 8-32　将粘接材料导入根管口

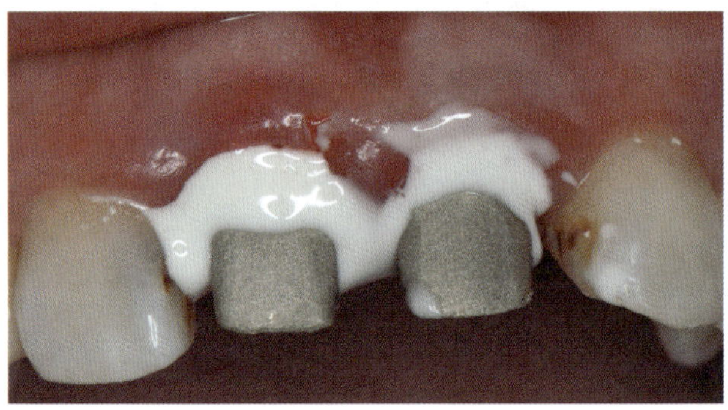

图 8-33　桩核就位

【术后宣教】

树脂粘接剂 24 小时后可完全聚合,在此期间避免食用过黏食物,防止修复体脱落。

### (三) 第三步:全冠修复

详见本章第一节。

(韩欣欣　李雅瑾)

## 第三节　嵌体修复护理技术

嵌体(inlay)是一种嵌入牙体内部,用以恢复牙体缺损形态和功能的修复体或冠内固位体。与直接充填不同,嵌体是一种在模型上制作,用粘接剂固定在牙体缺损区的间接修复体。由于美观和材料性能的不断完善,目前临床多采用复合树脂、全瓷等非金属材料制作嵌体。

【适应证】

1. 𬌗面严重牙体缺损或低𬌗而不能用一般材料充填修复者。
2. 邻面牙体缺损需要恢复接触点者。
3. 固定桥的基牙已有龋洞需要设计嵌体作为固位体者。

【用物准备】

**1. 常规用物、局部麻醉用物、橡皮障隔离用物**　详见第一章相关内容。

**2. 牙体预备用物**　高速手机、低速直机、各型钻针等(图 8-34)。

**3. 印模制取用物**　排龈器、排龈线(膏)、精细印模材料(硅橡胶印模材料或聚醚橡胶印模材料)、精细印模材料调拌用具、托盘、计时器等(图 8-35 ～图 8-38)。

**4. 嵌体粘接用物**　粘接材料、牙线、各型钻针、光固化灯、咬合纸、75% 乙醇棉球等(图 8-39)。

**5. 其他用物**　比色板、镜子、抛光用物等(图 8-40)。

【嵌体修复护理配合流程】

嵌体修复护理配合流程见表 8-5。

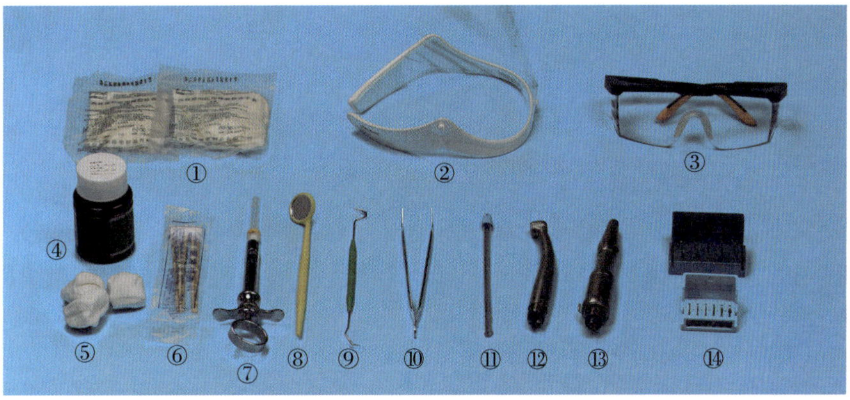


图 8-34　牙体制备用物

①手套;②面屏;③护目镜;④聚维酮碘;⑤纱团;⑥棉签;⑦卡局式注射器;⑧口镜;⑨探针;⑩镊子;⑪吸唾管;⑫高速手机;⑬低速直机;⑭各型金刚砂钻针。

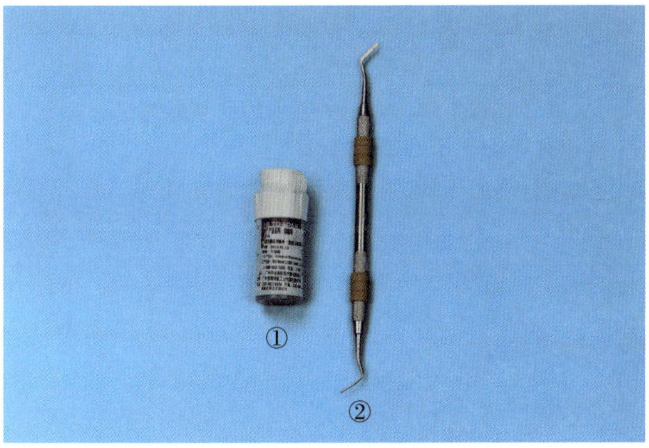


图 8-35　排龈线、排龈器

①排龈线;②排龈器。

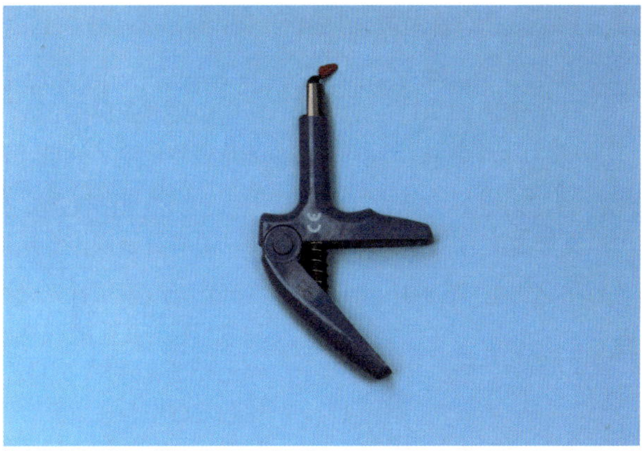

图 8-36　排龈膏

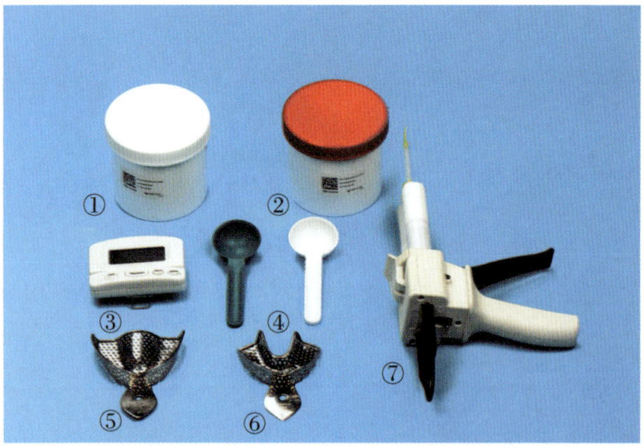


图 8-37 硅橡胶印模制取用物准备

①硅橡胶印模材料催化剂；②硅橡胶印模材料；③计时器；④量勺；⑤不锈钢上颌托盘；⑥不锈钢下颌托盘；⑦硅橡胶印模材料轻体及输送器。

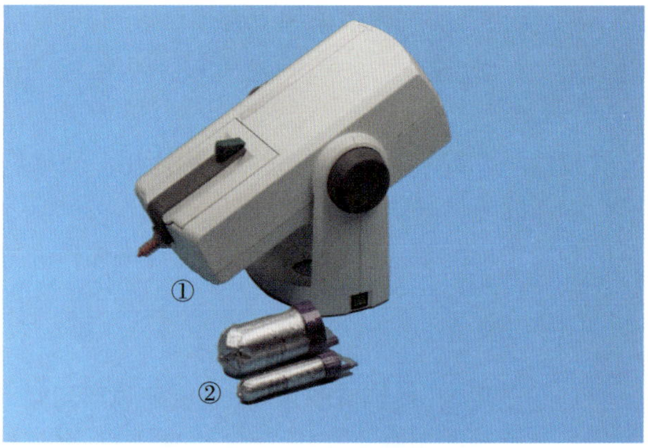


图 8-38 聚醚橡胶

①聚醚混合机；②聚醚橡胶材料。

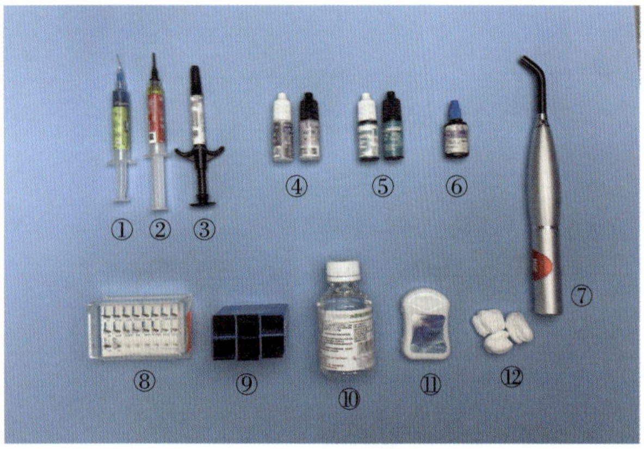


图 8-39 粘接用物准备

① 35% 半凝胶酸蚀剂；② 9.5% 氢氟酸酸蚀剂；③光固化水门汀；④硅烷偶联剂；⑤全酸蚀双固化通用型粘结剂；⑥瓷粘结剂；⑦光固化灯；⑧各型金刚砂钻针；⑨咬合纸；⑩ 75% 乙醇；⑪牙线；⑫纱团。

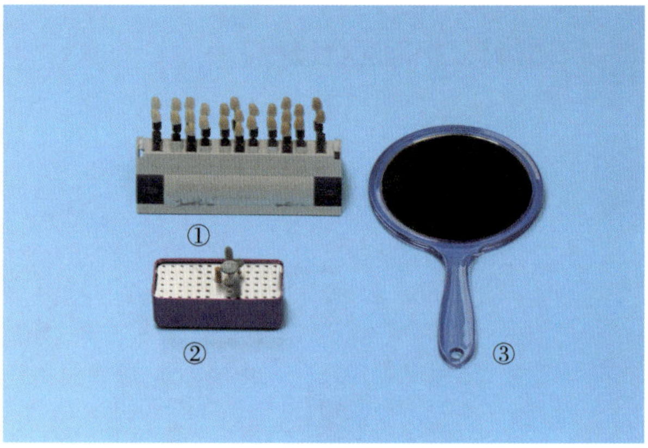


图 8-40 其他用物准备

①比色板；②各型砂石钻针；③镜子。

表 8-5 嵌体修复护理配合流程

| 医生操作流程 | 护士配合流程 |
|---|---|
| 1. 治疗前准备 | |
| (1) 医生询问病史，向患者交代治疗计划、步骤、费用等相关事宜 | 根据需要准备模型、镜子等用物，供患者直观了解口内及拟制作的修复体情况<br>准备患牙影像学资料，供医生了解患牙髓腔大小及髓角高度<br>活髓牙需要行麻醉者，询问有无心脏病、高血压、糖尿病及是否有药物过敏史 |
| (2) 签署治疗同意书 | 协助患者签署嵌体修复知情同意书 |
| (3) 术前比色（图 8-41） | 在自然光或模拟日光光线照明下进行<br>患者口腔与医生视线在同一水平<br>比色要迅速，每次不超过 5 秒<br>比色过程中与患者充分沟通，患者知情同意<br>比色、选色完成后，记录在比色卡上 |

续表

| 医生操作流程 | 护士配合流程 |
|---|---|
| 2. 治疗中配合 | |
| (1)局部麻醉 | 遵医嘱准备局麻药及注射器;检查注射器各关节是否连接紧密;再次核对患者姓名、局麻药的名称、浓度、剂量及有效期等<br>抽吸或安装局麻药后递予医生<br>递聚维酮碘棉签予医生消毒麻醉部位<br>医生行麻醉时观察患者是否有不适,并适时进行疏导或处理 |
| (2)安装橡皮障 | 协助打孔、安装橡皮障夹,并协助医生将橡皮障安装到患牙上 |
| (3)去尽腐质或残余充填体、原有修复体 | 准备钻针、高速手机、低速手机并安装就位<br>调节患者体位和灯光,既充分暴露视野又保证患者舒适<br>协助吸唾,保持视野清晰 |
| (4)去除倒凹,预备洞形 | 根据需要及时协助更换钻针<br>护士掌握颊面、邻面、𬌗面等不同部位的制备要求及所需钻针的型号<br>适时调节灯光,协助吸唾,保持视野清晰 |
| (5)采用硅橡胶或聚醚橡胶制取印模(图 8-42) | 传递排龈器、排龈线进行排龈,使预备体边缘清晰<br>排龈完成后,递橡皮障夹钳予医生,协助医生拆除橡皮障<br>协助医生冲洗预备体并吹干<br>根据患者的口腔情况,准备好合适的托盘<br>协助医生试托盘,教会患者配合方法<br>再次吹干预备体<br>将装好精细印模材料的注射枪递予医生注入预备体及外周<br>将调拌好的硅橡胶或聚醚橡胶放入托盘<br>将托盘递予医生放入患者口内,同时启动计时器<br>调整椅位为直立位,观察患者的反应,作相应指导<br>印模材料凝固后,协助医生将托盘取出,清洁患者面部 |
| (6)暂时修复体制作及粘接 | 协助医生制作暂时修复体<br>瓷嵌体修复者,暂时修复体选用不含丁香酚的暂时粘接剂粘接 |
| (7)印模转运,嵌体制作 | 将印模封闭转送至加工中心制作<br>告知患者勿用患牙咀嚼过硬、黏性较大的食物<br>预约患者复诊时间 |
| (8)嵌体试戴 | 协助医生去除暂时修复体,冲洗、清理洞壁<br>传递核对无误的嵌体,医生进行试戴<br>传递咬合纸、牙线,检查、调整嵌体密合度、邻面接触关系、咬合关系<br>传递低速手机、长柄磨头、橡皮轮供医生对嵌体抛光<br>试戴完成,患者确认颜色、咬合等事宜后,准备粘接 |
| (9)嵌体组织面处理(图 8-43) | 金属嵌体用 75% 乙醇棉球清洁<br>瓷嵌体用专用处理液处理后,冲洗、干燥后涂布硅烷偶联剂 |
| (10)洞壁处理(图 8-44) | 协助安装橡皮障或使用棉卷隔湿<br>吹干洞壁,涂布处理液 |
| (11)嵌体粘接(图 8-45) | 遵医嘱调拌粘接材料<br>将粘接材料均匀涂布在嵌体组织面<br>将涂好粘接材料的嵌体放入患者口内<br>协助医生加压使修复体均匀就位,必要时传递光固化灯,对粘接树脂进行光照固化 |

续表

| 医生操作流程 | 护士配合流程 |
| --- | --- |
| (12)嵌体修复完成(图 8-46) | 待粘接剂固化后,传递探针、洁治器或牙线予医生以去除多余粘接材料<br>传递咬合纸予医生,再次检查咬合情况<br>咬合检查完毕后,用 75% 乙醇棉球清洁咬合纸印记<br>对患者进行术后宣教 |
| (13)治疗结束 | 分类清理用物,消毒备用<br>做好物体表面清理、消毒 |

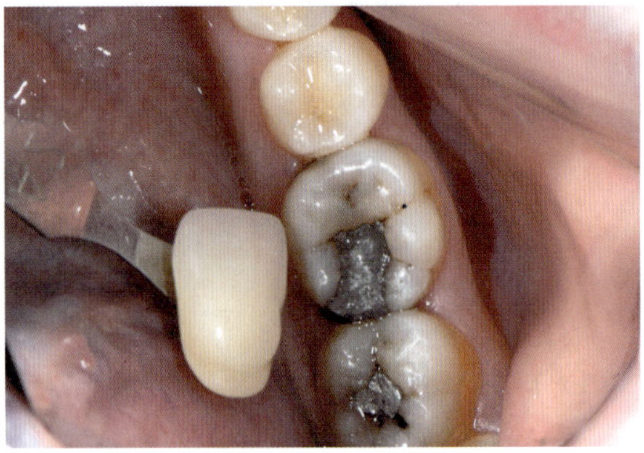

图 8-41　术前比色

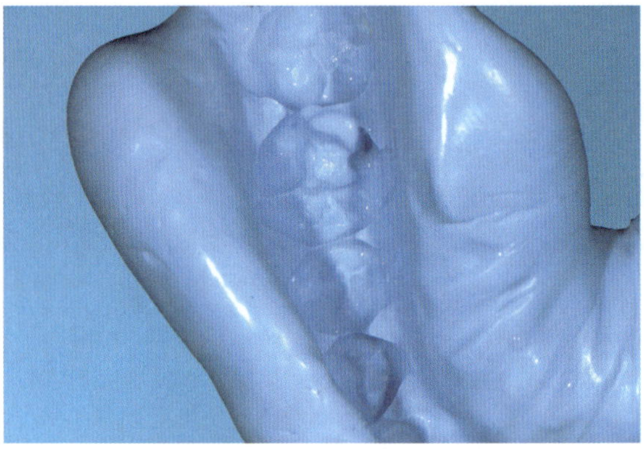

图 8-42　制取完成的印模

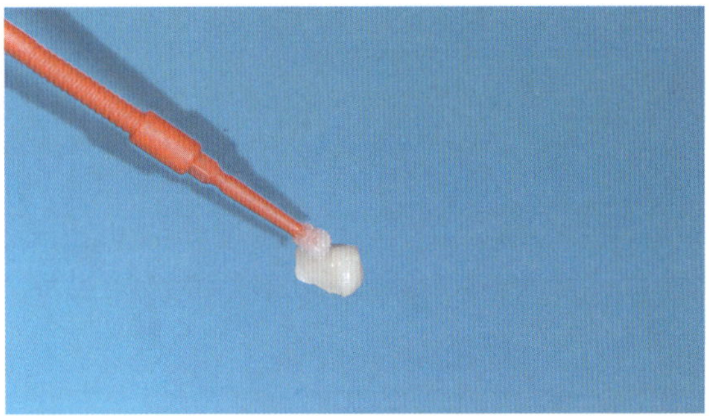

图 8-43　组织面处理

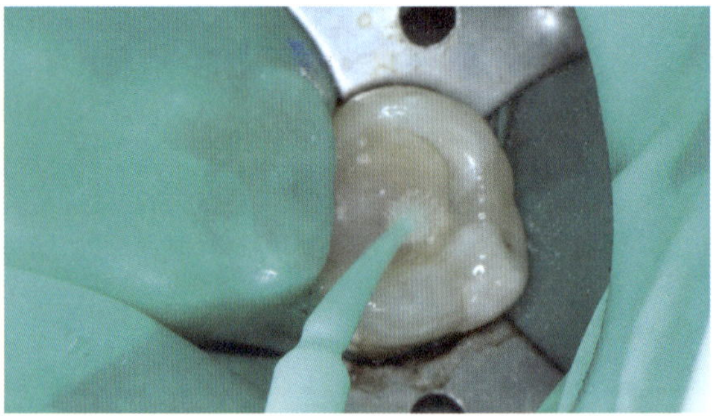

图 8-44　洞壁处理

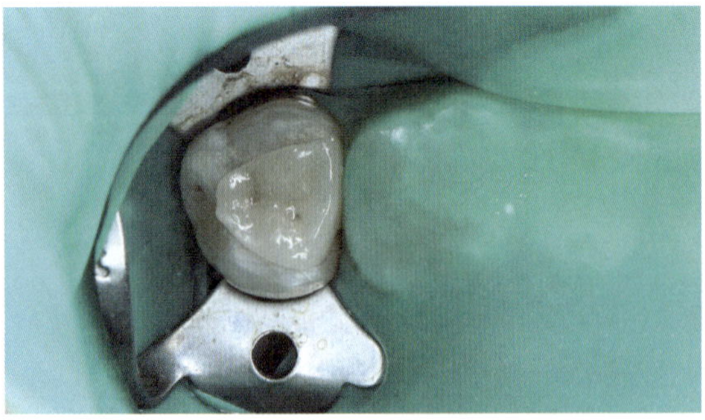

图 8-45　嵌体粘接

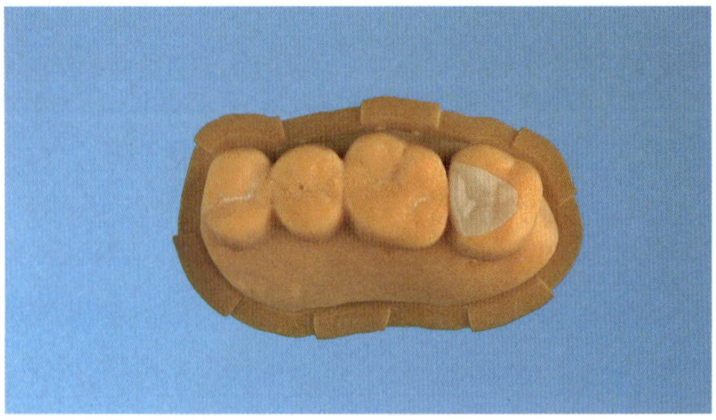

图 8-46　粘接完成的嵌体

【术后宣教】

1. 嵌体完成粘接后立即出现的疼痛感多为牙髓受到刺激引起的过敏性疼痛,一般可逐渐缓解、消失。如果出现持续疼痛或使用一段时间后再出现疼痛,应及时到医院复诊。

2. 勿咀嚼过硬、过黏的食物，以免引起嵌体折裂或脱落。

3. 保持口腔卫生，定期复诊，不适随诊。

（鲁　喆　刘　帆）

## 第四节　贴面修复护理技术

贴面修复是在不磨牙或少量磨牙的情况下，应用粘接技术，将复合树脂、瓷等修复材料粘接覆盖在表面缺损牙体、着色牙、变色牙、畸形牙或磨耗磨损牙等部位，以恢复牙体正常形态或改善色泽的一种修复方法。本节以双固化树脂粘接材料粘接全瓷贴面为例介绍贴面修复的临床护理技术。

### 【适应证】

1. 牙齿外观形态不佳，如畸形牙、过小牙。
2. 变色牙的美容性修复。
3. 各种因素导致的牙釉质缺损。
4. 邻间隙过大。

### 【用物准备】

**1. 常规用物、局部麻醉用物**　详见第一章相关内容。

**2. 牙体预备用物**　排龈液、排龈线、排龈器、金刚砂条、三用枪、低速手机、高速手机、钻针（金刚砂深度指示钻针、牙体预备钻针、调𬌗钻针、抛光钻针）（图 8-47）。

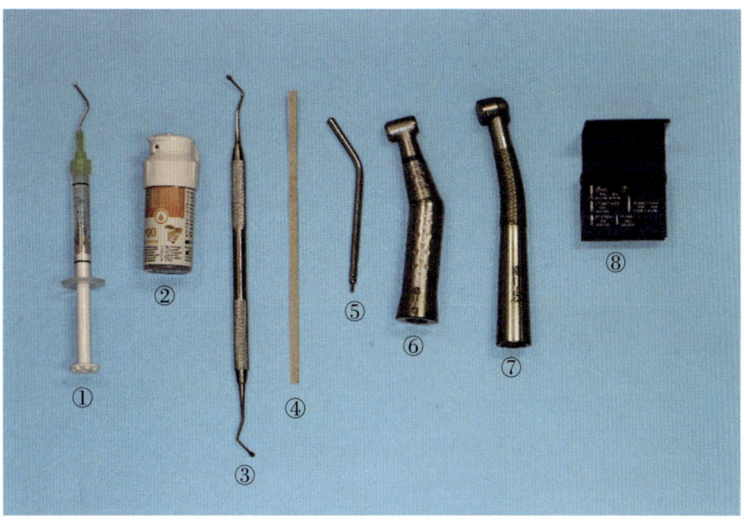


图 8-47　牙体预备用物

①排龈液；②排龈线；③排龈器；④金刚砂条；⑤三用枪头；⑥低速手机；⑦高速手机；⑧钻针（金刚砂深度指示钻针、牙体预备钻针、调𬌗钻针、抛光钻针）。

**3. 印模制取用物**　排龈器、排龈液、排龈线、托盘、计时器、调拌刀、水计量器、橡皮碗、比色板、聚醚注射枪、聚醚印模材料、藻酸盐印模材料（图 8-48）、聚醚混合机。

**4. 粘接用物**

（1）贴面粘接用物：排龈器、排龈液、排龈线、牙线、金刚砂条、洁治器、咬合纸、咬合纸夹、抛光膏、开口器、光固化灯（图 8-49）。

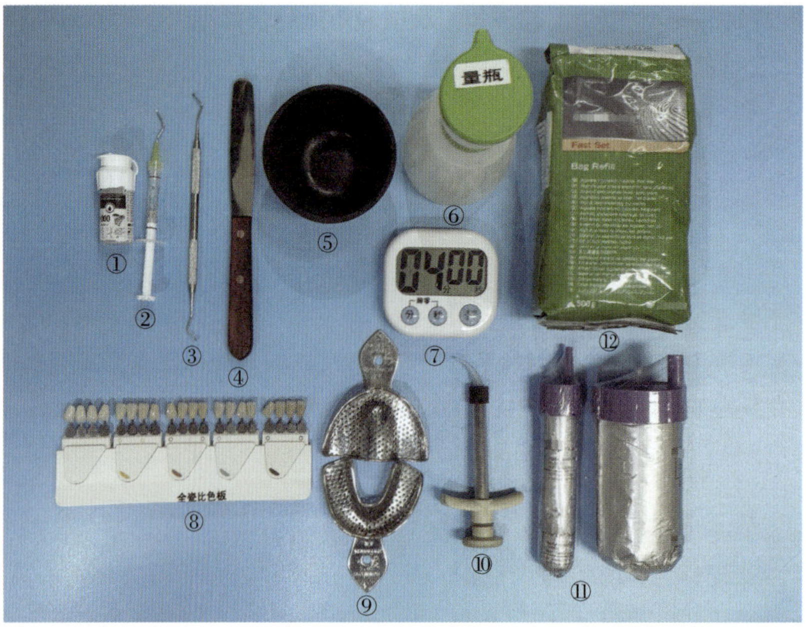


图 8-48　印模制取用物

①排龈线；②排龈液；③排龈器；④调拌刀；⑤调合橡皮碗；⑥水计量；⑦计时器；⑧比色板；⑨托盘；⑩聚醚注射枪；⑪聚醚印模材料；⑫藻酸盐印模材料。

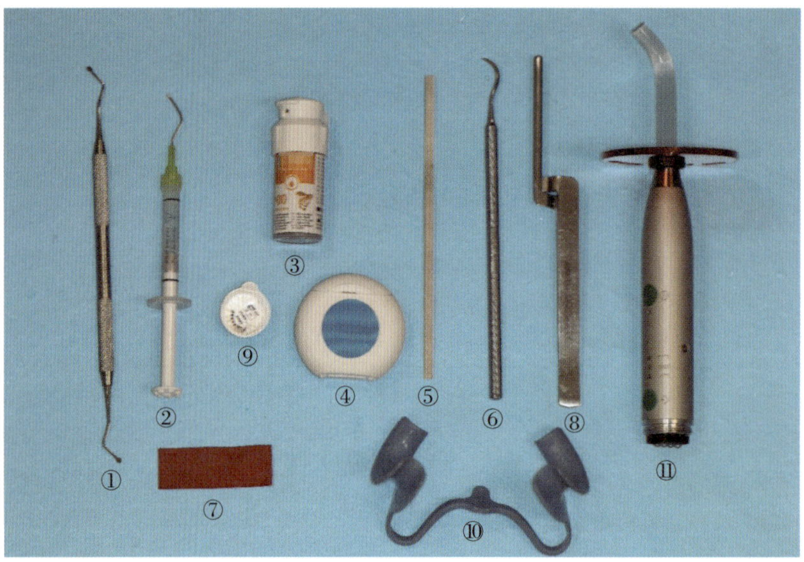


图 8-49　贴面粘接用物

①排龈器；②排龈液；③排龈线；④牙线；⑤金刚砂条；⑥洁治器；⑦咬合纸；⑧咬合纸夹；⑨抛光膏；⑩开口器；⑪光固化灯。

（2）瓷贴面粘接系统用物：氢氟酸、硅烷偶联剂、粘接剂、毛刷柄、毛刷头、37% 磷酸、阻氧剂、调拌刀、调拌板、避光盒、光固化树脂粘接材料（图 8-50）。

**【贴面修复护理配合流程】**

贴面修复的治疗过程主要分为两步：第一步为牙体预备与印模制取，第二步为贴面粘接。

第一步：牙体预备与印模制取。牙体预备与印模制取护理配合流程见表 8-6。

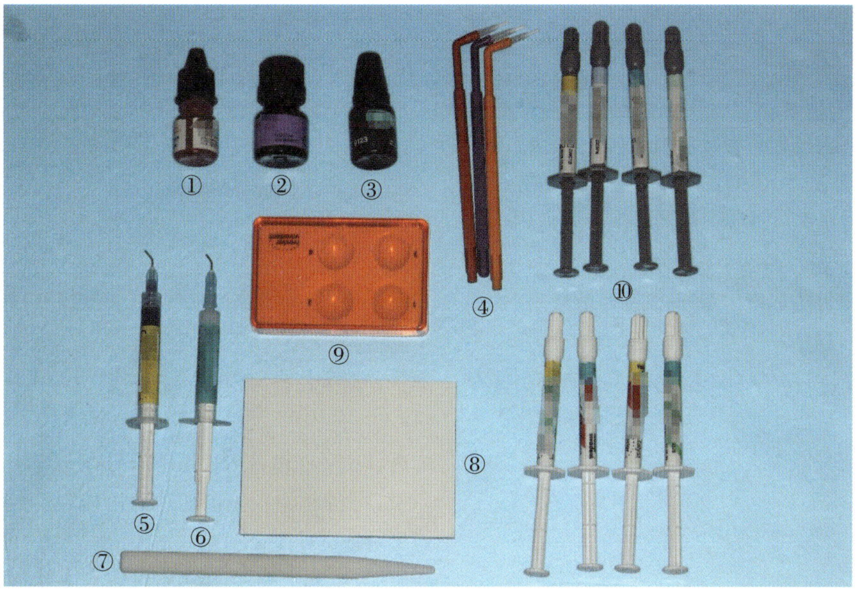


图 8-50　瓷贴面粘接系统

①氢氟酸；②硅烷偶联剂；③粘接剂；④毛刷柄、毛刷头；⑤ 37% 磷酸；⑥阻氧剂；⑦调拌刀；⑧调拌板；⑨避光盒；⑩光固化树脂粘接材料。

表 8-6　牙体预备与印模制取护理配合流程

| 医生操作流程 | 护士配合流程 |
|---|---|
| 1. 治疗前准备 | |
| (1)询问患者病情，向患者交代治疗计划并介绍贴面治疗方法、过程、注意事项、费用及效果，使患者充分知晓 | 准备知情同意书，协助医生做好患者解释工作，根据患者治疗需要准备用物<br>用凡士林棉签润滑口角，防止口镜牵拉造成患者不适<br>递聚维酮碘棉签予医生消毒麻醉部位 |
| (2)麻醉：局部浸润麻醉 | 准备局麻药及合适针头。检查注射器各关节是否连接紧密，核对局麻药的名称、浓度、剂量、有效期及患者姓名等，无误后抽吸或安装局麻药递予医生 |
| 2. 牙体预备 | |
| (1)唇面预备：应用深度指示钻针 | 准备深度指示钻针(图 8-51)、圆头柱形钻针，安装在高速手机上，协助吸唾 |
| (2)邻面预备：预备邻面的唇颊 1/3，中 1/3 | 准备圆头柱形钻针，协助吸唾 |
| (3)切缘预备 | 准备圆头柱形钻针，协助吸唾 |
| (4)龈缘预备：预备前应先置入排龈线，使贴面龈缘易修整，并减少牙龈损伤 | 选择合适型号的排龈线，必要时准备排龈液。根据预备牙的周径决定排龈线长短，长度可比周径长 5mm 左右，以方便夹持。将排龈线置于预备体龈下边缘上，递排龈器予医生协助排龈(图 8-52)<br>准备钻针，协助吸唾 |
| (5)预备体精修：取出排龈线，对各边缘抛光成形。去除预备体所有的尖锐线角，分开较紧的邻接触 | 准备钻针，递镊子予医生取出排龈线，安装抛光钻针于高速手机上，协助吸唾<br>传递金刚砂条(图 8-53) |

续表

| 医生操作流程 | 护士配合流程 |
| --- | --- |
| 3. 印模制取　分为传统印模方法即使用硅橡胶或聚醚橡胶印模材料（下面以聚醚橡胶材料为例介绍），以及口内扫描印模制取方法，即借助三维扫描技术将传统牙颌模型、印模或口腔软硬组织的表面三维形态转换成三维可视化的数字模型 | |
| （1）排龈：5～7分钟后取出排龈线，观察排龈效果 | 传递排龈器、排龈线（必要时准备排龈液），排龈完成后，递镊子予医生 |
| （2）制取工作印模：根据牙弓大小、形态、高低、缺失牙等选择合适托盘 | 准备合适的托盘 |
| 1）制取工作印模 | 准备好聚醚印模材料和聚醚注射枪，按照操作要求制取聚醚印模，将材料注入托盘和注射枪内（图8-54、图8-55），并根据材料要求计时<br>递聚醚注射枪予医生，传递时注意工作端对准患牙。医生注射完毕，一手接过注射枪，另一手传递托盘（图8-56～图8-58）<br>聚醚印模材料应根据说明书放置一定时间后再灌注模型<br>工作托盘金属边缘未被印模材料覆盖的区域需要填补印模材料，防止灌制好的石膏模型取下时损坏 |
| 2）制取对颌印模 | 按照操作要求调拌藻酸盐印模材料至细腻、无颗粒，充分挤压、排气后将材料收起。放入托盘内的材料应表面光滑、均匀、适量，放好后递予医生（图8-59、图8-60）<br>送取好的印模至模型室，灌制石膏模型，藻酸盐印模要及时灌制，如不能做到，可用湿纱布覆盖保湿，防止藻酸盐收缩变形 |
| 4. 比色　在自然光下比色 | 关闭治疗灯，递比色板予医生，自然光线下递镜子予患者，复核比色结果并协助记录 |
| 5. 瓷贴面制作　除常规技工室制作外，目前口腔数字化修复技术可以将技工室制作流程在椅旁应用计算机辅助设计与制造（computer-aided design and manufacturing，CAD/CAM）系统完成 | 核对无误后，将设计单转至技工室。整理用物<br>协助预约患者复诊时间，并向患者交代注意事项 |

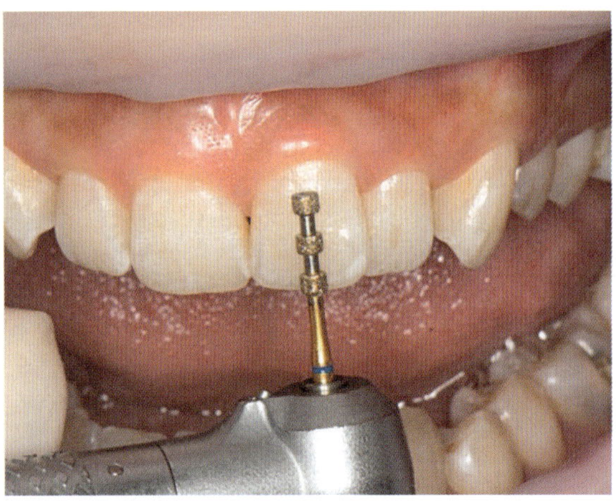

图8-51　使用深刻度指示钻针进行牙体预备

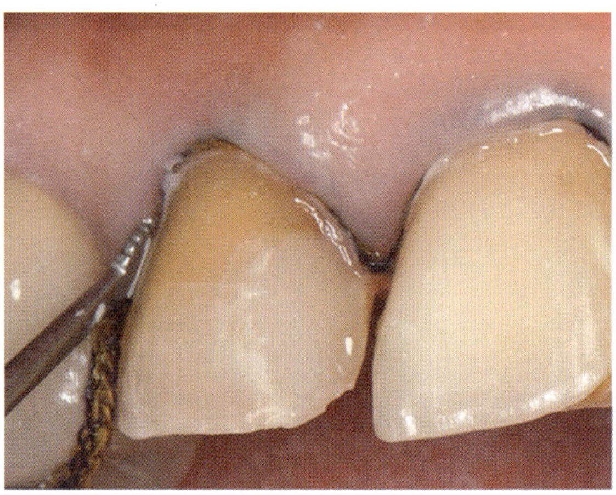

图8-52　排龈

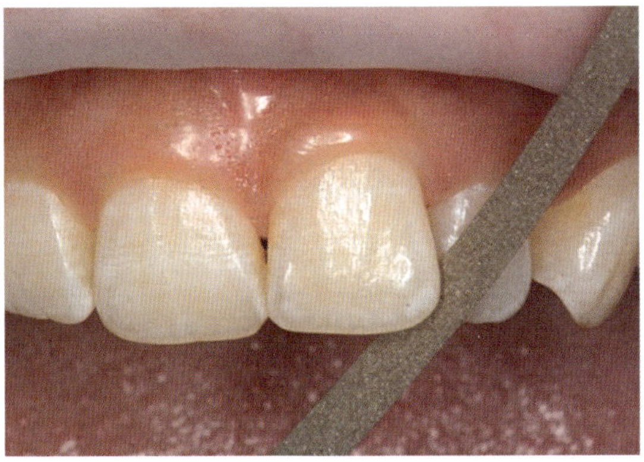

图 8-53　使用金刚砂条分开邻接触

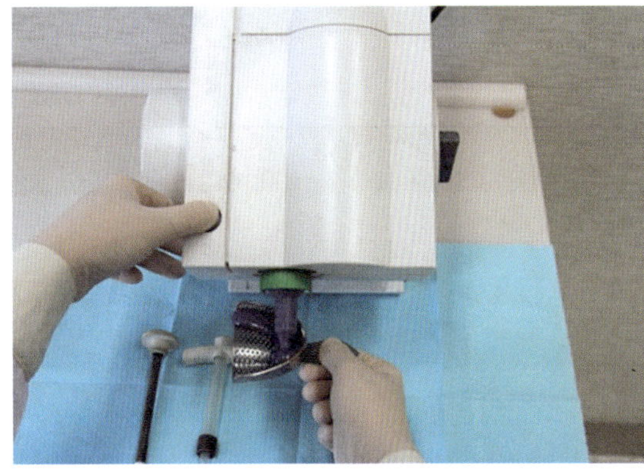

图 8-54　将印模材料注入托盘

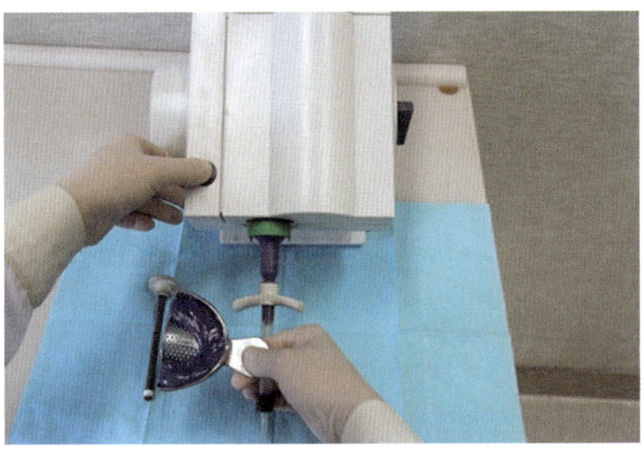

图 8-55　将印模材料注入注射枪

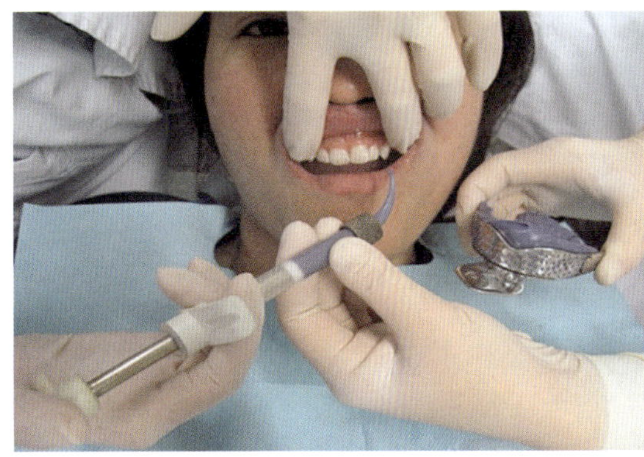

图 8-56　传递注射枪、托盘

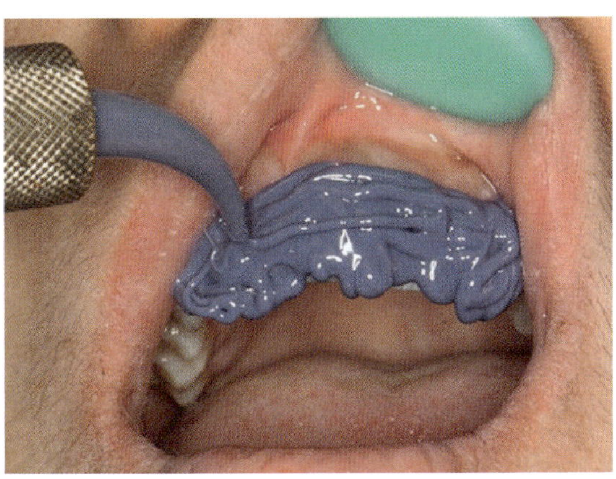

图 8-57　注射聚醚印模材料

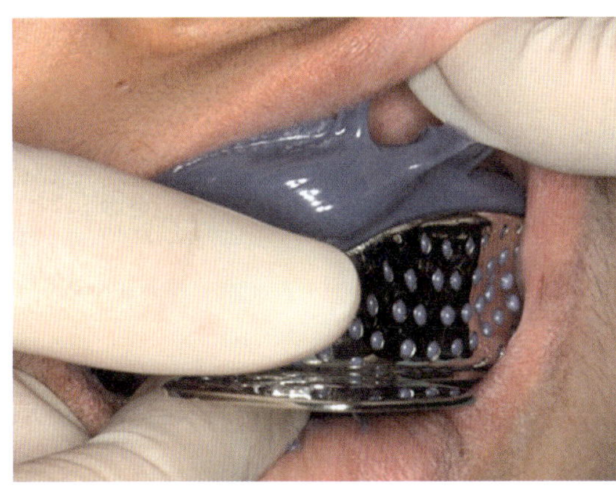

图 8-58　制取工作印模

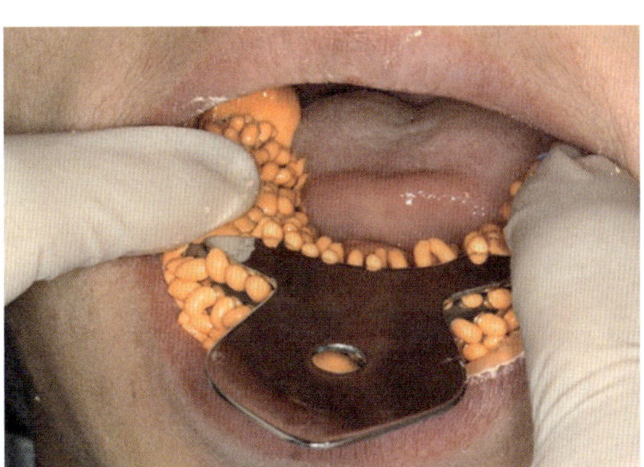

图 8-59　制取对颌印模

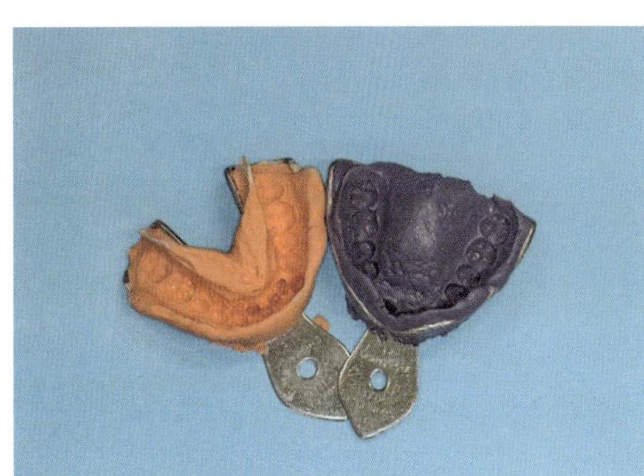

图 8-60　完成印模制取

第二步：贴面粘接。贴面粘接护理配合流程见表 8-7。

表 8-7　贴面粘接护理配合流程

| 医生操作流程 | 护士配合流程 |
|---|---|
| 1. 口内试戴及调改 | |
| （1）清洁预备体牙面（图 8-61） | 在低速手机上安装抛光钻针，将抛光膏递予医生 |
| （2）贴面试戴，调改组织面，检查就位情况 | 传递单层咬合纸予医生检查邻面接触情况<br>准备钻针，安装在牙科手机上，调改时，使用强力吸引器管吸走粉尘 |
| 2. 试色糊剂的选择、处理，试戴，观察颜色匹配 | |
| （1）比色，选择试色糊剂：根据患者口内情况及比色结果，选择不同颜色的试色糊剂。试色糊剂可单独使用，也可按照一定的比例混合后使用 | 选择试色糊剂，与医生核对无误后，按比例调和后，均匀涂抹到贴面的组织面上，递予医生（图 8-62），记录试色的结果。试色糊剂具有一定刺激性，应尽快完成试色并彻底冲洗牙齿表面，以减轻患者的酸痛感 |
| （2）试戴观察颜色匹配 | |
| （3）试戴完毕，彻底冲洗牙面和贴面并吹干 | 冲洗过程中协助吸唾<br>将贴面及设计单送回技工室，嘱患者耐心等待 |
| （4）贴面上色、上釉、抛光 | |
| 3. 贴面的处理 | 用 5% 氢氟酸凝胶酸蚀贴面组织面（图 8-63），20 秒后用三用枪加压冲洗吹干，酸蚀合格的组织面呈白垩色（图 8-64）（如果修复体在技工室已被酸蚀过，需要用间接修复体口外清洁糊剂清洁修复体的粘接面，用小毛刷将糊剂涂布在整个粘接面，20 秒后彻底冲洗吹干）。酸蚀瓷贴面的氢氟酸是一种强酸，使用中要避免触及贴面的非组织面以免影响光泽，同时避免接触到患者及医护人员的皮肤、衣物，冲洗后的废液要集中收集，并放入中和粉剂后，再常规处理<br>使用硅烷偶联剂涂抹贴面组织面 60 秒，在散开之前用强气流充分吹干（图 8-65） |
| 4. 牙面的处理 | |
| （1）预备体的清洁 | 递低速手机、抛光杯及抛光膏予医生，清洁牙面 |
| （2）排龈 | 准备排龈线，传递排龈器（必要时准备排龈液） |
| （3）酸蚀基牙粘接面：牙釉质酸蚀 15 ～ 30 秒，牙本质酸蚀 10 ～ 15 秒（图 8-66），酸蚀后加压冲洗 20 秒（图 8-67），吹干，酸蚀合格后的牙面呈白垩色 | 递 37% 磷酸予医生，冲洗过程中使用强力吸引器及时吸净水、酸蚀剂，操作中佩戴护目镜（必要时协助放置开口器），避免灼伤患者黏膜 |
| （4）用粘接剂反复涂擦整个粘接面 20 秒，吹匀，用光固化灯光照 10 秒固化（图 8-68） | 挤 1 滴粘接剂于避光盒中，用小毛刷蘸取粘接剂后递予医生，协助医生吹匀粘接剂后，递光固化灯，光照过程中注意防护，光照过程医护佩戴护目镜，避免损害眼睛 |
| 5. 粘接、固化 | 严格遵循操作过程，粘接过程步骤多，涉及材料种类多，小器械多，护士操作时应反复同医生核对患者的牙位、粘接顺序、粘接剂颜色和比例，严格计时，避免混淆<br>粘接过程中注意防护，光照过程医护佩戴护目镜，避免损害眼睛 |

续表

| 医生操作流程 | 护士配合流程 |
|---|---|
| (1)粘接就位：将涂布好树脂粘接剂的贴面覆盖在牙面上，略施力按压，准确就位 | 取所需颜色的适量光固化树脂粘接剂于纸板上，严格按照试色的结果准备相应型号树脂粘接剂并按比例调配，调匀后收起，均匀涂抹到贴面组织面（图 8-69 ～图 8-71）<br>树脂材料对光线敏感，应做到现用现取，同时注意及时遮盖避光盒<br>使用粘接棒或将贴面按医生方便拿取的方向摆放在手心递予医生（图 8-72）<br>传递贴面时，在患者的胸前下颌处进行，做好防护，避免贴面掉落<br>粘接过程中使用的未固化材料可以引起轻度刺激，应避免接触皮肤、黏膜和眼睛。如不慎接触眼睛、皮肤，应立即用大量清水冲洗 |
| (2)光固化：采用分区光固化法逐步进行固化，先初步固化 3 ～ 4 秒，清除边缘区多余粘接材料 | 贴面在牙齿上就位后（图 8-73），递小毛刷予医生，以去除贴面边缘多余的粘接材料<br>协助对唇侧进行初步光固化 3 ～ 4 秒（图 8-74）<br>递洁治器予医生去除各面多余树脂粘接材料（图 8-75） |
| (3)取出排龈线，进一步去除龈缘多余的粘接材料 | 递探针、镊子予医生 |
| (4)用牙线清除邻面多余粘接材料 | 递牙线予医生（图 8-76） |
| (5)用金刚砂条抛光邻面 | 递金刚砂条予医生 |
| (6)为避免氧气抑制粘接树脂的聚合，用阻氧剂覆盖修复体边缘 | 传递阻氧剂予医生 |
| (7)完全固化各部位 40 秒 | 协助光固化修复体的各面，使每面都达到照射时间 |
| 6. 调殆、抛光 | 用气枪吹干牙面，传递咬合纸，协助吸唾（图 8-77、图 8-78）<br>递低速手机、系列抛光钻针和抛光膏予医生，整理用物 |

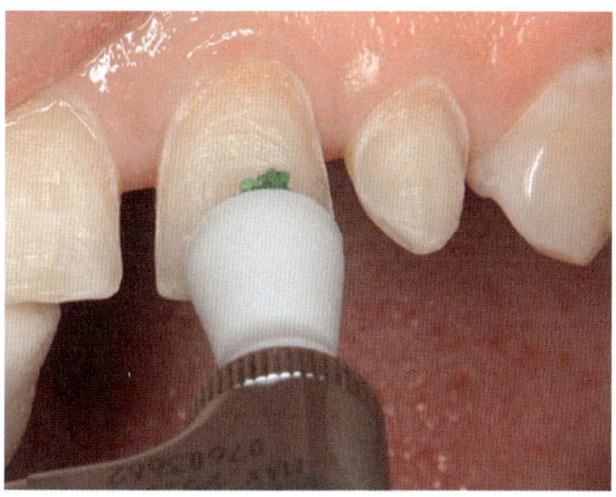

图 8-61　清洁预备体牙面

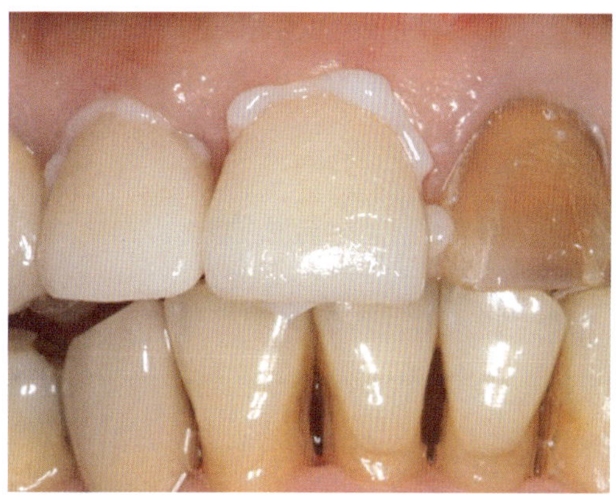

图 8-62　选择试色糊剂试色匹配

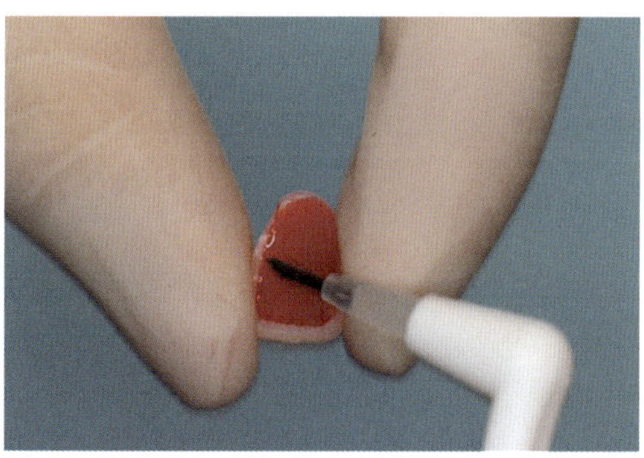

图 8-63　用氢氟酸酸蚀瓷贴面组织面

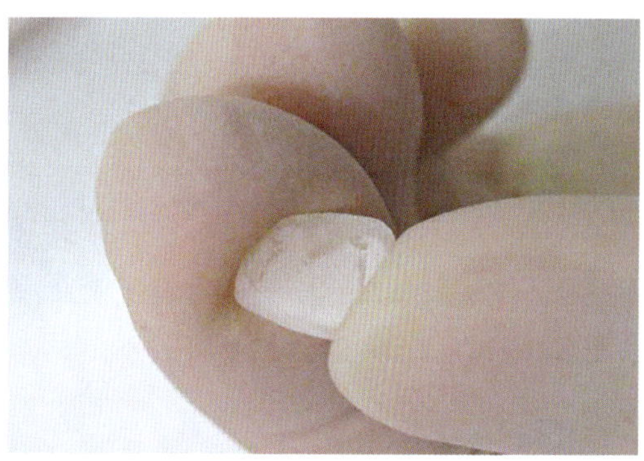

图 8-64　酸蚀合格的组织面呈白垩色

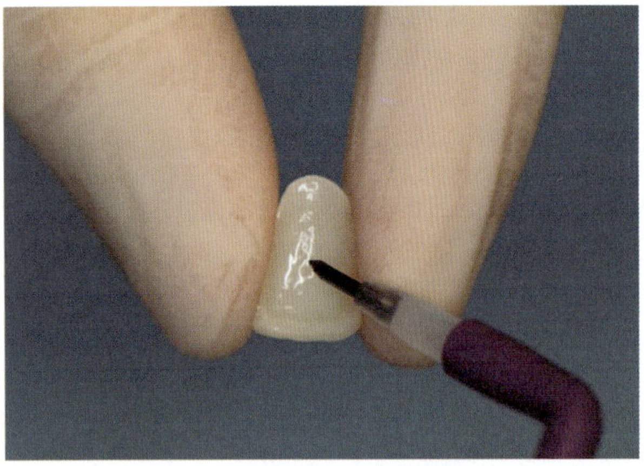

图 8-65　使用硅烷偶联剂涂布贴面组织面

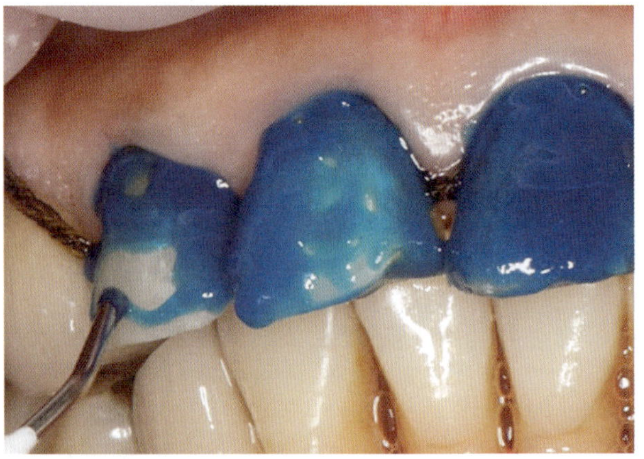

图 8-66　用 37% 磷酸酸蚀基牙表面

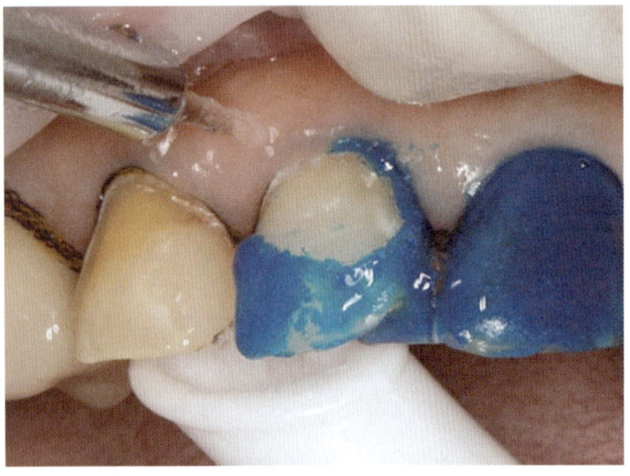

图 8-67　酸蚀后加压冲洗

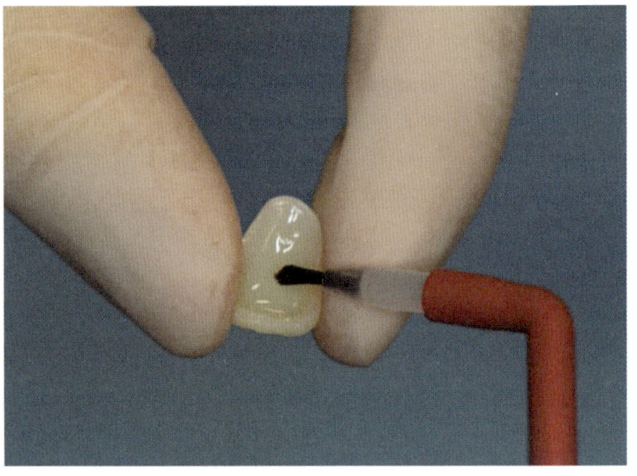

图 8-68　涂布粘接剂

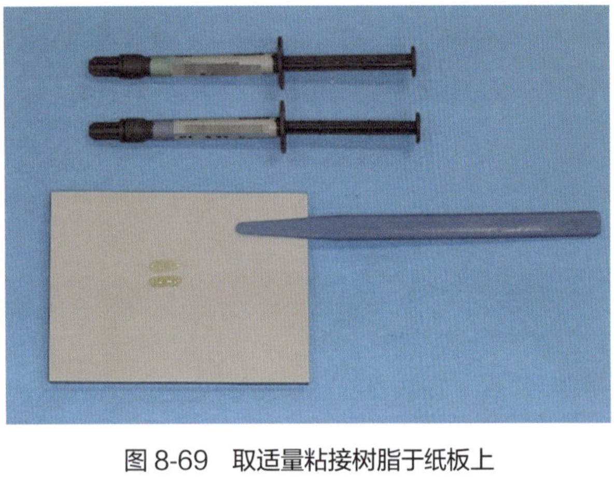

图 8-69　取适量粘接树脂于纸板上

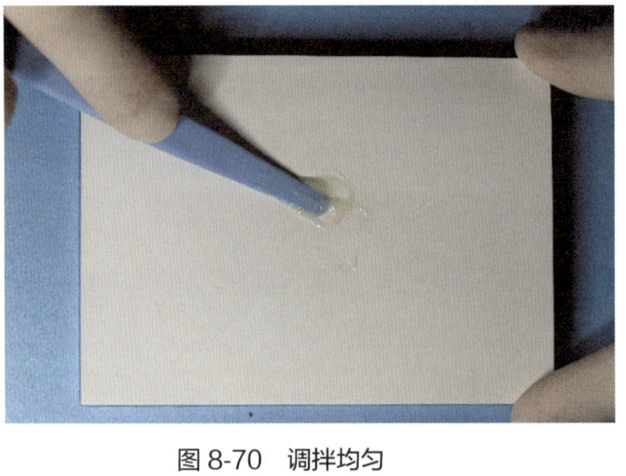

图 8-70　调拌均匀

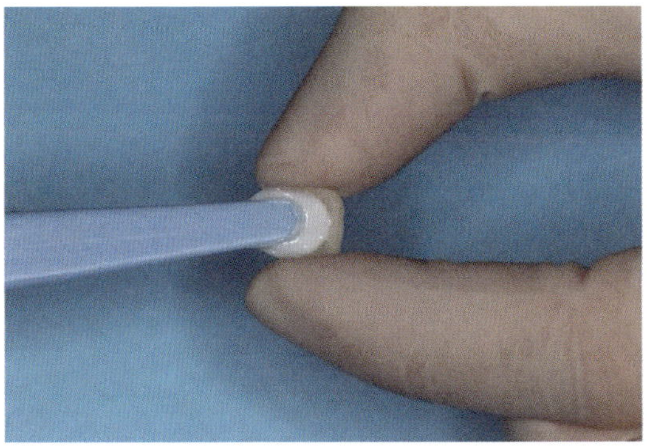

图 8-71　均匀涂布到组织面

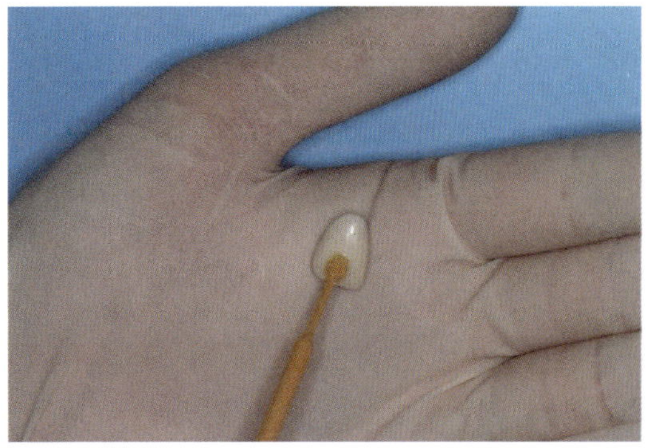

图 8-72　传递贴面

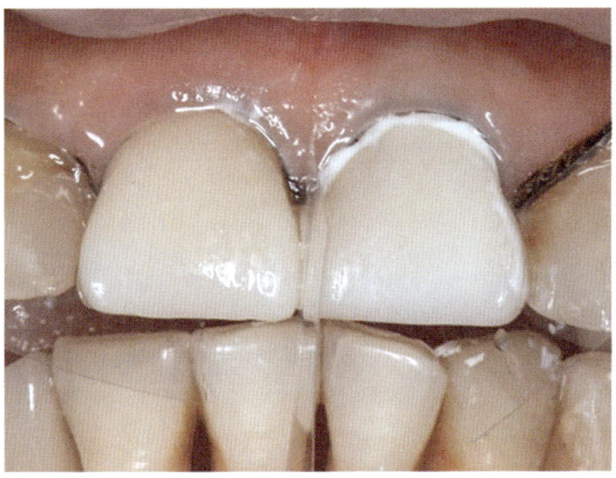

图 8-73　将贴面准确就位

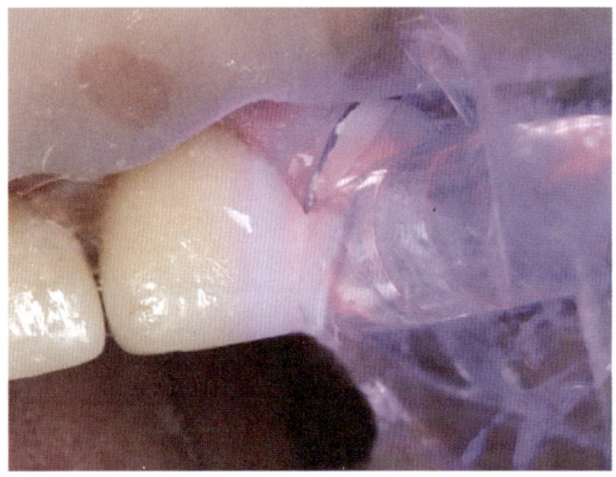

图 8-74　初步光固化 3 ～ 4 秒

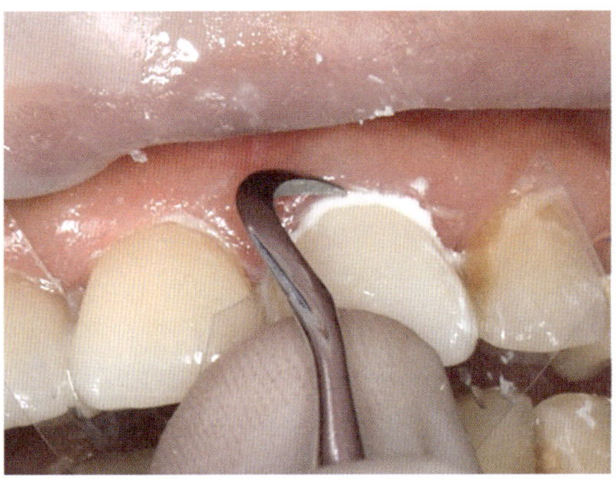

图 8-75　用洁治器清除多余材料

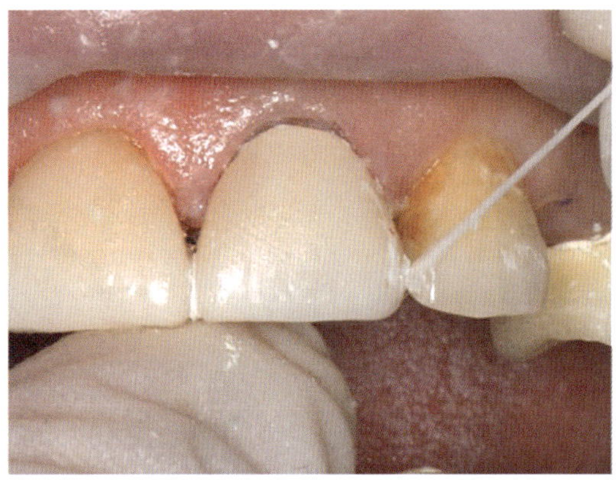

图 8-76　用牙线清除多余材料

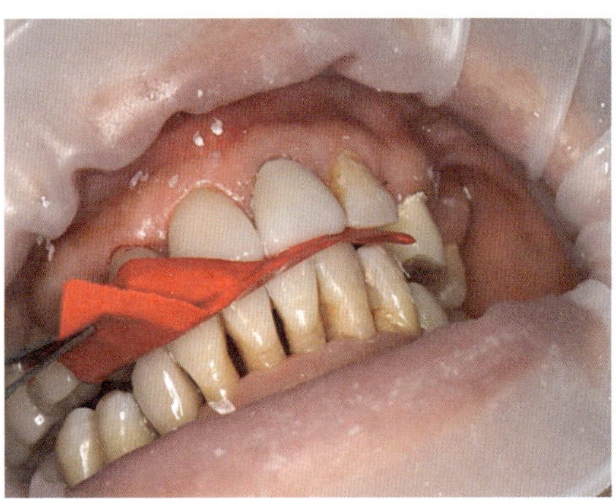

图 8-77　使用咬合纸

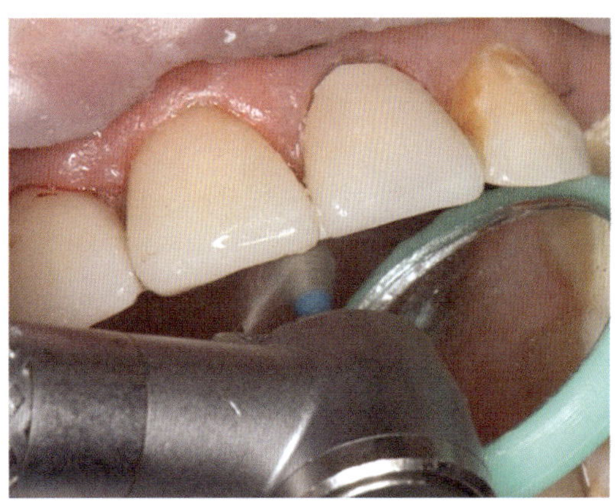

图 8-78　调殆

【术后宣教】

1. 术后患牙可能会有轻度疼痛或不适感，告知患者属于正常反应。
2. 修复后的牙齿注意清洁，除刷牙外，每天三餐后均应使用牙线清洁邻面。
3. 避免咬硬物和黏性过大的食物，纠正不良咬合习惯。
4. 运动时应注意保护。
5. 7 ～ 10 天后复诊，不适随诊。
6. 建议患者修复后每 6 个月进行一次复查，除常规复诊外，修复体出现一些症状和问题时应及时复诊。

（胡菁颖　马桂娟　周倩妹）

# 第九章 牙列缺损修复治疗护理技术

牙列缺损是口腔临床常见的一种缺损性疾病，表现为牙列中的部分天然牙缺失。发生在上颌称为上颌牙列缺损，发生在下颌称为下颌牙列缺损。牙列缺损的常用修复方法有固定局部义齿修复、可摘局部义齿修复、种植义齿修复。

## 第一节 固定局部义齿修复护理技术

固定局部义齿（fixed partial denture）是修复牙列中一颗或几颗缺失牙的修复体，依靠粘接剂或固定装置与缺牙两侧预备好的基牙或种植体连接在一起，从而恢复缺失牙的解剖形态与生理功能。由于患者不能自由摘戴这种修复体，所以称为固定局部义齿，又因为其结构与工程上的桥梁结构相似，也称固定桥。

固定桥的种类较多，根据固定桥的传统结构分为双端固定桥、半固定桥、单端固定桥和复合固定桥；根据固定桥的特殊结构分为种植固定桥、固定 - 可摘联合桥、粘接固定桥等。临床上双端固定桥的应用较为广泛，本节重点介绍双端固定桥修复和粘接固定桥修复的临床护理配合技术。

### 一、双端固定桥修复技术

**【适应证】**

1. 适合少数牙缺失，且非牙列远端游离端缺失或少数牙间隔缺失者。
2. 基牙的数目和条件均能满足固定桥的支持、固位者。
3. 缺牙区的咬合关系基本正常，缺牙间隙有适当的𬌗高度及近远中长度，对颌牙无严重过长或下垂者。
4. 缺牙区的牙槽嵴在拔牙或手术后 3 个月完全愈合，牙槽嵴吸收基本稳定者。
5. 年龄以青壮年阶段为佳。
6. 口腔卫生状况良好。
7. 余留牙的情况较好。

**【用物准备】**

**1. 直接法**

（1）常规用物、局部麻醉用物：详见第一章相关内容。

（2）直接法制作暂时桥用物：低速手机、树脂切盘、带石针、暂时粘接水门汀、调拌板、咬合纸、调拌刀、凡士林棉签、75%乙醇棉球、丙烯酸树脂材料混合注射枪、丙烯酸树脂材料、一次性混合头、水计量器、藻酸盐印模材料、橡皮碗、调拌刀、量勺、刮刀（图9-1、图9-2）。

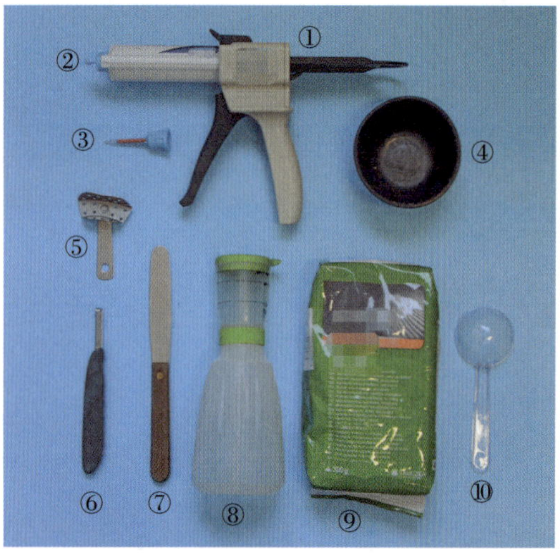


图9-1　直接法制作暂时桥用物

①丙烯酸树脂材料混合注射枪；②丙烯酸树脂材料；③一次性混合头；④橡皮碗；⑤金属托盘；⑥刮刀；⑦调拌刀；⑧水计量器；⑨藻酸盐印模材料；⑩量勺。

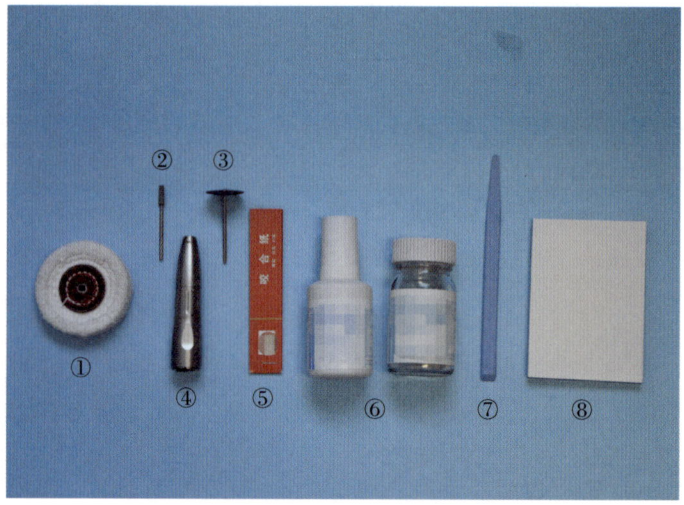


图9-2　直接法制作暂时桥粘接用物

①布轮；②低速钻针；③树脂切盘；④低速直机；⑤咬合纸；⑥暂时粘接水门汀；⑦调拌刀；⑧调拌板。

2. 间接法

（1）常规用物、局部麻醉用物：详见第一章相关内容。

（2）间接法制作暂时桥用物：木把刀、三角蜡刀、酒精灯、火柴、红蜡片（图9-3）。

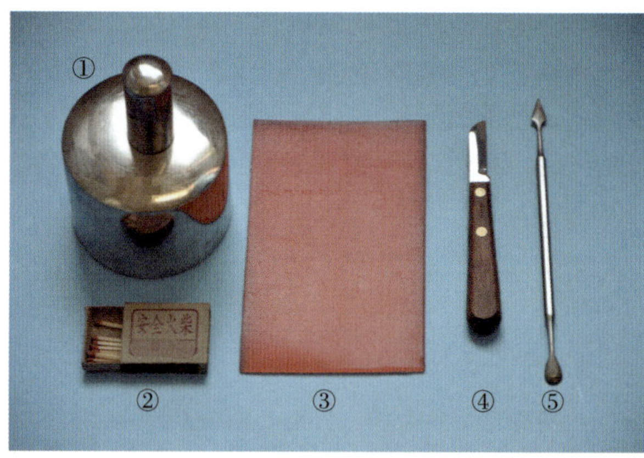


图9-3　间接法制作暂时桥用物

①酒精灯；②火柴；③红蜡片；④木把刀；⑤三角蜡刀。

**【双端固定桥修复护理配合流程】**

双端固定桥义齿修复技术有以下步骤：①牙体预备；②排龈；③制取印模；④制取咬合记录；⑤比色；⑥制作暂时桥；⑦预约患者。因其临床治疗步骤及护理配合流程与全冠修复相似，故步骤①～⑤详见第八章第一节。以下重点介绍制作暂时桥的护理配合流程。

双端固定桥修复护理配合流程见表9-1。

表9-1　双端固定桥修复护理配合流程

| 医生操作流程 | 护士配合流程 |
|---|---|
| 1. 治疗前准备 | |
| （1）向患者讲解治疗方案和过程 | 安抚患者，告知操作时若有不适，举左手示意，避免头部或手部的活动干扰治疗<br>准备高速手机、低速手机及相应的钻针并安装就位 |
| （2）签署治疗同意书 | 准备固定局部义齿知情同意书 |

续表

| 医生操作流程 | 护士配合流程 |
|---|---|
| 2. 治疗中配合 | |
| (1)牙体预备前制取暂时桥印模 | |
| 1)直接法制取暂时桥印模:可直接制取印模,或医生将桥体蜡型放在缺隙区固定,再制取印模 | 选取合适的托盘。按要求调制相应的印模材料,将注满印模材料的托盘递予医生。印模材料凝固后取出备用 |
| 2)间接法制取暂时桥印模<br>A. 牙体预备前制取研究模型,灌注石膏模型 | 按要求调制相应的印模材料。递注满印模材料的托盘予医生,待印模材料凝固后取出,消毒并送模型室灌注石膏模型,修整石膏模型 |
| B. 在石膏模型上制作蜡型:在石膏模型上用蜡恢复缺失牙的形态,使用印模材料翻制雕好蜡型的石膏模型,作为暂时桥的成型印模备用 | 点燃酒精灯,取少量红蜡片备用,递三角蜡刀予医生。协助制作蜡型<br>选取合适的托盘,调制相应的印模材料,递注满印模材料的托盘予医生,待印模材料凝固后取出 |
| (2)牙体预备,制取印模 | 护理配合详见第八章第一节。如果固定桥的基牙是活髓牙,在试戴及粘接过程中,应提前为患者准备温水漱口,以避免刺激牙髓。医生在轻吹和消毒基牙时应提前告知患者可能会有不适。由于固定桥修复牙体预备时间较长,必要时可使用开口器,以缓解张口时间过长造成关节及肌肉的疲劳 |
| (3)牙体预备后,用刮刀刮除暂时桥成型印模桥体部分的印模材料(图9-4) | 递刮刀予医生 |
| (4)制作暂时桥:将注入丙烯酸树脂材料的印模于口内就位 | 安装一次性混合头于丙烯酸树脂材料头部,在45秒内将丙烯酸树脂材料缓慢注入印模内,并递予医生,协助口内就位 |
| (5)2～3分钟后待材料完全凝固,从成型印模内取出并修形、抛光 | 安装带石钻针及树脂切盘<br>安装抛光布轮备用<br>医生修形过程中,及时用强力吸引器管吸除粉尘 |
| (6)粘接暂时桥 | 取适量暂时粘接材料按说明书比例调拌,均匀涂一薄层于暂时桥内递予医生,口内就位 |
| (7)清除多余暂时粘接材料 | 传递探针,及时擦除探针前端的材料,擦净患者口周 |
| (8)固定桥试戴(烤瓷固定桥) | |
| 1)用去冠器取下暂时桥 | 拧紧去冠器各关节递予医生,协助去除暂时桥<br>用探针清除暂时桥内的粘接剂,75%乙醇棉球消毒暂时桥,吹干备用 |
| 2)检查金属基底桥架的就位、固位,检查其颈缘密合情况和邻面接触情况并调磨 | 将30μm薄咬合纸或高点指示剂及探针递予医生<br>在高速手机上安装细针状金刚砂钻针,医生调磨时用强力吸引器吸除粉末 |
| 3)检查烤瓷间隙:检查各部位瓷层间隙是否满足瓷层的要求,必要时调磨金属基底桥架或对颌牙 | 递予医生卡尺测量金属基底桥架厚度。调磨时协助及时吸除唾液和粉末 |
| 4)试戴:金属基底桥架合适后取下,再次粘固暂时桥 | 取适量暂时粘接材料以1∶1比例置于调拌板上,充分混匀后,均匀涂一薄层于暂时桥内递予医生,口内就位<br>待粘接剂凝固后递探针予医生协助清除暂时桥周围残留暂时粘接材料 |
| 5)试戴完毕 | 用75%乙醇棉球消毒金属基底桥架,放在模型上。整理用物,预约戴烤瓷固定桥时间,并将技工设计单填好与固定桥金属基底桥架及模型一起转送技工室 |

续表

| 医生操作流程 | 护士配合流程 |
| --- | --- |
| (9)固定桥粘接(烤瓷固定桥) | |
| 1)取下暂时桥 | 拧紧去冠器各关节递予医生,协助去除暂时桥 |
| 2)检查烤瓷固定桥的就位、咬合 | 准备 100μm 咬合纸递予医生,并在低速手机上安装柱状带石针,医生调磨形态时用强力吸引器吸除粉末 |
| 3)检查烤瓷固定桥的接触点 | 准备 40μm 薄咬合纸、牙线,医生检查固定桥的接触点时,协助用手指轻轻按压以稳定烤瓷固定桥 |
| 4)判断烤瓷固定桥的外形、颜色、半透明性等 | 关闭治疗灯,递镜子予患者,协助医生判断烤瓷固定桥的形态、颜色、半透明性等 |
| 5)烤瓷固定桥粘接 | |
| A. 消毒烤瓷固定桥 | 准备 75% 乙醇棉球、棉卷 |
| B. 消毒、吹干预备体 | |
| C. 将棉卷放于预备体周围隔湿 | |
| D. 粘接 | 双端固定桥粘接前,准备长度为 20cm 的牙线,将中部系在桥体近中龈间隙颊侧,余线端靠近殆面处备用。严格按照产品使用说明书调拌粘接水门汀。粘接材料应现用现配。用调拌刀将粘接材料均匀涂布在修复体的组织面,桥体底部避免沾有材料。护士左手牵拉牙线,右手持固定桥近远中侧,待医生持固定桥颊舌侧在口内就位后,松开牙线 |
| E. 就位,检查烤瓷固定桥边缘 | 烤瓷固定桥就位后,递探针予医生,确认已完全就位 |
| F. 清除烤瓷固定桥周围多余的粘接材料 | 待材料凝固后,递洁治器予医生,将牙线活结打开,清理桥体底部与黏膜组织间的粘接材料,并及时用 75% 乙醇棉球擦除器械上残留的材料 |

## 二、粘接固定桥修复技术

【适应证】

**1. 少数牙的非游离端缺失** 可用于 1 ~ 2 颗前牙缺失及单颗后牙缺失的修复。

2. 基牙不松动,为活髓牙,牙冠完好,临床牙冠不短于 4mm。

3. 患者要求固定修复且拒绝大量磨牙,希望采取粘接修复方式。

4. 牙周夹板治疗。

5. 重建前牙切道斜面。

**6. 其他特殊需要的过渡性修复** 如儿童个别恒前牙缺失,为保持间隙,防止邻牙移动,起到间隙保持器作用。

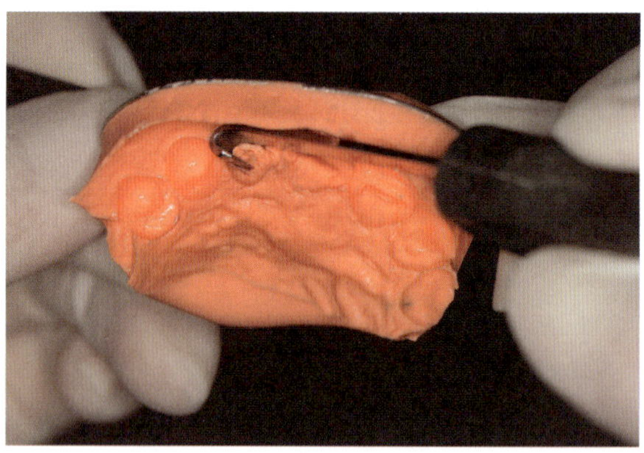

图 9-4 刮除桥体部分印模材料

【用物准备】

**1. 常规用物、局部麻醉用物、橡皮障隔离用物** 详见第一章相关内容。

**2. 牙体预备用物** 金刚砂钻针、基托蜡、酒精灯、火柴、咬合纸、咬合间隙测量片、凡士林棉签。

**3. 印模制取用物** 印模材料(藻酸盐印模材料、聚醚橡胶印模材料或硅橡胶印模材料)、水计量器、量勺、调拌刀、橡皮碗、托盘。

**4. 粘接用物**　粘接树脂套装：牙釉质酸蚀剂、粘接剂单体液体、透明色聚合粉、牙本质色聚合粉、催化剂、标准量勺、调和盘、笔刷、小海绵、牙线、洁治器（图9-5）、橡皮障用物、小毛刷。

**5. 粘接固定桥修复器械**　口镜、镊子、探针。

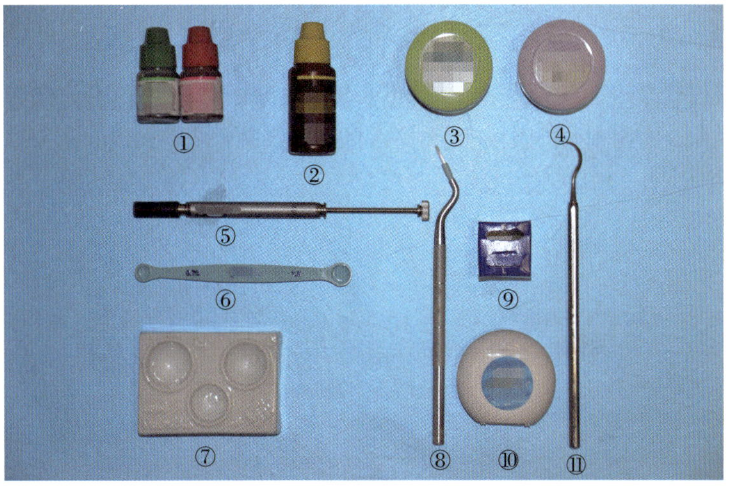


图9-5　粘接树脂套装

①牙釉质酸蚀剂；②粘接剂单体液体；③透明色聚合粉；④牙本质色聚合粉；⑤催化剂；⑥标准量勺；⑦调和盘；⑧笔刷；⑨小海绵；⑩牙线；⑪洁治器。

## 【粘接固定桥修复护理配合流程】

粘接固定桥修复护理配合流程见表9-2。

表9-2　粘接固定桥修复护理配合流程

| 医生操作流程 | 护士配合流程 |
|---|---|
| 1. 治疗前准备 | |
| （1）询问患者病史，向患者交代病情、治疗计划、相关费用 | 根据患者病情准备用物；用凡士林棉签润滑口角，防止口镜牵拉造成患者疼痛 |
| （2）签署知情同意书 | 准备固定局部义齿知情同意书 |
| 2. 治疗中配合 | |
| （1）牙体预备 | |
| 1）舌面、轴面预备：预留粘接间隙 | 在高速手机上安装圆头锥状金刚砂钻针（直径1mm） |
| 2）固位装置预备：在舌隆突上预备固位沟或支托凹，以增加固位 | 使用三用枪和吸唾器保持术野清晰<br>在高速手机上安装小轮状金刚砂钻针，医生停止操作时，及时吸除口腔内的唾液及冷却水，使用三用枪吹净患牙 |
| （2）制取印模 | |
| 1）试托盘 | 选择与患者牙弓大小、形态、高低合适的托盘型号 |
| 2）制取印模 | |
| A. 工作印模制取（以机混聚醚橡胶为例）：预备体隔湿，用注射枪在粘接桥预备体边缘及周围组织注满聚醚材料，注射完毕后，将注满材料的托盘放入患者口内就位，凝固后取出 | 将托盘置于一次性混合头底部，由非工作端向工作端缓慢注入直至充满整个托盘，再向专用注射枪内注入少量材料，开启计时器，根据材料要求进行定时<br>握持注射枪的工作端进行传递，将注射枪手柄朝向医生的手，注意弯曲的注射头方向要朝向预备体；注射完毕后，接过注射枪，同时手握托盘柄的远端递到医生手中；托盘就位后，关闭并移开治疗灯，调整椅位，印模取出后协助患者擦净口周 |

续表

| 医生操作流程 | 护士配合流程 |
| --- | --- |
| B. 工作印模制取（以藻酸盐印模为例） | 严格按照产品使用要求进行调拌，调拌好的藻酸盐印模材料应表面光滑细腻、无气泡<br>上颌托盘从远中向近中放置印模材料，下颌托盘从一侧向另一侧旋转放置印模材料，待印模材料凝固后取出，消毒后一起转送模型室 |
| (3) 比色（烤瓷）：在适宜的采光环境下，用比色板选取与患牙颜色相近的修复体色号 | 关闭治疗灯，递相应的比色板予医生，同时递镜子予患者。自然光下协助比色并做记录，协助预约患者试戴粘接桥时间 |
| (4) 粘接桥的试戴与粘接 | |
| 1) 试戴：检查修复体的就位、咬合，判断修复体的外形、颜色、半透明性等 | 准备好从技工室转来的修复体，核对患者姓名和修复体类型<br>在桥体近中颊侧靠近殆面处系牙线，防止修复体脱落引起误吞（图 9-6）<br>准备 100μm、30μm 咬合纸，协助检查就位及咬合。根据医生习惯准备相应的钻针，协助医生调磨 |
| 2) 制作金属翼板粘接桥须喷砂：用氧化铝对粘接桥固位体的组织面进行喷砂处理，去除表面附着物，增加粘接材料与修复体之间的粘接强度 | 为医生准备薄蜡片或胶布覆盖桥体表面送技工室进行固位体喷砂处理，并用超声或高压蒸汽枪进行清洗 |
| 3) 粘接（以日本进口齿科树脂粘接剂为例） | 注意：对甲基丙烯酸聚合物过敏者禁用 |
| A. 放置橡皮障：隔离基牙，隔湿 | 协助医生安装橡皮障 |
| B. 消毒吹干预备体 | 准备 75% 乙醇棉球 |
| C. 处理修复体：固位体为贵金属材料时，应在组织面涂抹合金处理液 | 将适量的合金处理液滴于双碟，用小毛刷涂在组织面，待其自然挥发，操作中避免污染修复体的粘接面，以免影响粘接效果 |
| D. 酸蚀基牙组织面，10 秒后冲净吹干 | 递蘸有牙釉质酸蚀剂的笔刷予医生，10 秒后用强力吸引器吸去酸蚀剂及冲洗液，注意避免酸蚀剂直接接触患者口唇黏膜，以免造成黏膜损伤 |
| E. 在基牙组织面均匀涂布粘接树脂 | 严格按照比例在调和盘中垂直滴入 4 滴单体和 1 滴催化剂，混合后再向其中加入 1 平勺聚合粉，用笔刷混匀形成粘接树脂后递予医生，注意催化剂不能冷藏，反复的温度变化会使催化剂的注射器内进入气泡，而降低使用寿命。调和盘应放入冰箱内保存，理想温度在 10 ~ 16℃，现用现取，当调盘温度超过 16℃时，可使粘接剂固化速度加快，不便临床操作。如需要延长操作时间，可减少聚合粉，反之，可增加聚合粉 |
| F. 修复体就位 | 在固位体的组织面均匀涂布一层粘接树脂后，递予医生（图 9-7） |
| G. 检查边缘是否完全就位 | |
| H. 清除多余粘接树脂 | 树脂材料凝固前递予医生探针或小毛刷清除过多的粘接树脂。凝固后递探针或洁治器予医生，立即用 75% 乙醇棉球擦拭调和盘，防止粘接剂在调和盘中固化不易清理 |
| I. 去除橡皮障 | 递橡皮障夹钳予医生，协助去除橡皮障 |

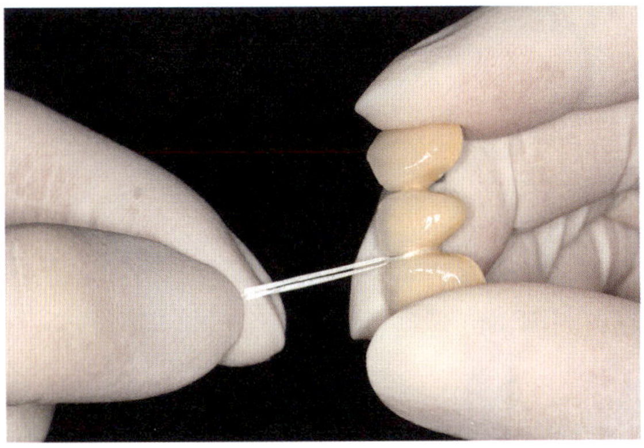

图 9-6　在桥体近中颊侧靠近殆面处系牙线

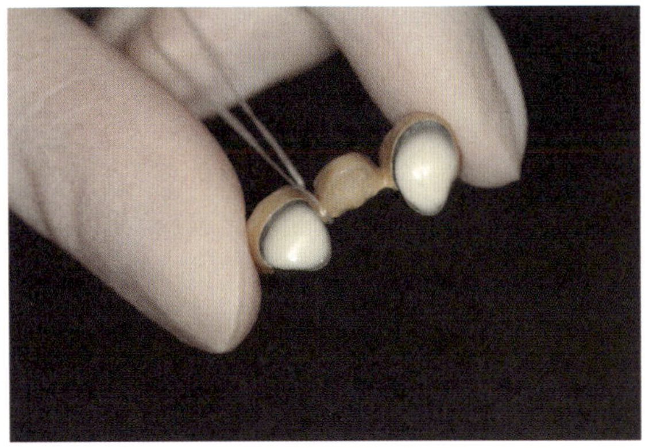

图 9-7　粘接水门汀涂布在固位体组织面

【术后宣教】

1. 修复体粘固后，嘱患者在 24 小时内避免使用修复体，勿进食过黏、过硬的食物。活髓牙修复患者勿进食过冷、过热的食物。

2. 粘接当天避免使用含 75% 乙醇的漱口液，以免影响粘接树脂的聚合。

3. 保持良好的口腔卫生，以延长固定桥的使用时间，维持良好的功能，达到满意的修复效果。

4. 固定桥是患者不能自行摘戴的修复体，邻间隙和桥体龈端难以清洁，嘱患者用牙线清洁邻间隙，并用牙线牵引器牵引牙线清洁桥体底部。

5. 固定桥修复后应半年至 1 年复查一次。

6. 如患者出现自发痛、松动、脱落等突发情况应及时就诊。

（张　洁　李雅瑾）

## 第二节　可摘局部义齿修复护理技术

可摘局部义齿是将天然牙和黏膜作为支持，靠义齿的固位体固位，用人工牙和基托恢复缺失牙及相邻组织缺损的形态和功能，患者能自行摘戴的一种修复体。可摘局部义齿按结构及材料分类，可分为胶连可摘局部义齿、铸造支架可摘局部义齿及全金属可摘局部义齿。

可摘局部义齿修复的治疗过程主要分为五步：第一步为牙体预备与印模制取，第二步为颌位关系确定，第三步为支架或试排牙蜡型试戴，第四步为可摘局部义齿初戴，第五步为复诊。

【适应证】

1. 适用于各种牙列缺损，尤其是游离端缺失者。

2. 牙周病、外伤或手术造成缺牙，伴牙槽骨、颌骨和软组织缺损者。

3. 余留牙牙周支持弱，不能支持固定局部义齿者。

4. 有身体或精神疾病不能耐受固定局部义齿修复复杂过程或主动要求做可摘局部义齿者。

5. 需要升高颌间距离以恢复面部垂直距离者。

6. 为避免患者拔牙后影响功能和美观，需要即刻义齿修复者。

7. 基牙松动不超过Ⅱ度，牙槽骨吸收不超过 1/2，兼做义齿和松动牙固定夹板者。

8. 特殊需要者，如化妆义齿等。

## (一)第一步:牙体预备与印模制取

### 【用物准备】

**1. 常规用物** 详见第一章相关内容。

**2. 牙体预备用物** 金刚砂钻针、脱敏剂、高速手机。

**3. 印模制取用物**

(1)红膏加藻酸盐印模材料制取印模法:红色打样膏(红膏)、红膏盆、木把刀、藻酸盐印模材料、橡皮碗、调拌刀、水计量器、量勺、托盘(图 9-8)。

(2)硅橡胶印模材料制取印模法:硅橡胶印模材料(以缩合型硅橡胶为例)包括硅橡胶初印模基质、硅橡胶初印模催化剂、硅橡胶终印模材料,计量勺、刮刀、托盘。

(3)计算机辅助扫描打印个别托盘制取印模法:藻酸盐印模材料、橡皮碗、调拌刀、水计量器、量勺、托盘、3D 个别托盘、硅橡胶重体、硅橡胶轻体(图 9-9)。

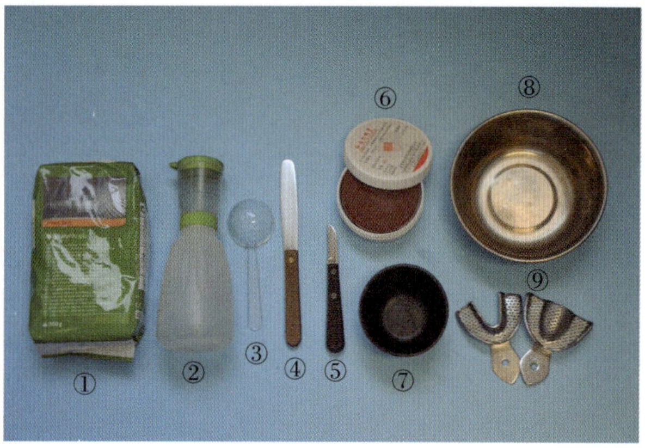


图 9-8 印模制取用物

①藻酸盐印模材料;②水计量器;③量勺;④金属调拌刀;⑤木把刀;⑥红色打样膏(红膏);⑦橡皮碗;⑧红膏盆;⑨托盘。

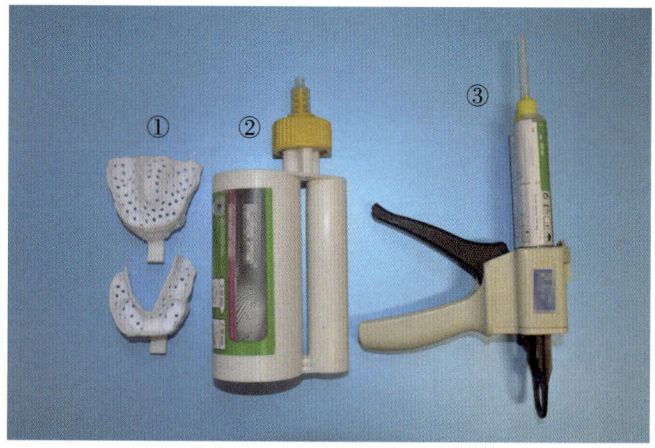


图 9-9 印模制取用物

① 3D 打印个别托盘;②硅橡胶重体;③硅橡胶轻体。

### 【可摘局部义齿牙体预备与印模制取护理配合流程】

可摘局部义齿牙体预备与印模制取护理配合流程见表 9-3。

表 9-3 可摘局部义齿牙体预备与印模制取护理配合流程

| 医生操作流程 | 护士配合流程 |
|---|---|
| 1. 治疗前准备 | |
| (1)询问患者病史,口内检查,制订治疗方案 | 安抚患者,告知操作时若有不适,举左手示意,避免头部或手部的活动干扰治疗<br>准备钻针、高速手机并安装就位 |
| (2)签署治疗同意书 | 准备可摘局部义齿知情同意书 |
| 2. 治疗中配合 | |
| (1)牙体预备:调改基牙及余留牙较为锐利的牙尖或嵴部,预备隙卡沟、修整卡环倒凹深度、导平面、支托凹和就位道 | 根据不同部位的牙体预备,准备相应的金刚砂钻针<br>协助吸唾,保持视野清晰 |
| (2)选择托盘 | 根据患者牙弓大小选择合适托盘递予医生 |

续表

| 医生操作流程 | 护士配合流程 |
|---|---|
| (3)制取印模 | |
| 1)方法一:用红膏制取个别托盘作为初印模,藻酸盐印模材料制取终印模 | 用70℃热水将红膏泡软备用,递木把刀予医生。待医生完成红膏个别托盘整塑后,调制藻酸盐印模材料,水温保持在23℃左右,避免影响材料凝固时间。将调拌好的材料放在托盘上递予医生(图9-10、图9-11)。引导患者调整呼吸,嘱患者放松,低头,鼻吸气,嘴呼气,避免出现恶心等不适 |
| 2)方法二:硅橡胶(以缩合型硅橡胶的两步法为例) | |
| A. 制取初印模,并用刮刀制作排溢道 | 严格按照硅橡胶印模材料使用要求进行调制(图9-12～图9-14)<br>根据托盘大小及缺牙情况,取适量初印模材料的基质和催化剂进行调拌(一平勺基质放一直径的催化剂),调拌初印模材料时,应注意用手指尖部揉捏,不要放在掌心,以免掌心温度影响材料凝固时间。放置在托盘内递予医生(图9-15),待材料凝固后从口内取出后递刮刀予医生,去除倒凹,并制作排溢道(图9-16) |
| B. 制取终印模 | 取硅橡胶终印模材料,用输送枪注入初印模表面(图9-17),并递予医生,待硅橡胶凝固后取出(图9-18) |
| 3)方法三:计算机辅助扫描打印个别托盘制取印模 | |
| A. 制取藻酸盐印模材料 | 根据患者牙弓大小选择合适托盘递予医生并调拌藻酸盐印模材料 |
| B. 制取工作印模初印模 | 准备打印好的个别托盘,将重体硅橡胶注入托盘的缺牙区(图9-19),递予医生,待硅橡胶凝固后取出,递手术刀予医生,去除有牙区多余的硅橡胶(图9-20) |
| C. 制取工作印模终印模 | 将轻体硅橡胶注入托盘内(图9-21),递予医生<br>印模制取完成后(图9-22),连同模型单放入模型袋内 |
| 3. 预约患者,确定颌位关系 | 整理用物,协助预约确定颌位关系时间,进行物体表面擦拭消毒 |

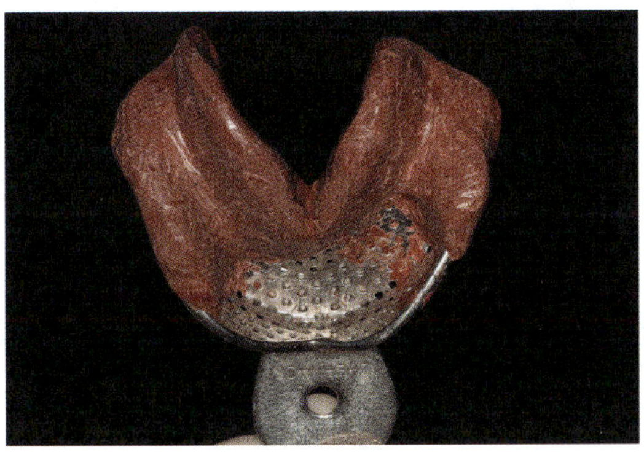

图9-10　用红膏制作个别托盘

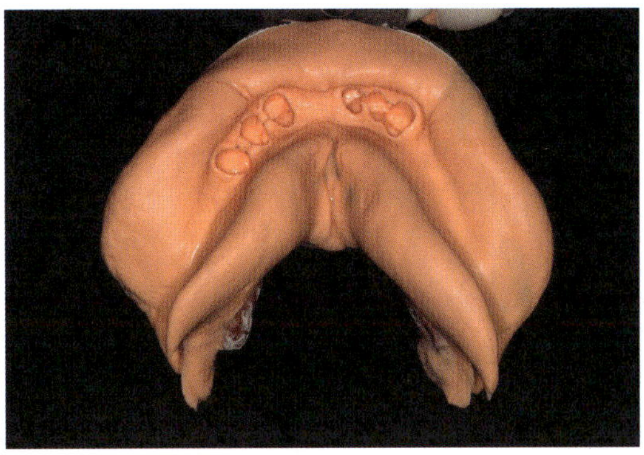

图9-11　藻酸盐工作印模

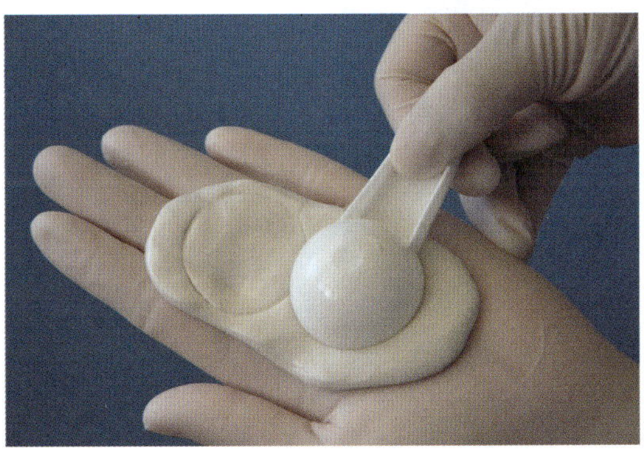

图9-12　量取硅橡胶初印模材料

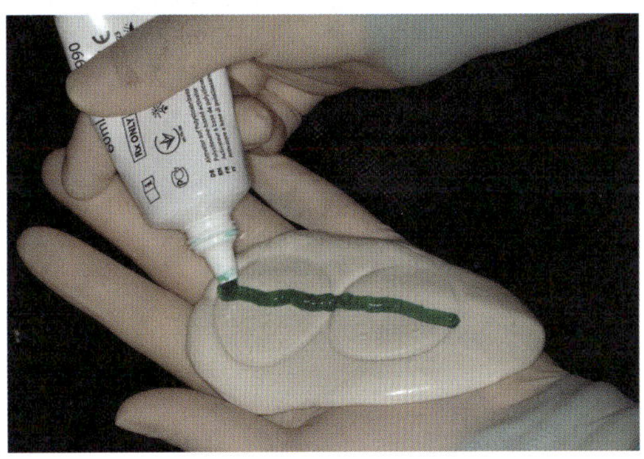

图9-13　按比例取催化剂

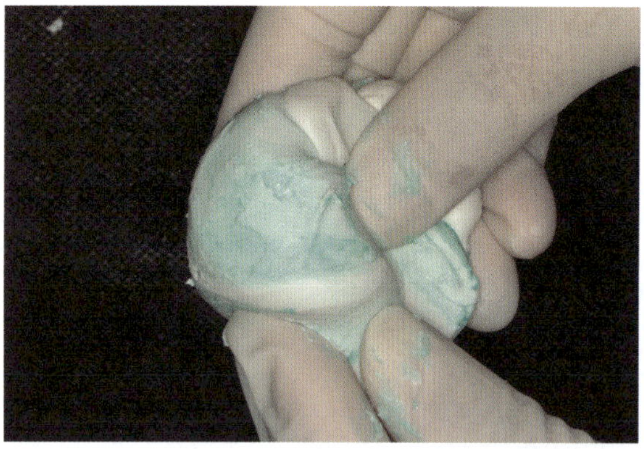

图 9-14 揉匀初印模材料

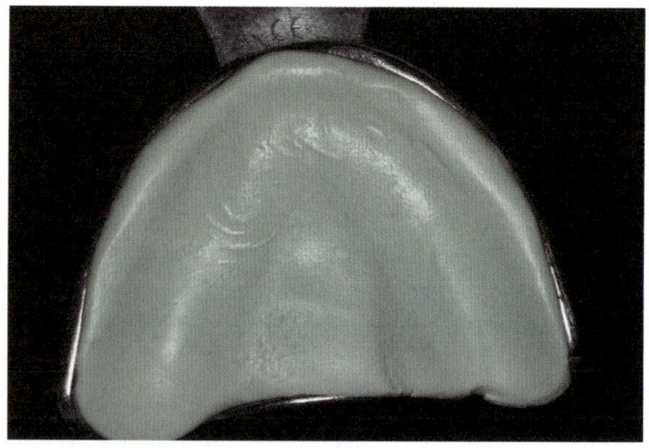

图 9-15 装入准备好的托盘内

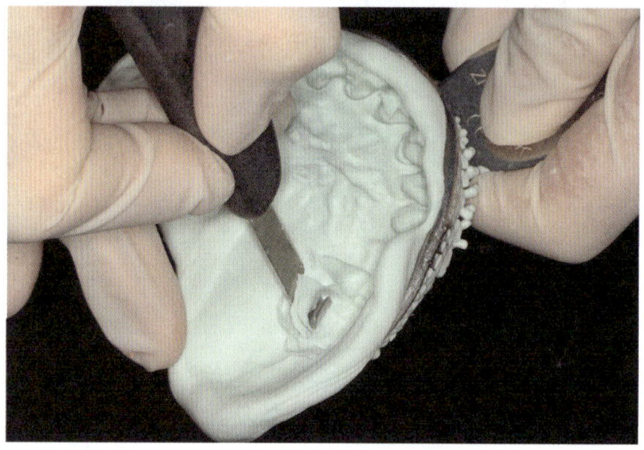

图 9-16 用刮刀制作排溢道

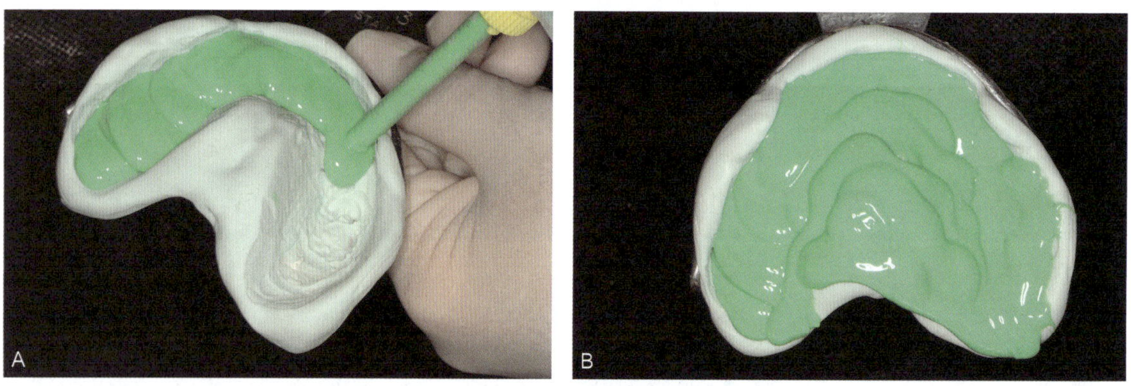

图 9-17 注入终印模材料

A. 注入顺序;B. 注入完成。

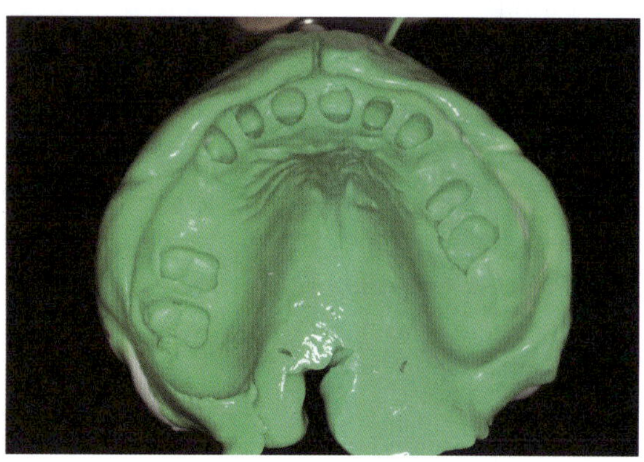

图 9-18 硅橡胶印模制取完成

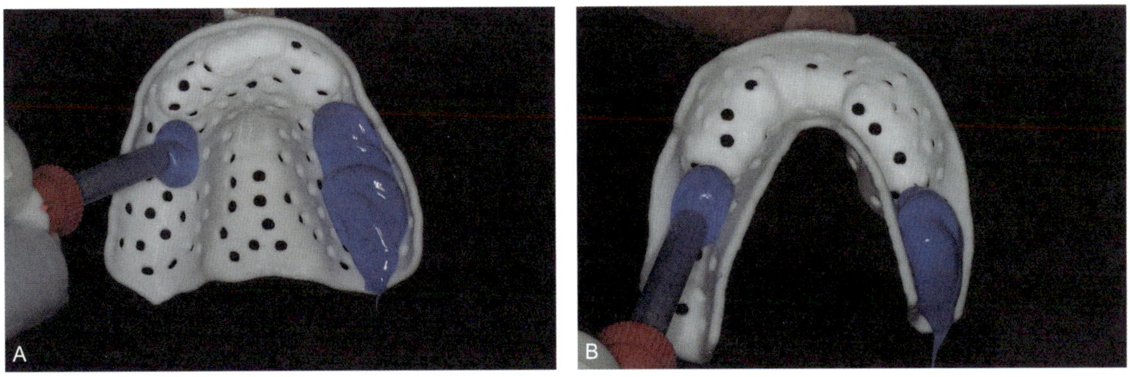


图 9-19　将重体硅橡胶注入托盘的缺牙区

A. 上颌；B. 下颌。

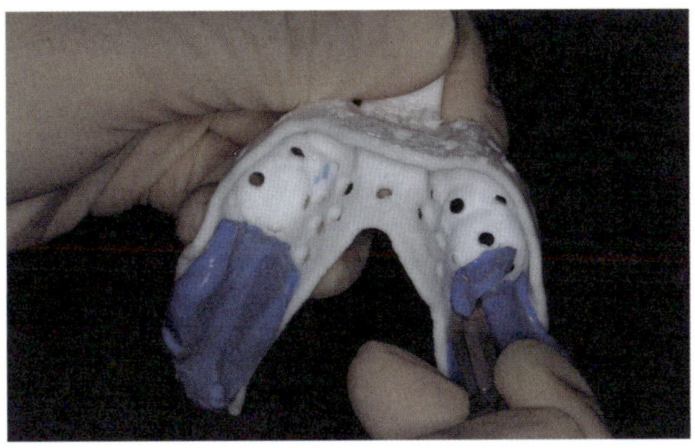

图 9-20　去除有牙区多余的硅橡胶

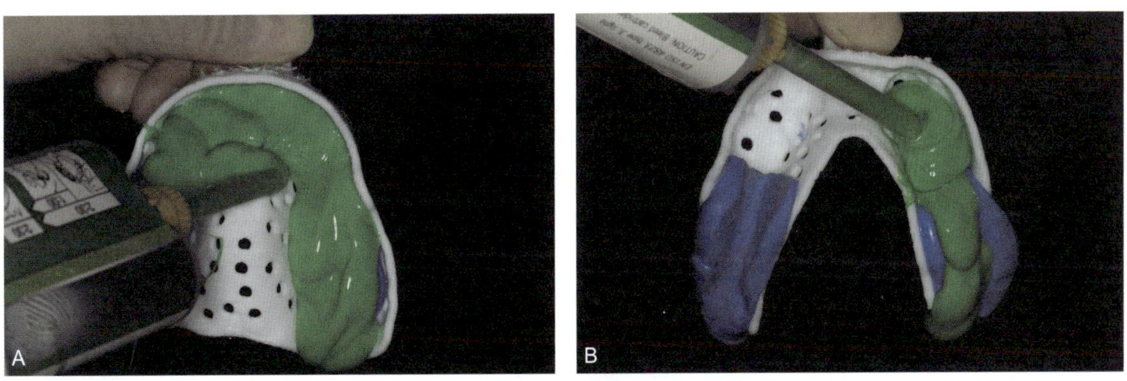


图 9-21　将轻体硅橡胶注入托盘内

A. 上颌；B. 下颌。

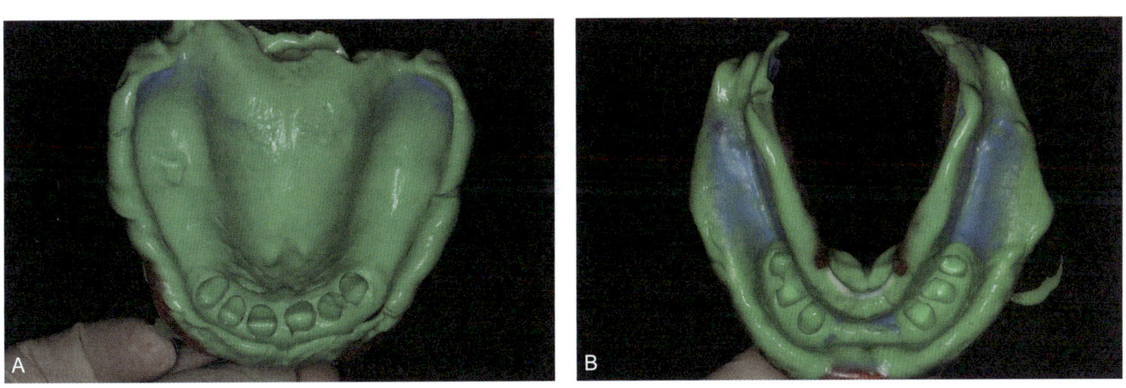


图 9-22　印模制取完成后

A. 上颌；B. 下颌。

## (二)第二步:颌位关系确定

### 【用物准备】

**1. 常规用物** 详见第一章相关内容。

**2. 特殊用物** 蜡片、三角蜡刀、木把刀、酒精灯、火柴(图 9-23)。

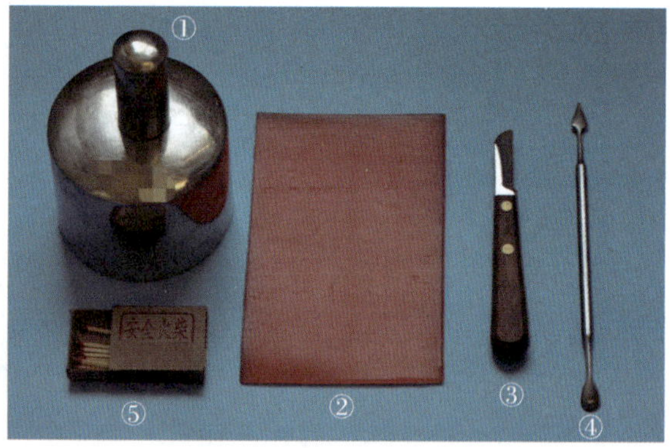

图 9-23 确定颌位关系
①酒精灯;②蜡片;③木把刀;④三角蜡刀;⑤火柴。

### 【确定颌位关系护理配合流程】

确定颌位关系护理配合流程见表 9-4。

表 9-4 确定颌位关系护理配合流程

| 医生操作流程 | 护士配合流程 |
| --- | --- |
| 1. 治疗前准备 向患者交代本次治疗的主要过程,取得患者配合 | 根据患者病情准备用物 |
| 2. 治疗中配合 用𬌗托制取咬合记录:用蜡片制作蜡托,记录患者上下颌位关系。将双层蜡片在酒精灯上烤软后置于模型上,用木把刀或三角蜡刀修整蜡基托的托边缘及系带处或用光固化暂基托树脂法制作暂基托,在基托上按𬌗平面在缺隙区制作蜡堤,在口内咬合合适后,用烤热的蜡刀将蜡暂基托与𬌗堤烫实,并用木把刀修整好𬌗堤(图 9-24 ~图 9-26) | 取修整并涂好分离剂的石膏模型、预先制好的蜡基托或光固化树脂暂基托备用<br>点燃酒精灯,准备蜡片,递三角蜡刀及木把刀予医生,协助医生记录患者上下颌位关系。并将蜡托冲凉,以免变形 |
| 3. 预约患者试牙、试支架 | 将咬合记录及石膏模型送技工室。整理用物,协助预约试牙、试支架时间,进行物体表面擦拭消毒 |

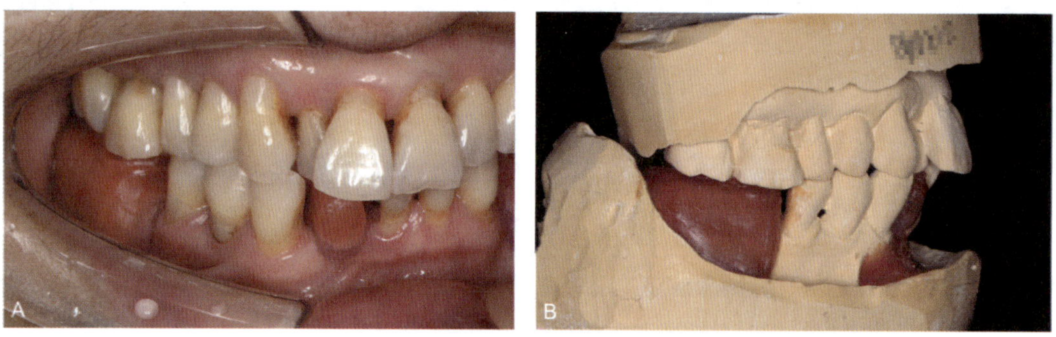

图 9-24 确定颌位关系右侧面观
A. 口内;B. 模型。

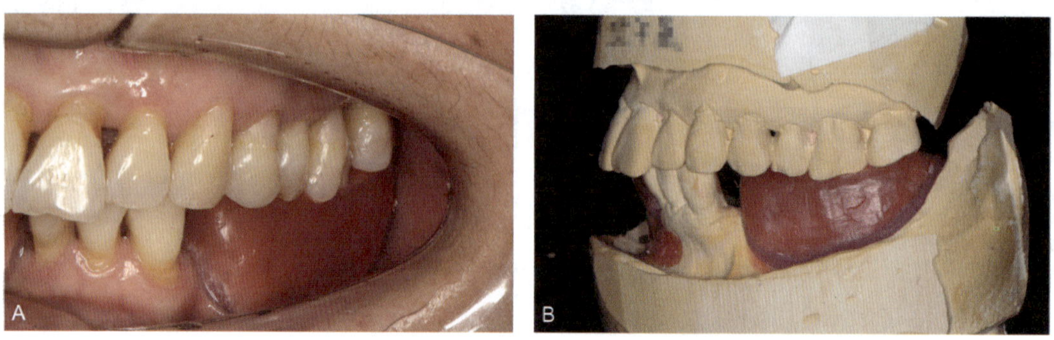

图 9-25 确定颌位关系左侧面观
A. 口内;B. 模型。

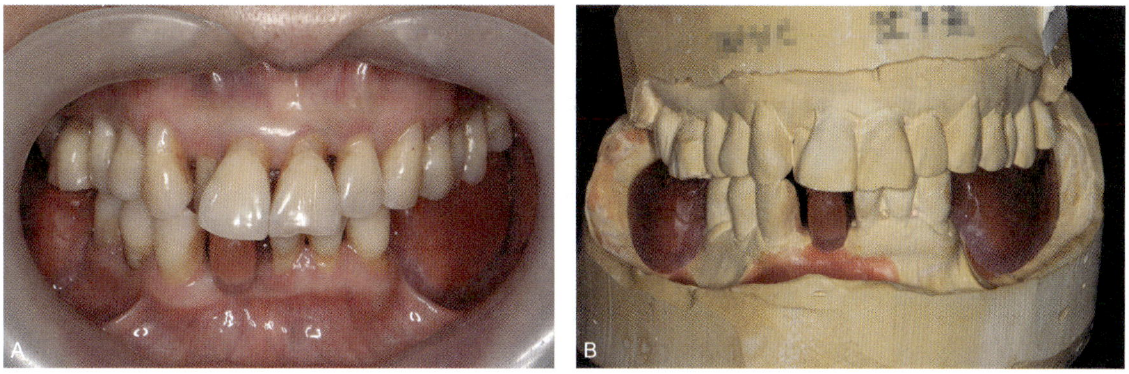


图 9-26　确定颌位关系正面观
A. 口内；B. 模型。

## （三）第三步：支架或试排牙蜡型试戴

### 【用物准备】

**1. 常规用物**　详见第一章相关内容。

**2. 试可摘局部义齿支架用物**　金刚砂磨头、低速手机、咬合纸、技工钳（图 9-27）。

**3. 试戴排牙蜡型用物**　三角蜡刀、酒精灯、火柴、镜子、比色板（图 9-28）。

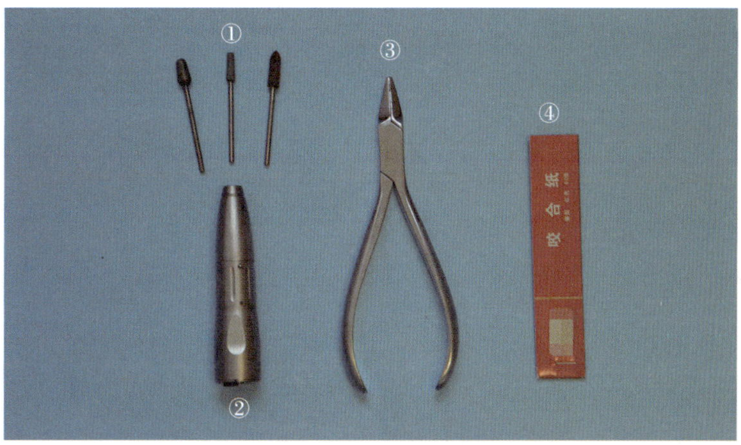


图 9-27　试支架用物
①各种磨头；②慢速直机；③技工钳；④咬合纸。

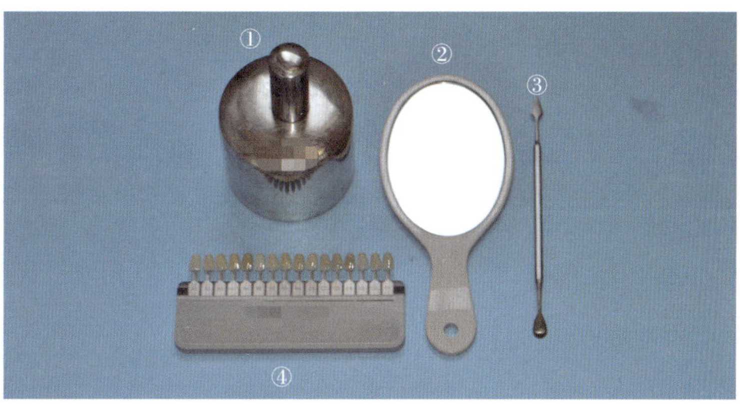


图 9-28　试戴排牙蜡型用物
①酒精灯；②镜子；③三角蜡刀；④比色板。

【支架或排牙蜡型试戴护理配合流程】

支架或排牙蜡型试戴护理配合流程见表 9-5。

表 9-5 支架或排牙蜡型试戴护理配合流程

| 医生操作流程 | 护士配合流程 |
|---|---|
| 1. 治疗前准备　向患者交代本次治疗的主要过程，取得患者配合 | 核对患者姓名及修复体<br>根据患者病情准备用物，用凡士林棉签润滑口角，防止口镜牵拉造成患者疼痛<br>准备金刚砂磨头、低速手机并安装就位 |
| 2. 治疗中配合 | |
| (1)试可摘局部义齿支架：检查可摘局部义齿金属支架就位情况(图 9-29) | 递可摘局部义齿金属支架予医生<br>夹持咬合纸递予医生<br>医生在调改可摘局部义齿金属支架时，用强力吸引器吸除打磨后的金属粉末，必要时递予医生技工钳调改卡环 |
| (2)试戴可摘局部义齿排牙蜡型：检查颌位关系(图 9-30) | 如果需要调整颌位关系，点燃酒精灯，同时递三角蜡刀予医生。将人工牙取下时，护士要将取下的人工牙单独保存，随技工单及模型一同转技工室，防止丢失<br>为医生准备硅橡胶印模材料，协助重新确定颌位关系 |
| 3. 预约患者可摘局部义齿初戴 | 整理用物，将支架、排牙蜡型送往技工室，协助预约可摘局部义齿初戴时间，进行物体表面擦拭消毒 |

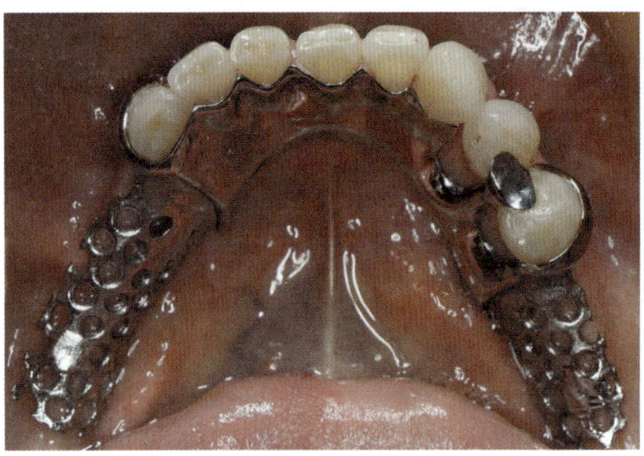

图 9-29　口内试支架

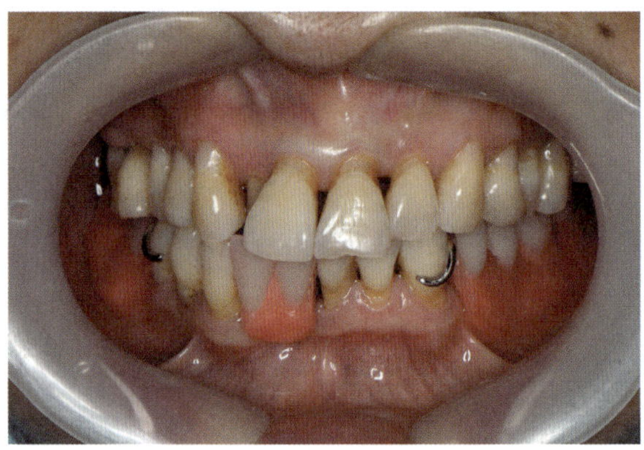

图 9-30　试戴支架、排牙蜡型

(四)第四步：可摘局部义齿初戴

【用物准备】

**1. 常规用物**　详见第一章相关内容。

**2. 戴可摘局部义齿用物**　根据需要准备带石针、金刚砂磨头、钨钢磨头、橡皮轮、低速手机、压力指示糊剂、抛光布轮、75% 乙醇棉球、毛巾、棉签、技工钳、咬合纸夹、咬合纸(图 9-31)。

【可摘局部义齿初戴护理配合流程】

可摘局部义齿初戴护理配合流程见表 9-6。

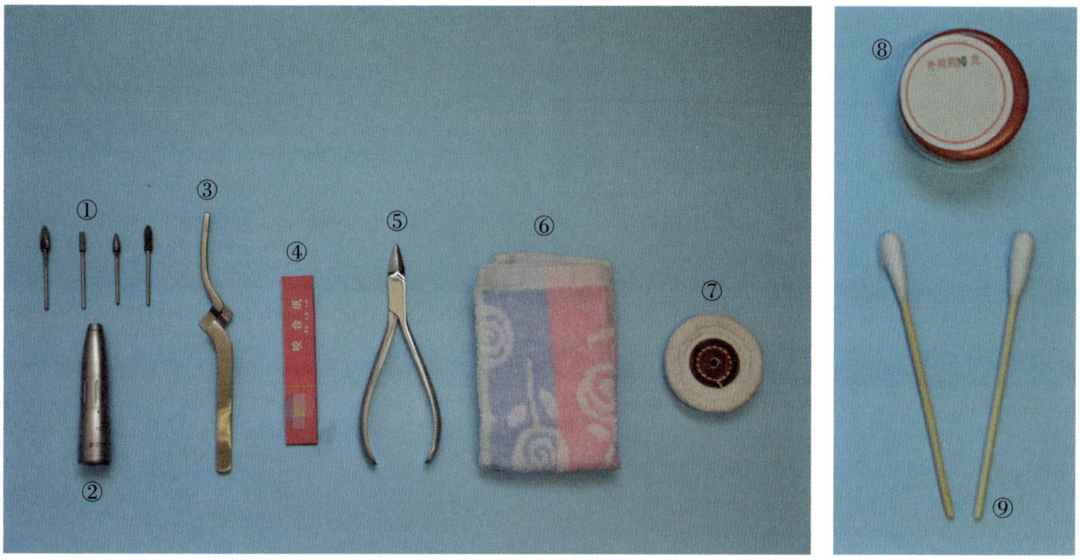


图 9-31　戴可摘局部义齿用物

①各种磨头;②慢速直机;③咬合纸夹;④咬合纸;⑤技工钳;⑥毛巾;⑦抛光布轮;⑧压力指示糊剂;⑨棉签。

表 9-6　可摘局部义齿初戴护理配合流程

| 医生操作流程 | 护士配合流程 |
|---|---|
| 1. 治疗前准备　向患者交代本次治疗的主要过程,取得患者配合 | 核对患者姓名及修复体<br>准备低速手机及相应钨钢菠萝纹磨头磨改塑料树脂,金刚砂磨头磨改金属<br>根据需要安装高速手机及相应的金刚砂钻针 |
| 2. 治疗中配合　义齿初戴(图 9-32) | |
| (1)调改卡环及就位道 | 夹持咬合纸递予医生<br>调改过程中用强力吸引器吸除产生的粉尘及碎屑 |
| (2)调改基托 | 用棉签取适量的压力指示糊剂递予医生<br>安装低速手机及相应的磨头 |
| (3)调改咬合 | 夹持咬合纸递予医生 |
| (4)抛光 | 安装抛光布轮,协助医生抛光 |
| (5)教会患者摘戴修复体 | 用 75% 乙醇棉球擦拭义齿人工牙上的咬合纸印迹及义齿组织面上的压力指示糊剂,并用水冲净后递予医生,协助医生教会患者摘戴修复体,进行戴牙后宣教 |
| 3. 预约复诊时间 | 整理用物,协助患者预约复诊时间。进行物体表面擦拭消毒 |

【术后宣教】

1. 告知患者正确摘戴义齿的方法,避免咬合错位,防止卡环变形或义齿折断。

2. 初戴义齿时口内暂时会有异物感、恶心、发音不清、唾液增多、咀嚼不便、义齿摘戴不便等。告知患者经耐心练习,1 ～ 2 周后可改善。

3. 初戴义齿后如黏膜有压痛、溃疡、咬颊、咀嚼不得力或卡环过松,吃饭易脱位等不适,嘱患者暂时停戴义齿,不要自己修改,应及时复诊。但在复诊前数小时戴上义齿,并吃少许食物,以便找出疼痛部位。

4. 初戴义齿时,一般不宜咬切食物。先吃软的小块食物,逐渐适应。

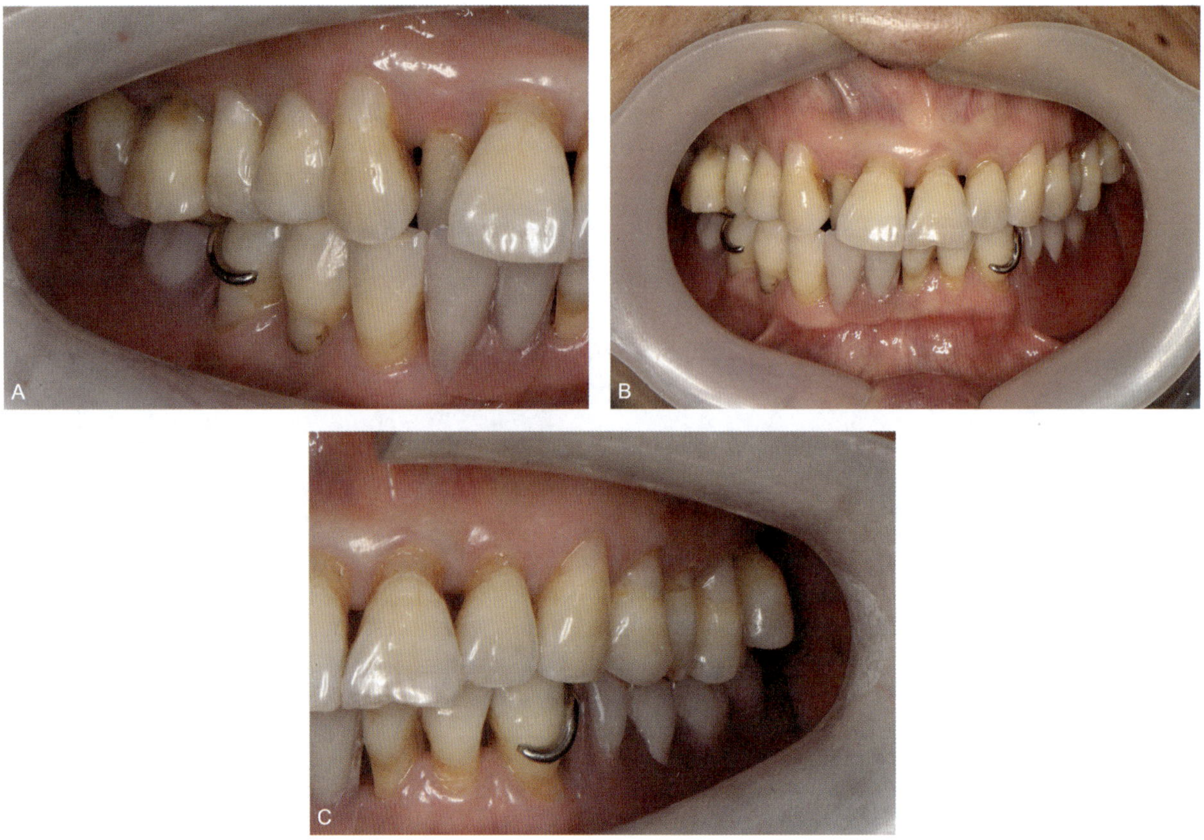


图 9-32　义齿初戴

A. 右侧面观；B. 正面观；C. 左侧面观。

5. 饭后和睡前取下义齿刷洗干净，可用软毛牙刷将义齿表面的食物残渣刷洗干净，保持义齿和口腔卫生清洁，防止基牙龋坏。刷洗时要防止义齿掉在地上或掉入水池。夜间最好不戴义齿，使口腔支持组织有一定的休息时间。清洁义齿后泡在清水中，切忌浸泡在开水或乙醇溶液中。

6. 如果义齿发生损坏或折断，将折断的部分一同带到医院及时修理。

7. 建议患者每半年到 1 年复诊一次。

### （五）第五步：复诊

#### 【用物准备】

**1. 常规用物**　详见第一章相关内容。

**2. 可摘局部义齿复诊用物**　详见可摘局部义齿初戴相关内容。

#### 【可摘局部义齿复诊护理配合流程】

可摘局部义齿复诊护理配合流程见表 9-7。

表 9-7　可摘局部义齿复诊护理配合流程

| 医生操作流程 | 护士配合流程 |
|---|---|
| 1. 治疗前准备　询问患者摘戴情况及舒适度 | 根据患者病情准备用物<br>准备低速手机及相应磨头，并安装就位 |
| 2. 治疗中配合 | |
| （1）根据患者口腔内红肿或压痛点调改可摘局部义齿 | 用棉签取适量的压力指示糊剂递予医生 |

续表

| 医生操作流程 | 护士配合流程 |
|---|---|
| (2)调改咬合 | 夹持咬合纸递予医生 |
| (3)抛光 | 安装抛光布轮,协助医生抛光 |
| (4)协助患者摘戴修复体 | 用75%乙醇棉球擦拭修复体后递予医生,协助患者摘戴修复体,嘱患者不适时预约复查 |
| 3. 治疗结束 | 整理用物,进行物体表面擦拭消毒 |

（侯晓娟　李雅瑾）

# 第十章 牙列缺失修复治疗护理技术

牙列缺失是发生在口腔的一种常见病、多发病，指各种原因导致的上颌和 / 或下颌牙列全部缺失。牙列缺失患者的常规修复是全口义齿修复。全口义齿是采用人工材料替代缺失的上颌或下颌完整牙列及相关组织的可摘义齿修复体。

全口义齿（又称总义齿）由人工牙和基托两部分组成，靠义齿基托与无牙颌黏膜组织紧密贴合及边缘封闭产生的吸附力和大气压力，使义齿吸附在上下颌牙槽嵴上，恢复患者的缺损组织和面部外观，恢复咀嚼和发音功能，通过义齿基托覆盖下的黏骨膜和骨组织承担义齿的咬合压力。

全口义齿修复过程包括制取无牙颌印模（一次印模法和二次印模法）、颌位关系记录、全口义齿蜡型试戴、全口义齿初戴与调𬌗四个基本步骤。

【适应证】

无牙颌患者。

## 一、制取无牙颌印模护理配合流程

### （一）印模膏加藻酸盐制取全口义齿印模法

用成品托盘加印模膏制取全口义齿初印模，修整后再加流动性较好的藻酸盐印模材料制取全口义齿终印模。

【用物准备】

**1. 常规用物** 详见第一章相关内容。

**2. 特殊用物** 水浴容器、消毒纱布及印模膏、纱布、全口义齿托盘、藻酸盐印模材料及橡皮碗、调拌刀、修整刀、钢丝剪（图 10-1）。

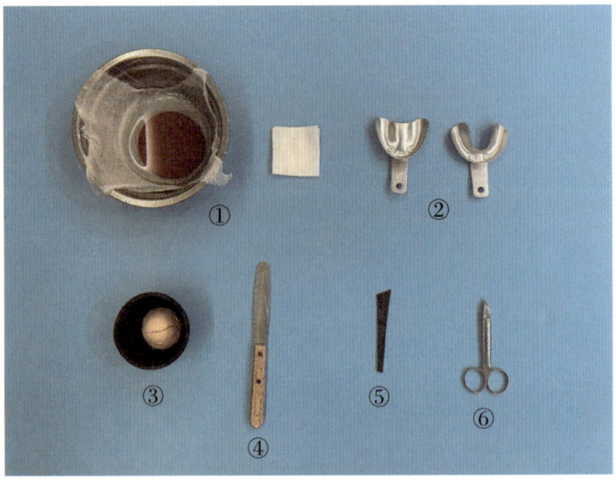


图 10-1 特殊用物

①水浴容器、消毒纱布及印模膏；②全口义齿托盘；③橡皮碗、藻酸盐印模材料；④调拌刀；⑤修整刀；⑥钢丝剪。

【印模膏加藻酸盐印模材料制取全口义齿印模护理配合流程】

印模膏加藻酸盐印模材料制取全口义齿印模护理配合流程见表 10-1。

表 10-1　印模膏加藻酸盐印模材料制取全口义齿印模护理配合流程

| 医生操作流程 | 护士配合流程 |
|---|---|
| 1. 治疗前准备 | |
| (1)询问患者病史,向患者交代病情、治疗计划、相关费用 | 根据修复方法准备用物 |
| (2)调整椅位 | 协助医生调整患者椅位,保持直立状态,使患者下颌牙槽嵴与地面平行,头部有足够支撑(图 10-2)<br>用凡士林棉签润滑口角,防止口镜牵拉造成患者疼痛 |
| 2. 选择成品全口义齿托盘　如果边缘过度延伸,应进行磨改 | 选择与患者颌弓的形态、宽度和长度,牙槽嵴的宽度、高度及腭盖的高度合适的全口义齿托盘递予医生<br>如边缘延伸过度需要修改,传递钢丝剪或安装低速手机及钨钢树脂磨头 |
| 3. 制取印模膏全口义齿初印模 | |
| (1)将适量软化的印模膏放置在成品托盘上放入患者口中,制取初印模 | 将适量 60 ～ 70℃热水倒入内衬纱布的水浴容器中,放入适量印模膏<br>待印模膏充分软化,置于医生操作区<br>告知患者印模有一定温度,如有不适举左手示意 |
| (2)用修整刀将制取好的全口义齿初印模组织面及边缘均匀刮涂修整 1 ～ 2mm,作为修整好的全口义齿个别托盘初印模 | 待印模从患者口中取出后传递修整刀(图 10-3、图 10-4)<br>将修整好的初印模用冷水冲净,三用枪吹干备用 |
| 4. 制取藻酸盐全口义齿终印模　将放好终印模材料的印模膏托盘放入患者口内,就位后轻轻加压,并进行边缘整塑,直至印模材料完全硬固后取出(图 10-5) | 调拌藻酸盐印模材料,均匀涂布在修整好的初印模组织面及黏膜转折处<br>留取少许材料递予医生涂抹牙槽嵴倒凹区,传递终印模托盘<br>观察患者反应,指导患者呼吸,协助患者减轻不适感<br>待印模从患者口中取出后,清洁患者口周及面部皮肤<br>将取出的全口义齿终印模用清水冲洗干净,并用湿纸巾包裹后放入塑料袋内,注明患者信息后送模型灌注室消毒并灌注石膏模型 |

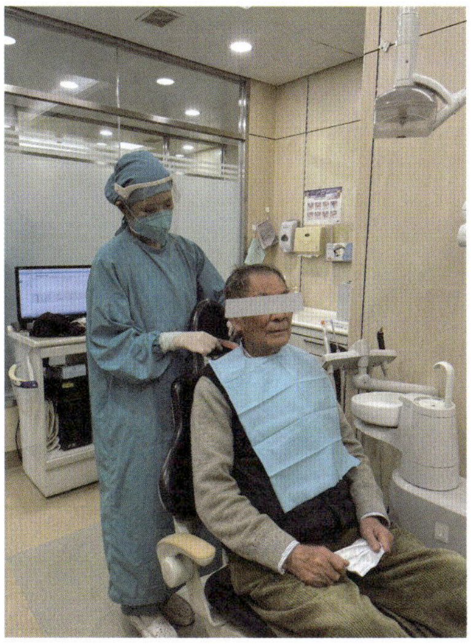

图 10-2　调整合适椅位

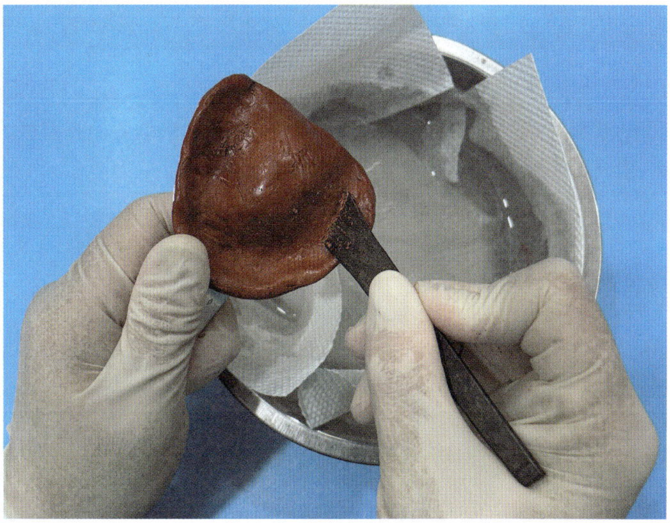

图 10-3　修改印模膏初印模

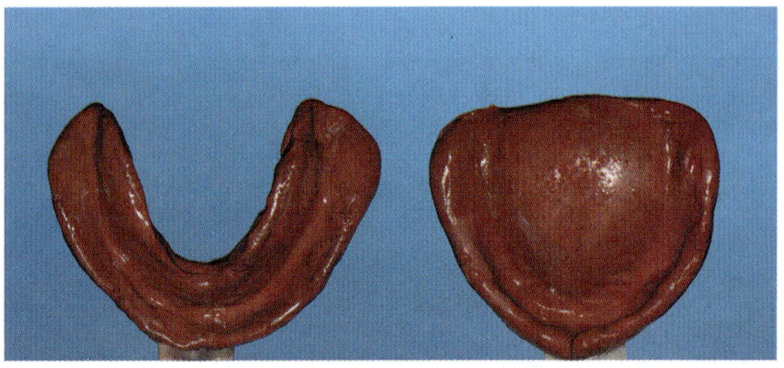

图 10-4　印模膏初印模

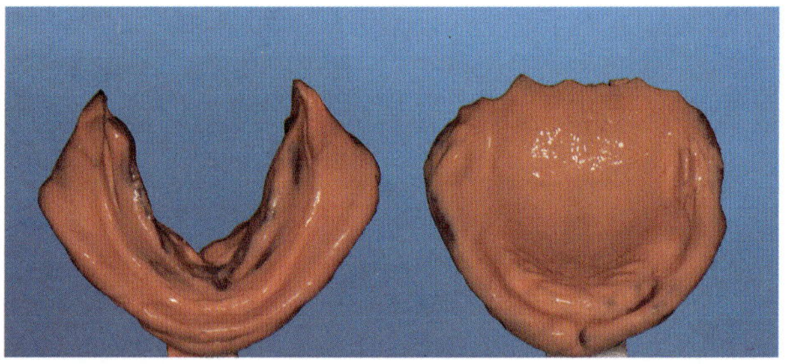

图 10-5　藻酸盐终印模

### （二）光固化树脂个别托盘制取全口义齿印模法

用成品托盘加红膏、藻酸盐印模材料制取初印模，灌注石膏模型，在石膏模型上制作光固化树脂个别托盘，用其制取终印模。

**【用物准备】**

**1. 常规用物**　详见第一章相关内容。

**2. 特殊用物**　水浴容器、消毒纱布及印模膏、全口义齿托盘、光固化树脂材料、藻酸盐印模材料（或硅橡胶、聚醚硅橡胶）及橡皮碗、调拌刀、低速手机、钨钢树脂磨头、三角蜡刀、修整刀、钢丝剪（图 10-6）。

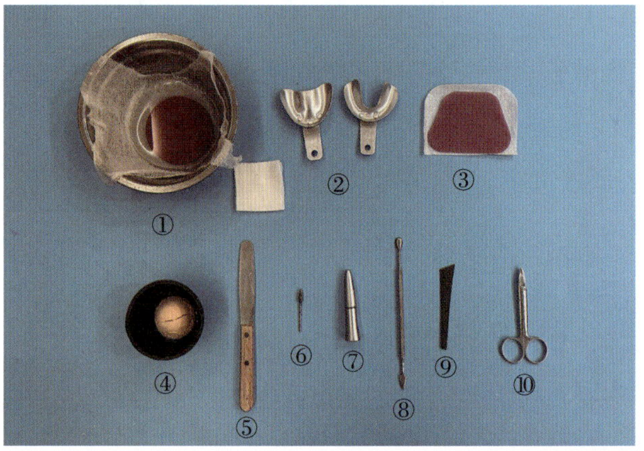



图 10-6　特殊用物

①水浴容器、消毒纱布及印模膏；②全口义齿托盘；③光固化树脂材料；④橡皮碗、藻酸盐印模材料；⑤调拌刀；⑥钨钢树脂磨头；⑦低速手机；⑧三角蜡刀；⑨修整刀；⑩钢丝剪。

**【光固化树脂个别托盘制取全口义齿印模法护理配合流程】**

光固化树脂个别托盘制取全口义齿印模法护理配合流程见表 10-2。

表 10-2　光固化树脂个别托盘制取全口义齿印模法护理配合流程

| 医生操作流程 | 护士配合流程 |
|---|---|
| 1. 治疗前准备 | |
| （1）询问患者病史，向患者交代病情、治疗计划、相关费用 | 根据修复方法准备检查器械、口杯、漱口水等用物 |
| （2）调整椅位 | 协助医生调整患者椅位，保持直立状态，使患者下颌牙槽嵴与地面平行，头部有足够支撑。调节灯光<br>用凡士林棉签润滑口角，防止口镜牵拉造成患者疼痛 |
| 2. 选择成品全口义齿托盘　如果边缘过度延伸，进行磨改、修剪 | 选择与患者颌弓的形态、宽度和长度，牙槽嵴的宽度、高度及腭盖的高度合适的全口义齿托盘递予医生<br>如边缘延伸过度需要修改，传递医生技工用去冠缘弯剪刀或直剪刀，安装低速手机及金刚砂磨头、钨钢树脂磨头磨钝托盘边缘 |
| 3. 制取藻酸盐全口义齿初印模　将放置好印模材料的成品托盘放入患者口内，就位后轻轻加压并进行边缘整塑，直至印模材料完全硬固 | 调制藻酸盐印模材料，将少许材料递予医生涂抹牙槽嵴倒凹区，剩余印模材料装满成品托盘，递予医生，待印模材料凝固从口内取出后，将印模送模型室，灌注初印石膏模型 |

续表

| 医生操作流程 | 护士配合流程 |
|---|---|
| 4. 制作光固化树脂全口义齿个别托盘 | |
| (1) 制取光固化树脂个别托盘：待石膏模型硬固后，将光固化树脂暂基托铺塑在石膏模型上，去除多余部分，并在前部牙槽嵴顶中线部位添加手柄，在松软黏膜或骨突区，用蜡刀制出散在小孔 | 在模型上涂布分离剂，将石膏模型、光固化树脂材料与三角蜡刀递予医生制作全口义齿个别托盘(注意材料取出后及时加盖保存)<br>待个别托盘制作完成，将其放入光固化灯箱，按照灯箱使用说明的光照时间进行操作固化(图 10-7)；光照结束，从石膏模型上取下个别托盘，将组织面朝上，再次放入光固化灯箱固化，使其充分硬固 |
| (2) 修整硬固后的全口义齿个别托盘，对托盘边缘进行磨改、光滑处理 | 安装低速手机及钨钢树脂磨头，当医生磨改修整树脂个别托盘边缘时，用强力吸引器管吸除树脂粉尘(图 10-8)<br>清水冲洗树脂个别托盘，75% 乙醇棉球擦拭消毒，待用 |
| 5. 制取藻酸盐或硅橡胶印模材料全口义齿终印模　将放好终印模材料的树脂个别托盘，放入患者口内，就位后轻轻加压并进行边缘整塑，直至印模材料完全硬固后取出 | 调制硅橡胶、聚醚橡胶或藻酸盐印模材料，均匀涂布在个别托盘组织面及黏膜转折处<br>留取少许印模材料递予医生涂抹牙槽嵴倒凹区，向医生传递终印模托盘<br>观察患者反应，指导患者呼吸，协助患者减轻不适感<br>待印模从患者口中取出后，清洁患者口周及面部皮肤<br>将取出的印模用清水冲洗干净，并用湿纸巾包裹后放入塑料袋内，注明患者信息后送模型灌注室消毒并灌注石膏模型 |

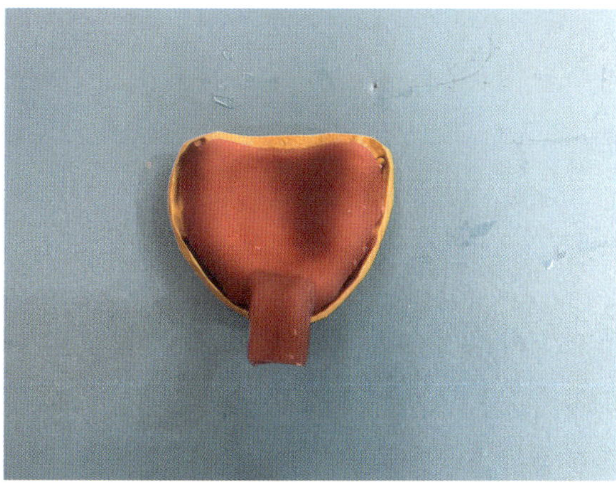

图 10-7　光固化树脂个别托盘

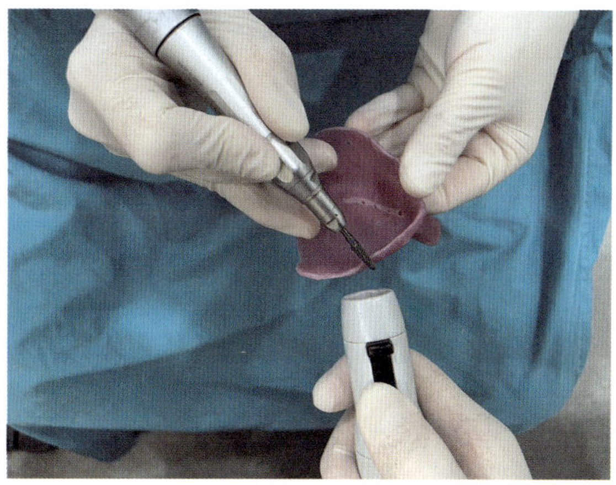

图 10-8　吸除树脂粉尘

## 二、制取颌位关系记录护理配合流程

### 【用物准备】

**1. 常规用物**　详见第一章相关内容。

**2. 特殊用物**　哥特式弓描记仪、酒精灯、打火机、光固化树脂材料、𬌗平面板、垂直距离测量尺、蜡片、修整刀、三角蜡刀、面弓(图 10-9)。

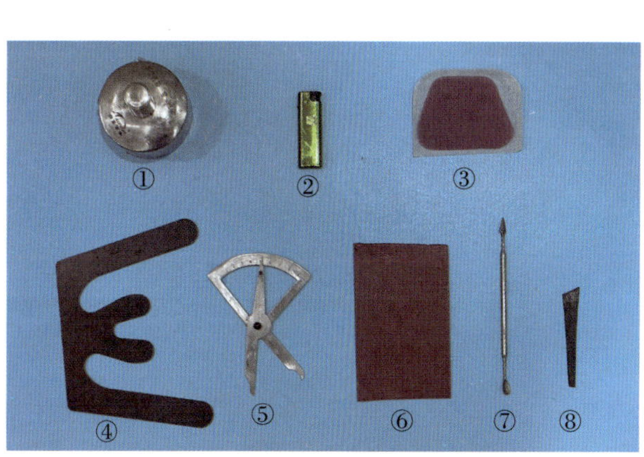


图 10-9　特殊用物

①酒精灯；②打火机；③光固化树脂材料；④𬌗平面板；⑤垂直距离测量尺；⑥蜡片；⑦三角蜡刀；⑧修整刀。

### 【制取颌位关系记录护理配合流程】

制取颌位关系记录护理配合流程见表 10-3。

表 10-3　制取颌位关系记录护理配合流程

| 医生操作流程 | 护士配合流程 |
|---|---|
| 1. 暂基托制作 | |
| (1)暂基托制作:在石膏模型上制作光固化树脂暂基托或双层蜡片暂基托 | 以蜡片暂基托为例,在操作台上铺一次性治疗巾,将修整涂好分离剂的石膏模型置于治疗巾上,点燃酒精灯,传递修整刀及蜡片(图 10-10) |
| (2)蜡殆堤制作:树脂暂基托与蜡堤结合区制出倒刺。将蜡片烤软卷成条状,弯成与颌弓形态一致的弓形,压在暂基托上颌牙槽嵴的位置形成蜡堤,用热蜡刀将蜡殆堤与暂基托粘固,切除蜡堤远中过长部分(图 10-11) | 传递三角蜡刀,协助医生烤软蜡片<br>医生制作蜡殆堤时,用凡士林棉签润滑口角,防止口镜牵拉造成患者疼痛 |
| (3)将上颌暂基托戴入患者口中,根据殆平面修整蜡堤高度,调整暂基托唇面丰满度,修整唇颊面形态 | 椅背与水平面成仰面 45°,张口时下颌平面与水平面平行,嘱患者口唇自然放松,待医生调整好丰满度后,将镜子递予患者,展示预后效果 |
| (4)确定上颌殆平面:将殆平面板置于上颌蜡堤殆平面上,确定殆平面前部于上唇下缘下方 1 ~ 2mm,并与瞳孔连线平行,殆平面后部与鼻翼耳屏线平行 | 递予医生殆平面板(图 10-12) |
| 2. 确定垂直距离　将上颌殆托戴入患者口中,用笔在患者鼻底和颏底处皮肤各做标点,用垂直距离测量尺测患者息止颌位时的垂直距离<br>将下颌殆托戴入,检查上下颌殆托咬合时的垂直距离 | 将椅背升起,使患者上半身直立,保持头颈部直立,目光平视前方<br>将笔递给医生做标记<br>嘱患者放松,上下唇轻轻闭合,将垂直距离测量尺递予医生(图 10-13) |
| 3. 确定正中关系 | |
| (1)哥特式弓描记法:将描记板和描记针分别固定于患者的上下颌,描记板上的哥特式弓尖端即代表正中 | 将上下颌暂基托、描记针、描记板递予医生(图 10-14) |
| (2)直接咬合法:将上颌殆托蜡堤后牙区切出两条"V"形沟,涂上凡士林,上颌殆托后缘中线处粘固直径 3mm 蜡球,戴入患者口内<br>下颌殆托蜡堤加热软化后,戴入患者口内咬合,检查颌位关系,上下颌殆托对颌情况 | 将蜡刀递予医生,做上颌殆托蜡堤"V"形沟切迹,然后将蘸有凡士林的棉签递予医生<br>点燃酒精灯,医生将下颌殆托软化后戴入患者口内,嘱患者卷舌向后舔蜡球,下颌在后退接触位轻轻接触咬合 |
| 4. 确定殆堤唇面标志线　用三角蜡刀在蜡堤的唇面刻标志线(图 10-15),作为人工牙排列的参考 | 传递三角蜡刀 |
| 5. 面弓固定与转移　将烧热的殆叉插入并固定于上颌殆托的蜡堤上,戴入患者口内,使患者咬合在正中关系位,将两侧耳塞插入患者外耳道内,拧紧固定螺丝,确定无脱位的情况下,将面弓、殆叉和上颌殆托整体取下,送技工室上殆架 | 点燃酒精灯,将殆叉、面弓传递给医生 |

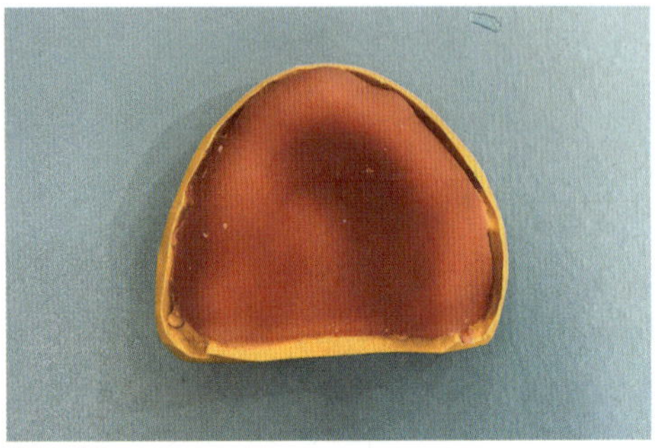

图 10-10　蜡暂基托制作

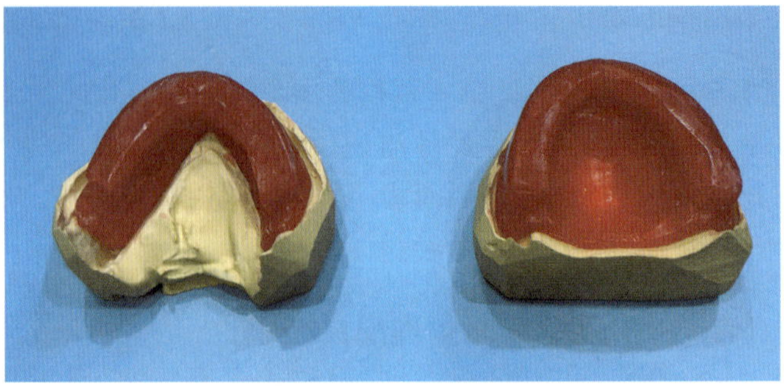

图 10-11　蜡殆堤制作

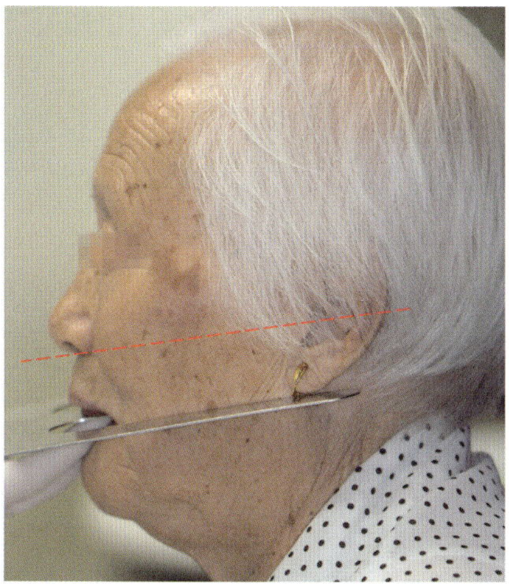

图 10-12　确定𬌗平面

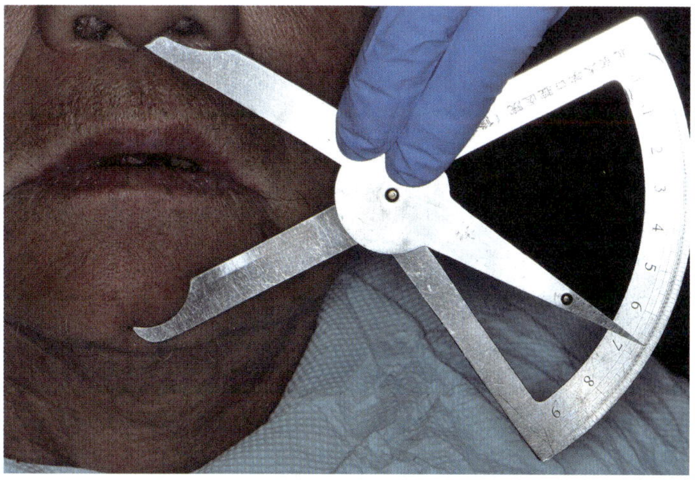

图 10-13　确定垂直距离

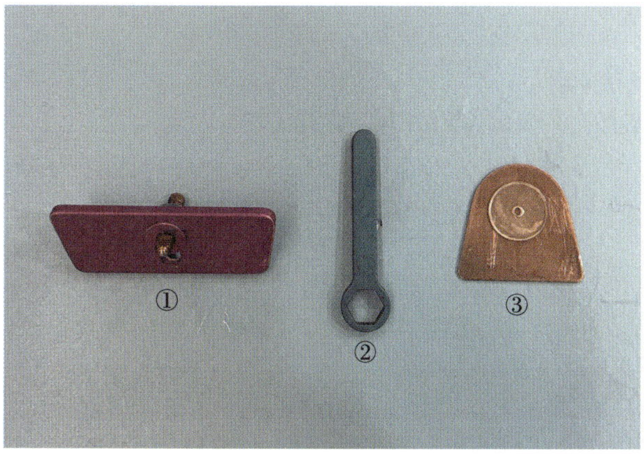


图 10-14　哥特式弓描记法
①转接器；②连接杆；③记录器。

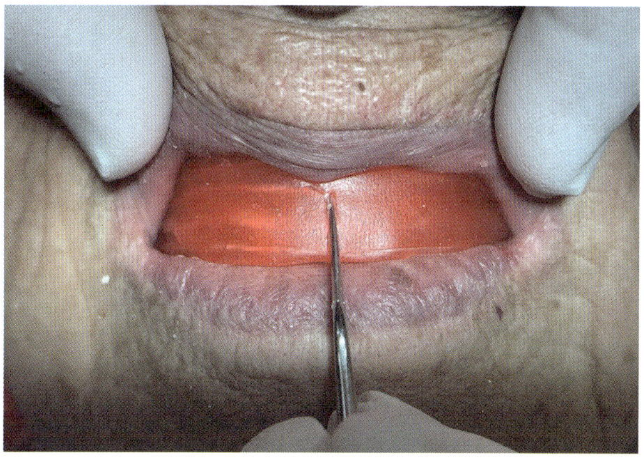

图 10-15　刻标志线

**【试戴全口义齿排牙蜡型护理配合流程】**

试戴全口义齿排牙蜡型护理配合流程见表 10-4。

表 10-4　试戴全口义齿排牙蜡型护理配合流程

| 医生操作流程 | 护士配合流程 |
| --- | --- |
| 将全口义齿蜡型放入患者口中，检查全口义齿蜡型就位、义齿暂基托贴合度及伸展范围、颌位关系及面部丰满度，适当进行调改 | 准备全口义齿蜡型，核对患者姓名、性别、年龄、医生姓名及义齿修复的设计<br>75% 乙醇棉球消毒全口义齿蜡型<br>嘱患者站立或端坐在椅位上，便于医生观察局部比例是否协调<br>检查颌位关系时，嘱患者勿用力咬合，防止人工牙脱落<br>需要调整基托、颌位关系及丰满度时，准备三角蜡刀及蜡片，点燃酒精灯<br>调整合适后，将镜子递予患者，展示预期修复后效果 |

## 三、全口义齿初戴护理配合流程

**【用物准备】**

**1. 常规用物**　详见第一章相关内容。

**2. 特殊用物** 镊子、咬合纸、全口义齿、抛光布轮、压力指示剂、钨钢钻针、低速手机（图 10-16）。

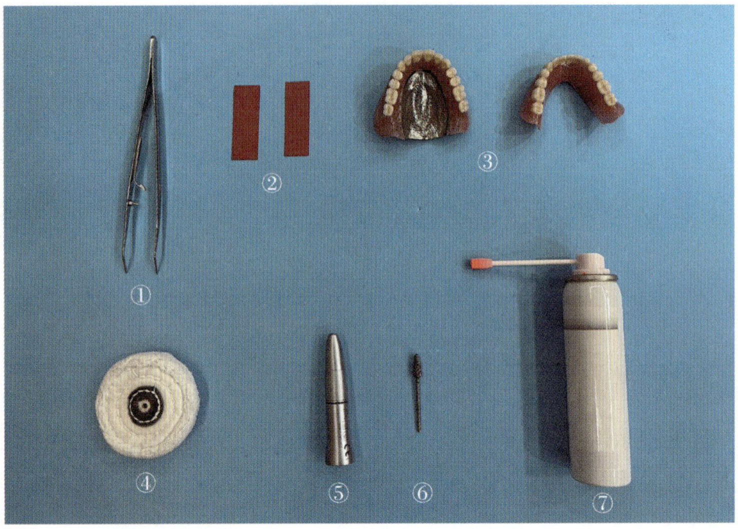

图 10-16 特殊用物

①镊子；②咬合纸；③全口义齿；④抛光布轮；⑤低速手机；⑥钨钢钻针；⑦压力指示剂。

### 【初戴全口义齿护理配合流程】

初戴全口义齿护理配合流程见表 10-5。

表 10-5 初戴全口义齿护理配合流程

| 医生操作流程 | 护士配合流程 |
|---|---|
| 1. 戴入全口义齿 检查义齿就位、义齿基托贴合度及伸展范围、颌位关系，适当进行调改 | 准备全口义齿，核对患者姓名、性别、年龄、医生姓名及义齿修复的设计<br>75% 乙醇棉球消毒全口义齿<br>当基托检查后需要调改义齿边缘时，安装低速手机和钨钢钻针递予医生，调改时用强力吸引器吸除树脂粉尘<br>义齿组织面检查前传递医生压力指示剂及毛刷，打磨后用 75% 乙醇棉球擦拭多余压力指示剂 |
| 2. 调整咬合关系 使用咬合纸检查咬合关系并进行义齿修整 | 准备咬合纸夹和咬合纸，根据需要及时传递<br>用吸唾管及时吸净患者口内唾液，安装低速手机、小轮状石或高速小棒槌金刚砂钻针给医生进行调𬌗<br>医生在调改时，用强力吸引器管吸除树脂粉尘 |
| 3. 抛光全口义齿 使用抛光布轮进行全口义齿的打磨抛光，讲解义齿使用方法和维护的注意事项 | 准备抛光布轮<br>健康指导 |

### 【护理要点】

1. 诊疗前评估患者性格、精神心理状况，能否配合修复过程等，结合评估内容为患者进行诊前告知与口腔卫生宣教，如介绍全口义齿修复的材料种类、价格、修复就诊次数、本次就诊内容和时间，以及如何更好地配合医生、护士的操作。良好的护患沟通有利于消除患者紧张情绪，提高医生诊疗效率、配合效果及患者满意度。

2. 全口义齿修复患者多为老年患者，就诊时需要搀扶老年患者到椅位，防止管线绊倒。

3. 应根据患者颌弓大小，牙槽嵴宽度、高度及腭盖高度选择全口义齿托盘。

4. 在制取藻酸盐印模前，应将椅位调为直立位，并告知患者不要紧张，尽量放松唇颊部，头微向前低下，用鼻吸气，口呼气，以免恶心。

5. 严格按照水粉比例及调和时间的要求调拌藻酸盐印模材料，调拌后材料应细腻，无气泡，流动性适当。

6. 患者因长期缺牙而形成不良咬合关系，操作时常感到紧张，在制取颌位关系记录时，做好患者心理护理，教会其正确的咬合方式。

7. 试戴义齿蜡型前，向患者解释试戴排牙蜡型的目的及注意事项，以免患者咬坏义齿蜡型。

8. 义齿调改有飞沫，在使用强力吸引器管吸除飞沫的同时，为医、护、患佩戴护目镜，做好患者及医护人员的眼部防护。

**【术后宣教】**

1. 对于拔牙后需要进行全口义齿修复的患者，应告知其在牙拔除 2 ～ 3 个月拔牙窝愈合后方可行修复，在此期间可行过渡义齿修复。

2. 如患者因戴用旧义齿出现黏膜炎症、破溃等情况，应停戴旧义齿 1 周，待炎症消退再行全口义齿修复。

3. 义齿戴用后，告知患者初戴义齿时会有异物感，甚至有不会咽唾液、恶心、发音不清等现象，告知患者耐心适应，数天内可好转。

4. 在初戴义齿时，患者常常不容易咬到正确的正中颌位，应告知患者先做吞咽动作，再用后牙做咬合动作。

5. 告知患者先吃软的小块食物，咀嚼动作应慢，不要用前牙咬食物，锻炼一段时间后，再过渡到正常饮食。

6. 告知患者饭后应取下义齿，用牙刷刷洗后再戴上，睡觉时应取下义齿，浸泡于冷水中，有利于组织健康。

7. 摘戴义齿时应避免将义齿掉在地上摔坏。

8. 义齿戴用一段时间后，可能会出现压痛等不适症状，应及时就诊由医生进行修改，不可自行调改。就诊前 2 ～ 3 小时应将义齿戴入口中，以便医生通过黏膜上的压痕协助诊断。

（奚　擎　谷铮铮）

# 第十一章 颌面部缺损赝复体修复治疗护理技术

## 第一节 概述

颌面赝复学是应用口腔修复学的原理和方法，以人工材料修复难以用自体组织和外科手术方法重建患者颌面部缺损的一门学科。

（一）病因

造成颌面部缺损的病因有多种，主要原因可分为先天性和后天性两大类因素。

**1. 先天性缺损** 与颌面部发育畸形有关，多见于唇裂和腭裂患者，此外，还有先天性耳损缺损、鼻缺损及面裂等。

**2. 后天性缺损** 主要是疾病或外伤等因素造成的，其中疾病所引起的颌面部缺损中以颌面部肿瘤手术切除所导致的缺损最为常见。外伤如工伤、烧伤、爆炸伤及交通事故等，可造成颌骨、耳、鼻、眼的缺损。

**3. 其他** 如颌面部炎症、颌面部骨髓炎也会引起颌面部缺损。

（二）分类

**1. 根据缺损的部位** 颌面部缺损分为颌骨缺损及颜面部缺损。颌骨缺损包括上颌骨缺损和下颌骨缺损，常伴有牙列缺损或缺失。颜面部缺损可分为耳、鼻、眼、眶各器官的缺损和其他面部组织的缺损。

**2. 根据缺损的时间** 颌面部缺损分为先天性缺损和后天性缺损。

**3. 根据导致缺损的直接原因** 颌面部缺损分为先天性缺损、创伤性缺损、外科切除性缺损。

（三）颌面部缺损的影响

由于颌面部暴露在外，一旦缺损不仅影响患者的面部外形，还影响咀嚼、语言、吞咽、吸吮及呼吸等生理功能，严重影响工作、生活和身心状态。

（四）颌面部缺损的修复原则

**1. 颌骨缺损的修复原则**

（1）早期修复。

（2）保留和利用余留组织恢复生理功能。

（3）修复体有足够的固位。

（4）修复体坚固而轻巧，使用方便舒适。

**2. 颜面部缺损的修复原则**

（1）早期修复。

（2）修复体有足够的固位，能恢复面部外形。

（3）修复体轻巧、使用方便舒适，易于清洁维护。

（侯黎莉 赵小妹）

## 第二节　颌面部缺损赝复体修复治疗护理技术

后天性上颌骨缺损多由手术切除肿瘤或外伤等原因造成，常导致口腔和鼻腔相通，造成患者进食困难，言语不清，给患者的生活、精神、心理带来很大影响。目前，绝大多数患者采用义颌修复的方法。后天性上颌骨缺损患者的修复治疗分为三个阶段。

**1. 放置外科阻塞器**　患者术后 6 ～ 10 天可制作外科阻塞器置于口内。这种修复体具有保护手术创面，减少瘢痕挛缩，减轻面部畸形，尽早恢复部分生理功能的优点。常用的有阻塞器、斜面导板等，需要经常修改，以适应缺损区组织愈合时的快速变化。

**2. 放置暂时赝复体**　患者术后 6 ～ 10 天可制作临时赝复体置于口内。应为患者提供一个较舒适和有一定过渡功能的赝复体，直至组织完全愈合，常用的有腭护板。

**3. 放置永久赝复体**　患者术后 3 个月，放疗后 2 个月，缺损组织愈合后可制作并放置永久赝复体。

### 【适应证】

后天性上颌骨缺损患者。

### 【用物准备】

**1. 常规用物**　详见第一章相关内容。

**2. 牙体预备用物**　轮状磨石及刃状石、金刚砂钻针。

**3. 修复体印模制取用物**　上下颌托盘、硅橡胶 / 藻酸盐印模材料、量杯、量勺、橡皮碗、调拌刀、红膏、红膏水浴盆、木把刀、热水。

**4. 其他用物**　红蜡板、三角蜡刀、酒精灯、火柴、红蓝咬合纸、咬合纸夹、义齿压痛定位糊剂、橡皮轮、抛光布轮、钨钢树脂磨头。

### 【永久义颌赝复体修复护理配合流程】

永久义颌赝复体修复护理配合流程见表 11-1。

表 11-1　永久义颌赝复体修复护理配合流程

| 医生操作流程 | 护士配合流程 |
|---|---|
| 1. 治疗前准备 | |
| (1)了解患者全身及口内情况，通过全身检查、口外检查和口内检查详细了解缺损的部位和范围、肿瘤的良恶性、手术时间、术后愈合情况、是否放疗情况、患者全身情况、有无复发迹象、口内余留组织情况及开口度等；向患者介绍修复方案和修复效果 | 引导患者坐于牙椅<br>协助调整椅位和灯光，备好口杯、漱口水、病历、X 线片等资料<br>修复前常规牙周洁治，配合医生治疗患者口内病灶牙，调整咬合关系，修整牙槽骨尖或骨突，开口受限的患者应督促其进行张口训练至开口度达 2 ～ 3cm<br>用凡士林棉签润滑口角，防止口镜牵拉造成患者疼痛 |
| (2)签署治疗同意书 | 准备赝复体修复知情同意书 |
| 2. 牙体预备　调磨基牙，预备支托凹、隙卡沟等 | 患者椅背与水平面成仰面 45°，张口时下颌平面与水平面平行。如医生用低速手机进行牙体预备，则右手持三用枪缓慢朝预备牙表面冲滴冷却水，避免产热刺激牙髓，左手握吸唾管及时吸引水和碎屑。如医生用高速手机进行牙体预备，则把带尾线的蝶形纱布放在缺损处，并及时用强力吸引器吸出冷却水，以免喷出的水雾引起患者呛咳<br>安装抛光钻针，准备橡皮轮，协助医生抛光牙面 |

续表

| 医生操作流程 | 护士配合流程 |
| --- | --- |
| 3. 制取印模（以个别托盘印模法为例） | |
| （1）选择成品托盘 | |
| （2）制取印模膏初印模，用带尾线的蝶形纱布堵塞患者口鼻穿孔处，用红膏制取包括颌骨、牙槽骨缺损区及义齿覆盖区的个别托盘作为初印模 | 将带尾线的蝶形纱布递予医生<br>选择合适的托盘备用，用70℃热水将红膏泡软，放于托盘操作区递予医生，同时应告知患者红膏有一定温度，如有不适举手示意。待医生完成红膏初印模后，将木把刀递予医生，刮除倒凹障碍区<br>制取印模前嘱患者漱口，漱去口内黏稠唾液和食物残渣，以免影响印模制取效果<br>制取印模前用带尾线的蝶形纱布堵塞口鼻穿孔处或用凡士林纱布覆盖口鼻穿孔处，防止印模材料流入<br>取印模时，将患者的体位调整为直立位 |
| （3）制取硅橡胶或藻酸盐印模材料义颌及义齿组织面的终印模 | 调拌硅橡胶或藻酸盐印模材料，并放置在初印模内递予医生<br>待印模凝固从患者口中完整取出后，清洁患者口周及面部皮肤<br>将取出的义颌及义齿印模用清水冲洗干净，消毒后送灌模室灌制模型 |
| 4. 试戴基托，制取颌位关系记录 | |
| （1）试戴前对义颌及义齿的基托边缘和组织面进行必要磨改 | 核对修复体，无误后取出备用 |
| （2）检查义颌及义齿基托在口内的就位情况，适当调改至贴合 | 安装低速手机和树脂打磨轮递予医生<br>备红蓝咬合纸及压痛定位糊剂，医生在调整基托时协助用强力吸引器吸除粉尘 |
| （3）将红蜡片烤软卷成软蜡条，制作蜡堤并固定于基托上，戴入患者口内，嘱其正中咬合，制取颌位关系记录 | 备红蜡板、三角蜡刀、酒精灯和火柴。调节灯光，及时吸唾，协助医生制取颌位关系记录 |
| （4）用硅橡胶印模材料再次制取包括蜡堤、基托、余留牙在内的终印模，模型转技工室，完成排牙蜡型的制作 | 制取颌位关系记录无误后，协助医生选择合适的托盘，调拌硅橡胶印模材料，放于托盘内递予医生。将取出的印模用清水冲洗干净，消毒后连同基托、颌位关系记录一起送灌模室灌制模型，上𬌗架 |
| 5. 试戴颌面赝复体及义齿排牙蜡型　检查义颌存在的问题，以便及时修改 | 准备修复体排牙蜡型、红蜡片、三角蜡刀、酒精灯、火柴<br>试戴排牙蜡型完毕后，将蜡型与技工单一同转至技工室<br>预约试戴颌面赝复体义齿 |
| 6. 修复体初戴 | |
| （1）检查基托与黏膜组织的密合程度、固位情况，有无压痛、翘动等 | 核对患者信息和修复体，无误后递予医生，准备长短合适的红蓝咬合纸、压痛定位糊剂及棉签 |
| （2）适当调磨颌面部缺损修复体咬合高点，初戴合适后，抛光打磨 | 安装金刚砂磨头于低速手机，调磨过程中用强力吸引器吸除粉尘<br>初戴合适后，准备橡皮轮和抛光布轮<br>指导患者正确摘戴赝复体义齿的方法和使用注意事项，预约复查时间 |

【术后宣教】

1. 告知患者初戴赝复体时常伴有异物感、唾液增多、发音不清、咀嚼不便、恶心呕吐等症状，一般使用1～2周后即可适应，需要坚持戴用，如有不适及时修改。

2. 指导患者如何正确摘戴临时或永久义颌赝复体。

3. 患者初戴合适后，先练习使用。嘱患者不宜在缺损侧咀嚼食物，以免损伤口腔组织。

4. 告知患者正确使用和保养赝复体是延长赝复体使用寿命的关键。嘱患者每天进食后及时取下赝复体义齿，用冷水冲洗或软毛牙刷清洗口内余留天然牙和赝复体义齿表面的食物残渣。定期用专业清洗剂浸泡消毒，以免食物残渣刺激缺损腔和口腔黏膜组织。

5. 告知患者为使口腔黏膜和组织得到休息，睡前应将赝复体取出，用牙刷蘸牙膏彻底清洁后放于清洁的水中浸泡。

6. 嘱患者定期复查口内情况，及时修整赝复体，必要时用专业喷砂进行清洁维护。

（侯黎莉　赵小妹）

# 第十二章 口腔种植修复治疗护理技术

## 第一节 概论

口腔种植修复是通过手术在牙槽骨里植入人工牙根，并依托其修复牙列缺损或牙列缺失的方法。与常规修复方法相比，它无须卡环和基托固位、戴用舒适美观、咀嚼效能好、不磨损邻牙。随着口腔种植学理论和实践的快速发展、种植新技术的日臻完善，种植修复的适用范围不断扩大，几乎可以应用于所有分类的牙列缺损和牙列缺失，包括游离端缺失的修复、牙槽嵴重度萎缩无牙颌的修复等传统修复学领域里难以解决的问题。除此之外，种植修复还可应用于肿瘤手术中下颌骨切除后的功能性颌骨重建、面部器官缺失后的赝复体修复等。

### 一、牙种植修复系统

#### （一）牙种植修复系统的组成

目前，国内外口腔种植体系统及品牌繁多，常用的种植修复系统包括以下三个主要组成部分（图 12-1）。

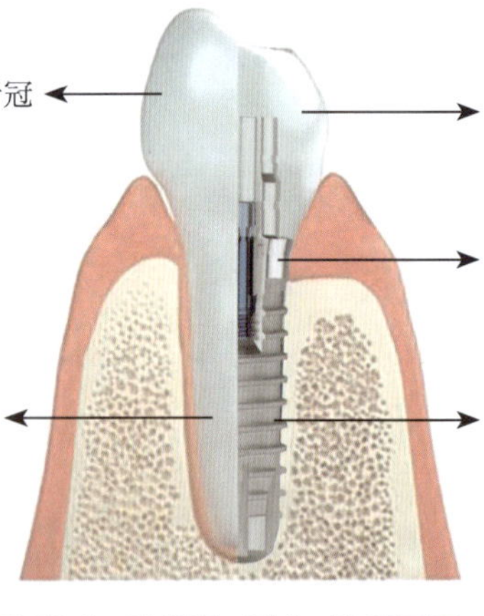


图 12-1 种植体、基台、种植牙冠

**1. 种植体（implant）** 指通过外科手术植入缺牙部位的颌骨内、与周围骨组织产生骨结合的结构，功能上相当于天然牙的牙根。经过长期的演化，目前常用的牙种植体为纯钛或钛合金制成的骨内种植体，具有粗糙螺纹表面，以柱形和根形最为常见。

**2. 基台（abutment）** 指位于种植体与上部结构之间，将二者连接在一起的结构，起到连接、支持和 / 或固位的作用，相当于在传统冠修复时制备好的天然牙预备体。

**3. 上部修复体或上部结构（superstructure）** 即固定于种植体上方的牙冠、固定桥或覆盖义齿修复体，是承担种植义齿咀嚼功能的最终结构。种植体支持的固定修复体实际上与传统的冠桥一样，可以由金属、烤瓷、全瓷或其他材料制成；种植体支持的覆盖义齿通常依靠附着体支持和 / 或固位。

#### （二）常用种植上部结构修复中的部件

**1. 覆盖螺丝** 在潜入式种植Ⅰ期手术中旋入种植体顶部的结构，在Ⅱ期手术前可以避免愈合过程中骨和软组织进入种植体的基台连接区。

**2. 愈合基台**　非潜入式种植术中种植体植入时或潜入式种植的Ⅱ期手术暴露种植体后，旋入种植体顶部的结构。其下端与种植体相连，上方穿出黏膜暴露在口内，引导形成软组织袖口，防止食物残渣和异物碎屑等进入基台连接区。

**3. 转移体**　也称印模帽、转移杆、印模柱或转移帽，用于制取印模时将种植体或基台在牙列中的位置和方向转移到工作模型上。

**4. 替代体**　也称代型，用于在石膏模型中代替种植体或基台，方便技工选择调磨基台、制作上部结构。

## 二、生物学基础

种植体的长期稳定，有赖于良好的骨结合和软组织附着形成的生物学封闭。

**1. 骨结合（osseointegration）**　是牙种植成功的重要标志和现代口腔种植学的理论基础，由Brånemark教授等首次提出。骨结合即种植体表面与周围发育良好的骨组织之间在结构和功能上的直接结合，界面无纤维组织介入。

2. 种植体周黏膜组织形成黏膜附着或穿黏膜附着（transmucosal attachment），从而实现生物学封闭，这是隔绝种植体周骨组织与口腔环境的重要屏障。

## 三、适应证和禁忌证

口腔种植手术过程对人的生理、病理状况会有一定的影响；而骨结合的形成需要局部骨组织有正常的新陈代谢、功能性改建。因此，口腔种植术前应通过采集患者既往史和现病史、完善各项实验室检查、测量生命体征等了解患者全身健康状况和心理状况，配合完成口腔种植专科检查和相关影像学检查，以协助术者筛查手术适应证和禁忌证，评估手术风险、制订治疗计划。口腔种植的禁忌证主要是严重系统性疾病，威胁生命安全并有功能丧失者，包括绝对禁忌证和相对禁忌证。

### （一）适应证

1. 无系统性疾病。
2. 牙缺失，邻牙健康，局部软硬组织健康。
3. 开口度正常，颞下颌关节功能无异常。
4. 颌间间隙无明显异常。
5. 全身健康状况能耐受种植体植入手术。
6. 患者主动要求。

### （二）绝对禁忌证

绝对禁忌证指采用种植治疗有可能危及患者的全身健康和生命，或严重影响种植体的骨结合、出现慢性并发症的身体状况。

**1. 近期发作过心肌梗死**　患者首次治疗6～12个月达到稳定状态后，必须保持至少3～6个月才能考虑手术。

**2. 近期施行人工心脏瓣膜手术**　患者在心脏手术后15～18个月状态稳定后，才能考虑种植手术。

3. 严重的肾功能不全。
4. 失控的内分泌系统疾病。
5. 静脉注射双膦酸盐类药物。
6. 6个月内行放疗和化疗。
7. 吸毒、酗酒。
8. 定期服用类固醇。

9. 其他疾病，例如严重的心理障碍及精神病；恶病质和血液系统疾病（如白血病、血友病及各种严重影响凝血功能的疾病）等。

### （三）相对禁忌证

相对禁忌证指某些系统性疾病或不良生活方式，经过治疗或改变不良生活方式后可接受种植手术。

**1. 肠道功能紊乱** 如反复发作的大肠炎、慢性痢疾和克罗恩病等可导致磷钙比例失调，应在长期有计划的治疗、改变不良的饮食方式和习惯并康复后进行。

**2. 轻度肾功能不全** 轻度肾功能不全但经过治疗后功能及全身状况改善者。

**3. 心理疾患、精神病，以及缺乏必要的理解和配合** 心理疾患、精神病患者经过治疗并进行必要的心理测试及相关检查，能理解和配合治疗者。

**4. 其他疾病** 曾经做过骨放疗、可控制的糖尿病、磨牙症患者等。

## 四、基本疗程

口腔种植修复一般包括四个阶段。

**1. 检查准备阶段** 包括术前检查、评估、计划和准备（图 12-2）。

**2. 手术阶段** 包括植入种植体、种植体愈合（图 12-3）。

**3. 修复阶段** 包括种植修复印模和模型制取、技工室制作修复体、安装最终修复体（图 12-4）。

4. 复查维护阶段。

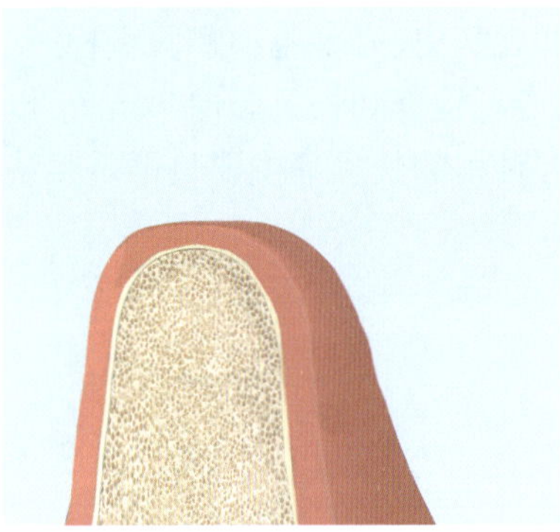

图 12-2 植入种植体前

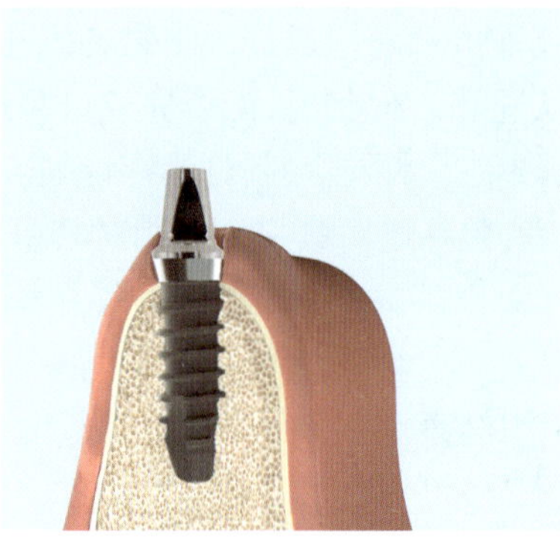

图 12-3 植入种植体后

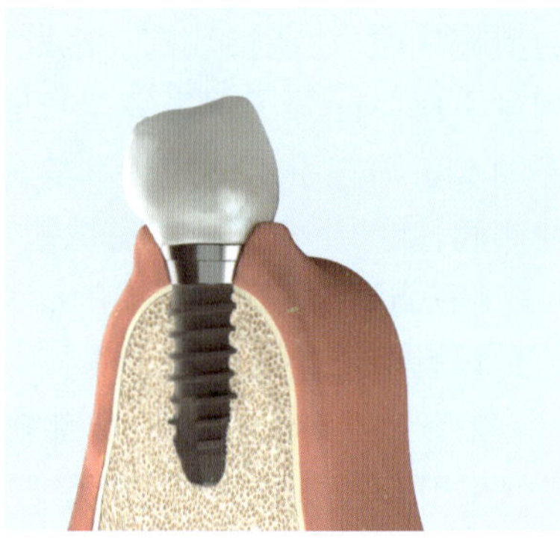

图 12-4 安装修复体后

## 五、种植手术的分类

1. 根据拔牙后种植体植入时机的选择分为三类。

（1）即刻种植（immediate implant placement）：牙拔除的同时即刻植入种植体。

（2）早期种植（early implant placement）：软组织愈合的早期种植为拔牙后 4 ～ 8 周植入种植体，部分骨愈合的早期种植为拔牙后 12 ～ 16 周植入种植体。

（3）延期种植（delayed implant placement）：拔牙后 6 个月或 6 个月以上植入种植体，此时拔牙位点完全愈合。

2. 根据种植体植入时被埋入软组织内还是暴露于口内分为两类。

（1）潜入式种植：需要经过两次手术才能进行上部结构修复。第一次手术为种植体植入术，称为Ⅰ期手术（first-stage surgery）。种植体经过愈合期后，需要行第二次手术暴露并取出覆盖螺丝，安装愈合基台，并进行必要的软组织处理，形成种植体穿龈袖口，称为Ⅱ期手术（secondary-stage surgery）。潜入式种植有助于无干扰愈合，降低感染的危险，但延长了治疗时间，造成软组织的二次创伤。

（2）非潜入式种植：愈合基台或覆盖螺丝直接暴露于口内，不需要Ⅱ期手术，可以缩短治疗周期，减少软组织损伤，但要求患者必须保持良好的口腔卫生，防止感染。

3. 根据术中是否分离黏骨膜瓣分为翻瓣种植术（flap implantation）和不翻瓣种植术（flapless implantation），前者创伤较大但术者视野好，后者则相反。

本章分别介绍种植手术阶段、修复阶段的常见技术和治疗方式的护理配合、种植常见并发症的预防和处理。种植手术阶段包括常规种植手术患者的围手术期护理、种植常见骨增量技术（引导性骨再生术、上颌窦底提升术、骨劈开及骨挤压术、外置法植骨术、牙槽嵴保存术等）患者的围手术期护理等；修复阶段包括单颗与部分缺失牙种植支持固定义齿修复护理技术、无牙颌种植支持覆盖义齿修复护理技术、无牙颌种植支持固定义齿修复护理技术等。

（尹丽娜）

## 第二节　牙种植术围手术期护理技术

在牙种植体植入前，应进行充分、完善的术前准备，配备种植外科动力系统，不同种植系统使用相应的专用种植工具和配件。

### 一、牙种植体植入术

#### 【术前检查和准备】

1. 配合完成口腔和种植专科检查。

**2. 完善影像学检查**　种植术前常规拍摄全口牙位曲面体层片，必要时可辅助其他检查，如口腔颌面锥形束计算机体层成像（cone beam computed tomography，CBCT）、根尖片等。

**3. 完善实验室检查**　包括近期的血常规、凝血功能、传染性疾病、血糖等，了解患者既往史、过敏史、用药史等，评估患者全身情况，排除禁忌证。

4. 手术1周前完成牙周洁治、口内余留牙的牙周牙体治疗。

**5. 制作研究模型和外科引导模板**　复杂病例术前取研究模型，辅助术者确定治疗方案；为保证种植体植入的位置与方向准确，可事先制作外科引导模板，术前消毒备用。

#### 【术日准备】

1. 复习病历和治疗计划书，查看既往体检报告，测量生命体征，评估患者全身状况。
2. 签署手术同意书。
3. 了解患者心理状况和期待值，进行宣教和安抚。
4. 术前30分钟常规用药（抗生素、止痛药），消毒液（如0.2%氯己定）漱口。
5. 患者入室前穿隔离衣，戴帽子、鞋套，根据术区调整椅位。

#### 【用物准备】

**1. 无菌手术包**　有孔无菌单1块、包头治疗巾3块，另备手术衣、治疗碗、弯盘、麻药杯、无菌纱布若干。

**2. 通用外科器械包**　口内拉钩2把、刀柄1把、骨膜分离器2把、牙周探针1把、平镊1把、齿镊1

把、组织钳 2 把、持针器 1 把、止血钳 2 把、组织剪和线剪各 1 把(图 12-5);另备 4-0 缝线、15[#]小圆刀片、咬骨钳等。

**3. 局部麻醉用物** 表面麻醉剂、灭菌棉签、专用注射针头、卡局芯式麻醉剂、卡局式注射器或计算机控制单颗牙齿麻醉系统。

**4. 消毒用品** 口内消毒用品(如 0.2% 醋酸氯己定棉球)、口周皮肤消毒用品(如 75% 乙醇纱球)。

**5. 吸引装置** 吸引器连接管、吸引器管。

**6. 其他** 一次性 5ml 冲洗器、无菌凡士林润滑剂、无菌生理盐水、无菌手套、无菌凝胶。

**7. 种植设备和器械** 种植机及其配套马达导线、种植减速手机(减速比为 20∶1)、无菌马达线套、冷却水管、种植工具盒(图 12-6、图 12-7)。

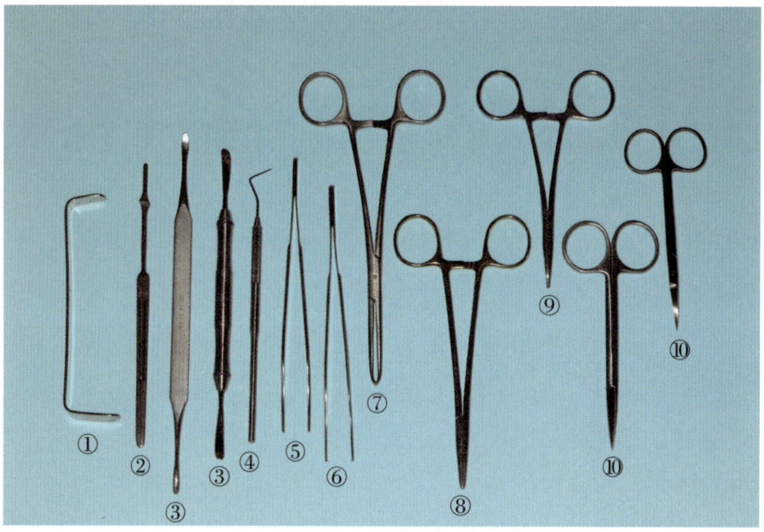

图 12-5 手术常规器械包
①口内拉钩;②刀柄;③骨膜分离器;④牙周探针;⑤平镊;⑥齿镊;⑦组织钳;
⑧持针器;⑨止血钳;⑩直眼科剪和弯眼科剪各 1 把。

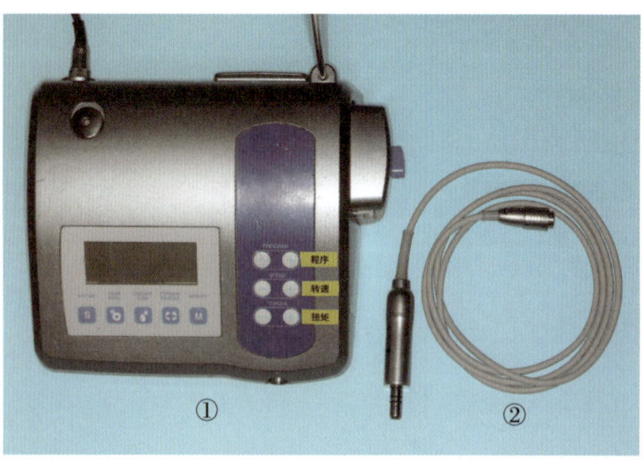

图 12-6 种植设备
①种植机;②马达线。

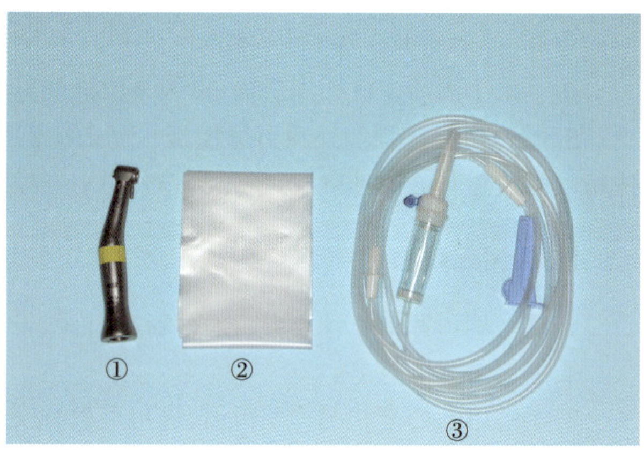

图 12-7 种植器械
①种植弯机;②无菌马达套;③冷却水管。

## 【牙种植体植入术护理配合流程】

牙种植体植入术护理配合流程见表 12-1。

表 12-1　牙种植体植入术护理配合流程

| 医生操作流程 | 护士配合流程 |
| --- | --- |
| 1. 消毒　0.2% 氯己定消毒口内、75% 乙醇消毒口外（消毒范围上至眶上缘，下至颈上线，两侧至耳前线） | 递盛有 0.2% 氯己定棉球和 75% 乙醇纱球的弯盘及组织钳予医生 |
| 2. 铺巾　仅暴露口腔及周围部分皮肤 | 递治疗单包头，铺无菌单；连接吸引器、种植机马达导线、冷却水管及减速手机，空踩种植机 30 秒，冲洗冷却水管和手机管道，检查手机功能是否良好、管路是否通畅，安装球钻备用<br>用凡士林棉签润滑口角，防止口镜牵拉造成患者疼痛 |
| 3. 麻醉　局部浸润麻醉或传导阻滞麻醉 | 遵医嘱准备局麻药及合适针头。检查注射器各关节是否连接紧密，核对局麻药的名称、浓度、剂量、有效期及患者姓名等，无误后将抽吸或安装局麻药的注射器递予医生 |
| 4. 切开　根据种植体植入位置做切口（图 12-8） | 用持针器将 15# 小圆刀片安装在刀柄上递予医生<br>协助牵拉和吸引，做好软组织保护 |
| 5. 翻瓣　剥离黏骨膜，充分暴露骨组织（图 12-9） | 递骨膜分离器或剥离子<br>协助软组织牵拉和吸引，保持视野清晰 |
| 6. 修整牙槽骨　必要时修整骨面，去除残留软组织或锐利的骨嵴 | 递刮匙、咬骨钳或安装球钻的减速手机 |
| 7. 逐级备洞　以植入两段式柱状种植体为例 | 根据需要打开并检查相应种植系统的工具盒，根据需要牙位和操作空间选择传递合适长度工具<br>钻针安装好后应查对是否就位，螺丝刀等小器械应拴安全线，以防误吞<br>备洞过程应使用无菌生理盐水持续冷却钻头<br>巡回护士根据步骤调整种植机参数，通常选择减速比 20 ∶ 1，最大转速 800 ～ 1600r/min<br>协助软组织牵拉和吸引，保持视野清晰 |
| （1）球钻定点（图 12-10）：确定种植体的植入点 | 递安装球钻的减速手机；如备有外科引导模板，应同时传递 |
| （2）先锋钻定向（图 12-11）：以 2mm 直径的先锋钻钻孔，确定种植体的深度与轴向 | 在减速手机上更换 2mm 直径的先锋钻递予医生 |
| （3）测量：使用每根钻针后，检测种植体位置、深度、轴向 | 递牙周探针、指示杆、测量尺等 |
| （4）扩孔钻逐级备洞（图 12-12）：使用各级扩孔钻逐级备洞，直到达到植入种植体所需直径 | 按照直径由小到大的顺序依次更换钻针，传递钻针前应复述口头医嘱并确认 |
| （5）终末钻成形（图 12-13） | 根据术者需要更换并传递颈部成形钻，或者螺纹成形钻<br>机动攻丝时，巡回护士调整并与医生核对种植机转速和旋转方向，通常选择减速比为 20 ∶ 1，最大转速 15 ～ 25r/min，扭矩 35 ～ 55N·cm |
| 8. 种植体植入（图 12-14） | 嘱患者保持张口不动，做好口唇、舌和软组织瓣牵拉，吸净窝洞周围的血液和唾液，避免污染种植体表面<br>植入前可传递牙周探针检查窝洞的完整性，勿吸走窝洞内血液 |
| （1）采用机动或手动旋入种植体 | 核对并打开相应型号的种植体<br>使用专用的种植体携带器连接种植体后递予医生植入，避免手套、牙齿、唾液等触及种植体表面<br>机动植入时应调整并核对种植机转速等参数，通常选择减速为 20 ∶ 1，最大转速 15 ～ 30r/min，扭矩 25 ～ 45N·cm |

续表

| 医生操作流程 | 护士配合流程 |
| --- | --- |
| (2)待种植体初步固定于骨组织后,用扭矩扳手将种植体完全植入骨组织内 | 递扭矩扳手 |
| 9. 安装覆盖螺丝或愈合基台(图 12-15、图 12-16) | 将覆盖螺丝或愈合基台固定于螺丝刀上,确认牢固后,蘸取适量无菌凝胶递予医生 |
| 10. 缝合　无张力关闭软组织,严密缝合;如需要减张,则可在软组织瓣的蒂方切断骨膜或做翻转瓣(图 12-17) | 递 15[#]小圆刀片或组织剪,齿镊减张,修整软组织<br>递夹好缝合针的持针器、齿镊予医生<br>做好牵拉、吸引和软组织保护 |
| 11. 冲洗伤口,压迫止血 | 递抽吸生理盐水的冲洗器冲洗伤口<br>递无菌湿纱布,嘱患者咬紧 |
| 12. 手术结束 | 整理患者,观察患者生命体征,待平稳后方可离开<br>协助拍全口牙位曲面体层片,判断种植体的位置、轴向,是否损伤上颌窦黏膜、下颌管等解剖结构<br>整理用物,进行物体表面擦拭消毒 |

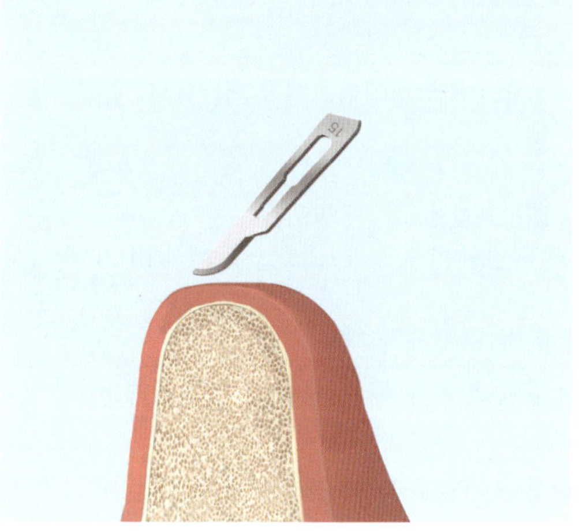

图 12-8　切开

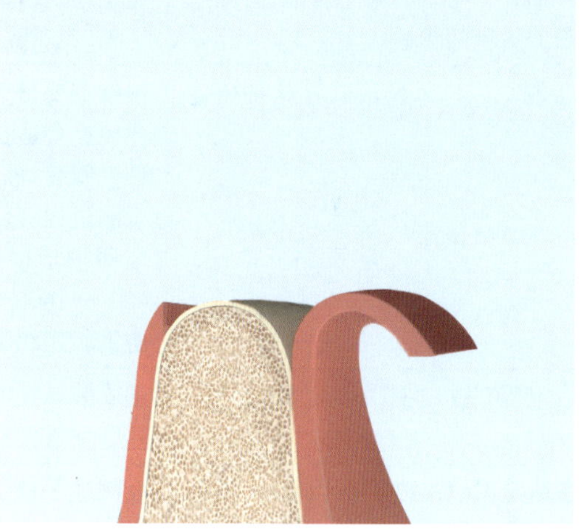

图 12-9　充分暴露骨组织

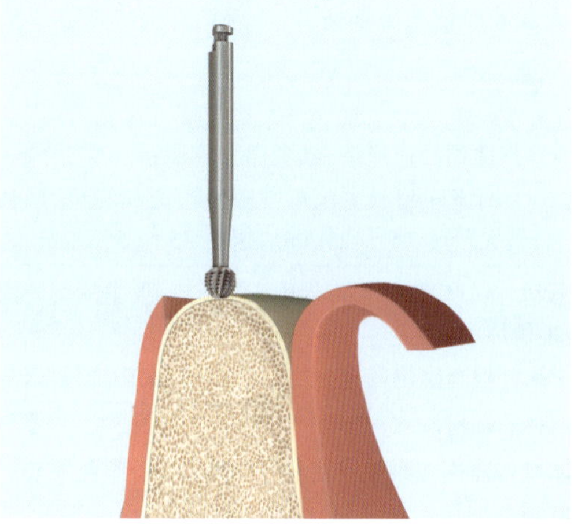

图 12-10　球钻定点

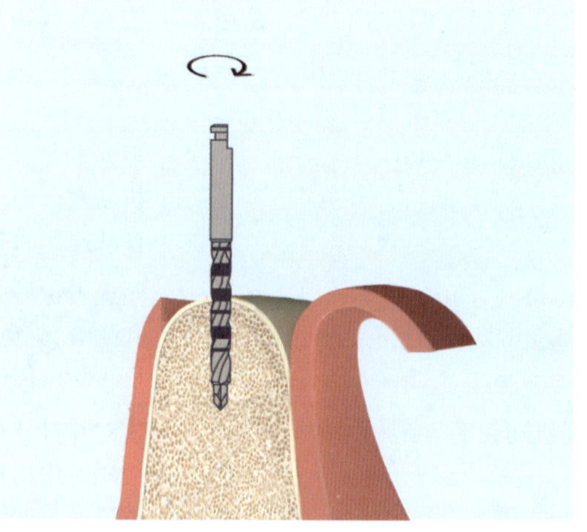

图 12-11　先锋钻定向

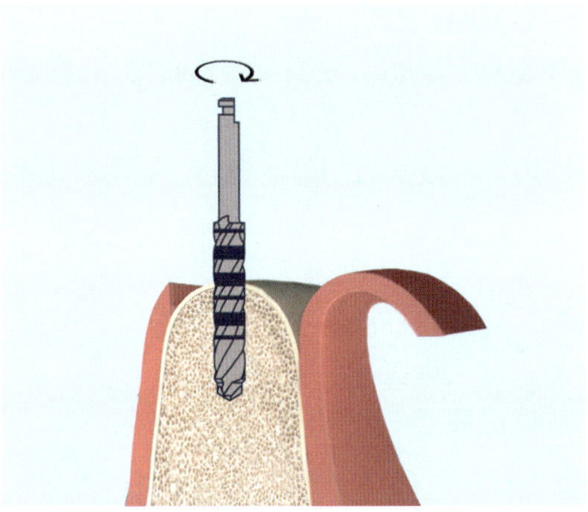

图 12-12　扩孔钻逐级备洞

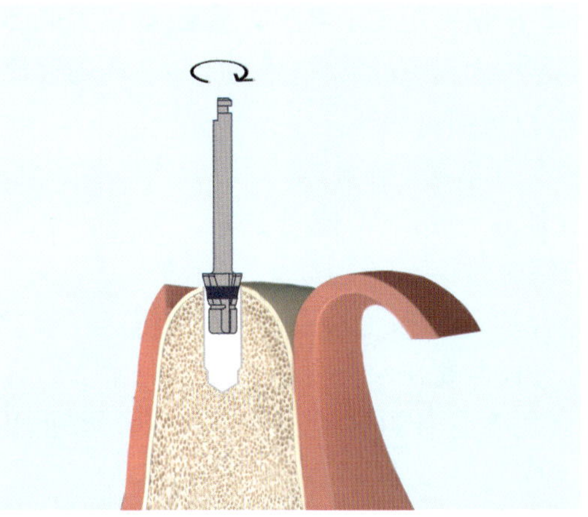

图 12-13　终末钻成形

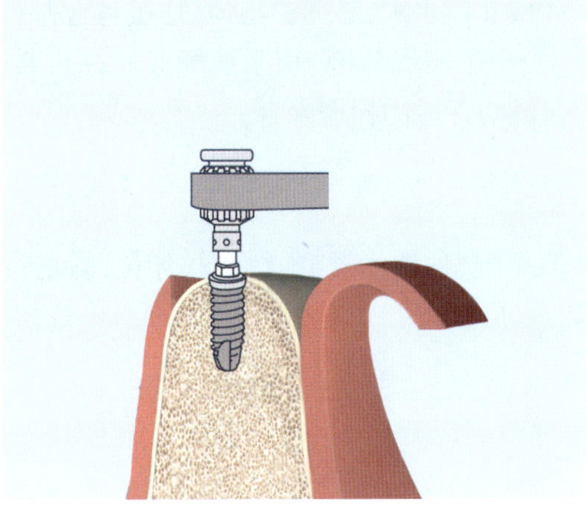

图 12-14　种植体植入

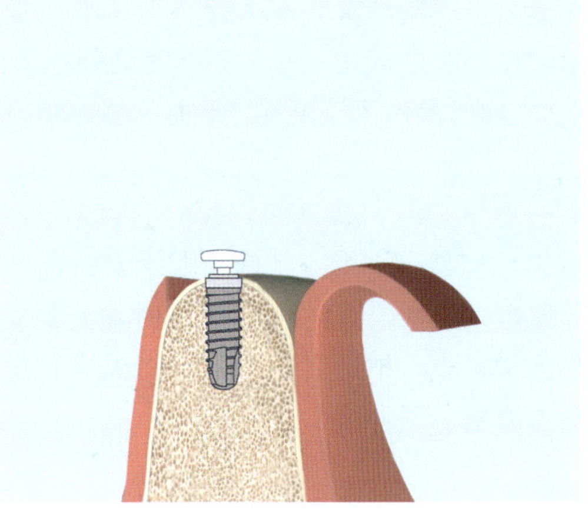

图 12-15　安装覆盖螺丝

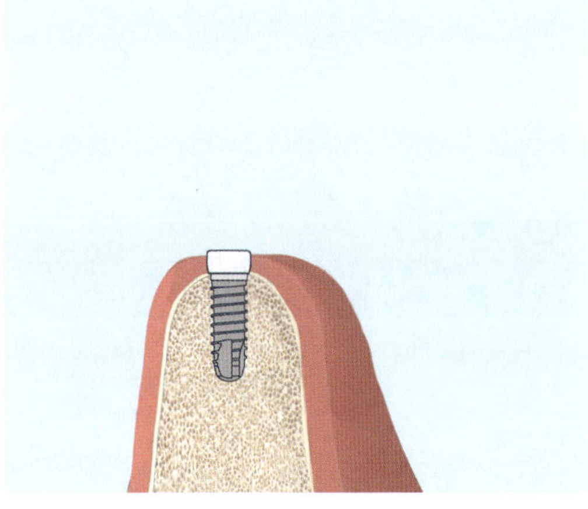

图 12-16　安装愈合基台

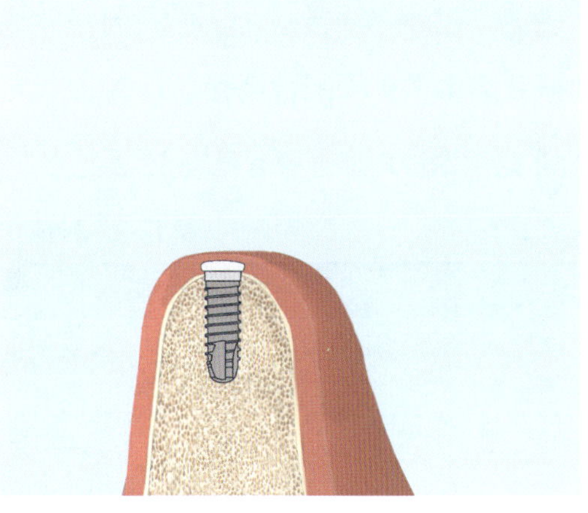

图 12-17　缝合

【术后宣教】

1. 咬紧棉卷 40 分钟后弃除。

2. 术后 24 小时内术区会有少量出血，可自行停止，局部会有血凝块，2 周可自行吸收。若出血不止，可用纱布局部压迫止血，并及时就诊。

3. 术后 3 ～ 7 天内术区会出现局部肿胀，48 小时内可用冰块冷敷。

4. 术后酌情使用抗生素预防感染;如感觉局部疼痛,可口服止痛药。

5. 手术当天进温凉饮食,术后 1 ～ 2 周内进流食或半流食,禁食热、硬及刺激性食物,忌烟酒,忌用术侧咬食物,以免伤口裂开。

6. 手术当天不要刷牙,第二天可刷牙,但要注意保护伤口。进食后用清水漱口,再用漱口液漱口,避免过度用力,3 ～ 4 次 /d,使用 2 周。

7. 睡眠时避免术侧受压。

8. 愈合基台如松动,应及时来医院门诊就诊,重新紧固,以防误吞或误吸。

9. 原义齿需要在术者指导下使用,通常 2 周后可将原义齿调磨缓冲后戴用。

10. 术后 1 周内复查,观察伤口愈合情况;使用非可吸收缝线者 7 ～ 10 天拆线。

## 二、种植Ⅱ期手术

若种植体未同期暴露,一般植入 3 ～ 6 个月后可行种植Ⅱ期手术,暴露种植体,连接愈合基台。种植Ⅱ期手术可用打孔法或切开法。如能明确种植体位置,可在消毒后应用种植系统配套的打孔器,采用打孔法暴露愈合帽,操作比较简便。下面具体介绍应用较多的切开法的护理配合。

### 【术日准备】

**1. 复习病历及计划书** 了解Ⅰ期手术时选用的种植系统、种植体类型、数目和牙位,骨增量材料和引导性骨再生膜的使用情况,Ⅰ期手术时有无并发症等。

**2. 影像学检查** 拍摄根尖片,评价骨结合情况。

**3. 患者准备** 同种植Ⅰ期手术。

### 【用物准备】

1 ～ 5 同牙种植体植入术用物准备 2 ～ 6。

**6. 其他** 螺丝刀及相应型号的愈合基台、前牙洁治器、小平凿、无菌单、无菌纱布、棉球等。

### 【种植Ⅱ期手术护理配合流程】

种植Ⅱ期手术护理配合流程见表 12-2。

表 12-2 种植Ⅱ期手术护理配合流程

| 医生操作流程 | 护士配合流程 |
|---|---|
| 1. 消毒 0.2% 醋酸氯己定消毒口内,75% 乙醇消毒口外 | 递盛有 0.2% 醋酸氯己定棉球和 75% 乙醇纱球的弯盘及组织钳予医生 |
| 2. 常规铺巾 铺无菌单 | 递无菌单,连接吸引器<br>用凡士林棉签润滑口角,防止口镜牵拉造成患者疼痛 |
| 3. 麻醉 局部浸润麻醉 | 遵医嘱准备局麻药及合适针头。检查注射器各关节是否连接紧密,核对局麻药的名称、浓度、剂量、有效期及患者姓名等,无误后将抽吸或安装局麻药的注射器递予医生 |
| 4. 切开 多采用牙槽嵴正中切口 | 递安装好的 15# 小圆刀片 |
| 5. 剥离和翻瓣 钝性分离黏膜,暴露种植体愈合帽,评估骨结合情况 | 递骨膜分离器<br>做好牵拉和吸引 |
| 6. 去骨 去除覆盖于愈合帽上方的多余骨组织或软组织 | 递前牙洁治器或小平凿 |

续表

| 医生操作流程 | 护士配合流程 |
|---|---|
| 7. 更换愈合基台 | |
| (1)旋出覆盖螺丝 | 准备无菌纱布块置于咽部<br>递长度合适的螺丝刀、齿镊 |
| (2)冲洗种植体内腔 | 抽吸0.2%醋酸氯己定的冲洗器递予医生 |
| (3)旋入愈合基台 | 选择合适的愈合基台,应高于黏膜,但不能与对颌牙有接触<br>将愈合基台固定于螺丝刀上蘸取适量无菌凝胶递予医生<br>愈合基台与螺丝刀连接牢固后方可递予术者,或同时传递齿镊夹持愈合基台辅助固位,防止滑脱 |
| 8. 修整软组织,缝合创口 | 递齿镊、15#小圆刀或组织剪<br>递夹好缝针的持针器、齿镊予医生 |
| 9. 冲洗伤口,压迫止血 | 递无菌湿纱布,嘱患者咬紧 |

【术后宣教】

1～5同牙种植体植入术健康指导1～5。

6. 术后1～2周复查。

7. 术后6～8周可进行修复。

(尹丽娜)

## 第三节 数字化种植手术围手术期护理技术

数字化种植外科主要包括数字化种植方案设计和计算机引导手术实施两部分。根据手术引导方式不同分为静态引导和动态引导,静态引导即数字化导板引导下种植手术;动态引导为实时导航引导下种植手术,术者根据导航系统提供的可视化信息,可及时观察患者的解剖结构、规划路径及手术器械三者的相对位置关系,并可以随时作出调整。数字化技术的应用使口腔种植过程变得更加精准、高效、安全。下面分别对两种数字化引导种植手术围手术期护理进行介绍。

### 一、数字化导板引导下种植手术

口腔种植数字化外科导板(以下简称"导板")是将术前的计算机辅助设计方案转移到手术当中,并通过计算机辅助制造,引导手术实施的常规方法。

【适应证】

1. 数字化导板根据支持方式不同,分为三种。

(1)牙支持式导板:适用于牙列缺损,余留牙较稳定的患者。

(2)骨支持式导板:需要广泛的软组织剥离,手术创伤大,较少用。

(3)黏膜支持式导板:常用于无牙颌不翻瓣手术,能大大提高手术精确度,减少手术时间和创伤。

2. 根据导板定位方式不同,分为两种。

(1)半程导板:适合只引导术中先锋钻定位的先锋钻种植导板手术。

(2)全程导板:适合与导板配套钻针全程使用至导板引导种植体植入完成。

## 【术前检查和准备】

1. 完善实验室检查、影像学检查，导板引导下种植患者需要拍摄 CBCT。

2. 评估患者情况，了解既往史、过敏史、全身状况。特别要关注患者开口度，最少达 40mm 才能容纳引导手术工具，并判断患者术中配合使用导板情况。

3. 了解导板类型，术前半小时消毒导板（图 12-18）。

## 【术日准备】

1. 术前半小时常规应用抗生素、止痛药、漱口水。

2. 术前向患者说明治疗计划、手术过程、注意事项等，减轻焦虑、恐惧心理，签署种植知情同意书。

3. 协助患者戴手术帽、穿隔离衣、鞋套、引导入手术室、调整椅位和灯光、监测患者生命体征。

## 【用物准备】

**1. 无菌手术包** 无菌单、包头治疗巾、手术衣、马达线保护套。

2. 手术常规器械包（图 12-19）、碗包。

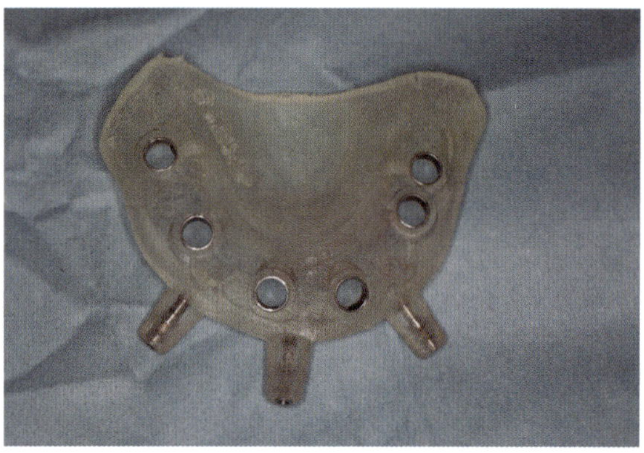

图 12-18 导板

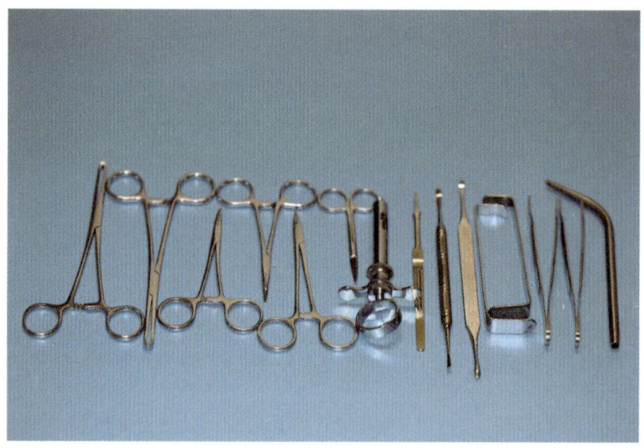

图 12-19 手术常规器械包

**3. 局部麻醉用物** 详见第一章相关内容。

**4. 消毒用物** 0.2% 醋酸氯己定棉球、75% 乙醇棉球。

**5. 吸引装置** 吸引器连接管、吸引器管。

**6. 其他** 无菌凡士林润滑剂、无菌生理盐水、无菌手套、15# 无菌刀片、4-0 无菌可吸收缝线。

**7. 种植设备和器械** 种植机、马达线、种植手机、冷却水管、active 器械盒（图 12-20）、导板工具盒套装（图 12-21）。

8. 种植体、愈合基台、覆盖螺丝。

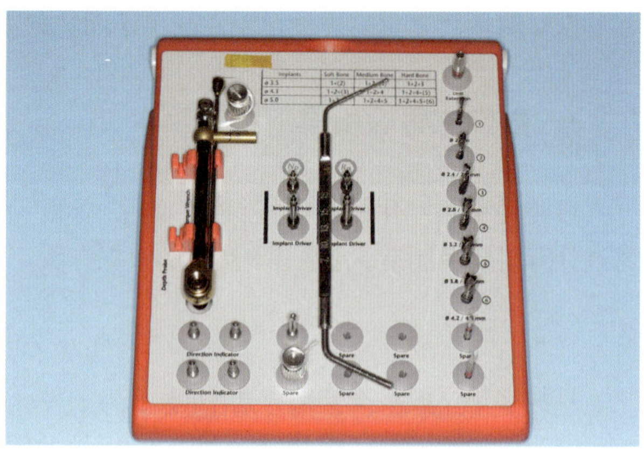

图 12-20 active 器械盒

## 【数字化导板引导下种植术护理配合流程】

数字化导板引导下种植术护理配合流程见表 12-3。

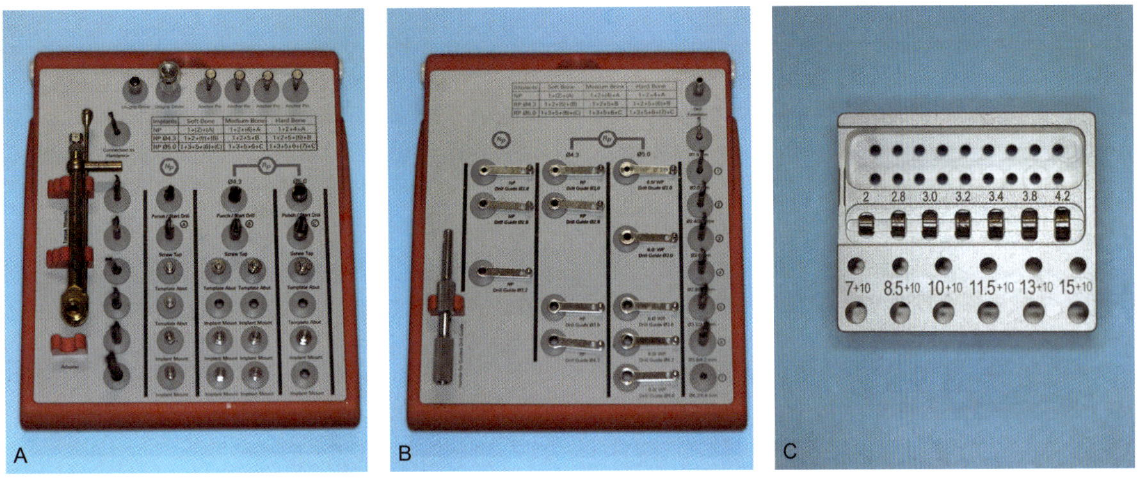


图 12-21　导板工具盒套装

A. 导板钻针器械盒；B. 钻针引导器；C. 钻针深度停止器。

表 12-3　数字化导板引导下种植术护理配合流程

| 医生操作流程 | 护士配合流程 |
| --- | --- |
| 1. 消毒　0.2% 醋酸氯己定棉球消毒口内 3 次，75% 乙醇棉球消毒口外 2 次 | 将盛有 0.2% 醋酸氯己定棉球和 75% 乙醇棉球的弯盘递予医生 |
| 2. 常规铺巾 | 递治疗巾包头、铺无菌单<br>连接吸引器、种植机马达线、冷却水管、种植弯机、踩种植机脚踏板至出生理盐水<br>凡士林润滑口角，安装刀片 |
| 3. 麻醉　局部浸润麻醉 | 遵医嘱准备局麻药及针头，检查注射器关节是否连接紧密，核对局麻药名称、浓度、剂量、有效期及患者姓名等，无误后将抽吸或安装局麻药的注射器递予医生 |
| 4. 试戴导板 | 取出消毒好的导板（导板存放在防紫外线包装内不超过 6 个月，术前浸泡消毒不超过 40 分钟，防止导板变形），用生理盐水冲洗后递予医生 |
| 5. 固定导板　用 1.5mm 螺旋钻在导板固位孔备洞，依次插入固位针（图 12-22） | 安装 1.5mm 引导螺旋钻，递予医生<br>根据固位孔数量，递相应数量固位针，协助医生将导板固定在正确的位置，不会发生移位 |
| 6. 用软组织环切钻去除牙龈 | 在低速手机上安装软组织环切钻递予医生 |
| 7. 定点　用起始钻定点 | 在低速手机上安装起始钻递予医生 |
| 8. 先锋钻定轴向　先将钻针引导套环固定在导板内嵌导环处，再放入带有止动环的 2mm 钻针进行提拉式备洞（图 12-23） | 遵医嘱选择直径 2mm 钻针引导套环（三种型号 Np、Rp、Wp），固定在手柄上，递予医生<br>将 2mm 钻针放入对应深度停止器安装孔，选择 2mm 止动环滑到 2mm 钻针上，用螺丝刀将止动环固定螺丝拧紧（图 12-24），递予医生（钻针深度停止器工具盒有两排安装孔，第一排放直径 2.0 ～ 3.2mm 钻针，第二排放直径 3.4mm 及以上钻针） |
| 9. 取出手术导板 | 如果是半程导板，只用来引导先锋钻，此时沿着钻针方向取出导板，然后进行切开翻瓣、逐级备洞，同种植Ⅰ期手术过程 |
| 10. 扩孔　全程导板继续在导板引导下逐级备洞 | 更换各级扩孔钻，每次根据不同直径钻针更换相应钻针引导套环，固定在手柄上递予医生<br>再更换相应钻针的止动环，锁紧，固定，安装到低速手机上递予医生 |
| 11. 攻丝钻备洞 | 骨质Ⅰ类，最后加用攻丝钻，选择相应直径攻丝钻安装到低速手机上递予医生<br>巡回护士调节种植机转速为攻丝钻模式<br>备洞完毕，调节种植机反转取出攻丝钻 |

续表

| 医生操作流程 | 护士配合流程 |
|---|---|
| 12. 导板引导下植入种植体 | 巡回护士核对打开种植体包装，调整种植机为种植体植入模式<br>低速手机先安装手机接头，再将种植体携带器连接到种植体颈部，注意种植体携带器六棱与种植体颈部完全对准卡紧，可稍微旋转种植体携带器找准位置，用螺丝刀锁紧种植体携带器，种植体连同携带器安装到手机接头，递予医生（图12-25） |
| 13. 锁定　从种植体上取下种植体携带器，更换导板基台，锁定导板 | 传递螺丝刀，拧松取下种植体携带器<br>传递导板基台，螺丝刀拧紧导板基台，多颗牙种植，左右交替进行，最后一颗可不换种植体携带器 |
| 14. 取出导板 | 螺丝刀递予医生，先拧松取出导板基台，再取下导板 |
| 15. 再次确认种植体稳定性，手动将种植体完全植入骨组织，安装愈合基台或覆盖螺丝 | 传递手动扭矩扳手<br>愈合基台或覆盖螺丝蘸取适量无菌凝胶，固定在螺丝刀上递予医生 |
| 16. 缝合　半程导板手术需要缝合 | 持针器夹好缝合针、齿镊递予医生 |
| 17. 冲洗伤口，压迫止血 | 传递低速手机、无菌纱布，嘱患者咬紧 |

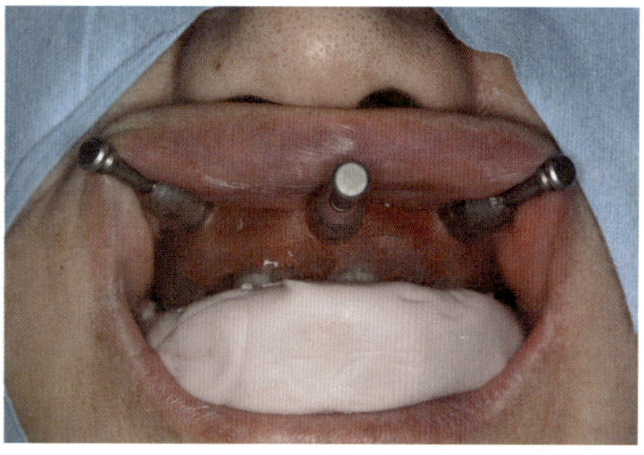

图 12-22　口内固定导板

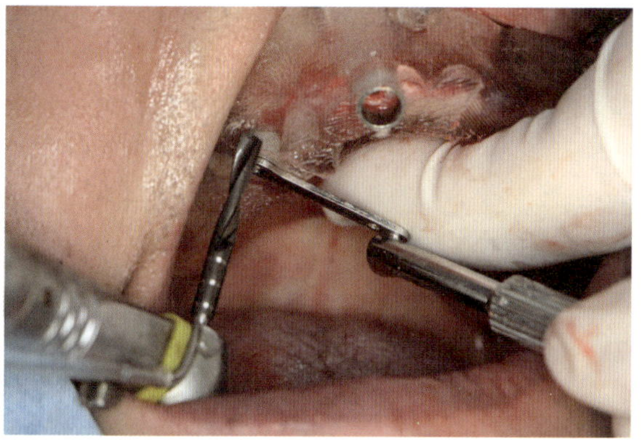

图 12-23　导板引导下备洞

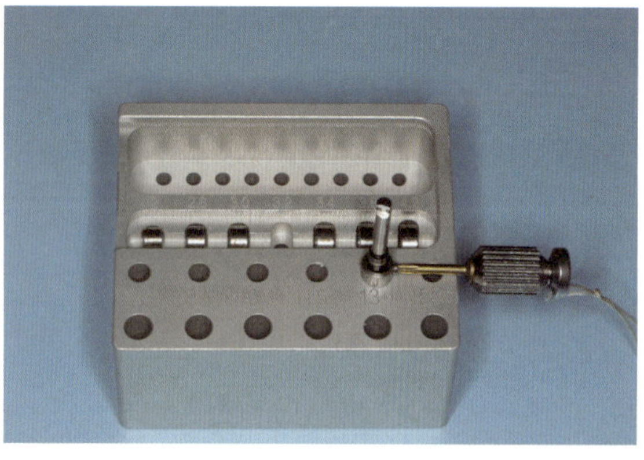

图 12-24　固定止动环

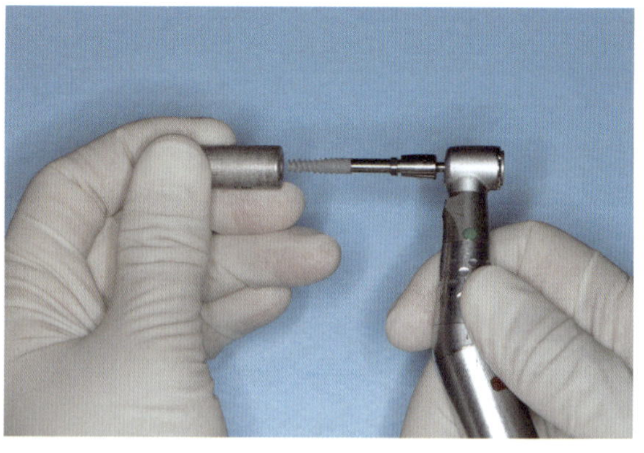

图 12-25　安装种植体

【术后宣教】

1. 术后拍全口牙位曲面体层片或 CBCT，确认种植体位置、轴向，是否符合术前设计方案。

**2. 健康指导**

（1）嘱患者咬紧棉卷 40 分钟后弃除，2 小时后可进食。

(2)手术当天温凉稀软饮食,禁食辛辣刺激食物,忌烟酒,尽量不用种植术区咬坚硬食物,以免种植体松动,伤口裂开。

(3)24 小时后刷牙漱口,注意保护伤口,进食后清水漱口,再用漱口液含漱,每天 3 ~ 4 次,使用 5 ~ 10 天;预防性应用抗生素 5 ~ 7 天,替硝唑首次加倍 500mg,之后每天一次,服用 5 天;布洛芬缓释胶囊 300mg,必要时口服止痛。

(4)半程导板引导种植术,用 4-0 可吸收线缝合无须拆线;全程导板引导种植术无切口,未缝合。术后 24 ~ 48 小时内术区会有少量出血,可自行停止,局部有血凝块,2 周自行吸收,若出血不止,及时就诊。

(5)术后 48 小时内间断冷敷,术后 3 ~ 7 天内会有局部肿胀。

(6)愈合基台若有松动,及时复诊重新锁紧,以防误吞、误吸。

(7)术后 1 周复查,观察伤口愈合情况。

## 二、数字化导航引导下种植手术

口腔种植外科数字化导航技术是一种实时导航技术,亦称图像引导下导航或动态导航技术,是一项将医学影像、计算机辅助、立体定位等技术相融合,引导医生进行精确手术规划与操作的技术。

### 【导航系统组成】

实时导航系统按功能分为四大部分,分别为追踪(tracking)、配准(registration)、可视化(visualization)及软件(software)。以颧骨种植手术为例介绍,具体如下。

**1. 追踪**　追踪模块的功能就是定位并追踪手术器械相对患者实时解剖结构的空间位置,也称器械的注册、标定,是导航手术过程的第一步,包括三方面。

(1)翼板:安装于手机上的反映手机位置的定位装置(图 12-26)。

(2)参考板:与患者刚性连接的反映患者位置的定位板(图 12-27)。

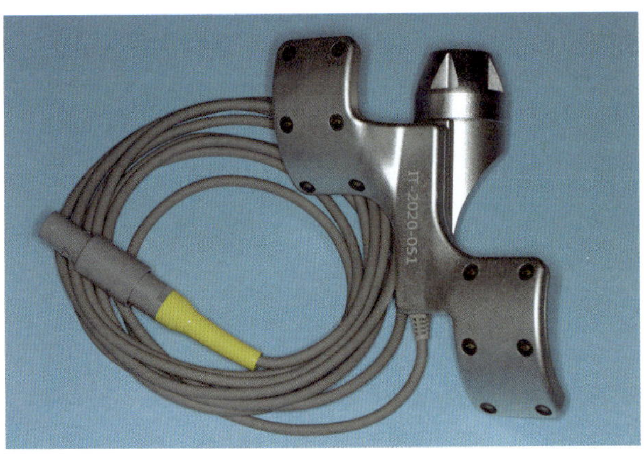

图 12-26　翼板

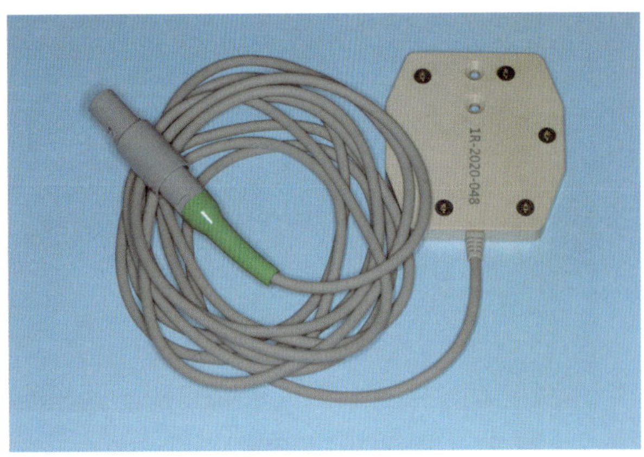

图 12-27　参考板

(3)导航仪主机:收集上述两组信号并进行处理,计算两组定位器相对位置的信号接收装置(图 12-28)。

**2. 配准**　主要是将患者实时解剖空间与术前的 CT 影像相拟合的过程。临床上将颌骨上的骨性标志或人为制造的特征标记点作为参考点进行配准。

**3. 可视化**　将影像学检查数据、术中手机的位置、手术设计方案等以可视化的方式展现给术者。

**4. 软件**　主要包括术前规划、术中实时跟踪导航并引导术者、术后精准度检测。

【适应证】

数字化导航引导下种植手术适用于需要精确控制种植体位置，避开重要解剖结构，减少创伤的种植手术。

下面介绍镇静麻醉下数字化导航引导颧骨种植护理技术。

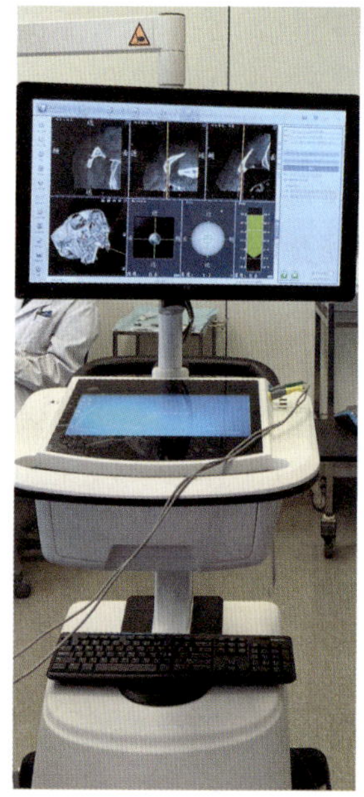

图 12-28　导航仪主机

【术前检查和准备】

1. 复习病例，完善术前检查，了解既往史、过敏史，评估全身状况，了解治疗计划。

2. 无牙颌种植患者或颧骨种植患者，术前 24 ～ 48 小时口内植入钛钉 4 ～ 6 枚，用于术中导航配准（图 12-29）。植入钛钉前，向患者沟通解释植入钛钉的目的及方法。植入钛钉后，协助患者拍摄 CBCT，医生准备术前设计方案。

【术日准备】

**1. 镇静麻醉准备**

（1）患者需要空腹 6 ～ 8 小时。

（2）签署镇静麻醉同意书和颧骨种植手术同意书。

（3）患者出示胸片、心电图。

2. 术前半小时常规应用抗生素、止痛药、漱口水。

3. 患者更换隔离衣，戴帽子、鞋套进入手术室，监测生命体征、吸氧、开放静脉通道。

【用物准备】

**1. 常规用物准备**　同数字化导板引导下种植术 1 ～ 7。

2. 镇静麻醉用药（图 12-30）。

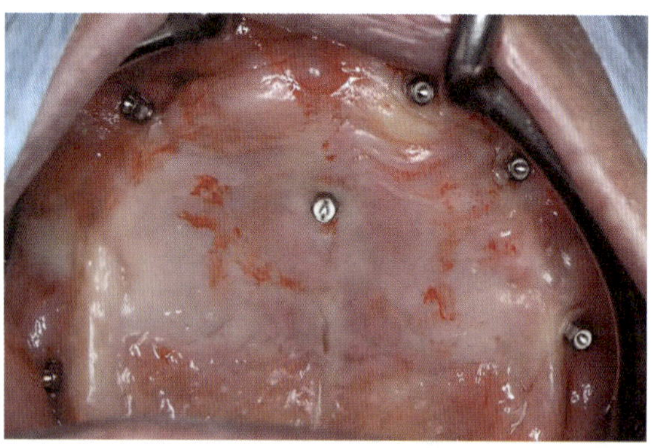

图 12-29　口内植入钛钉

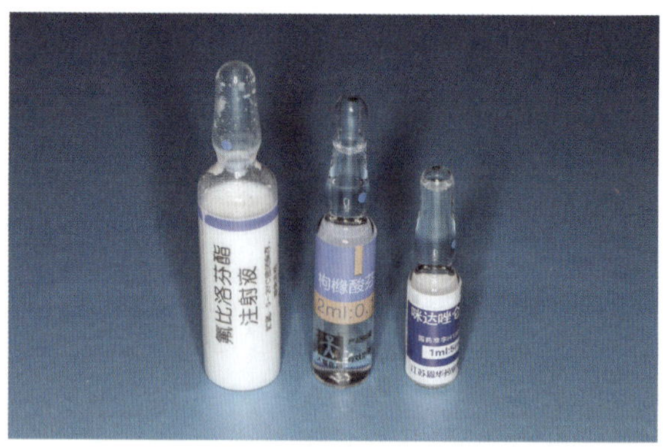


图 12-30　镇静麻醉用药

3. 静脉滴注用物、吸氧套装（图 12-31）。

**4. 导航系统**

（1）术前将导航仪主机置于手术间，接通电源开机备用，移动显示器放在术者对侧。

（2）导航专用器械：翼板、参考板、固位装置器械盒（图 12-32）。

**5. 颧骨手术器械**

（1）“all-on-4”手术器械准备（图 12-33）：复合基台手动扭矩扳手、复合基台专用螺丝刀、骨磨及骨磨引导器。

（2）拔牙器械。

（3）颧骨专用器械（图 12-34）：颧骨种植手机、颧骨斜角式深度指示器、颧骨直式深度指示器、颧骨钻针、颧骨钻针防护套筒、颧骨手机接头、手柄。

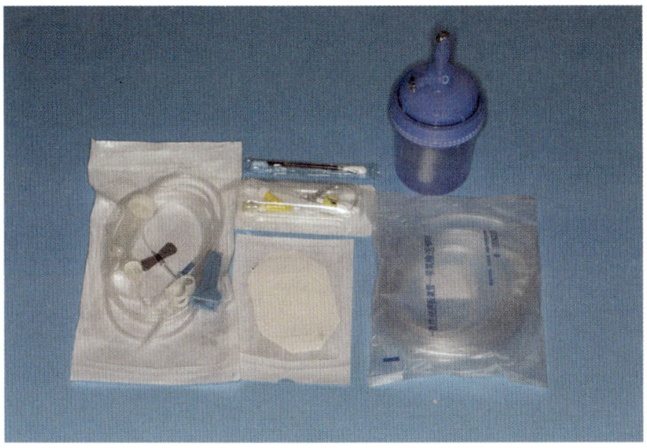

图 12-31　静脉滴注用物、吸氧套装

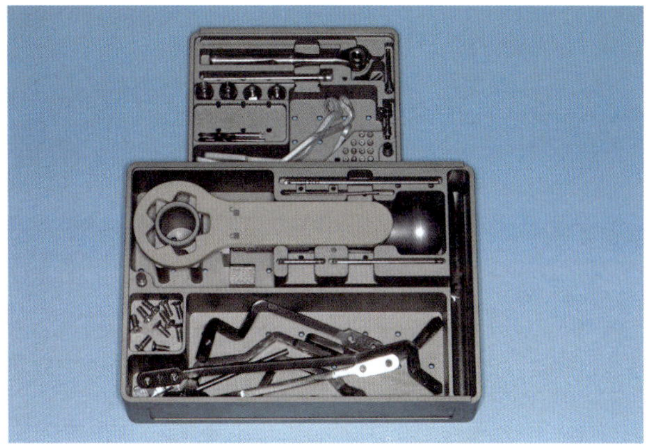

图 12-32　固位装置器械盒

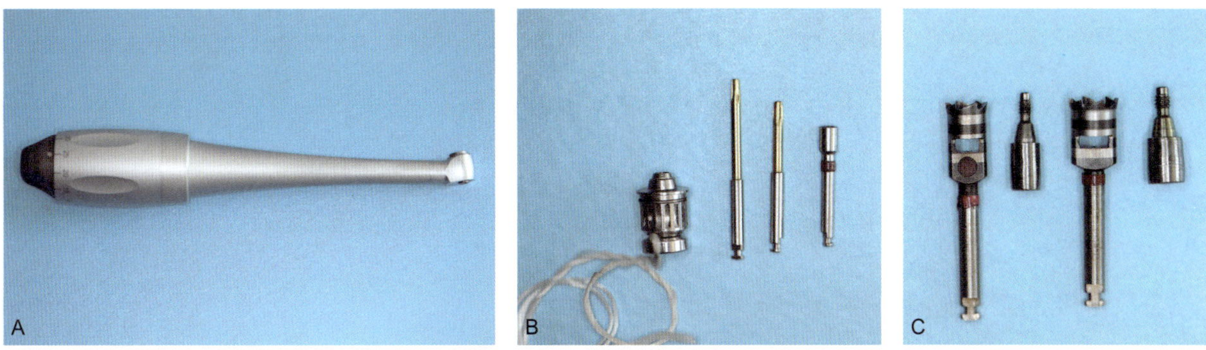


图 12-33　“all-on-4”手术器械

A. 复合基台手动扭矩扳手；B. 复合基台专用螺丝刀；C. 骨磨及引导器。

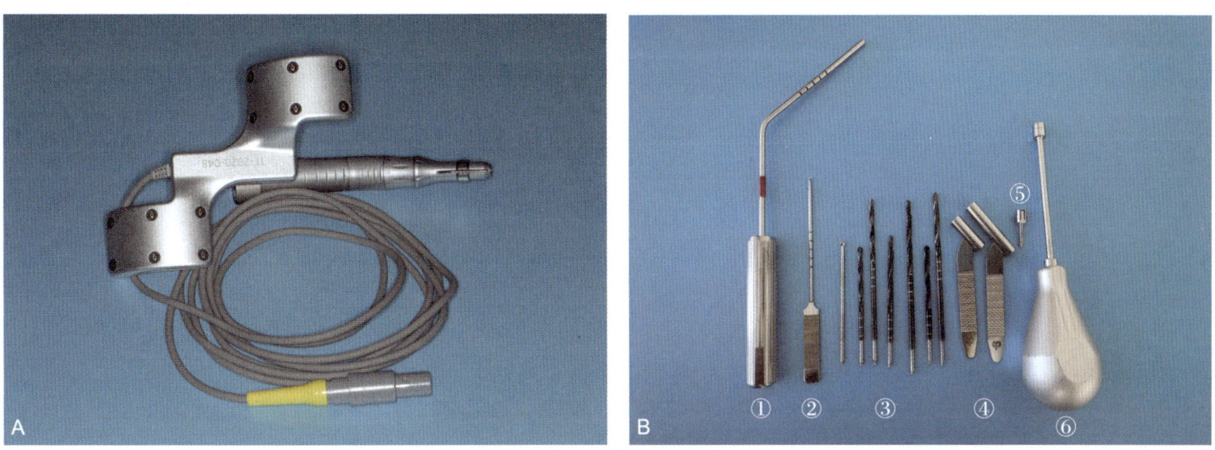


图 12-34　颧骨专用器械

A. 颧骨种植手机；B. ①颧骨斜角式深度指示器；②颧骨直式深度指示器；③颧骨钻针；④颧骨钻针防护套筒；⑤颧骨手机接头；⑥手动手柄。

（4）上颌窦底提升植骨器械（图 12-35）：陶瓷球钻、金刚砂球钻、超声骨刀球形刀头、超声骨刀手柄、上颌窦黏膜剥离器。

（5）种植体及基台：颧骨种植体、常规种植体、颧骨复合基台，“all-on-4”复合基台（图 12-36）。

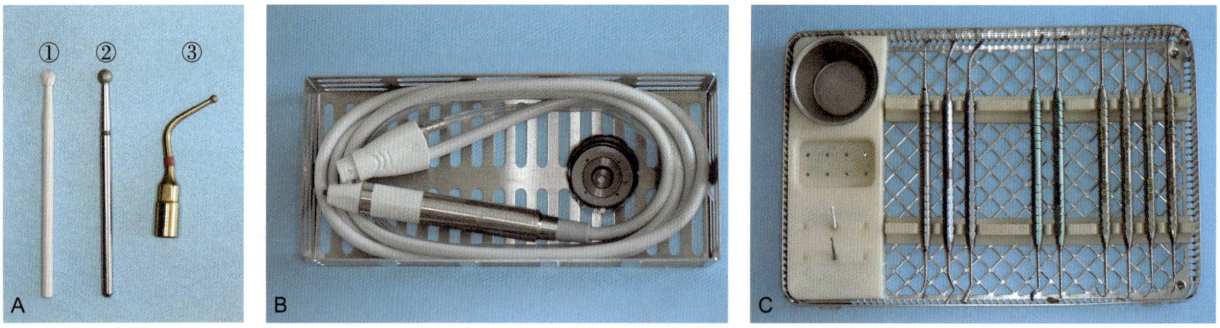


图 12-35　上颌窦提升植骨器械

A. ①陶瓷球钻；②金刚砂球钻；③超声骨刀球形刀头；B. 超声骨刀手柄；C. 上颌窦黏膜剥离器。

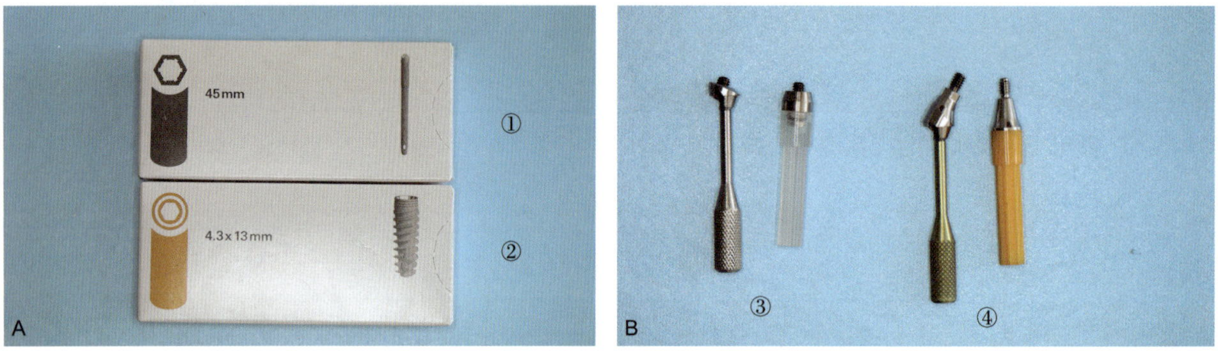


图 12-36　种植体及基台

A. ①颧骨种植体；②常规种植体；B. ③颧骨复合基台；④“all-on-4”复合基台。

## 【数字化导航引导下颧骨种植术护理配合流程】

数字化导航引导下颧骨种植术护理配合流程见表 12-4。

表 12-4　数字化导航引导下颧骨种植术护理配合流程

| 医生操作流程 | 护士配合流程 |
|---|---|
| 1. 消毒、铺巾、麻醉 | 同数字化导板引导下种植术护理配合流程 1 ～ 3<br>同时连接参考板导线、手机翼板导线于导航仪对应接口处备用 |
| 2. 拔除余牙 | 递牙龈分离器、无创拔牙挺、拔牙钳、刮匙 |
| 3. 切开，翻瓣　显露牙槽突及上颌窦外侧壁 | 递刀片、骨膜剥离器 |
| 4. 修整牙槽嵴顶　咬骨钳去除尖锐牙槽骨，球钻修整骨面 | 递咬骨钳<br>高速手机安装较大球钻递予医生 |
| 5. 上颌窦外侧壁开窗　根据颧骨种植体与上颌窦的关系确定是否开窗，根据颧骨种植体路径确定开窗大小。先用陶瓷球钻磨除开窗表层骨皮质，再用金刚砂球钻磨除剩余骨壁，接近上颌窦黏膜时改用超声骨刀球形刀头，安全去骨，显露上颌窦黏膜 | 依次于高速手机上安装陶瓷球钻、金刚砂球钻递予医生<br>安装超声骨刀球形刀头于超声骨刀手柄上递予医生 |
| 6. 剥离上颌窦黏膜　直到显露出颧骨种植体穿行路径 | 按角度从小到大依次递上颌窦黏膜剥离器 |
| 7. 剥离对侧上颌窦黏膜　同 5 ～ 6 手术步骤 | 同 5 ～ 6 配合流程 |
| 8. 开始实时导航　将翼板安装到颧骨手机，调整翼板方向与种植方向一致，确认后用扳手锁紧翼板，确保不同牙位时翼板能被导航仪正确识别 | 巡回护士打开导航软件，导入工程，即种植方案设计文件，进入实时导航模式 |

续表

| 医生操作流程 | 护士配合流程 |
| --- | --- |
| 9. 标定（图 12-37）　先用长球钻，再用短球钻，钻头放置在参考板侧面的凹窝中，翼板面向导航仪，缓慢转动翼板 0 面、1 面、2 面分别被识别 | 打开录屏软件，导航仪软件选择标定模式<br>颧骨手机上安装标定球钻，先长球钻后短球钻，分别递予医生 |
| 10. 固定参考板　2mm、2.8mm 钻针备洞 | 更换低速手机，连接种植马达，分别安装 2mm、2.8mm 钻针递予医生 |
| 11. 植入单固位钉　在上颌左尖牙到右尖牙区域垂直牙槽骨（颊舌向）植入固位钉，先机动植入再手动锁紧，稳定性大于 25N·cm | 将固位钉安装到种植手机上递予医生（图 12-38）<br>巡回护士调节种植机为植入转速<br>传递手动扭矩扳手 |
| 12. 旋入螺母　连接杆扣在固位钉上部结构上保持不松动，以扭矩 15N·cm 锁紧，确保稳固 | 选择连接杆，上颌第一象限选择 EU1，第二象限选择 EU2，与参考板连接，用螺母锁紧连接杆，递予医生（图 12-39）<br>传递螺母和手动扭矩扳手 |
| 13. 配准　用短球钻按术前设计钛钉标记点顺序依次放入钛钉顶端球窝处采集配准信息 | 导航仪软件进入配准模式，选择钛钉<br>更换颧骨手机，连接马达线，颧骨手机安装短球钻递予医生 |
| 14. 验证　更换种植球钻确认精准度 | 颧骨手机安装种植球钻递予医生 |
| 15. 球钻定点　导航引导下先用种植球钻在牙槽嵴顶定位，再用颧骨长球钻在种植体穿入颧骨处定点。根据实时导航画面调整钻针位置，精确定位 | 导航仪选择当前手术牙位，选择球钻模式，术中随时关注导航仪不被遮挡而影响识别系统<br>安装球钻递予医生<br>导航仪选择颧骨长球钻模式<br>安装颧骨长球钻，套入钻针防护套筒递予医生 |
| 16. 逐级扩孔　导航引导下 2.9mm 螺旋钻扩孔备洞。更换钻针后放置在钛钉处，在软件视图中再次查看精准度，根据实时画面引导，密切关注钻针的深度、角度、位置不能偏离导航位置，根据导航提示，调整钻针位置、轴向，用深度指示器测量确认备洞深度 | 导航仪软件选择颧骨 2.9mm 直径螺旋钻（遵医嘱选择长度 67.5mm 颧骨钻针或长度 100mm 颧骨钻针）<br>安装 2.9mm 螺旋钻，安装钻针防护套筒递予医生<br>遵医嘱传递颧骨直式或斜角式深度指示器。备洞过程中，密切关注患者嘴唇是否被钻针摩擦，冷却水是否冲向钻针，不被软组织遮挡 |
| 17. 导航引导下 3.5mm 直径螺旋钻扩孔 | 导航仪软件选择颧骨 3.5mm 螺旋钻（遵医嘱选择 67.5mm 颧骨钻针或 100mm 颧骨钻针）<br>安装 3.5mm 螺旋钻，安装钻针防护套筒递予医生 |
| 18. 颧骨种植体植入　先机动植入，再换手动手柄植入颧骨种植体至完全就位 | 巡回护士核对打开颧骨种植体包装，调整种植机为种植体植入模式<br>颧骨手机安装手机接头，安装颧骨种植体，递予医生（图 12-40）<br>由于种植体较长，手机接头结构特殊，易松动，所以要确保种植体送入颧骨植入位置过程中，不被碰触及脱落 |
| 19. 导航下植入对侧颧骨种植体 | 同 15 ～ 18 配合流程 |
| 20. 拆除参考板、固位钉、钛钉后进行前牙植入 | 传递单固位钉手动扭矩扳手<br>传递钛钉手动螺丝刀 |
| 21. 植入前牙常规种植体 | 同牙种植体植入术护理配合流程 |
| 22. 取下颧骨种植体上部结构 | 传递螺丝刀 |
| 23. 安装复合基台，取得共同就位道（图 12-41），调整复合基台角度，先机动安装，再手动锁紧 | 巡回护士核对打开复合基台，调整种植机转速 25r/min，扭矩小于 15N·cm<br>安装机用螺丝刀递予医生<br>传递复合基台手动扭矩扳手，15N·cm 锁紧角度基台，直型复合基台用手动螺丝刀 35N·cm 锁紧 |

续表

| 医生操作流程 | 护士配合流程 |
|---|---|
| 24. 安装复合基台愈合帽（图 12-42） | 螺丝刀固定复合基台愈合帽递予医生 |
| 25. 修整牙龈，可吸收线缝合 | 传递齿镊、刀片<br>传递夹持缝针和 4-0 可吸收线的持针器 |
| 26. 冲洗伤口，压迫止血 | 递无菌纱布，嘱患者咬紧，清洁面部，撤除治疗单<br>患者生命体征平稳，拔出吸氧管，去除电极片，解除心电监护装置，去除静脉滴注，按压穿刺点防止出血，将患者转入观察室休息 |

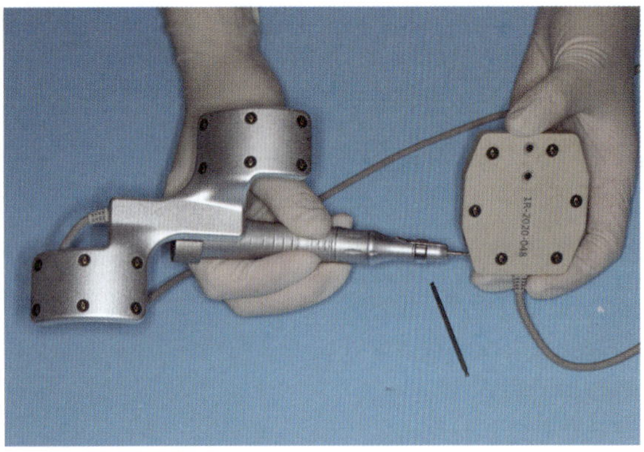

图 12-37　标定

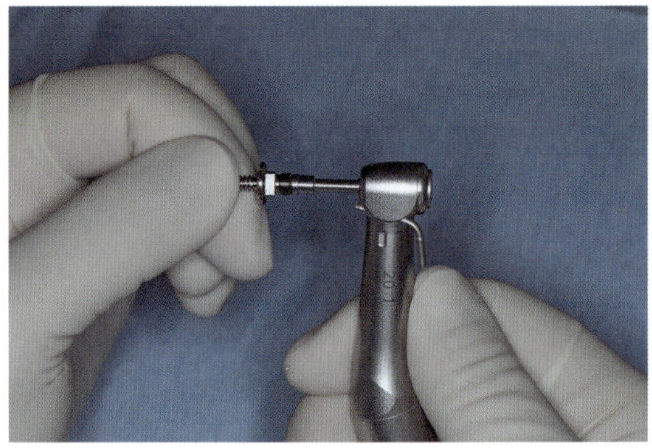

图 12-38　安装固位钉

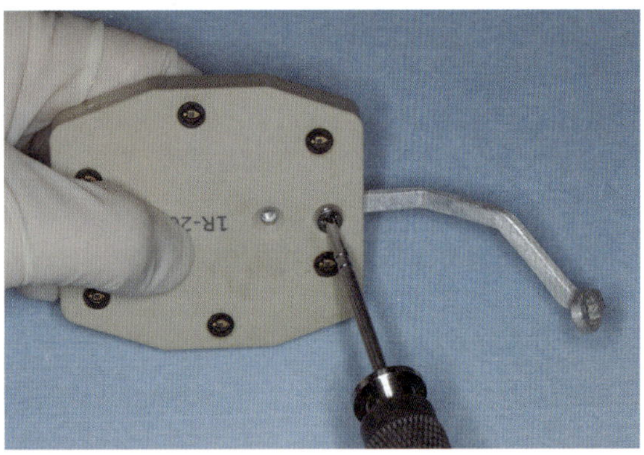

图 12-39　连接杆固定参考板

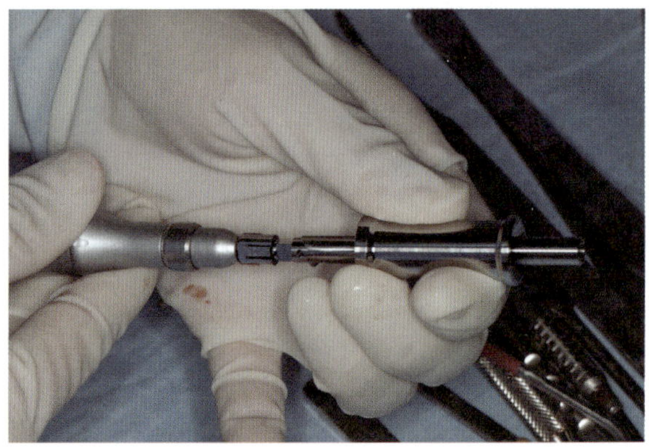

图 12-40　安装颧骨种植体

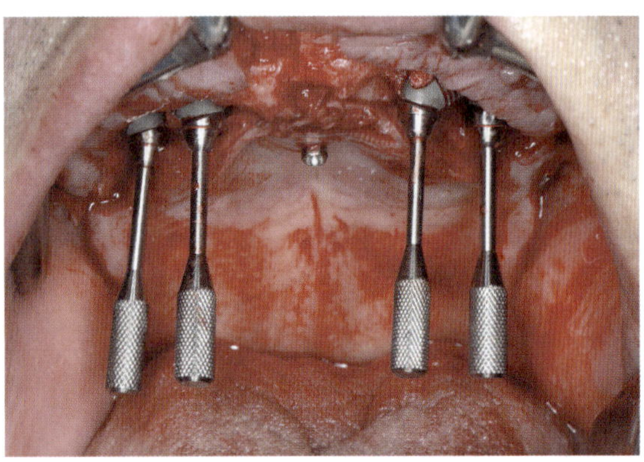

图 12-41　安装复合基台

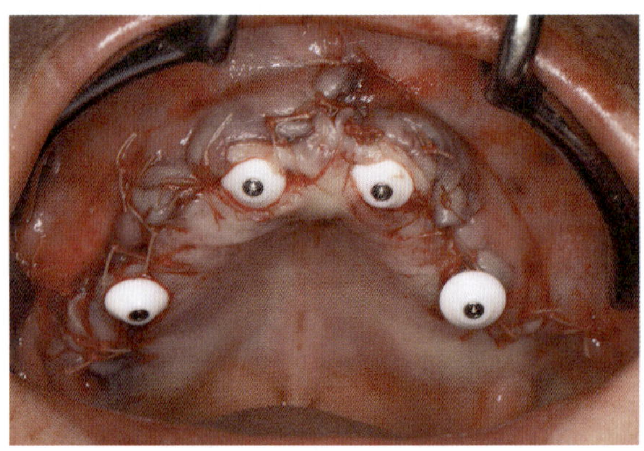

图 12-42　安装复合基台愈合帽

【术后宣教】

1. 术后观察患者生命体征平稳，完全清醒后，无恶心、呕吐，2 小时后可进食温凉稀软饮食。
2. 患者应有专人看护陪同，减少走动，以防摔倒。
3. 术后协助患者拍摄全口牙位曲面体层片和大视野 CBCT。
4. 患者无糖尿病史，术后服用地塞米松片，每天 2 次，每次 1.5mg，服用 2 天，减轻水肿。
5. 健康指导同数字化导板引导下种植术。

（王会涛 张亚池）

## 第四节 种植常见骨增量术围手术期护理技术

临床上有很多原因可导致患牙缺失区域牙槽嵴骨量不足，造成患者不能进行常规种植修复。随着种植外科技术的不断发展，人们开展了一系列骨增量技术，如引导性骨再生术、上颌窦底提升术、骨劈开及骨挤压术、外置法植骨术、牙槽嵴保存术等，以增加骨缺损区的高度和 / 或宽度，为种植体的植入创造条件。这些技术的应用扩大了牙种植术的适应证，使其获得了良好的远期成功率和理想的美学效果。本节重点介绍常见骨增量术的护理配合。

### 一、引导性骨再生术

引导性骨再生术（guided bone regeneration，GBR）是以重建骨组织为目的引导性骨组织再生技术，指在骨缺损区植入植骨材料，覆盖生物屏障膜，隔离影响新骨生成的上皮细胞和成纤维细胞的长入，保证新骨在骨缺损区的生成。生物屏障膜分为可吸收膜和不可吸收膜两种，临床上常用可吸收膜。与不可吸收膜相比，可吸收膜亲水性好、易操作，而且不需要二次手术取出，减少了手术创伤。生物屏障膜常需要和植骨材料联合应用，植骨材料有自体骨和骨代用品，两者可单独或联合使用。

引导性骨再生术可以和种植体植入同期进行，也可以单独手术，延期植入种植体。

【适应证】

1. 牙槽嵴水平、垂直向骨量不足。
2. 即刻种植及早期种植出现骨缺损。
3. 牙槽嵴位点保存。
4. 种植术中种植体周骨裂开和骨穿通。
5. 种植体周炎致骨缺损。

【用物准备】

1. **常规用物、局部麻醉用物** 详见第一章相关内容。

2. **无菌手术包** 无菌单 3 件、手术衣 3 件。

3. **手术常规器械包** 刀柄 1 把、骨膜剥离器 1 把、刮匙 1 把、牙周探针 1 个、巾钳 3 把、止血钳 3 把、组织钳 2 把、剪刀 1 把、持针器 1 把、治疗杯 2 个、治疗碗 2 个、吸引器头 1 个、口内拉钩 2 把（图 12-43、图 12-44）。

4. **消毒用物** 0.5% 碘伏棉球、75% 乙醇棉球。

5. **植骨材料** 生物屏障膜（bio-gide）、骨代用品（bio-oss）。

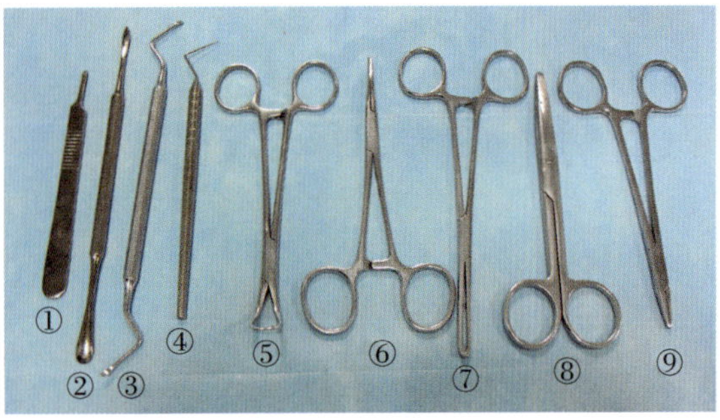


图 12-43　手术常规器械包（一）

①刀柄；②骨膜分离器；③刮匙；④牙周探针；⑤巾钳；⑥止血钳；⑦组织钳；⑧剪刀；⑨持针器。

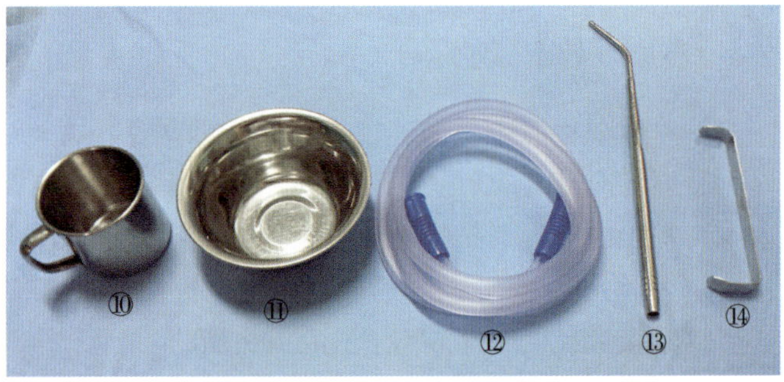


图 12-44　手术常规器械包（二）

⑩治疗杯；⑪治疗碗；⑫吸引器连接管；⑬吸引器头；⑭口内拉钩。

**6. 其他**　无菌生理盐水、无菌外科手套、润滑剂、无菌刀片、无菌缝线、无菌吸引器管、负压引流袋、5ml 注射器、20ml 注射器、胶布、口洁素。

**7. 种植设备和器械**　种植机（图 12-45）、无菌马达导线、高速直机、低速弯机、冷却水管。

8. 对于种植体同期植入患者，按常规种植体植入术准备种植体及配套种植器械盒（图 12-46）。

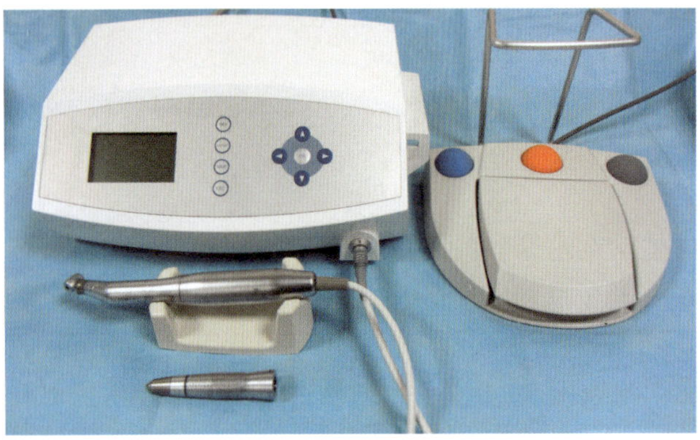

图 12-45　种植机

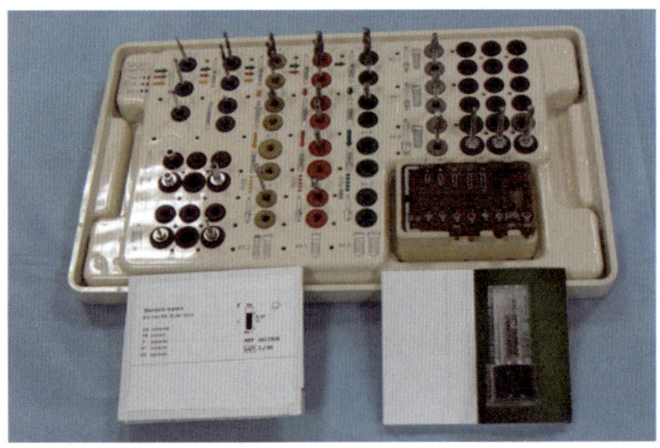

图 12-46　种植器械及相应种植体

## 【引导性骨再生术护理配合流程】

引导性骨再生术护理配合流程见表 12-5。

表 12-5　引导性骨再生术护理配合流程

| 医生操作流程 | 护士配合流程 |
|---|---|
| 1. 术前准备 | |
| （1）查看病历，进行术前准备工作，了解患者既往史、过敏史、全身状况、口内牙体牙周状况 | 准备病历资料，根据治疗计划和患者情况准备手术用物<br>必要时测量患者生命体征 |
| （2）向患者讲述治疗方案、过程和注意事项，签署手术同意书 | 准备手术知情同意书<br>做好患者心理护理，交代术中配合方式及注意事项<br>引导患者进手术室，指导患者戴手术帽、更换拖鞋或套鞋套 |
| （3）清洁口腔 | 于小药杯中倒入口洁素，嘱患者至少含漱 2 次，每次含漱时间不少于 30 秒 |
| （4）消毒口内及口外 | 协助患者取舒适体位，调节灯光<br>递 0.5% 碘伏棉球及无菌镊予医生，消毒患者口内手术部位<br>递 75% 乙醇棉球及无菌镊予医生，消毒患者口周皮肤 |

续表

| 医生操作流程 | 护士配合流程 |
|---|---|
| 2. 术中配合 | |
| (1)铺单 | 打开无菌手术包、手术常规器械包及其他手术用物，协助医生穿手术衣<br>嘱患者头部制动<br>递无菌单、巾钳。连接种植机马达线、冷却水管、吸引器<br>刀片安装于刀柄，高速直机连接马达，安装球钻备用<br>传递润滑剂润滑患者口角 |
| (2)麻醉：局部浸润麻醉或神经传导阻滞麻醉 | 递 0.5% 碘伏棉球予医生消毒麻醉部位<br>遵医嘱准备局麻药及注射器。核对注射器各关节是否连接紧密，核对局麻药的名称、浓度、剂量、有效期及患者姓名等，无误后抽吸或安装局麻药递予医生<br>必要时连接心电监护仪，术中随时观察患者生命体征，如有异常及时告知医生并配合处置。随时观察生理盐水用量，不足及时更换 |
| (3)切开黏膜、翻瓣固定、显露骨面，球钻修整骨面 | 递安装好刀片的刀柄予医生<br>递骨膜剥离器、刮匙、持针器、针线<br>递安装好球钻的 1∶1 高速直机予医生 |
| (4)制备种植窝：按常规种植窝制备方法，逐级扩大种植窝至需要的直径和深度 | 递安装好球钻、先锋钻及各级扩孔钻、攻丝钻的 20∶1 低速弯机予医生<br>遵医嘱及时调节种植机转速 |
| (5)测量：每次制备窝洞后，检测种植体位置、深度、轴向 | 递牙周探针、指示杆、测量尺 |
| (6)植入种植体：种植窝冲洗干净，植入种植体 | 递装有生理盐水的注射器<br>调节种植机为植入模式<br>遵医嘱递规格相符的种植体，打开包装前与医生核对品名、规格及日期<br>递种植体安装工具、扭矩扳手 |
| (7)安装覆盖螺丝 | 将覆盖螺丝固定于螺丝刀上，覆盖螺丝蘸取含抗生素的润滑剂递予医生 |
| (8)制备受植骨床：植骨床表面彻底清除软组织，用小球钻钻孔 | 传递刮匙、安装小球钻的 1∶1 高速直机<br>遵医嘱调节种植机转速 |
| (9)收集骨屑：用骨膜剥离器将钻针及创面骨屑收集在治疗杯中 | 递骨膜剥离器、治疗杯 |
| (10)填入植骨材料：将骨代用品加入装有骨屑的治疗杯，用注射器在术区取新鲜血液或加入生理盐水混合均匀，平铺于植骨床表面，直至需要的厚度 | 遵医嘱递予医生相应规格植骨材料，打开包装前与医生核对品名、规格、日期及用量<br>递规格大小合适的注射器和适量生理盐水予医生<br>吸引器远离植骨区，避免将植骨材料吸走 |
| (11)覆盖生物屏障膜：选择大小及尺寸合适的生物屏障膜，修剪后将其完全覆盖植骨区 | 遵医嘱递生物屏障膜，打开前与医生核对品名、规格及日期<br>递剪刀、镊子、骨膜剥离器 |
| (12)骨膜减张，严密缝合伤口 | 递剪刀、安装好刀片的刀柄<br>递夹好缝线的持针器、镊子，协助剪线 |
| (13)伤口压迫止血：生理盐水清洁口腔，患者口内咬无菌纱布止血，口外伤口对应位置胶布加压固定 | 递盛有生理盐水的注射器<br>递无菌纱布、胶布<br>撤除无菌单，协助患者清洁面部<br>整理用物，已打开但未用完或污染的植骨材料都应废弃<br>登记手术资料和使用耗材 |

【术后宣教】

1. 遵医嘱进行抗感染治疗，10 ～ 14 天拆线。

2. 术后拍摄全口牙位曲面体层片或 CT 片，了解种植体植入的位置、方向及植骨情况。

3. 防止出血。口内纱布咬 1 小时后吐出，口外加压的胶布 24 小时后去除。术后 24 小时局部冷敷，减少说话及口腔活动。手术当天唾液中稍带血丝是正常现象，如出血多应及时就诊。

4. 注意饮食及口腔卫生。术后 2 小时可进温凉稀软食物，进食后及时用口洁素或淡盐水漱口，术后 24 小时可正常刷牙。

5. 术后第二天到医院复查。

6. 患者的活动义齿经医生磨改后才能戴用。

7. 常规术后 6 个月行种植Ⅱ期手术。

## 二、上颌窦底提升术

上颌后牙区有上颌窦存在，曾被视为种植体植入“禁区”。当上颌后牙缺失后牙槽嵴高度不足时，植入种植体易穿入上颌窦，造成感染，导致种植失败。近 10 年来，上颌窦底提升术的应用成功地解决了该区域种植的难题。根据手术方法的不同，上颌窦底提升术分为两种：侧壁开窗上颌窦底提升术（lateral maxillary sinus floor elevation）和经牙槽嵴顶上颌窦底提升术（transalveolar maxillary sinus floor elevation）。前者是在上颌窦外侧壁开窗，完好剥离并抬高窦底黏膜，植入自体骨和 / 或骨代替品，增加上颌窦区牙槽嵴的高度，同期或延期植入种植体。后者是采用特制骨凿，在初步制备种植窝的基础上，经牙槽嵴顶敲击冲起上颌窦骨壁，填充植骨材料并抬高上颌窦底黏膜，同期植入种植体。临床实践证明，上颌窦底提升术是一项有效、安全的外科技术，具有较高的临床种植成功率。

由于短种植体的应用，上颌窦底提升的牙槽突窦嵴距从早期的 10mm 以下降低至现在的 7mm 以下。根据剩余骨高度的不同选择种植体同期或延期植入。临床文献证实，剩余骨高度在 4mm 以上是同期植入的适应证，低于 4 ～ 5mm 则采用延期种植法，即上颌窦底提升术 5 ～ 6 个月后，再进行种植体的植入。

【适应证】

上颌窦区剩余牙槽嵴的高度低于拟植入种植体的最低长度。

【用物准备】

1 ～ 7 同引导性骨再生术用物准备 1 ～ 7。

**8. 上颌窦开窗工具** 裂钻、球钻、金刚砂钻、球钻（图 12-47）。

9. 上颌窦黏膜剥离器（图 12-48）。

10. 上颌窦底提升骨凿（图 12-49）、骨锤。

**11. 超声骨刀** 主机、超声手柄、刀头安装工具、刀头套装盒、冷却水管（图 12-50）。

12. 对于种植体同期植入患者，按常规种植体植入术准备种植体及配套种植器械盒。

【上颌窦底提升术护理配合流程】

上颌窦底提升术护理配合流程见表 12-6、表 12-7。

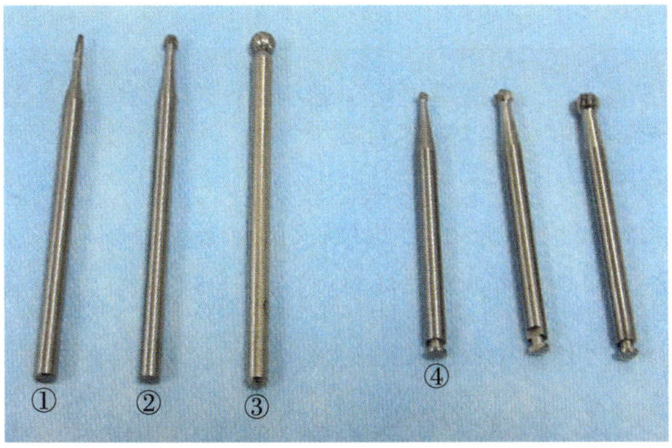


图 12-47　上颌窦开窗工具

①裂钻；②球钻；③金刚砂磨头；④球钻。

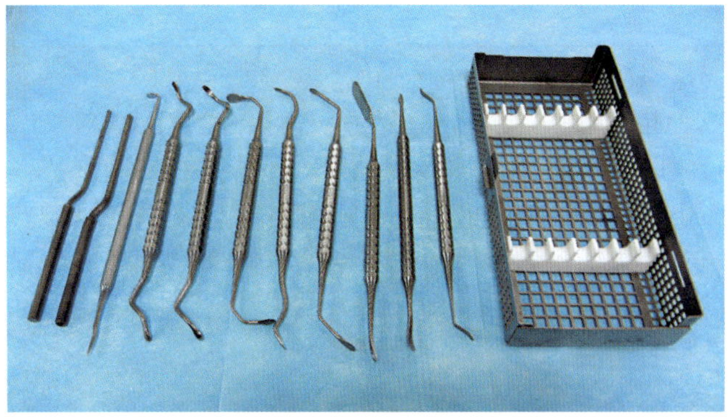

图 12-48　上颌窦黏膜剥离器

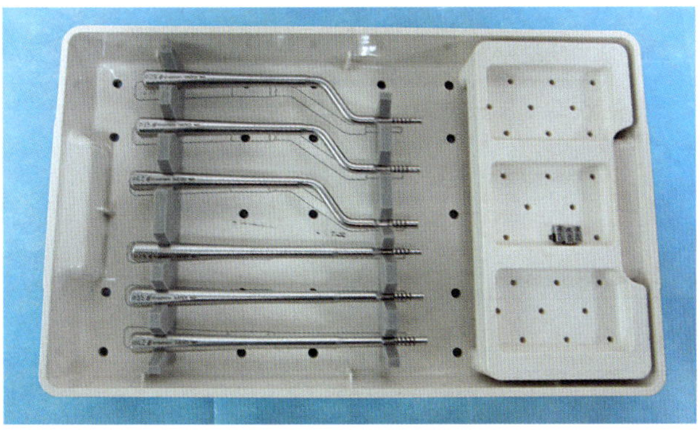

图 12-49　上颌窦底提升骨凿

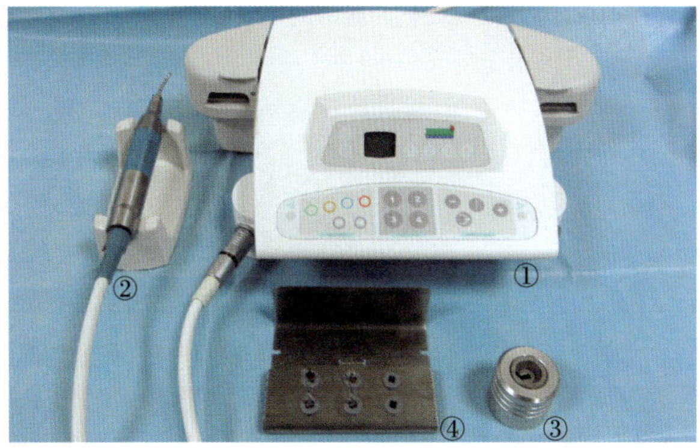


图 12-50　超声骨刀

①主机；②超声手柄；③刀头安装工具；④刀头套装盒。

表 12-6　侧壁开窗上颌窦底提升术护理配合流程

| 医生操作流程 | 护士配合流程 |
|---|---|
| 1. 术前准备<br>（1）～（4） | 同引导性骨再生术护理配合流程 |
| 2. 术中配合<br>（1）、（2） | 同引导性骨再生术护理配合流程 |
| （3）切开黏膜、翻瓣固定、显露上颌窦外侧壁 | 递安装好刀片的刀柄予医生<br>递骨膜剥离器、刮匙、持针器、针线 |
| （4）上颌窦外侧壁开窗 | |
| 1）确定开窗的位置后，先用球钻在骨壁磨出倒梯形开窗边缘，进一步以球钻磨除边缘的骨壁，接近上颌窦黏膜时改用金刚砂钻磨除剩余骨壁，显露上颌窦黏膜 | 依次安装球钻、金刚砂钻于 1∶1 高速直机递予医生<br>遵医嘱及时调节种植机转速 |
| 2）使用超声骨刀安全去骨 | 使用超声骨刀时手柄安装球形刀头后递予医生 |
| 3）将钻头及创面骨屑收集在治疗杯中 | 递骨膜剥离器、治疗杯 |
| （5）抬起上颌窦底黏膜：用上颌窦黏膜剥离器完整剥离上颌窦黏膜，向窦内上方抬起 | 嘱患者勿动，以免造成上颌窦黏膜损伤<br>按角度由小到大的顺序依次递上颌窦黏膜剥离器 |
| （6）检查上颌窦黏膜的完整性：通过鼻腔鼓气法检查黏膜的完整性 | 观察术中情况，及时吸去血液，保持术野清晰，若上颌窦黏膜出现较小破损时，可不作处理，若破损较大，遵医嘱准备生物屏障膜 |

续表

| 医生操作流程 | 护士配合流程 |
| --- | --- |
| (7)种植体同期植入者,按常规方法制备种植窝;种植体不能同期植入者,直接进入下一步 | 详见牙种植体植入术相关内容 |
| (8)上颌窦底填入植骨材料:将骨代用品加入装有骨屑的杯子,用注射器在术区取新鲜血液或生理盐水加入混合均匀,填入抬起的上颌窦区黏膜下 | 遵医嘱递予医生相应规格植骨材料,打开包装前与医生核对品名、规格、日期及用量<br>递装有骨屑的治疗杯、骨膜剥离器<br>递规格大小合适的注射器和适量生理盐水予医生<br>吸引器远离植骨区,避免将植骨材料吸走 |
| (9)覆盖生物屏障膜:选择大小及尺寸合适的生物屏障膜,修剪后完全覆盖开窗区 | 递剪刀、镊子、骨膜剥离器<br>遵医嘱递生物屏障膜予医生,打开包装前与医生核对品名、规格、日期及用量 |
| (10)关闭伤口,严密缝合,必要时软组织减张 | 递剪刀、安装好刀片的刀柄<br>递夹好缝线的持针器、镊子,协助剪线 |
| (11)伤口压迫止血:生理盐水清洁口腔,患者口内咬无菌纱布止血,口外伤口对应位置胶布加压固定 | 递盛有生理盐水的注射器<br>递无菌纱布、胶布<br>撤除无菌单,协助患者清洁面部<br>整理用物,已打开但未用完或污染的植骨材料都应废弃<br>登记手术资料和使用耗材 |

表 12-7　经牙槽嵴顶上颌窦底提升术护理配合流程

| 医生操作流程 | 护士配合流程 |
| --- | --- |
| 1. 术前准备 | |
| (1) ~ (4) | 同引导性骨再生术护理配合流程 |
| 2. 术中配合 | |
| (1)(2) | 同引导性骨再生术护理配合流程 |
| (3)切开黏膜、翻瓣固定、显露牙槽骨,球钻修整牙槽嵴顶 | 递安装好刀片的刀柄予医生<br>递骨膜剥离器、刮匙、持针器、针线<br>递安装好球钻的 1∶1 高速直机 |
| (4)制备种植窝:用常规方法制备种植窝,深度至上颌窦底以下 1mm。种植窝直径通常为最终制备直径或小一级直径 | 按牙种植体植入术依次安装、传递各种钻头<br>遵医嘱及时调节种植机转速<br>递治疗杯收集骨屑,递骨膜剥离器 |
| (5)冲顶上颌窦骨壁:用配套上颌窦底提升骨凿冲击上颌窦底剩余骨壁,使其形成骨折并抬起 | 递与种植窝最终制备直径一致的上颌窦底提升骨凿、骨锤予医生<br>告知患者头部有轻微震动,头部制动,不要惊慌并做好配合 |
| (6)检查上颌窦黏膜的完整性:鼻腔鼓气法 | 观察术中情况,及时吸去血液,保持术野清晰,若上颌窦黏膜出现较小破损时,可不作处理,若破损较大,遵医嘱准备生物屏障膜 |
| (7)填入植骨材料 | |
| 1)将骨代用品加入装有骨屑的杯子,术区取新鲜血液或生理盐水加入混合均匀,分次填入种植窝内 | 遵医嘱递予医生相应规格植骨材料,打开包装前与医生核对品名、规格、日期及用量<br>递装有骨屑的治疗杯、骨膜剥离器<br>递规格大小合适的注射器和适量生理盐水予医生<br>吸引器远离植骨区,避免将植骨材料吸走 |
| 2)用配套上颌窦底提升骨凿将其推至上颌窦底,同时提升上颌窦底黏膜,每次充填过程中检查上颌窦底黏膜的完整性 | 递与种植窝最终制备直径一致的上颌窦底提升骨凿 |

续表

| 医生操作流程 | 护士配合流程 |
| --- | --- |
| (8)植入种植体 | 详见牙种植体植入术相关内容 |
| (9)关闭伤口:伤口严密缝合 | 递剪刀、安装好刀片的刀柄<br>递夹好缝线的持针器、镊子,协助剪线 |
| (10)伤口压迫止血:生理盐水清洁口腔,患者口内咬无菌纱布止血,口外伤口对应位置胶布加压固定 | 递盛有生理盐水的注射器<br>递无菌纱布、胶布<br>撤除无菌单,协助患者清洁面部<br>整理用物,已打开但未用完或污染的植骨材料都应废弃<br>登记手术资料和使用耗材 |

【术后宣教】

1. 种植体同期植入患者6个月后行种植Ⅱ期手术,种植体未同期植入患者6个月后行种植体植入术。

2. 保持鼻腔通畅。可用少量呋麻滴鼻液滴鼻,防止鼻腔黏膜水肿。

3. 术后禁止擤鼻,控制打喷嚏和剧烈咳嗽等动作。1个月内避免剧烈运动和游泳。嘱患者如有口内及鼻腔出血、持续疼痛等异常症状时应及时就诊。

4～9 同引导性骨再生术术后宣教1～6。

## 三、骨劈开及骨挤压术

骨劈开术(bone splitting)是针对牙槽嵴宽度不足所采取的一种水平向增加牙槽突骨量的微创手术方法。具体方法是使用专门的骨劈开器械将牙槽嵴纵向劈开,逐步扩张,增加牙槽嵴宽度,在劈开的间隙植入种植体,种植体周骨间隙可充填植骨材料。

骨挤压术是针对牙槽突骨质密度较低所采用的一种外科技术,通过骨挤压器械对牙槽嵴进行挤压,在增加骨密度的同时,完成种植窝的制备。该技术能有效增加种植体的初期稳定性。

骨劈开及骨挤压术能提供良好的植骨环境,减少骨移植的概率,保证种植体植入的位置、方向及唇侧骨板的厚度,拓宽了种植适应证。

【适应证】

1. 缺牙区牙槽嵴宽度不足且存在较丰富的骨松质。

2. 缺牙区牙槽突形态没有较大的唇颊向角度。

3. 缺牙区牙槽突骨密度为Ⅲ、Ⅳ度。

【用物准备】

1～7 同引导性骨再生术用物准备1～7。

**8. 骨劈开器械**　骨劈开骨凿、骨扩张器、骨扩张器放置工具、螺丝刀(图12-51)。

**9. 骨挤压器械**　不同直径的骨挤压骨凿(图12-52)。

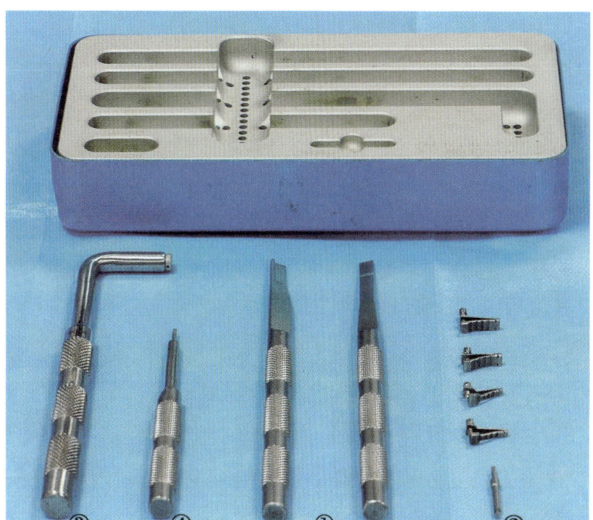


图12-51　骨劈开器械

①骨劈开骨凿;②骨扩张器;③骨扩张器放置工具;④螺丝刀。

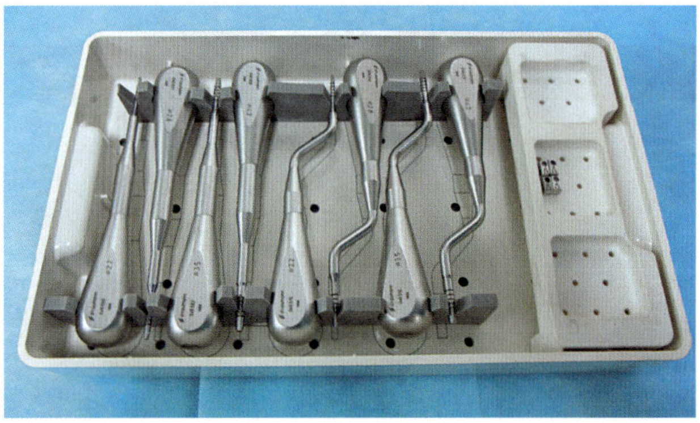

图 12-52　骨挤压器械

10. 对于种植体同期植入患者，按常规种植体植入术准备种植体及配套种植器械盒。

## 【骨劈开及骨挤压术护理配合流程】

骨劈开及骨挤压术护理配合流程见表 12-8、表 12-9。

表 12-8　骨劈开术护理配合流程

| 医生操作流程 | 护士配合流程 |
|---|---|
| 1. 术前准备 | |
| (1) ~ (4) | 同引导性骨再生术护理配合流程 |
| 2. 术中配合 | |
| (1)、(2) | 同引导性骨再生术护理配合流程 |
| (3) 切开黏膜、翻瓣固定、显露牙槽嵴表面 | 递安装好刀片的刀柄予医生<br>递骨膜剥离器、刮匙、持针器、针线 |
| (4) 预备骨劈开平台：用球钻修整牙槽嵴表面，使牙槽嵴表面利于骨劈开骨凿的放置 | 将球钻安装于 1∶1 高速直机后递予医生 |
| (5) 牙槽嵴劈开骨凿放在牙槽嵴中央，纵向劈开，放置骨扩张器，拧松骨扩张器螺丝，逐步扩张，到达种植体植入深度 | 告知患者头部制动<br>递骨劈开骨凿、骨锤、螺丝刀<br>骨扩张器安装于放置工具后递予医生<br>协助劈开时应力度适中 |
| (6) 制备种植窝，植入种植体常规方法制备种植窝，植入种植体 | 详见牙种植体植入术相关内容<br>递治疗杯收集碎骨屑 |
| (7) 骨间隙填入植骨材料：将骨代用品加入装有骨屑的杯子，用注射器在术区取新鲜血液或生理盐水加入混合均匀，填入种植体周骨间隙 | 遵医嘱递相应规格植骨材料，打开包装前与医生核对品名、规格、日期及用量<br>递装有骨屑的治疗杯、骨膜剥离器<br>递规格大小合适的注射器和适量生理盐水予医生<br>吸引器远离植骨区，避免将植骨材料吸走 |
| (8) 关闭伤口，严密缝合 | 递针线、持针器 |
| (9) 伤口压迫止血：生理盐水清洁口腔，患者口内咬无菌纱布止血 | 递盛有生理盐水的注射器<br>递无菌纱布<br>撤除无菌单，协助患者清洁面部<br>整理用物，已打开但未用完或污染的植骨材料都应废弃<br>登记手术资料和使用耗材 |

表 12-9　骨挤压术护理配合流程

| 医生操作流程 | 护士配合流程 |
|---|---|
| 1. 术前准备 | |
| (1)～(4) | 同引导性骨再生术护理配合流程 |
| 2. 术中配合 | |
| (1)、(2) | 同引导性骨再生术护理配合流程 |
| (3)切开黏膜、翻瓣固定、显露骨面，球钻修整骨面 | 递安装好刀片的刀柄予医生<br>递骨膜剥离器、刮匙、持针器、针线<br>递安装好球钻的 20∶1 低速直机 |
| (4)确定种植体位置、方向、长度：利用球钻定位，先锋钻确定方向及长度 | 在 20∶1 低速弯机上依次安装球钻、先锋钻后递予医生<br>传递方向指示器、测量尺（配套种植器械盒） |
| (5)牙槽嵴挤压：根据植入种植体直径选择相应骨挤压凿，由小到大依次放入种植窝，按预定方向敲击楔入牙槽嵴，达到种植体植入的直径和长度 | 告知患者头部有轻微震动，不要惊慌并做好配合，头部制动<br>根据牙位、植入种植体直径选择合适骨挤压骨凿递予医生<br>递骨锤<br>协助挤压敲击时应力度适中 |
| (6)常规植入种植体 | 详见牙种植体植入术相关内容 |
| (7)关闭伤口，严密缝合 | 递剪刀、安装好刀片的刀柄<br>递夹好缝线的持针器、镊子，协助剪线 |
| (8)伤口压迫止血：生理盐水清洁口腔，患者口内咬无菌纱布止血 | 递盛有生理盐水的注射器<br>递无菌纱布<br>撤除无菌单，协助患者清洁面部<br>整理用物，已打开但未用完或污染的植骨材料都应废弃<br>登记手术资料和使用耗材 |

【术后宣教】

同引导性骨再生术术后宣教。

## 四、外置法植骨术

外置法植骨术（onlay bone grafting）是口腔颌面外科常用的一项手术技术，可帮助口腔种植领域严重骨量不足的患者重建缺牙区水平向与垂直向骨量，满足种植修复治疗的需求。具体方法是将移植材料或自体骨置于受植骨面，用螺钉固定，增加骨的高度和宽度。常规于植骨 6 个月后行二次手术植入种植体。该技术是骨增量的有效方法之一，种植修复长期效果可靠。

外置法植骨术的植骨材料包括自体骨、异体骨和人工骨。自体骨因具有良好的骨传导性、诱导性和成骨能力而成为临床最常用的植骨材料。用于种植植骨的自体骨多取自下颌体外斜线、下颌颏部。

【适应证】

牙槽嵴重度水平性及垂直性骨缺损。

【用物准备】

1～7 同引导性骨再生术用物准备 1～7。

**8. 取骨工具**　环形取骨钻、骨凿、骨锤、咬骨钳（图 12-53）。

**9. 止血药物** 吸收性明胶海绵（图 12-54）。

**10. 骨固定工具** 固定螺丝刀手柄、钛钉固定螺丝刀、裂钻、钛固定钉（图 12-55）。

**11. 超声骨刀** 主机、超声手柄、刀头安装工具、刀头套装盒。

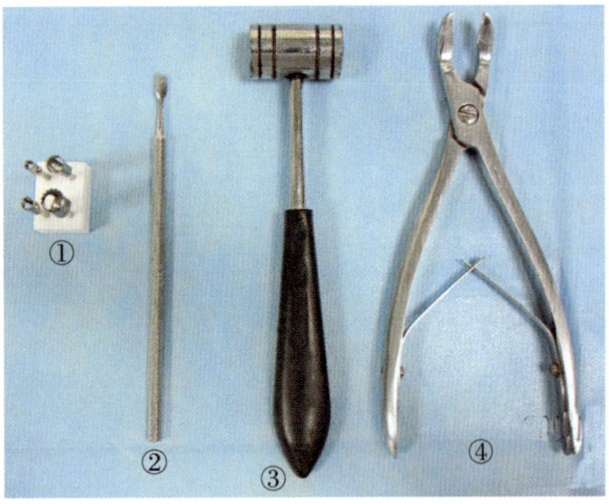


图 12-53　取骨工具

①环形取骨钻；②骨凿；③骨锤；④咬骨钳。

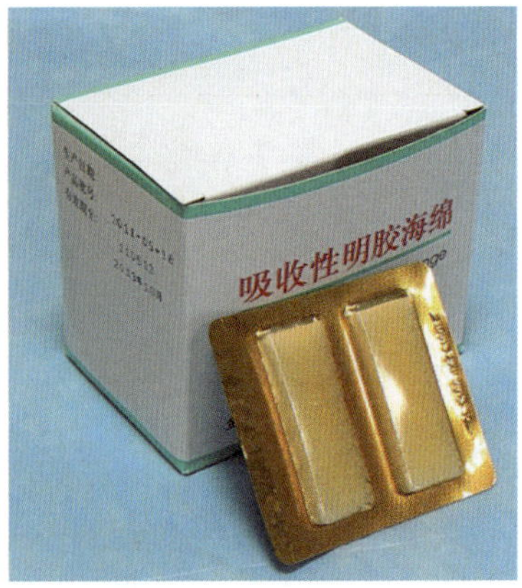


图 12-54　吸收性明胶海绵

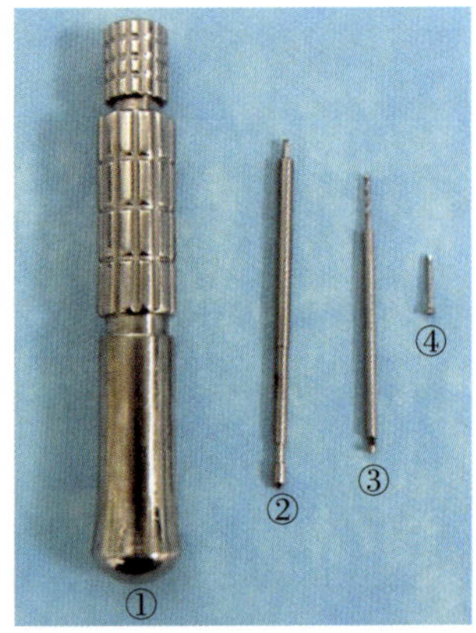


图 12-55　骨固定工具

①固定螺丝刀手柄；②钛钉固定螺丝刀；③裂钻；④钛固定钉。

## 【外置法植骨术护理配合流程】

外置法植骨术护理配合流程见表 12-10。

表 12-10　外置法植骨术护理配合流程

| 医生操作流程 | 护士配合流程 |
|---|---|
| 1. 术前准备 | |
| （1）～（4） | 同引导性骨再生术护理配合流程 |
| 2. 术中配合 | |
| （1）、（2） | 同引导性骨再生术护理配合流程 |
| （3）切开受植区及供骨区黏膜、翻瓣固定、显露骨面（图 12-56） | 递安装好刀片的刀柄予医生<br>递骨膜剥离器、刮匙、持针器、针线 |
| （4）取骨：显露取骨部位，确定取骨块大小、取骨范围，用环钻或超声骨刀截骨（图 12-57） | 将环形骨钻安装于 20：1 低速弯机或将取骨刀头安装于超声手柄，递予医生<br>注意无菌操作，避免骨块污染 |
| （5）骨块分离、修整 | |
| 1）用骨凿楔入切开的骨块，分离取出，放置于治疗杯内，取骨区填充吸收性明胶海绵止血 | 传递骨凿、镊子、吸收性明胶海绵、止血钳 |
| 2）去除骨块的锐利边缘，根据受植区的大小修整骨块 | 递咬骨钳、骨膜剥离器<br>递治疗杯收集骨屑 |
| （6）骨块钻孔：用裂钻在骨块和受植区域表面钻孔 | 安装裂钻于 20：1 低速弯机后递予医生 |
| （7）固定骨块：用钛钉将骨块固定于受植区域表面（图 12-58） | 传递安装钛钉的钛钉固定扳手 |

续表

| 医生操作流程 | 护士配合流程 |
| --- | --- |
| (8)引导性骨再生术:自体骨和骨代用品用新鲜血液或生理盐水混合,填充植入骨块周围并覆盖生物屏障膜(图 12-59、图 12-60) | 遵医嘱递予医生相应规格植骨材料,打开包装前与医生核对品名、规格、日期及用量<br>递装有骨屑的治疗杯、骨膜剥离器<br>递规格大小合适的注射器和适量生理盐水予医生<br>吸引器远离植骨区,避免将植骨材料吸走 |
| (9)减张,关闭取骨区及植骨区伤口,严密缝合(图 12-61) | 递剪刀、安装好刀片的刀柄<br>递夹好缝线的持针器、镊子,协助剪线 |
| (10)伤口压迫止血:生理盐水清洁口腔,患者口内咬无菌纱布止血,口外胶布加压固定 | 递盛有生理盐水的注射器<br>递无菌纱布、胶布<br>撤除无菌单,协助患者清洁面部<br>整理用物,已打开但未用完或污染的植骨材料都应废弃<br>登记手术资料和使用耗材 |

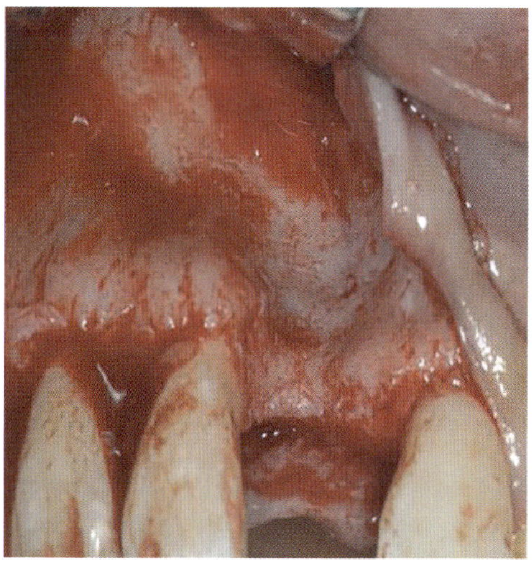

图 12-56　翻瓣固定,显露骨面

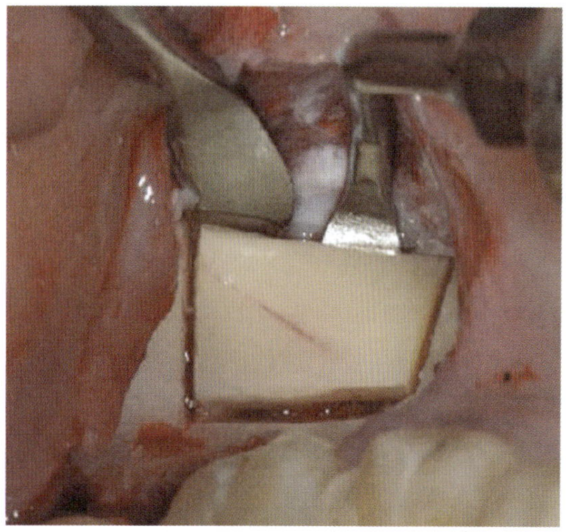

图 12-57　取骨

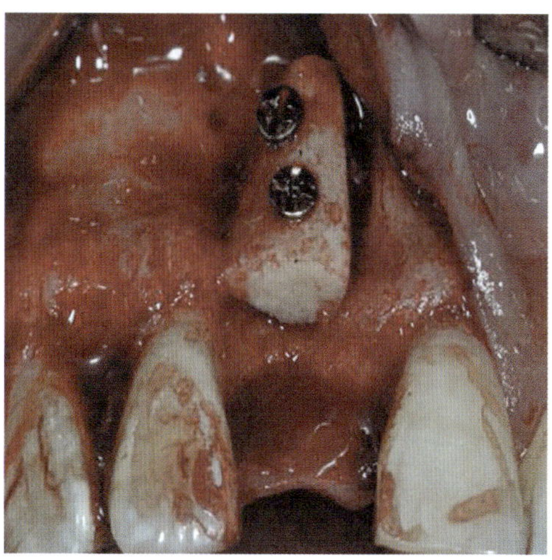

图 12-58　固定骨块

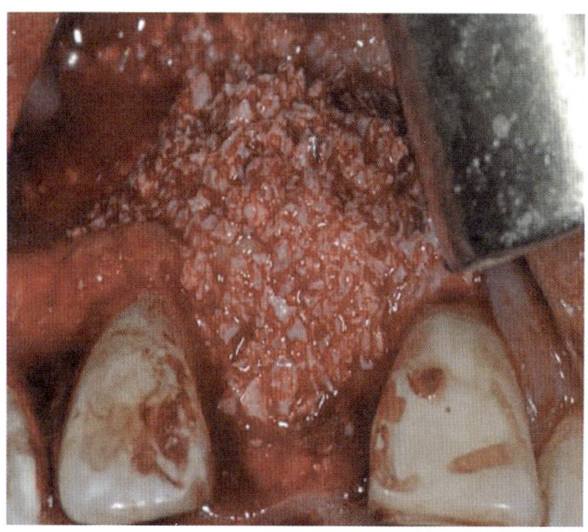

图 12-59　填入骨代用品

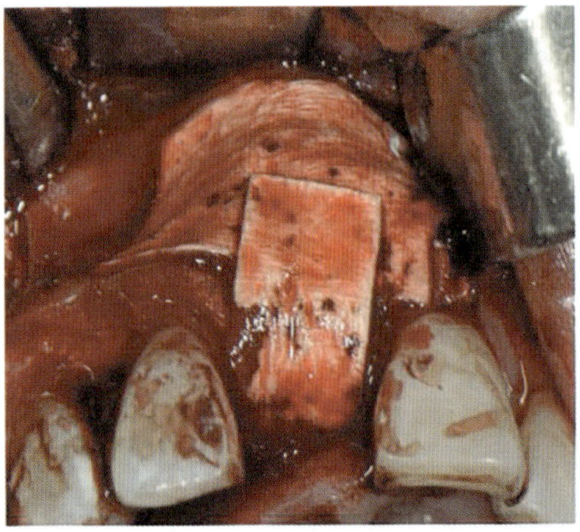

图 12-60　覆盖生物屏障膜

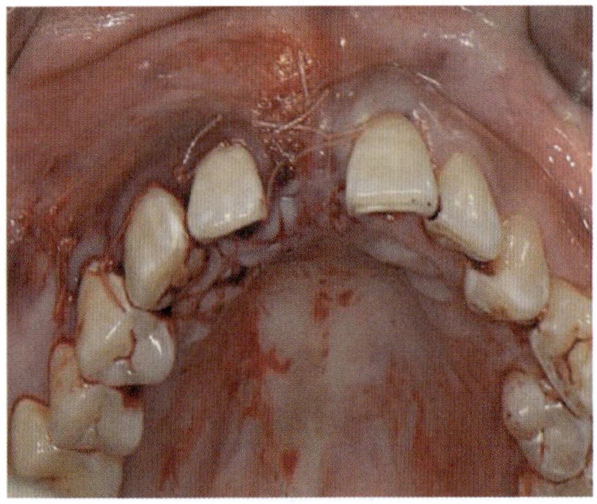

图 12-61　缝合

【术后宣教】

1. 遵医嘱口服止痛药减轻疼痛。
2. 术后 1 周软食，避免术区受外伤。
3. 植骨术后 6 个月行种植体植入术。
4 ～ 9 同引导性骨再生术术后宣教 1 ～ 6。

## 五、牙槽嵴保存术

种植牙成功及留存率的关键在于缺牙区牙槽骨骨量和骨密度的高低。研究表明，拔牙后拔牙窝自然愈合过程中会出现牙槽骨生理性吸收。牙槽嵴保存（ridge preservation or alveolar preservation）是目前种植骨增量技术中的一项新技术，可最大程度减缓牙槽嵴吸收及周围软组织退缩，指在拔牙时或拔牙后对需行种植修复的位点进行保护或修复性干预，即采用微创技术拔牙后，在拔牙窝内充填、覆盖、移植生物材料，以减少拔牙窝骨量的丢失和促进骨质的再生，最大限度保存缺牙区的软硬组织，为美学修复创造条件。牙槽嵴保存在保存牙槽嵴骨量的同时，也能改善软组织形态的质量。

牙槽嵴保存通常是采用骨移植材料和血液浓缩制品进行拔牙窝充填覆盖处理。骨移植材料包括自体骨、异种骨、同种异体骨、人工骨替代材料等。人工骨替代材料因具有良好的生物相容性、可降解性、微孔结构等特点而成为牙槽嵴保存骨移植材料的首选。血液浓缩制品包括富血小板纤维蛋白（platelet-rich fibrin，PRF）、可注射富血小板纤维蛋白（injectable platelet-rich fibrin，i-PRF）等。下面主要讲述采用骨移植材料进行牙槽嵴保存的护理配合流程。

【适应证】

1. 美学区拔牙后保存唇侧骨板。
2. 重度牙周炎、牙周牙髓联合病变。
3. 拔牙后不具备即刻种植条件。

【用物准备】

1 ～ 7 同引导性骨再生术用物准备 1 ～ 7。

**8. 止血药物**　吸收性明胶海绵。

**9. 微创拔牙特殊器械**　微创拔牙挺、细裂钻、分离器、微创拔牙钳（图 12-62）。

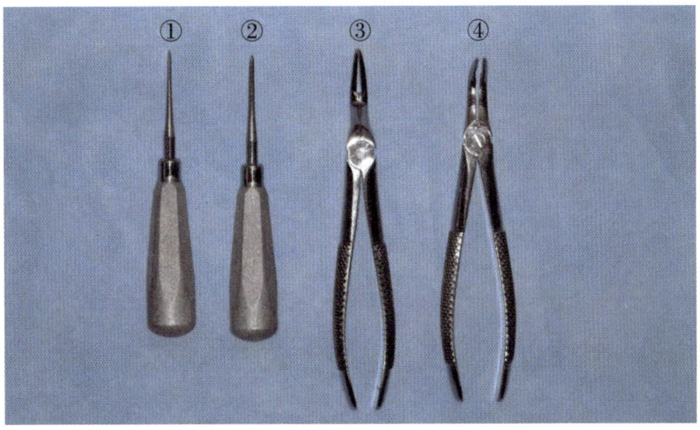


图 12-62 微创拔牙工具
①②微创拔牙挺；③④微创拔牙钳。

10. 对于种植体同期植入患者，按常规种植体植入术准备种植体及配套种植器械盒。

【牙槽嵴保存术护理配合流程】

牙槽嵴保存术护理配合流程见表 12-11。

表 12-11 牙槽嵴保存术护理配合流程

| 医生操作流程 | 护士配合流程 |
|---|---|
| 1. 术前准备 | |
| （1）～（4） | 同引导性骨再生术护理配合流程 |
| 2. 术中配合 | |
| （1）、（2） | 同引导性骨再生术护理配合流程 |
| （3）分离牙龈：用分离器分离牙龈和牙周膜韧带 | 传递分离器 |
| （4）挺松：使用微创拔牙挺将牙齿挺松。多根牙采用分根法先分根再挺松 | 递微创拔牙挺予医生<br>递安装细裂钻的 1∶1 直机予医生 |
| （5）拔除：使用微创拔牙钳将牙齿拔除（图 12-63、图 12-64） | 根据牙位递相应微创拔牙钳予医生<br>准备无菌纱布接取拔出的患牙<br>保存患牙及相关残片，以便医生确认拔除牙齿是否完整 |
| （6）搔刮：使用刮匙刮除拔牙窝内感染的肉芽、囊肿等病变组织，并搔刮拔牙窝骨壁形成新鲜出血 | 传递刮匙，用无菌纱布接取刮出的肉芽、囊肿等组织 |
| （7）冲洗：用生理盐水反复冲洗拔牙窝 | 递盛有生理盐水的注射器<br>使用吸引器管及时吸出冲洗的液体 |
| （8）填入骨代用品（图 12-65）：将骨代用品填入拔牙窝内，使其与牙槽嵴顶最高处平齐。骨代用品中的骨胶原是进行位点保存骨移植的首选材料 | 遵医嘱递相应规格植骨材料，打开包装前与医生核对品名、规格、日期及用量<br>吸引器远离植骨区，避免将植骨材料吸走 |
| （9）种植体同期植入者，按常规方法制备种植窝；种植体不能同期植入者，直接进入下一步 | 详见牙种植体植入术相关内容 |
| （10）封闭拔牙窝 | |
| 1）移植腭黏膜瓣 | |

续表

| 医生操作流程 | 护士配合流程 |
|---|---|
| A. 测量拔牙窝表面黏膜缺失形状和大小<br>B. 自上颌前磨牙腭侧切取带上皮的半厚黏膜瓣，进行修剪后覆盖于拔牙窝表面（图 12-66）<br>C. 切取黏膜瓣创口处间断缝合，加压止血<br>D. 固定缝合黏膜瓣，封闭拔牙窝（图 12-67） | 递测量尺、刀柄、镊子、骨膜剥离器予医生<br>切取的黏膜瓣注意无菌存放，避免污染<br>必要时遵医嘱递吸收性明胶海绵<br>递夹好缝线的持针器、镊子，协助剪线 |
| 2）直接缝合封闭拔牙窝 | 递夹好缝线的持针器、镊子，协助剪线 |
| （11）伤口压迫止血：生理盐水清洁口腔，患者口内咬无菌纱布止血 | 递盛有生理盐水的注射器<br>递无菌纱布<br>撤除无菌单，协助患者清洁面部<br>整理用物，已打开但未用完或污染的植骨材料都应废弃<br>登记手术患者资料和使用耗材 |

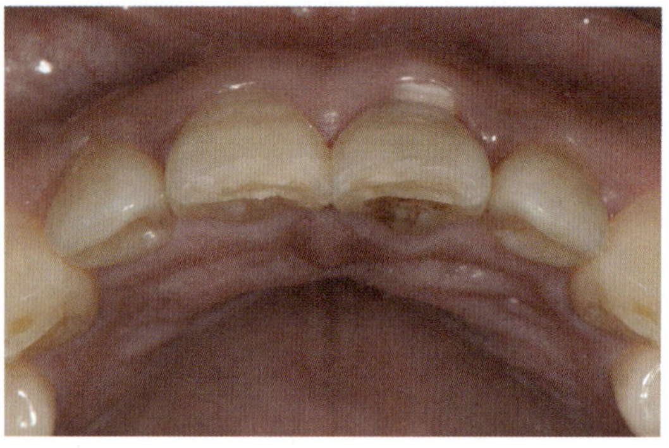

图 12-63　拔牙前

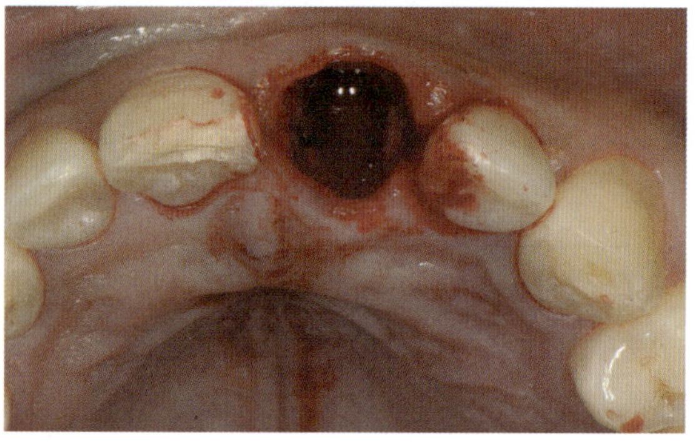

图 12-64　拔牙后

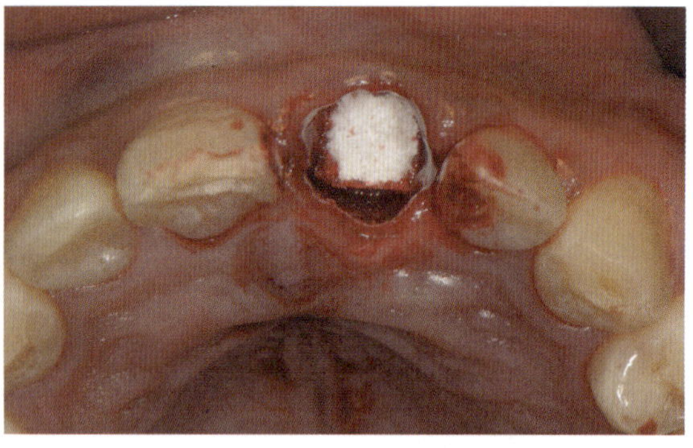

图 12-65　填入骨代用品

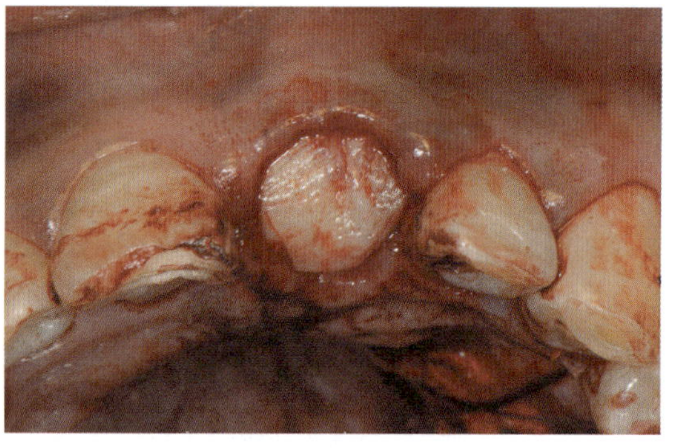

图 12-66　覆盖腭黏膜瓣

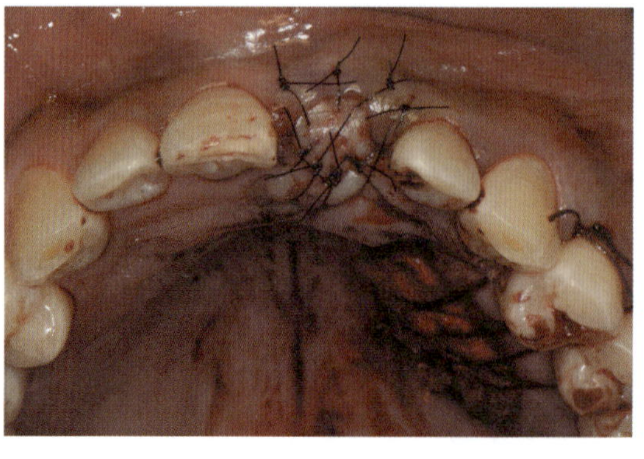

图 12-67　缝合腭黏膜瓣

【术后宣教】

1. 移植黏膜瓣时，术后应注意切取处的伤口出血情况，若出血多应及时就诊。

2. 种植体同期植入患者6个月后行种植Ⅱ期手术，种植体未同期植入患者6个月后行种植体植入术。

3～8同引导性骨再生术术后宣教1～6。

（姜慧娟　刘　蕊）

## 第五节　牙列缺损种植支持固定义齿修复护理技术

牙列缺损患者在种植体植入3～6个月后骨结合良好，即可进行种植义齿修复。牙列缺损常见的种植支持固定义齿修复方式有单冠、联冠、固定桥等几类；常见的冠或固位体的固位方式有粘接固位、螺丝固位。种植单冠修复传统的制作过程是先将口内种植体位置情况转移到印模上，在印模灌注出的含有种植体替代体的石膏模型上制作基台和冠，最终完成口内基台、冠的试戴与固位；近年来口腔内数字化印模技术逐渐被应用起来，此技术直接收集患者口腔内的软硬组织表面形态，不需要临床制取印模及灌注石膏模型等操作步骤，其特点是操作时间短、患者体验佳且修复体制作精度高，具体内容见第一章第十二节，本节介绍以Nobel种植系统为例。种植联冠、固定桥在一次印模的基础上需要制作个性化托盘和转移杆，口内用成型树脂将转移杆中间部位连接在一起后制取开窗式印模，保证种植体位置精准转移至石膏模型上。咬合关系不稳定的情况下，需要先制作树脂冠原型进行口内调𬌗，再完成最终修复体的制作。

【适应证】

牙列缺损者种植体植入3～6个月后骨结合良好。

【用物准备】

**1. 常规用物**　检查器械（口镜、镊子、探针）、吸唾器、防护膜、护目镜、口杯、三用枪、敷料、凡士林棉签、扭矩扳手（图12-68）、螺丝刀（图12-69）、冲洗器、0.2%醋酸氯己定冲洗液、75%乙醇棉球。

**2. 制取闭窗印模用物**　闭窗转移杆（图12-70）、种植体替代体（图12-71）、上下颌托盘、印模注射枪、计时器、印模材料、咬合记录材料、比色板。

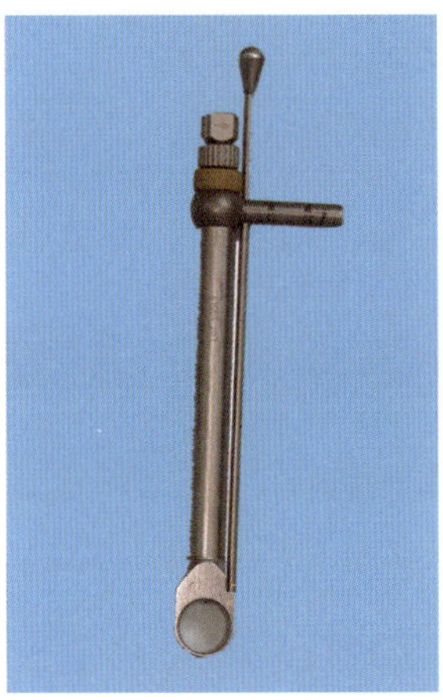

图12-68　扭矩扳手

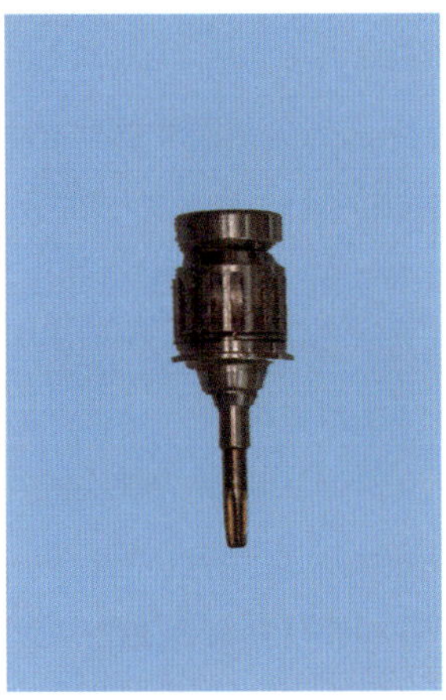

图12-69　螺丝刀

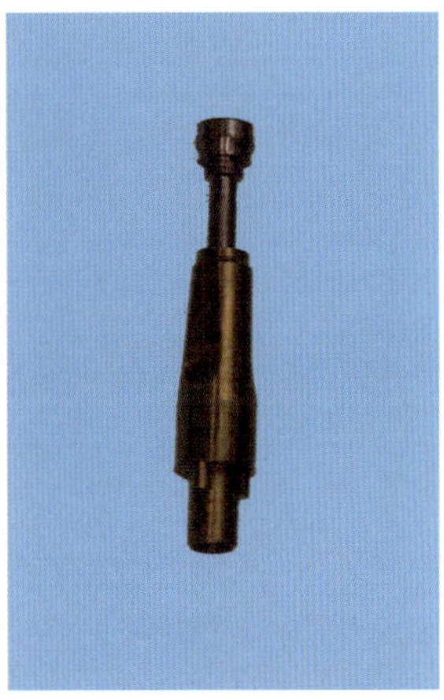

图12-70　闭窗转移杆

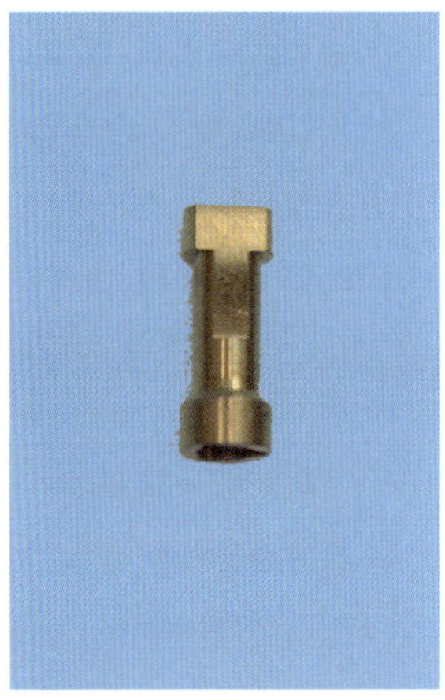

图12-71　种植体替代体

3. **制取开窗印模用物** 成型塑料粉液(图 12-72)、种植体替代体、开窗式托盘(图 12-73)、个性化开窗式转移杆(图 12-74)、印模注射枪、印模材料。

4. **试戴种植修复体树脂原型用物** 牙线、咬合纸(蓝色)、高速手机、钻针。

5. **修复体试戴与固位用物** 牙线、咬合纸、高速手机、低速手机、钻针、水门汀充填器、充填材料、粘接材料。

**【种植单冠修复护理配合流程】**

种植单冠修复护理配合流程(以全瓷冠为例)见表 12-12。

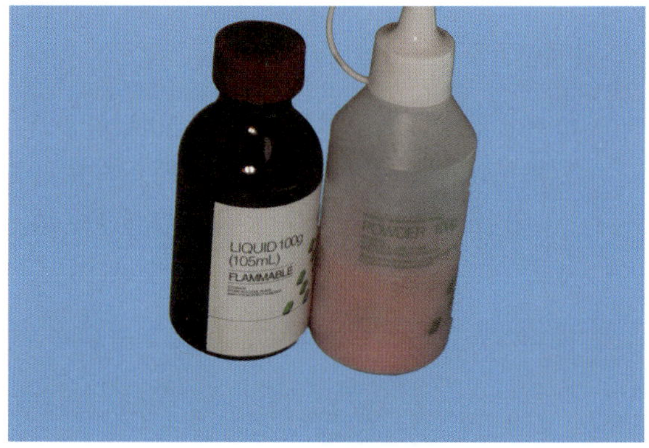


图 12-72 成型塑料粉、液

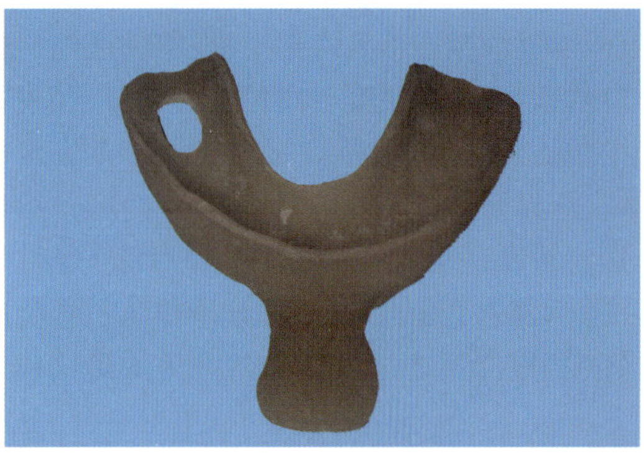

图 12-73 开窗式托盘

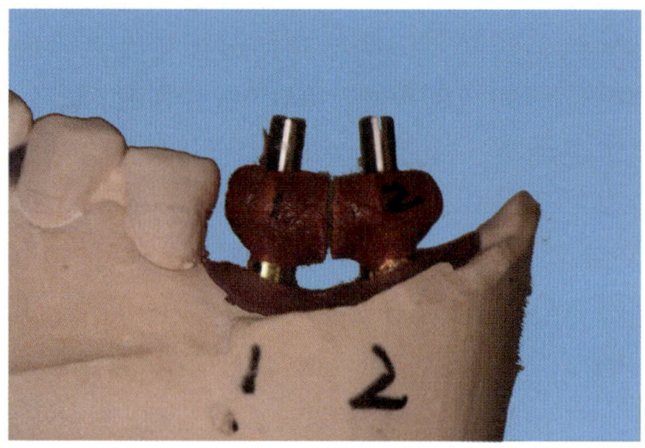

图 12-74 个性化开窗式转移杆

表 12-12 种植单冠修复护理配合流程

| 医生操作流程 | 护士配合流程 |
| --- | --- |
| 1. 治疗前准备 | |
| (1)阅读病历,核对患者治疗方案 | 准备病历,核对患者信息,准备所需用物 |
| (2)检查口内情况,向患者交代可行的种植修复设计方案及治疗费用 | 递口镜等检查器械予医生<br>引导患者就诊,用凡士林棉签润滑口角,防止口镜牵拉造成患者疼痛 |
| 2. 制取闭窗式种植体水平印模 | |
| (1)卸下愈合基台(图 12-75) | 递螺丝刀予医生 |
| (2)用 0.2% 醋酸氯己定溶液冲洗牙龈袖口 | 递冲洗液,并用吸唾器吸走冲洗液(图 12-76) |
| (3)安放转移杆或印模帽(图 12-77) | 传递转移杆或印模帽、螺丝刀予医生 |
| (4)制取工作印模:将注射枪内的印模材料推注在转移杆周围,再将托盘放入口内,待材料硬固后取出印模 | 调拌印模材料放入托盘和注射枪内递予医生<br>按下计时器,协助医生取出印模 |
| (5)卸下转移杆 | 递螺丝刀予医生 |
| (6)再次冲洗牙龈袖口 | 递 0.2% 醋酸氯己定冲洗液并吸走冲洗液 |
| (7)安放愈合基台 | 递螺丝刀、愈合基台予医生 |
| (8)制取对口印模 | 调拌印模材料放于托盘中递予医生 |
| (9)将转移杆和替代体连接后插回工作印模内(图 12-78) | 递转移杆、种植体替代体及螺丝刀予医生 |
| (10)患者咬合不稳时需要进行咬合记录 | 准备咬合记录材料并递予医生 |

续表

| 医生操作流程 | 护士配合流程 |
|---|---|
| (11)比色板比色 | 关闭治疗灯，递比色板予医生，在自然光下比色 |
| (12)结束治疗 | 协助患者清理口角的印模材料，消毒印模 |
| 3. 修复体试戴与固位 | |
| (1)卸下愈合基台 | 递螺丝刀予医生 |
| (2)用0.2%醋酸氯己定溶液冲洗牙龈袖口 | 递0.2%醋酸氯己定冲洗液并吸走冲洗液 |
| (3)安放基台并拧紧、试戴牙冠(图12-79) | 递消毒修复基台、牙冠，递螺丝刀、扭矩扳手予医生 |
| (4)检查修复基台、牙冠就位情况 | 递口镜、探针予医生 |
| (5)调整近远中接触点：用牙线测试邻面接触情况，并调整合适 | 递牙线予医生并协助医生固定牙冠，便于医生用牙线检查修复体与邻牙接触是否合适<br>如牙线通过困难，则准备咬合纸、牙科手机递予医生，调磨至接触点合适 |
| (6)调𬌗：根据咬合纸的提示进行调整 | 将夹有咬合纸的镊子递予医生 |
| (7)抛光 | 安装抛光钻针及低速手机递予医生 |
| (8)消毒基台、牙冠 | 用镊子夹取75%乙醇棉球递予医生 |
| (9)封闭基台的螺丝孔 | 传递充填材料和水门汀充填器 |
| (10)棉卷隔湿 | 递镊子、棉卷予医生 |
| (11)基台和冠粘接固位(图12-80) | 调拌粘接材料并递予医生 |
| (12)清理粘接材料 | 递探针、口镜和牙线予医生 |
| (13)确认咬合情况 | 用镊子夹取咬合纸递予医生 |

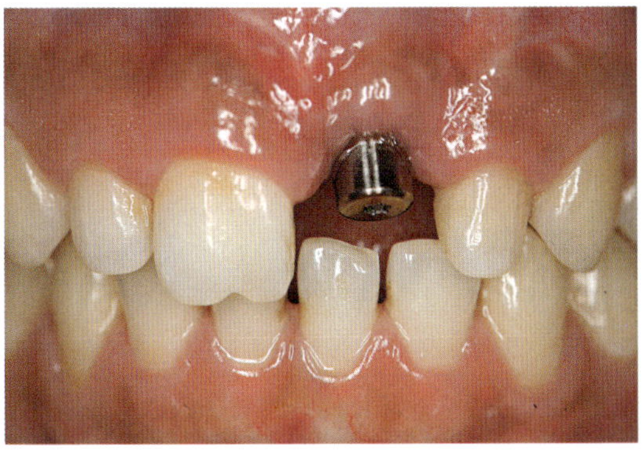

图12-75　拆下愈合基台

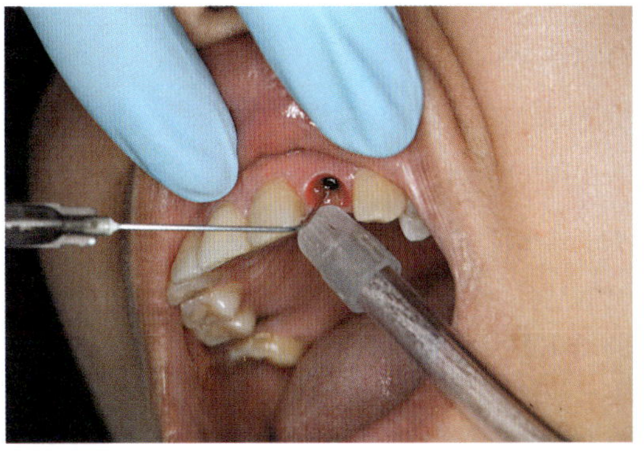

图12-76　冲洗牙龈袖口

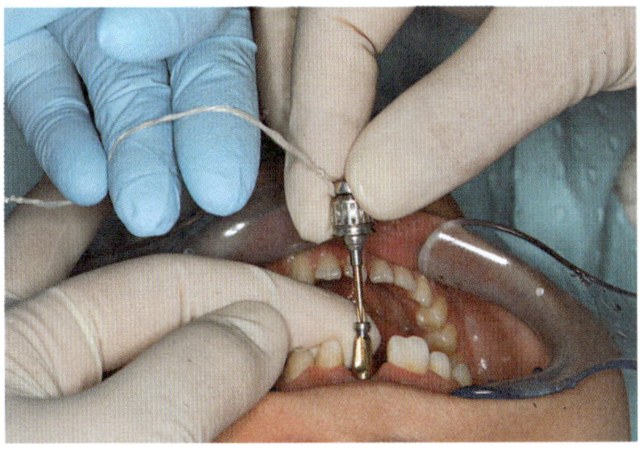

图12-77　安放转移杆

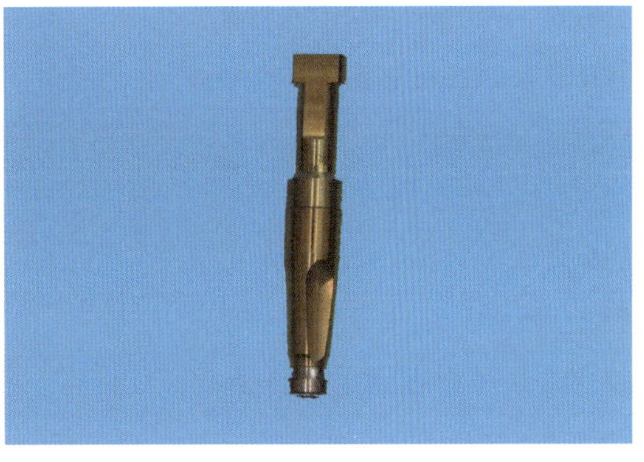

图12-78　连接转移杆与种植体替代体

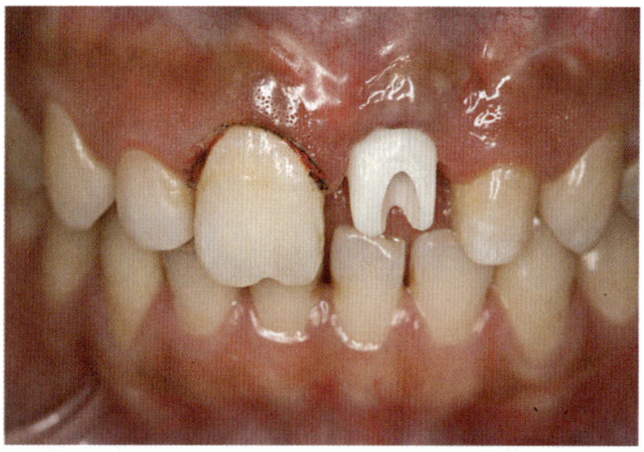

图 12-79　安放全瓷基台

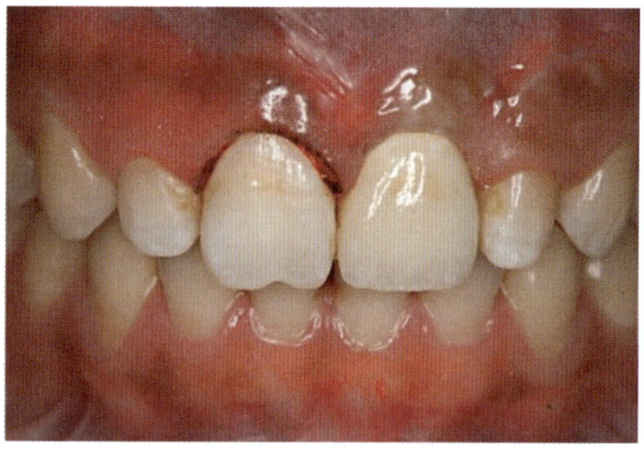

图 12-80　粘接修复体

## 【种植联冠、固定桥修复护理配合流程】

种植联冠、固定桥修复护理配合流程见表 12-13。

表 12-13　种植联冠、固定桥修复护理配合流程

| 医生操作流程 | 护士配合流程 |
|---|---|
| 1. 治疗前准备 | |
| (1)阅读病历、核对患者治疗方案 | 准备病历,核对患者信息,准备所需用物 |
| (2)检查口内情况,向患者交代可行的种植修复设计方案及治疗费用 | 递检查器械,准备口杯和漱口水,引导患者就诊,用凡士林棉签润滑口角,防止口镜牵拉造成患者疼痛 |
| 2. 制取闭窗式种植体水平初次印模 | 同种植单冠修复护理配合流程 |
| 3. 制取开窗式印模 | |
| (1)卸下愈合基台 | 递种植螺丝刀 |
| (2)用 0.2% 醋酸氯己定溶液冲洗牙龈袖口 | 递 0.2% 醋酸氯己定冲洗液并吸走冲洗液 |
| (3)安放个性化转移杆 | 传递转移杆和螺丝刀 |
| (4)检查个性化转移杆的就位情况 | 递口镜、探针 |
| (5)连接转移杆中间部位,用探针将流动性良好的成型塑料滴于两个转移杆相连的间隙内 | 传递口镜、探针,将成型塑料粉、液混合均匀后递予医生,用吸唾器及时吸除树脂材料的异味 |
| (6)制取开窗印模,将注射枪内的印模材料推注在种植体周,再将开窗托盘放入口内,暴露出转移杆的固定螺丝孔 | 调拌印模材料放入开窗的托盘和印模注射枪内递予医生后按下计时器,协助医生及时显露出转移杆的螺丝孔的位置 |
| (7)拧松转移杆固定螺丝,取出口内托盘 | 递螺丝刀予医生 |
| (8)开窗印模上安放种植体替代体 | 递螺丝刀、种植体替代体予医生 |
| 4. 试戴成型树脂冠原型 | |
| (1)安装成型树脂冠原型(图 12-81) | 传递螺丝刀 |
| (2)检查修复基台、牙冠就位情况 | 传递口镜、探针 |
| (3)牙线测试种植体修复与邻牙接触情况 | 传递牙线,如果需要调磨,准备牙科手机和钻针 |
| (4)调𬌗,根据咬合纸的印迹提示进行调磨 | 将夹有咬合纸的镊子递予医生,并及时吸净患者口内唾液 |
| 5. 修复体试戴与固位 | 同种植单冠修复护理配合流程 |

【术后宣教】

1. 嘱患者保持口腔卫生，正确使用牙线、牙刷，每天至少清洁牙齿3次。因为缺失牙后牙龈会退缩，种植支持固定义齿修复普遍会出现食物嵌塞，所以需要患者加强清洁工作。

2. 种植修复后牙龈退缩严重致牙缝过大者，建议使用牙间隙刷或冲牙器。

3. 因为种植牙和种植体周骨组织有一个生理适应的过程，初戴种植牙1年之内，咀嚼食物需要从软到硬过渡，逐渐负重，在以后的使用中忌用种植牙咬过硬食物，如螃蟹壳、坚果壳等。

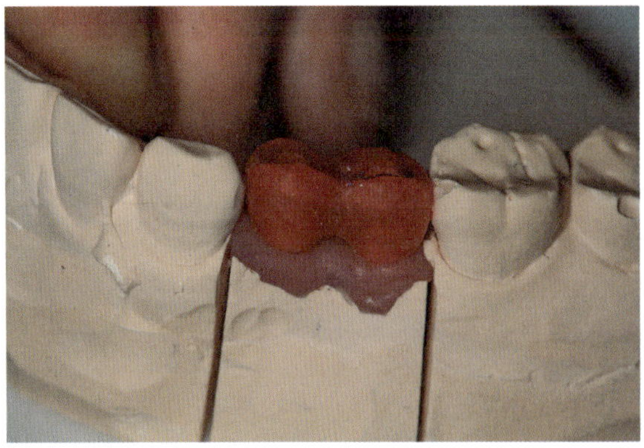

图12-81　成型树脂冠原型

4. 种植修复完成后需要定期复查。种植修复后口内天然牙的咬合可能会有调整，需要定期复查咬合情况及患者清洁情况。建议第一年分别于戴牙后3个月、6个月、12个月来院复查，以后每年复查一次。

5. 嘱患者发现种植牙松动、牙龈发红、疼痛、刷牙出血等异常情况，应及时就诊。

（吴桂林　张亚池）

## 第六节　牙列缺失种植修复护理技术

### 一、种植支持覆盖义齿修复

种植支持覆盖义齿（implant-supported overdenture）指在种植体上覆盖的患者可以自行摘戴的义齿。种植体与义齿之间通过各种附着方式的组合构件相连。组合构件其中的一部分固定于种植体上，另一部分固定于义齿基托的组织面内。二者之间依靠摩擦、弹性卡抱、锁扣等形式的机械附着或磁性附着固位。

目前，临床上可用于种植支持覆盖义齿修复的附着体有杆卡附着体、球附着体、按扣附着体、磁附着体、套筒冠附着体、切削杆附着体等。本节主要介绍杆卡附着体、按扣附着体、磁附着体三种。

【适应证】

1. 牙列缺失的牙槽嵴骨吸收严重，常规修复效果不佳者。
2. 以往有传统义齿修复的经历，希望进一步改善修复体的功能者。
3. 上颌牙列缺失，不能耐受义齿腭部基托者。
4. 牙列缺失伴有部分颌骨缺损者。
5. 符合种植条件的牙列缺失患者软硬组织缺损严重，需要用义齿的唇颊侧翼基托恢复唇颊侧丰满度者。
6. 受患者自身局部解剖条件或全身健康状况、经济状况的限制，种植体植入位置或数量不适合种植体支持的固定修复条件者。
7. 具有一定的口腔卫生维护能力者。

#### （一）杆卡附着体固位种植支持覆盖义齿

杆卡附着体覆盖义齿（bar-clip attachment overdenture）适用于2～6颗种植体的修复，需要较大的修复空间，颌龈间距至少需要 12mm，否则可能影响义齿的强度，或者使舌的运动受限。

成品杆按照横截面形态分为圆形杆、卵圆形杆和“U”形杆（图 12-82）。杆固位卡有金属和非金属材料两种。需要患者双手有一定灵活性，可以掌握义齿摘戴的方法。

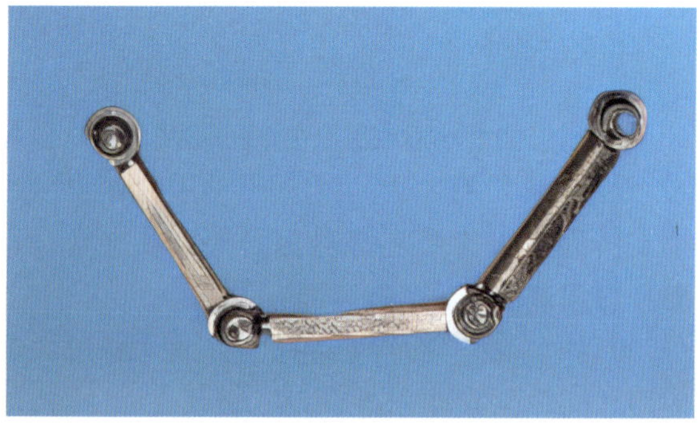

图 12-82　成品杆

【用物准备】

**1. 常规用物**　详见第一章相关内容，以及敷料、凡士林棉签。

**2. 特殊用物**　杆卡附着体覆盖义齿修复专用基台、基台螺栓、接圈、接圈螺栓、成品杆和成品卡。杆卡专用修复螺丝刀、杆卡专用修复扳手、种植修复螺丝刀、开窗式印模辅件、无牙颌印模制取用物、咬合记录材料、红蜡片、高速手机、低速手机、钻针、面弓、𬌗叉、万向关节、雕刻刀、持针器及成型塑料粉、液和义齿基托粉、液。

【杆卡附着体固位种植支持覆盖义齿修复护理配合流程】

杆卡附着体固位种植支持覆盖义齿修复护理配合流程见表 12-14。

表 12-14　杆卡附着体固位种植支持覆盖义齿修复护理配合流程

| 医生操作流程 | 护士配合流程 |
|---|---|
| 1. 治疗前准备 | |
| （1）讲解治疗方案 | 护理评估：健康史、口腔情况、心理社会状况<br>准备常规用物、印模制取用物 |
| （2）签署治疗同意书 | 资料准备：病历资料、治疗同意书、影像资料、模型资料等 |
| 2. 治疗中配合 | |
| （1）制取印模 | 调整椅位、灯光<br>制取印模的配合流程同牙列缺失修复治疗护理技术<br>预约患者复诊 |
| （2）确定颌位关系 | |
| 1）试戴树脂暂基托，磨改修整暂基托边缘 | 在低速手机上安装钨钢菠萝纹桃形钻针递予医生，用强力吸引器吸去磨改时产生的粉尘 |
| 2）制作蜡堤 | 点燃酒精灯，裁剪大小适中的红蜡片，协助医生烤软红蜡片塑形 |
| 3）放入患者口内确定𬌗平面、引导患者咬合，确定垂直距离 | 递𬌗平面板予医生 |
| 4）确定中线 | 递镜子请患者确认面部丰满度、垂直距离和高度，递雕刻刀予医生 |
| 5）取出确定颌位关系后的𬌗托 | 冷水冲洗𬌗托 |
| （3）面弓转移 | |
| 1）将咬合记录材料固定于𬌗叉上 | 递咬合记录材料予医生 |
| 2）放入患者口内，嘱患者轻轻咬合 | 在患者两侧磨牙区域放置棉卷，协助患者轻轻咬合 |
| 3）调整放置面弓，两侧耳塞放入外耳道，旋紧鼻托螺丝，确认位置 | 协助医生将面弓固定于患者面部，双手扶持，确认外耳道和鼻托位置稳定 |

续表

| 医生操作流程 | 护士配合流程 |
|---|---|
| 4)调整并拧紧万向关节使面弓与𬌗叉连接 | 双手扶持面弓,保持面弓位置 |
| 5)松开鼻托螺丝,嘱患者张口,取下面弓𬌗叉 | 双手扶持面弓,协助医生取下面弓𬌗叉 |
| 6)填写义齿设计单 | 冷水冲洗面弓𬌗叉,连同咬合记录及义齿设计单一起转交技工室,预约患者复诊 |
| (4)制取二次印模 | |
| 1)利用个别托盘制取开窗式印模,调试、修整个别托盘 | 在低速手机上安装钨钢菠萝纹磨头桃形钻针递予医生,协助医生调磨个别托盘,用强力吸引器管吸去调磨时产生的粉尘,调磨完毕,清洁个别托盘,涂布托盘粘接剂,待干 |
| 2)卸下愈合基台,用0.2%醋酸氯己定冲洗牙龈袖口 | 传递种植修复螺丝刀取下愈合基台,用冲洗器抽取0.2%醋酸氯己定递予医生,同时协助吸去冲洗液 |
| 3)逐一安放固定在成型塑料堤内的转移杆在种植体上,并利用成型塑料进行连接,以保证位置准确不变 | 传递带有成型塑料堤的转移杆,调拌成型塑料,协助医生固位 |
| 4)用注射器将印模材料推注在口内转移杆周围 | 调拌印模材料后注入注射器,递予医生,记录印模材料凝固时间 |
| 5)将个别托盘放入患者口内制取印模,清理个别托盘开窗口,暴露转移杆 | 将盛有印模材料的个别托盘,递予医生,协助医生进行制取 |
| 6)印模材料凝固后,旋松转移杆的长螺栓,取下托盘 | 协助医生取下托盘,清理患者口内、口周印模材料 |
| 7)用0.2%醋酸氯己定冲洗牙龈袖口,安装愈合基台 | 传递0.2%醋酸氯己定冲洗器,消毒愈合基台并连同种植修复螺丝刀递予医生 |
| 8)处理印模,将种植体替代体与印模上的转移体相连接 | 印模消毒、灌制、转运 |
| 9)填写义齿设计单 | 预约患者复诊 |
| (5)试戴覆盖义齿排牙蜡型 | |
| 1)将种植覆盖义齿蜡型放入患者口内试戴 | 消毒种植覆盖义齿蜡型,递予医生,为患者提供面镜,请患者确认口唇丰满度和垂直距离 |
| 2)检查颌位关系、排牙位置、丰满度,请患者确认后取出,填写义齿设计单 | 试戴方法同常规全口义齿修复方法,排牙蜡型从口内取出后用冷水冲洗,连同义齿设计单一起转交技工室 |
| (6)试基台及杆卡 | |
| 1)卸下愈合基台,用0.2%醋酸氯己定冲洗牙龈袖口 | 传递种植修复螺丝刀取下愈合基台<br>用冲洗器抽取0.2%醋酸氯己定递予医生,同时协助吸去冲洗液 |
| 2)口内试戴杆卡基台(图12-83) | 传递杆卡专用螺丝刀协助医生杆卡基台就位 |
| 3)杆卡与基台连接就位(图12-84) | 传递杆卡专用修复扳手,协助杆卡与基台就位 |
| 4)调试杆卡,去除有阻力部分 | 在低速手机上安装片切钻针递予医生,协助医生调改 |
| 5)用0.2%醋酸氯己定冲洗种植体牙龈袖口,安装愈合基台 | 用冲洗器抽取0.2%醋酸氯己定递予医生,同时协助吸去冲洗液,预约患者复诊 |
| (7)戴用修复体 | |
| 1)卸下愈合基台,用0.2%醋酸氯己定冲洗牙龈袖口 | 传递种植修复螺丝刀,协助医生卸下愈合基台,用冲洗器抽取0.2%醋酸氯己定递予医生,同时协助吸去冲洗液 |
| 2)口内安放杆卡,固定杆卡基台(图12-85) | 传递杆卡专用修复扳手,协助医生安放杆卡及杆卡基台 |

续表

| 医生操作流程 | 护士配合流程 |
| --- | --- |
| 3)将杆卡的阴性配件安装在义齿组织面相应位置(图 12-86) | 调拌义齿基托材料,协助医生连接阴性配件,并用强力吸引器管吸去材料异味 |
| 4)将种植覆盖义齿戴入患者口内,调改、抛光 | 安装低速手机及钻针,传递咬合纸,用强力吸引器吸引粉尘 |
| 3. 治疗结束 | 整理用物,进行物体表面擦拭消毒 |

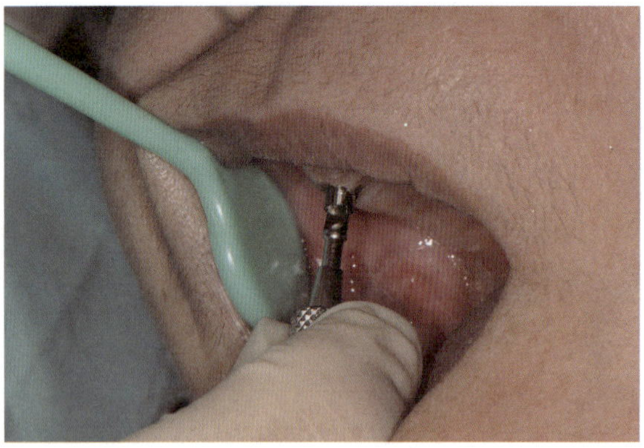

图 12-83　杆卡基台就位

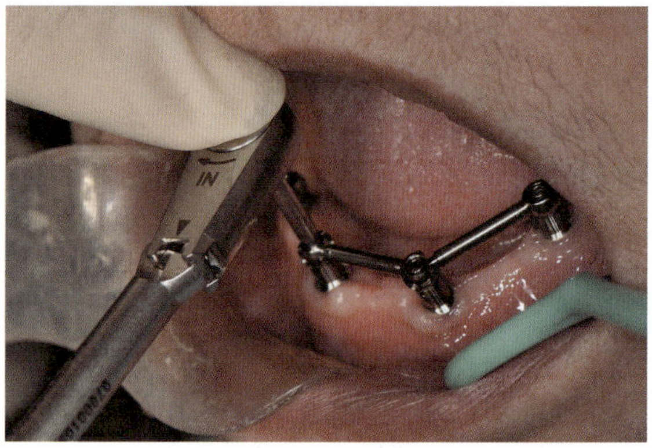

图 12-84　杆卡与基台连接就位

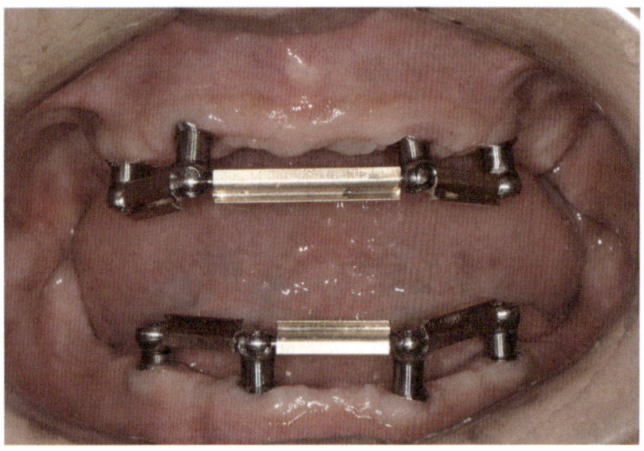

图 12-85　口内安放杆卡,固定杆卡基台

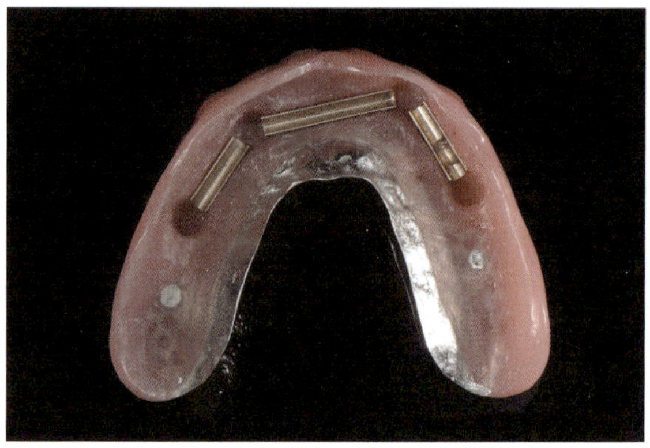

图 12-86　将杆卡的阴性配件安装在义齿组织面相应位置

【术后宣教】

1. 嘱患者餐后清洁义齿。义齿组织面内的卡槽要及时清洁干净,否则软垢沉积后会造成义齿难以就位,久之会影响义齿稳定性。

2. 患者口内的基台、杆与牙槽嵴顶之间的空隙的清洁非常重要。由于位置特殊,普通牙刷很难清洁,教会其使用牙间隙刷或冲牙器,防止异物影响义齿就位。

3. 提醒患者义齿内固位卡因反复摘取存在脱落的风险,每次摘取时应检查义齿内的固位卡是否在位,可能会遗留在口内的杆上或者清洁时脱落,嘱患者及时复诊。

4. 长期使用可导致固位卡的固位力发生变化,必要时复诊进行调整。

5. 嘱患者遵医嘱定期复查。

(二)按扣附着体固位种植支持覆盖义齿。

按扣附着体固位种植支持覆盖义齿(stud attachment overdenture)的种类比较多,目前应用比较广泛的按扣附着体的组合构件由阴体和阳体两部分组成。阴体为基台(图 12-87),阳体为与基台扣碗相吻合的固位扣，由两部分组成：尼龙固位扣和金属底座。金属底座固定在义齿的基托内，当修复体经过长期使用固位效果下降时，只需要更换尼龙固位扣（图 12-88、图 12-89）。按扣附着体固位种植支持覆盖义齿可允许的两个种植体长轴间的夹角最大为 40°，尤其适合颌龈间距比较小的状况。一般用于种植 2 ～ 4 颗种植体时的设计。

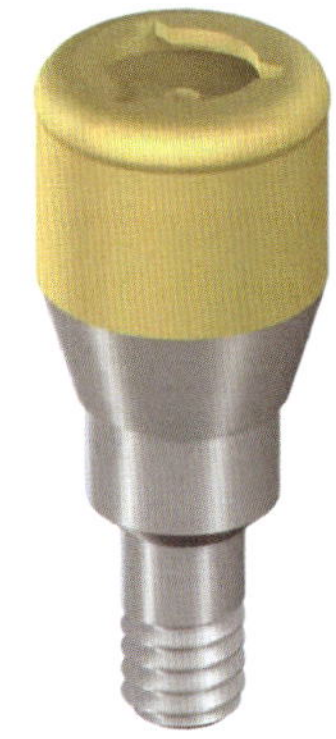

图 12-87　按扣附着体基台

【用物准备】

**1. 常规用物**　详见第一章相关内容。

**2. 特殊用物**　种植修复螺丝扳手、按扣附着体修复螺丝扳手、基台、固位扣套装、印模帽、替代体、印模材料及托盘、0.2% 醋酸氯己定、冲洗器、成型塑料粉液、高速手机、低速手机、钻针、面弓、𬌗叉、万向关节、𬌗平面板、垂直测量尺。

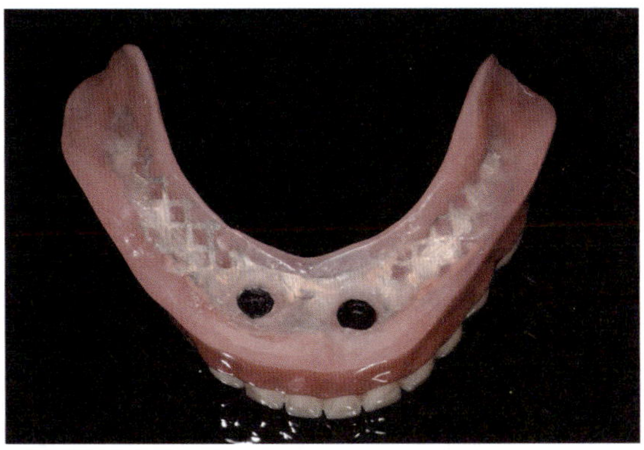

图 12-88　金属底座固定在基托内

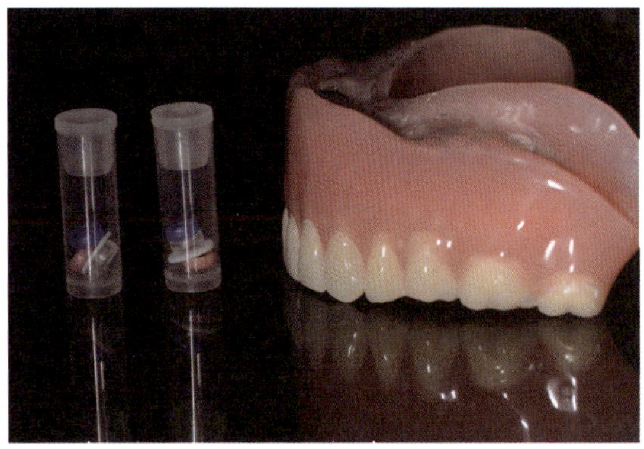

图 12-89　尼龙固位扣及覆盖义齿

【按扣附着体固位种植支持覆盖义齿护理配合流程】

按扣附着体固位种植支持覆盖义齿护理配合流程见表 12-15。

表 12-15　按扣附着体固位种植支持覆盖义齿护理配合流程

| 医生操作流程 | 护士配合流程 |
|---|---|
| 1. 治疗前准备 | |
| （1）讲解治疗方案 | 护理评估：健康史、口腔情况、心理社会状况<br>准备常规用物、印模制取用物 |
| （2）签署治疗同意书 | 资料准备：病历资料、治疗同意书、影像资料、模型资料等 |
| 2. 治疗中配合 | |
| （1）制取印模 | 调整椅位、灯光<br>制取印模的配合流程同牙列缺失修复治疗护理技术<br>预约患者复诊 |
| （2）确定颌位关系 | |
| 1）试戴树脂暂基托，磨改修整暂基托边缘 | 在低速手机上安装钨钢菠萝纹桃形钻针递予医生，用强力吸引器管吸去磨改时产生的粉尘 |
| 2）制作蜡堤 | 点燃酒精灯，裁剪大小适中的红蜡片，协助医生烤软红蜡片塑形 |
| 3）放入患者口内确定𬌗平面、引导患者咬合，确定垂直距离 | 递𬌗平面板予医生 |

续表

| 医生操作流程 | 护士配合流程 |
|---|---|
| 4)确定中线 | 递镜子请患者确认面部丰满度、垂直距离和高度,递雕刻刀予医生 |
| 5)取出确定颌位关系的殆托 | 冷水冲洗殆托 |
| (3)面弓转移 | |
| 1)将咬合记录材料固定于殆叉上 | 递咬合记录材料予医生 |
| 2)放入患者口内,嘱患者轻轻咬合 | 在患者两侧磨牙区域放置棉卷,协助患者轻轻咬合 |
| 3)调整放置面弓,两侧耳塞放入外耳道,旋紧鼻托螺丝,确认位置 | 协助医生将面弓固定于患者面部,双手扶持,确认外耳道和鼻托位置稳定 |
| 4)调整并拧紧万向关节使面弓与殆叉连接 | 双手扶持面弓,保持面弓位置 |
| 5)松开鼻托螺丝,嘱患者张口,取下面弓殆叉 | 双手扶持面弓,协助医生取下面弓殆叉 |
| 6)填写义齿设计单 | 冷水冲洗面弓殆叉,连同咬合记录及义齿设计单一起转交技工室,预约患者复诊 |
| (4)试戴覆盖义齿排牙蜡型 | |
| 1)将种植覆盖全口义齿蜡型放入患者口内试戴 | 消毒种植覆盖全口义齿蜡型,递予医生,为患者提供面镜,请患者确认口唇丰满度和垂直距离 |
| 2)检查颌位关系、排牙位置、丰满度,请患者确认后取出,填写义齿设计单 | 试戴方法同常规全口义齿修复方法,排牙蜡型从口内取出后用冷水冲洗,连同义齿设计单一起转交技工室 |
| (5)安装基台 | |
| 1)卸下愈合基台,用0.2%醋酸氯己定冲洗牙龈袖口 | 传递种植修复螺丝刀,用冲洗器抽取0.2%醋酸氯己定递予医生,同时协助吸去冲洗液 |
| 2)安装基台,并锁紧基台(图12-90) | 传递基台修复螺丝刀及扳手 |
| 3)安装转移帽在基台上 | 传递基台修复螺丝刀及扳手 |
| (6)制取二次印模 | |
| 1)利用个别托盘制取非开窗式印模,调试、修整个别托盘 | 在低速手机上安装钨钢菠萝纹磨头桃形钻针递予医生,用强力吸引器管吸去打磨时产生的大量粉尘 |
| 2)用注射器将印模材料推注在口内转移帽周围 | 调拌印模材料后注入注射器,递予医生,按印模材料说明书记时 |
| 3)将个别托盘放入患者口内 | 将盛有印模材料的个别托盘,递予医生,协助医生制取印模 |
| 4)印模材料凝固后,取下托盘 | 协助医生取下托盘,清理患者口内、口周印模材料 |
| 5)用0.2%醋酸氯己定冲洗牙龈袖口,安装愈合基台 | 传递0.2%醋酸氯己定冲洗器,传递种植修复螺丝刀及愈合基台 |
| 6)处理印模,将种植体替代体与转移帽相连接 | 协助医生连接种植体替代体与转移帽 |
| 7)填写义齿设计单 | 消毒印模,将印模、义齿设计单转交技工室<br>预约患者复诊 |
| (7)戴用修复体:将覆盖义齿戴入患者口内,确认基台与义齿内固位扣顺利就位,调殆并抛光 | 传递下颌全口义齿<br>安装调殆用牙科手机及钻针,传递咬合纸 |
| 3.治疗结束 | 整理用物,进行物体表面擦拭消毒 |

【术后宣教】

1. 因为口内安放了基台，所以应提醒患者餐后认真清洁基台，用牙刷或牙线将环绕基台颈部的软垢清除。

2. 嘱患者餐后及时清洁义齿，不用时可摘下，清洁后放在冷水中浸泡。

3. 提醒患者口内固位扣因反复摘取存在脱落的风险，每次摘取时应检查义齿内的固位扣是否在位，如发现脱落，可能会在口内的基台上，及时复诊重新粘接固位扣。

4. 及时发现附着在基台上的异物，以免影响义齿就位。

5. 长期使用可导致固位扣内的尼龙扣出现磨损，必要时复诊更换。

6. 嘱患者定期复查。

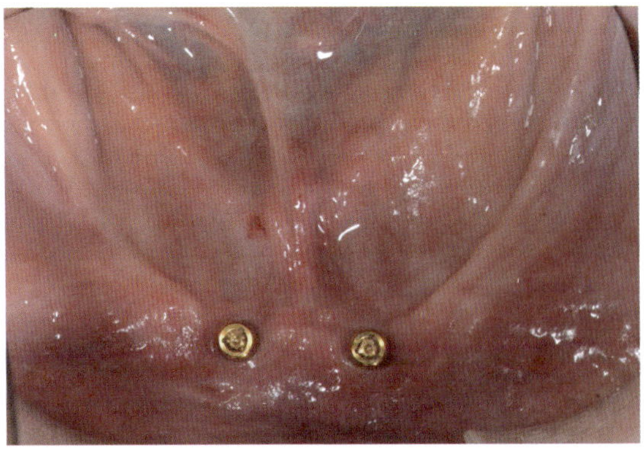

图 12-90　安装基台

### （三）磁性附着体固位种植支持覆盖义齿

磁性附着体固位种植支持覆盖义齿（magnetic attachment overdenture）是将磁性基台连接于种植体上，磁石固定在全口义齿组织面，二者相吸产生固位力的义齿。磁性附着体固位种植支持覆盖义齿可以确保适宜的冠根比例，最大限度地减小施加在种植体上的侧向力，从而确保种植体的长期稳定性。临床操作简便快捷，疗程短，患者易摘戴和清洁（图 12-91 ～图 12-93）。

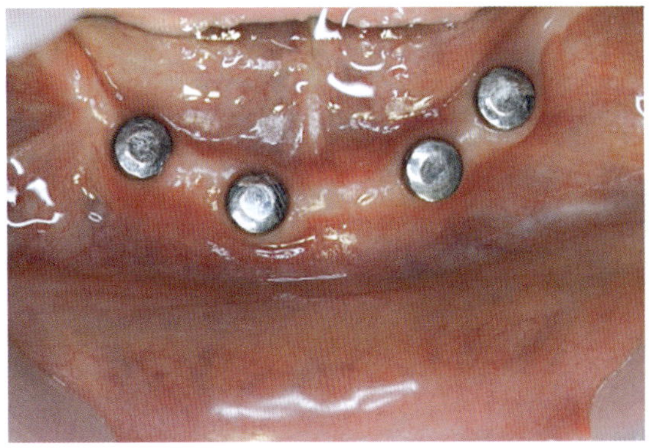

图 12-91　磁性基台连接于种植体上

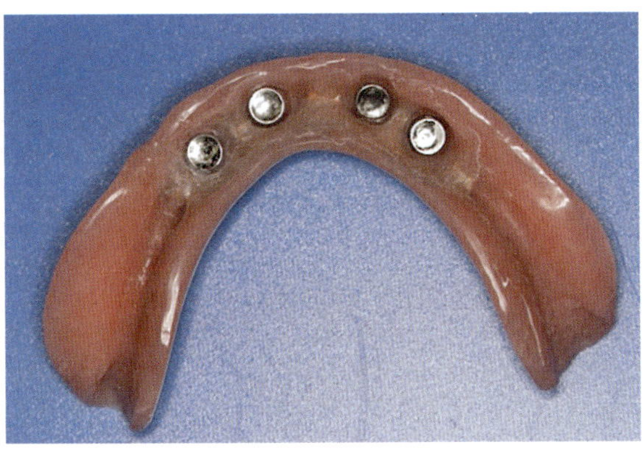

图 12-92　磁石固定在种植体组织面上

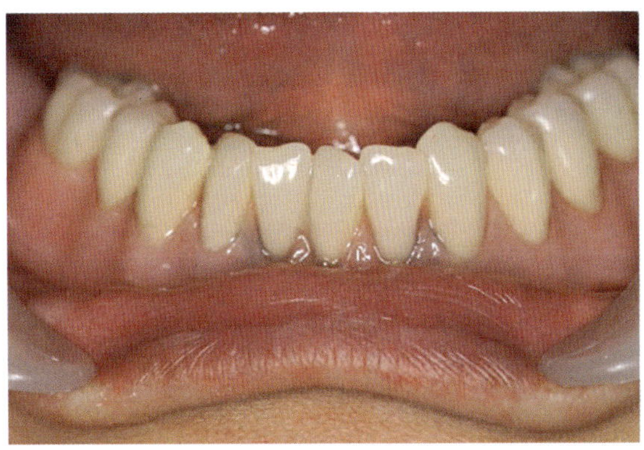

图 12-93　磁性附着体固位种植支持覆盖义齿在口内就位

【用物准备】

**1. 常规用物**　详见第一章相关内容，以及敷料、凡士林棉签。

**2. 特殊用物**　种植修复螺丝扳手、磁性附着体修复螺丝扳手、印模材料及托盘、0.2% 醋酸氯己定、冲洗器、义齿基托粉液、高速手机、低速手机、钻针、面弓、𬌗叉、万向关节、𬌗平面板、垂直测量尺、磁性基台、磁石。

## 【磁性附着体固位种植支持覆盖义齿护理配合流程】

磁性附着体固位种植支持覆盖义齿护理配合流程见表 12-16。

表 12-16　磁性附着体固位种植支持覆盖义齿护理配合流程

| 医生操作流程 | 护士配合流程 |
| --- | --- |
| 1. 治疗前准备 | |
| (1)讲解治疗方案 | 护理评估:健康史、口腔情况、心理社会状况 |
| (2)签署治疗同意书 | 资料准备:病历资料、治疗同意书、影像资料、模型资料等<br>用物准备:口腔检查器械、口杯及漱口水及印模制取用物 |
| 2. 治疗中配合 | |
| (1)制取印模 | |
| 1)卸下愈合基台,用 0.2% 醋酸氯己定冲洗牙龈袖口 | 安排患者就座,调整椅位、灯光,用冲洗器抽取 0.2% 醋酸氯己定递予医生,同时协助吸去冲洗液 |
| 2)安装磁基台,并锁紧基台 | 传递磁性附着体修复螺丝扳手,调整扭矩扳手,递扭矩扳手予医生 |
| 3)按常规制取无牙颌印模 | 同制取无牙颌印模护理配合流程 |
| 4)填写设计单 | 将印模和设计单交技工室,制作磁性附着体固位种植支持覆盖义齿,预约患者复诊 |
| (2)确定颌位关系:同杆卡附着体固位种植支持覆盖义齿修复护理配合流程 | 同杆卡附着体固位种植支持覆盖义齿修复护理配合流程 |
| (3)面弓转移:同杆卡附着体固位种植支持覆盖义齿修复护理配合流程 | 同杆卡附着体固位种植支持覆盖义齿修复护理配合流程 |
| (4)试戴覆盖义齿排牙蜡型:将技工室在蜡托上试排好的人工牙放入患者口内试戴,请患者确认后取出 | 消毒种植覆盖义齿蜡型,递予医生,为患者提供面镜,请患者确认口唇丰满度和垂直距离,将义齿蜡型从口内取出后用冷水冲洗,转交技工室,完成义齿制作,预约患者复诊 |
| (5)戴用种植支持覆盖义齿修复体 | |
| 1)义齿口内初步调𬌗 | 安装低速手机及钻针,传递咬合纸 |
| 2)将义齿组织面预留容纳磁基台固位体的窝洞适当扩大 | 使用强力吸引器吸去调磨产生的粉尘 |
| 3)将磁石吸附在对应的磁基台上 | 裁剪圆形塑料帽,隔在磁基台与磁石之间(图 12-94、图 12-95) |
| 4)隔湿,将义齿基托材料放入预留容纳磁石的窝洞中,重衬义齿就位 | 协助隔湿,调拌少量义齿基托材料,协助义齿就位,使用强力吸引器吸除材料异味 |
| 5)逐一固位磁石 | 调拌义齿基托材料,协助逐一固位磁石 |
| 6)细致调𬌗并抛光 | 安装低速手机及钻针,传递咬合纸 |
| 3. 治疗结束 | 整理用物,进行物体表面擦拭消毒 |

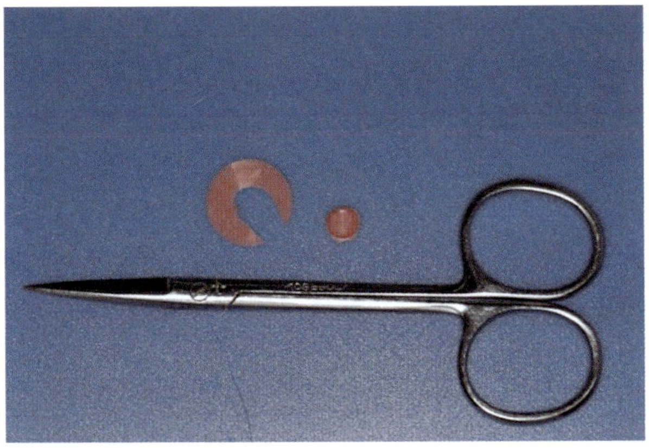

图 12-94　裁剪圆形塑料帽

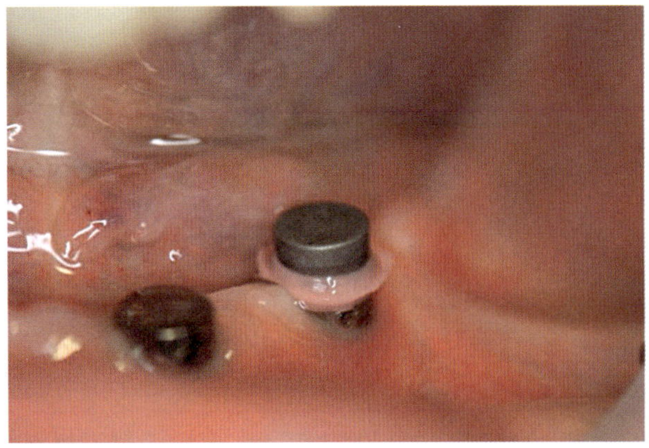

图 12-95　将塑料帽隔在磁基台与磁石之间

【术后宣教】

1. 为患者制取印模时，口内安放了磁基台，应提醒患者餐后认真清洁磁基台，用牙刷或牙线将环绕磁基台颈部的软垢清除。

2. 嘱患者餐后及时清洁义齿，不用时可摘下，清洁后放在冷水中浸泡。

3. 提醒患者口内磁基台带有良好的磁性，会对入口的金属物品产生吸附作用，如某些中药、藏药中带有微量细小金属颗粒，会吸附在磁基台上，影响义齿就位。

4. 嘱患者定期复查。

## 二、即刻固定修复

无牙颌种植支持固定义齿修复是口腔种植修复治疗的方法之一，通常是指单颌植入 4 ～ 6 颗种植体支持分段式临时冠桥或一体式的固定义齿修复。由于其能避免上颌窦底提升术创伤、下牙槽神经损伤，以及在术后最短时间内完成固定义齿修复，恢复患者美观、发音及咀嚼等功能，所以得到越来越多的患者的认可（图 12-96、图 12-97）。

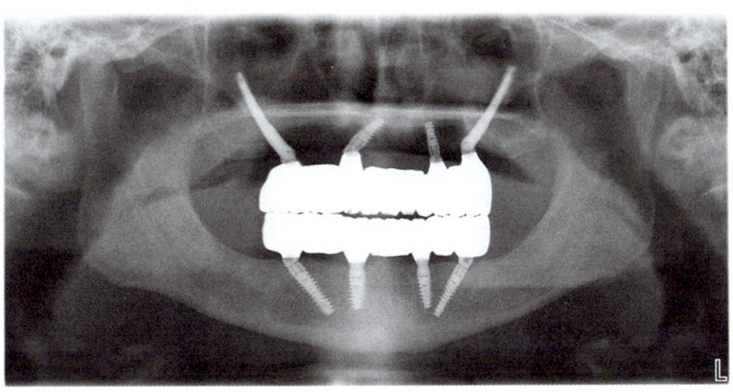



图 12-96　“all-on-4”种植术后全口牙位曲面体层片

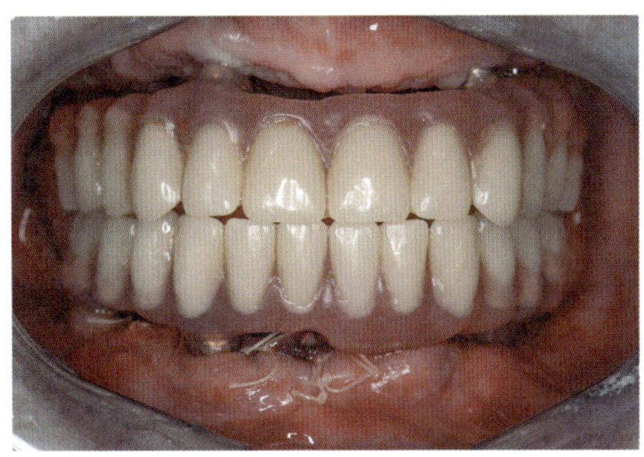

图 12-97　“all-on-4”种植修复后口内像

【适应证】

1. 要求固定修复的无牙颌患者。

2. 颌位关系和上唇丰满度符合无牙颌固定修复的基本要求。

3. 骨质、骨量至少允许单颌植入 4 颗直径不小于 3.5mm、长度不小于 10mm 的种植体，植入时能够获得扭矩>35N·cm 的初期稳定性。

（1）上颌：牙槽嵴宽度≥5mm，双侧上颌尖牙之间的牙槽嵴最小骨高度≥10mm。

（2）下颌：牙槽嵴宽度≥5mm，双侧颏孔之间的牙槽嵴最小骨高度≥8mm。

【用物准备】

**1. 常规用物** 详见第一章相关内容，以及口杯、三用枪、敷料、棉签。

**2. 其他用物** 种植修复螺丝刀、通用扭矩扳手、冲洗器、0.2% 醋酸氯己定溶液、75% 乙醇棉球、咬合纸、牙科手机、各型钻针、水门汀充填器、藻酸盐印模材料。

**3. 特殊用物** 开窗式种植复合基台水平转移杆及替代体（图 12-98）、无牙颌拉钩（图 12-99）、种植修复专用托盘（图 12-100）、结扎丝、丙烯酸树脂材料、丙烯酸树脂材料混合注射枪及一次性混合头、透明硅橡胶印模材料、透明硅橡胶混合注射枪及一次性混合头、硅橡胶印模材料、硅橡胶印模材料混合注射枪及一次性混合头、临时树脂材料（图 12-101）、蜡片、三角蜡刀。

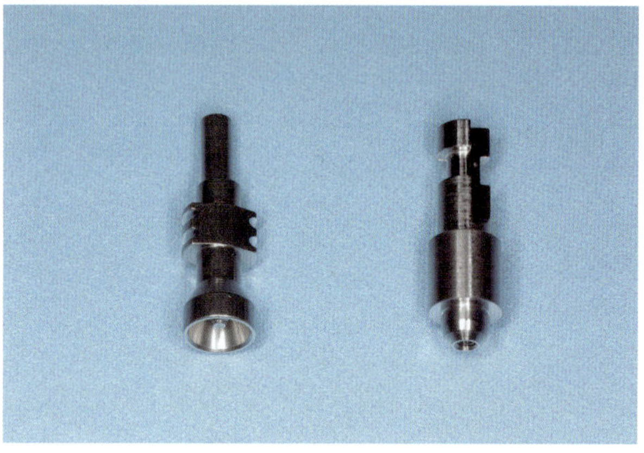

图 12-98 开窗式种植复合基台水平转移杆及替代体

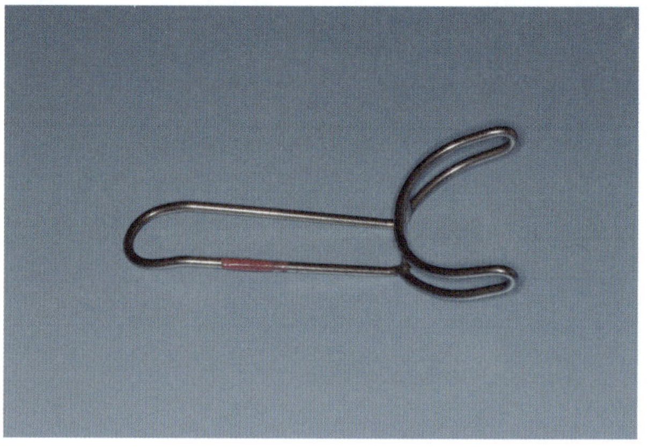

图 12-99 无牙颌拉钩

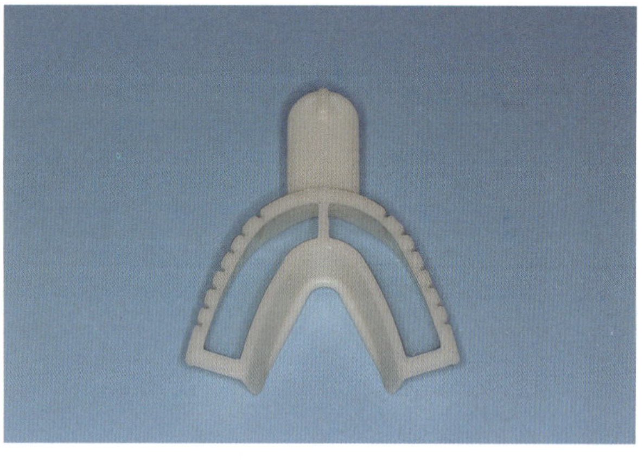

图 12-100 种植修复专用托盘

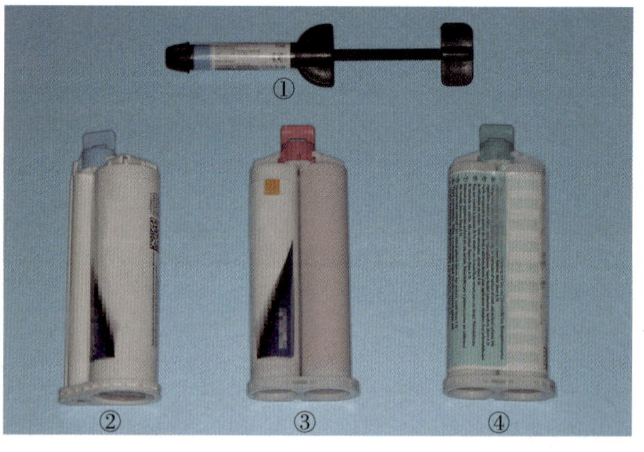


图 12-101 材料用物准备

①临时树脂材料；②丙烯酸树脂材料；③硅橡胶印模材料；④透明硅橡胶印模材料。

【无牙颌种植支持固定义齿修复护理配合流程】

无牙颌种植支持固定义齿修复护理配合流程（以“all-on-4”即刻种植支持固定义齿修复为例）见表 12-17。

表 12-17　无牙颌种植支持固定义齿修复护理配合流程

| 医生操作流程 | 护士配合流程 |
| --- | --- |
| 1. 治疗前准备 | |
| (1)阅读病历，核对患者信息及手术后 X 线片 | 准备病例及相关资料，核对患者信息 |
| (2)检查患者口内情况，询问评估患者即刻术后身体状况，向患者确认修复方式、流程及费用 | 协助患者就座，直立椅位<br>用凡士林棉签润滑患者口角，防止无牙颌拉钩长时间牵拉疼痛<br>根据患者目前身体情况，给予患者心理护理，嘱患者放松，安抚患者紧张情绪<br>准备口腔检查器械、口杯 |
| 2. 制取开窗式复合基台水平印模 | |
| (1)卸下复合基台愈合帽 | 调整椅位及灯光<br>嘱患者张口，去除术后止血纱布，使用无牙颌拉钩充分暴露操作区域，吸引器吸除口内血液及唾液<br>传递种植修复螺丝刀予医生 |
| (2)冲洗牙龈袖口 | 传递抽取 0.2% 醋酸氯己定冲洗器予医生，同时吸去冲洗液 |
| (3)分别安装开窗式转移杆，逐一确认转移杆就位并锁紧 | 传递开窗式转移杆及螺丝刀 |
| (4)用结扎丝刚性连接各转移杆，并用丙烯酸树脂材料连接(图 12-102) | 传递结扎丝及丙烯酸树脂材料，协助医生检查树脂材料连接是否充分 |
| (5)试无牙颌托盘，确认转移杆螺钉暴露，无遮挡 | 传递无牙颌托盘，确认托盘大小合适<br>必要时传递低速手机调改托盘，75% 乙醇棉球擦拭消毒，吹干待用 |
| (6)制取开窗式工作印模：将注射枪内终印模材料逐一推注在转移杆周围及转移杆与牙槽嵴之间，再将印模托盘放入口内 | 传递硅橡胶印模材料混合注射枪予医生打终印模材料，同时调拌初印模硅橡胶材料放于开窗托盘中<br>传递托盘予医生后按下计时器 |
| (7)托盘安放位置准确，逐一确认开窗转移杆螺钉暴露在托盘开窗处 | 协助医生确认托盘位置及转移杆位置，及时清除多余印模材料 |
| (8)待印模材料凝固，逐一拧松开窗式转移杆，将印模从口内取出 | 传递螺丝刀 |
| (9)再次冲洗牙龈袖口 | 传递抽取 0.2% 醋酸氯己定冲洗器予医生，同时吸除冲洗液 |
| (10)安放复合基台愈合帽 | 传递复合基台愈合帽及螺丝扳手 |
| (11)连接转移杆与复合基台水平种植体替代体 | 传递种植体替代体及扳手予医生，协助固定印模位置，方便医生操作(图 12-103) |
| (12)制取对颌印模 | 调拌藻酸盐印模材料放于托盘中递予医生 |
| (13)填写义齿修复设计单 | 协助患者清理口周印模材料，消毒印模 |
| 3. 确定颌位关系 | |
| (1)取下复合基台愈合帽，试戴复合基台水平种植体支持光固化树脂暂基托蜡堤 | 传递螺丝刀，传递抽取 0.2% 醋酸氯己定冲洗器予医生，同时吸去冲洗液 |
| (2)确定患者𬌗平面，引导患者正中咬合(图 12-104) | 调整患者椅背成 45° 仰角 |

续表

| 医生操作流程 | 护士配合流程 |
| --- | --- |
| (3)确定垂直距离、丰满度、中线、𬌗唇面标志线，必要时记录咬合情况 | 嘱患者唇部自然放松，上下唇轻轻闭合，待医生调整好<br>传递镜子予患者，确认修复效果<br>传递三角蜡刀<br>传递咬合记录材料 |
| (4)取出完成颌位关系记录后的树脂基托蜡堤，安装复合基台保护帽 | 传递螺丝刀<br>流动冷水冲洗基托蜡堤 |
| 4. 试戴义齿排牙蜡型 | |
| (1)取下复合基台保护帽，将技工室在𬌗架上排好的种植体支持的排牙蜡型戴入患者口中，拧紧螺钉 | 传递螺丝刀 |
| (2)检查颌位关系、查看排牙效果，必要时记录咬合情况，请患者确认后取出蜡型 | 传递螺丝刀<br>传递咬合记录材料<br>冷水冲洗取出后的排牙蜡型 |
| 5. 戴牙 | |
| (1)取下复合基台保护帽，冲洗牙龈袖口 | 传递螺丝刀<br>用抽取 0.2% 醋酸氯己定溶液冲洗器递予医生，同时协助吸除口内冲洗液及血液，保障医生操作视野清晰 |
| (2)安装义齿，确认义齿被动就位，逐一锁紧修复螺丝 | 传递螺丝刀<br>协助医生暴露种植体基台位置，确认义齿就位<br>传递通用扭矩扳手并与医生确认扭力大小(图 12-105) |
| (3)调𬌗，抛光 | 镊子夹咬合纸递予医生<br>安装调𬌗用牙科手机及钻针递予医生 |
| (4)清洁义齿并隔湿 | 吸去口内血液及唾液<br>三用枪冲洗并吹干螺丝孔<br>传递棉卷 |
| (5)封闭螺丝孔：用水门汀充填器将适当长度生料带充填于螺丝孔，压紧，表面用光固化临时树脂材料封闭，戴牙完成 | 准备适当长度生料带及临时树脂材料<br>传递水门汀充填器 |

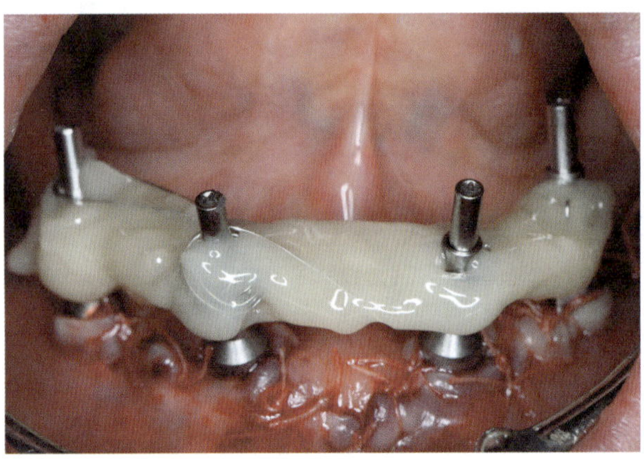

图 12-102　下颌连接转移杆开始修复

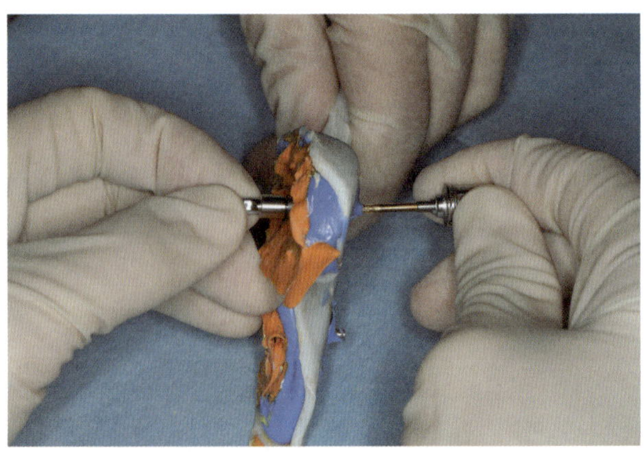

图 12-103　协助固定印模位置，方便医生操作

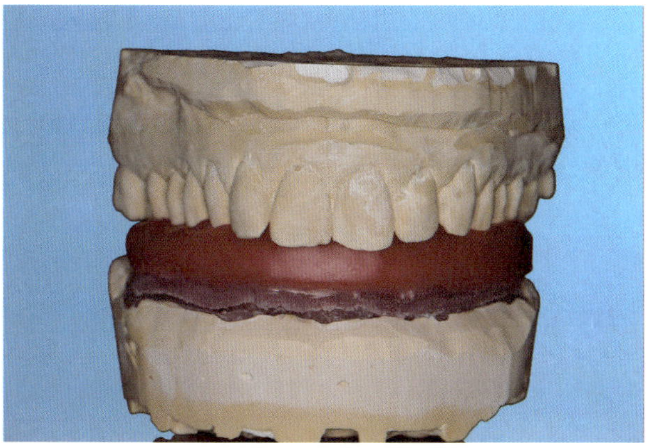

图 12-104　确定颌位关系

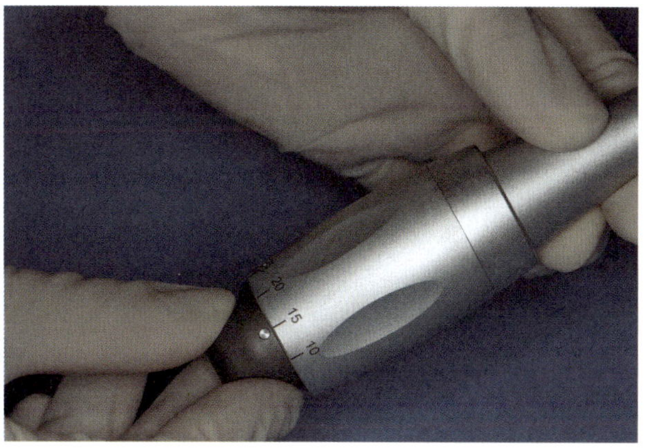

图 12-105　确认扭力大小

【术后宣教】

1. 嘱患者种植即刻修复术后当天勿使用牙刷清洁义齿，进食后可先用清水轻轻漱口（以温凉清水为宜），避免刺激术区伤口引起出血，再使用氯己定漱口液轻轻含漱。

2. 种植即刻修复术后第二天可使用牙刷清洁义齿，动作应轻柔，注意保护伤口。进食后先用清水漱口，再使用氯己定漱口液含漱。遵医嘱使用漱口液 5 ～ 10 天，如发现口腔黏膜出现不适，应立即停用漱口液并联系医生复诊。

3. 若为牙列缺失颧骨种植术后即刻修复患者，应告知术后一般 3 ～ 5 天肿胀最为明显，之后症状逐渐减轻。术后 48 小时内可进行适当冰敷缓解肿胀。

4. 种植伤口愈合后，给予患者正确详尽的口腔卫生宣教，提高患者口腔卫生维护意识，达到良好的口腔维护效果。

（1）嘱患者选择软硬适度的小头牙刷，一般以 2 颗牙的宽度为宜，轻轻颤动，每次刷牙 3 分钟以上（图 12-106）。再根据种植修复体的不同形态，配合使用长度、宽度及弯曲度合适的种植专用牙刷进行义齿清洁，达到清洁义齿的目的（图 12-107）。

（2）嘱患者除建立早晚刷牙的习惯外，尽量做到每次进食后，将口内食物残渣及义齿清洁干净。义齿的组织面和舌面清洁难度较大（图 12-108），应使用冲牙器、牙间隙刷或种植体专用牙线等清洁工具，可有效控制软垢和菌斑的形成（图 12-109 ～图 12-111）。

**5. 饮食指导**　嘱患者术后当天进食温凉细软的餐食。术后 3 个月内尽量吃软食。术后 3 个月后吃正常软硬度的食物，合理使用义齿，改变不良的咀嚼及饮食习惯，避免义齿损坏（图 12-112）。忌用种植牙咬过硬过韧食物（如螃蟹壳、坚果壳、牛肉干等），避免使用前牙啃咬的进食方式（如啃玉米、苹果等），应切成小块食用（图 12-113）。

6. 嘱患者左右双侧均衡使用义齿，不要偏侧咀嚼。对可疑磨牙症或紧咬牙的患者给予干预措施，入睡时戴用𬌗垫。观察𬌗垫使用情况，出现破损及时更换。

7. 对于初戴无牙颌固定义齿出现发音异常的患者，日常生活中需要进行适当的语音训练，多读多练。大多患者在戴用义齿数周后，发音问题和口腔异物感都会得到逐渐改善，无须做特别处理。

8. 嘱患者养成良好生活习惯，控制血糖，不吸烟，不熬夜，多进行户外活动，保持身心健康，提高自身免疫力，使身体处于良好的健康状态，以有利于种植体骨结合，降低种植体周炎发生的概率。

9. 嘱患者定期复诊，患者应在术后 2 周和术后 3 个月复诊，检查伤口及种植体情况。之后规律复诊，每年复诊一次，进行影像学检查，查看种植体稳定性及义齿使用情况，根据复诊情况给予个性化口腔卫生宣教。

10. 如出现义齿损坏或种植体周肿痛等不适，需要及时复诊。

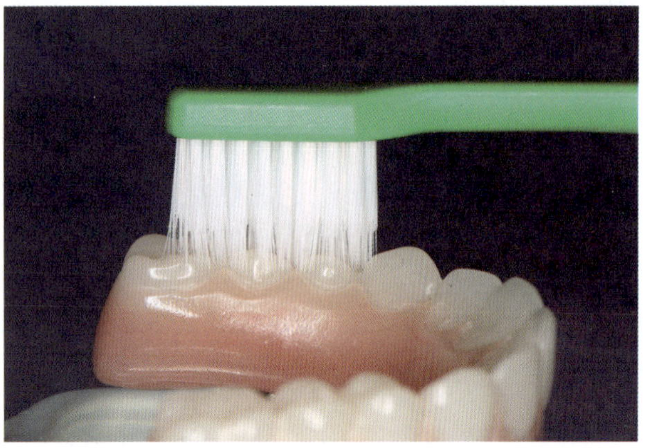

图 12-106　将牙刷放在义齿表面，轻轻颤动

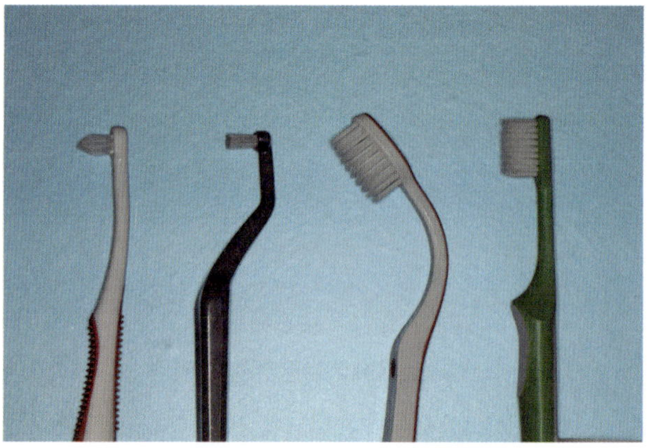

图 12-107　根据情况选择不同形态的牙刷

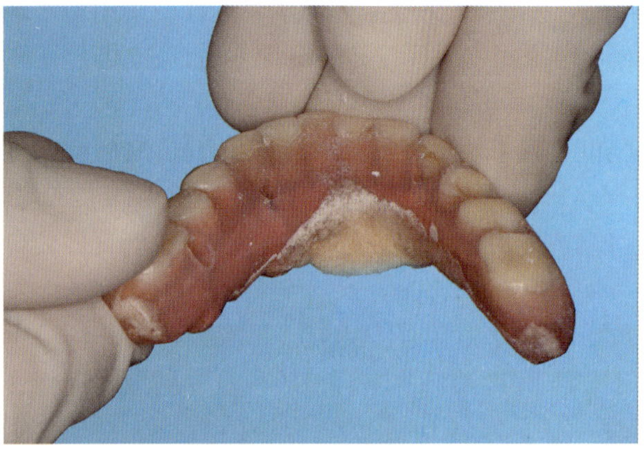

图 12-108　下前牙舌侧不易清洁

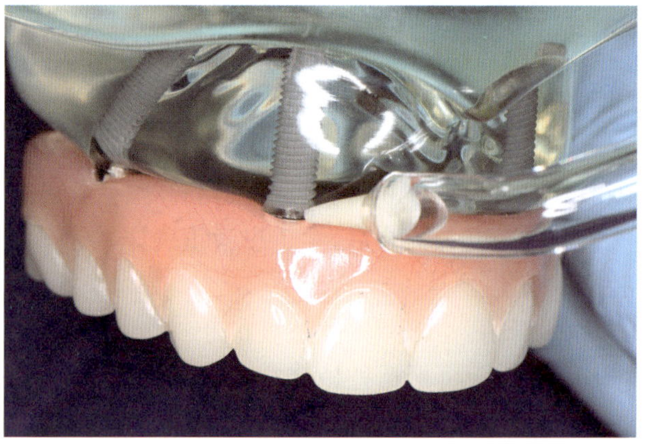

图 12-109　辅助使用冲牙器

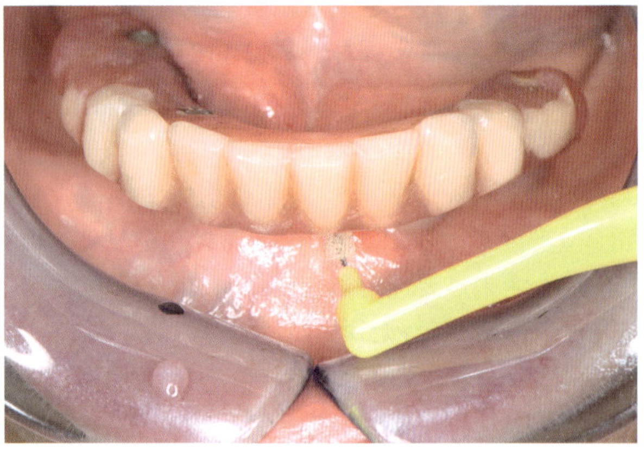

图 12-110　辅助使用牙间隙刷

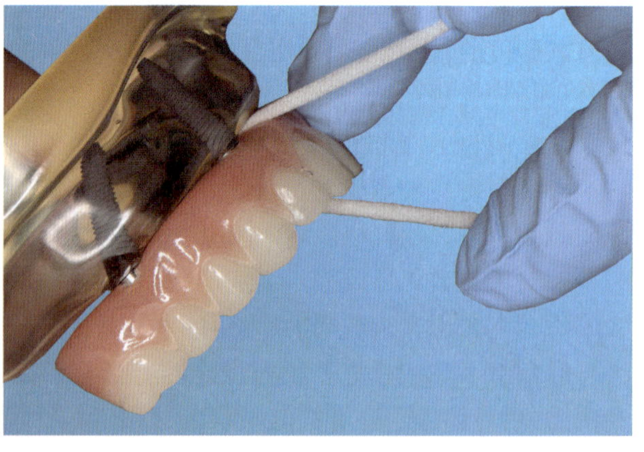

图 12-111　辅助使用种植体专用牙线

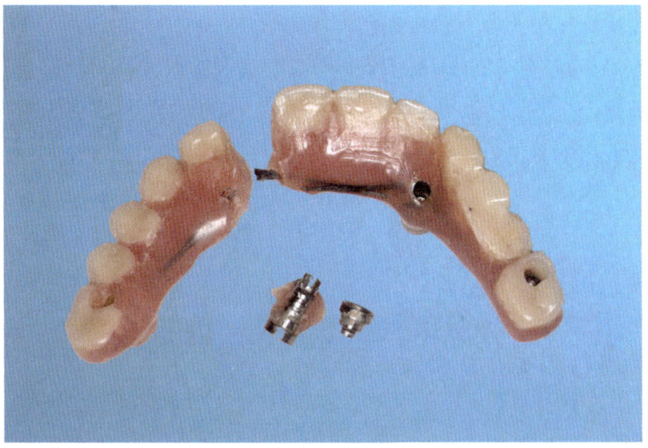

图 12-112　义齿损坏

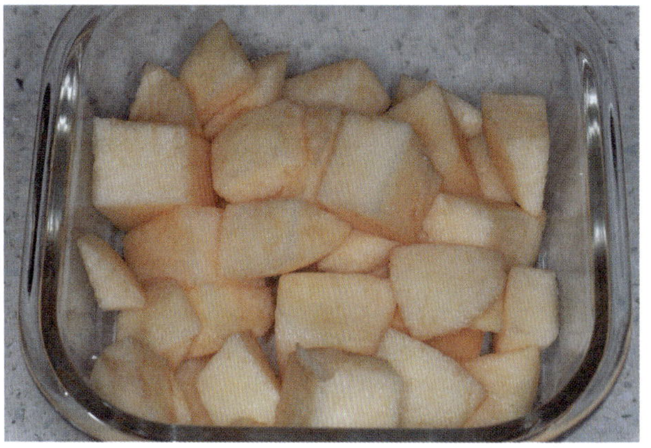

图 12-113　切成小块食用

（宣　岩　张亚池　陈云涛　徐　迪）

## 第七节　种植修复并发症的观察与护理

应用种植体修复或重建缺失牙、牙列或颌面部组织过程中包含多个治疗阶段，受患者个体差异、医生的临床经验及种植义齿材料性能等因素的影响，不可避免地会出现一些并发症。这些并发症可分为种植外科手术并发症、机械并发症和生物学并发症三大类，其中，种植外科手术并发症包括术中并发症和术后并发症。临床工作中若能采取积极有效的护理措施，科学防范与处理，可最大限度地避免并发症的发生，促进患者康复。

### 一、种植外科术中并发症

种植外科术中并发症（intraoperative complications）是指在种植外科手术进行过程中发生的并发症，包括术中出血、神经损伤、上颌窦黏膜穿孔、邻牙损伤、器械误吞误吸、种植体初期稳定性差等。

#### （一）术中出血

出血包括软组织、骨组织及重要血管出血。一般来说，术中除手术切口黏膜、翻瓣和备洞时会有少量出血外，种植术中严重出血罕见。

**1. 主要原因**

（1）存在凝血功能障碍或因心血管疾病服用抗凝药物。

（2）未进行控制的高血压。

（3）黏骨膜翻瓣损伤血管后未缝扎。

（4）备洞或去骨时损伤血管。

**2. 预防**

（1）初诊治疗时询问相关病史及用药史，术前检查血常规和凝血功能。凝血功能异常者，建议先行治疗后择期进行种植手术；服用抗凝药者，根据内科医生的评估和建议确定是否短期内停药。

（2）伴发基础疾病者嘱其按要求服用药物，严密监测生命体征，术前、术中控制血压。

**3. 护理措施**　备止血设备和材料，针对出血原因协助予以相应处理。

（1）若出血发生在软组织及损伤的血管，可先备纱布进行填塞、压迫止血；若压迫仍不能止血，需要配合行血管结扎，必要时备电刀辅助止血。

（2）若出血发生在骨面，除纱布压迫止血外，可传递使用骨蜡止血。

### (二)神经损伤

神经损伤是种植外科手术中出现的重要并发症之一,可发生在术中的任何阶段,多为下牙槽神经、颏神经和舌神经损伤。一旦损伤,患者术后即刻出现感觉变化,下牙槽神经损伤、颏神经损伤表现为半侧下唇皮肤、切牙至前磨牙区唇颊侧牙龈和口腔前庭黏膜麻木或感觉异常,舌神经损伤表现为半侧舌前2/3黏膜及舌侧牙龈或部分舌尖黏膜麻木或感觉异常。

**1. 主要原因**

(1)手术创伤过大。

(2)局部阻滞麻醉操作。

(3)备洞时器械损伤神经。

(4)种植体过长压迫神经。

**2. 预防**

(1)协助完善种植术前影像学检查。

(2)正确传递备洞用钻针,使用前核对型号;定期检查,及时更换磨损器械及钻针,保持刻度清晰。

(3)种植体植入前医生、护士共同核对型号,确保无误。

**3. 护理措施**

(1)协助评估患者相应区域感觉异常的情况,进行术后影像学检查。

(2)协助反旋种植体少许或取出种植体,重新植入长度较短的种植体或缝合创口择期种植。

(3)临床严密观察,嘱患者不适随诊,服用减轻水肿、营养神经的药物(如糖皮质激素、B族维生素等),配合理疗。

### (三)上颌窦黏膜穿孔

上颌窦黏膜穿孔多见于上颌后牙区种植时骨量不足,钻头或种植体穿破上颌窦黏膜进入上颌窦腔。

**1. 主要原因**

(1)术中操作不当:器械或种植体尖端穿破上颌窦底黏膜。

(2)上颌窦黏膜形态异常:如严重过敏性鼻炎患者黏膜多增厚、质地脆,易破裂穿孔;重度吸烟患者黏膜多发生不同程度萎缩、变薄。

(3)上颌窦底存在解剖变异。

**2. 预防**

(1)协助完善种植术前影像学检查。

(2)术前询问相关病史,评估患者全身情况。

(3)侧壁开窗时可使用超声骨刀、提升专用微创器械减少穿孔发生(图12-114、图12-115)。

**3. 护理措施**

(1)行侧壁开窗上颌窦底提升术时,若穿孔≤5mm,继续协助充分松解上颌窦黏膜,用可吸收胶原膜覆盖穿孔处后,再行植骨术;若穿孔>5mm,可备显微缝合器械协助缝合穿孔或先行关闭伤口,3个月后重新开窗植骨。

(2)行侧壁开窗上颌窦底提升术时,根据情况配合更换短种植体植入或关闭伤口择期外侧壁开窗植骨。

(3)术后遵医嘱给予患者口服抗生素,密切观察;若出现上颌窦炎症表现,需要协助取出种植体,并进行抗感染治疗。

### (四)邻牙损伤

一般来说,种植体与邻牙之间必须保持至少1.5mm的距离,以防损伤邻牙。当邻牙损伤后,临床多表现为术后患者自述邻牙出现不适或疼痛。

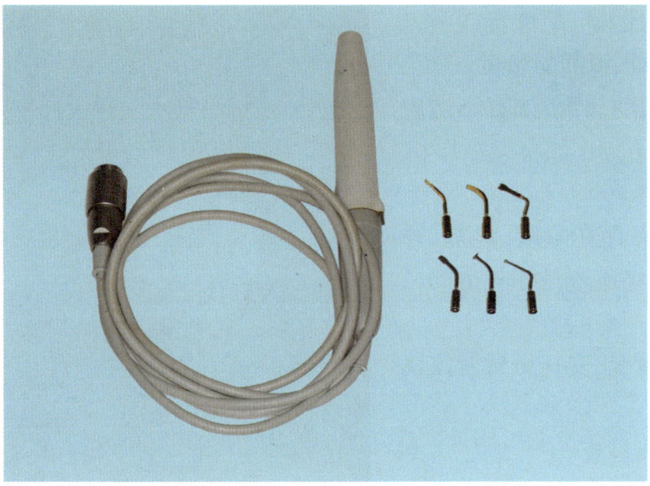

图 12-114　超声骨刀

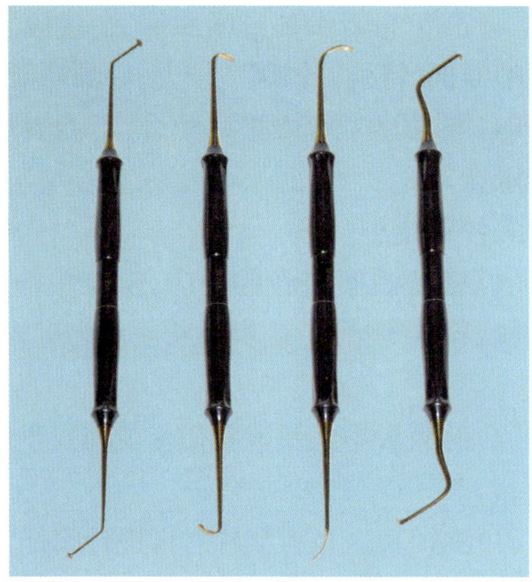

图 12-115　侧壁开窗上颌窦底提升术专用微创器械

**1. 主要原因**

（1）缺牙间隙过小、邻牙牙根向间隙倾斜。

（2）种植体直径过大或备洞过大。

（3）术中备洞方向偏斜：①术中用力方向不当；②患者开口度不够，钻针进入时无法放正。

**2. 预防**

（1）备洞过程中做好患者管理，嘱患者头部不动、保持张口；患者开口困难时，可在另一侧颌间放置开口器予以辅助。

（2）备洞时选择传递长度合适的钻针。

**3. 护理措施**

（1）协助拍根尖片或 CBCT，确认损伤。

（2）根据邻牙损伤程度，协助解释、处理和安抚患者：①若损伤的牙齿只是牙周膜损伤，可以自愈；②若已伤及根尖孔，损伤牙齿应做根管治疗；③若邻牙出现疼痛、牙髓炎、根尖周炎等情况，应协助取出种植体。

### （五）器械误吞误吸

种植手术中的小配件需要连接在专用器械上使用，治疗过程中滑脱频率较高，另外，螺丝刀等小器械也易脱手，一旦掉入患者口腔，就有可能造成误吞、误吸。

**1. 主要原因**

（1）小器械 / 配件种类多，使用频繁、握持不便。

（2）器械未安装到位或连接部位磨损，使用过程中松脱。

（3）手套表面湿润、摩擦力降低。

（4）器械使用方法错误。

（5）患者不配合。

**2. 预防**

（1）保证器械可以正常使用：定期检查器械磨损程度，若磨损严重或连接不牢固，应及时更换。

（2）规范器械的组装和传递方法：①熟练掌握器械、配件安装和使用方法；②配件安装完毕后，应再次确认是否牢固；③根据情况选择传递长度合适的器械；④在螺丝刀、指示杆等小器械上使用安全线（图 12-116），操作时在口外牵拉安全线；⑤使用纱布等填塞咽腔，进行屏障保护。

（3）选择防滑手套，提供擦手用纱布或小毛巾、协助保持手部干燥。

(4)避免患者头部过度后仰,造成脱落的器械、配件直接滑入患者咽喉部,特别警惕年龄较大、吞咽功能障碍、镇静的患者。

(5)指导患者术中张口配合,不能突然摆动头部,如有不适应发声示意。

3. 护理措施

(1)密切观察患者的反应,重点关注是否存在呛咳,疼痛,呼吸、吞咽异常等情形,初步判断脱落物进入消化道还是呼吸道的可能性。

(2)向患者本人及家属初步说明发生的情况,安抚患者及家属情绪。

(3)立即转送患者至放射科进行胸部X线检查。

(4)如发生误吞,可通过胸片确定脱落物的位置:若脱落物为锐利或较大物品,需要转运至综合医院在胃镜下取出脱落物。若脱落物对消化道损伤的危险性较小,嘱患者适量食用粗纤维类食物,自然排泄,分别于24小时、48小时拍射腹部平片检测异物所处位置及是否排泄。

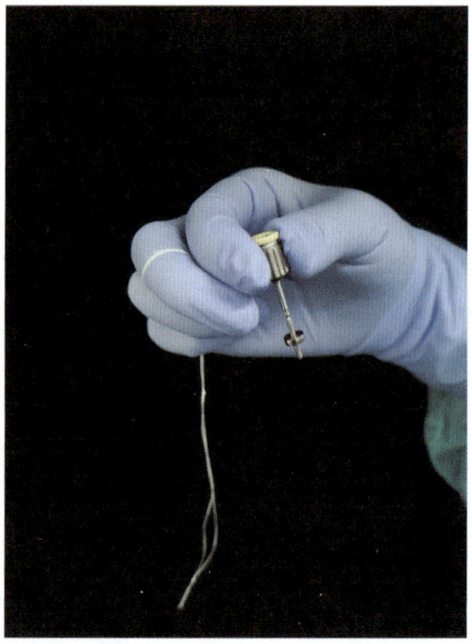

图 12-116 在螺丝刀上使用安全线

(5)如发生误吸,密切观察患者反应,协助给予吸氧等对症处理;立即转运至综合医院,24小时内用气管镜取出脱落物;转运途中尽量保持呼吸道通畅及头低位,避免异物进一步下移。

### (六)种植体初期稳定性差

初期稳定性是指临床上种植体植入时在骨内稳定不动,种植体直接与预备洞形的骨壁接触。初期稳定性是植入的种植体能否形成稳固的骨结合的主要影响因素之一。

1. 主要原因

(1)术中种植体预备洞形直径大于植入种植体直径。

(2)种植区骨质疏松。

(3)植骨区域局部温度>47℃进而发生骨坏死:①窝洞预备过程中冷却水不足;②植入区骨质致密。

2. 预防

(1)种植系统配套专用钻针保持锋利状态,钻针和种植体使用前应核对型号确保无误。

(2)备洞时用4℃生理盐水进行冷却,使用过程中确保冷却水打到钻针上;对骨质较硬病例,更换新钻针,种植机调高转速,加大冷却水量,避免局部温度过高产生骨坏死。

3. 护理措施

(1)如植入种植体达不到同期连接愈合基台暴露在口内的扭矩要求,协助安放愈合帽,预约患者6个月左右再行Ⅱ期手术暴露种植体。

(2)更换更大直径种植体。

(3)更换钻针,协助将洞形向深处预备。

### (七)其他

除上述并发症外,种植外科手术进行过程中还可发生颌骨骨折、种植体位置与轴向不理想、钻针折断、种植体折断、种植体无法完全就位等并发症,一旦发生,应协助医生及时处理。

## 二、种植外科术后并发症

种植外科术后并发症(postoperative complications)是指在种植外科手术后种植体愈合期间发生的并发症,包括术后出血及血肿、水肿、软组织裂开、术后感染、急性上颌窦炎、种植体松动等。

### （一）术后出血及血肿

术后 24 小时内术区会有少量出血，属于正常现象；若有持续性出血或明显的血块形成，属于术后出血，应及时处理。

**1. 主要原因**

（1）手术创伤过大或术中止血不完善。

（2）服用抗凝药者术前未停药，或存在凝血功能障碍未治疗。

（3）术后口腔护理不当，如漱口力度过大或过于频繁、食用较硬食物损伤伤口、术后经常用舌舔创缘等，造成缝线脱落或影响创缘的凝血而引起出血。

（4）术后伤口感染。

**2. 预防**

（1）术前了解患者的健康状况，仔细询问患者病史及用药史、是否使用全身抗凝药物，以及术前停药情况。

（2）完善术后健康宣教，详见本章第二节“一、牙种植体植入术”的术后宣教。

（3）手术创伤较大时，离院前为患者携带无菌纱布，嘱其大量出血时将纱布放在伤口处咬 30 分钟，一般可自行停止，若出血不止则及时就诊。

**3. 护理措施**

（1）若创口发生活跃性出血，术后 48 小时内局部压迫止血，给予冷敷，可局部应用止血药（如血凝酶）或辅助激光烧灼；如不能有效止血，需要辅助医生手术探查出血点，并在有效止血后重新缝合伤口。

（2）由感染引起的继发性出血，首先协助清创、去除感染灶。

（3）深部血肿，尤其是口底血肿，必要时需要协助医生重新翻瓣暴露出血区域，彻底止血。

（4）由凝血功能障碍引起的出血，需要咨询内科医生，采用相应治疗措施。

### （二）水肿

术后软组织水肿会导致伤口裂开，严重者可导致骨组织暴露。

**1. 主要原因**　术中操作对组织的创伤会导致术后组织反应性水肿。

**2. 预防及护理措施**

（1）简单种植术后一般无明显水肿，但植骨、创伤较大的手术后出现水肿为正常现象，1 周后会逐渐消退，术前应及时告知患者，做好心理准备。

（2）配备微创器械，保持器械锋利度，尽量减少组织创伤；提高配合效率、缩短手术时间。

（3）遵医嘱给予患者服用地塞米松 0.75g，每天 2 次，服用 3 天；或术中局部黏膜下注射地塞米松（5mg/ml）。

（4）术区局部 48 小时内冷敷。

### （三）软组织裂开

软组织裂开后，裂口下方未愈合的创面中有骨质和种植体的暴露，表面有淡黄色渗出物。在引导性骨再生术（guided bone regeneration，GBR）的手术区域，创口裂开会引起膜材料或骨移植材料颗粒的暴露。

**1. 主要原因**

（1）软组织张力过大。

（2）过渡性义齿的压迫。

（3）患者因素：年龄过大、附着龈缺乏、创口感染、术区有瘢痕组织，以及吸烟与酗酒等不良生活习惯等。

**2. 预防**

（1）嘱年龄过大、局部组织愈合能力差的人，术前加强营养，保持口腔卫生，吸烟酗酒者戒烟、戒酒。

（2）注意饮食，以软食为主，避免术区咀嚼，保护伤口。

（3）原义齿需要在医生指导下使用，通常2周后根据情况可将原义齿调磨缓冲后方可戴用。

**3. 护理措施**

（1）对裂口不大的创口可不缝合，嘱患者加强口腔卫生和局部清洁；若裂口很大，根据实际情况协助清创缝合。

（2）协助完成过渡义齿的缓冲、重衬。

### （四）术后感染

术后感染的主要临床症状为术后出现种植区肿胀、疼痛、创口红肿，可有分泌物渗出，后期可有脓肿或瘘管形成。严重时可伴有发热、淋巴结肿大、开口受限和疼痛等。有时临床症状不明显，但有非常明显的种植体周骨质破坏及瘘管形成。

**1. 主要原因**

（1）医源性因素：①未遵守无菌原则，导致术中污染；②手术备洞深，冷却不够引起骨灼伤；③创口缝合时张力过大等。

（2）种植体因素：粗糙的种植体颈部设计等。

（3）患者因素：口腔卫生差、未控制的牙周病、吸烟、全身情况差等。

**2. 预防**

（1）术中使用4℃左右的生理盐水持续冷却，使用过程中确保冷却水打到钻针上。

（2）加强术中管理，避免唾液、牙石、牙周袋的炎性分泌物污染种植窝。

（3）严格无菌操作，种植体使用专用工具拿取，避免污染。

（4）遵医嘱合理使用抗生素。

（5）保持口腔卫生，使用抗菌漱口液含漱7～10天。

（6）规范处理种植器械。

**3. 护理措施**

（1）协助拆除创口1～2针缝线，冲洗种植区域，更换愈合基台，并给予相应抗感染治疗。

（2）若感染未能控制，协助将松动种植体及早取出。

（3）若为植骨材料感染，协助及时去除植骨材料，严格清创，重新关闭伤口，给予相应抗感染治疗。

### （五）急性上颌窦炎

急性上颌窦炎的主要临床表现为患者术区突然发生红肿，局部皮肤肿胀疼痛明显，流黄涕，口内异味，有脓液分泌，种植体松动，植骨材料在伤口裂开处排出，同时伴有发热、头痛等症状，上颌窦区触痛明显。

**1. 主要原因**

（1）上颌窦区域存在病变，术前未准确评估：如慢性上颌窦炎、上颌窦假性囊肿、先天性上颌窦结构异常、肿瘤等。

（2）术中感染。

**2. 预防**

（1）协助完善术前影像学检查评估患者状况，对于有上颌窦区域病变的患者，建议先行耳鼻咽喉科治疗，恢复正常3～6个月后再考虑手术。

（2）术中严格无菌操作。

（3）术后指导患者预防性应用抗生素，维护口腔卫生。

**3. 护理措施**

（1）遵医嘱给予患者抗生素治疗7～10天。

（2）如若症状没有改善且术区出现脓肿，协助切开引流，去除植骨材料，刮除炎症肉芽组织，必要时行上颌窦根治术。

（六）种植体松动

种植体植入后4周内可能发生松动，属于正常现象；若1个月后松动仍持续存在，需要引起警惕，患者往往无明显不适感，或只有轻微的不适感。

**1. 主要原因**

（1）愈合帽暴露。

（2）患者因素：吸烟、未控制的牙周病、口腔卫生差、患者全身状况差。

（3）种植体初期稳定性差。

（4）感染。

**2. 预防**

（1）术前仔细收集患者全身及局部情况，协助评估风险因素。

（2）术中配合医生精准、高效完成手术操作，严格无菌操作。

（3）术后指导患者预防性应用抗生素、维护口腔卫生、做好术区保护、戒烟、保持良好的身体状况。

（4）如发现愈合帽暴露，及时就诊。

**3. 护理措施**　协助取出种植体，清创并关闭伤口，愈合后评估再次种植的可行性。

## 三、机械并发症

机械并发症（mechanical complications）发生于种植系统部件及上部结构，包括种植体、基台、螺丝及上部的修复体冠桥、支架等。这些系统部件的连接界面是种植系统中容易产生应力集中的薄弱环节，也是种植修复体并发症的好发部位。种植修复体的机械并发症，主要包括基台松动或折断，基台螺丝或修复螺丝螺纹滑丝、松动或折断，修复体崩瓷，铸造支架折断，覆盖义齿磨损与固位不良等。

**1. 临床表现**　通常表现为修复体损坏、变形、断裂、松动、移位或脱落、𬌗关系紊乱、覆盖义齿磨损或固位不良。

**2. 主要原因**

（1）材料因素：物理性能不良、金属疲劳等。

（2）设计因素：设计缺陷（种植体支持力不足、游离端过长等）。

（3）技工因素：修复体形态不佳、材料选择和使用不当、加工精度差等。

（4）医源性因素：种植系统各部件未完全就位、操作扭力未达到种植系统要求、螺丝反复松紧等。

（5）患者因素：𬌗力过大（如磨牙症、咬合高点等）、咬硬物（如坚果、螃蟹壳）等。

**3. 护理措施**

（1）降低患牙𬌗力，对于有磨牙习惯的患者，建议夜间戴用𬌗垫；当存在咬合高点时，准备咬合纸，协助调整咬合，消除咬合高点，防止早接触。

（2）完善口腔健康宣教，指导患者由软到硬逐渐过渡饮食，避免食用坚果、咬螃蟹壳等，定期复查，不适随诊。

（3）配件发生松动时，应协助取下、清洗更换新配件后重新安装、锁紧。

（4）配件发生折断时，应协助医生尽快取下折断部分，更换新配件或重新设计制作。若种植体内部螺纹遭到破坏，准备特殊器械对种植体内部重新攻丝，仍不能解决时，可协助取出种植体。

（5）当修复体发生崩瓷时，螺丝固位的修复体可以协助拆卸后重新处理上瓷；对于粘接固位的修复体，若崩瓷面积小且不影响美观，可协助在口内直接调磨或用树脂进行修补，若崩瓷面积大或影响美观，协助拆除修复体并重新制作。

（6）设计、加工因素导致修复失败时，应协助取下修复体，重新设计和制作。

## 四、生物学并发症

生物学并发症(biological complications)指发生于种植体周软硬组织的炎症性损害,包括种植体周黏膜炎和种植体周炎。

**1. 临床表现**

(1)种植体周黏膜炎(peri-implant mucositis):局限于种植体周软组织的炎症性病变,不累及深层骨组织,去除菌斑后症状可逆转。临床表现为黏膜发红、组织肿胀、探诊出血和/或溢脓。

(2)种植体周炎(peri-implantitis):以菌斑为始动因素的种植体周黏膜炎症和进展性牙槽骨吸收。临床表现为种植体周黏膜发红、肿胀,可伴有疼痛,轻探出血和/或溢脓,探诊深度较基线检查增加,影像学表现显示存在≥3mm骨丧失。

**2. 主要原因**

(1)细菌感染因素:口腔卫生不良、未控制的牙周病等。

(2)生物力学因素:咬合过载。

(3)外科操作因素:种植体埋入过深、手术操作技术不佳等。

(4)修复因素:种植修复体邻接关系不良、边缘密合性差、粘接剂残留等。

(5)患者因素:角化牙龈缺失、遗传因素、糖尿病,且口腔卫生差,有吸烟、酗酒等不良生活习惯。

(6)其他因素:种植体表面形态、颈部设计不佳等。

**3. 护理措施**

(1)种植体周黏膜炎

1)准备碳纤维、钛或树脂材质的种植专用器械,协助完成种植体周洁治,清除菌斑(图12-117、图12-118)。准备3%过氧化氢溶液或0.12%氯己定溶液进行龈沟冲洗,局部涂布抗感染药,必要时口服抗生素。

2)加强口腔卫生宣教:种植义齿修复后,嘱患者保持良好的口腔卫生,及时清除食物嵌塞,避免长期刺激局部黏膜,定期口腔洁治。

3)定期复查随访,如有不适,及时就诊。

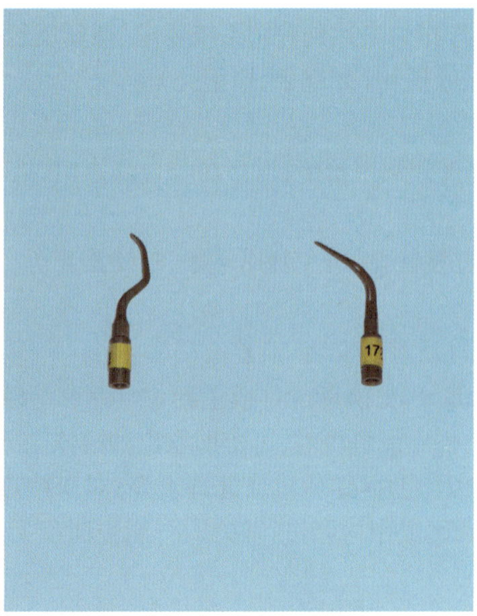

图12-117　碳纤维尖

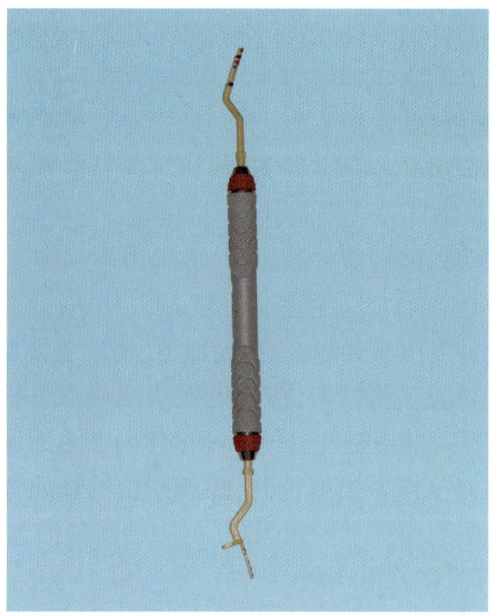

图12-118　种植专用牙周探针

（2）种植体周炎

1）准备碳纤维、钛或树脂材质的种植专用器械，协助应用手工或超声洁治等机械方法清除菌斑。

2）使用全身及局部抗菌药物。

3）激光治疗，如半导体激光、Er:YAG 激光及 Nd:YAG 激光等。

4）准备咬合纸，协助调整咬合，消除咬合高点，降低患牙殆力。

5）当非手术治疗不足以控制病情时，协助清创手术治疗。

6）当种植体周出现无法控制的感染，导致种植体松动时，应协助尽快取出失败的种植体，彻底清创后关闭伤口，视情况择期再行种植术或选择其他修复方式。

（尹丽娜　韩　梦）

# 第十三章 口腔颌面外科门诊护理技术

## 第一节　牙拔除术护理技术

牙拔除术（exodontia）是某些牙病的终末治疗手段，也是治疗口腔颌面部牙源性疾病或某些相关全身疾病的外科措施。复杂牙拔除术是相对一般牙拔除术的概念，是对存在较复杂牙病或生长畸形牙的治疗方法。本章重点讲解一般牙拔除术、复杂牙拔除术（牙根拔除术、下颌阻生第三磨牙拔除术和微创拔牙术）、心电监护下牙拔除术的临床护理技术。

### 一、一般牙拔除术护理技术

【适应证】

**1. 牙体病损**　牙体组织龋坏或破坏严重，用现有的修复手段已无法恢复和利用者。

**2. 根尖周病**　根尖周病变不能用根管治疗、根尖切除等方法治愈者。

**3. 牙周病**　晚期牙周病，牙周骨组织支持大部分丧失，采用常规治疗已无法取得牙的稳固和功能者。

**4. 牙折**　冠根折应综合考虑是否拔除，根中 1/3 折断者一般为拔牙适应证。

**5. 病灶牙**　引起颌骨骨髓炎、牙源性上颌窦炎等局部病变者。

**6. 埋伏牙、阻生牙**　引起邻牙牙根吸收、冠周炎、牙列不齐、邻牙龋坏者。

**7. 额外牙**　引起正常牙的萌出障碍或错位，造成错殆畸形者。

**8. 滞留乳牙**　影响恒牙萌出者。

**9. 错位牙**　影响功能、美观、造成邻近组织病变或邻牙龋坏，不能用正畸等方法恢复正常位置者。

**10. 治疗需要**　因正畸治疗需要进行减数拔牙；因义齿修复需要拔除的牙；囊肿或良性肿瘤累及的牙，影响治疗效果者。

**11. 颌骨骨折**　颌骨骨折线上的牙或牙槽突骨折所累及的牙，根据创伤治疗需要、牙本身的情况综合考虑是否拔除。

【用物准备】

**1. 常规用物、局部麻醉用物**　详见第一章相关内容。

**2. 一般牙拔除术器械**　牙龈分离器、牙挺、牙钳、刮匙（图 13-1）。

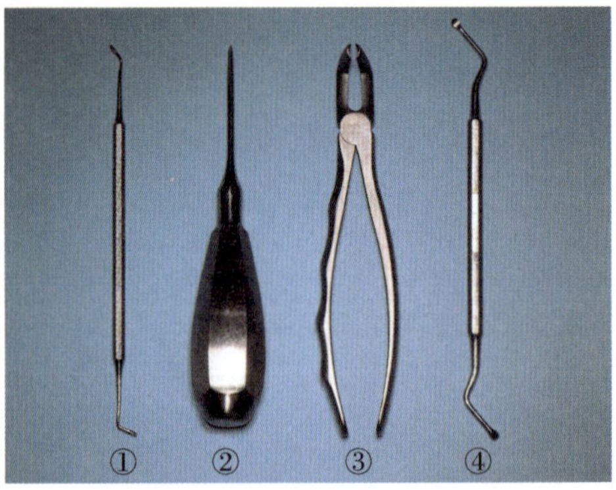


图 13-1　一般牙拔除术器械
①牙龈分离器；②牙挺；③牙钳；④刮匙。

## 【一般牙拔除术护理配合流程】

一般牙拔除术护理配合流程见表 13-1。

表 13-1　一般牙拔除术护理配合流程

| 医生操作流程 | 护士配合流程 |
|---|---|
| 1. 治疗前准备 | |
| （1）术前检查与评估 | 准备口腔检查器械、口杯、含漱液<br>准备影像学检查申请单<br>核对患者基本信息，询问有无拔牙禁忌证、药物过敏史，准备拔牙用物并摆放就位 |
| （2）向患者讲解病情、治疗计划，签署知情同意书 | 告知操作时若有不适，举左手示意<br>准备牙拔除术知情同意书 |
| （3）口腔预清洁 | 指导、协助患者使用含漱液含漱 2 ～ 5 分钟，用凡士林棉签润滑口角，根据患者拔除牙调节患者椅位 |
| 2. 治疗中配合 | |
| （1）局部麻醉 | 核对牙位，递 0.5% 碘伏棉球予医生消毒麻醉部位<br>遵医嘱准备局麻药及合适针头，检查注射器各关节是否连接紧密，核对局麻药的名称、浓度、剂量、有效期及患者姓名等，无误后抽吸或安装局麻药后递予医生<br>注射局麻药时，告知患者尽量放松，注射后严密观察患者反应 |
| （2）分离牙龈 | 递牙龈分离器予医生（图 13-2） |
| （3）挺松患牙 | 接回牙龈分离器，递牙挺予医生（图 13-3） |
| （4）安放牙钳，拔除患牙 | 接回牙挺，递适宜牙钳予医生（图 13-4）<br>在医生拔牙过程中，适时调节灯光，协助吸唾，保证视野清晰，吸唾过程中避免触碰术区<br>传递牙龈分离器、牙挺、牙钳等拔牙器械，用物时应严格遵循无菌操作原则<br>严密观察患者的面色、情绪及病情变化，特别注意患者的主诉并分散患者注意力，使患者在放松的状态下配合治疗 |
| （5）检查与处理拔牙创 | 接回牙钳，递刮匙予医生（图 13-5）<br>备好无菌棉卷或纱布，嘱患者咬紧，必要时备缝合包 |
| 3. 治疗结束 | 清洁口周，整理用物，进行物体表面擦拭消毒，术后宣教 |

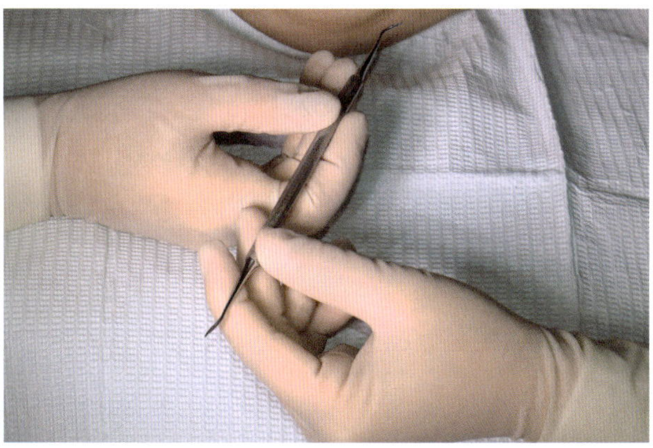

图 13-2　传递牙龈分离器

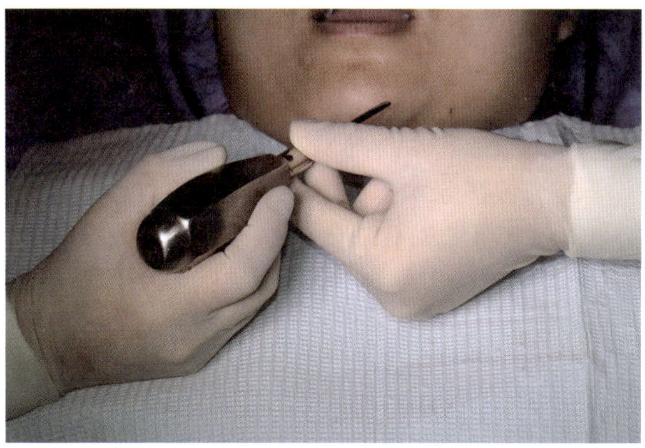

图 13-3　传递牙挺

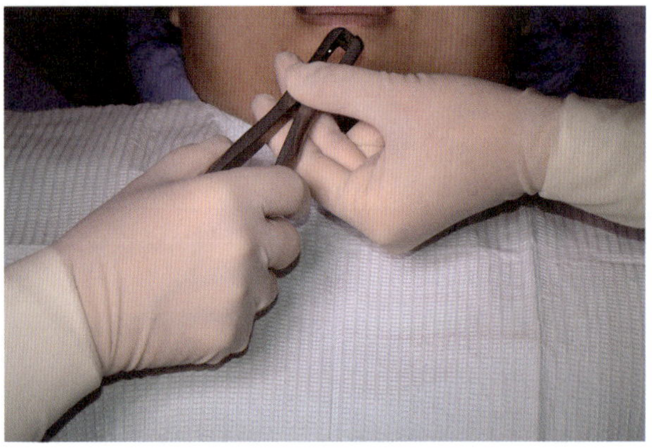

图 13-4　传递牙钳

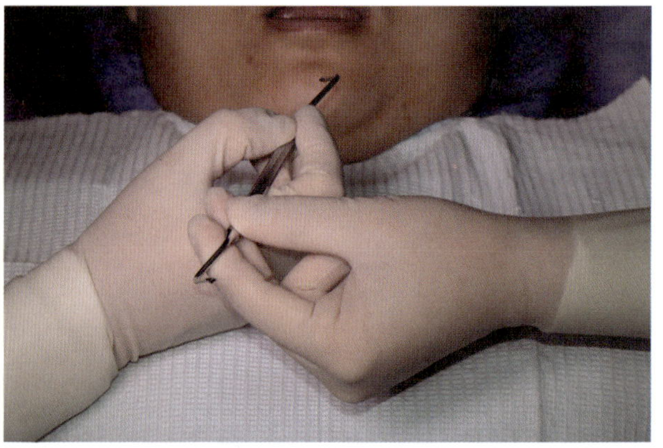

图 13-5　传递刮匙

【术后宣教】

1. 嘱患者咬紧无菌棉卷 30 分钟后弃除。有出血倾向的患者，经检查无活动性出血后方可离院。

2. 术后遵医嘱指导患者冷敷，将包裹的冰袋置于拔牙部位对应的面部冷敷 20 分钟，以减轻疼痛和肿胀。

3. 2 小时后可进软食，食物不宜过热，避免患侧咀嚼，忌烟酒。

4. 拔牙后 24 小时内不可刷牙或漱口；次日可刷牙，但勿触碰拔牙创口区域。

5. 嘱患者勿用舌舔创口，勿反复吸吮，以免破坏拔牙窝内血凝块，防止出血，影响伤口愈合。如拔牙术后 1 ～ 2 天内唾液中混有淡红色血水属于正常现象。

6. 嘱患者术后 1 ～ 2 天内避免剧烈运动。

7. 拔牙创口若缝合，嘱患者术后 5 ～ 7 天拆线。

8. 嘱患者拔牙术后若有明显出血、疼痛、肿胀、开口困难等症状，应及时复诊。

9. 患者拔牙后如需要继续治疗，嘱患者按要求复诊。

## 二、复杂牙拔除术护理技术

复杂牙拔除术护理技术主要介绍临床常见的牙根拔除术、下颌阻生第三磨牙拔除术和微创拔牙术三种。

### （一）牙根拔除术护理技术

【用物准备】

**1. 常规用物、局部麻醉用物**　详见第一章相关内容。

**2. 牙根拔除术器械**　牙龈分离器、牙挺、根尖挺、牙钳、骨凿、骨锤、三角挺、刮匙（图 13-6）。

**3. 牙根拔除术备用器械**　刀柄及刀片、止血钳、骨膜分离器、口镜、高速涡轮手机及钻针、持针器、缝合针及缝线、线剪（图 13-7）。

【牙根拔除术护理配合流程】

牙根拔除术护理配合流程见表 13-2。

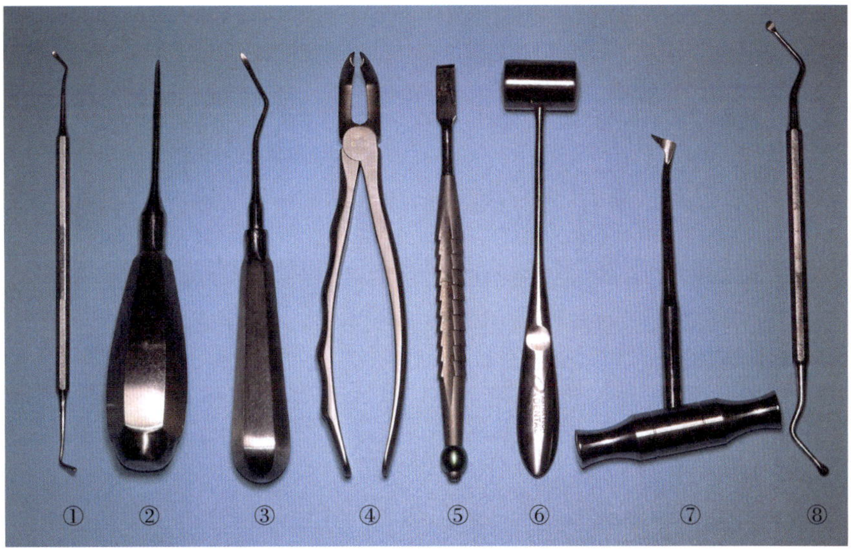


图 13-6　牙根拔除术器械

①牙龈分离器；②牙挺；③根尖挺；④牙钳；⑤骨凿；⑥牙锤；⑦三角挺；⑧刮匙。

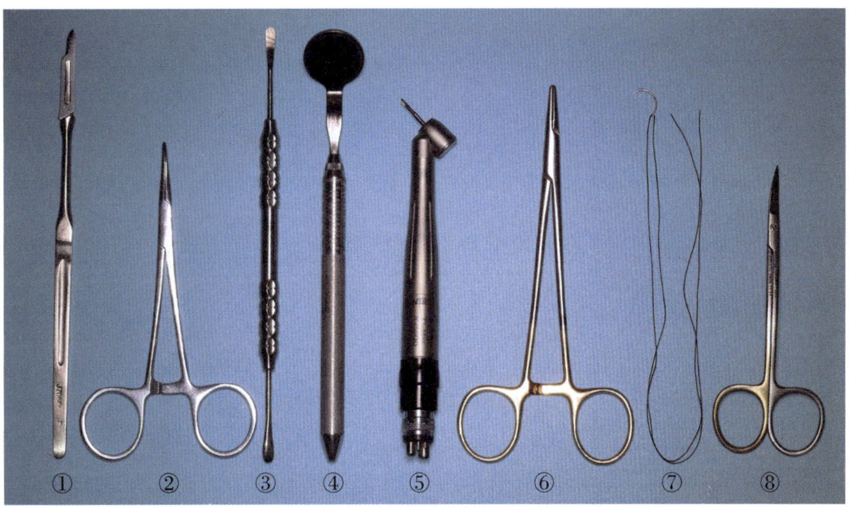


图 13-7　牙根拔除术备用器械

①刀柄及刀片；②止血钳；③骨膜分离器；④口镜；⑤高速手机及钻针；⑥持针器；⑦缝合针及缝线；⑧线剪。

表 13-2　牙根拔除术护理配合流程

| 医生操作流程 | 护士配合流程 |
|---|---|
| 1. 治疗前准备 | |
| （1）～（3） | 同一般牙拔除术护理配合流程 |
| 2. 治疗中配合 | |
| （1）～（2） | 同一般牙拔除术护理配合流程 |
| （3）根据病情，选择拔牙方法 | 接回牙龈分离器，根据需要传递根钳或钳喙宽窄与之相适应的牙钳 |
| 1）根钳取根法 | 协助吸唾，保持术野清晰，吸唾过程中避免碰触术区 |

续表

| 医生操作流程 | 护士配合流程 |
| --- | --- |
| 2）牙挺取根法 | 根据需要传递牙挺、骨凿，准备骨锤<br>需要增隙时，骨锤敲击前，应耐心讲解敲击的必要性，消除患者恐惧心理，取得合作，在确认医生放置好牙挺或骨凿后，协助用骨锤轻击牙挺柄末端，协助挺刃楔入，敲击时应用左手向上托护患者敲击侧下颌角，减震并保护颞下颌关节（图 13-8） |
| 3）翻瓣去骨法 | 准备好手术缝合包及相应的器械，检查并核对手术缝合包灭菌日期、有效期、灭菌标识、有无潮湿或破损，打开手术缝合包备用，协助医生铺无菌单，注意严格遵循无菌操作原则<br>递 0.5% 碘伏棉球予医生消毒切开部位，用持针器夹住刀片连接于刀柄 |
| A. 切口 | 递手术刀予医生 |
| B. 翻瓣 | 传递骨膜分离器（图 13-9） |
| C. 去骨 | 根据需要准备骨凿、钻针、高速手机和其他外科动力系统，配合去骨<br>如使用骨凿去骨时，骨锤敲击前，应耐心讲解敲击的必要性，消除患者恐惧心理，取得合作（使用骨锤时应手腕部用力，力量适中，有弹性；敲击方法为连续 2 击，第 1 击轻，使凿刃进入骨内，第 2 击稍重，反复进行至完成；敲击时应用左手向上托护患者敲击侧下颌角，减震并保护颞下颌关节）<br>如使用高速手机去骨时，协助医生拉开口角，用骨膜分离器隔挡软组织，以免被快速转动的钻针损伤，同时必须注意局部冷却，降低机头温度，防止出现骨烧灼；协助吸除术区血液和冷却水（图 13-10） |
| D. 拔除牙根 | 暴露牙根后，依次递根钳和牙挺予医生，取出牙根，将取出的牙根置于干净纱布块上<br>在医生拔牙过程中，适时调节灯光，协助吸唾，保持视野清晰，吸唾过程中避免触碰术区；严密观察患者的面色、情绪及病情变化，特别注意患者的主诉并分散患者注意力，使患者在放松的状态下配合治疗<br>传递拔牙器械及用物时应严格遵循无菌操作原则 |
| 4）进入上颌窦的牙根取出法 | 翻瓣去骨法同上<br>结合冲洗法时，冲洗前调节患者椅位，使其下颌与地面平行，吸引器装有过滤装置，检查冲洗物 |
| （4）检查与处理拔牙创 | 传递抽吸好生理盐水的冲洗器，辅助彻底清理、冲洗创口（图 13-11），及时吸除冲洗液及碎屑，保持术野清晰<br>用持针器夹住穿好缝合线的缝合针，递予医生，配合缝合<br>不需缝合的创口与一般牙拔除术术后处理相同 |
| 3. 治疗结束 | 同一般牙拔除术护理配合流程 |

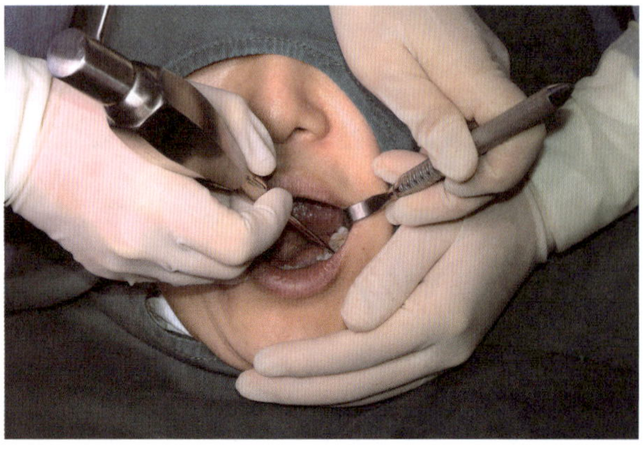

图 13-8　协助增隙

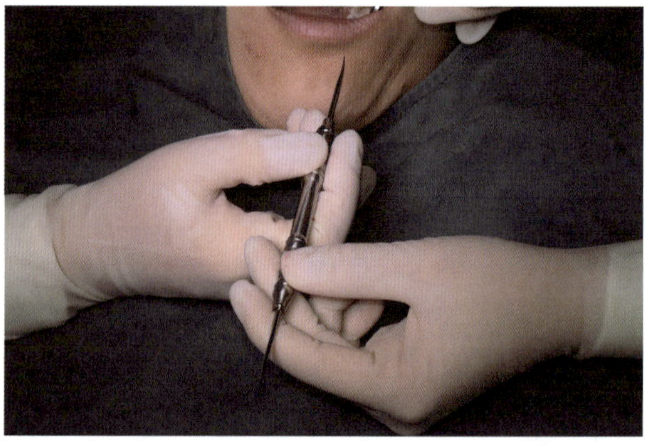

图 13-9　传递骨膜分离器

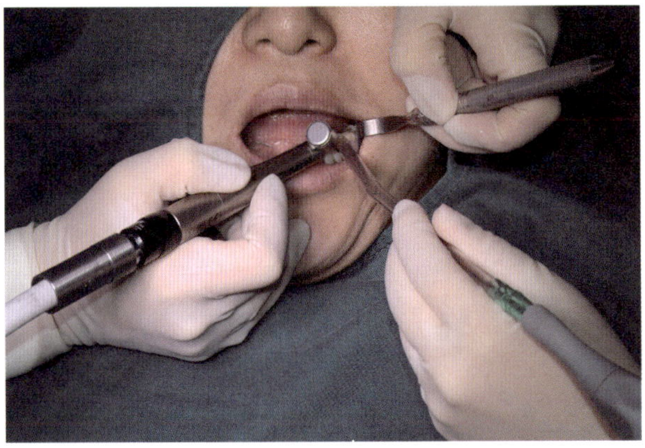

图 13-10 协助吸唾

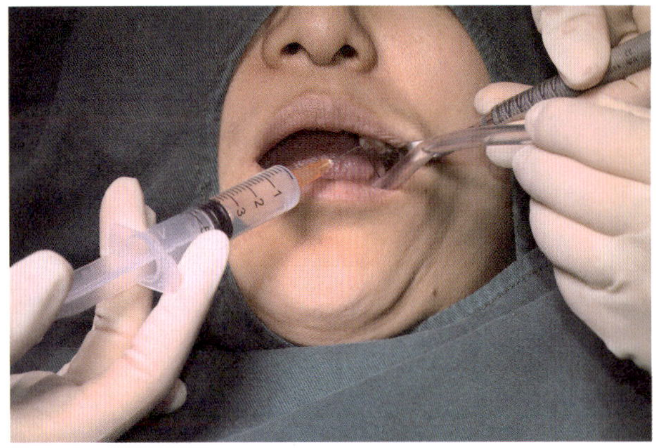

图 13-11 协助清理创口

【术后宣教】

1 ～ 9 同一般牙拔除术术后宣教 1 ～ 9。

10. 遵医嘱用药。

(二)下颌阻生第三磨牙拔除术护理技术

阻生牙是因邻牙、骨或软组织的障碍而只能部分萌出或完全不能萌出,且以后也不能萌出的牙齿。下颌第三磨牙是最常见的阻生牙。对于有症状或引起病变的阻生第三磨牙,均主张拔除。少数阻生第三磨牙位置较深,拔除下颌阻生第三磨牙可能引起下牙槽神经损伤,建议行冠切术。

【适应证】

1. 下颌阻生第三磨牙反复引起冠周炎者。
2. 下颌阻生第三磨牙本身有龋坏或引起第二磨牙龋坏。
3. 下颌阻生第三磨牙引起第二磨牙与第三磨牙之间食物嵌塞。
4. 由下颌阻生第三磨牙压迫导致第二磨牙牙根或远中骨吸收。
5. 已引起牙源性囊肿或肿瘤。
6. 应正畸需要,为保证正畸治疗的效果。
7. 下颌阻生第三磨牙为颞下颌关节紊乱病的可能诱因。
8. 因下颌第三磨牙完全骨阻生而被疑为某些原因不明的神经痛病因者,或可疑病灶牙者,亦应拔除。

【用物准备】

**1. 常规用物、局部麻醉用物** 详见第一章相关内容。

**2. 手术器械**

(1)阻生第三磨牙切开拔除包:刀柄、骨膜分离器、强力吸引器管、牙龈分离器、骨凿、牙挺、牙钳(一般为上颌前磨牙牙钳)、刮匙、止血钳、持针器、线剪(图 13-12)、无菌单。

(2)其他器械:超声骨刀、凡士林棉签、冲洗器、高速手机、一次性无菌保护罩、钻针、15[#] 刀片、缝针、缝线及骨锤。

**3. 药物准备** 0.5% 碘伏棉球、0.1% 苯扎溴铵棉球、75% 乙醇棉球、止血敷料、≤ 3% 过氧化氢溶液、0.9% 氯化钠注射液。

【下颌阻生第三磨牙拔除术护理配合流程】

下颌阻生第三磨牙拔除术护理配合流程见表 13-3。

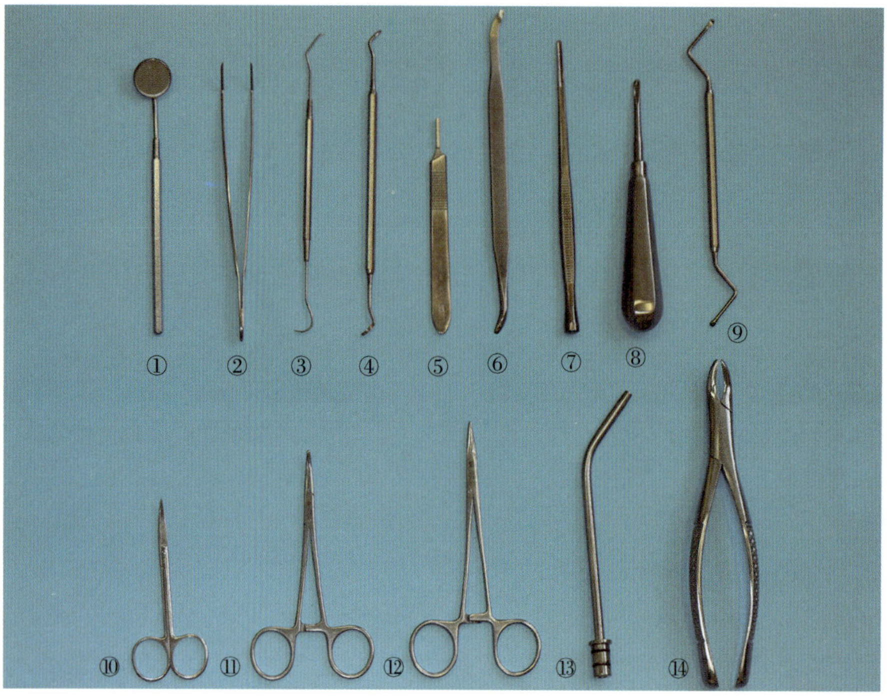


图 13-12 智齿切开拔除包

①口镜；②镊子；③探针；④牙龈分离器；⑤刀柄；⑥骨膜分离器；⑦骨凿；⑧牙挺；⑨刮匙；⑩线剪；⑪止血钳；⑫持针器；⑬强力吸引器管；⑭牙钳（一般为上双尖牙钳）。

表 13-3 下颌阻生第三磨牙拔除术护理配合流程

| 医生操作流程 | 护士配合流程 |
|---|---|
| 1. 治疗前准备 | |
| （1）～（3） | 同一般牙拔除术护理配合流程 |
| （4）术区准备 | 传递 75% 乙醇棉球、0.1% 苯扎溴铵棉球予医生，协助消毒口周与口内<br>检查手术包有效期，将无菌单铺于患者面部<br>安装手术刀、连接高速手机（图 13-13）与钻针，连接强力吸引器（图 13-14），将所需器械按照手术步骤顺序摆放 |
| 2. 治疗中配合 | |
| （1）局部麻醉 | 同一般牙拔除术护理配合流程 |
| （2）切开、翻瓣：用手术刀切开术区，直达骨面，用骨膜分离器将切开的牙龈瓣分开，暴露牙面 | 传递手术刀予医生<br>持强力吸引器管，吸除术区血液，必要时用口镜协助牵拉口角，保持术野清晰<br>传递锐利器械时，刃口向下，防止自伤或他伤，术中传递器械做到有条不紊<br>手术配合中及时调节灯光，保持术野清晰，切忌阻挡医生的视线或影响医生操作<br>整个手术过程中，密切观察患者生命体征，如发现问题及时告知医生停止手术并予以处理 |
| （3）去骨：根据骨质覆盖牙面状况，决定去骨量和部位。常用高速手机去骨，也可用骨凿去骨 | 用高速手机去骨时，告知患者有响声和震动时勿担心，同时协助吸除术区血液和高速手机喷出的冷却水，保持术野清晰，保护唇舌<br>用骨凿去骨时，一手托住患者术区的下颌角，告知患者会有响声和震动勿担心，请患者做好准备，协助用骨锤敲击骨凿。骨锤与骨凿顶端平面垂直敲击，第一下轻，凿入骨内，第二下重，分离牙齿与骨<br>术中如果需要使用骨锤，应用一手托住患侧下颌角，另一手利用手腕力量垂直击锤，骨锤碰到骨凿时迅速回弹，避免颞下颌关节损伤 |

续表

| 医生操作流程 | 护士配合流程 |
|---|---|
| (4)分牙 | |
| 1)锤凿分牙法:将双面凿安放在阻生第三磨牙的适当位置 | 锤凿分牙法:一手握骨锤,腕关节用力,第一下轻,第二下重,闪电式击锤,一般用力比骨凿去骨时敲锤的力度要大 |
| 2)高速手机分牙:使用高速手机分开阻生第三磨牙 | 吸除术区血液,保持术野清晰 |
| (5)增隙 | 传递骨凿或牙周膜刀或超声骨刀予医生,协助吸除术区血液,保持术野清晰 |
| (6)取出患牙 | |
| 1)用牙挺将牙挺松 | 传递牙挺予医生<br>一手托住患者术区下颌角,告知患者会有响声和力量勿担心,请患者做好准备 |
| 2)用牙钳使牙完全脱位取出 | 传递牙钳予医生 |
| (7)拔牙创处理 | 传递刮匙及止血钳予医生<br>用 5ml 冲洗器抽取生理盐水,冲洗拔牙窝<br>遵医嘱传递止血敷料 |
| (8)缝合、压迫止血 | 将夹好缝针、缝线的持针器递予医生,用口镜牵拉口角保持视野清晰,用弯眼科剪协助剪断缝线<br>传递棉卷,压迫止血 30 ～ 40 分钟 |
| 3. 治疗结束 | 同一般牙拔除术护理配合流程 |

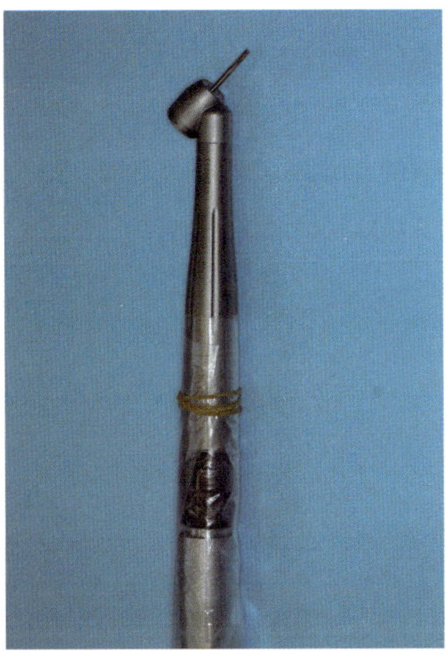

图 13-13　连接高速手机

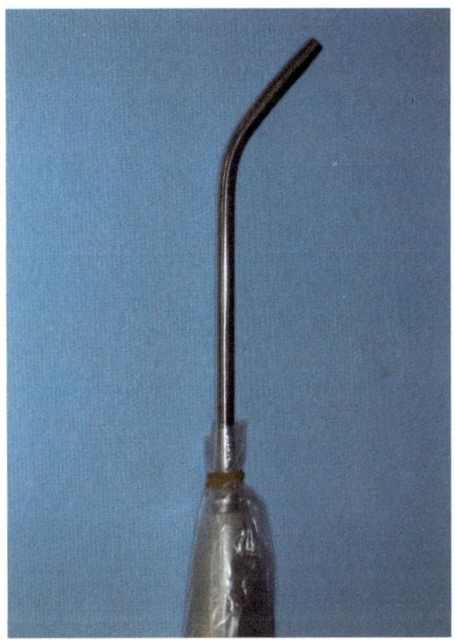

图 13-14　连接强力吸引器

【术后宣教】

1. 嘱患者咬紧棉卷 30 ～ 40 分钟后弃除,24 小时内禁止刷牙及频繁漱口。
2. 拔牙后当天勿食过热饮食,可食温凉饮食。24 小时内局部可冰敷,嘱患者防冻伤。

3. 避免吸吮拔牙窝，1 ～ 2 天内唾液中带红血丝，属于正常现象。如出血较多，应及时就诊。

4. 术后若出现吞咽困难、开口受限、下唇麻木，应及早复诊。

5. 术后第 2 天复诊，5 ～ 7 天拆线。

### （三）微创拔牙术护理技术

随着牙种植术的开展，牙槽骨的骨质、骨量直接关系到种植体植入方向的准确度及后期义齿修复的效果。微创拔牙术是在拔牙过程中最大程度减少手术创伤、减轻手术过程中的不适、减少并发症、消除患者的恐惧和痛苦、利于术后恢复的拔牙方法。微创拔牙术包含生理微创和心理微创。生理微创包括外科拔牙的微创化操作，体现在具体的精准性及可预测性，即以最佳的技术控制达到最小的生理创伤，以及最小的创伤达到最佳的治疗效果，通过精细化操作最大限度地减少拔牙窝骨量的损失、保持牙槽窝特别是唇颊骨壁的完整。心理微创则通过多模式的无痛、镇静等技术及改变传统的锤敲击去骨、增隙等方法，来消除患者的焦虑、紧张心理，减少心理创伤，体现人文关怀。无痛、镇静等护理技术见第一章第六节相关内容。

#### 【用物准备】

**1. 常规用物、局部麻醉用物**　详见第一章相关内容。

**2. 其他器械**　一次性无菌保护罩、微动力系统（一次性使用高速涡轮牙钻手机、超声骨刀）、凡士林棉签、冲洗器、钻针、15# 刀片、缝针、缝线。

**3. 手术器械**　阻生第三磨牙切开拔除包（同下颌阻生第三磨牙拔除术）、牙周膜刀、牵引拔牙器。

**4. 药物准备**　同下颌阻生第三磨牙拔除术。

#### 【微创拔牙术护理配合流程】

微创拔牙术护理配合流程见表 13-4。

表 13-4　微创拔牙术护理配合流程

| 医生操作流程 | 护士配合流程 |
|---|---|
| 1. 治疗前准备 | |
| （1）～（3） | 同一般牙拔除术护理配合流程 |
| （4）术区准备 | 同下颌阻生第三磨牙拔除术护理配合流程 |
| 2. 治疗中配合 | |
| （1）局部麻醉 | 同一般牙拔除术护理配合流程 |
| （2）萌出牙拔除 | |
| 1）分离牙龈 | 传递牙龈分离器予医生 |
| 2）挺松患牙 | 传递微创拔牙刀或微创拔牙挺、牙周膜刀<br>挺松患牙时一手托住患者患侧下颌角，避免颞下颌关节损伤 |
| 3）安放牙钳 | 传递拔除牙对应的牙钳或牵引拔牙器 |
| 4）磨牙多根牙，选择微动力系统进行去冠、分根 | 连接好微动力系统并持强力吸引器吸除磨牙时的冷却水及口腔里的唾液、血液，保持术野清晰 |
| 5）拔除患牙 | 传递合适的牙钳或牵引拔牙器 |
| 6）拔牙后的检查及拔牙创处理 | 传递刮匙（探查拔牙窝，去除牙石、牙片、骨片等异物、炎性肉芽组织、根尖周囊肿等），并持吸引器吸净术区 |

续表

| 医生操作流程 | 护士配合流程 |
|---|---|
| 7)压迫止血 | 传递棉卷,压迫止血 30～40 分钟 |
| (3)阻生牙拔除 | |
| 1)切开、翻瓣:微创拔牙要力争做到少去骨、多分牙,不切开或少切开,不翻瓣或翻小瓣 | 同下颌阻生第三磨牙拔除术护理配合流程 |
| 2)使用微动力系统精准去骨、增隙、显露牙冠,再行截冠、分根拔除 | 传递微创拔牙刀、微动力系统<br>用口镜协助牵拉口角<br>及时吸除术区血液与口内唾液,保持术野清晰 |
| 3)取出患牙 | 传递牙钳 |
| 4)拔牙创处理 | 同下颌阻生第三磨牙拔除术护理配合流程 |
| 5)缝合、压迫止血 | 同下颌阻生第三磨牙拔除术护理配合流程<br>整个手术过程中,密切观察患者生命体征。如发现问题及时告知医生停止手术并予以处理 |
| 3. 治疗结束 | 同一般牙拔除术护理配合流程 |

【术后宣教】

同下颌阻生第三磨牙拔除术护理技术的术后宣教。

## 三、心电监护下牙拔除术护理技术

心电监护下拔牙可提高拔牙术的安全性与可控性。拔牙时宜选择安静、宽敞的诊室,室温在22～24℃为宜。人员配置上应由内科医生、口腔颌面外科医生和护士组成。除口腔颌面外科使用的基本设备及手术器械外,还应配置相应的抢救设备,如心电图机、多功能心电监护仪、负压吸引装置、氧气吸入装置、心脏除颤器、抢救车。在心电监护诊室工作的护理人员应具有一定临床工作经验,操作熟练,能识别心电图的异常变化并熟练掌握心电监测设备及抢救仪器的使用。

【适应证】

高龄合并其他全身系统疾病及部分心血管疾病患者,有条件的可在心电监护下完成牙拔除术。

【禁忌证】

1. 心脏病合并高血压,血压超过 180/110mmHg。
2. 近期心绞痛发作频繁。
3. 近期(6 个月内)有心肌梗死病史。
4. 未控制的严重心律失常。
5. 心功能Ⅲ～Ⅳ级。

【用物准备】

**1. 常规用物、局部麻醉用物**　详见第一章相关内容。
**2. 手术用物及手术器械准备**　根据患牙难易程度,同一般牙拔除术或复杂牙拔除术。

【心电监护下拔牙术护理配合流程】

心电监护下拔牙术护理配合流程见表 13-5。

表 13-5 心电监护下拔牙术护理配合流程

| 医生操作流程 | 护士配合流程 |
|---|---|
| 1. 治疗前准备 | |
| (1)核对病历、影像学检查及相关实验室检查,如血常规、血糖、凝血酶原时间国际标准化比值(international normalized ratio,INR),内科医生做术前评估 | 协助患者上、下口腔综合治疗椅,预防椅旁跌倒事件的发生<br>做全导联心电图,正确连接心电监护仪,注意保暖和保护患者隐私,测血压<br>如果需要术前用药(抗生素、降压药等),遵医嘱 |
| (2)签署治疗同意书 | 准备心电监护下拔牙知情同意书,必要时准备复杂牙拔除术等知情同意书 |
| 2. 治疗中配合 | |
| (1)局部麻醉 | 同一般牙拔除术护理配合流程<br>对于自身控制力较弱或配合度较差的老年患者,要进行适当安抚、监测,避免误伤 |
| (2)牙拔除术 | 根据患牙难易程度,流程同一般牙拔除术或复杂牙拔除术<br>注意患者主诉,密切观察患者面色、神情状态及心电变化,及时发现危急征象<br>手术中需要进行增隙、去骨等操作时,提前告知患者会有不适感,敲击时注意保护患者下颌,防止颞下颌关节脱位或下颌骨骨折<br>及时吸除血液及分泌物,保证术野清晰,避免患者出现呛咳等不适<br>与患者交流时要注意态度和蔼,语速稍慢,耐心解答患者疑问<br>患者出现突发状况时,积极配合医生进行抢救 |
| 3. 治疗结束 | 继续监测心电变化至术前水平后,遵医嘱撤掉监护导联<br>告知术后注意事项,协助患者到候诊区休息,观察 30 分钟后方可离院<br>必要时协助患者预约下次就诊时间<br>对于手术时间比较长或术式相对比较复杂的手术,术后第 2 天要进行电话随访,并及时整理记录<br>其他事项同一般牙拔除术护理配合流程 |

【术后宣教】

1. 慢性病患者无医生特别医嘱时,继续按原方案服药。术后伤口护理同一般牙拔除术。

2. 长期服用抗凝剂或高血压患者,棉卷可适当延长至 1 小时后吐出。术后数天内唾液中可能混有血性分泌物,属于正常现象。

3. 糖尿病或心瓣膜病患者术后需要遵医嘱继续服用抗生素 3 天。

4. 服用抗血栓药物(如阿司匹林、华法林等)的患者应慎用止痛类药物。

(刘东玲 车建焕 何敬华 冯金金)

## 第二节 拔牙后常见并发症护理技术

并发症是与手术直接相关的病症,不加处理可进一步引发不良后果。拔牙术后常见的并发症有出血、感染、干槽症和皮下气肿等。

## 一、拔牙后出血

拔牙后出血可分为原发性出血和继发性出血。原发性出血为拔牙当天取出压迫棉卷后，拔牙窝仍有活动性出血。继发性出血是拔牙当天已停止出血，以后因其他原因引起的出血。

拔牙后出血常为局部因素或护理不当引起，少数为全身因素。常见的局部因素有牙槽窝内残留炎性肉芽组织、软组织撕裂、牙槽骨骨折和牙槽内小血管破裂等。因保护不当而使拔牙窝内血块脱落，也会引起出血。

### 【用物准备】

1. **常规用物、局部麻醉用物** 详见第一章相关内容。
2. **其他器械** 持针器、止血钳、缝合针、缝合线、线剪、强力吸引器等。
3. **止血药物** 胶质银、吸收性明胶海绵、胶原蛋白、碘仿纱条等。

### 【拔牙后出血护理配合流程】

拔牙后出血护理配合流程见表 13-6。

表 13-6 拔牙后出血护理配合流程

| 医生操作流程 | 护士配合流程 |
|---|---|
| 1. 评估病情 | 测量血压、脉搏、呼吸，观察全身情况及精神状态，了解出血情况，估计出血量<br>由全身疾患引起的出血，查明原因，对症处理 |
| 2. 局部麻醉 | 同一般牙拔除术护理配合流程 |
| 3. 去除表面的血块，查找出血部位，判断出血原因 | 去除口内松软血凝块或传递镊子、止血钳、无菌辅料予医生，协助医生擦净患者口内血凝块<br>术后出血的血液与大量唾液混合，可造成患者紧张恐惧，应解释原因并安慰患者 |
| 4. 全身未知原因的出血 | 积极局部处理的同时，必须结合全身情况进行处理，必要时可补液、输血 |
| 5. 残余肉芽组织、软组织撕裂，搔刮、缝合两侧牙龈，棉卷压迫 | 传递刮匙、止血钳，将夹好缝合针缝合线的持针器递予医生，并用口镜牵拉口角保持视野清晰，吸净口内血液、唾液并协助剪线<br>传递棉卷，压迫止血 |
| 6. 广泛渗血时，拔牙窝内置入吸收性明胶海绵、止血纱布，水平褥式缝合两侧牙龈，棉卷压迫 | 遵医嘱传递吸收性明胶海绵，将夹好缝合针缝合线的持针器递予医生，并用口镜牵拉口角保持视野清晰，协助剪断缝线<br>传递棉卷，压迫止血 |
| 7. 出血不止时，用长碘仿纱条自牙槽窝底紧密填塞，1 周后取出，松散放入新碘仿纱条，待愈合 | 遵医嘱传递长碘仿纱条，并用口镜牵拉口角保持视野清晰，观察出血部位 30 分钟以上，确认无出血后方允其离开，嘱 1 周后复查 |
| 8. 治疗结束 | 同一般牙拔除术护理配合流程 |

### 【术后宣教】

1. 患者因血液与大量唾液混合，唾液中含血丝，常误认为出血量很大而紧张恐惧，护士应先向患者解释安慰，稳定情绪，配合治疗。

2. 告知患者拔牙后 1 ～ 2 天内唾液中如带红色血丝属于正常现象，若口内有大量的血凝块，则为出血，请及时复诊。

3. 嘱患者不要反复吸吮拔牙窝，勿频繁漱口，禁食过热过硬的食物。术后 24 ～ 48 小时内给予冰袋间断冷敷，有利止血。

4. 口内放置碘仿纱条的患者，应遵医嘱按时换药，口内有缝线的患者，嘱 5 ～ 7 天后拆线。

## 二、拔牙后感染

常规拔牙术后的感染多为牙片、骨片、牙石等异物和残余肉芽组织引起的慢性感染。拔牙创急性感染少见，多发生在下颌阻生第三磨牙拔除术后。

### 【用物准备】

**1. 常规用物、局部麻醉用物**　详见第一章相关内容。

**2. 其他器械**　持针器、止血钳、刮匙、强力吸引器、刀柄、11# 刀片、引流条、卡局式注射器或无痛局麻注射仪专用注射针头。

**3. 药物准备**　生理盐水。

### 【拔牙后感染护理配合流程】

拔牙后感染护理配合流程见表 13-7。

**表 13-7　拔牙后感染护理配合流程**

| 医生操作流程 | 护士配合流程 |
|---|---|
| 1. 评估病情 | 测量血压、脉搏、呼吸，观察全身情况及精神状态，安抚患者情绪 |
| 2. 局部麻醉 | 同一般牙拔除术护理配合流程 |
| 3. 慢性感染　搔刮、冲洗，去除异物及炎性肉芽组织，使牙槽窝重新形成血凝块而愈合 | 传递刮匙、将抽吸好生理盐水的冲洗器传递给医生协助冲洗拔牙窝，并及时吸引 |
| 4. 急性感染　颌面部间隙感染穿刺有脓时，切开、引流，结合使用抗生素 | 安装好刀柄、11# 刀片，传递给医生，持强力吸引器及时吸引切开术区，必要时协助将引流条置于切开的伤口处<br>嘱患者按时换药，并使用抗生素 |
| 5. 治疗结束 | 同一般牙拔除术护理配合流程 |

### 【术后宣教】

1. 指导患者做好自我观察。若拔牙 3 ～ 4 天后感到疼痛加剧、肿胀程度加重、开口受限严重伴吞咽痛等不适感受，应及时复诊。

2. 注意休息，饮食清淡，保持口腔卫生。

3. 术后遵医嘱服用抗生素。

## 三、干槽症

干槽症（dry socket）又称纤维溶解性牙槽炎，在组织病理学上主要表现为牙槽骨壁的骨炎或轻微的局限性骨髓炎，多见于下颌后牙拔除术后，原因并不十分明确。可能与拔牙窝过大，血运差，血块不易附着而脱落，以及拔牙时间长、创伤大有关。临床表现为拔牙 2 ～ 3 天后有剧烈疼痛，并向耳颞部、下颌区或头顶部放散，一般镇痛药物不能止痛；临床检查拔牙窝内空虚，或有腐败变性的血凝块，腐臭味强烈。治疗原则是通过彻底清创、隔离外界对牙槽窝的刺激，达到迅速止痛，缓解患者痛苦，促进伤口愈合的目的。

【用物准备】

**1. 常规用物、局部麻醉用物**　详见第一章相关内容。
**2. 其他器械**　持针器、止血钳、刮匙、强力吸引器、卡局式注射器或无痛局麻注射仪、专用注射针头。
**3. 药物准备**　3% 过氧化氢、生理盐水、碘仿纱条、丁香油、2% 丁卡因。

【干槽症护理配合流程】

干槽症护理配合流程见表 13-8。

表 13-8　干槽症护理配合流程

| 医生操作流程 | 护士配合流程 |
|---|---|
| 1. 评估病情 | 同拔牙后感染护理配合流程 |
| 2. 局部麻醉 | 同一般牙拔除术护理配合流程 |
| 3. 3% 过氧化氢棉球反复擦拭，去除腐败坏死物质，直至牙槽窝清洁、棉球干净无臭味 | 3% 过氧化氢棉球反复擦拭，持强力吸引器及时吸净产生的泡沫 |
| 4. 生理盐水冲洗牙槽窝 | 及时吸除冲洗牙槽窝的生理盐水 |
| 5. 严密填塞拔牙创，必要时全身给予抗炎止痛治疗 | 遵医嘱传递碘仿纱条或加丁香油和 2% 丁卡因的碘仿纱条，并持口镜协助牵拉口角保持视野清晰 |
| 6. 治疗结束 | 同一般牙拔除术护理配合流程 |

【术后宣教】

1. 干槽症引起的疼痛剧烈，迁延数日，给患者带来极大痛苦，护士应做好解释工作，安抚患者，树立战胜疾病的信心。
2. 告知患者碘仿纱条的治疗作用、目的及效果，不要因口内放置碘仿纱条有不适感而吐掉。
3. 嘱患者适当休息，注意口腔卫生，第 2 天及第 11 天复诊。

（何敬华）

## 第三节　口腔颌面外科门诊手术护理技术

### 一、舌系带矫正术

舌系带过短或附着点前移，有时颏舌肌过短，两者可同时或单独存在，导致舌运动受限，表现为舌不能自由前伸，勉强前伸时，舌尖呈“W”状，舌尖上抬困难，出现卷舌音和舌腭音发音障碍。临床上需要行舌系带矫正术。

【适应证】

舌系带过短者。

## 【用物准备】

**1. 常规用物、局部麻醉用物** 详见第一章相关内容。

**2. 舌系带矫正术用物** 0.1% 苯扎溴铵棉球、15# 刀片、无菌手套、缝针、缝线、无菌纱布。

**3. 舌系带矫正术器械** 无菌单、刀柄、组织镊、持针器、舌钳(必要时备开口器)、止血钳 2 把、线剪、强力吸引器(图 13-15)。

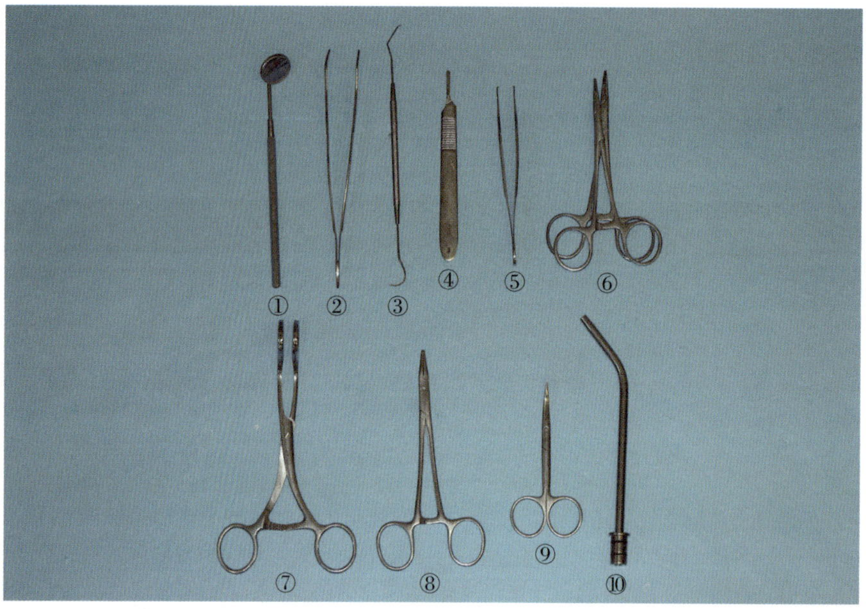

图 13-15 舌系带矫正术器械

①口镜;②镊子;③探针;④刀柄;⑤齿镊;⑥止血钳;⑦舌钳;⑧持针器;⑨剪刀;⑩强力吸引器。

## 【舌系带矫正术护理配合流程】

舌系带矫正术护理配合流程见表 13-9。

表 13-9 舌系带矫正术护理配合流程

| 医生操作流程 | 护士配合流程 |
|---|---|
| 1. 治疗前准备 | |
| (1)术前检查与评估 | 核对患者基本信息,了解病史,测量血压并记录 |
| (2)向患者讲解病情、治疗计划,签署知情同意书 | 安抚患儿,嘱其手脚放松,正常呼吸,不要憋气,有不适可轻抬左手示意,避免头部或手部的活动干扰治疗<br>准备舌系带矫正术知情同意书 |
| (3)术区准备 | 同下颌阻生第三磨牙拔除术护理配合流程 |
| 2. 治疗中配合 | |
| (1)局部麻醉 | 遵医嘱准备局麻药及注射器(卡局式注射器或计算机控制麻醉系统)。检查注射器各关节是否连接紧密,核对局麻药的名称、浓度、剂量、有效期及患者姓名等,无误后抽吸或安装局麻药递予医生<br>递 0.5% 碘伏棉球予医生消毒麻醉部位<br>护士在传递注射器时尽量避开患儿视线,避免造成患儿恐惧紧张,注射时协助制动患儿,防止进针时,患儿突然晃动造成误伤 |

续表

| 医生操作流程 | 护士配合流程 |
| --- | --- |
| (2)牵引舌体 | 将夹好缝针、缝线的持针器递予医生。待医生穿过舌体后,用舌钳或线协助提起舌体,动作应轻巧。当患儿合作性差时,可于一侧上下颌磨牙之间放入开口器,并调整合适的开口度。注意开口器前端要有纱布等保护措施,避免损伤患儿的牙齿<br>及时用纱布或强力吸引器清理术区渗出血液,保持术野清晰<br>此手术多为儿童,术中需要适当固定患儿头部、四肢,防止手术过程中划伤患儿面部 |
| (3)舌系带手术 | 依次将止血钳、线剪递予医生<br>及时用纱布或强力吸引器清理术区渗出血液,保持术野清晰 |
| (4)缝合 | 将夹好缝针、缝线的持针器递予医生,协助牵拉舌尖<br>及时用纱布或强力吸引器清理术区渗出血液,保持术野清晰<br>缝合完毕,用线剪协助剪断缝线 |
| 3. 治疗结束 | 同一般牙拔除术护理配合流程 |

【术后宣教】

1. 术毕用纱布压迫伤口数分钟,若无渗血方可离去。

2. 告知患儿及家长局部麻醉可以使舌唇软组织暂时失去知觉,麻醉药物持续时间为 2 ~ 3 小时,不可刻意咬舌、抠唇,不可用手牵拉缝合线头,以免伤口裂开。提醒家长注意观察,及时制止患儿的错误行为。如出现严重咬伤,请及时来院就诊。

3. 术后告知家长对患儿进行舌腭音及卷舌音的语音训练。

## 二、口内软组织肿物切除术

口腔颌面部软组织囊肿、牙龈瘤等瘤样病变一般以手术切除治疗为主。如果病变范围较大,或毗邻有重要解剖结构,一般先采取活组织检查的方法,即在病变部位取一小块组织来辅助诊断。切取的标本均应送去病理科制成切片,在显微镜下进行观察。手术切除与活组织检查的护理配合流程基本相同。

【适应证】

口腔颌面部软组织囊肿、牙龈瘤等瘤样病变及需要进行活组织检查的病变。

【用物准备】

**1. 常规用物、局部麻醉用物**　详见第一章相关内容。

**2. 口内软组织肿物切除术用物**　75% 乙醇棉球、0.1% 苯扎溴铵棉球、病理袋、10% 甲醛溶液、15# 刀片、无菌纱布、无菌手套、缝针、缝线(必要时准备电刀、牙周塞治剂、调拌板、调拌刀、碘仿纱条)。

**3. 口内软组织肿物切除术器械**　刀柄、持针器、线剪、止血钳、组织镊、组织钳、强力吸引器(图 13-16)。

【口内软组织肿物切除术护理配合流程】

口内软组织肿物切除术护理配合流程见表 13-10。

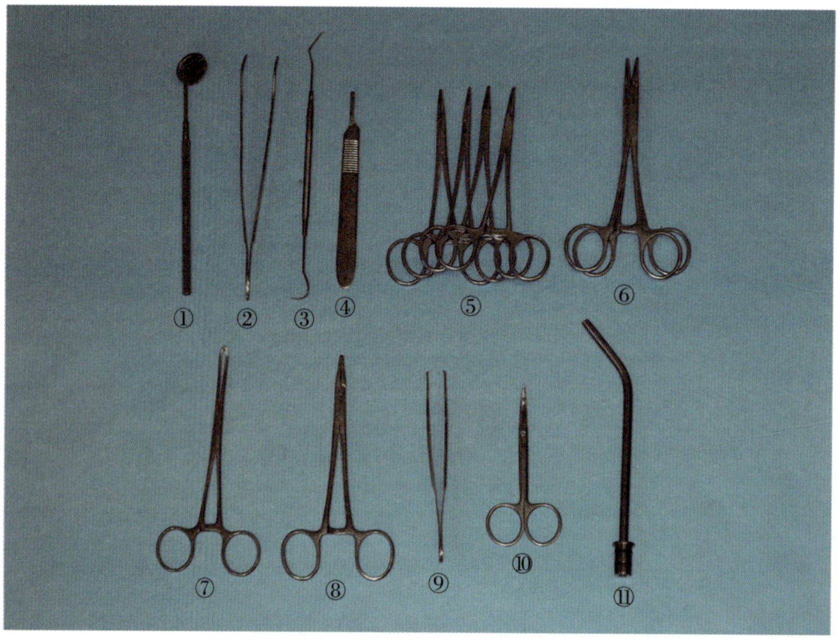


**图 13-16 口内软组织肿物切除术器械**

①口镜；②镊子；③探针；④刀柄；⑤小弯止血钳；⑥中弯止血钳；⑦组织钳；⑧持针器；⑨齿镊；⑩剪刀；⑪强力吸引器。

**表 13-10 口内软组织肿物切除术护理配合流程**

| 医生操作流程 | 护士配合流程 |
|---|---|
| 1. 治疗前准备 | |
| （1）术前检查与评估 | 同舌系带矫正术护理配合流程 |
| （2）向患者讲解病情、治疗计划，签署知情同意书 | 嘱患者术中手脚放松，正常呼吸，不要憋气，有不适可轻抬手示意，尽量避免头部活动<br>准备软组织肿物切除术知情同意书 |
| （3）术区准备 | 同下颌阻生第三磨牙拔除术护理配合流程 |
| 2. 治疗中配合 | |
| （1）局部麻醉 | 同一般牙拔除术护理配合流程 |
| （2）切开剥离 | 将刀片安装在刀柄上递予医生，用口镜、拉钩等器械协助暴露视野<br>递止血钳<br>及时清理术区渗血，保持术野清晰。使用电刀时应及时将产生的烟雾吸除。术中使用强力吸引器时应特别注意，避免将标本吸走<br>切除的标本应及时装进病理袋 / 瓶，并用 10% 甲醛溶液浸泡，固定液量应不少于 5 倍的病理组织体积。若标本体积太大，液面至少应没过标本。病理袋外患者基本信息应填写完整准确，及时送检 |
| （3）缝合 | 将夹好缝针、缝线的持针器递予医生，及时清理术区渗血，保持术野清晰<br>缝合完毕，协助剪断缝线<br>若伤口在牙龈部位无法拉拢缝合时，遵医嘱调拌适量牙周塞治剂，协助医生进行压迫止血<br>若伤口在腭部无法拉拢缝合时，遵医嘱准备合适长度的碘仿纱条，协助医生打碘包 |
| 3. 治疗结束 | 同一般牙拔除术护理配合流程 |

【术后宣教】

1. 嘱患者用纱布压迫伤口 15～30 分钟。口内有少量血丝属正常情况，若有大量出血请及时到医院就诊。

2. 术后当天局部可间断冷敷，应避免冻伤。

3. 术后注意休息，24 小时内不刷牙漱口。当天需要进温凉饮食，避开患侧。

4. 遵医嘱预约患者来院复诊及领取病理报告单时间。

## 三、牙槽骨修整术

牙槽骨修整术的目的：矫正牙槽突各种妨碍义齿戴入和就位的畸形；去除牙槽突上突出的尖或嵴，防止引起局部疼痛；去除突出的骨结节或倒凹；矫正上颌前牙牙槽嵴的前突。牙槽骨修整术应该在拔牙后 2～3 个月，拔牙创基本愈合，牙槽嵴改建趋于稳定时进行。

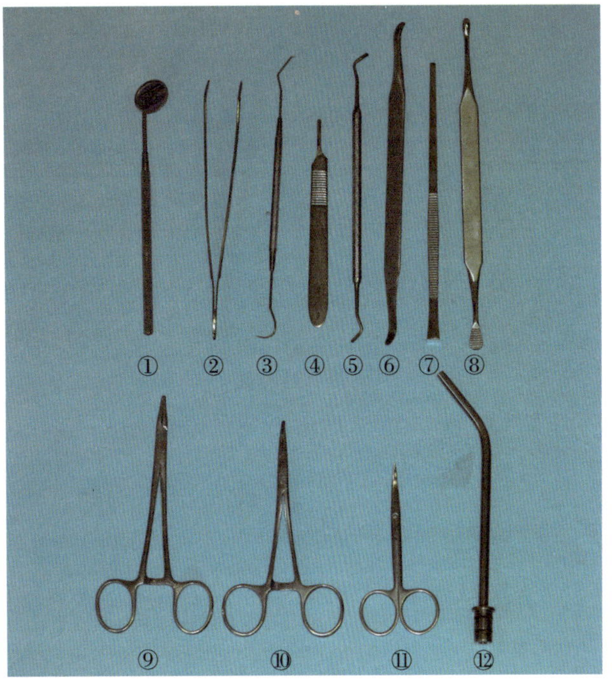


图 13-17　牙槽骨修整术器械

①口镜；②镊子；③探针；④刀柄；⑤牙龈分离器；⑥骨膜分离器；⑦单面凿；⑧骨锉；⑨持针器；⑩蚊氏钳；⑪剪刀；⑫强力吸引器。

【适应证】

拔牙后牙槽骨吸收不均匀，出现骨尖、骨结节、骨隆突等并有压痛，影响义齿戴入者。

【用物准备】

**1. 常规用物、局部麻醉用物**　详见第一章相关内容。

**2. 牙槽骨修整术用物**　75% 乙醇棉球、0.1% 苯扎溴铵棉球、15# 刀片、无菌纱布、无菌手套、缝针、缝线、冲洗器、生理盐水、高速手机、钻针、骨锤、咬骨钳。

**3. 牙槽骨修整术器械**　刀柄、牙龈分离器、骨膜分离器、骨锉、骨凿、持针器、止血钳、线剪、强力吸引器（图 13-17）。

【牙槽骨修整术护理配合流程】

牙槽骨修整术护理配合流程见表 13-11。

表 13-11　牙槽骨修整术护理配合流程

| 医生操作流程 | 护士配合流程 |
|---|---|
| 1. 治疗前准备 | |
| （1）术前检查与评估 | 同舌系带矫正术护理配合流程 |
| （2）向患者讲解病情、治疗计划，签署知情同意书 | 同口内软组织肿物切除术护理配合流程<br>准备牙槽骨修整术知情同意书 |
| （3）术区准备 | 同下颌阻生第三磨牙拔除术护理配合流程 |

续表

| 医生操作流程 | 护士配合流程 |
|---|---|
| 2. 治疗中配合 | |
| (1)局部麻醉 | 同一般牙拔除术护理配合流程 |
| (2)切开翻瓣 | 将刀片安装在刀柄上递予医生,用口镜等器械协助暴露视野<br>递骨膜分离器,及时清理术区渗出血液,保持术野清晰 |
| (3)去除牙槽骨 | 将高速手机安装好钻针递予医生,应用口镜等器械协助暴露视野,及时清理术区渗出液、冷却水等,保持术野清晰<br>骨凿去骨时用骨锤垂直敲击其尾部,注意用力不可过猛,以免去骨过多。当敲击下颌时,应托住下颌角,起到减震并保护患者颞下颌关节的作用<br>必要时递咬骨钳予医生 |
| (4)磨平牙槽骨表面 | 递骨锉予医生<br>用冲洗器抽吸生理盐水反复冲洗伤口,同时及时将口内碎骨屑、生理盐水等吸净 |
| (5)缝合 | 将夹好缝针、缝线的持针器递予医生,及时清理术区渗出血液,保持术野清晰<br>缝合完毕,用线剪协助剪断缝线 |
| 3. 治疗结束 | 同一般牙拔除术护理配合流程 |

【术后宣教】

1. 嘱患者术后咬无菌纱布约 30 分钟。
2. 术后 24 小时内禁止刷牙、漱口,当天应进温凉饮食,以减轻术区肿胀和出血。
3. 预约患者 7 天后复诊拆线。安装义齿需要在 2 周后进行。

## 四、埋伏阻生牙开窗术

多种原因导致的恒牙在萌出期无法自行萌出,冠方有空间,牙根无粘连,可通过开窗助萌或开窗正畸治疗。临床上多见于上颌尖牙、上颌中切牙和下颌尖牙。

【适应证】

无法自行萌出,可通过开窗助萌或开窗正畸牵引治疗的恒牙。

【用物准备】

**1. 常规用物、局部麻醉用物** 详见第一章相关内容。

**2. 埋伏阻生牙开窗术用物** 75% 乙醇棉球、0.1% 苯扎溴铵棉球、15# 刀片、无菌纱布、无菌手套、缝针、缝线、冲洗器、生理盐水、高速手机、钻针、碘仿纱条、牙周塞治剂、调拌板、调拌刀。

**3. 埋伏阻生牙开窗术器械** 刀柄、牙龈分离器、骨膜分离器、持针器、止血钳、线剪、强力吸引器、骨凿(图 13-18)。

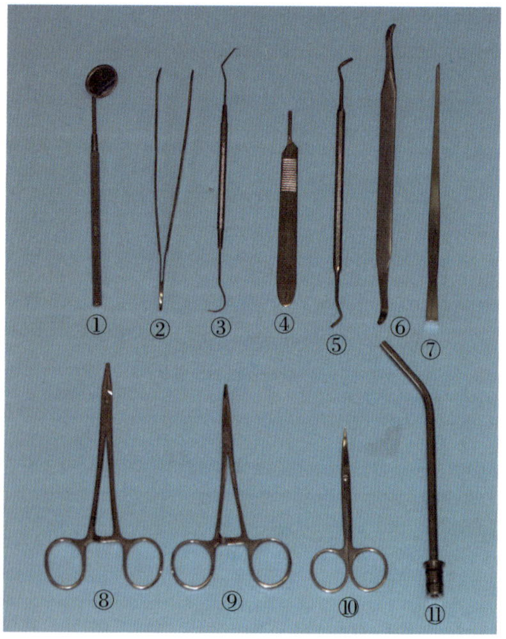


图 13-18 埋伏阻生牙开窗术用物
①口镜;②镊子;③探针;④刀柄;⑤牙龈分离器;⑥骨膜分离器;⑦单面凿;⑧持针器;⑨止血钳;⑩剪刀;⑪强力吸引器。

## 【埋伏阻生牙开窗术护理配合流程】

埋伏阻生牙开窗术护理配合流程见表 13-12。

表 13-12　埋伏阻生牙开窗术护理配合流程

| 医生操作流程 | 护士配合流程 |
|---|---|
| 1. 治疗前准备 | |
| (1)术前检查与评估 | 同舌系带矫正术护理配合流程 |
| (2)向患者讲解病情、治疗计划，签署治疗同意书 | 同口内软组织肿物切除术护理配合流程<br>准备埋伏阻生牙开窗术知情同意书 |
| (3)术区准备 | 同下颌阻生第三磨牙拔除术护理配合流程 |
| 2. 治疗中配合 | |
| (1)局部麻醉 | 同一般牙拔除术护理配合流程 |
| (2)切开翻瓣 | 将刀片安装在刀柄上递予医生，用口镜等器械协助暴露视野<br>递骨膜分离器，及时清理术区渗出血液，保持术野清晰<br>若牙冠接近于牙槽嵴顶或原已有部分牙冠暴露者，可切除冠方黏骨膜瓣，直接外露牙冠，或遵医嘱准备适宜长度的碘仿纱条或牙周塞治剂覆盖 |
| (3)暴露冠面，完善止血 | 若需要用高速手机 / 超声骨刀，将其安装好钻针 / 超声工作端递予医生，用口镜等器械协助暴露视野，及时清理术区渗出液、冷却水等，保持术野清晰<br>递无菌纱布予医生，必要时遵医嘱将肾上腺素注射液浸湿的纱布敷在伤口处止血 |
| (4)缝合 | 待患者粘接好正畸附件后，用冲洗器抽吸生理盐水反复冲洗伤口，同时及时将口内碎屑、生理盐水等吸净。将夹好缝针、缝线的持针器递予医生<br>缝合完毕，用线剪协助剪断缝线 |
| 3. 治疗结束 | 同一般牙拔除术护理配合流程 |

## 【术后宣教】

1. 嘱患者术后咬无菌纱布约 30 分钟。
2. 术后 24 小时内禁止刷牙、漱口，当天应进温凉饮食，以减轻术区肿胀和出血。
3. 遵医嘱预约患者来院复诊。

（冯金金）

# 第十四章 错殆畸形矫治护理技术

错殆畸形是指儿童生长发育过程中，先天的遗传因素或后天的环境因素，如疾病、口腔不良习惯、替牙异常等造成的牙齿排列异常，牙弓、颌骨间的关系不调，以及牙、颌、颅面间的关系不调。错殆畸形多为儿童生长发育过程中出现的一种发育畸形，既影响外貌又影响功能。错殆畸形的矫治，是正畸医生通过科学的诊断手段制订矫治方案，运用各种矫治技术进行全面的诊治。

## （一）错殆畸形的矫治方法

**1. 预防性矫治**　指采用各种预防措施防止各种错殆畸形的发生，是预防性矫治的主要内容。

**2. 阻断性矫治**　指在错殆畸形发生的早期，通过简单的方法进行早期矫治，阻断错殆畸形向严重发展，将颌面的发育导向正常的矫治方法。

**3. 一般矫治**　是口腔正畸中最常见的矫治方法。它根据不同牙颌面畸形选用各类矫治器，如固定矫治器、活动矫治器、功能矫治器等，矫治方法比较复杂，应由口腔正畸专科医生施行。

**4. 外科矫治**　指对生长发育完成后的严重骨性错殆畸形采用外科手术的方法来矫正，称为正颌外科。该类矫治方法由口腔颌面外科和口腔正畸科医生共同合作完成，以保证错殆畸形及颌骨畸形均得到良好矫正。

## （二）错殆畸形的矫治器

**1. 固定矫治器**　是通过粘接剂将一些矫正附件粘接于牙面，通过矫正弓丝与牙齿上的矫正附件发生关系来矫正牙齿的矫治器，应用最广泛。

**2. 活动矫治器**　由固定装置的卡环、邻间钩、基托、矫正弹簧等组成。患者可自行摘戴。这类矫治器目前较多应用于预防性矫治及阻断性矫治，矫治功能较单纯。

**3. 功能性矫治器**　主要特点是矫治牙齿的矫治力主要来源于患者的口颌系统肌力。大部分功能矫治器属于活动矫治器类，如 bionator、Frankel 矫治器等，但也有少数功能性矫治器属于固定矫治器类，如 Herbst 矫治器。

## （三）错殆畸形矫治的适应证

各类错殆畸形患者。

**1. 乳牙期**　乳牙早失的间隙保持或间隙的重新获得、前牙反殆、后牙反殆。

**2. 早期混合牙列期**　替牙障碍，前牙反殆，前牙开殆，后牙反殆、锁殆，间隙不足，骨性不调。

**3. 早期恒牙列期（12 ～ 18 岁）**　大多数错殆畸形可在这一时期开始进行全面的正畸治疗。

**4. 恒牙列期（18 岁以上）**　主要是错殆畸形和正颌外科矫治需要正畸辅助治疗。

# 第一节　初诊咨询和检查

## 一、初诊咨询

### （一）一般检查

**1. 主诉**　了解患者真正关心的错𬌗问题，以利于矫治的顺利进行。

**2. 病史**　询问患者既往史、现病史、过敏史、家族史。

（1）口腔病史：①患者是否有过牙外伤或下颌骨、髁突的骨折史。外伤，尤其是外伤脱位的牙齿，在正畸过程中移动困难。②不良的口腔习惯常引起颌面畸形，了解患者牙颌生长发育过程中是否存在吮指、吐舌、咬唇、咬指等口腔不良习惯及不良习惯持续的时间，对分析患者的错𬌗病因、制订有效的矫治方案及保持方式非常重要。

（2）全身病史。

（3）家族史：错𬌗畸形及一些具有口腔颌面部畸形的患者常常具有家族史。

**3. 临床检查**　记录患者的身高、体重等生长发育情况，了解近期的变化情况以评估生长发育的快速期并决定矫治时机。

（1）牙齿检查

1）𬌗的发育阶段：乳牙期、替牙期、恒牙期。

2）牙齿健康状况：评价牙齿大小及形态，记录存在的畸形牙。

（2）牙弓及𬌗关系的检查

1）牙齿排列：是否整齐，牙弓中有无间隙或拥挤存在。

2）牙弓前后向关系：前牙覆盖、尖牙关系及磨牙关系。

3）垂直向关系：前牙覆𬌗情况。

4）宽度关系：上下颌牙弓形态，是否存在牙弓过宽或过窄，后牙的覆盖是否正常，记录后牙的反𬌗及锁𬌗情况。

（3）上下颌骨检查

1）上下颌骨突缩程度：可用过鼻根点的垂线或审美平面来评价。

2）牙槽骨丰满度：丰满、一般和凹陷。

（4）面部检查

1）正面检查：面部对称性、高度、唇齿关系。

2）侧面检查：颌骨突度、面形，唇间关系。

（5）颞下颌关节检查

1）问诊：询问患者是否存在颞下颌关节区的疼痛、咀嚼肌的疼痛及头痛、是否有开口受限。

2）关节触诊：检查患者开闭口时关节区是否存在弹响，关节区的触痛及压痛。

3）开口度及开口型：最大开口度是关节检查较有意义的指标。

（6）口腔颌面部软组织检查

1）牙龈组织：检查牙龈组织健康状况、牙龈颜色及附着龈厚度、有无探诊出血等。

2）舌：注意舌体休息位及功能位（如吞咽、语音）的位置。

3）唇颊舌系带：舌系带是否过大、过低、过短。

4）扁桃体、腺样体：扁桃体及腺样体的肥大容易影响气道的正常通气，从而影响下颌运动，导致一些错𬌗畸形。

(7)口颌系统功能检查:一些错𬌗畸形的存在会影响口颌系统的正常功能及下颌运动。

### (二)X线头影测量分析

(1)X线头影测量的主要应用:研究颅面生长发育,牙、颌、颅面畸形的诊断分析,确定错𬌗畸形的矫治设计,研究矫治过程中及矫治后的牙、颌、颅面形态结构变化,外科正畸的诊断和矫治设计,下颌功能分析。

(2)X线头影测量的方法:主要测量分析颅面骨骼间的关系及牙、颌、颅面骨骼间的关系,对错𬌗畸形进行机制分析,作出诊断及矫治设计。常用的有Downs分析法、Steiner分析法、Tweed分析法、Wits分析法、Wylie分析法等X线头影测量分析法。

### (三)一般X线检查分析

一般X线检查包括根尖片、𬌗翼片、颞下颌关节开闭口位片、全口牙位曲面体层片、CBCT、手腕部X线片(判断骨龄和发育状况)。

### (四)影像资料分析

用口腔摄影的形式直观记录矫治前、中、后阶段的面部及牙𬌗状态,并加以分析。

### (五)模型分析

模型分析是错𬌗畸形患者的特殊检查项目之一,可以使正畸医生更加详尽地了解患者牙齿的数目、大小、形态和牙弓的形态、宽窄及对称性等,弥补临床检查获得信息的不足。模型分析可以在模型上直接进行,也可以获取数字化模型后在计算机上进行三维测量。

### (六)正畸治疗计划

明确错𬌗畸形治疗的适应证与禁忌证是从诊断到制订治疗计划的一个重要环节。在制订治疗计划时应遵循以下原则。

(1)以总的治疗目标为原则,确定个体目标,正畸设计必须兼顾功能、美观、稳定、健康这四大基本目标。

(2)设计大体的治疗方案:如是单纯正畸治疗,还是配合外科正颌的联合治疗。

(3)制订具体的治疗目标:设计上下颌骨及前后牙齿移动的方向和移动量。

(4)选择治疗时机及治疗方法:根据错𬌗畸形类型,决定是生长快速期治疗,还是生长基本稳定后再治疗。

(5)知情同意。

(6)评估治疗进展:正畸治疗过程中定期评估治疗进展是十分必要的。

## 二、正畸资料的留取

### (一)模型的制取

正畸模型是非常重要的临床资料,可以清晰准确地将治疗过程中的牙𬌗状况显示出来,通常用于错𬌗畸形的诊断、治疗方案的设计、治疗效果的比较和矫治器的制作等。正畸模型分为记存模型和工作模型。记存模型是矫治前、矫治过程中某些阶段及矫治完成后患者牙𬌗状况的记录,用于研究诊断、确定设计方案及疗效对比。记存模型要准确清晰地显示牙齿、牙弓、基骨、前庭沟、移行皱襞、腭盖、系带等部分。记存模型的制作分为印模制取、模型灌制、核对𬌗关系、模型修整等四个步骤。工作模型是制作矫治器、弯制特殊弓丝及模型测量所必需的,除了准确清晰地反映牙齿和牙列,根据不同的用途对工作模型还会有特殊的要求。本节以藻酸盐印模为例介绍印模的制取方法。

#### 1. 用物准备

(1)常规用物:检查器械(口镜、镊子、探针)、吸唾管、防护膜、口杯、三用枪、凡士林棉签。

(2)印模制取用物:藻酸盐印模材料、半自动调拌机、橡皮碗、量杯、调拌刀、量勺、托盘,必要时备医用胶布、红蜡片、酒精灯（图 14-1）。

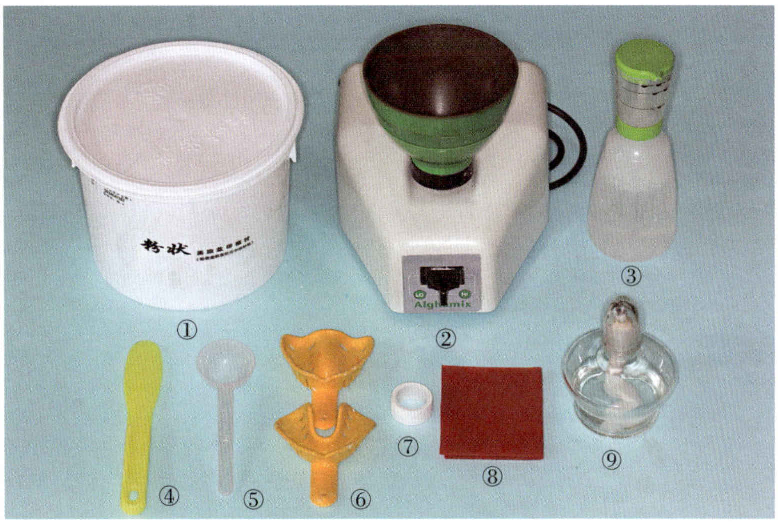


图 14-1　印模制取用物

①藻酸盐印模材料；②半自动调拌机、橡皮碗；③量杯；④调拌刀；⑤量勺；⑥印模托盘；⑦医用胶布；⑧红蜡片；⑨酒精灯。

**2. 制取印模的流程**　制取印模的流程见表 14-1。

表 14-1　制取印模的流程

| 操作流程 | 操作要点 |
|---|---|
| 1. 操作前准备 | |
| （1）核对患者信息，确定印模类型 | 告知患者制取印模时应放松，用鼻深呼吸，以减轻不适。个别敏感者，腭部受刺激易产生恶心反应，应提前告知患者在制取印模前不要进食，以免引起严重的恶心呕吐 |
| （2）调整椅位高度，患者取坐位 | |
| （3）口腔检查：检查口腔卫生状况，是否有修复体及活动矫治器，牙齿错位程度，牙齿长度、宽度，腭盖深度 | 嘱患者取出修复体或矫治器，并协助清理口腔异物 |
| （4）试托盘：根据牙弓大小、形态，选择合适托盘 | 托盘要求溢出孔均匀，大小与患者牙弓大小一致，边缘止于距黏膜皱襞 2mm 处，不妨碍唇颊系带、舌、口底软组织的功能活动。口内试托盘时无压痛。因此，上下颌托盘可能出现大小不一致的情况。牙弓过长，可用熔化的蜡片或红膏加长托盘边缘，制作个性化托盘（图 14-2）。如患者口内有托槽等固定矫治器，应用医用胶布包裹上下托盘的边缘，防止印模脱离托盘、变形，影响印模的准确性（图 14-3、图 14-4） |
| 2. 操作中 | |
| （1）调拌藻酸盐印模材料 | |
| 1）把橡皮碗安装到调拌机上备用，取适量的藻酸盐印模粉，量杯取水 | 水粉比例合适 |
| 2）将水粉混合均匀后，打开调拌机开关，转速约 200r/min，调成均匀、光滑、细腻、无气泡的糊状物 | 调拌刀与印模机内壁紧贴，不直立，以免材料飞溅。注意压实，避免产生气泡（图 14-5） |

续表

| 操作流程 | 操作要点 |
| --- | --- |
| (2)制取下颌印模 | |
| 1)盛入托盘:将材料的一半收成条状置于调拌刀上,先放入一侧,再把剩余的盛入另一侧(图 14-6) | |
| 2)放入口腔:操作者站于患者正前方,左手轻拉患者下唇,右手将托盘顺时针旋转放入患者口中,嘱其抬舌的同时将托盘平行下压 | 嘱患者头向下,用鼻吸气、口呼气,以减轻印模刺激引起的咽反射,减轻不适,预防呕吐 |
| 3)取出印模:待印模材料完全凝固后,旋转取出 | |
| (3)制取上颌印模 | |
| 1)盛入托盘:将材料全部收集,由远中向近中一次性放入 | 前部印模材料应稍多,保证印模前牙区前庭部分完整;后部略少,以减轻由上腭后部过多印模材料刺激引起恶心 |
| 2)放入口腔:操作者站于患者右后侧,左手轻轻拉起上唇,右手将托盘逆时针旋转放入口中,牙中线对准托盘中线凹陷部,放正后平行向腭盖部托起托盘 | 观察唇颊侧印模是否充实,如有不饱满立即将剩余印模材料抹入。托盘就位后固定好位置,使之处于平稳状态,固化前勿移动托盘 |
| 3)取出印模:先取出后部,拉起上唇,左手辅助右手顺时针旋转取出 | 取出印模时,双手示指依次伸入患者口内最后一颗牙的部位,将托盘轻轻翘起,握住手柄向口外轻拉,旋转取出 |
| (4)检查印模 | 标准:上下颌模型底部至前庭沟距离为 13mm,模型后壁互相平行,处于同一垂线上,唇系带位于正中,颊系带、磨牙后垫清晰,腭盖无气泡(图 14-7) |
| 3. 操作后 | |
| (1)嘱患者漱口,为其解下胸巾,清洁面部,整理用物 | |
| (2)消毒印模及调拌刀、橡皮碗 | 印模清水冲洗后,含氯消毒液喷雾消毒,与印模记录单一同送往灌模室。印模应及时灌注,若不能立即灌注,应用湿纱布覆盖,防止印模干燥、变形。用 75% 乙醇纱布擦拭调拌机和橡皮碗 |
| (3)“七步洗手法”洗手 | |

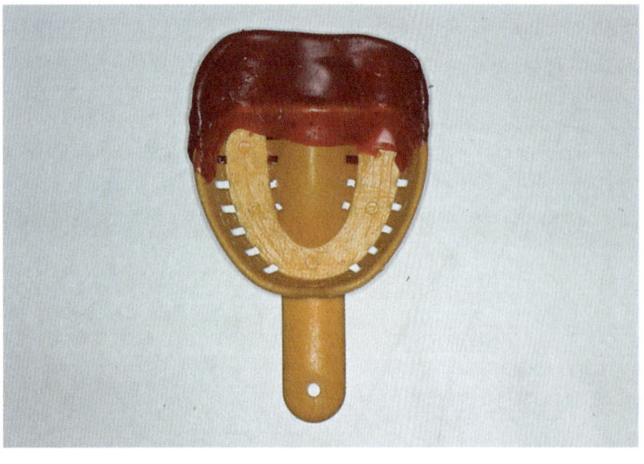

图 14-2　个别托盘

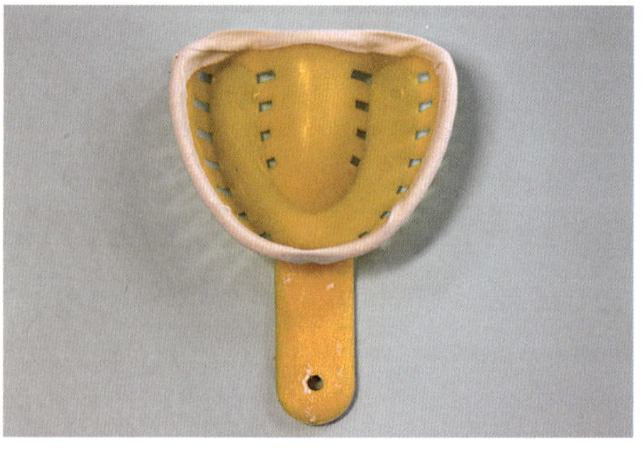

图 14-3　医用胶布包裹托盘的边缘

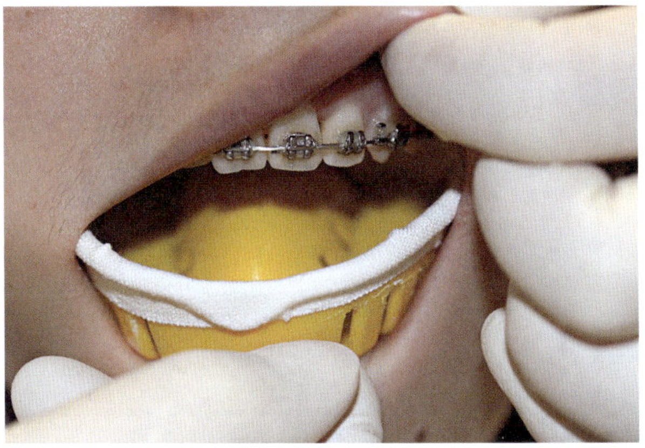

图 14-4 试托盘

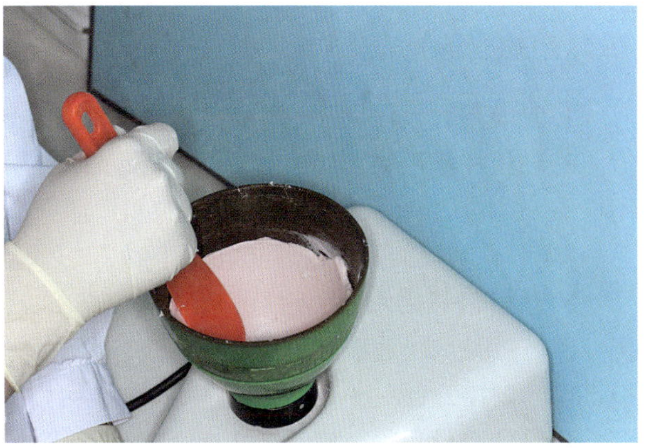

图 14-5 用调拌刀压实

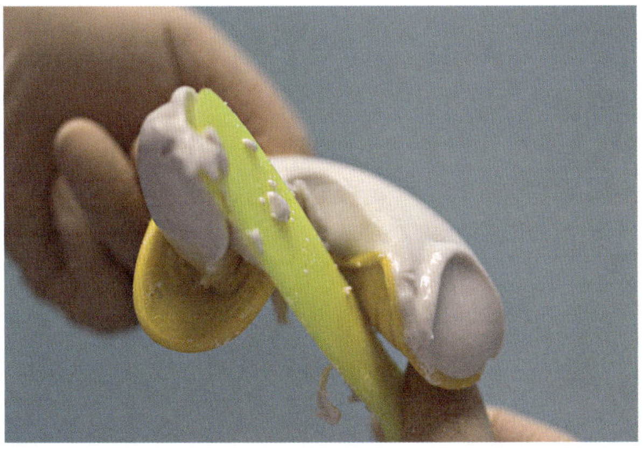

图 14-6 将材料的一半收成条状置于调拌刀上

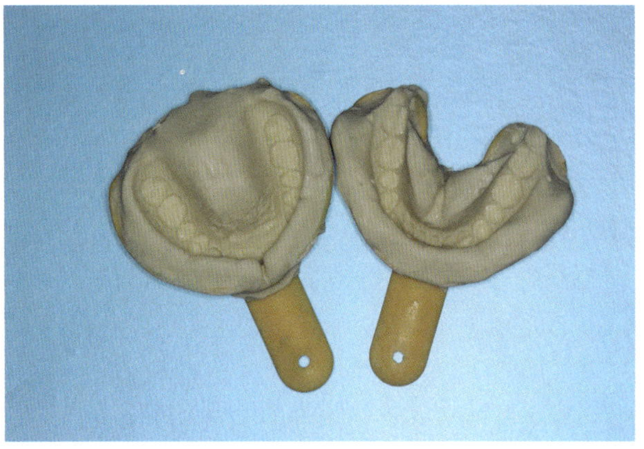

图 14-7 制取完成的印模

### （二）面殆像资料

详见第一章第九节口腔摄影技术。

（黄慧萍 姚鸿远 林 静）

## 第二节 错殆畸形矫治护理技术

### 一、固定矫治器矫治粘接的护理技术

固定矫治器是正畸矫治器的主要类型之一。这类矫治器是通过粘接或结扎固定在牙齿上的。固定矫治器具有固位良好、支抗充分，适于施加各种类型的矫治力，并有利于多数牙齿的移动，能有效地控制牙齿移动的方向等特点，广泛应用于口腔正畸治疗中。固定矫治器大多由托槽、带环、矫治弓丝及附件等组成。托槽是固定矫治器最重要的组成部分（图 14-8）。本节以托槽及带环粘接为例，介绍固定矫治粘接的护理配合。

**【适应证】**

错殆畸形需要固定矫治的患者。

【用物准备】

1. **常规用物** 详见第一章相关内容。

2. **粘接托槽用物** 酸蚀剂、低速手机及矽粒子、三用枪头、专业托槽镊及颊面管镊、托槽、"U"形开口器、毛刷、光固化粘接剂及预处理液(图 14-9)。

3. **粘接带环用物** 去带环钳、带环推子、洁治器、持针器、三用枪头、玻璃离子水门汀粉液、带环、调拌纸板、量勺、调拌刀(图 14-10)。

4. **结扎弓丝用物** 持针器 2 把、细丝切断钳、末端切断钳、矫治弓丝、结扎圈、结扎丝(图 14-11)。

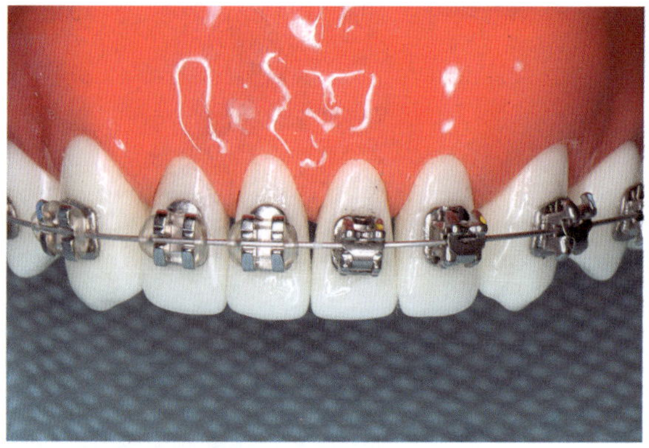

图 14-8 固定矫治器

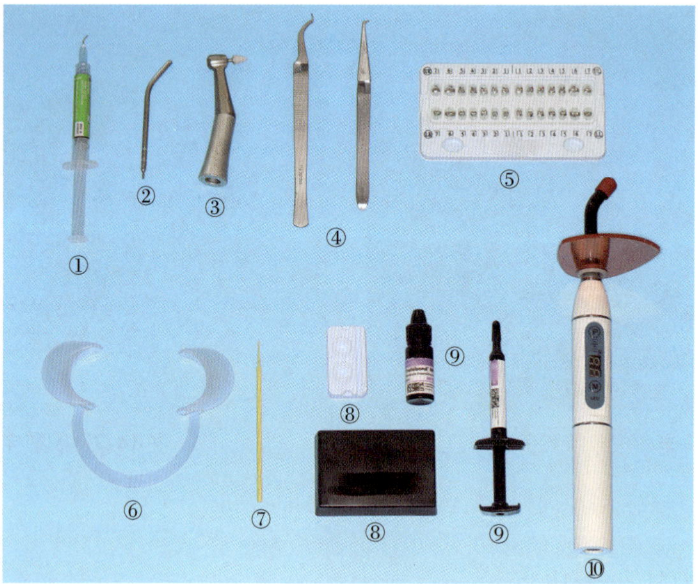

图 14-9 粘接托槽用物

①酸蚀剂;②三用枪头;③低速手机及矽粒子;④专业托槽镊及颊面管镊;⑤托槽;⑥"U"形开口器;⑦毛刷;⑧调拌盘及遮光盖;⑨光固化粘接剂及预处理液;⑩光固化灯。

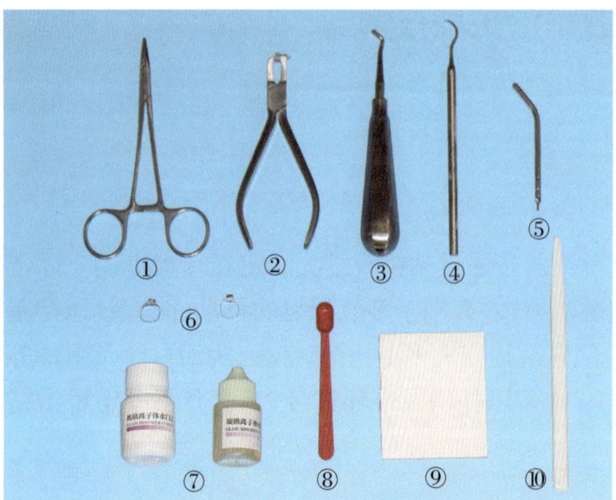

图 14-10 粘接带环用物

①持针器;②去带环钳;③带环推子;④洁治器;⑤三用枪头;⑥带环;⑦玻璃离子水门汀粉液;⑧量勺;⑨调拌纸板;⑨调拌刀。

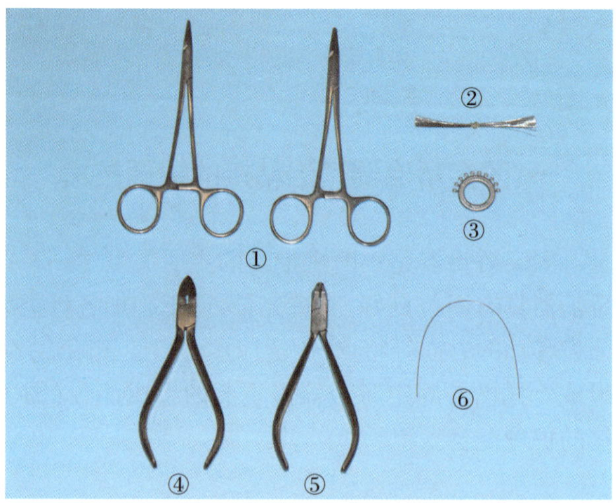

图 14-11 结扎弓丝用物

①持针器 2 把;②结扎丝;③结扎圈;④细丝切断钳;⑤末端切断钳;⑥矫治弓丝。

## 【托槽及带环粘接护理配合流程】

托槽及带环粘接护理配合流程见表 14-2。

表 14-2　托槽及带环粘接护理配合流程

| 医生操作流程 | 护士配合流程 |
|---|---|
| 1. 评估患者　与患者进行沟通，检查口腔 | 准备口腔检查器械，必要时准备凡士林棉签递予医生，调节灯光，保持视野清晰 |
| 2. 托槽粘接 | |
| （1）清洁牙面：用橡皮轮或矽粒子清洁准备粘接托槽的牙面，再用三用枪冲洗后干燥牙面 | 递低速弯机及矽粒子予医生，必要时使用抛光膏，协助医生及时吸唾 |
| （2）酸蚀牙面：放入"U"形开口器，用 35% 磷酸酸蚀牙面 15 ～ 30 秒，清水冲洗牙面并吹干，使牙面呈白垩色 | 协助医生放置"U"形开口器，充分暴露牙面，将酸蚀剂递予医生。然后用吸唾管及时吸去酸蚀剂冲洗液，递予医生干棉球，嘱患者勿动，如有不适可举左手示意 |
| （3）涂抹预处理液于酸蚀好的牙釉质上 | 将蘸取预处理液的毛刷递予医生 |
| （4）粘接托槽：将涂好粘接剂的托槽放在牙面上，并调整托槽的位置，去除多余的粘接剂，依次粘接上颌或下颌牙列 | 挤适量粘接剂于托槽底板中心处（图 14-12），迅速递予医生。涂有粘接剂的托槽与探针多次交替传递医生，直至粘接完毕 |
| （5）光照固化 | 协助医生光固化照射所有托槽，操作过程中口腔继续保持隔湿状态 |
| 3. 带环粘接 | |
| （1）通过试戴选择合适型号的带环 | 用 75% 乙醇棉球消毒带环后递予医生试戴，并将带环推子和去带环钳交替递予医生 |
| （2）将选好的带环再次消毒并吹干 | 递 75% 乙醇棉球予医生 |
| （3）清洁牙面后用干棉球隔湿，保持牙齿干燥 | 及时吸唾，递予医生干棉球协助隔湿 |
| （4）将涂好粘接剂的带环就位于相应牙齿 | 按要求正确调拌玻璃离子水门汀，将调好的材料涂于带环龈向 1/2 处（图 14-13），然后递予医生，同时递棉卷及带环推子 |
| （5）待水门汀固化后，用洁治器去除多余的玻璃离子水门汀 | 递予医生洁治器，及时用棉球擦拭洁治器前端的粘接剂残渣，嘱患者漱口 |
| 4. 弯制弓丝并就位　根据治疗需要选择相应的弓丝，并视患者口内情况修整末端并结扎 | 准备弓丝及末端切断钳，然后用两把持针器夹取结扎圈或结扎丝交替传递给医生。如需要结扎丝，用持针器预弯后再传递，待结扎好后递细丝切断钳 |
| 5. 治疗结束 | 整理用物，向患者交代注意事项，洗手 |

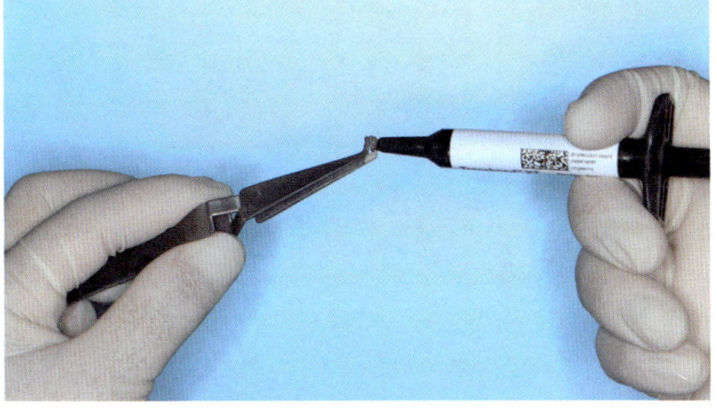

图 14-12　涂粘接剂于托槽底板

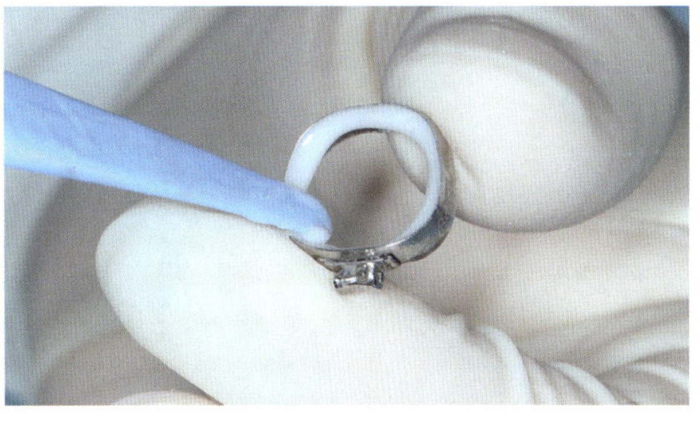

图 14-13　涂粘接剂于带环

【术后宣教】

1. 初戴固定矫治器牙齿可能出现轻度不适或疼痛，通常 3 ～ 5 天后自行缓解。如果疼痛严重，应及时复诊。嘱患者准备正畸专用保护蜡，将保护蜡涂于矫治器的突出部位，防止摩擦引起口腔溃疡。

2. 戴用矫治器的患者应特别注意口腔卫生，养成随时携带刷牙工具的习惯，每次进食后刷牙或漱口，防止矫治过程中出现龋病、龈炎等口腔疾患。特别强调正畸固定矫治患者刷牙的时间和方法。托槽表面的清洁可以从不同角度使用牙刷尖端清洁，配合使用牙线和牙间隙刷，能够高效清洁牙齿的邻面和弓丝下方牙刷不能达到的区域。也可使用牙间隙刷清除弓丝下方、托槽周围的软垢。

3. 固定矫治过程中，避免吃硬和黏的食物，勿做啃食动作，如水果可切成小块吃，以免托槽脱落损坏矫治器，影响矫治疗程。

4. 另外，某些运动项目会受限。一旦运动中出现面部外伤等意外时，应及时检查口腔、牙齿及矫治器，发现异常立即与正畸医生联系。

5. 戴用固定矫治器过程中若出现损坏、变形、移位，带环及托槽松动、脱落等，应及时复诊。

## 二、固定矫治器拆除的护理技术

正畸的目的是将错位的牙齿、牙弓或颌骨，借助各种机械力、功能力或磁力等矫治力的作用，通过牙齿、牙周组织、颌骨、口周肌、关节等各个部分的改建，最终移动到正常、平衡、美观和稳定的位置上。待达到这一位置后，就应该把固定矫治器拆除。矫治器拆除后，患者开始戴用保持器，进入保持阶段。

【适应证】

正畸固定矫治的患者。

【用物准备】

**1. 常规用物**　详见第一章相关内容。

**2. 常规器械**　持针器、去托槽钳、去带环钳、低速直机及砂石磨头、钨钢钻、低速弯机及矽粒子、技工钳、保持器（图 14-14）。

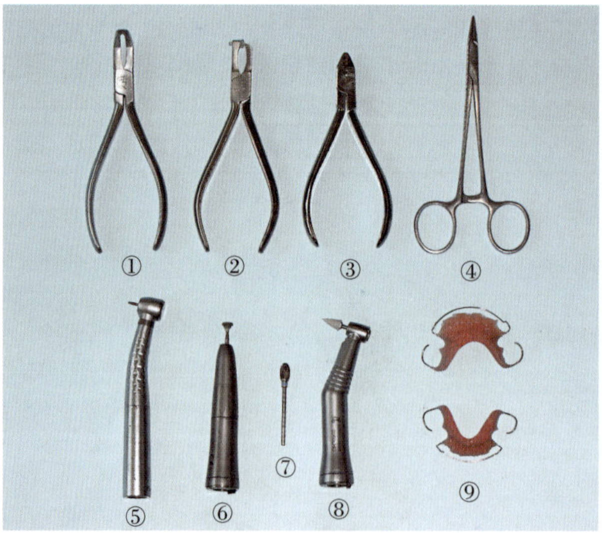


**图 14-14　常规器械**

①去托槽钳；②去带环钳；③技工钳；④持针器；⑤高速直机；⑥低速直机；⑦钨钢钻；⑧低速弯机、矽粒子；⑨保持器。

## 【固定矫治器拆除护理配合流程】

固定矫治器拆除护理配合流程见表 14-3。

表 14-3　固定矫治器拆除护理配合流程

| 医生操作流程 | 护士配合流程 |
|---|---|
| 1. 治疗前准备　检查口腔，向患者交代治疗效果及治疗计划，拆除矫治器 | 根据治疗需要准备拆除用物，嘱患者治疗过程中勿动，如有不适举左手示意，以免造成软组织损伤 |
| 2. 治疗中配合 | |
| （1）去除带环（图 14-15） | 递予医生去带环钳 |
| （2）去除托槽（图 14-16） | 递予医生去托槽钳 |
| （3）去除牙面上残留的粘接剂（图 14-17） | 遵医嘱递相应的器械（如持针器、磨石、金刚砂钻针等），并用强力吸引器协助吸尘 |
| （4）抛光牙面（图 14-18） | 遵医嘱传递抛光用物，如矽粒子、橡皮轮、抛光杯等 |
| （5）留取矫治后的资料 | 遵医嘱留取矫治后的资料：记存模型（也含口内扫描模型）、面殆像、X 线片等 |
| （6）戴用保持器：将提前制作好的 Hawley 保持器进行调整，戴入患者口内 | 递予医生 Hawley 保持器，并传递技工钳，必要时递低速直机及菠萝钻（如需要压膜保持器，拆除固定矫治器后当天制取模型，然后制作压膜保持器再戴用） |
| 3. 治疗结束 | 整理用物，并向患者交代注意事项 |

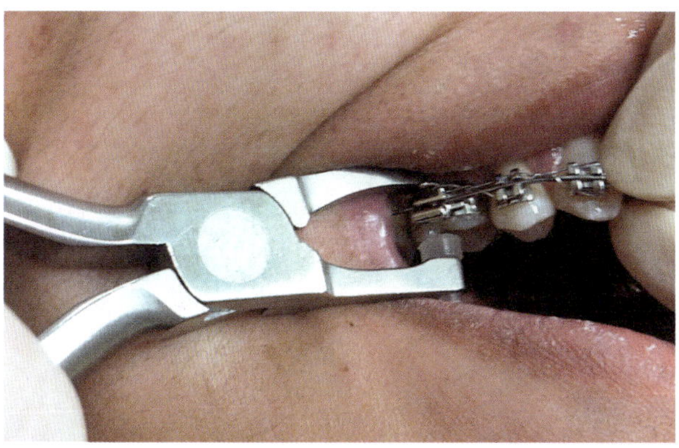

图 14-15　去带环

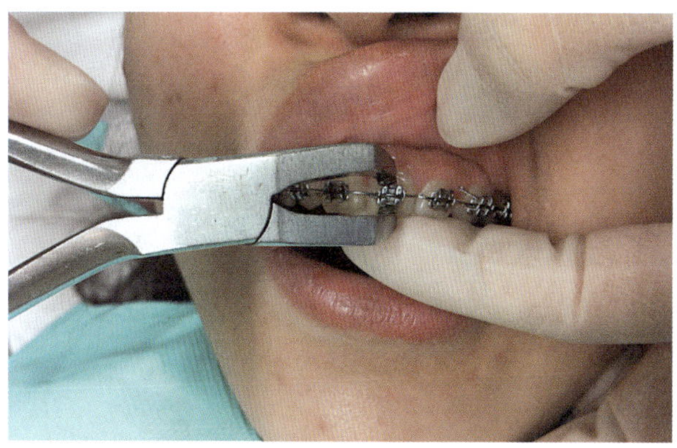

图 14-16　去托槽

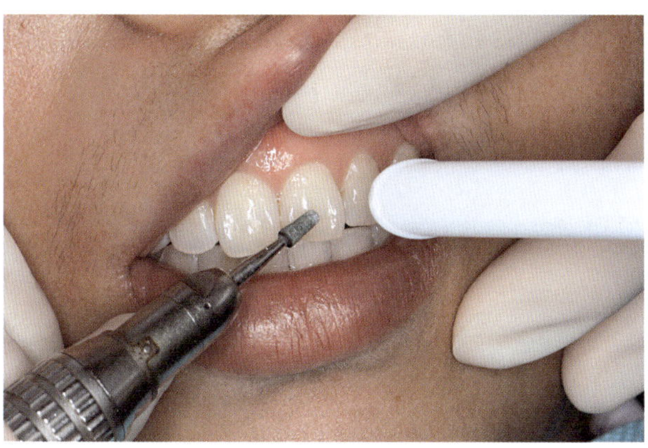

图 14-17　去除粘接剂

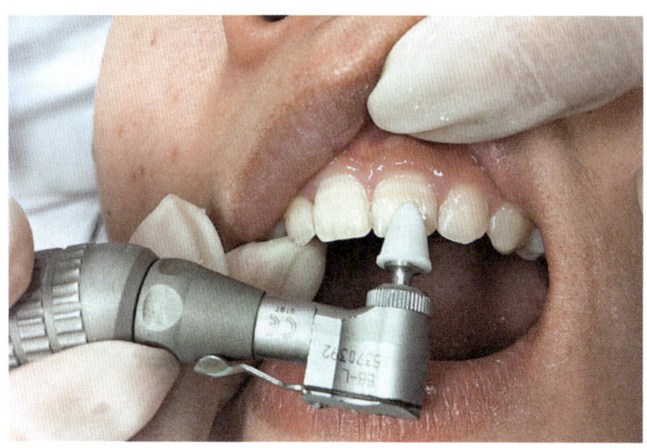

图 14-18　抛光

【术后宣教】

1. 固定矫治器拆除后，嘱患者除吃饭刷牙外，其余时间务必认真戴用保持器。
2. 进食或喝有色饮料时应摘下保持器并放置在专用的容器，避免挤压和丢失。
3. 摘戴保持器时左右两侧同时用力，避免不良摘戴方式造成保持器的损坏。
4. 保持器要用冷水清洗，勿用热水，以免遇热后发生变形。
5. 如保持器丢失或损坏，及时联系医生重新制作。
6. 定期预约复诊时间，复查保持效果。

## 三、活动矫治器的护理技术

活动矫治器由固位装置、加力装置及连接体三部分组成，依附于牙齿和黏膜上，可由患者自行摘戴。一般是作用于牙齿和骨骼的简单活动矫治器（图 14-19、图 14-20）。大部分功能矫治器也是活动的矫治器，是通过改变口腔颌面部肌肉的功能，从而促进牙颌、颅面的正常生长发育，以此来达到预防或治疗畸形目的的一类矫治器（图 14-21、图 14-22）。

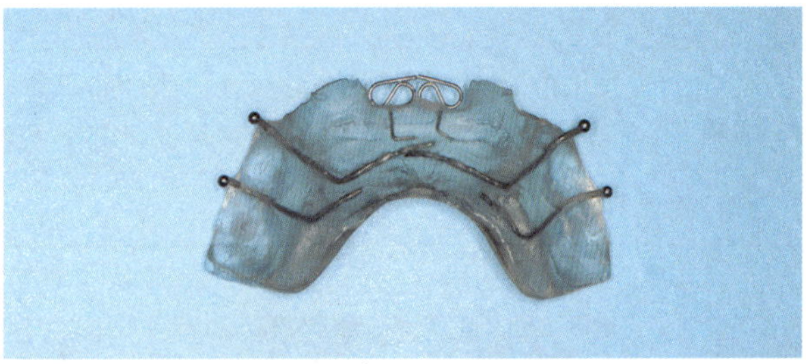

图 14-19　活动矫治器

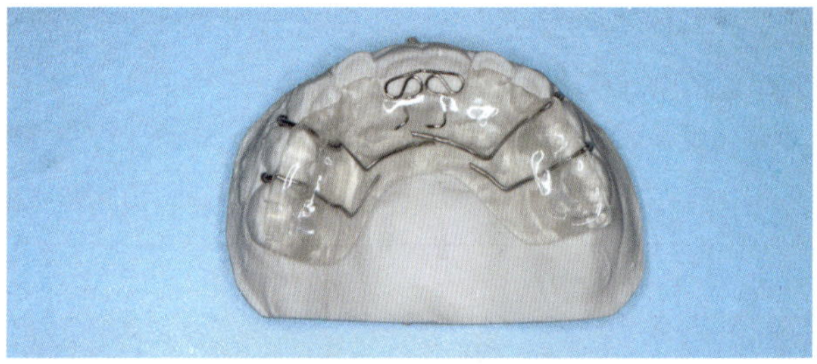

图 14-20　活动矫治器就位

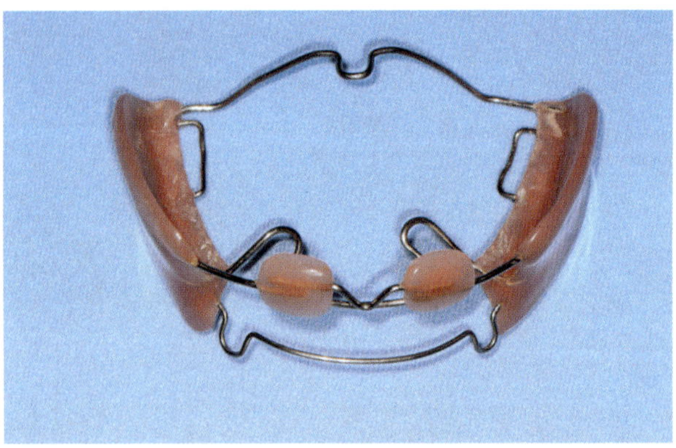

图 14-21　固位装置

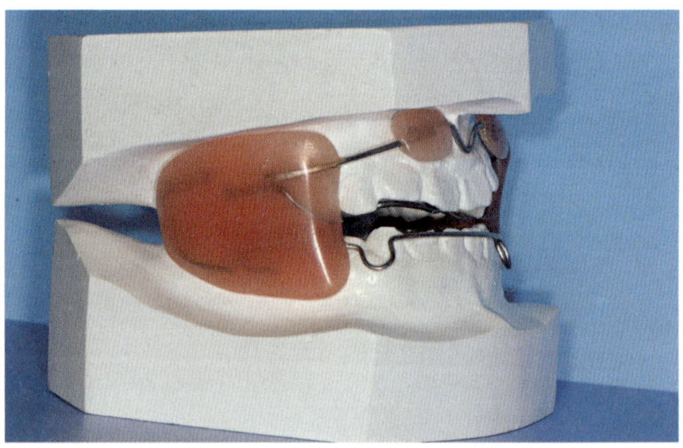

图 14-22　加力装置及连接体

【适应证】

1. 部分乳牙期与替牙期的前牙反 及替牙期不良习惯破除。
2. 口面肌功能异常导致的功能性错 畸形和早期的骨性错 畸形。
3. 部分固定矫治当中的辅助装置。

【用物准备】

**1. 常规用物**　详见第一章相关内容。

2. 活动矫治器用物

（1）制取模型用物：详见本章第一节内容。

（2）部分矫治器需要制取咬合记录，准备用物：酒精灯、火柴、蜡片、蜡刀、三用枪头（图 14-23）。

（3）戴矫治器用物：技工钳、低速直机、钻针、三用枪头、咬合纸（图 14-24）。

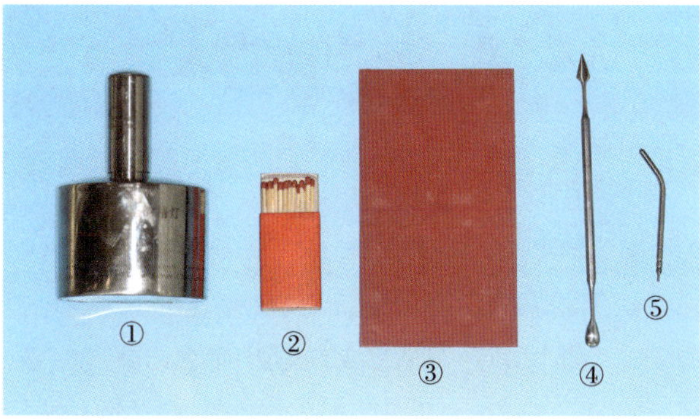


图 14-23　制取咬合记录用物

①酒精灯；②火柴；③蜡片；④蜡刀；⑤三用枪头。

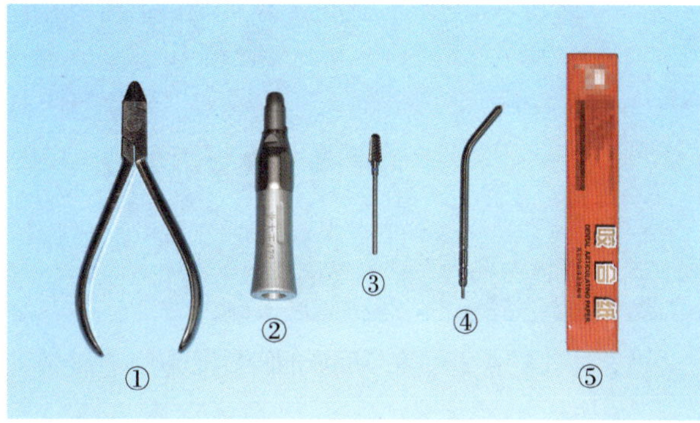


图 14-24　戴矫治器用物

①技工钳；②低速直机；③钻针；④三用枪头；⑤咬合纸。

## 【活动矫治器制作及戴用护理配合流程】

活动矫治器制作及戴用护理配合流程见表 14-4。

表 14-4　活动矫治器制作及戴用护理配合流程

| 医生操作流程 | 护士配合流程 |
|---|---|
| 1. 戴用矫治器前 | |
| （1）询问患者病史，向患者交代病情、治疗计划及相关费用，并签订治疗同意书 | 准备病历资料、知情同意书、X 线片等 |
| （2）制取工作模型 | 协助医生制取印模，灌注工作石膏模型<br>同制取印模的流程 |
| （3）必要时取咬合记录（图 14-25、图 14-26） | 准备酒精灯及蜡片，递蜡刀予医生，协助医生记录患者上下颌关系。并将𬌗托用冷水降温，以免变形 |
| （4）绘制设计单制作活动矫治器 | 将设计单、咬合记录及模型送技工室 |
| 2. 戴用矫治器 | |
| （1）评估患者：与患者沟通，检查口腔 | 核对患者信息，安排就座，调节椅位和灯光。取出矫治器并消毒，放于治疗盘 |
| （2）对矫治器进行试戴、调整、磨改、垫底等，抛光后戴入患者口内 | 递技工钳、低速直机、咬合纸等，必要时使用强力吸引器吸尘 |
| （3）指导患者自行摘戴矫治器，并告知戴用时间、注意事项及可能出现的情况 | 遵医嘱预约复诊时间 |
| 3. 复诊 | |
| （1）检查并询问戴用矫治器的情况，有无牙齿疼痛、松动，有无口腔溃疡的发生，是否按医嘱要求戴用 | 核对患者信息，安排就座，调节椅位和灯光，嘱患者漱口 |
| （2）对矫治器进行加力调整 | 准备技工钳、低速直机、咬合纸 |

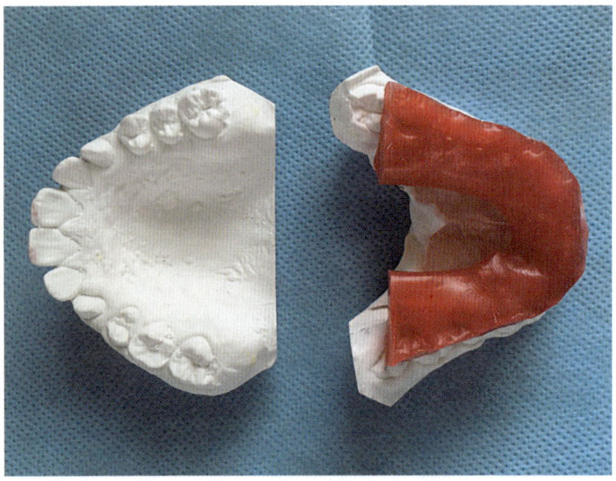

图 14-25　制取完成的咬合记录

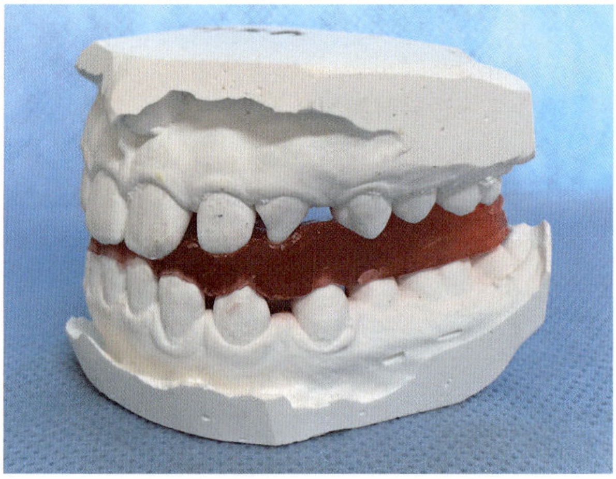

图 14-26　制取完成的模型和咬合记录

【术后宣教】

1. 戴用矫治器时，双手拇指、示指协作将固位卡环顶压就位。摘取时不可强行扭曲唇弓以免发生变形，应将手指放于固位卡环处用力取下即可。

2. 初戴矫治器会有不舒适、发音不清、流涎等现象，口腔内异物感明显，应向患者充分说明。如果疼痛持续并加重，应立即取下矫治器，及时复诊，避免造成牙体、牙周组织损伤，不可自行调整。对影响发音的患者，可嘱其多练习逐渐适应。

3. 向患者强调保持口腔卫生的重要性，早、晚刷牙时将矫治器取下，用牙刷轻轻刷洗干净，不可用力过猛，避免变形，不可用开水烫洗消毒，避免损坏。嘱患者饭后漱口，预防牙周疾病的发生。

4. 向患者强调活动矫治器戴用时间，应遵医嘱要求戴用以免影响治疗效果。

5. 嘱患者妥善保管矫治器，防止损坏和丢失，如出现矫治器变形、损坏，应及时复诊。

## 四、舌侧正畸矫治技术的护理配合

舌侧隐形正畸矫治是将正畸固定矫治装置置于患牙舌侧面进行矫治的一项正畸技术。在正畸治疗的过程中，矫治器因完全贴附于牙齿的舌侧面，对患者的美观和社交活动不会产生影响，所以备受成年患者的青睐。其中个性化舌侧矫治器是根据患者每颗牙舌侧面的具体形态“量体定制”的矫治器。它先利用计算机辅助设计与制造（computer-aided design and manufacturing，CAD/CAM）将患者的石膏模型经技工室排牙后，运用三维激光扫描技术（GOM）将模型三维信息输入计算机内，在计算机上根据每颗牙舌侧面的具体形态，设计个性化的托槽底板、托槽体、牵引钩及弓形图等附件，最后通过精密铸造完成托槽加工，机械手根据弓形图，为每位患者弯制各阶段个性化弓丝。

【适应证】

凡能用唇侧矫治的病例均适用于舌侧矫治，国外学者将舌侧矫治的病例分为理想病例、疑难病例和禁忌病例三类。

**1. 理想病例**

（1）安氏Ⅰ类牙间隙或轻度拥挤的病例。

（2）安氏Ⅱ类 1 分类或 2 分类，仅拔除上颌前磨牙而下颌不拔牙的病例。

（3）前牙间有散在间隙的病例。

(4)低角深覆殆病例。

**2. 疑难病例**

(1)拔除四颗前磨牙的病例。

(2)高角并伴有开殆倾向的病例。

(3)后牙反殆的病例。

(4)牙齿舌侧形态异常的病例。

**3. 禁忌病例**

(1)牙齿普遍过小或舌面萌出不足的病例。

(2)有严重牙周疾患的病例。

(3)急性颞下颌关节紊乱病的病例。

(4)有严重舌部刺激症状的病例。

## 【用物准备】

以个性化舌侧矫治器为例。

**1. 常规用物**　详见第一章相关内容。

**2. 专用材料及器械**　舌侧开口器、链状橡皮圈、结扎圈、结扎丝、持针器、45° 细丝切断钳、长柄末端切断钳、弓丝就位器、舌侧自锁托槽开盖器、舌侧自锁托槽关盖器、个性化矫治弓丝、舌侧自锁托槽、舌侧托槽定位托盘(图 14-27 ～图 14-29)。

**3. 粘接用物**　砂粒子或橡皮轮、35% 磷酸酸蚀剂、单组份粘接剂(预处理液、粘接剂)、小毛刷、双碟、洁治器。

## 【舌侧正畸矫治护理配合流程】

舌侧正畸矫治护理配合流程见表 14-5。

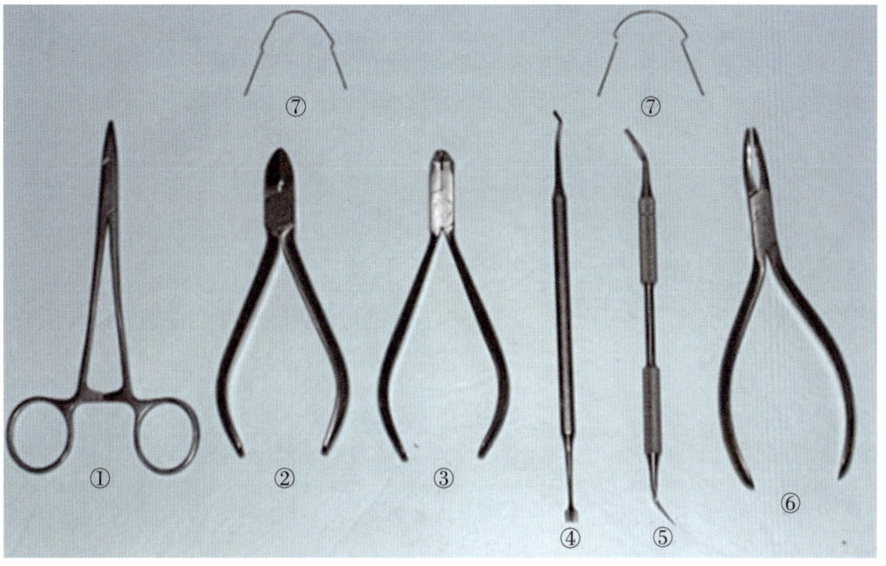


图 14-27　专用器械

①持针器;② 45° 细丝切断钳;③长柄末端切断钳;④弓丝就位器;⑤舌侧自锁托槽开盖器;⑥舌侧自锁托槽关盖器;⑦个性化矫治弓丝。

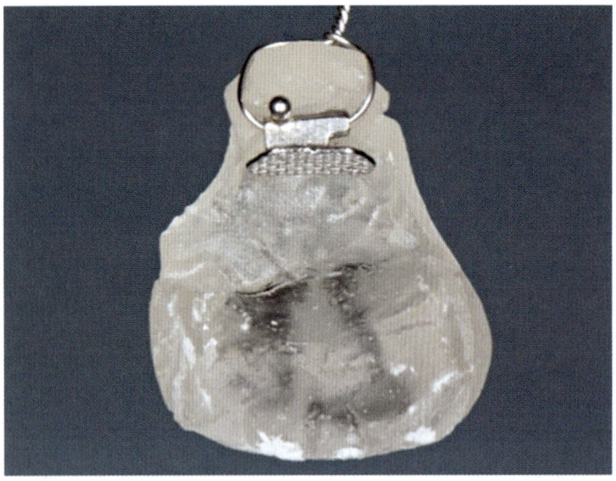

图 14-28　舌侧托槽定位托盘正面观

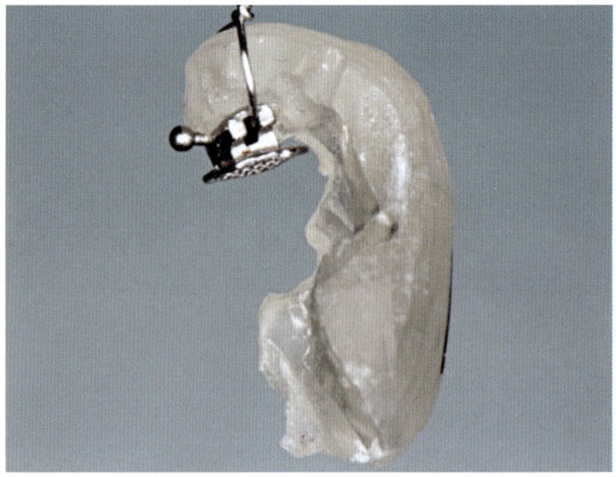

图 14-29　舌侧托槽定位托盘侧面观

表 14-5　舌侧正畸矫治护理配合流程

| 医生操作流程 | 护士配合流程 |
|---|---|
| 1. 治疗前准备　核对患者信息，与患者沟通并交代治疗过程 | 准备舌侧正畸矫治用物，安装吸唾管，调整椅位灯光；用凡士林棉签润滑口角，防止口镜牵拉造成患者疼痛 |
| 2. 治疗中操作 | |
| (1)清洁牙面 | 将砂粒子橡皮轮安装于低速手机递予医生 |
| (2)试戴舌侧托槽定位托盘：确定最佳的放置方向、最终就位的位置。当舌侧托槽定位托盘不易就位时，可将托盘分割为 2 ～ 3 部分分别就位 | 试戴完舌侧托槽定位托盘后，用 75% 乙醇棉球消毒备用；遵医嘱将舌侧托槽定位托盘剪至 2 ～ 3 段 |
| (3)放置开口器 | 递开口器予医生 |
| (4)酸蚀：酸蚀牙齿舌侧面 30 秒，清水冲洗并吹干(图 14-30)，用棉球隔湿 | 递干棉球予医生，协助放于舌侧，保护黏膜<br>递 35% 磷酸酸蚀剂予医生并协助记录酸蚀时间。递湿棉球予医生去除酸蚀剂，协助吸除冲洗液。将棉球置于口底协助隔湿 |
| (5)粘接矫治器 | |
| 1)涂预处理液于牙齿舌侧面(图 14-31) | 用小毛刷蘸预处理液递予医生 |
| 2)就位舌侧托槽定位托盘 | 将预处理液和粘接剂先后涂于托槽底板，将就位于舌侧托槽定位托盘内的托槽递予医生(图 14-32、图 14-33) |
| 3)3 ～ 4 分钟后粘接剂完全固化，取下舌侧托槽定位托盘，去除多余粘接剂(图 14-34) | 递洁治器予医生 |
| (6)弓丝就位结扎：将弓丝就位并用结扎丝或结扎圈固定(图 14-35) | 先后递持针器、弓丝、弓丝就位器、结扎丝或结扎圈、45° 细丝切断钳予医生 |
| 3. 治疗后　治疗完毕，洗手 | 整理用物，洗手 |

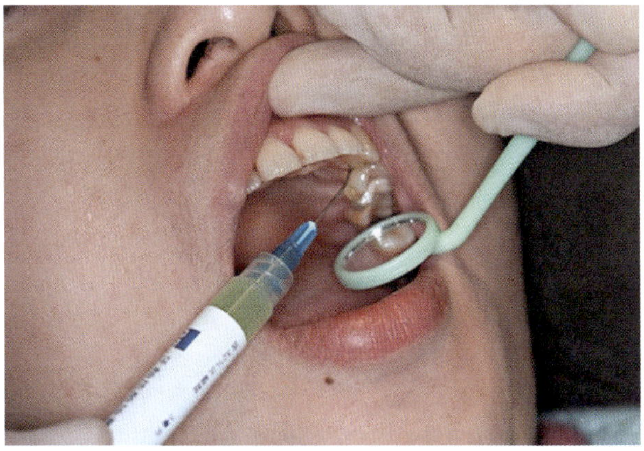

图 14-30　酸蚀舌侧面

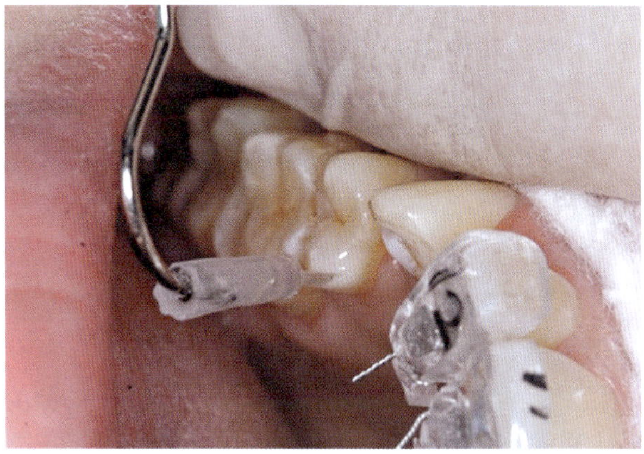

图 14-31　涂预处理液

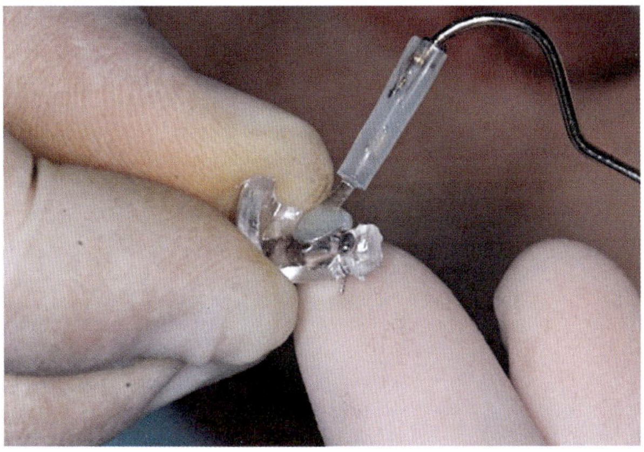

图 14-32　涂粘接剂于托槽底板

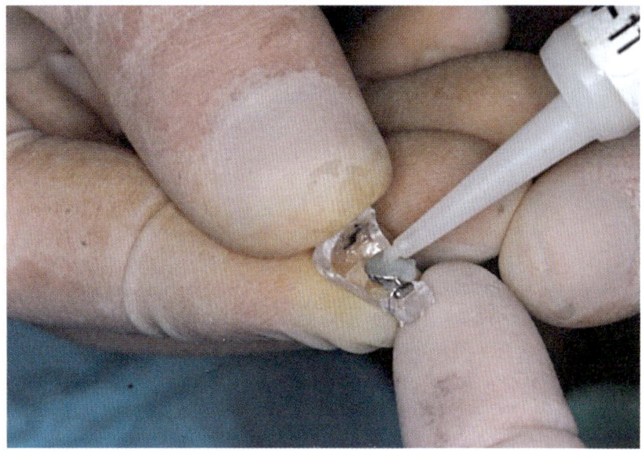

图 14-33　传递托槽

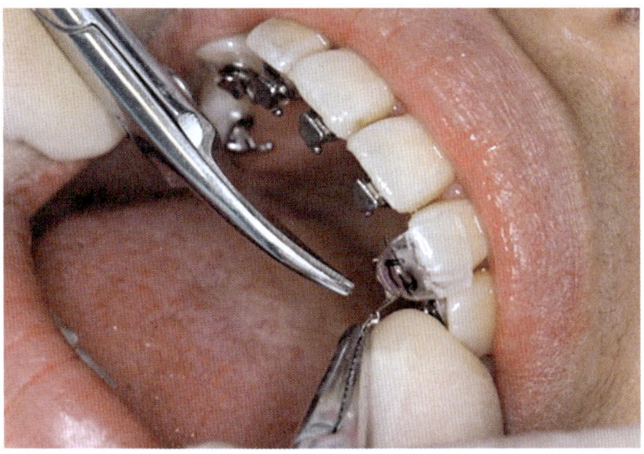

图 14-34　取下舌侧托槽定位托盘

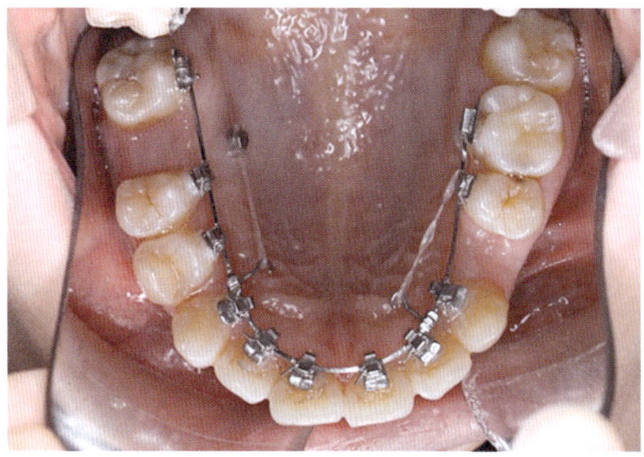

图 14-35　弓丝就位

【护理要点】

1. 粘接矫治器时应注意对舌侧面进行严密隔湿，嘱患者勿舔牙齿舌侧面，保持舌侧面干燥，并将隔湿棉球置于两侧腮腺导管开口处，避免唾液污染。

2. 传递舌侧托槽定位托盘时，应在患者胸前传递，避免掉入口内，发生误吞误咽。

3. 涂抹粘接剂时，应根据托槽底板大小取适量粘接剂。

4. 结扎过程中，及时用棉球收取剪下来的结扎丝，注意避免扎伤。

【术后宣教】

1 ～ 4 同本章第二节“一、固定矫治器矫治粘接的护理技术”的术后宣教 1 ～ 4。

5. 告知患者，初戴舌侧矫治器后会出现不同程度的舌部刺激感及发音、咀嚼中的不适感或异物感，一般 1 周后均能适应。

## 五、正畸无托槽隐形矫治技术的护理配合

正畸无托槽隐形矫治技术摒弃了传统的托槽、弓丝作为矫治器主体的设计，采用 CT 扫描和计算机三维重建系统，实现牙齿模型的数字化，并通过三维软件模拟错㱔畸形的整个矫治过程，按照此虚拟矫治步骤，制作出一系列透明的活动矫治器，通过依次更换矫治器来逐步实现牙齿移动，最终获得排列整齐、美观的牙齿。无托槽隐形矫治为患者在追求美的过程中提供了更加美观的矫治器。

### （一）适应证

非骨性恒牙期错㱔畸形和轻度骨性错㱔畸形病例。对矫治器美观要求高，中重度氟斑牙，口腔卫生维护差及需要局部矫治的修复、种植患者等。

### （二）就诊流程

1. 初诊留取面㱔像、记存模型（也含口内扫描模型）、X 线片资料。
2. 医生初步设计方案，同时制取牙列硅橡胶印模（目前口内扫描逐渐替代硅胶印模）。
3. 将数字化印模上传制作部门，或将牙列硅橡胶印模、面㱔像、X 线片等病历资料邮寄到制作部门。
4. 医生与制作部门反复商定，制订虚拟的矫治方案。
5. 医生与患者确定矫治方案。
6. 制作部门制作牙齿正畸矫治器。
7. 第一次戴用牙齿正畸矫治器。
8. 粘接附件，第二次戴用矫治器。
9. 定期复诊，并按照具体情况进行口内扫描精调，或制取硅橡胶印模和咬合记录，进行精确调整。
10. 矫治完成，进行牙列形态位置保持。

### （三）正畸口腔内扫描流程

详见第一章第十二节相关内容（图 14-36）。

### （四）牙列硅橡胶印模制取护理配合流程

硅橡胶印模是形成牙齿形态及排列的三维数字化模型的基础，直接影响到计算机虚拟矫治过程和数字化活动矫治器的准确性。制取方法包括一步法和两步法，下面以两步法为例介绍护理配合。

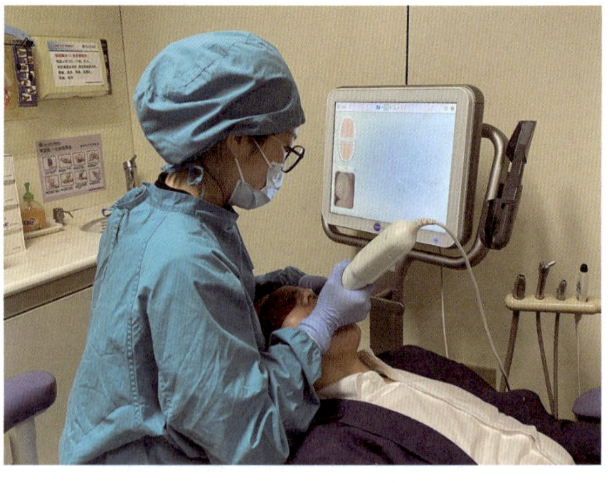

图 14-36　正畸口内扫描操作

【用物准备】

**1. 常规用物**　详见第一章相关内容。

**2. 牙列印模制取用物**　硅橡胶混合机（内含硅橡胶印模材料）、硅橡胶混合注射枪和一次性混合头、牙列专用托盘、计时器（图 14-37）。

【制取牙列硅橡胶印模护理配合流程】

以两步法为例，制取牙列硅橡胶印模护理配合流程详见表 14-6。

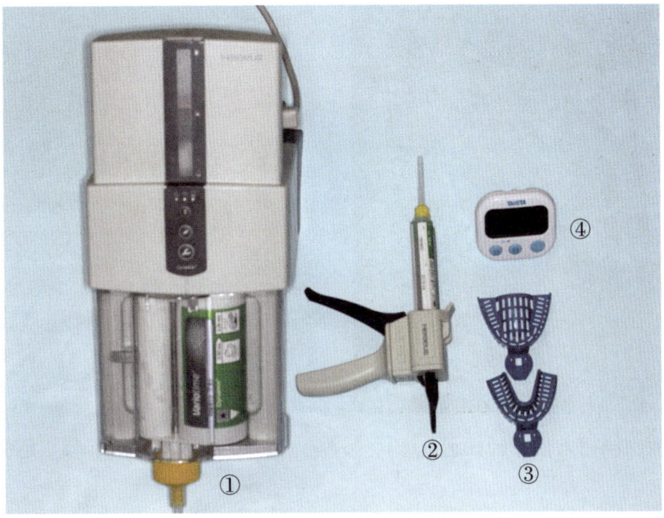


图 14-37 印模制取用物

①硅橡胶混合机(含硅橡胶印模材料);②硅橡胶混合注射枪和一次性混合头;③专用托盘;④计时器。

表 14-6 制取牙列硅橡胶印模护理配合流程

| 医生操作流程 | 护士配合流程 |
|---|---|
| 1. 与患者进行沟通交流,讲解印模制取的注意事项 | 查看病历,核对患者信息,嘱患者就座。做好制取硅橡胶印模前的准备工作,用凡士林棉签润滑口角,防止口镜牵拉造成患者疼痛 |
| 2. 检查患者口内情况,确保患者口腔卫生状况良好 | 准备检查器械,传递口镜 |
| 3. 选择合适的牙列印模托盘 | 递合适的托盘予医生 |
| 4. 制取硅橡胶初印模 | 用吸唾管吸净患者口内唾液,吹干。将调拌好的硅橡胶放于托盘后覆盖医用薄膜递予医生(图 14-38、图 14-39),按计时器,协助记录时间,准备终印模硅橡胶的混合注射枪及一次性混合头 |
| 5. 制取硅橡胶终印模,固化后取出 | 将适量的终印模硅橡胶材料挤到初印模上递予医生(图 14-40),并计时;协助取出终印模 |
| 6. 检查牙列硅橡胶印模的质量(图 14-41) | 协助取下开口器,整理用物 |

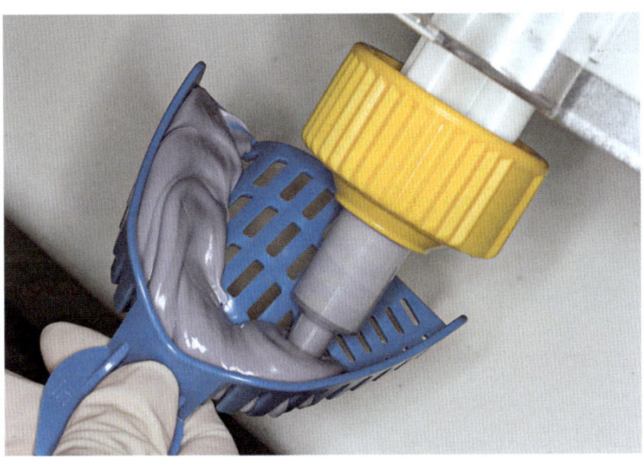

图 14-38 放初印模材料于托盘

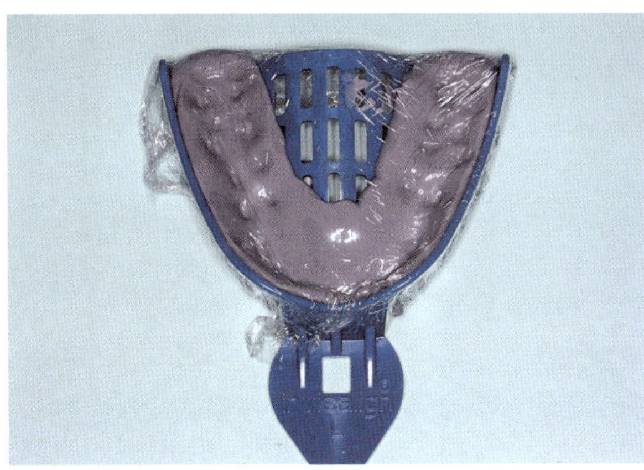

图 14-39 覆盖薄膜的初印模

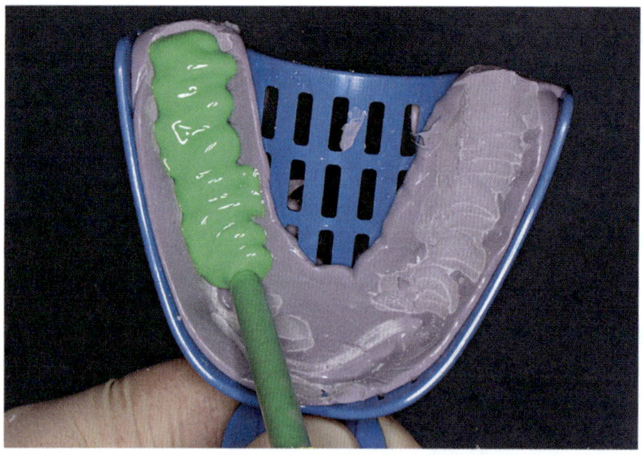

图 14-40　将终印模材料打入初印模托盘

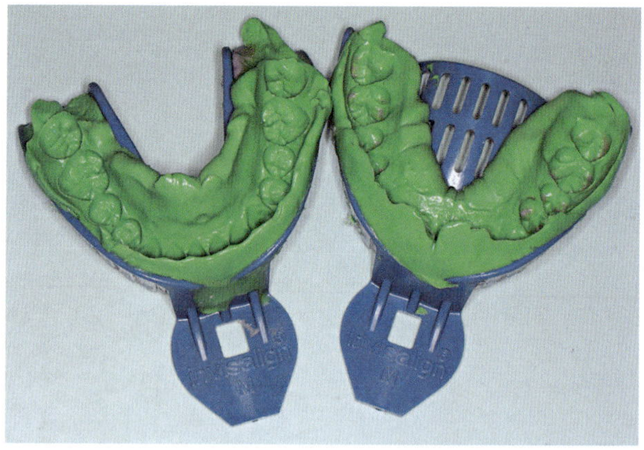

图 14-41　取好的终印模

【护理要点】

1. 制取硅橡胶印模之前一定要把口腔及全牙列吹干，防止制取中产生气泡。

2. 在托盘上放置的终印模硅橡胶材料要适量，不能过多或过少。过少取出的印模不完整，过多容易造成浪费。

3. 硅橡胶混合注射枪的头应始终没入印模材料之中，防止在印模制取过程中产生气泡。

4. 不同硅橡胶印模材料的凝固时间有所差别，根据产品要求，协助计时，确保准确取好硅橡胶。

## （五）粘接附件护理配合流程

附件粘接于牙齿的唇颊侧，形成与牙齿同色的小块光固化树脂，辅助完成一些较难实现的牙齿移动。

【用物准备】

**1. 常规用物**　详见第一章相关内容。

**2. 光固化用物**　光固化灯、保护套。

**3. 粘接附件用物**　预处理液、光固化复合树脂、酸蚀剂、调拌刀、避光盒、附件粘接模板（图 14-42）。

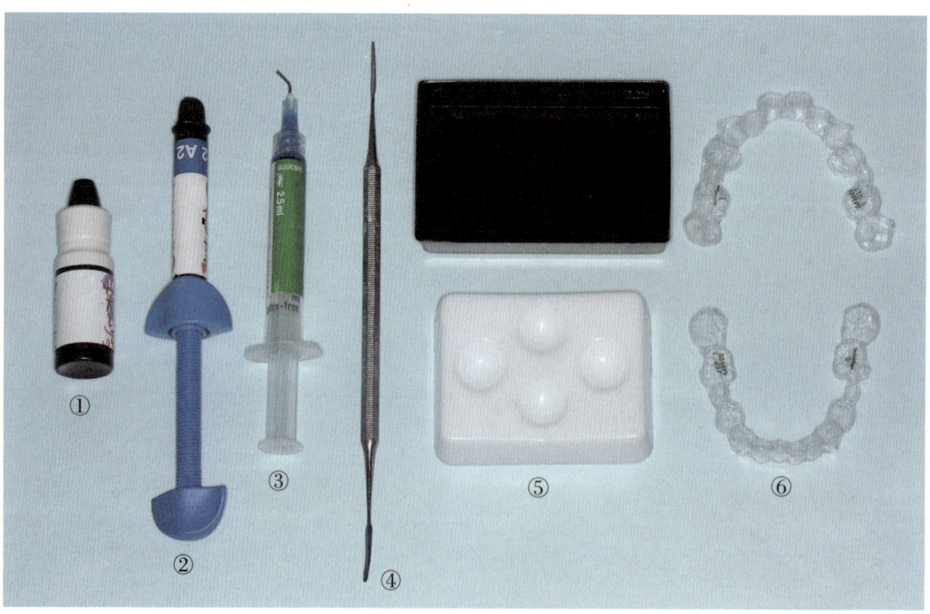


图 14-42　粘接附件用物

①预处理液；②光固化复合树脂；③酸蚀剂；④调拌刀；⑤避光盒；⑥附件粘接模板。

【粘接附件护理配合流程】

粘接附件护理配合流程见表 14-7。

表 14-7　粘接附件护理配合流程

| 医生操作流程 | 护士配合流程 |
| --- | --- |
| 1. 与患者沟通注意事项 | 查看患者病历，核对患者信息，准备正畸附件粘接模板（图 14-43），为患者佩戴护目镜，用凡士林棉签润滑口角，防止口镜牵拉造成患者疼痛 |
| 2. 清洁抛光需要粘接正畸附件的牙面 | 将开口器递予医生，调节灯光<br>将钻针安装于牙科手机后递予医生，协助吸唾 |
| 3. 酸蚀牙面 30 秒，压力水冲洗，吹干，隔湿 | 传递 35% 磷酸酸蚀剂，记录酸蚀时间。协助吸去冲洗液，递消毒棉球或棉卷隔湿 |
| 4. 在酸蚀好的牙面上涂预处理液，光照固化 | 递预处理液予医生，协助光照 |
| 5. 将适量树脂填充于模板矫治器上附件的陷窝中 | 挤适量的树脂置于避光盒内，递调拌刀予医生 |
| 6. 正畸附件模板固位 | 协助光照固化 |
| 7. 取下模板，检查附件是否全部粘接牢固，并去除溢出的多余树脂（图 14-44） | 将钻针安装于高速手机上递予医生，协助吸唾 |
| 8. 戴用正畸矫治器 | 对患者进行宣教，强调注意事项，协助预约复诊时间 |

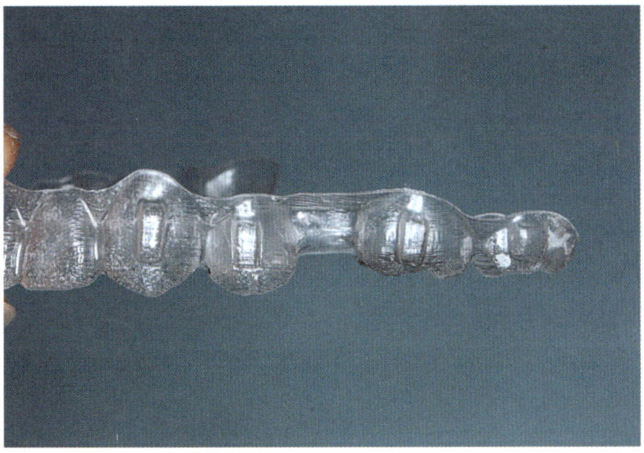

图 14-43　正畸附件粘接模板

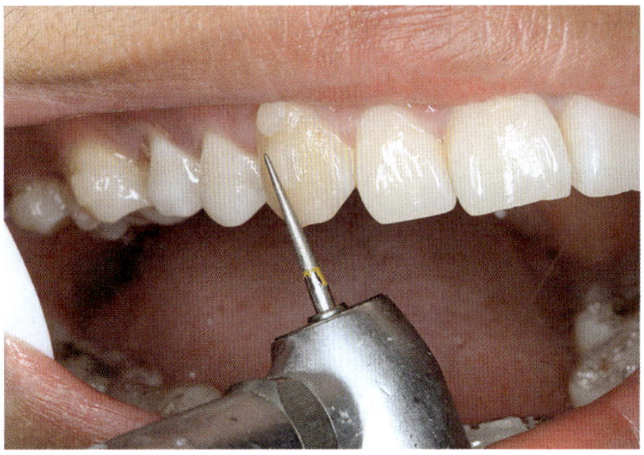

图 14-44　去除多余树脂

【护理要点】

1. 填充到模板附件槽中的光固化复合树脂的量应合适。树脂量少，接触不到牙面和渗透液，不易粘接；材料过多会溢出太多，使附件增高，医生调整时间过长。

2. 及时吸唾，防止唾液污染影响粘接效果。

【术后宣教】

**1. 戴用时间**　嘱患者进食、刷牙、使用牙线时摘下矫治器，每天至少戴用矫治器 20 ～ 22 小时。

**2. 牙齿疼痛**　戴用矫治器后会出现牙齿酸胀痛等现象，属正常反应。

**3. 妥善保管**　每戴一副新矫治器都暂时留存上一副旧矫治器 2 ～ 3 周，以便新矫治器丢失时，继续使用旧矫治器。每次摘下矫治器后，清水反复冲洗，不能遇热，如有矫治器丢失、损坏和染色，应及时和医生联系。

**4. 正确清洗** 嘱患者使用软毛牙刷和/或少量牙膏在清水下清洗矫治器。勿使用义齿清洁产品或在漱口水中浸泡来清洁矫治器，此类产品会损伤矫治器表面，使矫治器变得粗糙、颜色加深而影响美观。

**5. 定期复诊** 嘱患者按时复诊，观察治疗效果。

## 六、正畸微螺钉种植体支抗手术护理技术

正畸微螺钉种植体支抗技术是将种植体植入颌骨内作为牙齿正畸支抗，配合固定矫治来完成错𬌗畸形矫治的技术。微螺钉种植体支抗分为两种系统：自攻系统和助攻系统。微螺钉种植体的固位原理是将微螺钉旋入骨组织，主要依靠机械力固位，也可以与周围骨组织形成不完全骨结合，承受一定的压力，满足牙齿正畸支抗的需要。

与口外弓等口外支抗装置相比较，微螺钉种植体支抗技术满足了患者对美观和不需要过多配合的要求。该手术创口小，相对简单安全，患者容易接受，且种植钉体积小，植入部位灵活，效果稳定可靠。为了保证微螺钉种植体支抗手术的成功，医生应进行合理的术前设计和严格的手术操作，护士在种植体手术前的准备、术中配合及术后护理也非常关键。

【适应证】

1. 凸面型患者前牙内收。
2. 露龈微笑。
3. 前牙深覆𬌗的患者。
4. 过长或下垂牙齿的压低。
5. 直立磨牙和矫正异位的个别牙。
6. 不对称缺牙导致中线控制困难的病例。

【用物准备】

**1. 常规用物、局部麻醉用物** 详见第一章相关内容。

**2. 自攻系统用物** 自攻系统种植钉器械包（内含口镜2个、探针、镊子、手术刀柄、持针器、15# 圆刀片、无菌棉球若干或小纱布）、自攻系统手柄、自攻系统种植钉、乙醇棉球若干、无菌单（图 14-45 ～图 14-47）。

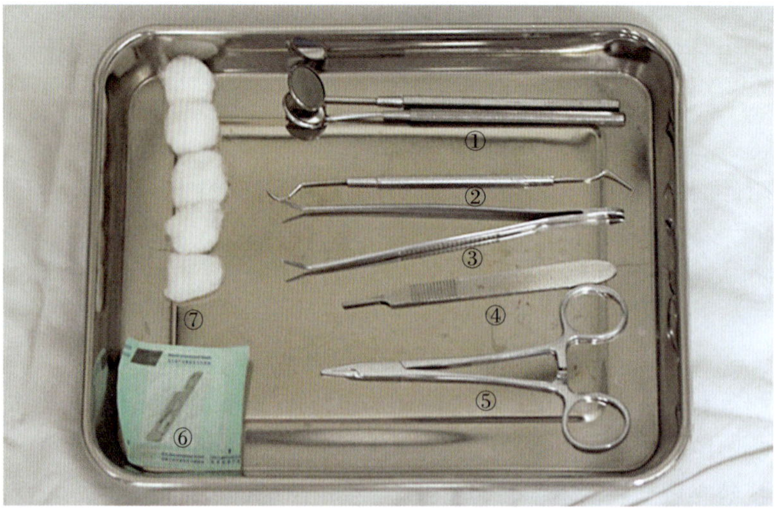


**图 14-45 自攻系统种植钉器械包**

①口镜2个；②探针；③镊子；④手术刀柄；⑤持针器；⑥ 15# 圆刀片；⑦若干无菌棉球。

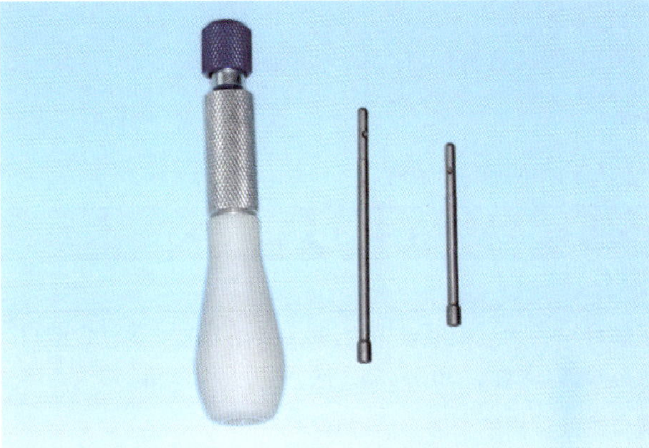

图 14-46　自攻系统手柄

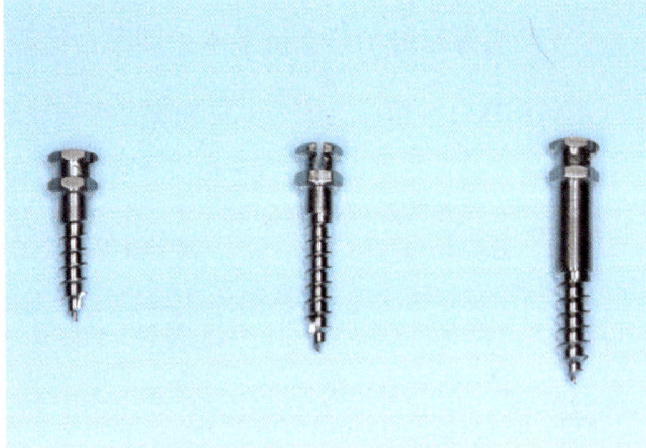

图 14-47　自攻系统种植钉

**3. 助攻系统用物**　助攻系统种植钉器械包（内含口镜 2 个、探针、镊子、刀柄、持针器、15# 圆刀片、量杯及无菌纱布、无菌单）、助攻系统手柄及骨钻、助攻系统种植钉、75% 乙醇棉球若干（图 14-48 ～图 14-50）。

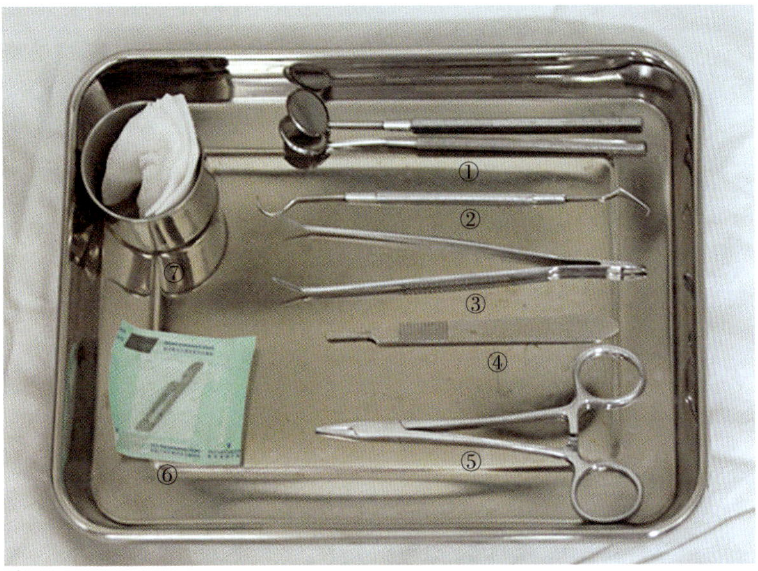


图 14-48　助攻系统种植钉器械包

①口镜 2 个；②探针；③镊子；④刀柄；⑤持针器；⑥ 15# 圆刀片；⑦量杯及无菌纱布。

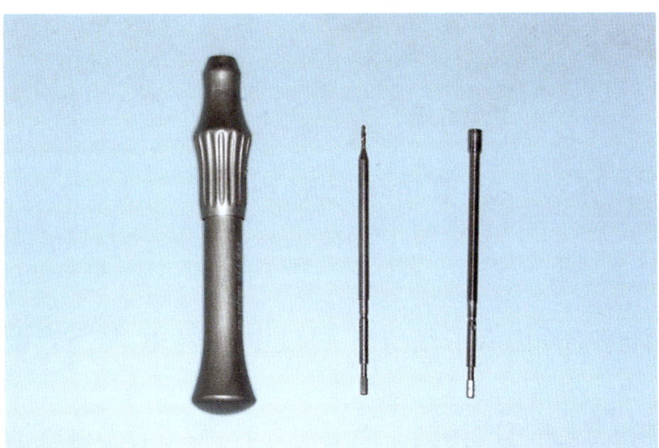

图 14-49　助攻系统手柄及骨钻

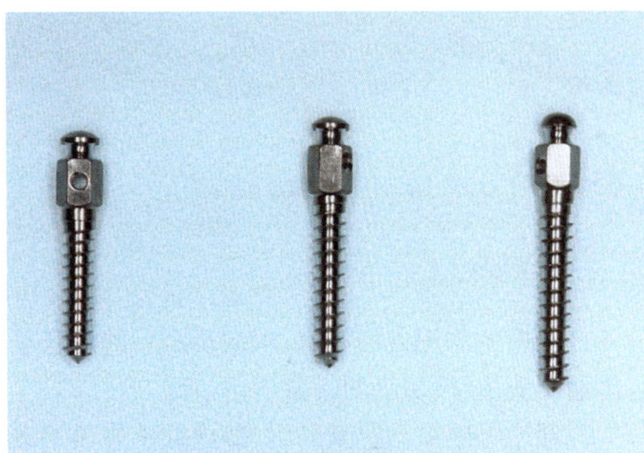

图 14-50　助攻系统种植钉

【正畸微螺钉种植体支抗手术护理配合流程】

正畸微螺钉种植体支抗手术护理配合流程见表 14-8。

表 14-8 正畸微螺钉种植体支抗手术护理配合流程

| 医生操作流程 | 护士配合流程 |
|---|---|
| 1. 术前准备 | |
| (1)向患者交代治疗计划、告知相关费用,签署知情同意书 | 了解种植手术过程准备用物,嘱患者用 0.02% 氯己定漱口液漱口,每次含漱 30 秒,共 3 次,然后润滑口角 |
| (2)麻醉:植入区域进行局部浸润麻醉 | 递聚维酮碘棉签予医生消毒麻醉部位<br>遵医嘱准备局麻药及合适针头。检查注射器各关节是否连接紧密,核对局麻药的名称、浓度、剂量、有效期及患者姓名等,无误后把抽吸好或安装局麻药的注射器递予医生 |
| (3)消毒口外及口内 | 递 75% 乙醇棉球消毒口外;递 0.1% 苯扎溴铵棉球消毒口内,必要时吸唾 |
| (4)洗手、更换无菌手套 | 协助医生打开种植包的第一层 |
| (5)打开种植包第二层,铺无菌单 | 协助将无菌手柄、手动螺丝杆、微螺钉依次打开放入不锈钢托盘中 |
| 2. 术中 | |
| (1)参照 X 线片确定植入位置,切开植入部位的黏膜、骨膜(图 14-51)<br>(2)安装手柄、螺丝杆及微螺钉,植入种植钉(图 14-52) | 及时调整光源,保持术野清晰,必要时使用三用枪和吸唾器 |
| 3. 术后　撤去无菌单,脱掉手套 | 整理用物,并协助患者擦去口周残留血迹<br>引导患者拍 X 线片 |

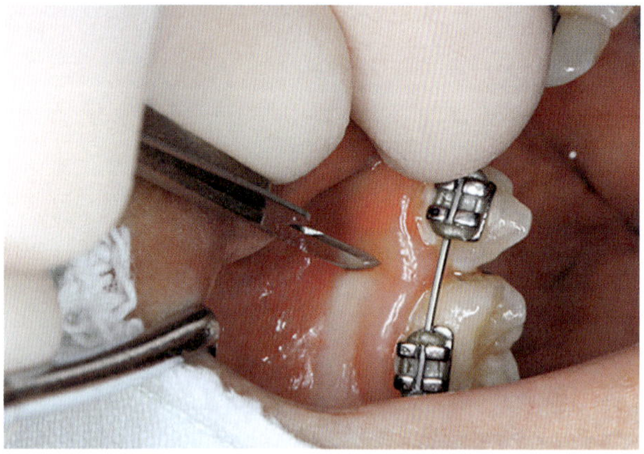

图 14-51 切开植入部位

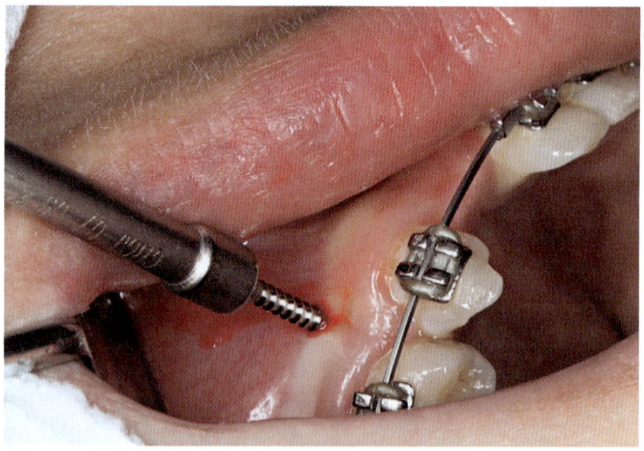

图 14-52 植入种植钉

【护理要点】

1. 向患者详细说明术前、术中及术后的注意事项,详细询问患者的用药史、过敏史、月经史,与患者做好沟通交流,减轻患者的紧张焦虑情绪。

2. 嘱患者用氯己定漱口后,禁止饮水或再用清水漱口,防止再次污染。面部消毒后,嘱患者勿碰触消毒部位。

3. 术前仔细核对患者的信息及医生所选手术方式(自攻或助攻),备齐器械,提高护理配合效率。

4. 严格遵守无菌操作原则，防止发生术后感染。

【术后宣教】

**1. 口腔卫生** 术后 1 ～ 2 周应在餐后用漱口水漱口。刷牙选用软毛牙刷，早晚、三餐后刷牙时应重点清洁种植钉部位。

**2. 饮食** 手术当天进食温凉食物，勿进热食，防止伤口出血。刷牙、进食时注意保护种植钉，防止其松动、脱落，影响矫治效果。如有松动脱落，及时复诊。

**3. 牙齿疼痛** 种植钉植入 2 ～ 3 天，有疼痛感属于正常现象，若持续疼痛应及时复诊。

**4. 口腔黏膜损伤** 部分人也可能会由种植钉顶端与黏膜的摩擦造成局部溃疡，此时可以先将正畸保护蜡涂在周围使其表面变得光滑。同时，将外用药涂抹在溃疡处加速伤口愈合，清淡饮食。

## 七、矫治阻塞性睡眠呼吸暂停低通气综合征护理技术

睡眠呼吸暂停综合征（sleep apnea syndrome，SAS）是指在睡眠中反复发生每次持续 10 秒以上的口鼻气流通过的暂时停止，在整夜 7 小时的睡眠中，这种呼吸暂停次数在 30 次以上。根据发病机制不同，将 SAS 分三种类型：阻塞性、中枢性及混合性。根据阻塞性睡眠呼吸暂停低通气综合征（obstructive sleep apnea hypopnea syndrome，OSAHS）口腔矫治器的作用部位和作用方式的不同，可以分为舌牵引器、软腭作用器、下颌前移矫治器等。目前，临床最常使用的口腔矫治器有改良 activator 矫治器、软塑料复位器矫治器（软𬌗垫矫治器）、双𬌗板矫治器、Silensor 矫治器。

【适应证】

鼾症；轻、中度 OSAHS；不能耐受持续气道正压通气（continuous positive airway pressure，CPAP）的重度 OSAHS。

【用物准备】

**1. 常规用物** 详见第一章相关内容。

**2. 口腔印模制取用物** 计时器、硅橡胶印模材料、硅橡胶混合机、硅橡胶混合注射枪、专用托盘、一次性混合头。

**3. 戴用矫治器用物** 呼吸睡眠检测检查报告、酒精灯、雕刻刀、蜡片、咬合纸。

【制取印模和戴用矫治器护理配合流程】

制取印模和戴用矫治器护理配合流程见表 14-9。

表 14-9 制取印模和戴用矫治器护理配合流程

| 医生操作流程 | 护士配合流程 |
| --- | --- |
| 1. 与患者沟通矫治流程，根据患者情况选择适宜的矫治器类型 | 核对患者信息，用凡士林棉签润滑口角，防止口镜牵拉造成患者疼痛 |
| 2. 制取牙列及口腔印模，灌制工作模型（图 14-53） | 调拌合格的印模材料递予医生，协助完成印模制取 |
| 3. 制取咬合记录转技工室，制作 OSAHS 矫治器 | 点燃酒精灯，传递雕刻刀、蜡片，协助医生制取咬合记录 |
| 4. 戴用 OSAHS 矫治器，必要时调改 | 患者复诊前，准备好 OSAHS 矫治器（图 14-54）<br>遵医嘱传递低速手机、磨石、咬合纸等用物；戴用完成，嘱其漱口，整理用物。协助预约复诊时间 |

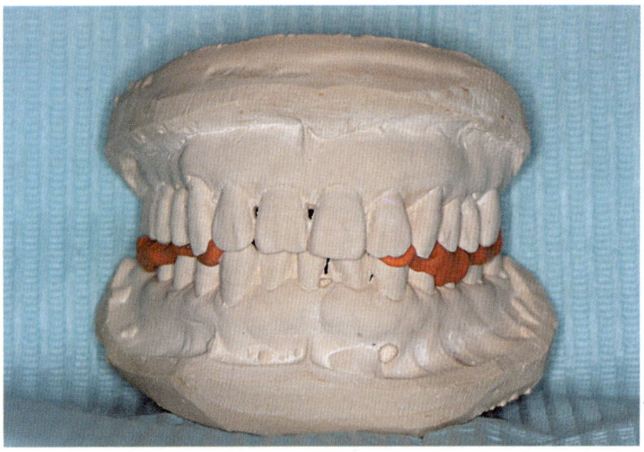

图 14-53　工作模型

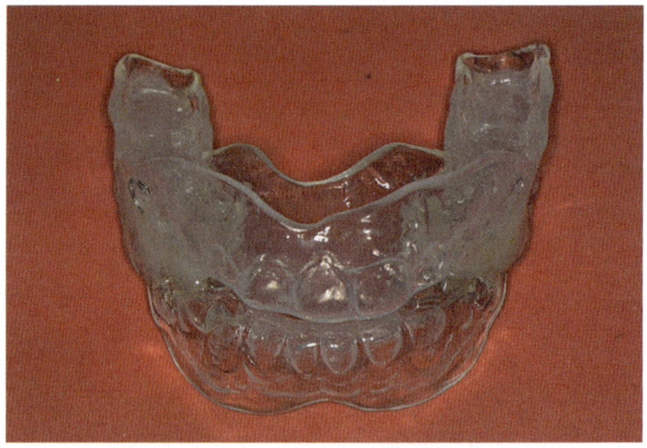

图 14-54　OSAHS 矫治器

【护理要点】

1. 制取印模前，应与患者充分沟通，缓解紧张情绪。制取印模操作时，嘱患者低头，避免印模材料流向咽部引起恶心。

2. 为 OSAHS 患者制取印模时，有时需要将托盘改制成个别托盘，配合医生做好相关护理。

【术后宣教】

**1. 戴用时间**　告知 OSAHS 患者在睡眠时戴用矫治器，且终身戴用。

**2. 肌肉酸痛**　大多数患者戴用口腔矫治器后可能出现下颌肌肉酸痛、唾液分泌增加等不适，属于正常现象，戴用 2 ～ 3 天后逐渐适应。

**3. 正确清洗**　告知患者晨起摘下口腔矫治器，用牙膏及软毛牙刷清洗，禁与尖锐硬物碰撞，矫治器的使用期限为 3 ～ 6 年。

**4. 使用合适枕头**　嘱患者晚间睡眠时选择软硬合适的枕头，高度以一拳为宜。枕头过硬容易使患者头部受到外加弹力作用，产生肌肉疲劳和损伤，加重患者打鼾或呼吸暂停。

**5. 睡眠体位**　嘱患者睡眠时以侧卧为宜，防止咽部组织和舌后坠。

**6. 定期复查**　戴用矫治器时，如出现固位不良的情况，应及时来院复诊检查，以保证口腔矫治器的有效戴用。

**7. 养成良好生活习惯**　必要时减轻体重，对于有过敏、鼻息肉或鼻腔阻塞疾病的患者，劝其积极治疗，保持鼻腔通畅。

（黄慧萍　林　静　张　雪　姚鸿远）

## 第三节　佩戴正畸保持器护理技术

保持是正畸治疗的最后一个步骤，目的是将正畸移动的牙齿稳固于理想的功能和美观位置，并最终实现稳定。由于矫治后，牙齿的位置发生了改变，原有的口颌系统平衡被打破，发生改变的牙齿有恢复到原有状态的趋势，因此保持已获得的矫治效果，被视为正畸治疗中不可缺少的一部分，同时也是评价矫治成败的指标之一。

## 一、保持器的种类

保持器分为活动保持器和固定保持器。活动保持器包括标准 Hawley 保持器、改良 Hawley 保持器Ⅰ型和Ⅱ型、牙齿正位器、压膜保持器，其中以标准 Hawley 保持器和压膜保持器最为常用。固定保持器以舌侧保持器多见。

### （一）活动保持器

**1. 标准 Hawley 保持器**　为常用的活动保持器，由双曲唇弓、一对磨牙卡环及塑料基托组成（图 14-55）。

**2. 改良 Hawley 保持器Ⅰ型**　由双曲唇弓、一对磨牙箭头卡环及塑料基托组成（图 14-56），多用于拔牙病例。

**3. 改良 Hawley 保持器Ⅱ型**　由上下基托及一个包埋于牙弓两侧最后磨牙远中面基托内的长双曲唇弓组成（图 14-57）。

**4. 牙齿正位器（positioner）**　牙齿正位器最早由 Kesling 设计，作为一种具有可微量调整牙齿位置的保持器使用，一般用软橡胶或弹性塑料制作，上下颌连成一个整体，覆盖所有牙列的牙冠。

**5. 压膜保持器**　由弹性塑料制作，覆盖所有牙列的牙冠，用于矫治后的保持（图 14-58），有利于咬合关系及牙位的稳定，效果良好。压膜保持器外形美观，体积较小，目前应用较广泛。

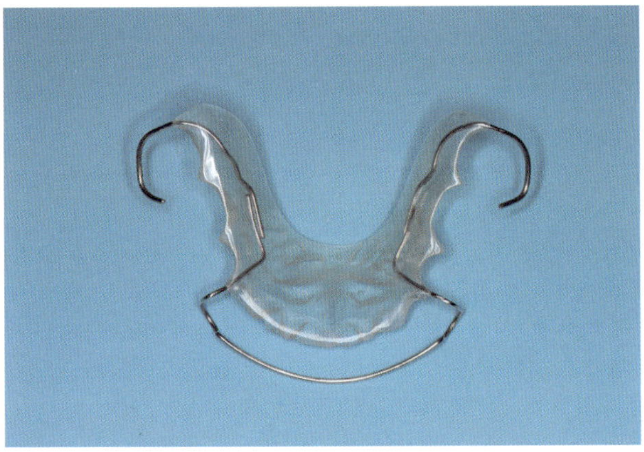

图 14-55　标准 Hawley 保持器

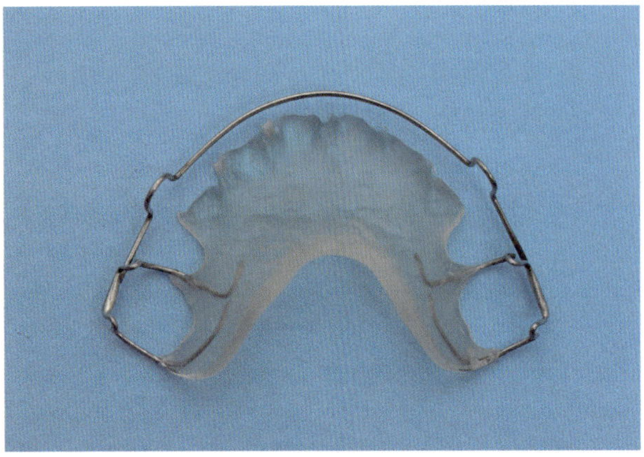

图 14-56　改良 Hawley 保持器Ⅰ型

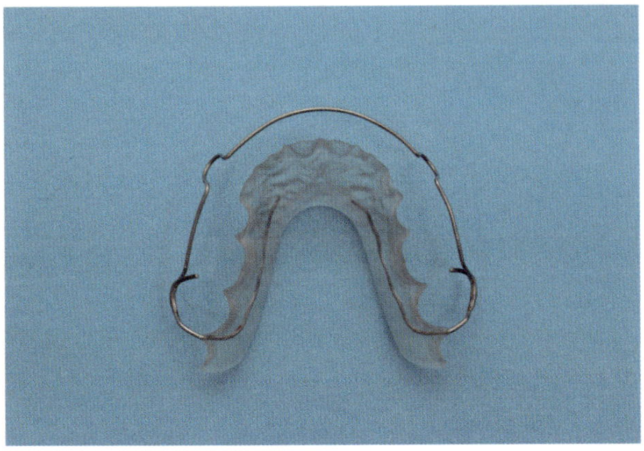

图 14-57　改良 Hawley 保持器Ⅱ型

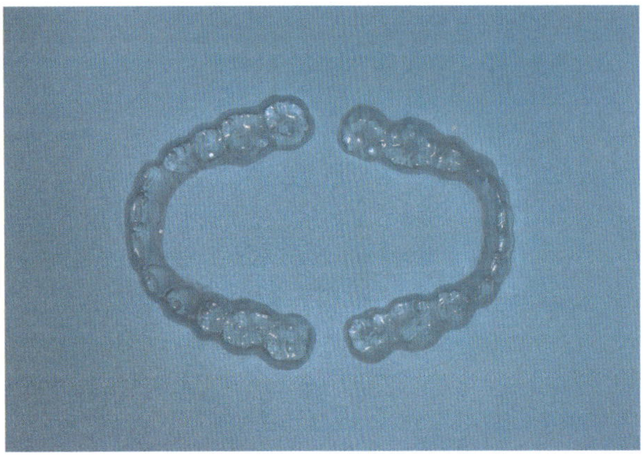

图 14-58　压膜保持器

### （二）固定保持器

固定保持器是设计和应用各种固定装置粘接在牙冠表面来进行保持的保持器，可不受患者合作因素的影响，且保持效果稳定、可靠，适合于需要长期或终身保持的情况（图 14-59）。固定保持器分为下颌前牙区舌侧固定保持器、粘固式前牙固定舌侧保持器、针对上颌中切牙间隙的固定舌侧保持器三类。

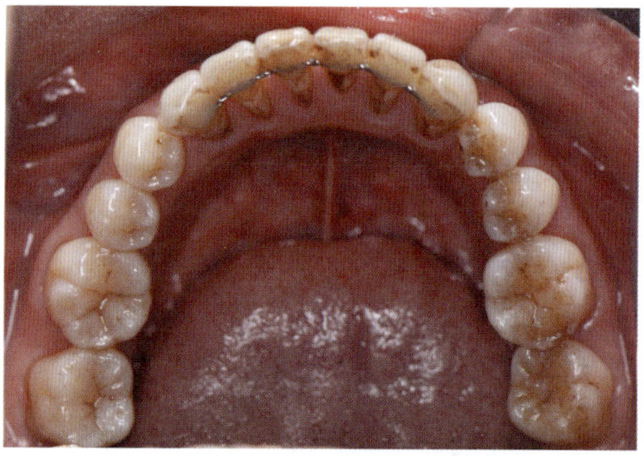

图 14-59　舌侧保持器

## 二、保持时间

一般情况下，正畸治疗完成后要求至少保持 2 年，最初的 12 个月内，需要全天戴用保持器，此后定期复诊，遵医嘱逐渐减少戴用时间，依次改成晚上戴用和隔日戴用，如此直至牙齿稳定，不需要再用保持器为止，某些特殊的错 𬌗 畸形患者需要遵医嘱终身戴用保持器。

## 三、保持器戴用护理技术

**【用物准备】**

**1. 常规用物**　详见第一章相关内容。

**2. 特殊用物**

（1）戴用压膜保持器：剪刀。

（2）戴用 Hawley 保持器：磨石、咬合纸、技工钳。

（3）戴用固定舌侧保持器：麻花丝、酸蚀剂、预处理液、粘接剂、调拌刀、毛刷、避光盒、双碟、光固化灯、保护套。

**【戴用保持器护理配合流程】**

戴用保持器护理配合流程见表 14-10。

表 14-10　戴用保持器护理配合流程

| 医生操作流程 | 护士配合流程 |
| --- | --- |
| 1. 与患者交代治疗过程，取得患者配合 | 协助核对患者信息，准备保持器及矫治设计单。用凡士林棉签润滑口角，防止口镜牵拉造成患者疼痛 |
| 2. 戴用保持器 | |
| （1）压膜保持器 | 及时吸唾，保持视野清晰<br>必要时递剪刀予医生，修整保持器边缘 |
| （2）Hawley 保持器 | 必要时递低速手机、磨石、钨钢钻、咬合纸、技工钳予医生 |
| （3）固定舌侧保持器 | 协助医生将舌侧保持丝粘接于牙齿舌侧面（详见本章第二节“一、固定矫治器矫治粘接的护理技术”相关内容） |

**【术后宣教】**

**1. 正确摘戴**　压膜保持器，戴用时双手拇指和示指协作将保持器顶压就位，摘下时双手拇指和示指协作从磨牙位置慢慢向前摘下。Hawley 保持器，戴用时双手拇指、示指协作将基托及固位卡环顶压就位，摘除时先将两侧后牙卡环抠松再整体摘下，不要在前牙唇弓处使力，以免钢丝变形而导致牙齿移位。

**2. 戴用进食**　戴用期间，应避免保持器接触有色物质，如红酒、橙汁等，否则会引起保持器染色，影响美观。

**3. 保管**　吃饭等短时间不戴用时，应置于保持器盒里，避免丢失和损坏。较长时间不戴用时应浸泡在冷水中，禁止浸泡在含漱口剂和乙醇等液体里，以免损坏。

**4. 清洗**　摘下时应用牙刷在冷水中轻轻清洗，禁止使用热水、漂白剂、乙醇等清洗，以免保持器变形或变性，同时患者需要清洁牙齿后再戴用保持器。如发现保持器破损、遗失，应及时与医生联系，重新制作。

**5. 复查**　定期复查，遵医嘱确保保持器戴用时间，避免长时间不戴保持器，引起错𬌗畸形的复发。

（冯　娜　黄慧萍　林　静）

# 第十五章 口腔颌面部创伤治疗护理技术

## 第一节　口腔颌面部软组织损伤清创缝合术护理技术

口腔颌面部损伤(oral and maxillofacial injuries)多由工伤、运动损伤、交通事故和生活中的意外所致，战争时期以火器伤为主。伤员只要全身情况允许，或经急救后情况好转，条件具备时，应对局部创口进行早期外科处理，即清创术(debridement)。清创术是预防创口感染、促进组织愈合的基本方法。

### 【适应证】

1. 颌面部皮肤表层的擦伤。
2. 软组织的刺、割伤。
3. 较大机械力作用于组织的撕裂或撕脱伤及动物的咬伤。

### 【用物准备】

**1. 常规用物、局部麻醉用物**　详见第一章相关内容。

**2. 清创缝合包**　消毒钳、吸唾管、持针器、组织镊、止血钳、眼科剪、拉钩、缝针、缝线、棉球、纱布、无菌单、药杯、弯盘(图 15-1)。

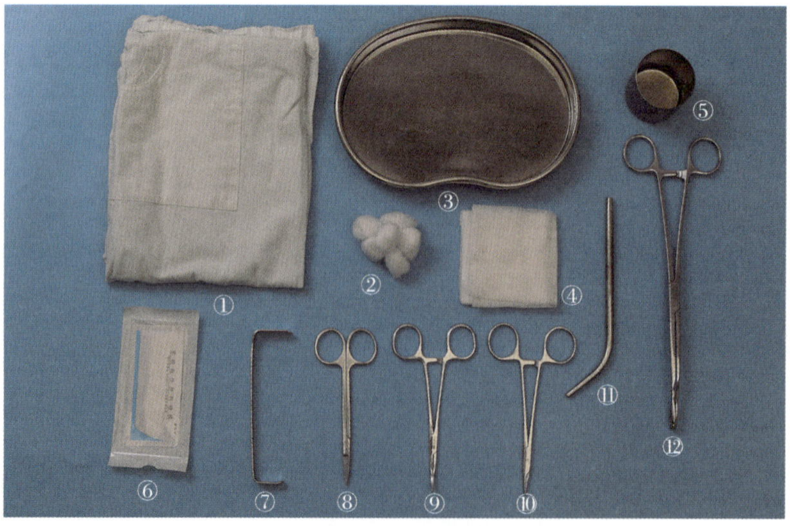

图 15-1　清创包

①无菌单；②棉球；③弯盘；④纱布；⑤药杯；⑥缝线(带缝针)；⑦拉钩；⑧剪刀；⑨止血钳；⑩持针器；⑪金属吸引器头；⑫消毒钳。

**3. 清创缝合其他用物**　冲洗器、3% 过氧化氢溶液、聚维酮碘溶液、生理盐水、无菌手套、引流片（图 15-2）。

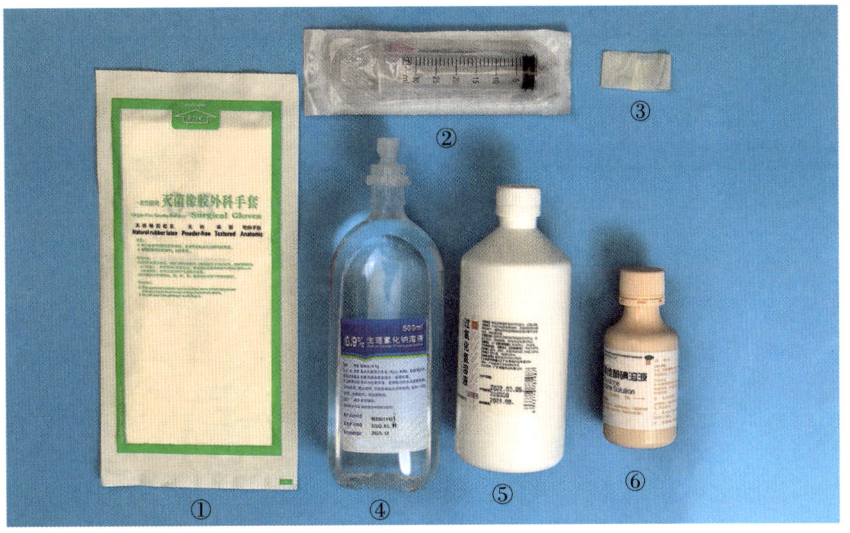


图 15-2　清创其他用物

①无菌手套；②冲洗器；③引流片；④生理盐水；⑤ 3% 过氧化氢溶液；⑥聚维酮碘溶液。

## 【清创缝合术护理配合流程】

清创缝合术护理配合流程见表 15-1。

表 15-1　清创缝合术护理配合流程

| 医生操作流程 | 护士配合流程 |
|---|---|
| 1. 治疗前准备 | |
| （1）查看病情，询问相关病史 | 引导患者坐于口腔综合治疗椅上，做好心理护理，消除紧张情绪<br>询问患者有无高血压、过敏史等，测量生命体征并记录 |
| （2）向患者交代病情、治疗计划、相关费用，签知情同意书 | 根据病情备齐用物并合理放置<br>交代注意事项及配合方式，告知患者操作时若有不适，请举左手示意<br>准备知情同意书 |
| 2. 治疗中配合 | |
| （1）清洗创口 | |
| 1）清洗创口周围皮肤 | 调节灯光和患者体位<br>用冲洗器抽取生理盐水<br>协助用无菌纱布覆盖创口<br>及时吸除冲洗液或用纱布擦拭残余冲洗液 |
| 2）冲洗创口，生理盐水和 1% 过氧化氢溶液交替冲洗创口 | 按比例抽取生理盐水与 3% 过氧化氢溶液，配制成 1% 过氧化氢溶液<br>先后抽取生理盐水和 1% 过氧化氢溶液递予医生<br>及时吸走冲洗液<br>递镊子、纱布，擦拭残余冲洗液 |
| （2）清理消毒创口 | |
| 1）皮肤消毒 | 棉球放于弯盘，倒适量聚维酮碘溶液后连同消毒钳递予医生（图 15-3） |

续表

| 医生操作流程 | 护士配合流程 |
| --- | --- |
| 2）局部麻醉 | 递聚维酮碘棉签予医生消毒麻醉部位<br>遵医嘱准备局麻药及合适针头，检查注射器各关节是否连接紧密，核对局麻药的名称、浓度、剂量、有效期及患者姓名等，无误后抽吸或安装局麻药递予医生<br>观察患者的反应，如呼吸急促、脉搏细速、面色苍白、血压升高等 |
| 3）戴无菌手套，铺无菌单 | 准备无菌手套<br>递无菌单予医生，协助铺巾 |
| 4）检查有无骨折，有无血管、神经及腮腺导管损伤等 | 递拉钩、镊子，协助暴露术野（图 15-4） |
| 5）修整创缘，清除坏死组织及异物 | 递眼科剪、组织镊，用纱布及时按压创口止血并及时吸净残余血，保持术野清晰<br>观察患者的反应，如神志、肢端温度等，及时了解患者的感受 |
| （3）缝合 | |
| 1）生理盐水冲洗伤口，检查伤口 | 按无菌操作技术将生理盐水倒入药杯<br>用冲洗器抽取生理盐水后递予医生，吸除冲洗液<br>递镊子、纱布、拉钩<br>及时吸唾，保持术区视野清晰 |
| 2）先关闭与口腔或鼻腔相通的伤口，用软组织覆盖暴露的骨面，根据创口放置引流片，依次分层缝合 | 根据医嘱准备缝合用针线，持针器夹持后递予医生（图 15-5）<br>准备引流片<br>协助剪线 |
| 3. 治疗结束 | 去除无菌单，擦净患者面部<br>询问患者感觉，整理用物，术后宣教 |

## 【术后宣教】

**1. 告知患者颜面部软组织损伤的特点** 颜面部皮肤薄而嫩，富有弹性，皮下组织疏松含有表情肌，因此外伤后肿胀明显，属于正常现象，一般 1 周左右消退，如出现剧痛或伴有发热等情况应及时就诊。

2. 告知患者外伤后注射破伤风抗毒素的必要性，以取得配合。

3. 术后 2 小时可进温凉软食，勿进食硬物，以免引起疼痛和出血。

4. 注意口腔卫生，定期换药，术后 7 天拆线。

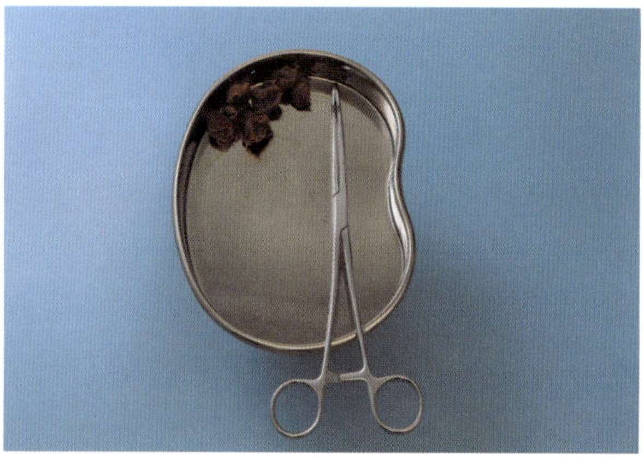

图 15-3 消毒棉球与消毒钳

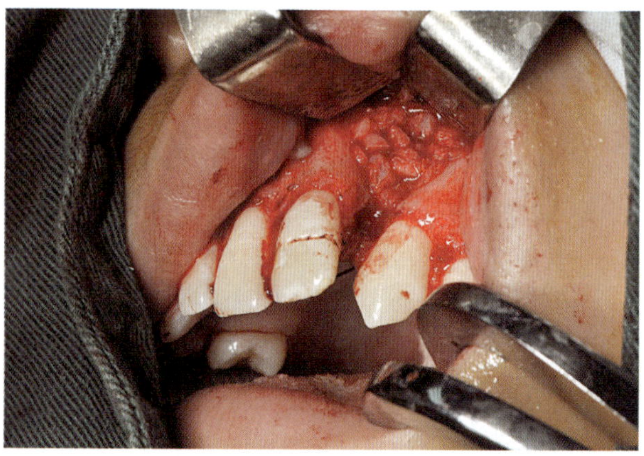

图 15-4 协助暴露术区视野

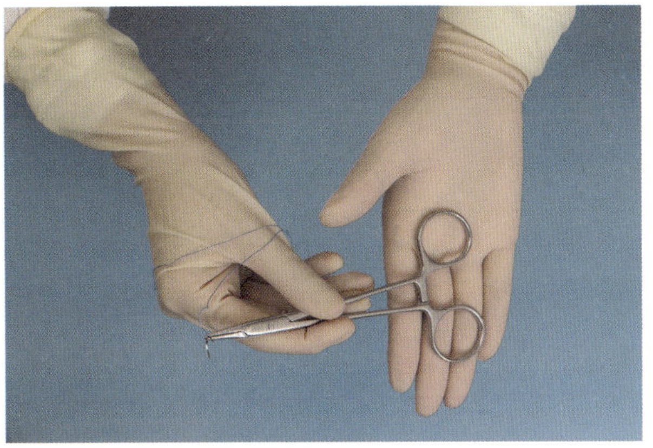

图 15-5　传递缝针、缝线

（俞雪芬）

## 第二节　牙外伤治疗护理技术

### 一、牙外伤固定术护理技术

牙外伤是口腔科常见的急症之一。当牙齿受到外力撞击或打击时，牙周组织会出现损伤或根折。可靠的固定技术是治疗此类牙外伤的关键。通过弹性固定可促进患牙牙髓、牙周组织的恢复，常见的方法有树脂钢丝固定术、全牙列殆垫固定术及弹性纤维（包括聚乙烯纤维、带状玻璃纤维、Kevlar 纤维等）固定术。本节主要以树脂钢丝固定术、全牙列殆垫固定术为例进行介绍。

**【适应证】**

1. 外伤所致的牙齿松动（亚脱位），侧方移位和部分脱出复位后，或全脱出牙再植后。
2. 根折致冠方部分明显松动或移位。
3. 牙根发育完成的恒牙挫入深度>3mm，外科手术复位后。
4. 不伴有颌骨骨折的单纯牙槽突骨折。

**【用物准备】**

**1. 常规用物、局部麻醉用物**　详见第一章相关内容。

**2. 树脂钢丝固定用物**

（1）复合树脂粘接用物：酸蚀剂、双碟、牙釉质粘接剂、小毛刷、光固化复合树脂或流动树脂、光固化灯（图 15-6）。

（2）固定用物：正畸用不锈钢结扎丝、钢丝剪、钢丝钳、持针器（图 15-7）。

（3）调殆磨光用物：抛光调殆钻针（图 15-8）、咬合纸。

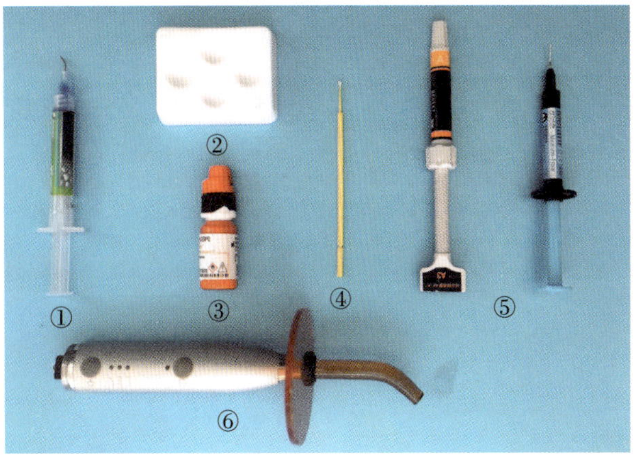


图 15-6　复合树脂粘接用物

①酸蚀剂；②双碟；③牙釉质粘接剂；④小毛刷；⑤光固化复合树脂或流动树脂；⑥光固化灯。

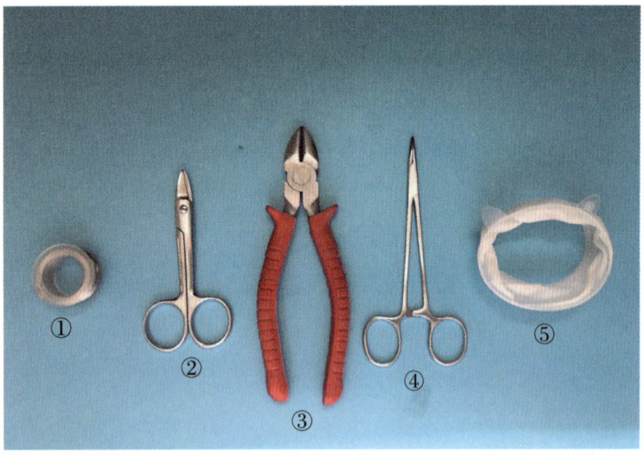

图 15-7 固定用物

①正畸用不锈钢结扎丝；②钢丝剪；③钢丝钳；④持针器；⑤环形开口器。

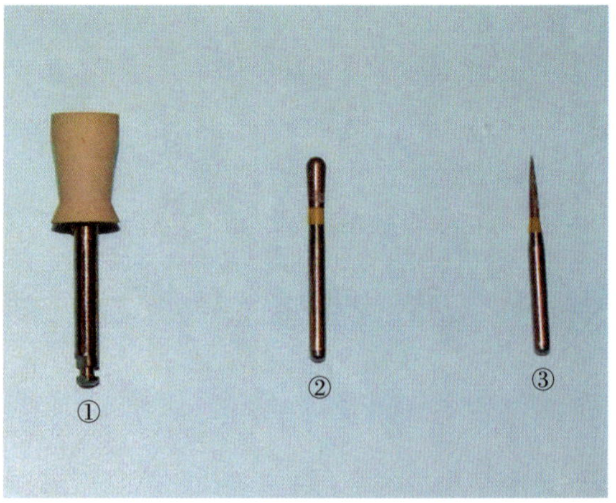

图 15-8 抛光调𬌗钻针

①抛光杯；②棒槌状金刚砂钻针；③火焰状金刚砂钻针。

**3. 全牙列𬌗垫固定用物**

（1）印模制取用物：印模材料、水计量器、量勺、调拌刀、橡皮碗、托盘。

（2）调𬌗磨光用物：同上。

## 【牙外伤固定术护理配合流程】

牙外伤固定术护理配合流程见表 15-2。

表 15-2 牙外伤固定术护理配合流程

| 医生操作流程 | 护士配合流程 |
| --- | --- |
| 1. 治疗前准备 | 同清创缝合术护理配合流程 |
| 2. 治疗中配合 | |
| （1）局部麻醉 | 同清创缝合术护理配合流程 |
| （2）放置环形开口器 | 告知患者环形开口器有拉开口唇、保持术野清晰的作用，减轻患者顾虑<br>递环形开口器协助就位（图 15-9） |
| （3）牙面清洁、隔湿 | 递苯扎溴铵棉球予医生，擦拭患牙<br>递无菌干棉球或棉卷予医生协助隔湿 |
| （4）外伤牙复位 | 复位前递生理盐水冲洗或擦拭暴露的牙根表面，并递超声洁治器清除牙根表面牙石，以避免复位后牙周组织感染。递无菌纱布，协助医生将移位的外伤牙齿复位，复位过程中注意加强与患者的沟通，减轻紧张情绪 |
| （5）固定 | |
| 1）树脂钢丝固定 | |
| A. 酸蚀：将酸蚀剂涂布于固定区域牙唇面中 1/3 持续 30 ～ 40 秒后，冲洗吹干牙釉质，三用枪冲酸蚀剂 20 秒，牙釉质表面呈白垩色（图 15-10） | 递酸蚀剂予医生<br>递三用枪予医生，用强力吸引器管协助吸唾，防止酸蚀凝胶进入口腔，对黏膜产生刺激 |

续表

| 医生操作流程 | 护士配合流程 |
|---|---|
| B. 确定钢丝长度：选用的正畸用不锈钢结扎丝2～3股，拧成麻花丝，直径为0.3～0.4mm，钢丝按选定的固定牙位数量量取钢丝长度，并按固定区牙的牙面弯成一个适合牙齿唇面的弧形 | 遵医嘱准备2～3根同样长度的正畸用不锈钢结扎丝<br>用钢丝钳夹住一端，另一端用持针器夹住，顺时针旋转至钢丝成为麻花状，直径不超过0.3～0.4mm（图15-11）<br>遵医嘱用钢丝剪截取所需长度（图15-12） |
| C. 牙釉质粘接：涂布牙釉质粘接剂，光照20秒 | 取粘接剂放于双碟，递蘸好粘接剂的棉棒予医生（图15-13）<br>医、护、患同时戴好护目镜<br>将光固化灯递予医生，协助光照20秒（图15-14、图15-15），同时吸净患者口腔中的唾液 |
| D. 树脂固定 | 协助固定钢丝，同时用水门汀充填器取适量树脂放入双碟内，按固定牙位数量分成若干份（图15-16），依次递予医生并反复传递光固化灯分别粘接选定的其他牙位 |
| E. 调𬌗磨光：调整咬合关系，避免早接触；抛光树脂表面，避免损伤唇黏膜 | 在高速手机上安装金刚砂钻针，递予医生<br>调上颌牙时，持三用枪用水雾间断、快速冲洗口镜，保证术野清晰<br>同时持吸唾管，吸净患者口腔中唾液及治疗中冷却水<br>调下颌牙时，既要保证术野清晰，还要用强力吸引器管或口镜保护患者舌体及黏膜 |
| 2）全牙列𬌗垫固定 | |
| A. 制取印模 | 协助医生选择合适托盘，调拌藻酸盐印模材料递予医生，协助完成印模的制取后送技工室完成全牙列𬌗垫的制作<br>协助制取印模时注意保护外伤牙，避免取出托盘时因负压吸引的作用带出外伤牙 |
| B. 戴用全牙列𬌗垫 | 患者就诊前备好全牙列𬌗垫（图15-17）<br>备好大小合适的磨石和低速手机，在医生调磨时用强力吸引器管及时吸走碎屑 |
| 3）强力纤维强化树脂夹板固定 | 同强力纤维强化树脂夹板固定牙治疗护理配合流程 |
| 3. 治疗结束 | 协助医生卸下环形开口器，递镜子予患者<br>整理用物，协助医生预约患者复诊时间 |

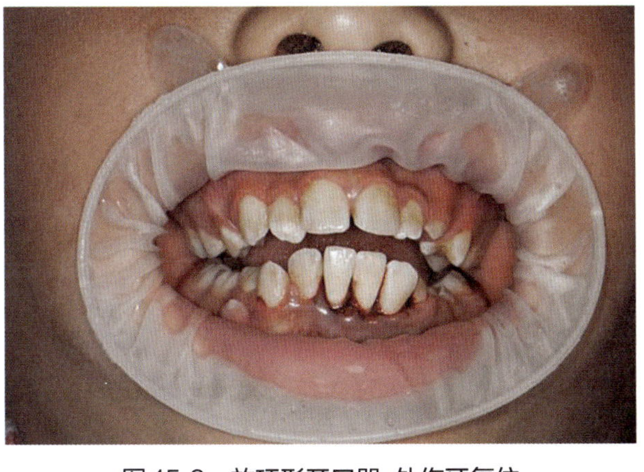

图15-9　放环形开口器，外伤牙复位

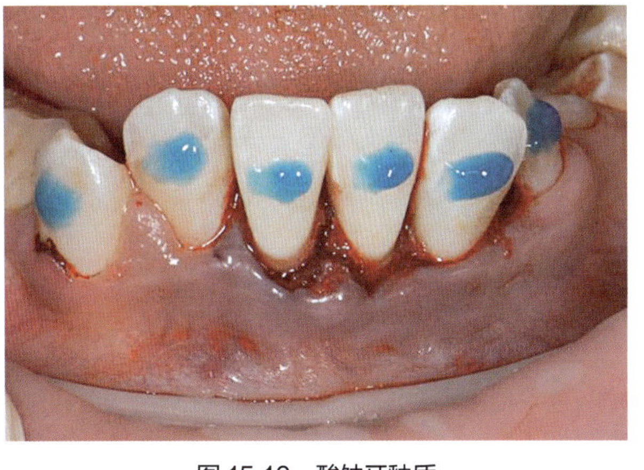

图15-10　酸蚀牙釉质

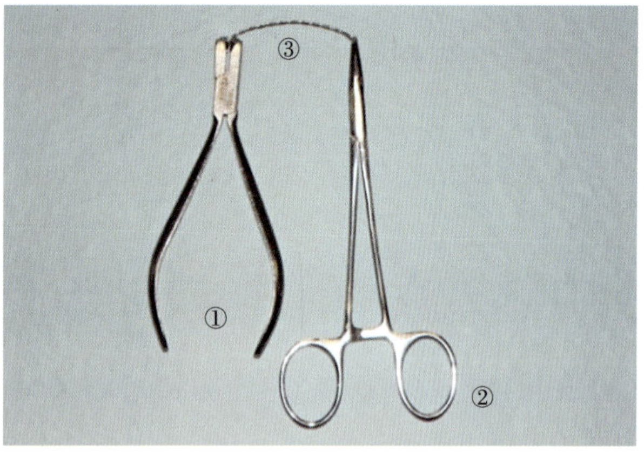


图 15-11　制作钢丝
①钢丝钳；②持针器；③钢丝。

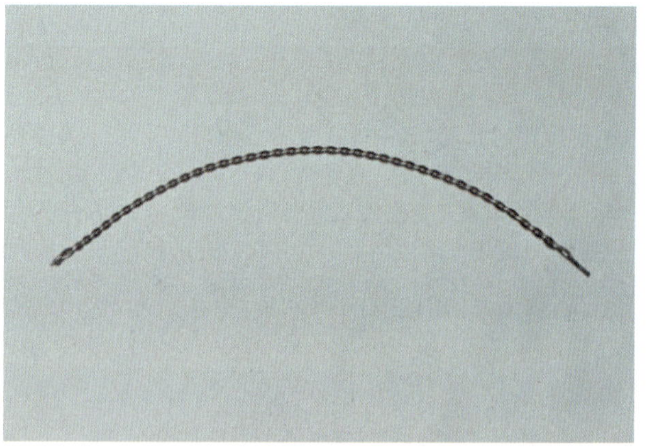

图 15-12　确定钢丝长度

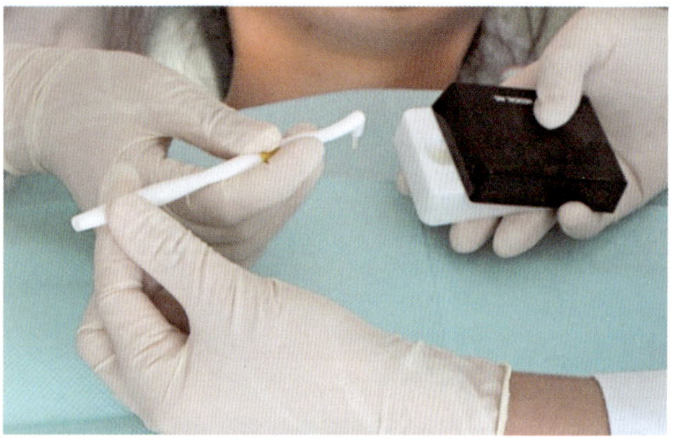

图 15-13　递蘸取粘接剂的棉棒

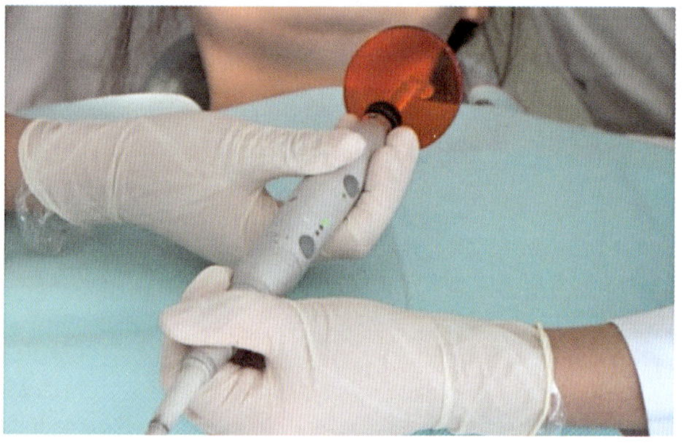

图 15-14　传递光固化灯

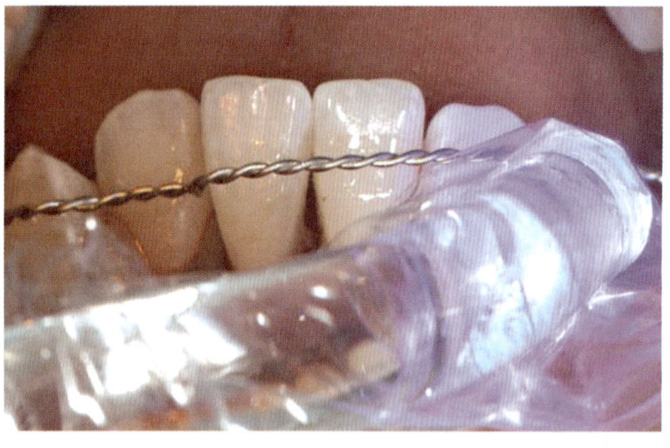

图 15-15　光照选定牙位

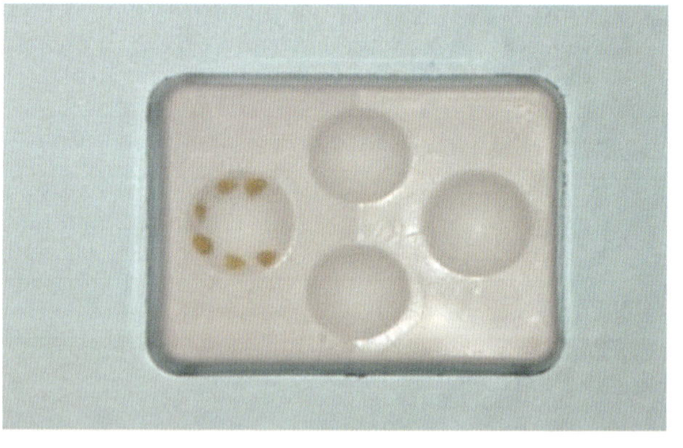

图 15-16　按牙位分取树脂

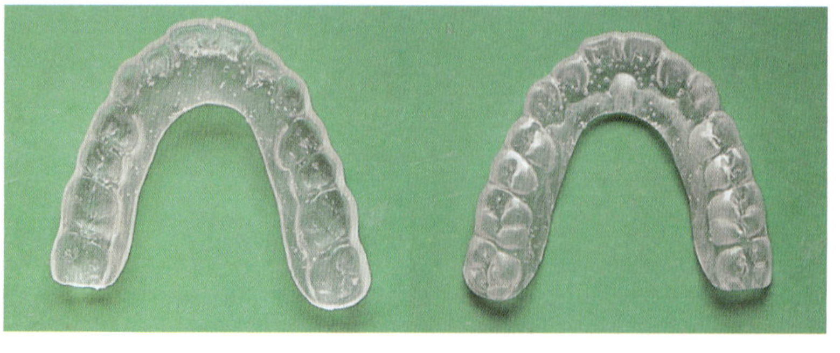

图 15-17　全牙列殆垫

【术后宣教】

**1. 嘱患者固定期间注意保持口腔清洁**　患牙可以正常清洁，餐后及睡前必须刷牙，建议使用软毛牙刷，轻力刷牙；并使用漱口水含漱，幼儿患者可以用漱口水涂擦患处，每天 2 次，持续 2 周，以减少菌斑堆积。如戴用全牙列殆垫者，餐后、睡前必须摘下殆垫刷牙，保持清洁。

2. 树脂钢丝固定术后嘱患者如粘接物脱落，及时就诊。

**3. 殆垫维护**　用牙刷、牙膏清洁，流动水清洗，可以干燥保存或放置到清水中保存，不要用其他溶剂擦拭或浸泡，不要用开水烫。进食或饮用非纯净水饮料后需要刷牙和清洁殆垫。殆垫发生损坏或变形导致无法戴用时，及时就诊，重新制作。

4. 为减少患牙创伤，同时给予患牙功能性刺激，建议固定期间患牙进软食 2 周。全牙列殆垫固定者需要 24 小时戴用殆垫，包括进食。

**5. 拆除固定**　固定期满后复诊拍片，去除固定。各种类型的牙外伤固定时间不同，通常建议术后 2 ～ 4 周拆除。

**6. 术后定期进行复查**　复查项目主要包括常规临床检查和 X 线检查。

## 二、牙再植术护理技术

牙再植术是将外伤完全脱离牙槽窝的牙齿经处理后重新植入牙槽窝内的治疗方法。再植牙不仅能恢复咀嚼功能，而且在保持患者原有的牙列形态及咬合关系方面，均优于义齿。

【适应证】

外伤导致的恒牙全脱出。

【用物准备】

**1. 常规用物、局部麻醉用物**　详见第一章相关内容。

**2. 再植牙复位用物**　生理盐水、无菌药杯 2 个、环形开口器、5ml 冲洗器（图 15-18）、刮匙。

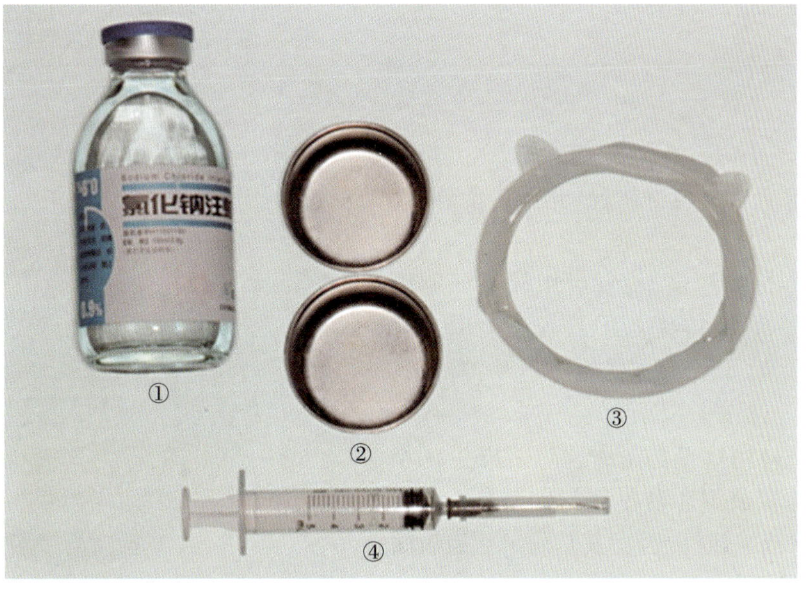


**图 15-18　再植牙复位用物**

①生理盐水；②无菌药杯 2 个；③环形开口器；④ 5ml 冲洗器。

**3. 再植牙固定用物** 同本节“一、牙外伤固定术护理技术”相关内容。

## 【牙再植术护理配合流程】

牙再植术护理配合流程见表15-3。

表15-3 牙再植术护理配合流程

| 医生操作流程 | 护士配合流程 |
|---|---|
| 1. 治疗前准备 | 同清创缝合术护理配合流程 |
| 2. 治疗中配合 | |
| (1)离体牙处理：如果存在肉眼可见的污染物或碎屑，用无菌生理盐水冲洗牙根表面及根尖孔，并在生理盐水中浸泡荡洗，以去除牙根表面的污染物，注意尽量保护健康牙周膜，禁止用机械或化学方法去除根面污染物及坏死物质。之后，置于生理盐水中待用 | 将生理盐水倒入小药杯，协助冲洗离体牙<br>将离体牙完全浸入生理盐水中保存(图15-19)，避免干燥等原因加重脱出牙的牙周膜损伤。传递时连同容器一起递予医生，防止掉落污染 |
| (2)局部麻醉 | 同清创缝合术护理配合流程 |
| (3)牙槽窝处理：用镊子检查牙槽窝壁是否有骨折，如果有移位的骨折片，选择适当的工具将其复位，若有碎裂的骨渣应清除；牙槽窝内如有可能影响再植的血凝块需要摘除，但不能用刮匙搔刮牙槽窝内的牙周膜。之后再用大量生理盐水冲洗牙槽窝 | 准备冲洗液、聚维酮碘棉球，递镊子、探针、刮匙，协助吸唾，保持视野清晰 |
| (4)植入离体牙：手持脱出牙的牙冠将其缓慢轻力复位于牙槽窝中，再植遇到阻力时，应取出脱出牙，再次检查并修整牙槽窝，切勿使用暴力。检查复位情况并与患者及家属核对，如果有条件可以拍X线片来确认复位情况 | 用口镜协助暴露操作视野，复位后递镜子给患者或家属，以便进行核对<br>离体牙植入时，告知患者不要闭嘴或晃动头部，以防牙齿掉入口中造成误吞、误吸，同时避免吸唾管接触到离体牙，造成移位 |
| (5)软组织缝合 | 依次递聚维酮碘棉球、缝针、缝线予医生，协助剪线 |
| (6)受伤区域的软组织撕裂伤：按常规清创缝合 | |
| (7)固定与调𬌗 | 同牙外伤固定术护理配合流程<br>复位口腔综合治疗椅，擦净患者颜面部。询问患者感受，做好健康宣教，整理用物 |

## 【术后宣教】

1. 牙齿再植术后2周内进软食，此后正常饮食，以增加功能性刺激。

2. 术后应保持口腔清洁，每餐后用软毛牙刷刷牙，用漱口液漱口2次/d，持续2周。

3. 保护受伤牙齿，不要参加接触类运动，避免再次受伤。

4. 术后遵医嘱应用抗菌药1周预防感染。24小时内建议到综合医院或卫生防疫部门咨询是否需要注射破伤风抗毒素或加强针剂(尤其是脱出牙齿表面污染较严重的情况)。

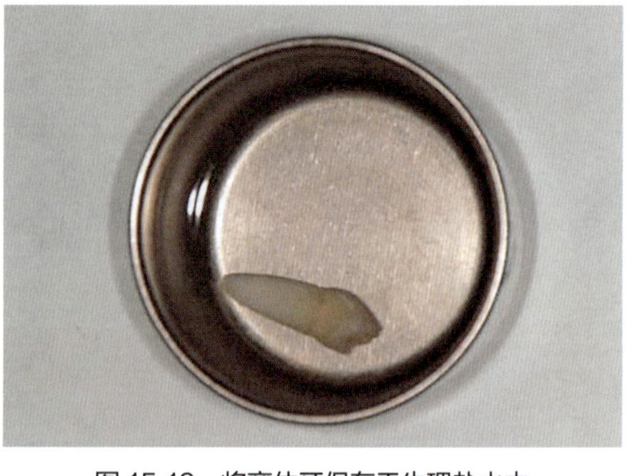

图15-19 将离体牙保存于生理盐水中

5. 常规2周后拆除固定装置，不能保存牙髓的患牙应在固定后 2 周内进行根管治疗。定期复查，观察局部创口愈合、再植牙愈后情况，定期进行常规临床检查和影像学检查。

（孙　伟）

## 第三节　牙槽突骨折复位固定术护理技术

牙槽突骨折主要是由外力打击、撞击和跌倒所致，多发生于上下颌骨前牙区，上颌较下颌多见，常累及牙槽窝，与牙外伤合并发生。临床上可根据具体伤情进行牙槽突骨折的复位固定术。

### 【适应证】

1. 单纯线状牙槽骨骨折，损伤范围小且无明显移位者。
2. 损伤范围较大，骨折有移位的情况。

### 【用物准备】

**1. 常规用物、局部麻醉用物**　详见第一章相关内容。

**2. 复位固定用物**

（1）清创用物：0.02% 苯扎溴铵棉球、3% 过氧化氢溶液、生理盐水、冲洗器。

（2）缝合用物：持针器、线剪、缝合线。

（3）切开用物：手术刀柄、15# 圆刀片、骨膜分离器。

（4）牙弓夹板固定用物：直径 0.25mm 结扎丝、开口器、刻断钳、金冠剪、牙弓夹板（图 15-20）。

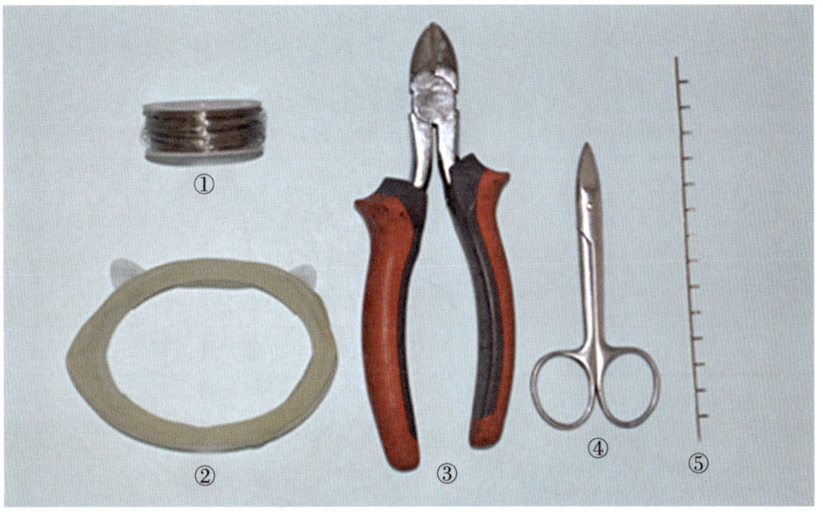


图 15-20　牙弓夹板固定用物

①结扎丝；②开口器；③刻断钳；④金冠剪；⑤牙弓夹板。

（5）调𬌗用物：金刚砂钻针、咬合纸、75% 乙醇棉球。

### 【牙槽突骨折复位固定术护理配合流程】

牙槽突骨折复位固定术护理配合流程见表 15-4。

表 15-4　牙槽突骨折复位固定术护理配合流程

| 医生操作流程 | 护士配合流程 |
|---|---|
| 1. 治疗前准备 | 同清创缝合术护理配合流程 |
| 2. 治疗中配合 | |
| (1)局部麻醉 | 同清创缝合术护理配合流程 |
| (2)放置开口器 | 润湿开口器后递予医生,并协助安放(图 15-21、图 15-22) |
| (3)清创:苯扎溴铵棉球消毒伤口,污染伤口用 3% 过氧化氢溶液和生理盐水交替冲洗,必要时局部洁治 | 准备苯扎溴铵棉球,交替传递 3% 过氧化氢溶液和生理盐水冲洗器,在冲洗同时吸唾,保持术野清晰;根据需要传递洁治器 |
| (4)初步复位:将牙槽突及牙复位到正常解剖位置后,将撕裂的牙龈及软组织对位,如有骨折块嵌顿,则用 15# 圆刀片做切口暴露骨折线后,撬动骨折块,解除嵌顿 | 协助医生复位松动牙槽骨和松动牙,如需要做切口解除嵌顿,则应准备刀片、骨膜分离器等用物,依次递予医生 |
| (5)缝合:将撕裂的牙龈及软组织对位缝合 | 及时吸唾,同时手持纱布随时蘸去渗血,保持术野清晰,在缝合过程中协助剪线 |
| (6)固定<br>1)方法一:金属丝结扎固定<br>A. 穿金属丝:用一根长结扎丝穿过损伤牙及两侧 2 ~ 3 颗健康牙的近远中 | 根据损伤的范围截取长度适当的结扎丝递予医生,同时准备长度 10 ~ 12cm 结扎丝 |
| B. 结扎:将穿好的钢丝做环绕结扎 | 协助医生固定牙槽骨和松动牙,再次确定其正常解剖位置 |
| C. 固定:在每两颗牙之间做垂直结扎 | 依次递予医生截好的短结扎丝,并在完成垂直结扎后传递金冠剪剪掉多余结扎丝<br>及时清除剪下的结扎丝,做到无遗漏,以免造成患者误吞及扎伤 |
| 2)方法二:牙弓夹板固定<br>A. 预弯牙弓夹板:根据牙弓的形状预弯牙弓夹板,使其与每个牙面紧贴 | 测量所需牙弓夹板的长度,截好后递予医生(图 15-23),同时准备直径 0.25mm 结扎丝,将其裁成 10 ~ 12cm 长的数根(折成双股)备用 |
| B. 再次复位:再次确定牙槽骨及牙的正确位置 | 递镜子予患者,帮助其再次确定牙位 |
| C. 钢丝夹板固定:将牙弓夹板固定在每颗牙齿的牙颈部,顺序是先两侧健康牙,后损伤牙 | 在固定一侧夹板时,协助医生固定另一侧夹板,同时传递结扎丝,待结扎完毕后传递金冠剪剪掉多余钢丝,并清除掉落钢丝 |
| (7)调𬌗:患牙及对颌牙 | 安装调𬌗钻针,用镊子夹取咬合纸,持吸唾管吸唾,并在调𬌗结束时用 75% 乙醇棉球擦净咬合纸痕迹 |
| 3. 治疗结束 | 同牙外伤固定术护理配合流程 |

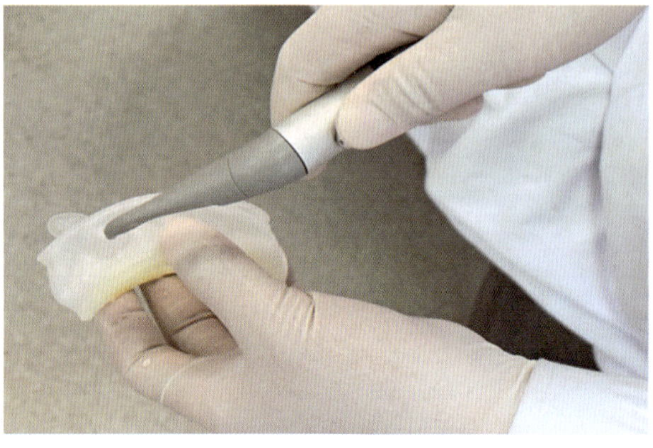

图 15-21　润湿开口器

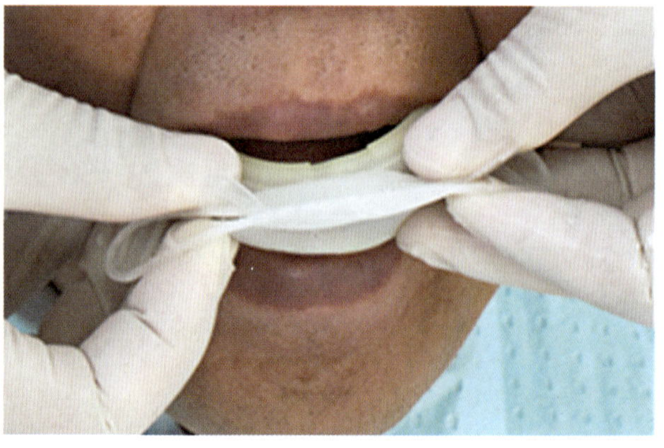

图 15-22　将开口器就位

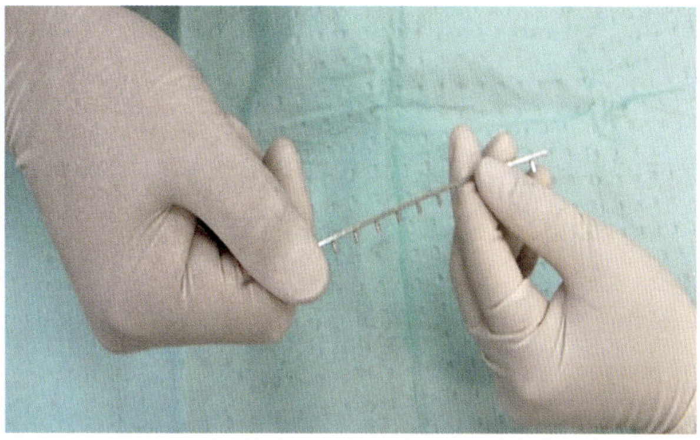

图 15-23 传递裁好的牙弓夹板

【术后宣教】

1. 嘱患者术后 4 ~ 6 周进软食,避免使用患牙。
2. 注意口腔卫生,预防术后感染。
3. 缝合的患者嘱 1 周后拆线。
4. 伴有牙损伤的患者嘱术后 2 周、4 周、3 个月后复查牙髓活力,对牙髓坏死的牙及时做根管治疗。
5. 固定钢丝或牙弓夹板需要 4 ~ 6 周后拆除。

（王 洪）

## 第四节 急危重口腔颌面部损伤急救技术

口腔颌面部是人体暴露的部位之一,在遭受到外力撞击时极易受到损伤。口腔颌面部血运丰富,上接颅底,下连颈部,是呼吸道和消化道的起始端,一旦发生急危重口腔颌面部损伤,多并发窒息、出血、休克、颅脑损伤、颈椎损伤等症状,严重威胁生命。因此必须迅速判断患者的伤情,及时采取相应的急救技术实施抢救,并注意防止感染。本节重点介绍解除窒息、止血、抗休克等急救技术。

### 一、解除窒息

窒息是急危重口腔颌面部损伤最为常见的并发症之一,也是导致患者死亡的主要原因。

发生窒息的原因是多方面的,应结合颌面部解剖生理特点,比如损伤部位与呼吸道的关系、骨折的部位与骨折段移位的方向、组织肿胀的程度与血肿的部位等进行判断,积极预防窒息的发生。

#### (一)原因

急危重口腔颌面部损伤患者发生窒息的原因,可分为阻塞性窒息和吸入性窒息两类。

**1. 阻塞性窒息** 指各种原因导致呼吸道堵塞所致的窒息。如当血凝块、呕吐物、义齿、碎骨片、碎牙片等异物堵塞咽喉部时,可导致窒息;当颌骨骨折引起组织移位压迫呼吸道时,可导致窒息;当口底、舌根、咽侧和颈部损伤后,形成的血肿或严重组织肿胀均可压迫上呼吸道而发生窒息;当患者合并烧伤,常因吸入灼热气体而使气管内壁发生水肿,阻塞呼吸道引起窒息。

**2. 吸入性窒息** 指患者将血液、唾液、呕吐物或异物吸入气管、支气管,甚至肺泡,导致呼吸道梗阻或肺部气体交换障碍引起的窒息,多见于意识障碍或昏迷的患者。

#### (二)临床表现

窒息初期患者烦躁不安、出汗、鼻翼扇动、吸气长于呼气,或出现喉鸣音;严重时出现发绀,吸气时锁骨上窝、胸骨上窝、肋间隙同时发生凹陷的“三凹征”，呼吸急速而表浅；继之出现脉弱、脉快、血压下降、瞳孔散大等症状。如不及时抢救，可致昏迷、呼吸心搏停止而死亡。

### （三）急救技术

防治窒息的关键在于早期发现和及时处理，在窒息发生之前仔细观察并作出正确判断，如已出现呼吸困难，应争分夺秒，针对原因迅速进行抢救。

**1. 阻塞性窒息的急救技术**

（1）清除阻塞咽喉部异物：迅速用手或器械取出或用强力吸引器管吸出异物，同时协助患者采取侧卧位或俯卧位，继续清除分泌物，解除窒息。

（2）处理舌后坠：迅速用舌钳将舌向前牵住，在舌尖后约2cm处用大圆针和7号线穿过舌的全厚组织，将舌拉出，临时固定于口外，同时将患者的头偏向一侧或俯卧位，便于唾液或呕吐物的引流，彻底清除堵塞物，从而解除窒息。

（3）吊起下坠的上颌骨块：采用筷子、压舌板等物品横放于患者上颌双侧前磨牙位置，将上颌骨骨折块向上悬吊，并在口角外侧将两端固定于头部绷带上，借此将上颌骨上提，可解除窒息。

（4）插入通气导管保持呼吸道通畅：对于咽部和舌根肿胀或血肿压迫呼吸道引起的窒息，可采用口咽导管或鼻咽导管。插入导管通过压迫部位，便可迅速缓解气道梗阻，解除窒息。如情况紧急，又无适当导管时，可用1～2根粗针头行环甲膜穿刺或环甲膜切开术（表15-5），待呼吸道梗阻缓解后再行常规气管切开术。由于环甲膜穿刺或切开不能保证足够的通气量，若条件具备可采用紧急气管切开或气管内插管，可迅速、有效地缓解呼吸道梗阻。

表15-5　环甲膜切开术护理配合流程

| 医生操作流程 | 护士配合流程 |
|---|---|
| 1. 术前准备 | |
| （1）病情紧急，无需特殊设备。如预防性环甲膜切开术，应对喉部进行检查，以排除喉部感染 | 协助患者取仰卧位，肩部垫枕，头后仰<br>遵医嘱备好大小合适的气管套管或较硬的橡皮管 |
| （2）麻醉：病情紧急，无须麻醉 | |
| 2. 手术步骤 | |
| （1）先用左手示指摸到甲状软骨和环状软骨间的凹陷，用手指夹持并固定该部位气管（图15-24） | |
| （2）沿环状软骨上缘，用尖刀横向切开皮肤、皮下组织和环甲膜，直至喉腔（图15-25） | 递安装好刀柄的尖刀予医生 |
| （3）用刀柄或止血钳撑开切口，立即吸出呼吸道内的分泌物、血液，解除呼吸困难，随即插入气管套管或较硬的橡皮管，保持呼吸道通畅（图15-26） | 递止血钳予医生<br>遵医嘱用吸引器吸出呼吸道内的分泌物及血液<br>递气管套管或较硬的橡皮管予医生 |
| （4）用固定带将气管套管板的两侧固定于颈后部，以防滑脱（图15-27） | 协助医生固定气管套管 |
| 3. 术后处理 | |
| （1）观察病情及切口情况 | 经常巡视患者，密切观察呼吸情况<br>坚持无菌操作原则，避免切口感染 |
| （2）保持室内温度21～22℃左右，湿度在90%以上 | 及时湿化吸痰，操作轻柔，吸痰管不宜过深<br>检查气管套管固定松紧度，松紧以容纳一指为宜 |
| （3）待患者呼吸梗阻有效缓解，再做常规气管切开 | 一般环甲膜切开处气管套管放置不可超过24小时，以免引起喉狭窄 |

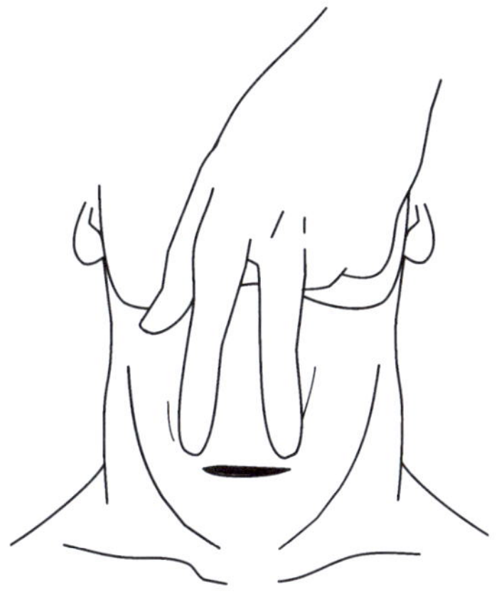

图 15-24　用手指夹持并固定气管

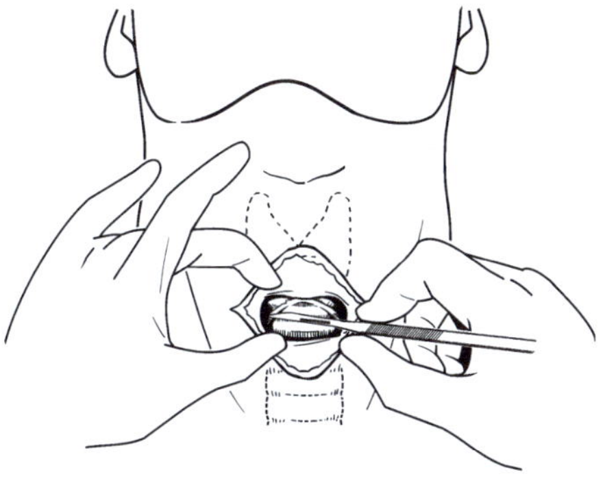

图 15-25　切开皮肤、皮下组织和环甲膜

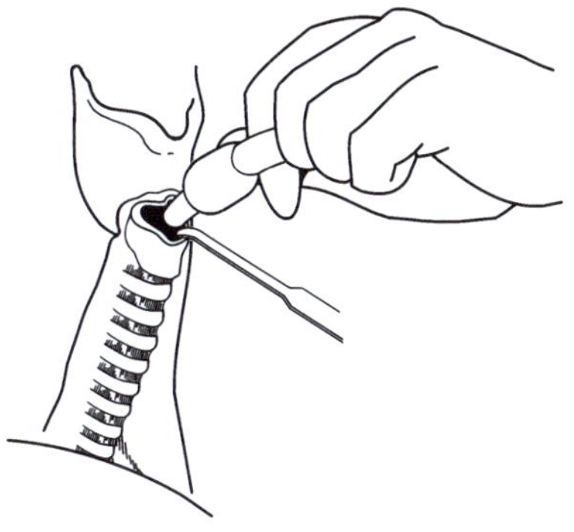

图 15-26　插入气管套管

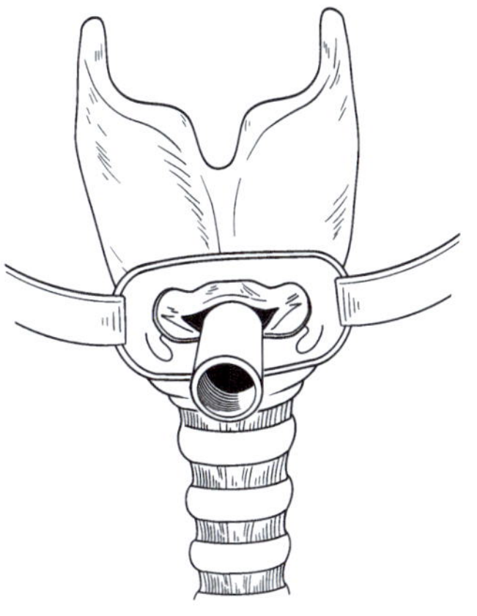

图 15-27　固定气管套管

**2. 吸入性窒息的急救技术**　吸入性窒息患者应立即行气管切开术（表 15-6）或气管内插管，通过气管导管充分及时地吸出气管内的血液、分泌物及其他异物，恢复呼吸道通畅，解除窒息。

表 15-6　气管切开术护理配合流程

| 医生操作流程 | 护士配合流程 |
| --- | --- |
| 1. 术前准备 | |
| （1）颈部触诊，了解气管位置，患者体位准备 | 协助患者仰卧位，肩部垫枕，头后仰<br>呼吸极度困难者可采用半坐位或坐位，但肩下仍需要垫枕，使头向后仰 |
| （2）按患者年龄选用合适的气管套管 | 遵医嘱备好气管切开包和型号合适的气管套管 |
| （3）麻醉：颈部皮肤常规消毒铺巾，利多卡因局部浸润麻醉，如遇紧急情况可不麻醉 | 递聚维酮碘纱布予医生消毒麻醉部位<br>遵医嘱准备局麻药，核对局麻药的名称、浓度、剂量、有效期及患者姓名等，无误后抽吸局麻药递予医生<br>协助医生铺无菌单，充分暴露术区<br>连接吸引器备用 |
| 2. 手术步骤 | |
| （1）切口：多采用颈中线纵向切口，自甲状软骨下缘向下至胸骨上窝一横指处（图 15-28） | 遵医嘱选择合适型号的圆刀片，安装好手术刀柄后递予医生 |

续表

| 医生操作流程 | 护士配合流程 |
| --- | --- |
| (2)切开皮下组织:沿颈前正中线切开皮肤、皮下组织和颈阔肌,用拉钩将皮肤向两侧牵开,保持正中位置,此时可见纵行的颈白线(图 15-29) | 递拉钩予医生<br>递止血钳予医生,协助医生完善止血 |
| (3)处理甲状腺峡部:用止血钳或组织剪沿颈白线插入,分离颈筋膜中层及胸骨舌骨肌和胸骨甲状肌,可见甲状腺峡部覆盖于气管前壁,用拉钩将甲状腺峡部向上拉开,显露足够的气管前壁(图 15-30) | 递组织剪或止血钳予医生<br>递甲状腺拉钩予医生并协助牵开甲状腺峡部 |
| (4)确认气管:透过气管前筋膜隐约看到气管环,可用手指探摸加以确认 | |
| (5)切开气管:用尖刀片自下向上,自内向外挑开第四、第三气管环或第三、第二气管环(图 15-31) | 递安装好手术刀柄的尖刀予医生 |
| (6)插入气管套管:切开气管后,迅速用止血钳或气管扩张器撑开气管切口,吸出分泌物及血液,插入大小合适、带有管芯的气管套管,随即迅速取出管芯和气管扩张器(图 15-32) | 递气管扩张器或止血钳予医生<br>及时用吸引器吸净气管内的分泌物及血液<br>递合适型号的带管芯的气管套管予医生<br>协助医生取出管芯和气管扩张器 |
| (7)确认气管套管位置:用纱布丝置于气管套管口,观察丝线是否随呼吸飘动。证实气管套管已插入气管内后,放入套管内管,取出拉钩 | 递备好的纱布丝予医生<br>递套管内管予医生<br>及时吸痰,并协助医生取出拉钩 |
| (8)固定套管:将套管固定带绕至颈后部,打结并妥善固定,固定带的松紧以能插入一横指为宜(图 15-33) | 协助医生固定气管套管 |
| (9)伤口处理:切口周围用油纱覆盖,然后用剪开一半的无菌纱布垫于套管托和皮肤切口之间,以保护局部皮肤。如切口不大,可不缝合;如切口过长可缝合 1 ~ 2 针 | 递油纱予医生<br>递剪开一半的无菌纱布予医生<br>如需要缝合,递缝合用物予医生 |
| 3. 术后处理 | |
| (1)维持呼吸道通畅,防止继发感染 | 密切观察患者呼吸情况,协助患者取平卧头稍低位,及时吸出气道内分泌物<br>严格执行无菌操作原则,吸痰管不宜过深,避免气管壁因长期刺激形成肉芽组织或息肉堵塞内套管 |
| (2)加强气道湿化 | 遵医嘱气道内滴入湿化液,也可雾化吸入;保证适当室内温度(25 ~ 27℃)及湿度(65% ~ 76%) |
| (3)按时清洗消毒内套管,保持其通畅 | 遵医嘱将内套管每隔 4 ~ 6 小时清洗、消毒一次,分泌物过多时可半小时清洗一次 |
| (4)预防脱管 | 每天检查气管套管系带,松紧以容纳一指为宜,操作轻柔,避免套管脱出移位,躁动者应适当约束,防止患者拔出套管 |
| (5)防止伤口感染 | 遵医嘱每天清洗消毒切口,更换纱布,必要时遵医嘱应用抗生素 |
| (6)呼吸道梗阻完全解除后,可试堵管 1 ~ 2 天,若呼吸通畅,可拔管。拔管后颈部切口不必缝合,用无菌纱布覆盖,一般 5 ~ 7 天后可自行愈合 | 拔管后 48 小时内密切观察患者呼吸情况<br>遵医嘱在患者床头备气管切开包和同型号气管套管,以防止拔管后出现呼吸困难 |

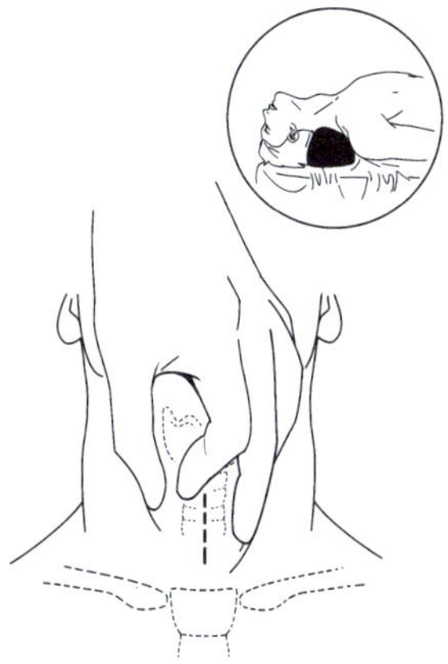

图 15-28　确定切口位置

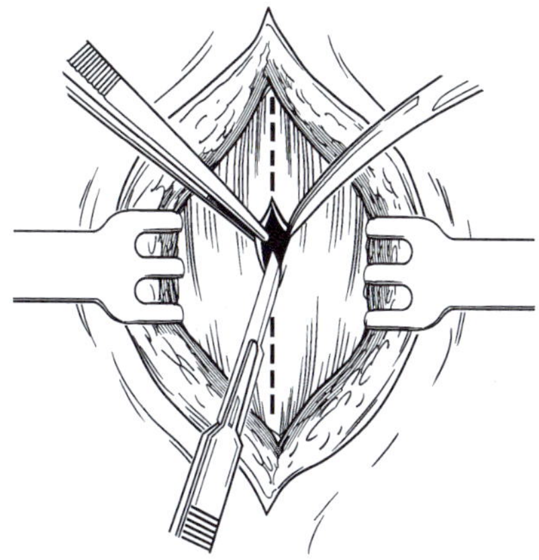

图 15-29　切开皮肤和皮下组织

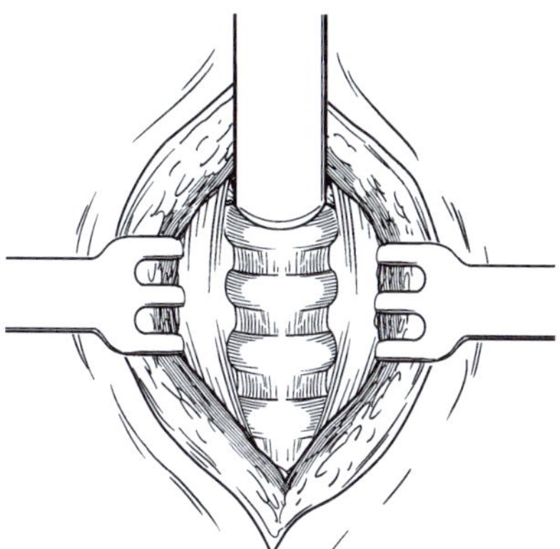

图 15-30　显露气管前壁

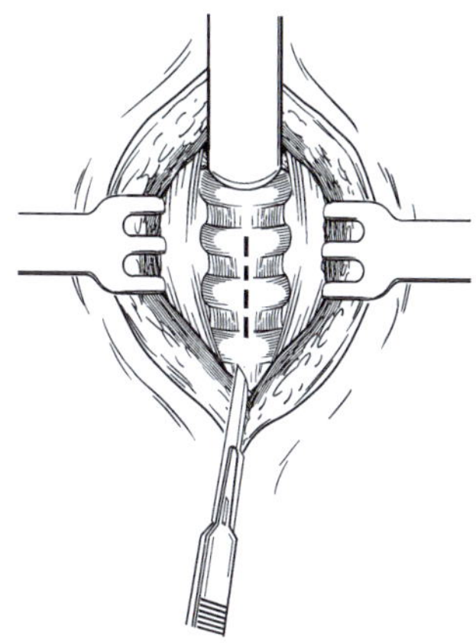

图 15-31　切开气管

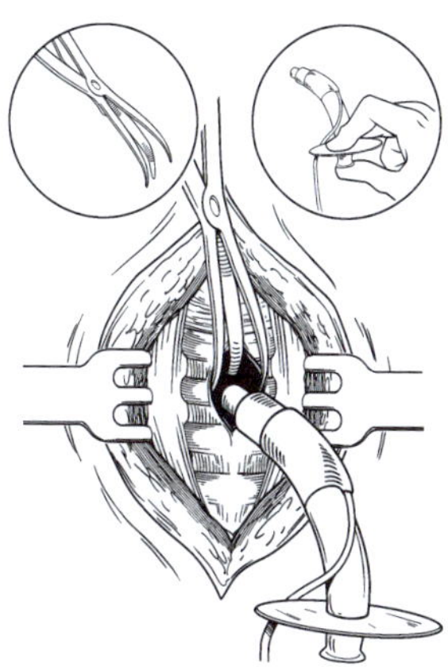

图 15-32　插入气管套管

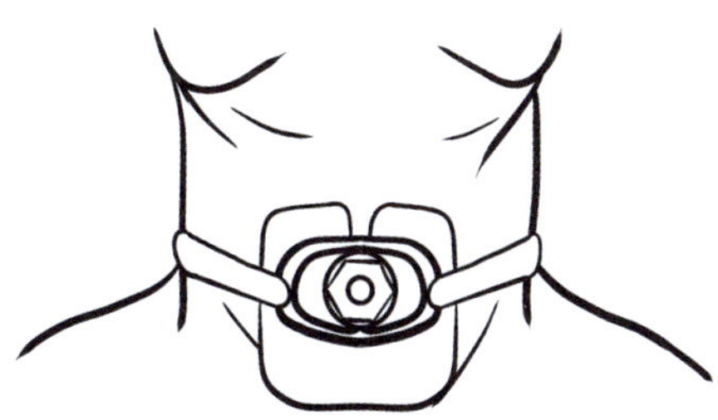

图 15-33　固定气管套管

## 二、止血

口腔颌面部血运丰富，损伤后出血较多，尤其是损伤大血管时，可引起大出血，严重时可危及生命。因此出血的急救要根据损伤的部位、出血的来源和程度及现场条件采用相应的止血方法。常用的止血方法有压迫止血、结扎止血和药物止血。

（一）压迫止血

压迫止血是一种紧急情况下的临时止血方法，主要包括指压止血、包扎止血、填塞止血。

**1. 指压止血** 指根据血管的解剖部位，用手指将出血部位动脉的近心端压迫在附近的骨骼上达到止血目的。若头皮及额颞部出血可压迫颞浅动脉，压迫部位在耳屏前上方（图 15-34）；若面动脉供区出血时可压迫面动脉，压迫部位在下颌体下缘水平的咬肌前缘，抵住下颌骨表面（图 15-35）；若颌面部深区严重出血时，可直接将患侧颈总动脉压迫至第五或第六颈椎横突表面（图 15-36），但时间不能超过 5 分钟，禁止双侧同时压迫，此法有时可引起心律失常，非紧急情况不宜采用。

**2. 包扎止血** 适用于毛细血管、小静脉及小动脉出血或创面渗血。方法是先清理创面将移位的软组织大致复位，然后在损伤部位覆盖多层敷料，再用绷带行加压包扎。注意包扎的压力要适当，以能止血为宜，合并骨折的患者勿使骨折移位加重或影响呼吸道通畅。

**3. 填塞止血** 适用于开放性洞穿性创口或窦腔出血。方法是将纱布块填塞于伤口内，再用绷带加压包扎。在颈部或口底创口填塞时，注意保持呼吸道通畅，不要压迫气管，防止窒息。

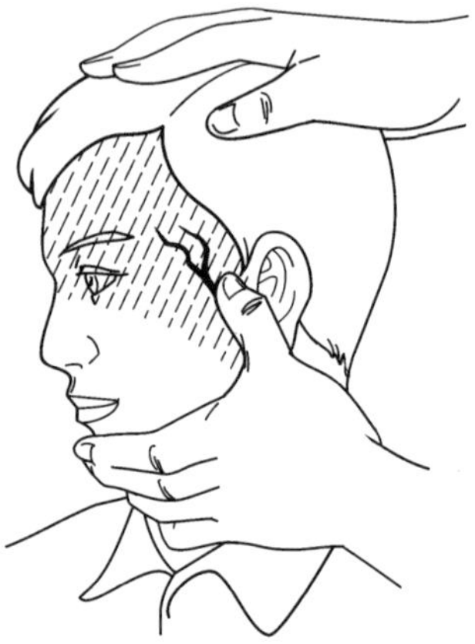

图 15-34 压迫颞浅动脉

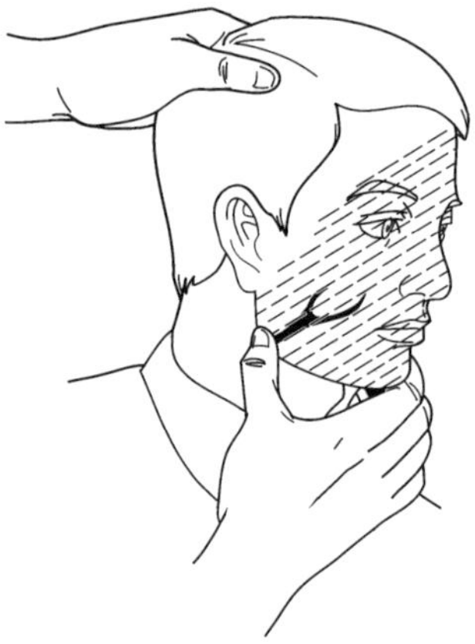

图 15-35 压迫面动脉

（二）结扎止血

结扎止血是常用而可靠的止血方法，适用于开放性创口有血管破裂的活动性出血。对于创口内活跃出血的血管断端，用止血钳直接夹住做结扎或缝扎，以达到止血效果。当口腔颌面部出现较严重出血，其他方法不能妥善止血时，可考虑采取结扎颈外动脉的方法。

（三）药物止血

药物止血适用于创面渗血、小静脉和小动脉出血。常用的止血药物有各种中药止血粉、止血纱布、止血海绵等。使用时可将药物直接置于出血处，然后外加干纱布加压包扎。全身可辅助使用酚磺乙胺、肾上腺色腙、氨甲苯酸等药物。

注意事项：止血过程中要密切观察患者的生命体征、意识状况、出血量变化，遵医嘱给予止血药物，并及时补充血容量，纠正出血性休克。

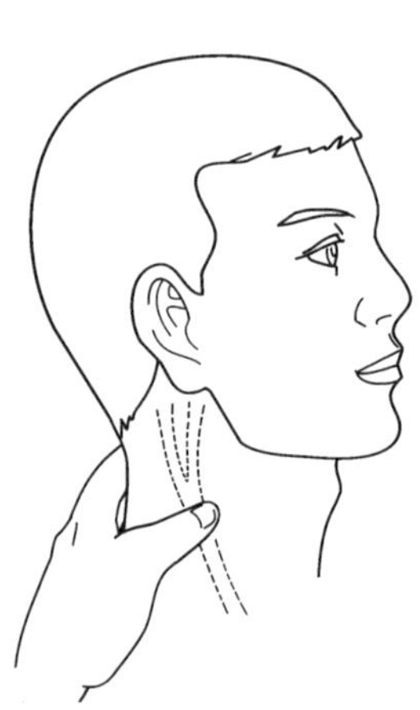

图 15-36 压迫颈总动脉

## 三、抗休克

急危重口腔颌面部损伤患者发生的休克主要表现为低血容量性休克，即创伤性休克和失血性休克两种，其中以失血性休克最为常见。

### （一）临床表现

失血性休克的临床表现见表 15-7。

表 15-7　失血性休克

| 分类 | 估计失血量（占全身血容量比）/% | 收缩压 /kPa | 脉搏 /（次·$min^{-1}$） | 尿量 /（$ml·h^{-1}$） | 全身情况 |
|---|---|---|---|---|---|
| 轻度休克 | 20 | 12.0 ~ 13.3 | <100 | 36 ~ 50 | 尚可 |
| 中度休克 | 35 | 9.33 ~ 12.00 | 110 ~ 130 | 24 ~ 30 | 反应缓慢、说话含糊、面色苍白、发冷 |
| 重度休克 | 45 | <7.00 | 120 ~ 160 | <18 | 意识模糊、定向力丧失、肢端厥冷、发绀 |
| 极重度休克 | 50 | 不易测得 | 难以触及 | 0 | 昏迷、危及生命 |

### （二）急救技术

抗休克的原则是尽早消除引起休克的原因，恢复有效循环血容量，合理应用药物治疗，以改善组织灌注，保持呼吸道通畅，防止感染。

**1. 补充血容量，恢复有效循环血量**

（1）立即建立静脉通路：建立 1 ~ 2 条静脉通路，必要时行中心静脉插管术，对于出血较多、重度休克的患者可同时建立 2 ~ 4 条静脉通路。

（2）快速补液：先快速输入晶体液，如生理盐水、平衡液等，然后再输入胶体液，如全血、血浆、白蛋白等。遵医嘱不断调整和控制输液量及输液速度，原则是“需要多少，补多少”，这样既能维持良好的循环和组织灌流，又不至于过量影响心肺功能。首次补液一般 10 ~ 30 分钟内输入 500 ~ 2000ml，病情危重时要根据失血量遵医嘱快速给予静脉输血，在短时间内迅速输入所需血液，以达到补充血容量的目的。

（3）补充血容量过程中的注意事项：①要有专人准确记录输入液体的种类、数量、时间、速度等，并详细记录 24 小时出入量以作为后续治疗的依据。②输血前将冷库血复温至室温后再输入。③快速补液时严密观察患者反应，如出现胸部紧迫感、呼吸急促，要警惕心脏负荷过重发生心力衰竭。④密切观察患者呼吸状况，监测动脉血气，了解缺氧程度，保持呼吸道通畅，维护良好的气体交换。

**2. 应用血管活性药物**

（1）血管收缩剂：为了改善微循环血流障碍，可以适当使用血管收缩剂治疗休克。常用的血管收缩剂有去甲肾上腺素、间羟胺等。

（2）血管扩张剂：当血容量已基本补足，但患者发绀、四肢厥冷、毛细血管充盈不良等循环状况无明显好转时，可以考虑使用血管扩张剂。常用的血管扩张剂有酚妥拉明、酚苄明、阿托品、山莨菪碱等。

（3）强心药：当休克发展到一定程度并伴有心肌损害时，可应用强心药来增强心肌收缩力，减慢心率。常用的强心药有多巴胺、多巴酚丁胺等。

**3. 纠正酸中毒，维持电解质平衡**　休克患者由于组织缺氧，无氧代谢增加，酸性物质堆积，通常伴有酸中毒。对于休克早期轻度酸中毒者无须用药；重度休克、酸中毒明显、扩容治疗效果不佳时，需要应用碱性药物纠正。常用的药物首选 5% 碳酸氢钠溶液。

## 四、伴发颅脑损伤急救

由于口腔颌面部毗邻颅脑，因此急危重口腔颌面部损伤常伴发颅脑损伤。颅脑损伤指外力作用于头颅引起的损伤，主要包括脑震荡、头部软组织挫裂伤、颅内血肿、颅骨及颅底骨折、脑脊液漏等，其中以颅内血肿、颅骨及颅底骨折最常见。

### （一）临床表现

**1. 颅内血肿** 是非常危险的颅脑外伤并发症，常危及生命，需要及时诊断处理。硬脑膜外血肿临床表现为典型的昏迷→清醒→再昏迷过程，重度损伤时也可无清醒期，并继发颅压增高和脑压迫症状。硬脑膜下血肿一般伤情较重，常伴中度以上昏迷；但有些患者早期症状不严重，就诊过程中逐渐出现昏迷，这可能为亚急性颅内血肿，对此应高度警惕。

**2. 颅骨及颅底骨折** 颅骨骨折形式多样，可发生于颅骨的任何部位，其中颅底骨折最常见。颅前窝骨折，可出现鼻出血或脑脊液鼻漏、嗅觉丧失、眶周皮下及球结膜淤血；颅中窝骨折，表现为脑脊液耳漏及外耳道出血；颅后窝骨折，会出现耳后乳突部皮下淤血。

### （二）急救技术

救治急危重口腔颌面部损伤伴发颅脑损伤患者的关键在于对伤情的全面判断，严密观察患者神志、脉搏、呼吸、血压及瞳孔的变化，及时拍摄 CT 或 MRI，以了解颅脑损伤的情况，必要时请神经外科医生会诊，在积极抢救颅脑伤的同时，可简单包扎处理颌面部损伤，待颅脑伤情平稳后再做进一步处理。

1. 鼻孔或外耳道脑脊液漏患者，禁止进行耳道或鼻腔的填塞或冲洗，以免引起颅内感染。

2. 昏迷患者注意保持呼吸道通畅，防止误吸和窒息的发生，必要时行气管切开术，随时清除呼吸道的血液或分泌物。

3. 烦躁不安的患者，可给予适量镇静剂，但禁用吗啡，以免抑制呼吸。

4. 脑水肿、颅内压增高的患者应给予脱水治疗，常用 20% 甘露醇快速静脉滴注。

（周丽娜）

# 第十六章 口腔急症治疗护理技术

## 第一节 急性牙髓炎应急处理护理技术

急性牙髓炎的主要症状是炎症渗出物增多形成髓腔高压导致的剧烈疼痛。临床处理原则为开髓减压，摘除牙髓可缓解疼痛。此类患者由于疼痛剧烈，前来就诊时非常焦虑、恐惧，护士应安慰患者，稳定患者情绪，使急症治疗能顺利进行。

**【用物准备】**

**1. 常规用物、局部麻醉用物、橡皮障隔离用物** 详见第一章相关内容。

**2. 急性牙髓炎应急处理用物** 小冰棒、牙胶棒、酒精灯、各型钻针、拔髓针、根管锉、5ml 冲洗器、冲洗液（次氯酸钠或氯胺 T 钠溶液等）、吸潮纸尖、氢氧化钙糊剂、玻璃离子水门汀（图 16-1）。

**3. 急性牙髓炎应急处理器械** 清洁台、根管口探针、水门汀充填器、镊镊（图 16-2）。

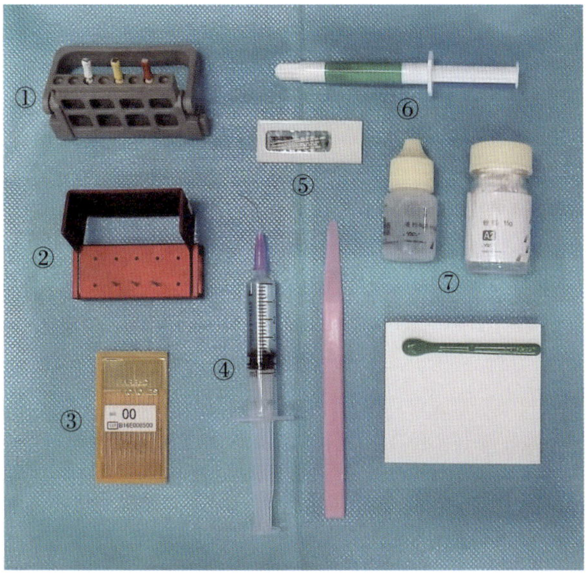


图 16-1 急性牙髓炎应急处理用物
①根管锉；②钻针；③拔髓针；④冲洗液；⑤吸潮纸尖；⑥氢氧化钙糊剂；⑦玻璃离子水门汀及调拌物品。

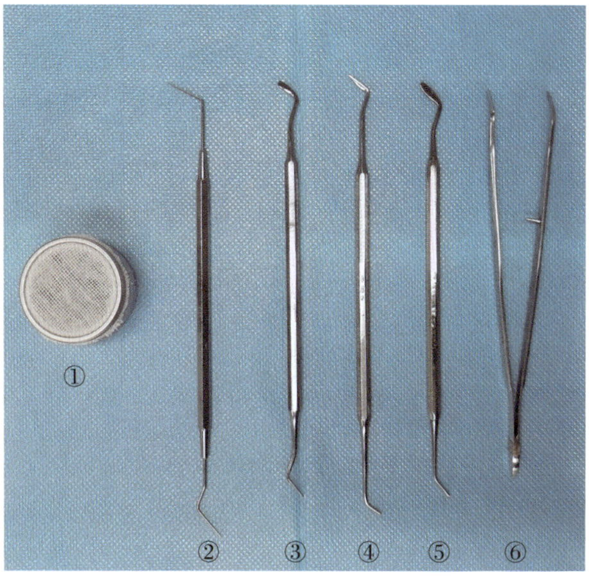


图 16-2 急性牙髓炎应急处理器械
①清洁台；②根管口探针；③～⑤水门汀充填器；⑥镊子。

【急性牙髓炎应急处理护理配合流程】

急性牙髓炎应急处理护理配合流程见表 16-1。

表 16-1 急性牙髓炎应急处理护理配合流程

| 医生操作流程 | 护士配合流程 |
|---|---|
| 1. 治疗前准备 | |
| (1)查看病情,询问相关病史 | 引导患者坐于口腔综合治疗椅上,做好心理护理,消除紧张情绪<br>询问患者有无高血压、过敏史等 |
| (2)牙髓温度测验:用小冰棒或加热牙胶棒进行牙髓温度测验 | 遵医嘱准备小冰棒并递予医生(图 16-3)<br>如进行热测,遵医嘱准备酒精灯和牙胶棒,加热牙胶棒后递予医生(图 16-4) |
| (3)向患者交代病情、治疗过程、相关费用,签知情同意书 | 根据病情备齐用物并合理放置,用凡士林棉签润滑口角,防止口镜牵拉造成患者疼痛<br>交代注意事项及配合方式,告知患者操作时若有不适,请举左手示意<br>准备知情同意书 |
| 2. 治疗中配合 | |
| (1)局部麻醉 | 递聚维酮碘棉签予医生消毒麻醉部位<br>遵医嘱准备局麻药及注射器(卡局式注射器或计算机控制麻醉系统)。检查注射器各关节是否连接紧密,核对局麻药的名称、浓度、剂量、有效期及患者姓名等,无误后抽吸或安装局麻药后递予医生(图 16-5)<br>护士在传递注射器时尽量避开患者视线,避免造成患者恐惧紧张,注意观察患者用药后不良反应 |
| (2)安装橡皮障 | 协助打孔、安装橡皮障夹,并协助医生将橡皮障安装到患牙上(图 16-6)<br>使用橡皮障前,告知患者橡皮障装置的作用,以减轻患者的顾虑 |
| (3)髓腔预备<br>1)开髓及揭净髓顶 | 协助吸唾,保持视野清晰(图 16-7)<br>治疗时告知患者若有不适,举左手示意 |
| 2)髓腔修整,定位探查根管口 | 准备低速手机、钻针并协助更换<br>协助吸唾,保持视野清晰<br>及时准确传递根管口探针,做好椅旁清洁 |
| (4)牙髓摘除,根管锉畅通根管 | 遵医嘱准备相应型号拔髓针,安装在髓针柄上递予医生,准备棉卷协助清除残留在拔髓针上的牙髓<br>准备相应的根管锉依次安放清洁台上递予医生,初步通畅根管,建立根管通路(图 16-8) |
| (5)冲洗根管 | 准备冲洗器、冲洗液(次氯酸钠、氯胺 T 钠溶液等),抽吸备用<br>准确递予医生(图 16-9),及时吸走冲洗液<br>待医生根管冲洗完毕后,用三用枪吹干根管口和口镜 |
| (6)干燥根管,氢氧化钙糊剂封药,玻璃离子水门汀暂时充填 | 递吸潮纸尖予医生擦干根管(图 16-10)<br>递根管锉将氢氧化钙糊剂导入根管内<br>根据患牙缺损大小,调拌适量玻璃离子水门汀暂时充填(图 16-11) |
| 3. 治疗结束 | 递橡皮障夹钳予医生,协助卸除橡皮障(图 16-12)<br>为患者预约复诊时间<br>整理用物,进行物体表面擦拭消毒 |

【术后宣教】

1. 告知患者治疗后 2～3 天疼痛会逐渐缓解,如出现明显肿胀疼痛反应,应及时来院就诊。
2. 嘱患者尽量避免患侧咀嚼;禁食过冷、过热刺激性食物;避免吸烟,注意口腔卫生。
3. 为患者预约复诊时间,嘱患者按时复诊。

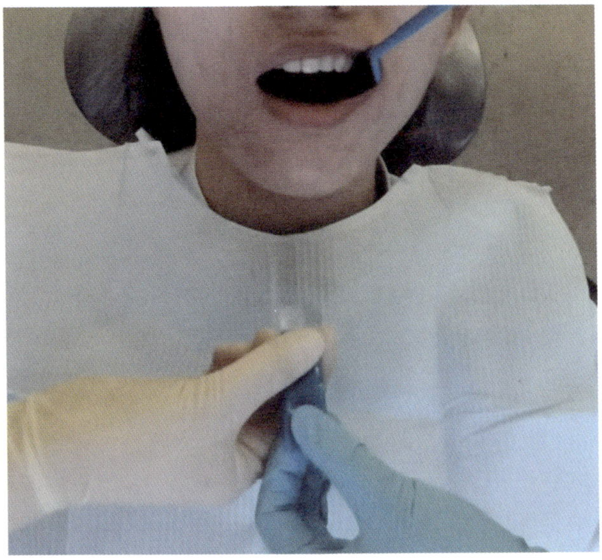

图 16-3　传递小冰棒

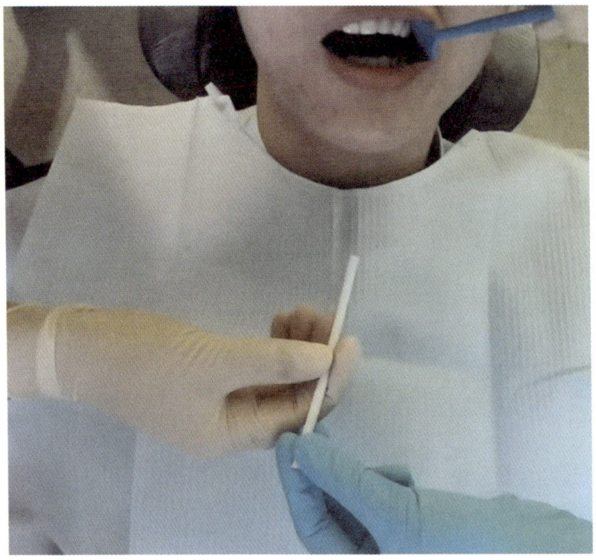

图 16-4　传递加热后的牙胶棒

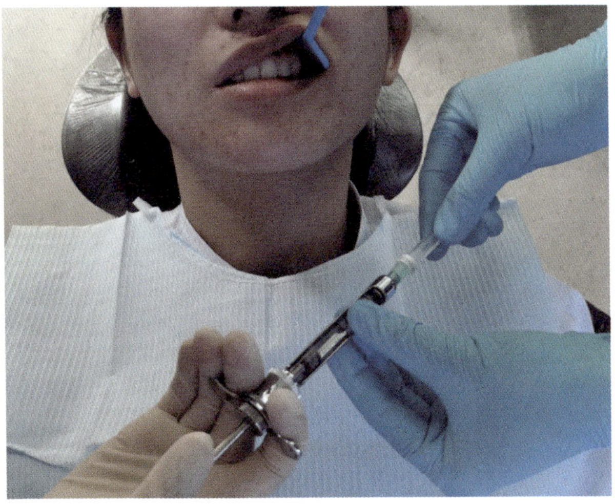

图 16-5　传递注射器

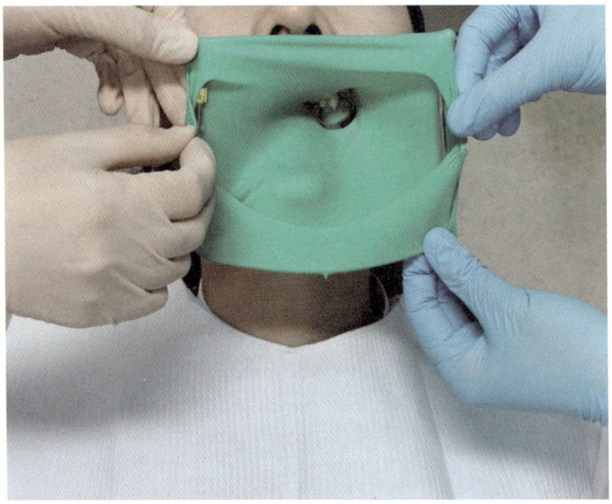

图 16-6　协助放置橡皮障

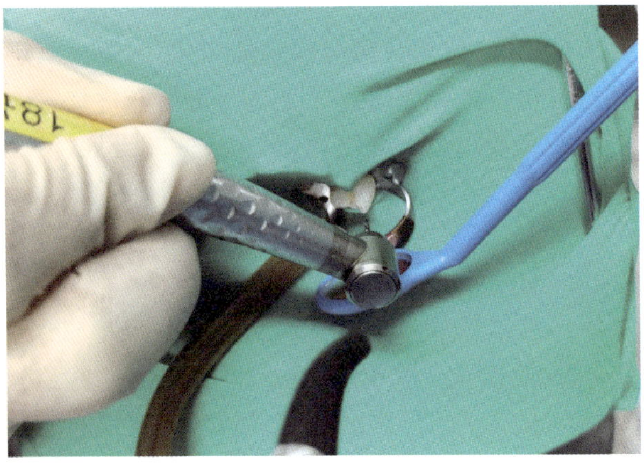

图 16-7　协助吸唾

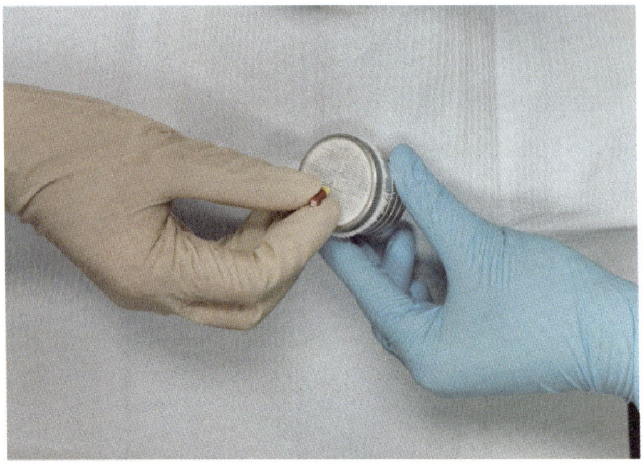

图 16-8　传递根管锉

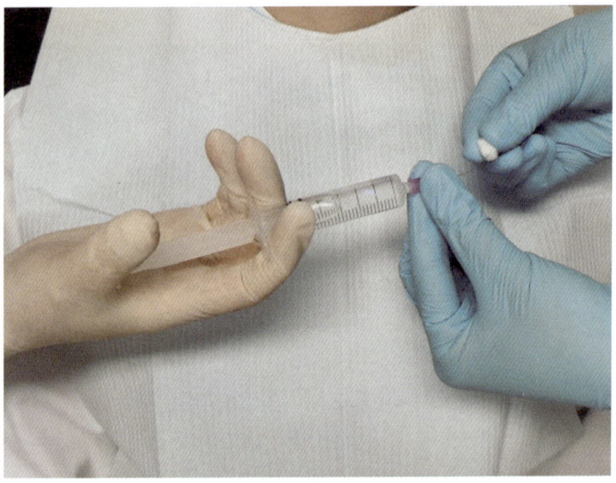

图 16-9　传递冲洗器

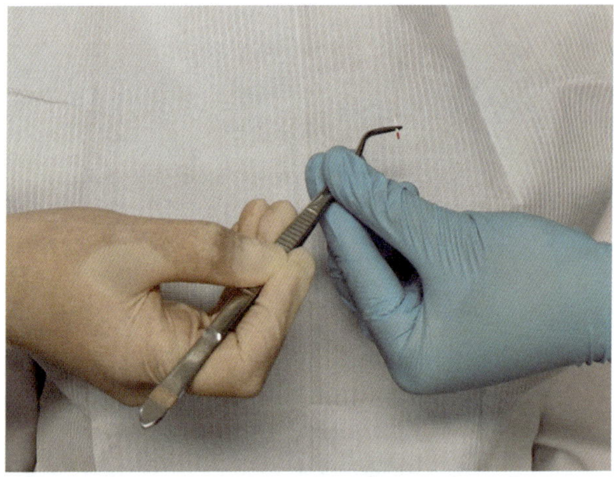

图 16-10　传递吸潮纸尖

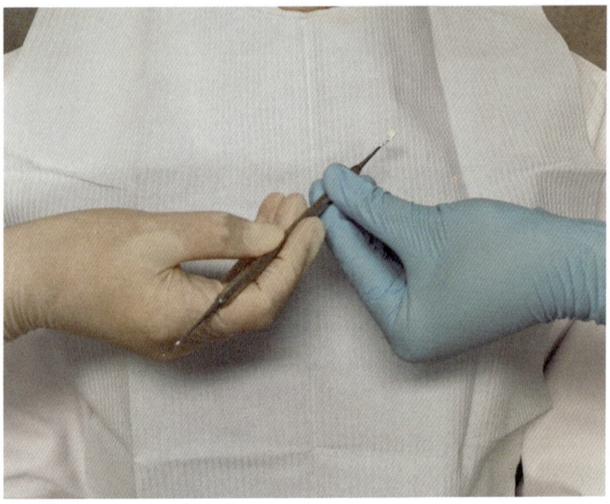

图 16-11　传递玻璃离子水门汀

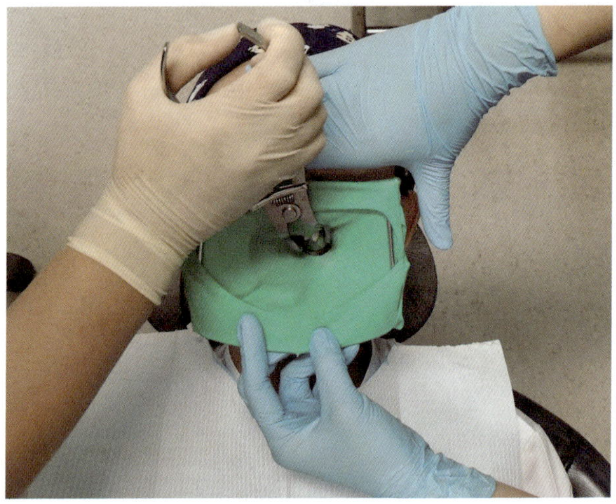

图 16-12　协助拆卸橡皮障

（吴　宣）

## 第二节　急性根尖周炎应急处理护理技术

急性根尖周炎由牙髓炎发展而来，当牙髓炎发展到晚期，牙髓组织大部分或全部坏死，细菌及其毒素、感染牙髓的分解产物均可通过根尖孔感染根尖周组织，引起炎症，导致根尖周组织的肿胀和疼痛。因此，急性根尖周炎（包括慢性根尖周炎急性发作）治疗的核心是要迅速解除疼痛，阻止炎症的进展，治疗的基本原则是建立引流，抗菌止痛。

**【用物准备】**

**1. 常规用物、局部麻醉用物、橡皮障隔离用物**　详见第一章相关内容。

**2. 开髓引流用物**　拔髓针、光滑髓针、各号钻针、扩大器、根管锉及扩孔钻、根管测量仪、夹持器及唇钩、髓针柄、根管润滑剂、根管冲洗器及冲洗液、锁镊、调拌刀、水门汀充填器、调拌板、吸潮纸尖、根管消毒剂、根管测量尺、暂封材料（图 16-13）。

**3. 切开引流用物**　持针器、生理盐水、引流条、11# 尖刀片、刀柄、冲洗器（图 16-14）。

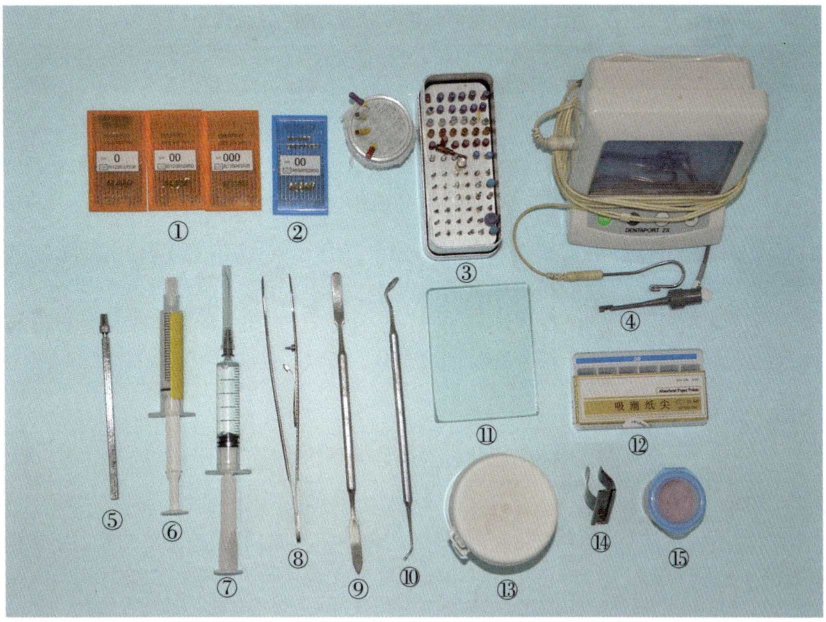


图 16-13　开髓引流用物

①拔髓针；②光滑髓针；③各号钻针及扩大器；④根管测量仪、夹持器及唇钩；⑤髓针柄；⑥根管润滑剂；⑦根管冲洗器及冲洗液；⑧锁镊；⑨调拌刀；⑩水门汀充填器；⑪调拌板；⑫吸潮纸尖；⑬根管消毒剂；⑭根管测量尺；⑮暂封材料。

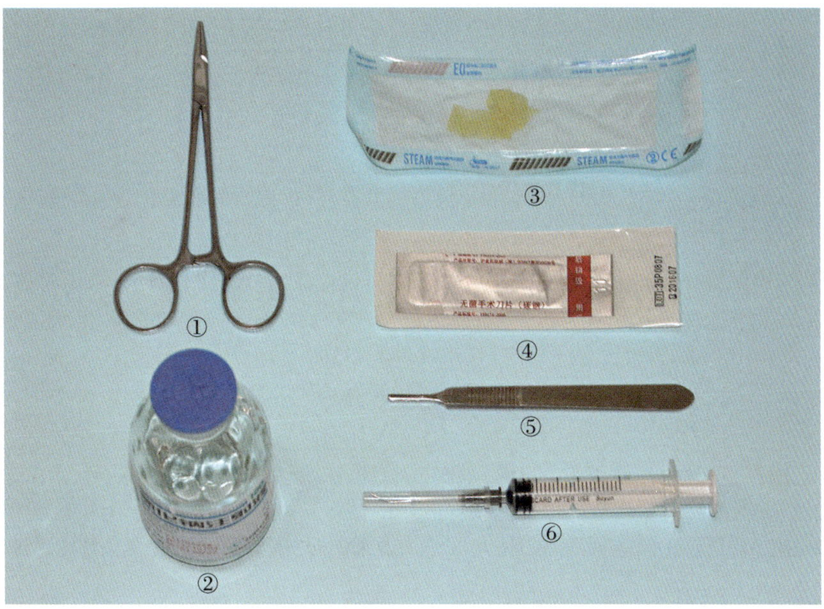


图 16-14　切开引流用物

①持针器；②生理盐水；③引流条；④ 11# 尖刀片；⑤刀柄；⑥冲洗器。

## 【急性根尖周炎应急处理护理配合流程】

当急性炎性渗出物局限在根尖周骨组织内时，需要进行开髓引流；当急性炎性渗出物突破骨组织到达骨膜下、黏膜下（即形成牙槽脓肿）时，需要进行黏膜切开引流。

急性根尖周炎应急处理护理配合流程见表 16-2 和表 16-3。

表 16-2 急性根尖周炎开髓引流护理配合流程

| 医生操作流程 | 护士配合流程 |
| --- | --- |
| 1. 治疗前准备 | |
| (1)查看病情,询问相关病史 | 引导患者坐于口腔综合治疗椅上,做好心理护理,消除紧张情绪<br>询问患者有无高血压、过敏史等 |
| (2)向患者交代病情、治疗过程、相关费用,签知情同意书 | 根据病情备齐用物并合理放置,用凡士林棉签润滑口角,防止口镜牵拉造成患者疼痛<br>交代注意事项及配合方式,告知患者操作时若有不适,请举左手示意<br>准备知情同意书 |
| 2. 治疗中配合 | |
| (1)、(2) | 同急性牙髓炎应急处理护理配合流程 |
| (3)髓腔预备<br>1)开髓及揭净髓顶:使用高速手机去除龋坏组织,揭净髓室顶,去除冠部牙髓 | 在高速手机上安装裂钻或金刚砂钻针;治疗上颌时,口镜会飞溅上水雾和碎屑,持三用枪用水雾间断、快速冲净口镜,保持术野清晰(图 16-15);同时用吸唾器吸唾及吸除治疗中冷却水 |
| 2)冠部预备:用低速手机修整髓室侧壁 | 在低速手机上安装球钻递予医生,操作中及时吹净碎屑,保持术野清晰,医生停止操作时,用三用枪吹净患牙 |
| (4)使用拔髓针摘除牙髓 | 根据根管粗细选择不同型号的拔髓针,一般前牙和年轻恒牙根管选择较粗的拔髓针;成人磨牙根管选择较细的拔髓针。将拔髓针安装在髓针柄上递予医生,同时协助清除残留在拔髓针上的牙髓(图 16-16)<br>传递冲洗器予医生冲洗根管并及时吸唾(图 16-17),注意确认冲洗器接头已安装紧密,防止冲洗时接头脱离,冲洗液溅出 |
| (5)扩通根尖孔<br>1)探测根管:将根管锉预弯,用于探测根管的弯曲程度和通畅度 | 准备小号(10# ～ 15#)根管扩大器及根管锉,并按顺序插入清洁台 |
| 2)刺通根尖孔,建立根尖引流通路 | 传递小号根管扩大器,待扩通根尖孔后传递冲洗器大量冲洗根管,并及时吸唾 |
| (6)初步测量根管长度:使用根管长度测量仪和根管锉测量根管长度,用根管长度测量尺记录根管工作长度 | 打开根管长度测量仪电源,连接唇钩后挂于患牙对侧,递予医生根管锉、夹持器和根管长度测量尺,测量工作长度,初测完毕后递冲洗器予医生冲洗根管(图 16-18、图 16-19)<br>安装心脏起搏器的患者禁止使用根管长度测量仪,测量前要询问患者是否安装 |
| (7)初步清理根管,建立根尖引流通路:使用根管锉、扩孔钻对根管进行初预备,每根根管锉使用完毕,使用冲洗液冲净根管内的牙本质碎屑 | 将 10# ～ 25# 根管锉、扩孔钻按顺序插入清洁台,依次递予医生进行初步根管预备,并将根管润滑剂置于玻璃板上供医生使用(图 16-20)。由于根管预备与根管冲洗同时进行,因此要交替传递冲洗器冲洗根管 |
| (8)开放或封药<br>1)开放:如根管内持续有脓液流出,将蘸有根管消毒剂的棉球或棉捻暂封于髓腔或根管 | 将小棉球或棉捻蘸适量根管消毒剂,并拭干,使其处于非饱和状态递予医生 |
| 2)髓腔或根管封药:如扩通根尖孔后,根管无明显渗出和脓液流出,用吸潮纸尖擦干根管或髓腔,导入根管消毒剂后用小棉球擦干根管口,并用水门汀充填器将暂封材料充填于患牙缺损处 | 递吸潮纸尖予医生,在医生干燥根管时安装螺旋充填器,并准备根管消毒剂。待医生擦干根管后递根管消毒剂予医生,协助医生导入,导入后递小棉球予医生擦干根管口<br>根据患牙缺损大小,用水门汀充填器取适量暂封材料递予医生(图 16-21) |
| 3. 治疗结束 | 同急性牙髓炎应急处理护理配合流程 |

表 16-3　急性根尖周炎切开引流护理配合流程

| 医生操作流程 | 护士配合流程 |
| --- | --- |
| 1. 询问患者病史，向患者交代病情、治疗计划、相关费用 | 根据病情准备用物，用凡士林棉签润滑口角，防止口镜牵拉造成患者疼痛 |
| 2. 局部麻醉 | 同急性牙髓炎应急处理护理配合流程 |
| 3. 脓肿切开　在急性根尖周炎发展到急性化脓期时，在脓肿波动感最明显处切开，用生理盐水大量冲洗，置引流条引流 | 安装尖刀片于刀柄后递予医生切开脓肿，并及时用吸唾器吸除脓液（图 16-22、图 16-23）。彻底切开脓腔后，用冲洗器抽吸生理盐水后递予医生，并协助吸唾。冲洗完毕后协助医生放置引流条 |

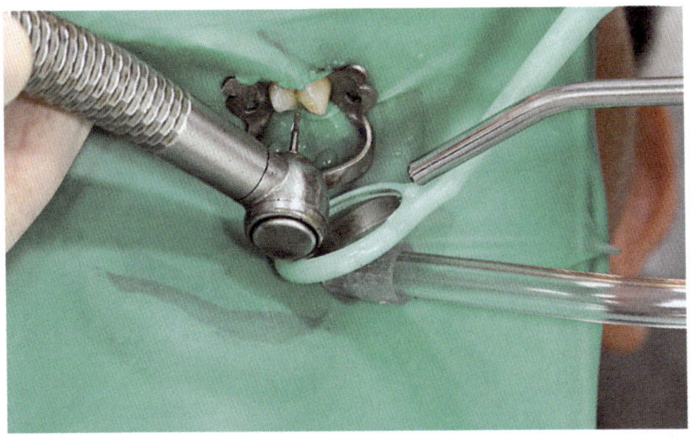

图 16-15　保持术野清晰

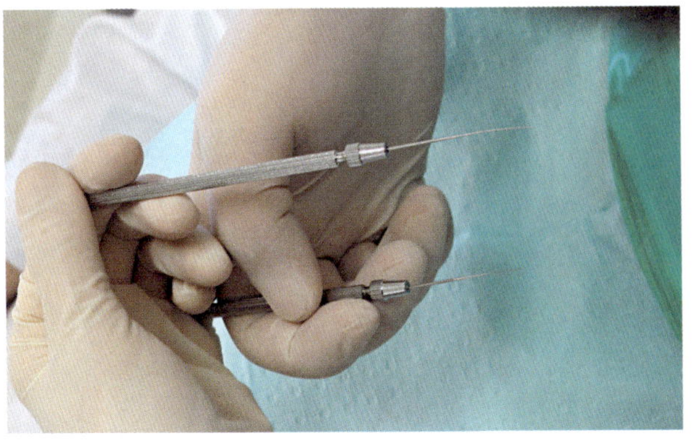

图 16-16　交换拔髓针

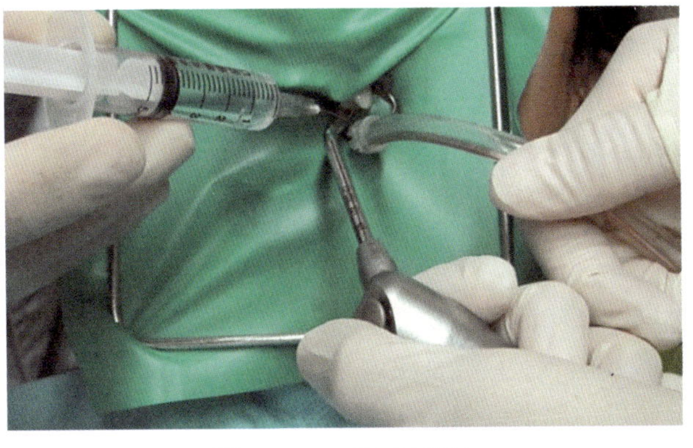

图 16-17　吸净冲洗液

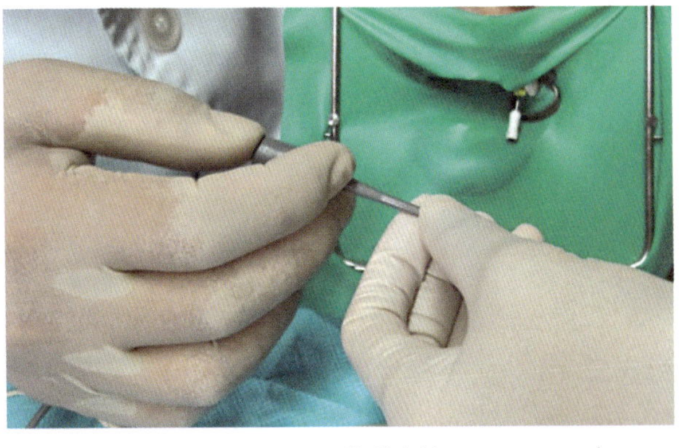

图 16-18　传递夹持器

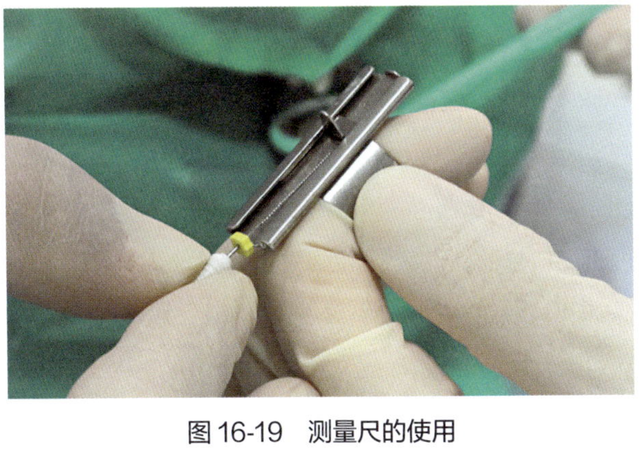

图 16-19　测量尺的使用

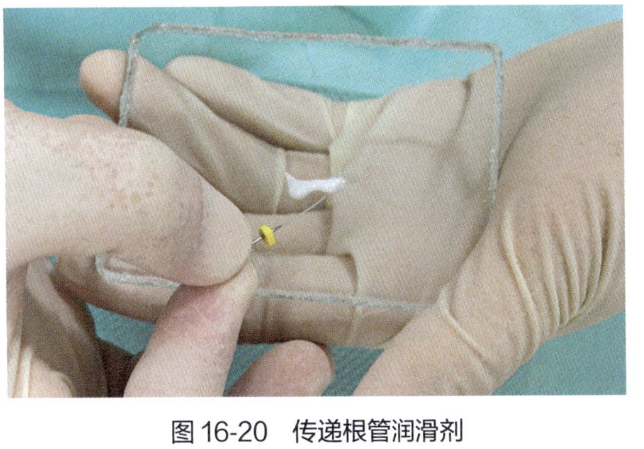

图 16-20　传递根管润滑剂

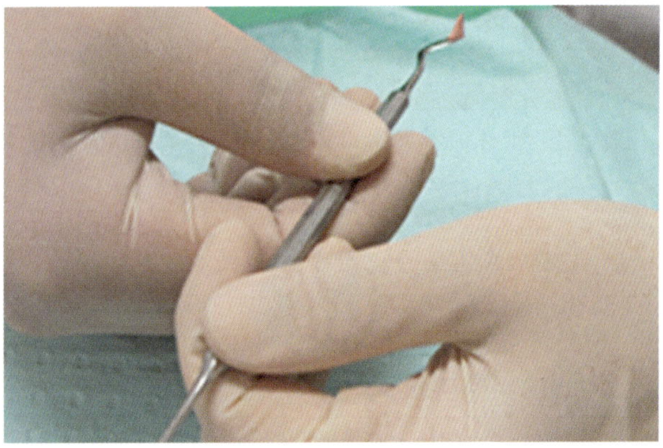

图 16-21 传递暂封材料

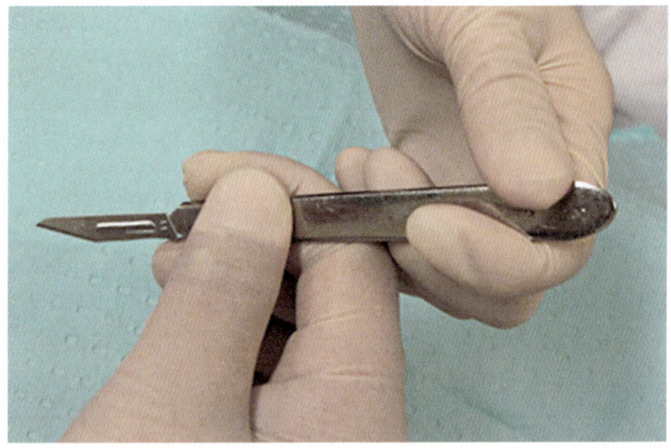

图 16-22 传递手术刀

【术后宣教】

1. 告知患者术后患牙疼痛会逐渐减轻，如出现剧痛应及时就诊。

2. 脓肿切开的患者嘱其不要反复吸吮伤口，局部用淡盐水漱口，保持伤口清洁，如出现引流条脱出不要紧张，属于正常现象，嘱次日复诊。

3. 遵医嘱口服抗生素。

4. 嘱患者治疗期间避免用患侧咀嚼。

5. 开放髓腔引流的患者，嘱 2～3 天后复诊；髓腔封药的患者，嘱 1 周后复诊，继续根管治疗。

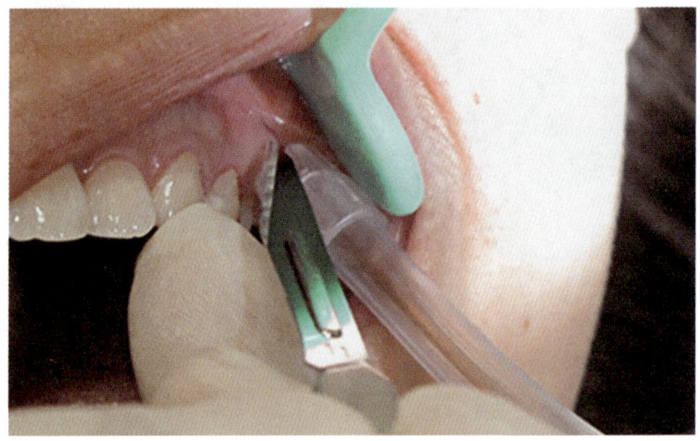

图 16-23 吸除脓液

（王　洪）

## 第三节　智齿冠周炎治疗护理技术

智齿冠周炎指第三磨牙阻生或萌出不全，导致牙冠周围产生软组织炎症。临床中上颌第三磨牙冠周炎发生率低，而下颌智齿冠周炎多见，并常以急性炎症形式出现，主要表现为牙冠周围组织的肿胀和疼痛。若炎症渗出扩散，可在下颌第一磨牙颊侧黏膜转折处形成脓肿。智齿冠周炎的治疗包括局部冲洗上药、切开引流、抗生素消炎治疗等。

【适应证】

智齿冠周炎、冠周脓肿。

【用物准备】

**1. 常规用物、局部麻醉用物**　详见第一章相关内容。

**2. 冲洗上药用物**　0.02% 高锰酸钾溶液、碘锌甘油、10ml 冲洗器、双碟。

**3. 脓肿切开用物**　刀柄、11# 尖刀片、引流条、刮匙或止血钳、5ml 冲洗器、生理盐水（图 16-24）。

【智齿冠周炎治疗护理配合流程】

智齿冠周炎治疗护理配合流程见表 16-4。

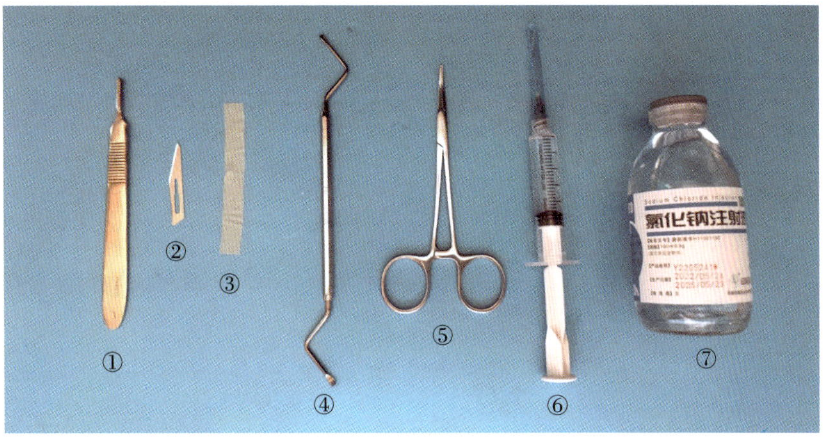


图 16-24　脓肿切开用物

①刀柄;② 11# 尖刀片;③引流条;④刮匙;⑤止血钳;⑥ 5ml 冲洗器;⑦生理盐水。

表 16-4　智齿冠周炎治疗护理配合流程

| 医生操作流程 | 护士配合流程 |
|---|---|
| 1. 治疗前准备 | |
| (1)、(2) | 同急性根尖周炎开髓引流护理配合流程 |
| 2. 冲洗上药 | |
| (1)冲洗:依次行患牙冠周盲袋冲洗 | 抽取 0.02% 高锰酸钾溶液递予医生(图 16-25)<br>将吸唾器放在针头下方及时吸走冲洗液(图 16-26),注意吸唾器与冲洗器针头保持 1cm 的距离,以防药液被直接吸走达不到冲洗的目的<br>递无菌棉球予医生擦干黏膜 |
| (2)上药:将碘锌甘油上于患牙冠周盲袋内 | 取少量碘锌甘油于双碟,用探针蘸取后递予医生(图 16-27)<br>及时擦拭探针,随后递予装有碘锌甘油的双碟以备医生再次蘸取药液,并协助医生用无菌棉球擦拭多余的药液 |
| 3. 切开引流 | |
| (1)局部麻醉 | 同急性牙髓炎应急处理护理配合流程 |
| (2)切开:在肿胀最明显处切开 | 安装刀片于刀柄后递予医生(图 16-28)<br>传递手术刀时应注意安全,防止职业暴露伤的发生<br>持吸唾器在切口下方吸走脓液,必要时,传递弯止血钳或刮匙予医生,分离疏通脓腔,确保引流畅通 |
| (3)冲洗:用生理盐水冲洗脓腔 | 抽取生理盐水递予医生<br>持吸唾器在针头下方吸走冲出的脓液和冲洗液 |
| (4)引流:在脓腔至切口处放置引流条,建立引流通路 | 递予医生合适的引流条(图 16-29)<br>当患者出现皮瘘时,可协助医生将引流条两侧剪成倒刺状,这样可以防止引流条滑脱,并充分引流脓液 |

**【术后宣教】**

1. 治疗结束后半小时内禁止饮水和漱口,防止冲走牙周袋内的药液。

2. 嘱患者近期避免食用辛辣刺激食物,必要时口服抗生素并注意休息。

3. 嘱患者每天复诊,进行冠周冲洗上药,连续三次。炎症消退后,应尽早拔除不能萌出的阻生第三磨牙。

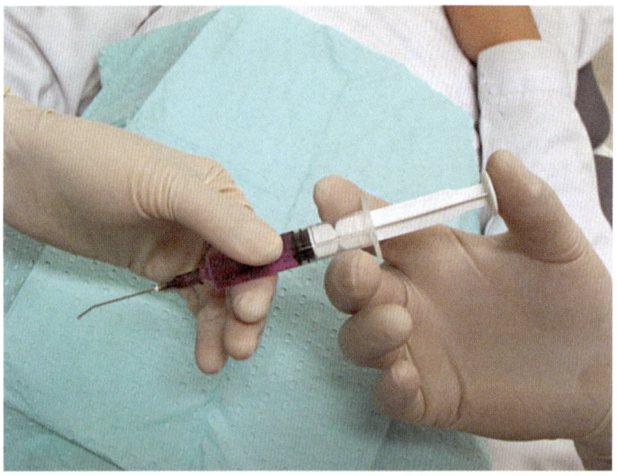

图16-25　传递冲洗器

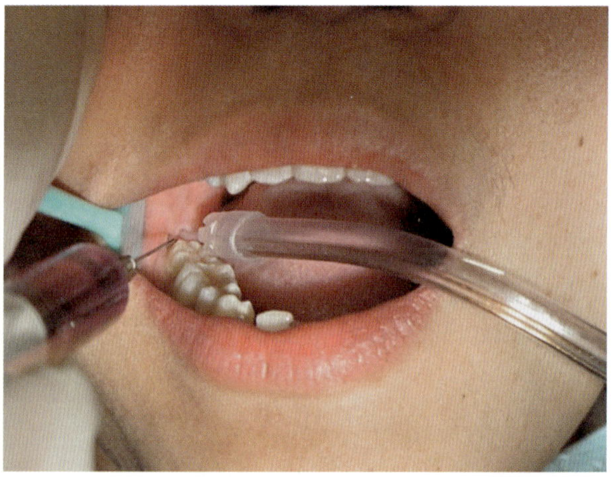

图16-26　协助吸唾

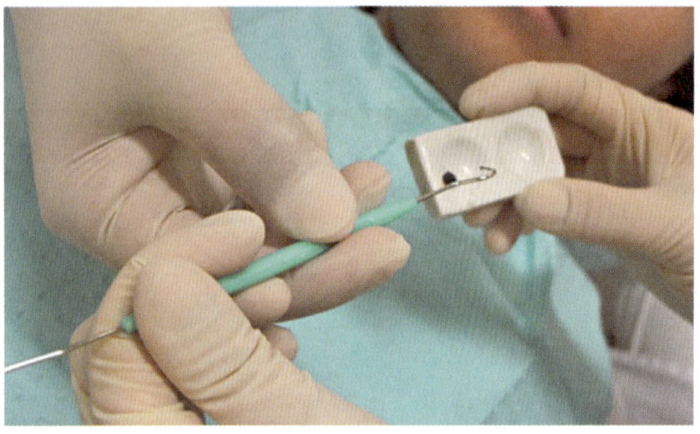

图16-27　传递探针

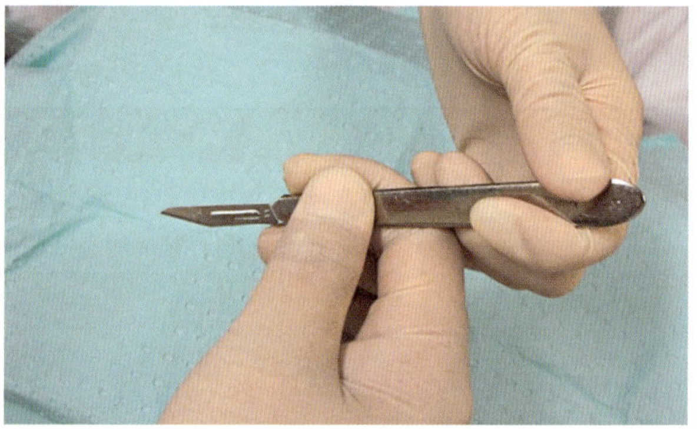

图16-28　传递手术刀

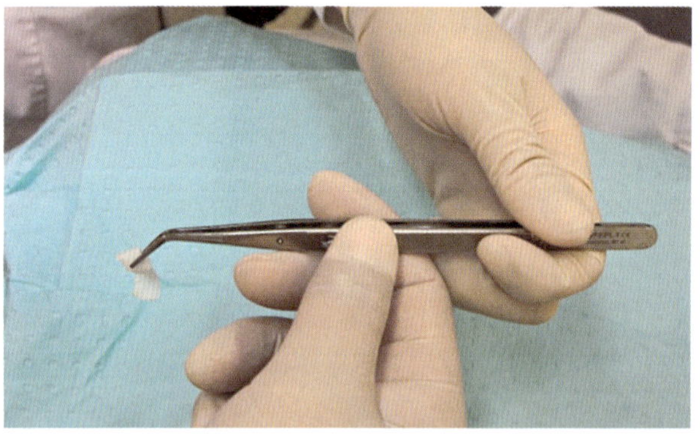

图16-29　传递引流条

（孙　伟）

## 第四节　口腔颌面部间隙感染切开引流护理技术

口腔颌面部间隙感染是颜面、颌周及口咽区软组织化脓性炎症的总称。口腔颌面部间隙感染均为继发性，常由牙源性或腺源性感染扩散所致，以需氧菌和厌氧菌引起的混合感染为主，常表现为急性炎症过程。感染局部表现为红、肿、热、痛、感染边界不清及口腔功能障碍；全身症状表现为发热、畏寒、全身不适、食欲缺乏等。口腔颌面部间隙感染因感染部位不同、感染涉及的间隙多寡不一，临床上可分为皮下间隙感染、下颌骨周围间隙感染、咀嚼肌间隙感染、颈深间隙感染和口底多间隙感染。

口腔颌面部间隙感染的治疗措施分为全身治疗和局部治疗，全身治疗为应用抗菌药物，局部治疗以脓肿形成后切开引流为主，下面介绍脓肿切开引流术。

【适应证】

1. 肿胀区域局限，皮肤表面紧张、发红、光亮，触诊时有明显压痛及波动感；深部脓肿穿刺有脓液抽出者。
2. 口腔颌面部急性化脓性炎症，经抗生素控制感染无效，并伴有明显全身中毒症状者。
3. 口底蜂窝织炎（包括腐败坏死性蜂窝织炎），炎症累及多间隙，出现呼吸困难和 / 或吞咽困难者。
4. 结核性淋巴结炎脓肿已累及皮下，几近溃破的结核性脓肿。

【用物准备】

切开包（表 16-5）、无菌手套、0.5% 聚维酮碘、0.1% 利多卡因、5ml 注射器、20ml 注射器、冲洗针头、生理盐水、吸引器管、引流条或引流半管、引流管、咽拭子、10 # 手术刀、15 # 手术刀、无菌纱布。

表 16-5 小肿物、脓肿切开手术器械包

| 器械名称 | 数量 | 器械名称 | 数量 |
|---|---|---|---|
| 治疗巾 | 4 条 | 整形镊 | 1 把 |
| 弯盘 | 1 个 | 短无齿镊 | 1 把 |
| 水盆（10cm × 18cm） | 1 个 | 甲状腺拉钩 | 1 对 |
| 小碗（6cm × 10cm） | 2 个 | 侧弯拉钩 | 1 对 |
| 药杯 | 1 个 | 剥离子 | 1 个 |
| 中弯止血钳（14cm） | 4 把 | 刮匙 | 1 个 |
| 小弯止血钳（12.5cm） | 6 把 | 线剪（14 #） | 1 把 |
| 短持针器（14cm） | 2 把 | 组织剪（20 #） | 1 把 |
| 组织钳（16 #） | 4 把 | 神经钩 | 1 个 |
| 巾钳（14 #） | 4 把 | 直脑吸引管（200mm × 4mm） | 1 支 |
| 刀柄（3 #） | 1 个 | | |

【口腔颌面部间隙感染切开引流术护理配合流程】

口腔颌面部间隙感染切开引流术护理配合流程见表 16-6。

表 16-6 口腔颌面部间隙感染切开引流术护理配合流程

| 医生操作流程 | 护士配合流程 |
|---|---|
| 1. 治疗前准备 向患者讲解治疗方案和过程 | 安抚患者，告知操作时如有不适，举手示意，避免头部或手部活动干扰治疗 |
| 2. 治疗中配合 | |
| （1）确定手术切口：选择距离脓腔最近的低位 | 准备用物，连接吸引器管<br>协助患者取仰卧位 |

续表

| 医生操作流程 | 护士配合流程 |
|---|---|
| (2)消毒皮肤、铺巾 | 打开手术器械包<br>将聚维酮碘倒于弯盘,递组织钳夹持0.5%聚维酮碘浸润的敷料,递治疗巾 |
| (3)局部麻醉 | 遵医嘱准备0.1%利多卡因,核对患者姓名、药名、剂量、浓度及有效期等,无误后抽吸药液递予医生(图16-30)<br>询问患者有无不适,注意观察局麻药用药后反应 |
| (4)口外切口,切开皮肤及皮下组织;口内切口,切开口腔内黏膜 | 安装10#刀片于刀柄后递予医生(图16-31)<br>安装15#刀片于刀柄后递予医生 |
| (5)引流脓液 | 递中弯止血钳、弯盘、吸唾管、咽拭子 |
| (6)冲洗伤口 | 用20ml注射器抽吸生理盐水后递予医生,冲洗过程中将弯盘置于低位,同时配合吸引,必要时佩戴护目镜以防喷溅(图16-32) |
| (7)放置引流条或引流管 | 准备引流条或引流半管,递予医生(图16-33) |
| (8)包扎伤口 | 递软纱、大硬纱或棉垫覆盖引流切口,协助粘贴固定 |

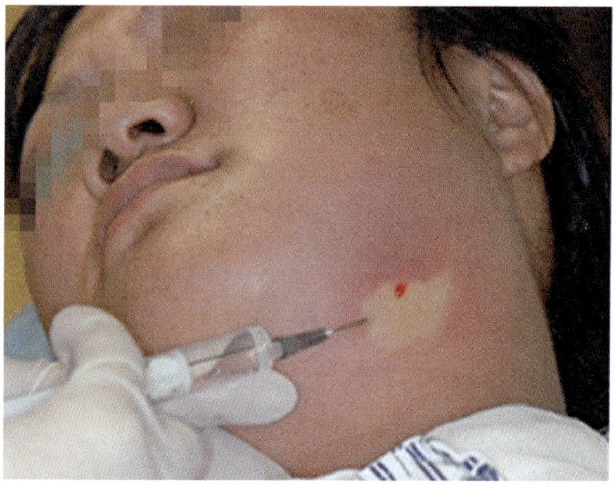

图16-30 局部麻醉

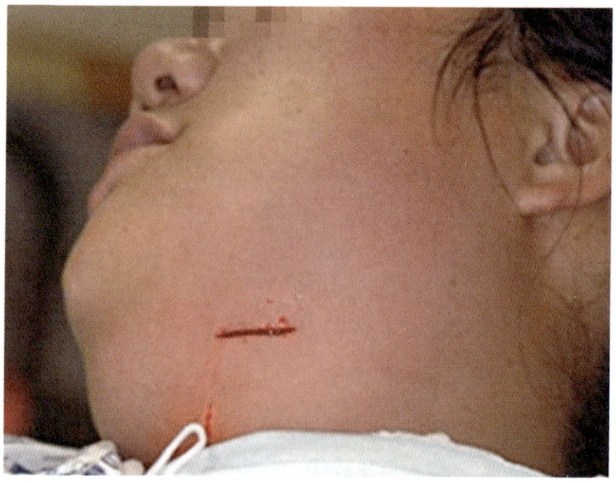

图16-31 切开皮肤

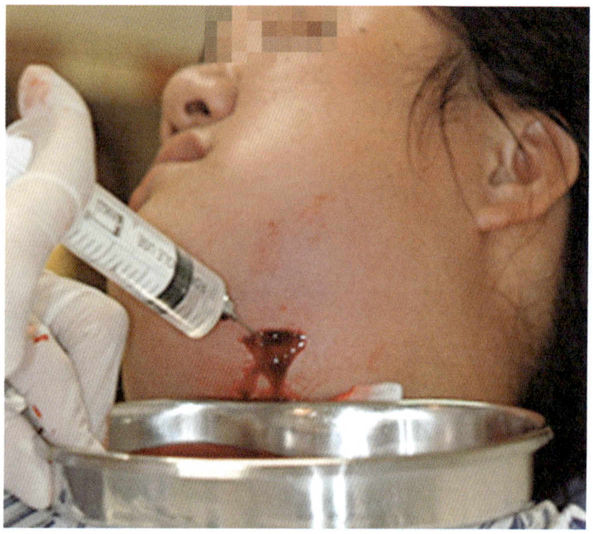

图16-32 冲洗伤口

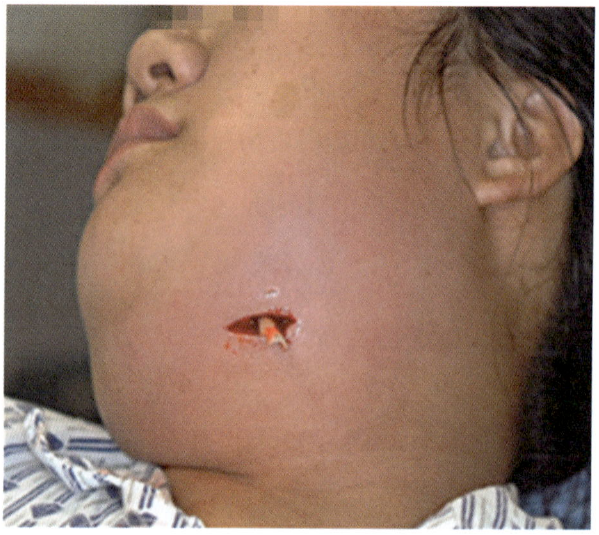

图16-33 放置引流条

【护理要点】

**1. 密切观察病情**　严密观察患者全身情况及生命体征的变化，包括精神、意识状态、炎症是否向邻近组织扩散，患者有无喉头水肿、舌体抬高、咽侧壁和咽后壁肿胀等症状，以早期发现呼吸道梗阻。另外，需要关注患者瞳孔反射及视力情况，若出现眼睑下垂、眼球突出、眼球活动受限，瞳孔散大、视力减退，谵妄或烦躁不安等症状，提示海绵窦血栓形成。

重症患者警惕感染性休克的发生，给予对症护理。高热患者给予降温处理，如乙醇擦浴、冰袋冷敷、应用药物降温等。

**2. 创口护理**

（1）密切观察患者病情变化和手术切口愈合情况。

（2）保持创口清洁干燥，协助医生换药，注意观察引流管 / 条位置，引流液的性质、颜色、气味、量等。分泌物及时送检进行微生物培养，根据细菌培养结果调整治疗方案，如为多重耐药菌感染，执行“多重耐药菌感染管理制度”。随着引流物的逐渐减少，医生撤除引流管 / 条，护士需要严密观察伤口周围皮肤，如出现红、肿、热、痛等炎症表现，及时通知医生。

（3）介绍术后治疗、用药及护理过程中的注意事项，取得患者配合。

**3. 饮食护理**　口腔颌面部间隙感染多为牙源性及腺源性感染，除表现为一般炎症外，常伴有口腔功能障碍。如口底、咽旁等间隙感染时，出现开口受限及吞咽困难，应给予高热量、高蛋白、高维生素的流质或半流质饮食，少量多餐，必要时行静脉营养支持，根据病情需要准确记录出入量。

**4. 口腔护理**　由于患者抵抗力下降，口腔菌群易引发感染，加重病情，因此要告知患者口腔护理的目的及重要意义，指导其清洁口腔的正确方法。轻症患者嘱用温盐水或漱口液漱口；重症患者每天 2 次口腔冲洗。

**5. 心理护理**　向患者耐心解释病情发展及治疗计划，减轻患者思想负担，消除焦虑，使其积极配合治疗。

**6. 其他**

（1）注意休息，为患者提供安静舒适的环境，指导取半坐卧位可减轻局部肿胀程度。嘱患者适当卧床休息，注意静养，尽量减少说话，减少局部活动，避免不良刺激。

（2）遵医嘱使用抗生素、止痛剂，注意观察用药反应，详细记录。

（3）感染控制后及时清除病灶，如为牙源性感染，出院后应积极治疗病灶牙，彻底消除隐患。糖尿病患者应积极治疗糖尿病，注意控制血糖。

（4）术后 1 周和 3 个月复查血常规，行 B 超检查了解脓肿有无复发，如发现不适症状，如面部肿痛，应及时就诊，避免延误病情。

（5）鼓励患者多饮水，以加快毒素排泄和维持机体水分。

（李　楠　杨　悦）

# 参考文献


［1］李秀娥，王春丽．实用口腔护理技术［M］．北京：人民卫生出版社，2015.

［2］何三纲．口腔解剖生理学［M］．8 版．北京：人民卫生出版社，2020.

［3］孟焕新．牙周病学［M］．5 版．北京：人民卫生出版社，2020.

［4］席淑新，赵佛容．眼耳鼻咽喉口腔科护理学［M］．4 版．北京：人民卫生出版社，2017.

［5］赵佛容，毕小琴．口腔护理学［M］．4 版．上海：复旦大学出版社，2022.

［6］贾培增，杜立．口腔医学数码摄影［M］．北京：中国科学技术出版社，2007.

［7］刘峰．口腔数码摄影：从口腔临床摄影到数字化微笑设计［M］．3 版．北京：人民卫生出版社，2017.

［8］于海洋．口腔微距摄影速成［M］．北京：人民卫生出版社，2014.

［9］周永胜．口腔修复学［M］．3 版．北京：北京大学医学出版社，2020.

［10］熊芳．口腔赝复体修复治疗规范［M］．北京：中国医药科技出版社，2023.

［11］刘宝林．口腔种植学［M］．北京：人民卫生出版社，2011.

［12］宫苹．口腔种植学［M］．北京：人民卫生出版社，2020.

［13］林野，邸萍．口腔种植学［M］．2 版．北京：北京大学医学出版社，2021.

［14］张志愿．口腔颌面外科学［M］．8 版．北京：人民卫生出版社，2020.

［15］李小寒，尚少梅．基础护理学［M］．6 版．北京：人民卫生出版社，2017.

［16］赵佛容．口腔护理学［M］．上海：复旦大学出版社，2004.

［17］中华口腔医学会．临床技术操作规范：口腔医学分册（2017 修订版）［M］．北京：人民卫生出版社，2017.

［18］林久祥，李巍然．现代口腔正畸学（口腔颌面正畸学）：健康、科学、艺术的统一［M］．5 版．北京：北京大学医学出版社，2021.

［19］布朗宁，邱忠厚．数字化正畸［M］．武俊杰，译．西安：世界图书出版西安有限公司，2018.

［20］傅民魁，林久祥．口腔正畸学［M］．北京：北京大学医学出版社，2004.

［21］刘洁，张晶晶，黄川雅，等．个性化护理在上颌赝复体修复患者中的应用［J］．护理实践与研究，2018，15（12）：115-117.

55